W. Waldhäusl · F. A. Gries · W. Scherbaum (Hrsg.)

Diabetes in der Praxis

3., vollständig überarbeitete und aktualisierte Auflage

Springer-Verlag Berlin Heidelberg GmbH

W. Waldhäusl · F. A. Gries · W. Scherbaum (Hrsg.)

Diabetes in der Praxis

3., vollständig überarbeitete und aktualisierte Auflage

Mit 101 Abbildungen und 93 Tabellen

Springer

Professor Dr. Werner K. Waldhäusl
Allgemeines Krankenhaus der Stadt Wien
Medizinische Universität Wien
Univ.-Klinik für Innere Medizin III
Klinische Abteilung für Endokrinologie und Stoffwechsel
Währinger-Gürtel-18–20, A-1090 Wien

Professor em. Dr. F. Arnold Gries
Deutsches Diabetes-Forschungsinstitut an der Heinrich-Heine-Universität
Auf'm Hennekamp 65, D-40225 Düsseldorf

Professor Dr. Werner A. Scherbaum
Deutsches Diabetes-Forschungsinstitut an der Heinrich-Heine-Universität,
Leibniz Institut an der Heinrich Heine Universität
und Klinik für Endokrinologie, Diabetologie und Rheumatologie,
Universitätsklinikum
Auf'm Hennekamp 65, D-40225 Düsseldorf

ISBN 978-3-642-62166-6 ISBN 978-3-642-18571-7 (eBook)
DOI 10.1007/978-3-642-18571-7

Bibliografische Information Der Deutschen Bibliothek
Die Deutsche Bibliothek verzeichnet diese Publikation in der Deutschen Nationalbibliografie, detaillierte bibliografische Daten sind im Internet über <http://dnb.ddb.de> abrufbar.

Planung: Hinrich Küster, Heidelberg
Herstellung: ProEdit GmbH, Heidelberg

Satz: SDS, Leimen
Gedruckt auf säurefreiem Papier 26/3160Re – 5 4 3 2 1 0

Vorwort zur 3. Auflage

Der Diabetes mellitus hat sich in den letzten Jahrzehnten zur führenden Volkskrankheit entwickelt. Sie betrifft inzwischen 6–8% der Bevölkerung in Deutschland, Österreich und der Schweiz. Die Konsequenzen für die Lebensqualität und Lebenserwartung der Patienten, aber auch für die finanzielle Belastung des Gesundheitssystems sind beträchtlich: Diabetiker haben ein stark erhöhtes Risiko für mikrovaskuläre Folgekrankheiten wie Retinopathie bis zur Erblindung, Nephropathie bis zur Dialyse und Neuropathie mit dem Risiko für ein diabetisches Fußsyndrom (Diabetischer Fuß). Ebenso ist das Risiko für arteriosklerotische Komplikationen wie Herzinfarkt, Schlaganfall und periphere arterielle Verschlusskrankheit bei Diabetikern gegenüber Nichtdiabetikern auf über das Doppelte erhöht. Die Folgeerkrankungen des Diabetes nehmen somit erschreckende Ausmaße an. Ein Drittel bis die Hälfte aller chronisch dialysepflichtigen Patienten sind inzwischen Diabetiker. Das bedeutet, daß es heute kaum ein medizinisches Fachgebiet gibt, bei dem nicht Grundkenntnisse in Diagnostik und Therapie des Diabetes und seiner Komplikationen erforderlich wären. Ganz besonders trifft dies für den Hausarzt zu, der tagtäglich mit Diabetikern und ihren Komplikationen konfrontiert ist.

Während früher die Behandlung des Diabetes das Ziel hatte, Symptomfreiheit zu erzielen, gehen moderne Therapieforderungen weit darüber hinaus und verlangen eine langfristig optimale Blutglukosekontrolle um mikroangiopathische und neuropathische Komplikationen weitgehend hinauszuzögern oder zu vermeiden. Ein wesentliches Problem stellt aber auch die dramatisch zunehmende Zahl der Erkrankungsfälle an Typ-2-Diabetes dar, da die Morbiditätsschere immer weiter auf klafft. So erhöht sich einerseits die Lebenserwartung unserer Population, während sich andererseits das Manifestationsalter des Typ-2-Diabetes in den letzten 20 Jahren zunehmend nach vorne verlagert hat. Schon zu Beginn der Erkrankung bestehen häufig eine Adipositas, Hypertonie und Dyslipoproteinämie, die sich alle negativ auf die vaskuläre Morbidität auswirken. Eine allein auf die Regulierung der Blutglukose ausgerichtete Therapie verfehlt in diesen Fällen ihre Wirkung, so daß bei diesem komplexen Krankheitsbild ein ganzheitlicher Ansatz mit multifaktorieller Intervention erforderlich wird.

Daß die medizinische Versorgung der Menschen mit Diabetes mellitus in weiten Teilen noch unzureichend ist, wurde erstmals in der St.-Vincent-Deklaration 1989 auch auf politischer Ebene formuliert. Offensichtlich werden die aus der Grundlagenforschung und aus klinischen Studien gewonnenen Erkenntnisse auf breiter Ebene nicht adäquat in die Praxis umgesetzt. Daher wurden schon damals ehrgeizige Ziele und Aktionspläne formuliert, die u. a. eine Reduktion der Fälle von akutem Nierenversagen bei Diabetikern um ein Drittel und eine Halbierung der Amputationszahlen innerhalb von 5 Jahren zum Ziel hatten. Erst in den letzten Jahren jedoch wurden Leitlinien zum Diabetes mellitus herausgegeben, in denen Experten zusammen mit praktisch tätigen Ärzten die wissenschaftliche Evidenz zu einzelnen Themengebieten gesichtet und in praxisrelevanter Form dargestellt haben. Das vorliegende Buch ist in allen Teilen mit diesen evidenzbasierten Leitlinien kompatibel.

Angesichts der Vielfalt klinischer Bilder ist es einleuchtend, dass ein angemessenes Diabetesmanagement nicht nach einfachen, starren Regeln erfolgen kann, sondern immer die individuelle Situation des Patienten berücksichtigen muss.

»Diabetes in der Praxis« wurde daher in seiner 3. Auflage vollständig neu überarbeitet, um den Anforderungen an den Diabetologen im Zeitalter der Leitlinien und der konzipierten Disease Management-Programme gerecht zu werden. Dabei wurde davon ausgegangen, dass klinisches Handeln sowohl auf physiologischen und pathophysiologischen Grundlagen als auch auf dem Nachweis der therapeutischen Wirksamkeit von Medikamenten beruht. Die Berücksichtigung dieser Trias ist die Basis für jede individualisierte, auf die Besonderheiten und Gegebenheiten eines Patienten eingehende Therapie. »Diabetes in der Praxis« redet daher nicht einer schablonenhaften Kochbuchmedizin das Wort, sondern ist von dem Gedanken geprägt, dass eine verantwortliche ärztliche Behandlung auf einem grundlegendem Verständnis der Erkrankung und ihrer Konsequenzen aufzubauen hat. Für den praktischen Arzt wichtige Hinweise wurden dabei jeweils besonders hervorgehoben.

In diesem Sinne hoffen wir, dass dieses Buch für Ihre tägliche Arbeit informativ und gewinnbringend sein wird.

Werner Waldhäusl
F. Arnold Gries
Werner Scherbaum

Wien und Düsseldorf, im März 2004

Inhaltsverzeichnis

Teil V Begleit- und Folgekrankheiten

Teil VI Medizinisches Diabetesmanagement

Teil VII Anhang

Autorenverzeichnis

Baumgartner-Parzer, S.
ao. Prof. Dr.
Univ.Klinik für Innere Medizin III
Klin.Abt.f.Endokrinologie & Stoffwechsel
Währinger Gürtel 18 – 20
A-1090 Wien
Tel.: 0043/1/40400-4368
e-mail: sabina.baumgartner-parzer@meduniwien.ac.at

Bayerle-Eder, Michaela Dr.
Univ. Klinik für Innere Medizin III
Klin. Abt. f. Endokrinologie & Stoffwechsel
Währinger Gürtel 18 – 20
A-1090 Wien
e-mail: michaela.bayerle-eder@meduniwien.ac.at

Diener, H.C. Prof. Dr.
Universität Essen
Klinik und Poliklinik für Neurologie
Hufelandstrasse 55
D-45122 Essen
Tel.: 0049/201/723-2460
Fax: 0049/201/723-5901
e-mail: h.diener@uni-essen.de

Ebenbichler, Ch.F. ao. Prof. Dr.
Univ. Klinik für Innere Medizin
Anichstraße 35
6020 Innsbruck
Tel: 0512/504-3250
Fax: 0512/504-3317
e-mail: christoph.ebenbichler@uklibk.ac.at

Ehringer, H. Prof. em. Dr.
Hans-Sachs-Gasse 14
A-1180 Wien
Tel/Fax: 405 71 58
e-mail: herbert.ehringer@chello.at

Fasching, P.
Prim. Univ. Doz. Dr.
Pflegeheim Baumgarten
3. Interne Abteilung
Hütteldorfer Straße 188
A-1140 Wien
Tel.: 91 034-2301
Fax: 91 034-2309
e-mail: peter.fasching@wienkav.at

Federlin, K. Prof. em. Dr.
Med. Klinik und Poliklinik III
Justus-Liebig-Universität
Rodthol 6
D-35385 Giessen
Tel.: 0049/641/99-428 38
Fax: 0049/641/99-427 59
e-mail: konrad.federlin@innere.med.uni-giessen.de

Finck, H. Dr.
Kreisgesundheitsamt
Otfrid-Von-Weißenburg-Strasse 3
D-36043 Fulda
Tel.: 0049/661/6006-626
Fax: 0049/661/6006-661
e-mail: dr_finck@freenet.de
oder
amtsarzt@landkreis-fulda.de
Mobil: 0049/172/677 12 33

Francesconi M.
Prim. ao. Univ. Prof. Dr.
Sonderkrankenanstalt Alland
A-2534 Alland
Tel.: 02258/2630
Fax: 02258/2630-204
e-mail: mario.francesconi@pva.sozvers.at

Friese, G.
Deutsches Diabetesforschungsinstitut
Deutsche Diabetesklinik
Auf'm Hennekamp 65
D-40225 Düsseldorf
Tel.: 0049/211/3382-0
Fax: 0049/211/3382-603
e-mail: gerd.friede@ddfi.uni-duesseldorf.de

Gasic, S. ao. Prof. Dr.
Univ.Klinik für Innere Medizin III
Kreislauflabor
Währinger Gürtel 18 – 20
A-1090 Wien
Tel.: 0043/1/40400-4348
Fax: 0043/1/405 93 234

Gries, F.A. Prof. em. Dr.
Deutsches Diabetesforschungsinstitut
an der Heinrich-Heine-Universität
Auf'm Hennekamp 65
D-40225 Düsseldorf
Tel.: 0049/211/3382–223 oder –681
Fax: 0049/211/34 20 80

Gschwandtner, M.
ao. Prof. Dr.
Univ.Klinik für Innere Medizin II
Klin.Abt. für Angiologie
Währinger Gürtel 18-20
1090 Wien
Fax: 40400/4665
e-mail: michael.gschwandtner@akh-wien.ac.at

Hauner, H. Prof. Dr.
Klinikum rechts der Isar der Techn. Universität
Ismaningerstrasse 22
D-81675 München
Tel.: 0049/89/4140-6770
Fax: 0049/89/4140-6772
e-mail:
hauner@ddfi.uni-duesseldorf.de
hans.hauner@wzw.tum.de

Hirsch, A. Dr.
Krankenhaus Bethanien
Klin.Abt.f. Diabetes & Stoffwechsel
Martinstrasse 44 – 46
D-20251 Hamburg
Tel.: 0049/40/4668 – 295
(Privat: 0049/40/497514)
Fax: 0049/40/4668 – 300
e-mail: axel.hirsch@firemail.de

Hollmann, W. Prof. em. Dr.
Inst. für Kreislaufforschung und Sportmedizin
Deutsche Sporthochschule Köln
D-50933 Köln
Tel.: 0049/221/4982-510
Fax: 0049/221/491 28 82
e-mail: hk2kreis@dshs-koeln.de

Kappeler, H. Dr.
FHM Innere Medizin
Spez. Endokrinologie und Diabetologie
Tösstalstraße 78
CH-8400 Winterthur
Tel.: 0041/52/232 08 40
Fax: 0041/52/233 55 46
e-mail: praxis.kappeler@bluewin.ch

Kapellen, Th. Dr.
Universitätsklinikum Leipzig
Oststrasse 21-25
D-04317 Leipzig
Tel.: 0049/341/97 26 -250
Fax: 0049/341/97 26-229
e-mail: kapt@medizin.uni-leipzig.de

Kautzky-Willer, A. ao. Prof. Dr.
Univ. Klinik für Innere Medizin III
Klin. Abt. f. Endokrinologie & Stoffwechsel
Währinger Gürtel 18-20
A-1090 Wien
Tel.: 0043/1/40400-2126
e-mail: alexandra.kautzky-willer@meduniwien.ac.at

Kemmer, F.W. Prof. Dr.
Klinikum Ernst von Bergmann
Dir. der Med.Klinik/Nephrologie & Endokrinologie
Charlottenstrasse 72
D-14409 Potsdam
e-mail: fwkemmer@klinikumevb.de

Kiess, W. Prof. Dr.
Universitätsklinik und Poliklinik für Kinder und Jugendliche
Oststrasse 21-25
D-04317 Leipzig
Tel.: 0049/341/97 26-000
Fax: 0049/341/97 26-009
e-mail: wieland.kiess@medizin.uni-leipzig.de

Kolb, H. Prof. Dr.
Deutsches Diabetesforschungsinstitut
Deutsche Diabetsklinik
Auf'm Hennekamp 65
D-40225 Düsseldorf
Tel.: 0049/211/33 82-1
Fax: 0049/211/33 82-603
e-mail: kolb@ddfi.uni-duesseldorf.de

Landgraf, R. Prof. Dr.
Med.Klinik Innenstadt
Ziemssenstraße 1
D-80336 München 2
e-mail: ruediger@medinn.med.uni-muenchen.de

Lange, Karin Dr.
Medizinische Hochschule Hannover
Abteilung Medizinische Psychologie
OE 5430
Carl Neubergerstrasse 1, D-30625 Hannover
Tel.: 0049/511/532-4437
Fax: 0049/511/532-4214
e-mail: lange.karin@mh-hannover.de

Ludvik, B. ao. Univ. Prof. Dr.
Univ. Klinik für Innere Medizin III
Klin. Abt. f. Endokrinologie & Stoffwechsel
Währinger Gürtel 18 – 20
A-1090 Wien
Tel.: 0043/1/40400-4364
e-mail: bernhard.ludvik@meduniwien.ac.at

Möhlig, M. Dr.
Dt. Institut f. Ernährungsforschung
Abt. für Klinische Ernährung
Arthur-Scheunert-Allee 114-116
D-14558 Bergholz-Rehbrücke
Tel.: 0049/33/20088-770
Fax: 0049/33/20088-777
e-mail: mmoehling@mail.dife.de

Patsch, J. o. Prof. Dr.
Univ. Klinik für Innere Medizin
Anichstraße 35
A-6020 Innsbruck
Tel.: 0512/504-3250
Fax: 0512/504-3317
e-mail: josef.patsch@uklibk.ac.at

Pfeiffer, A. Prof. Dr.
Univ. Klinikum Benjamin Franklin
Medizinische Klinik IV
Abt. für Endokrinolgoie, Diabetes und Ernährungsmedizin
Hindenburgdamm 30
D-12200 Berlin
Tel.: 0049/30/8445-2114
Fax: 0049/30/8445-4204
e-mail: pfeifa@medizin.fu-berlin.de

Raile, C. Dr.
Universität Leipzig
Oststrasse 21-25
D-04317 Leipzig
Tel.: 0049/341/97 26-250
Fax: 0049/341/97 26-229
e-mail: raik@medizin.uni-leipzig.de

Tschöpe, D. Prof. Dr.
Klinikum der Universität
Heidelberg
Sektion Nephrologie
Bergheimer Straße 56a
D-69115 Heidelberg
Tel.: 0049/6221/60-1705
Fax: 0049/6221/60-3302
e-mail: prof.e.ritz@t-online.de

Roden, M.
Prim. ao. Univ. Prof. Dr.
Hanusch-Krankenhaus
1. Medizinische Abteilung
Heinrich Collinstrasse 30
1140 Wien
Tel.: 0043/1/91021-85011
Fax: 0043/1/91021-85019
e-mail:
michael.roden@wgkk.sozvers.at

Rösen, P. Prof. Dr.
Deutsches
Diabetesforschungsinstitut
Abteilung klinische Biochemie
Auf'm Hennekamp 65
D-40225 Düsseldorf
Fax: 0049/211/338 2603
e-mail: roesen@uni-duesseldorf.de

Scherbaum, W.A. Prof. Dr.
Deutsches
Diabetesforschungsinstitut
und Klinik für Endokrinologie, Diabetologe und Rheumatologie
Universitätsklinikum Düsseldorf
Auf'm Hennekamp 65
D-40225 Düsseldorf
Tel.: 0049/211/33 82 200
Fax: 0049/211/33 69 103
e-mail: scherbaum
@ddfi.uni-duesseldorf.de

Stur, M. ao. Prof. Dr.
Univ. Klinik für Augenheilkunde
Währinger Gürtel 18-20
A-1090 Wien
Tel.: 40400/7931
Fax: 01/470 70 174
e-mail: michael.stur@akh-wien.ac.at

Toeller-Suchan, M. Dr.
Deutsches
Diabetesforschungsinstitut
Deutsche Diabetesklinik
Auf'm Hennekamp 65
D-40225 Düsseldorf
Tel.: 0049/211/3382 330
Fax: 0049/211/34 20 80
e-mail:
toeller@ddfi.uni-duesseldorf.de

Herz- und Diabeteszentrum
Nordrhein-Westfalen
Universitä**Ritz, E.** Prof. Dr.r-
Universität Bochum
Georgstrasse 11
D-32545 Bad Oeynhausen
Tel.: 0049/5731/97-0
Fax: 0049/5731/9723-00
e-mail: dtschoepe@hdz-nrw.de

Waldhäusl, W. o. Prof. Dr.
Univ. Klinik für Innere Medizin III
Klin. Abt. f. Endokrinologie &
Stoffwechsel
Währinger Gürtel 18-20
A-1090 Wien
Tel.: 0043/1/40400-4300
Fax: 0043/1/405 93 234
e-mail: werner.waldhaeusl
@meduniwien.ac.at

Willfort-Ehringer, A. Dr.
Univ. Klinik für Innere Medizin II
Klin. Abt. für Angiologie
Währinger Gürtel 18-20
1090 Wien
Tel.: 0043/1/40400-4671
Fax: 0043/1/40400-4665

Ziegler, D. Prof. Dr.
Deutsches
Diabetesforschungsinstitut
Deutsche Diabetesklinik
Auf'm Hennekamp 65
D-40225 Düsseldorf
Tel.: 0049/211/338-21
Fax: 0049/211/338-2277
e-mail: dan.ziegler
@ddfi.uni-duesseldorf.de

Grundlagen

Epidemiologie des Diabetes mellitus und Stand der Diabetesbetreuung

W. Waldhäusl, W. A. Scherbaum

1.1 Epidemiologie des Diabetes mellitus

Die Häufigkeit des Diabetes mellitus wird in den westlichen Industriestaaten auf 6–8% geschätzt. Alters- und populationsabhängig kann die Prävalenz wesentlich höhere Werte erreichen und beträgt bei Pima-Indianern (Arizona/USA) im Alter über 20 Jahren 34%.

Die Dunkelziffer der nicht diagnostizierten Patienten mit Diabetes ist beträchtlich und wird in einer populationsbasierten Untersuchung des Deutschen Diabetesforschungsinstitutes mit einer Zufallsstichprobe in der Region Augsburg bei 1.353 Personen im Alter zwischen 55 und 75 Jahren mit 50% der Gesamtdiabeteshäufigkeit (17%) angegeben.

Weltweite Entwicklung. Der relative Anteil des Typ-2-Diabetes an der Gesamtprävalenz des Diabetes beträgt etwa 90%. Nur ein Anteil von 5–7% ist dem Typ-1-Diabetes (früher primär insulinabhängiger Diabetes, IDDM; ▶ s. Kap. 2) zuzuordnen. Nach Schätzungen der WHO ist ein Anstieg der Diabeteshäufigkeit weltweit von derzeit (2003) etwa 180 Millionen auf 270 Millionen im Jahr 2025 zu erwarten (Zimmet 1999). Die Hauptlast daran wird die Entwicklungsländer mit fortschreitender Industrialisierung und Urbanisierung treffen. Der Schrittmacher dieser Entwicklung ist die Zunahme des metabolischen Syndroms (▶ s. Kap. 8) als Folge des ansteigenden Kalorienverzehrs bei gleichzeitiger Abnahme der körperlichen Aktivität durch Umgestaltung der Arbeitsprozesse und des individuellen Lebensstils. Parallel dazu wird auch eine weitere Zunahme des Diabetes mellitus Typ 1 um etwa 20% innerhalb von 10 Jahren erwartet (▣ Tabelle 1.1).

Die älteren Angaben zur Prävalenz des Diabetes mellitus und deren Vergleich mit historischen Daten müssen aufgrund der Änderung der diagnostischen Kriterien durch die Amerikanische Diabetesgesellschaft (1997) relativiert werden und sind mit den aktuellen und den zu erwartenden Zahlen nur schwer vergleichbar (Harris et al. 1998; ▣ Abb. 1.1).

▣ **Tabelle 1.1.** Schätzungen der aktuellen und zukünftigen weltweiten Diabetesprävalenz. (Zimmet 1999)

Diabetes mellitus	1997	2000	2010
Typ 1	3,5	4,3	5,3 Mio.
Typ 2	119,3	147,2	212,9 Mio.
Total	122,8	151,5	218,2 Mio.

Inzidenz und Prävalenz des Typ-1-Diabetes. Die Inzidenz des Typ-1-Diabetes, d. h. die Zahl der jährlichen Neuerkrankungen unter 100.000 Einwohnern, ist regional unterschiedlich (Finnland >30, Norwegen 17,6, Mitteleuropa 12,3, Österreich 7,2, China und Japan 0,6). Das Maximum der Inzidenz findet sich bei Adoleszenten zwischen dem 15. und 19. Lebensjahr, neonatal findet sich hingegen ein Diabetes Typ 1 lediglich bei einem von 400.000 Neugeborenen (Soltesz 2003).

Als Ursache für die regional unterschiedliche Häufigkeit des Diabetes mellitus Typ 1 werden genetische Unterschiede und insbesondere Umweltfaktoren angenommen (▶ s. Kap. 5). Die konkreten Zusammenhänge sind jedoch nicht bekannt. Ein Grund wird unter anderem in einer unterschiedlichen Sonnenexposition bzw. einer sonnenbedingt verstärkten Vitamin-D-Produktion gesehen, die das relative Erkrankungsrisiko auf 0,67 reduzieren kann (Soltesz 2003).

In Deutschland erkranken pro Jahr etwa 1900 Kinder und Jugendliche unter 15 Jahren neu an Typ-1-Diabetes. Das bedeutet, dass von ca. 500 Neugeborenen ein Kind bis zum 15. Lebensjahr einen Typ-1-Diabetes entwickeln wird. Die in letzter Zeit bei Kindern beobachtete Gewichtszunahme geht gehäuft mit einer gestörten Glukosetoleranz einher (Sinha et al. 2002) und dürfte eine frühere Manifestation des Typ-1-Diabetes begünstigen. Die Ursache liegt in einer übergewichtbedingten Insulinresistenz, die die bei Diabetes mellitus Typ 1 bestehende β-Zellinsuffizienz vorzeitig demaskiert. Bemerkenswert ist aber auch die um die Mitte des 20. Jahrhunderts in einzelnen Regionen beobachtete Zunahme der Inzidenz des Typ-1-Diabetes um bis zu 100% (Gale 2002).

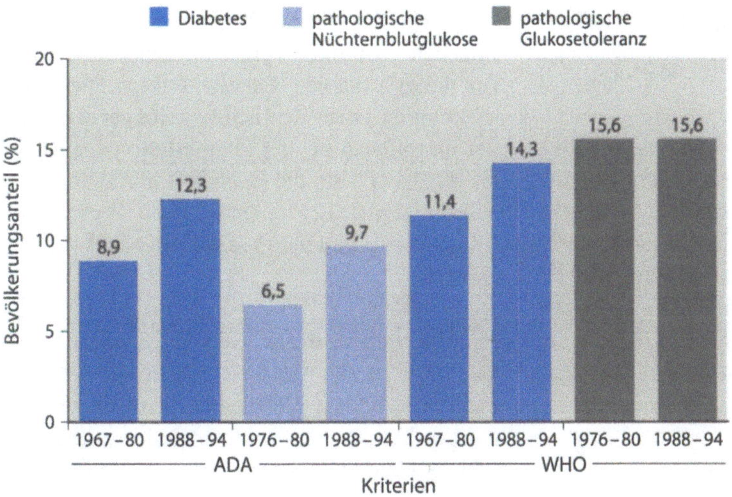

Abb. 1.1. Abhängigkeit der Diabetesprävalenz von den gewählten diagnostischen Kriterien. (Harris et al. 1998)

Inzidenz und Prävalenz des Typ-2-Diabetes. Große regionale Unterschiede bestehen in der absoluten Häufigkeit (Prävalenz) des Typ-2-Diabetes in verschiedenen Populationen. Sie kann zwischen 1% (Japan) und 34% (Pima-Indianer) liegen. Dies dürfte sowohl auf den unterschiedlichen polygenen Hintergrund als auch auf Unterschiede in der Ernährung und Lebensführung (»life style«) zurückzuführen sein (Tuomilehto et al. 2001; Zimmet 1999).

Bemerkenswert ist, dass die jeweilige regionale Prävalenz des Diabetes mellitus Typ 2 durch ein Überangebot an Nahrung stark zunimmt, wie u. a. für das Gebiet der ehemaligen DDR (1960: 0,63%, 1989: 4,1%) und durch Migrationsstudien (Zimmet 1999) nachgewiesen werden konnte. Von großer Bedeutung für die Manifestation eines Typ-2-Diabetes sind das aktuelle Körpergewicht, der Body-Mass-Index (BMI, kg/m^2) und das Ausmaß der abdominellen Fettablagerung. Dementsprechend steigt das Diabetesrisiko bei einem BMI von >35 kg/m^2 auf das 60fache an (Tabelle 1.2; Colditz et al. 1990). Die Ursache hierfür liegt in dem Überangebot an gesättigtem Fett in der Nahrung verbunden mit Bewegungsarmut, wodurch sich die Insulinempfindlichkeit und die Insulinsekretion verschlechtern.

Merke

Die Konversion von einer pathologischen Glukosetoleranz zu einem Diabetes mellitus Typ 2 kann durch Lebensstiländerung mit Reduktion der Fettzufuhr, ballaststoffreicher Kost und Erhöhung der körperlichen Aktivität deutlich herabgesetzt werden (Diabetes Prevention Program Research Group 2002, Tuomilehto et al. 2001).

1.1.1 Häufigkeit von Komplikationen

Ketoazidose. Die Häufigkeit der trotz Insulintherapie eintretenden diabetischen Ketoazidosen wird mit 4,3–13 je 1.000 Patientenjahre angegeben. Das entspricht etwa 80% aller behandlungspflichtigen Ketoazidosen. Weitere 20% entfallen auf die Manifestationsphase des Typ-1-Diabetes. Die Mortalität bei dem in den Industriestaaten heute eher seltenen Coma diabeticum und bei schwersten metabolischen Entgleisungen

Tabelle 1.2. Relatives Diabetesrisiko (RR) und Body-Mass-Index (kg/m^2) bei amerikanischen Frauen, Alter 30–55 Jahre. Beobachtungsdauer 8 Jahre (Chaturvedi et al. 2001)

Relatives Risiko	Body-Mass-Index bei Beobachtungsbeginn
1,0	<22
5,5	25–26,9
20,0	29–30,1
40,2	33–34,9
60,9	≥35

eines Diabetes mellitus beträgt im Mittel 5,7% und erreicht bei Patienten über 65 Jahren nach wie vor 15–28%.

Hypertonie. Zum einen weisen Typ-2-Diabetiker wesentlich häufiger eine Hypertonie auf (Männer 34,2%, Frauen 47,4%) als gleichaltrige Vergleichspersonen, zum anderen entwickeln hypertensive Diabetiker vermehrt eine persistierende Proteinurie (hypertensive Langzeitdiabetiker Typ 1 74%, Typ 2 63%), die bereits 5 Jahre nach Beginn mit einem Anstieg des Serumkreatinins als Ausdruck eines beginnenden Nierenversagens einhergeht.

> Die bei Typ-1-Diabetes auftretende Hypertonie ist entweder Ausdruck einer zufällig assoziierten essentiellen Hypertonie oder die Folge einer Nephropathie.
> Der Diabetes Typ 1 unterscheidet sich hierin klar vom Typ 2, bei dem die Hypertonie im allgemeinen schon zu Beginn der Diagnose vorliegt und der diabetischen Nephropathie vorausgeht (s. Kap. 25 und 29).

Amputationen. Die Inzidenz der bei Diabetes infolge schwerer Makroangiopathie erforderlichen Amputationen wird für Patienten mit europäischer Abstammung mit 3,5/1000 Patientenjahren bei Diabetes mellitus Typ 1 und mit 2,5/1000 Patientenjahren bei Diabetes mellitus Typ 2 angegeben (Chaturvedi et al. 2001). Nach Daten der AOK (Allgemeine Ortskrankenkasse) wurden im Jahr 2000 in Deutschland 40.000 Amputationen an den unteren Extremitäten vorgenommen, davon über 70% im Zusammenhang mit einem Diabetes.

Lebenserwartung und Mortalität bei Diabetes mellitus. Der bei Diabetes zu erwartende Verlust an Lebensjahren beträgt derzeit in allen Lebensaltern in Abhängigkeit von der Güte der Stoffwechselkontrolle bis zu 1/3 der jeweils noch verfügbaren Jahre. In Deutschland entspricht dies bei neuentdeckten Diabetikern einem Lebenszeitverlust von 5,3 Jahren bei Männern und von 6,4 Jahren bei Frauen gegenüber der Normalbevölkerung. In den USA zeigte die NHANES-Studie für die Altersgruppe der 55- bis 64-Jährigen eine Verkürzung der Lebenszeit um etwa 8 Jahre, für die der 65- bis 74-Jährigen um 4 Jahre (Gu et al. 1998).

Typ-1-Diabetiker haben unter einer konventionellen Insulintherapie eine Lebenserwartung von nur 75% der von Nichtdiabetikern. Diese Auswirkung ist umso deutlicher, je jünger das Alter der Betroffenen bei der Manifestation des Diabetes ist. Dabei kann die Mortalität in Abhängigkeit von der langfristig erreichten metabolischen Kontrolle 5-bis 10-mal höher sein als bei Stoffwechselgesunden.

In ähnlicher Weise, wenn auch infolge der Multimorbidität der älteren Patienten nicht so klar abgrenzbar, wirkt sich auch der Diabetes mellitus Typ 2 auf die Lebenserwartung aus. Der entsprechende Risikofaktor wurde in der DECODE-Studie für Männer mit 2,02 und für Frauen mit 2,77 angegeben. Entscheidende Ursachen hierfür sind die hyperglykämiebedingten mikrovaskulären Veränderungen und die durch eine begleitende Hypertonie, Dyslipoproteinämie und Hyperkoagulabilität akzentuierten makrovaskulären Erkrankungen (▶ s. Kap. 22 bis 33).

Besondere Bedeutung kommt somit der »diabetesassoziierten atherosklerotischen Gefäßerkrankung« (Williams 2002) und der begleitenden Hypertonie zu, die unbehandelt die Morbidität und Mortalität von Diabetikern wesentlich erhöhen. Die Todesursachen werden dominiert von kardiovaskulären Erkrankungen (Diabetes mellitus Typ 1 44%, Typ 2 52%), cerebrovaskulären Komplikationen und Niereninsuffizienz (Diabetes mellitus Typ 1 21%, Diabetes mellitus Typ 2 11%; Morrish et al. 2001). Der Stellenwert der diabetesbedingten Mortalität wird insbesondere dadurch deutlich, dass die Sterblichkeit aufgrund vaskulärer Erkrankungen (KHK, Schlaganfall) in den letzten Jahren bei Nichtdiabetikern gesunken ist, während sie bei Diabetikern weiter stark zunimmt (Abb. 1.2; McKinally u. Marceau 2000).

1.2 Versorgung und Versorgungsqualität

Die Behandlung des Diabetes erfolgt entsprechend der Grundkrankheit bzw. ihrem Stadium entweder diätetisch und durch Verstärkung der körperlichen Aktivität, durch zusätzliche Gabe oraler Antidiabetika (Diabetes mellitus Typ 2) oder mit Insulin (Diabetes mellitus Typ 1 sowie Spätformen des Diabetes mellitus Typ 2).

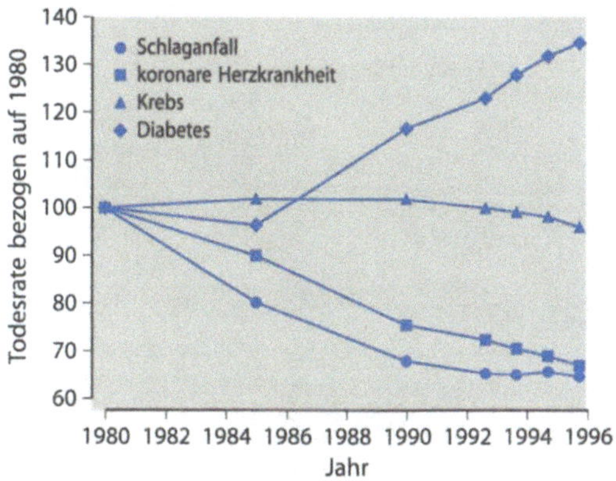

Abb. 1.2. Gegenläufige Entwicklung der Mortalität bei Diabetes mellitus und Nichtdiabetikern. (McKinally u. Marceau 2000)

Im Einzugsbereich sog. Diabeteszentren, die in Österreich etwa 35% der Typ-1-Diabetiker erfassen, überwiegen die »konventionell-intensivierte« und die »funktionelle« Insulintherapie (▶ s. Kap. 16). Letztere kommt heute bei schwangeren Typ-1-Diabetikerinnen nahezu ausschließlich zur Anwendung.

Eine adäquate Therapie vermindert die Häufigkeit des Coma diabeticum und verbessert die Kurzzeitprognose der Patienten. Dass auch diabetische Spätkomplikationen nach mehr als 15–20 Erkrankungjahren bei besserer Stoffwechselführung vermindert auftreten, wurde erstmals von Pirart (1978) in einer Langzeitstudie mit 4.400 Patienten in den Jahren 1947–1973 nachgewiesen. Diese Beobachtung wurde später in einer Studie bei Patienten mit Diabetes mellitus Typ 1 in den USA bestätigt (DCCT; The Diabetes Control and Complications Trial Research Group 1993). Bei Typ-2-Diabetikern wurden teilweise vergleichbare Ergebnisse in England erhoben (UKPDS; UK Prospektive Study Group 1998).

In bestimmten Bevölkerungsgruppen wie z. B. bei Altenheimbewohnern beträgt die Diabetesprävalenz bis zu 50% und kann damit erhebliche Probleme bei der Versorgung verursachen. Bei Patienten vor Koronarangiographie sind 17% bekannte und weitere 17,9% bisher unbekannte Diabetiker identifiziert worden (Taubert et al. 2003). Diese Menschen tragen ein stark erhöhtes kardiovaskuläres Risiko und müssen daher intensiv betreut werden (Loewel et al. 2000; Malmberg et al. 1999). Dabei kann bei mikroalbuminurischen Typ-2-Diabetikern durch eine multifaktorielle Intervention bezüglich Hyperglykämie, Hypertonie, Dyslipidämie und Mikroalbuminurie bei gleichzeitiger Medikation von Aspirin eine 50%ige Risikoreduktion erreicht werden (Gaede et al. 2003).

Bei Typ-1-Diabetes zeigt die Praxis bezüglich der erforderlichen exogenen Insulinsubstitution deutliche Unterschiede hinsichtlich der Zahl der täglichen Insulininjektionen und der angewandten therapeutischen Strategien. Noch 1985 fanden sich in Österreich im ländlichen Raum 42–58% und im städtischen Bereich 82–91% Typ-1-Diabetiker, die nur 2-mal täglich ein vor- oder selbstbereitetes Mischinsulin injizierten (Derfler et al. 1986). Dem entspricht die hohe Variabilität der Anzahl an Insulininjektionen in einer randomisierten US-Kohorte mit 14.639 diabetischen Patienten, von denen 22% 1-mal täglich, 59% 2-mal und nur 19% öfter als 2-mal täglich Insulin injizierten (Peters et al. 1996).

In Österreich fanden sich in Querschnittsuntersuchungen vor 20 Jahren im ländlichen Raum bei Patienten mit Diabetes mellitus Typ 1 und überwiegend konventioneller Insulintherapie lediglich bei 4,1% ein normales Hämoglobin A1c (HbA1c <5,8%; Derfler et al. 1986; Waldhäusl et al. 1985). Dieses Resultat erreichte die gleiche therapeutische Strategie bei ambulanter Betreuung durch ein Diabeteszentrum bei bis zu 20% der Patienten (Abb. 1.3).

> Ein verstärkter personeller Einsatz und eine höhere Beratungsfrequenz ermöglichen in diesem Fall bei sonst gleicher therapeutischer Vorgehensweise (konventionelle Insulin-Therapie) 5-mal häufiger eine zufriedenstellende Stoffwechselkontrolle.

Dieser therapeutische Erfolg ist weiter verbesserbar, wenn statt einer konventionellen eine intensivierte (funktionelle) Insulintherapie nach dem Basis-Bolus-Konzept zur Anwendung kommt. Dadurch kann die Häufigkeit eines normalen HbA1c für gut ausgebildete und motivierte Typ-1-Diabetiker bis auf 50% angehoben werden.

In Deutschland kann infolge der regelmäßigen Betreuung von Typ-1-Diabetikern durch Diabetes-Schwerpunktpraxen und die Einbindung der Patientenschulung in die Therapie von einer guten Versorgung dieser Patientengruppe ausgegangen werden (Scherbaum 2002). In einer systematischen populationsbasierten Untersuchung

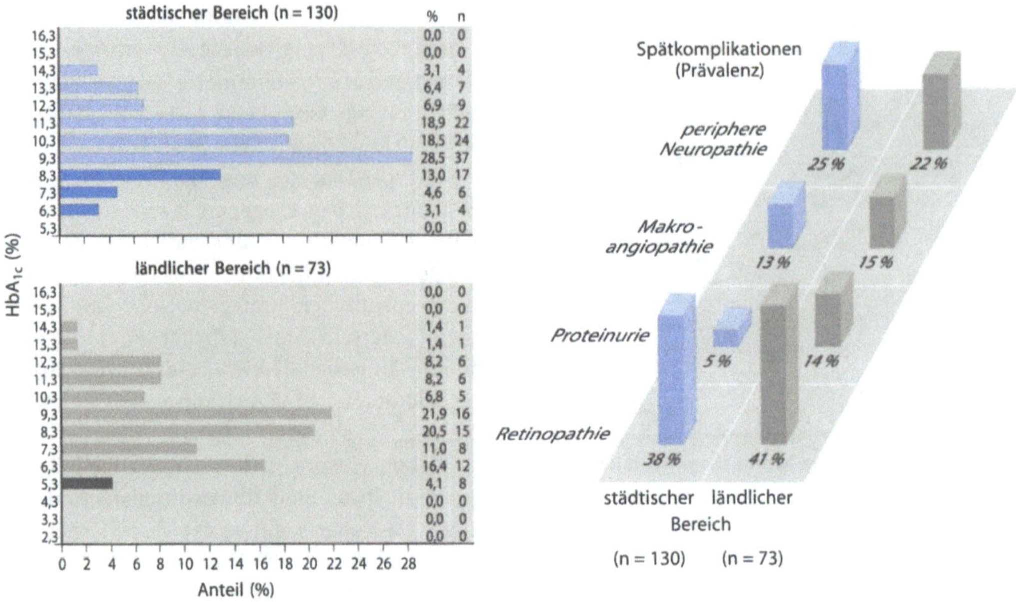

Abb. 1.3. Diabetes mellitus Typ 1: metabolische Kontrolle (HbA1c, normal <5,8%) und Prävalenz diabetischer Folgeerkrankungen bei konventioneller Insulintherapie im ländlichen und im städtischen Bereich. (Nach Derfler et al. 1986)

von Typ-1-Diabetikern in Nordrhein-Westfalen im Jahr 1997 fand sich regional eine auch im internationalen Vergleich hervorragende Versorgungslage (Mühlhauser et al. 1998).

In etwa der Hälfte der Fälle werden auch heute noch bereits bei Diagnosestellung eines Typ-2-Diabetes – und damit zu früh und auch zu häufig – orale Antidiabetika verordnet.

> Die Prinzipien einer rationalen Therapie verlangen beim Typ-2-Diabetes initial in der Regel über 3 Monate ein nichtmedikamentöses Vorgehen mit Diät und Änderung des Lebensstils bei gleichzeitiger Überprüfung der Stoffwechsellage (Waldhäusl 1990).

Die besondere Bedeutung einer Lebensstiländerung wurde sowohl für die Therapie (UK Prospektive Study Group 1998) als auch für die Prävention des Typ-2-Diabetes belegt (Diabetes Prevention Program Research Group 2002; Tuomilehto et al. 2001). Die relative Häufigkeit der Verordnung oraler Antidiabetika in den USA (Boccuzzi et al. 2001) und in Deutschland (Liebl et al. 2003) ist beträchtlich und außerordentlich unterschiedlich (Abb. 1.4); sie wird von einem jährlichen Sekundärversagen der oralen Antidiabetika von 20% (USA) begleitet (Boccuzzi et al. 2001). Zu beachten ist jedoch, dass die in der CODE-2-Studie vorliegende Beschreibung der allgemeinen Situation unzuverlässig ist, da die Patienten zu etwa 25% aus Diabetes-Schwerpunktpraxen rekrutiert wurden (Liebl et al. 2002). Der Arzneimittelreport von 2001 (S. 164) zu Verordnungen von Metformin und Insulin bei Typ-2-Diabetes zeigt, dass in Deutschland in den Jahren 1991–2001 die Medikation von Metformin um den Faktor 9 gesteigert wurde, 2001 wurde es gleichhäufig verordnet wie Sulfonylharnstoffe. Die Verordnung von Insulin stieg in diesem Zeitraum um den Faktor 2, d. h. um 10% pro Jahr an.

1.3 Metabolische Kontrolle und diabetische Folgeerkrankungen

1.3.1 Diabetes mellitus Typ 1

Die Prävalenz diabetesassoziierter Folgekrankheiten (Spätkomplikationen) ist nach wie vor hoch (Retinopathie 38–41%; Makroangiopathie 13–15%; periphere Neuropathie 22–50%) und mit Ausnahme der Proteinurie unabhängig davon, ob die Patienten in einem Diabeteszentrum oder

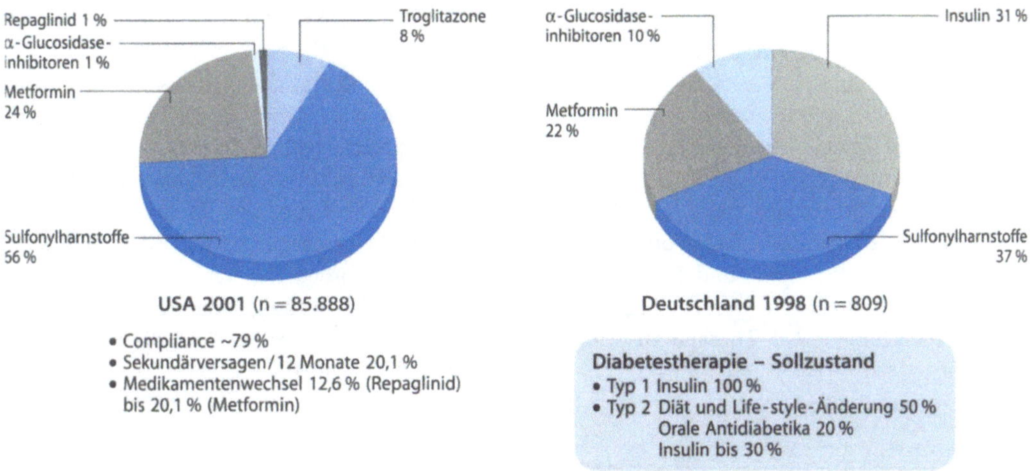

Abb. 1.4. Therapiemuster bei Diabetes mellitus Typ 2 in den USA und in Deutschland. (Boccuzzi et al. 2001; Liebl et al. 2003)

im ländlichen Raum betreut werden (Abb. 1.3). Diese Zahlen werden durch jüngste Angaben zu der auf die Gesamtlebenszeit bezogenen Prävalenz bestätigt (Erblindung 2%, Nephropathie 30%, periphere Neuropathie 60% und Retinopathie 80%). Ein Grund hierfür liegt sicherlich darin, dass sowohl das Auftreten wie auch die Besserung diabetischer Folgeerkrankungen oft lange Zeiträume erfordert und die therapeutischen Zielwerte häufig verfehlt werden. Dementsprechend unbefriedigend sind die überhöhten mittleren Nüchternblutglukosewerte bei Männern und Frauen mit Diabetes mellitus Typ 1 (10,8 bzw. 11,6 mmol/l) und Diabetes mellitus Typ 2 (8,4 bzw. 9,3 mmol/l) in der Multinationalen WHO-Studie über vaskuläre Erkrankungen bei Diabetikern (Morrish et al. 2001). Dies gilt auch für die Beobachtung des Steno-Memorial-Hospitals in Kopenhagen, dass die diabetische Retinopathie unter herkömmlicher Insulintherapie bei Typ-1-Diabetes im Verlauf von 40 Erkrankungsjahren bei 16,3% zur Erblindung führt und damit für eine Erblindungsprävalenz von 2% bei dieser Patientengruppe verantwortlich ist. In Ostdeutschland wurde die Erblindungsprävalenz für Diabetiker zuletzt mit 0,39% ausgewiesen (Ratzmann et al. 1994)

Durch eine gute Stoffwechselkontrolle kann das Risiko für das Auftreten und die Progression diabetischer Folgeerkrankungen bei Typ-1-Diabetes deutlich reduziert werden.

Entsprechende Ergebnisse zeigen Langzeitbeobachtungen von Pirart von 1978 und des Diabetes Control and Complications Trial (DCCT) von 1993 (Tabelle 1.3). So reduziert eine intensivierte (funktionelle) Insulintherapie mit einer mittleren Blutglukose von 155±30 mg/dl über 9 Jahre gegenüber einem Kontrollkollektiv, das mit einer konventionellen Insulintherapie behandelt wurde, die Inzidenz der diabetischen Nephropathie von 30% auf 8,9%. Diese therapeutische Strategie wird heute in Regionen mit verbesserten Betreuungsmöglichkeiten für Typ-1-Diabetetiker erfolgreich umgesetzt.

1.3.2 Diabetes mellitus Typ 2

Etwa 27% der Typ-2-Diabetiker im ländlichen und im städtischen Bereich weisen ein normales HbA1c auf. Vergleichbare Verhältnisse bestehen für beide Bereiche auch bezüglich der Prävalenz diabetischer Spätkomplikationen, d. h. von Retinopathie, Proteinurie, Makroangiopathie und peripherer Neuropathie (Abb. 1.5). Diese in Österreich erhobenen Daten (Derfler et al. 1986; Waldhäusl et al. 1985) decken sich mit denen der multinationalen WHO-Studie und zeigen unabhängig vom Betreuungsort – Stadt oder Land – eine weitgehend identische Langzeitproblematik für Typ-2-Diabetiker. Bemerkenswert ist die bei beiden Diabetespopulationen unter Insulintherapie zu beobachtende höhere Prävalenz für Spätkomplikationen. Inwieweit diese Ausdruck der Schwere der Erkrankung oder eine insulinassoziierte Folgeerscheinung ist, wurde immer wieder diskutiert, aber bisher nicht abschließend beantwortet.

Von Bedeutung ist, dass auch beim Typ-2-Diabetes die Zielkriterien der mehrgleisigen Intervention mit Lebensstilmodifikation und Optimierung der Blutdruck-, Lipid- und Blutzuckereinstellung nur selten erreicht werden. Zudem wird die Indikation für eine ASS-Therapie zu selten gestellt.

1.4 Therapiekosten

Die jährlichen Kosten der Diabetesbetreuung sind exorbitant und werden in den USA mit 76,1 Dollar pro Kopf der Bevölkerung veranschlagt. Davon entfallen 58% auf reine Behandlungskosten und 42% auf krankheitsbedingte Einkommensverluste. Der für die Versorgung diabetischer Spätkomplikationen erforderliche Aufwand wird auf 41% aller diabetesbezogenen Behandlungskosten geschätzt. Dabei sind in den USA die geschätzten mittleren kumulativen Kosten je Diabetiker für

Tabelle 1.3. Risikominderung für die Entstehung diabetesassoziierter Folgeerkrankungen durch 9-jährige intensivierte Insulintherapie bei Diabetes mellitus Typ 1. (The Diabetes Control and Complikations Trial Research Group 1993)

	Risikoreduktion in %	
	Primärprävention	**Sekundärprävention**
Retinopathie	76	54
Makulaödem	–	23
Proliferative Retinopathie	–	47
Lasertherapie	–	56
Mikroalbuminurie	34	43
Albuminurie	44	56
Neuropathie	69	57

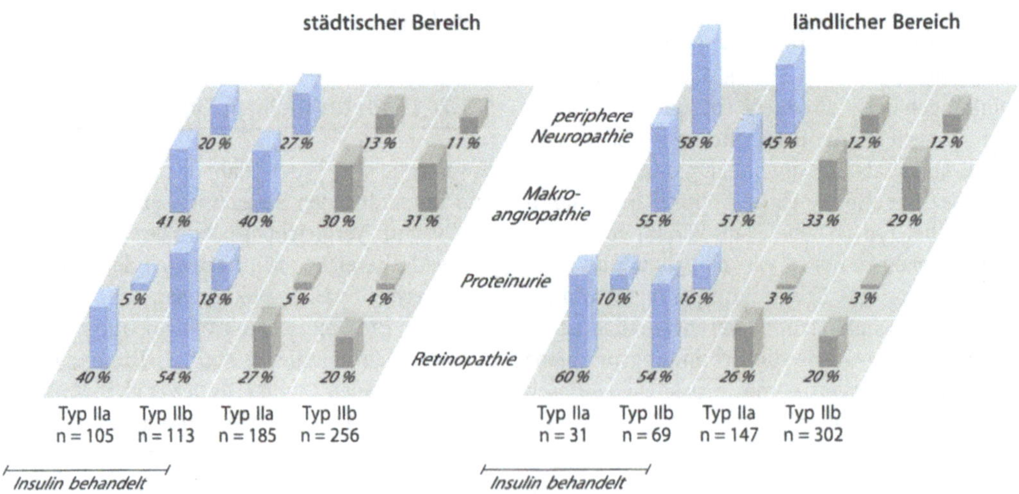

Abb. 1.5. Häufigkeit von diabetischen Spätkomplikationen bei Diabetes mellitus Typ 2 (a normalgewichtig; b übergewichtig) mit und ohne Insulintherapie im städtischen und ländlichen Raum. (Nach Derfler et al. 1986; Waldhäusl et al. 1985)

die assoziierten Begleiterkrankungen am höchsten für makrovaskuläre Schäden und am niedrigsten für die diabetische Retinopathie (Caro et al. 2002; ▪ Abb. 1.6).

Die jährliche Belastung des Versicherungssystems für diabetesbedingte Behandlungskosten betrüge demnach, übertragen auf europäische Verhältnisse, EUR 37.050.000/Million Einwohner. Das entspräche bei einer Diabetesprävalenz von 4% mittleren jährlichen Behandlungskosten von lediglich EUR 926 je Patient. Tatsächlich wurden die ärztlichen Behandlungskosten in Europa jedoch zuletzt je Diabetiker mit EUR 2.834 je Jahr und damit wesentlich höher angegeben, wovon 55% auf Krankenhausaufenthalte (Dauer 7–20 Tage) und nur 7% auf Medikamentenkosten entfallen (Jönsson 2002). Die unterschiedliche Diabetesprävalenz in beiden Studien dürfte die Ursache für diese Diskrepanz sein.

Die individuellen jährlichen Kosten einer Insulintherapie im Rahmen der DCCT werden für konventionelle Therapieformen mit US$ 1.666, für intensivierte (multiple Insulininjektionen, CSII) hingegen mit US$ 5.784 angegeben.

Retrospektiv über den Zeitraum eines Jahres erhobene und auf die deutsche Gesamtpopulation von Patienten mit Typ-2-Diabetes hochgerechnete medizinische, demographische und ökonomische Daten für 809 Patienten ergaben, dass etwa die Hälfte der Typ-2-Diabetiker mindestens eine und 28,1% mehr als eine schwere Folgeerkrankung aufwiesen. Entsprechend erhöhten sich die Kosten bei Patienten mit makro- bzw. mikrovaskulären Komplikationen auf das 2,5- bis 4,1fache im Vergleich zum Durchschnitt der Versicherten. Die errechneten Kosten betrugen im Jahr des Auftretens bei Ulzera der unteren Extremitäten EUR 7.537, für eine Amputation EUR 10.796 und im Falle eines Apoplexes EUR 7.147 (▪ Abb. 1.7). Die Kosten erhöhten sich damit gegenüber Patienten ohne Komplikationen bei Amputation sechsfach bzw. vierfach bei Vorliegen von Fußulzera und Schlaganfällen (Liebl et al. 2002). Dabei entfallen 3/4 der Kosten auf die Krankenhauspflege, der Rest auf ambulante Behandlung, Medikamente und Arbeitsunfähigkeit.

Dazu kommen noch Kosten, die nicht unmittelbar diabetesbezogen sind, sondern aus dem bei

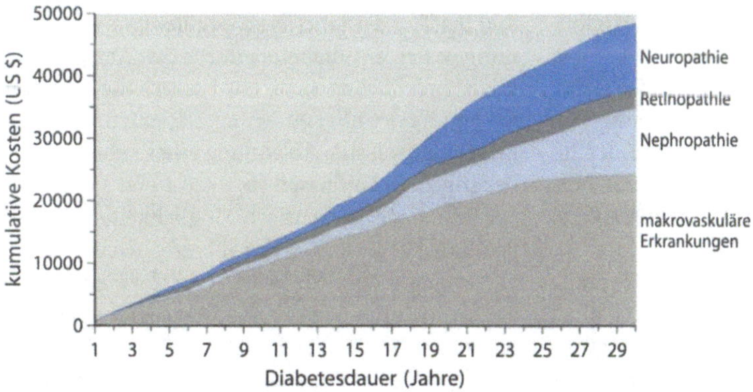

▪ **Abb. 1.6.** Kumulative Kosten der Begleiterkrankungen bei Diabetes mellitus Typ 2. (Caro et al. 2002)

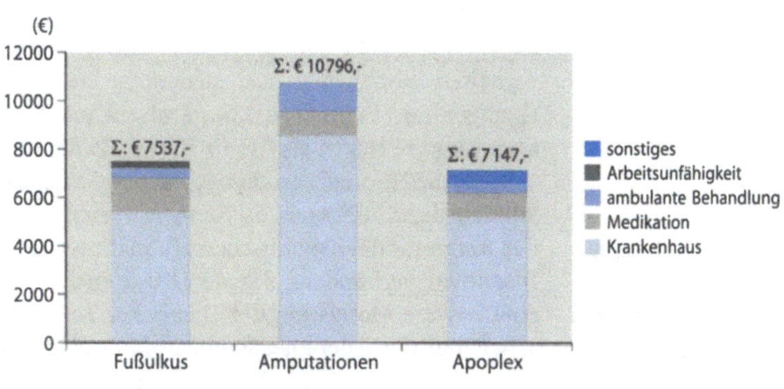

▪ **Abb. 1.7.** Kosten schwerwiegender Diabeteskomplikationen in Deutschland. (Retrospektive Analyse; Liebl et al. 2002)

Diabetikern erhöhten relativen Risiko für Peritonitis (RR 3,1), Ateminsuffizienz (RR 5,0), Lebererkrankungen (RR 3,0) und Septikämie (RR 2,8) resultieren. Die Kosten für die bei Diabetes zu beobachtende prolongierte Morbidität und Rekonvaleszenz dürften insgesamt doppelt so hoch sein (US$ 4,12 Milliarden) wie jene für die Hospitalisierung wegen diabetischer Spätkomplikationen.

Diabetesschulung. Positive Wirkung auf die Stoffwechselkontrolle und das klinische Befinden der Betroffenen hat die Diabetikerschulung (▶ s. Kap. 35). Die Ergebnisse sind besonders gut, wenn die Patienten verstärkt in die therapeutische Verantwortung eingebunden werden können.

Dies gelingt insbesondere bei mahlzeitenbezogener funktioneller Insulindosierung im Sinne eines »Basis-Bolus-Konzeptes« in Kombination mit Blutglukoseselbstmessung und -selbstkorrektur bei Typ-1-Diabetes und gilt sinngemäß auch bei insulinpflichtigem Typ-2-Diabetes. Diese Vorgangsweise reduzierte die mittlere Hospitalisierungsrate von Typ-1-Diabetikern von etwa 10 Tagen auf 1 Tag pro Jahr (Waldhäusl et al. 1985). Dementsprechend senkt auch das annähernde Erreichen normaler Blutzuckerwerte vor einer Gravidität die perinatale Mortalität und Missbildungsrate der Kinder diabetischer Mütter von früher 20% auf heute etwa 4–5% (normal <3%). Die Verfügbarkeit und richtige Anwendung von Insulin führte zudem zu einer Abnahme der fetalen Mortalität von 33% (1930) nahezu auf normale Werte und der perinatalen Mortalität auf 2% (1985; ▶ s. Kap. 9).

Eine entsprechende Ausbildung und Schulung der diabetischen Patienten hat aber auch bei nicht mit Insulin behandelten Typ-2-Diabetikern günstige Auswirkungen. Entscheidend für den Erfolg wäre in diesem Zusammenhang eine höhere Akzeptanz von Selbstbetreuungspraktiken, insbesondere von Blutglukose- und Blutdruckselbstmessungen.

1.5 Ausblick

Die epidemiologischen Daten zeigen, dass die Betreuungsqualität von diabetischen Patienten regional unterschiedlich und somit verbesserungsfähig ist (Chaturvedi et al. 2001). Dies ist auch aus der unterschiedlichen Häufigkeit von Übergewicht bei Typ-2-Diabetikern ableitbar.

Bei Diabetes mellitus Typ 1 eröffnen moderne Strategien des Insulinersatzes wie eine intensivierte funktionelle Insulintherapie (▶ s. Kap. 16) neue Möglichkeiten. Die dadurch erreichbare Verbesserung der Stoffwechseleinstellung führt langfristig zu einer Abnahme der Prävalenz diabetischer Folgeerkrankungen bei dieser Patientengruppe (Pirart 1978; The Diabetes Control and Complications Trial Research Group 1993).

> **Moderne Strategien der Insulintherapie reduzieren die erforderlichen Hospitalisierungen und das Auftreten von Spätkomplikationen bei Diabetes mellitus Typ 1, verbessern die Betreuung diabetischer Schwangerer entscheidend und normalisieren nahezu das Risiko einer vorgeburtlichen Schädigung ihrer Kinder.**

Bei nicht insulinabhängigen Typ-2-Diabetikern sind die metabolischen Variablen im ländlichen und städtischen Bereich vergleichbar. Das weist darauf hin, dass die Probleme bei der Behandlung dieser Patienten überall ähnlich gelagert und schwer lösbar sind. Der geringe Therapieerfolg bei Typ-2-Diabetikern begünstigt die Verordnung oraler Antidiabetika durch den Arzt, der wenig Möglichkeiten sieht, das Essverhalten und die Bewegungsfreudigkeit seiner Patienten entgegen ihrer unbewussten Ablehnung einer Lebensstiländerung zu beeinflussen (▶ s. Kap. 7 und 35).

Eine über die heutigen Möglichkeiten hinausgehende Verbesserung der therapeutischen Erfolge verlangt daher für beide Hauptformen des Diabetes mellitus neue Behandlungsstrategien. Dazu gehört bei Diabetes mellitus Typ 2 ein mehrgleisiger Ansatz mit einer an Zielwerten orientierten Therapie (Gaede et al. 2003). Diese ist nicht allein auf Medikamente auszurichten, sondern muss zudem nichtmedikamentöse Maßnahmen zur Verbesserung von Lebensstil und Konsumverhalten einschließen. Auch steuerliche Vergünstigungen und Prämienrückvergütungen von Versicherungsbeiträgen als Anreiz für den Patienten, z. B. für die Normalisierung des Körpergewichtes, können dazu beitragen. Es ist zu erwarten, dass der mit gesundheitspolitischen Maßnahmen und Inzentives verbundene soziale Druck nicht nur eine bessere Motivation der Diabetiker zur Mitarbeit bei der Therapie, sondern dadurch auch eine eindrucksvolle Reduktion der Progression von Folgeerkrankungen des Diabetes ermöglichen kann.

> Die Prognose des Typ-2-Diabetes kann nur durch einen ganzheitlichen Therapieansatz gebessert werden, der neben einer Kausaltherapie auch Änderungen des Lebensstils der Patienten anstrebt und deren Multimorbidität berücksichtigt.

1.6 Kernaussagen für die Praxis

Diabetes mellitus ist ein klinisches Syndrom, dessen Häufigkeit und Spätfolgen die Erkrankung zu einem medizinischen Problem ersten Ranges machen. Dazu gehört die zunehmende Inzidenz des Typ-1-Diabetes im letzten Jahrhundert um regional bis zu 100% (Gale 2002) ebenso wie die dramatische Zunahme der Inzidenz des Typ-2-Diabetes als Folge des heutigen Lebensstils in den Industriestaaten mit hyperkalorischer Ernährung und Bewegungsarmut. Progressionshemmung und Prävention des Typ-2-Diabetes besitzen daher höchste gesundheitspolitische Priorität.

Bei Typ-1-Diabetes sowie bei Schwangeren mit Diabetesformen aller Art ist bei entsprechender Betreuung stets eine wesentliche Verbesserung der Diabeteseinstellung zu erreichen. Das gilt auch für die Abnahme des fetalen und mütterlichen Risikos. Voraussetzungen dafür sind eine effektive Ausbildung bzw. eine regelmäßige Nachschulung und Motivation der Patienten.

Die Lebenserwartung der Diabetiker ist deutlich eingeschränkt. Ihr Risiko für metabolische Komplikationen und für Organschäden an arteriellen Gefäßen, Augen, Nerven und Nieren kann durch Optimierung der Therapie erheblich vermindert werden.

Literatur

Boccuzzi SJ, Wogen J, Fox J et al (2001) Utilization of oral hypoglycemic agents in a drug-insured U.S. population. Diabetes Care 24: 1411–1415

Caro JJ, Ward AJ, O'Brien JA (2002) Lifetime costs of complications resulting from type 2 diabetes in the US. Diabetes Care 25: 476–481

Chaturvedi N, Stevens LK, Fuller JH et al, WHO Multinational Study Group (2001) Risk factors, ethnic differences and mortality associated with lower-extremity gangrene and amputation in diabetes. The WHO Multinational Study of vascular disease in diabetes. Diabetologia 44 (Suppl. 2): S65-S71

Colditz GA, Willett WC, Stampfer MJ et al (1990): Weight as a risk factor for clinical diabetes in women. Am J Epidemiol 132: 501–513

Derfler K, Waldhäusl W, Zyman J et al (1986) Diabetes care in rural area: Clinical and metabolic evaluation. Diabetes Care 9: 509–517

Diabetes Prevention Program Research Group (2002) Reduction in the incidence of type 2 diabetes with lifestyle intervention or metformin. N Engl J Med 346: 393–403

Gaede P, Vedel P, Larsen N et al (2003) Multifactorial intervention and cardiovascular disease in patients with type 2 diabetes. NEJM 348: 383–393

Gale EAM (2002) The rise of childhood type 1 diabetes in the 20th century. Diabetes 51: 3353–3361

Gu K, Gowie CC, Harris MI (1998) Mortality in adults with and without diabetes in a national cohort of the US population, 1971–1993. Diabetes Care 21: 1138–1145

Harris MI, Flegal KM, Cowie CC et al (1998): Prevalence of diabetes, impaired fasting glucose, and impaired glucose tolerance in U.S. adults. Diabetes Care 21: 518–524

Jönsson B (2002) Revealing the cost of Type II diabetes in Europe. Diabetologia 45: S5-S12

Liebl A, Spannheimer A, Reitberger U, Görtz A (2002) Kosten für Spätkomplikationen bei Diabetes mellitus Typ 2 in Deutschland. Ergebnisse der CODE-2-Studie. Med Klin 97: 713–719

Liebl A, Spannheimer A, Reitberger U, Görtz A (2003) Arzneimitteltherapie und Medikamentenkosten von Patienten mit Typ-2-Diabetes in Deutschland. Diabetes und Stoffwechsel 12: 145–151

Loewel H, Koenig W, Engel S (2000) The impact of diabetes mellitus on survival after myocardial infarction: can it be modified by drug treatment? Results of a population-based myocardial infarction register follow-up study. Diabetologia 43: 218–226

Malmberg K, Norhammar A, Wedel H, Ryden L (1999) Glycometabolic state at admission: important risk marker of mortality in conventionally treated patients with diabetes mellitus and acute myocardial infarction: long-term results from the diabetes and insulin-glucose infusion in acute myocardial infarction (DIGAMI) study. Circulation 99: 2626–2632

McKinally J, Marceau L (2000): US public health and the 21st century: diabetes mellitus. Lancet 356: 757–761

Morrish NJ, Wang SL, Stevens LK, Fuller JH et al, WHO Multinational Study Group (2001) Mortality and causes of death in the WHO multinational study of vascular disease in diabetes. Diabetologia 44 (Suppl. 2): S14-S21

Mühlhauser I, Overmann H, Bender R et al (1998) Social status and the quality of care for adult people with Type 1 (insulin-dependent) diabetes mellitus – a population-based study. Diabetologia 41: 1139-1150

Peters AL, Legorreta AP, Ossorio RC, Davidson MB (1996) Quality of outpatient care provided to diabetic patients. Diabetes Care 19:601–606

Pirart J (1978) Diabetes mellitus and its degenerative complications: a prospective study of 4.400 patients observed between 1947 and 1973. Diabetes Care 21:168–188; 252–263

Rathmann W, Haastert B, Roseman JM et al (1998) Prescription drug use and costs among diabetic patients in primary health care practices in Germany. Diabetes Care 21: 389–397

Ratzmann KP, Gorr K, Schneider H (1994) Prävalenz diabetesbedingter Erblindungen. Eine Populationsstudie an 70.203 Diabetikern. Diabetes und Stoffwechsel 3:261–264

Scherbaum WA (2002) Insulin therapy in Europe. Diabetes Metab Res Rev 18:550–556

Sinha R, Fisch G, Teaque B et al (2002) Prevalence of impaired glucose tolerance among children and adolescents with marked obesity. N Engl J Med 346:802–810

Soltesz G (2003) Diabetes in the young: a paediatric and epidemiological perspective. Diabetologia 46:447–454

Taubert G, Winkelmann BR, Schleiffer T et al. (2003) Prevalence, predictors, and consequences of unrecognized diabetes mellitus in 3266 patients scheduled for coronary angiography. Am Heart J, 145:285–291

The Diabetes Control and Complications Trial Research Group (1993) The effect of intensive treatment of diabetes on the development and progression of long-term complications in insulin-dependent diabetes mellitus. N Engl J Med 329: 977–986

Tuomilehto J, Lindström J, Eriksson JG et al(2001) Prevention of type 2 diabetes mellitus by changes in lifestyle among subjects with impaired glucose tolerance. N Engl J Med 344:1343–1350

UK Prospective Study Group (1998): Intensive blood glucose control with sulfonylurea or with insulin compared with conventional treatment and risk of complications in patients with type 2 diabetes (UKPDS 33). Lancet 352: 837–853

Waldhäusl W, Howorka K, Derfler K et al (1985) Failure and efficacy of insulin therapy in insulin dependent (type I) diabetic patients. Acta Diabetol Lat 22:279–294

Waldhäusl W (1990) Rational treatment of NIDDM. Does it exist? Diabetes, Nutrition, Metabolism Reviews 4:259–265

Williams KJ (2002) Editorial: The mystery – and importance – of diabetic atherosclerotic vascular disease. J Clin Endocrinol Metab 87:33–34

Zimmet PZ (1999) Diabetes epidemiology as a tool to trigger diabetes research and care. Diabetologia 42:499–518

Diabetes mellitus: Klassifikation, Diagnostik und Screeningstrategien

W. A. Scherbaum, W. Waldhäusl

2.1 Definition

Diabetes mellitus ist der Sammelbegriff für verschiedene Stoffwechselstörungen, die mit einer chronischen Hyperglykämie und mit dem Risiko für Schäden und Funktionsstörungen verschiedener Organe, insbesondere der Augen, Nieren, Nerven, des Herzens und der Blutgefäße verbunden sind. Ursache ist entweder eine gestörte Insulinsekretion oder eine gestörte Insulinwirkung oder auch beides.

2.2 Klassifikation

Vier Typen eines Diabetes werden unterschieden: der Typ-1-Diabetes, der Typ-2-Diabetes, andere spezifische Diabetestypen und der Gestationsdiabetes (Übersicht 2.1). Die speziellen Charakteristika des Typ-1-Diabetes, Typ-2-Diabetes und Gestationsdiabetes sind in den jeweiligen nachfolgenden Kapiteln näher ausgeführt.

Die derzeitige Klassifikation des Diabetes beruht auf den Empfehlungen der Amerikanischen Diabetesgesellschaft (ADA) nach den 1997 revidierten Kriterien zur Diagnose des Diabetes mellitus (American Diabetes Association, ADA 1997), die von der WHO (Alberti u. Zimmet 1998) und der Deutschen Diabetesgesellschaft (Kerner et al. 2001) bestätigt worden sind. Die neue nosologische Klassifikation des Diabetes mellitus ist an pathogenetischen Kriterien ausgerichtet. Dabei wird ausdrücklich auf die früheren Bezeichnungen »insulinabhängiger« oder »insulinpflichtiger« Diabetes (»insulin dependent diabetes mellitus«, IDDM) und »nichtinsulinabhängiger« Diabetes mellitus (»non insulin dependent diabetes mellitus«, NIDDM) verzichtet, da diese auch verschiedene Strategien in der Behandlung des Diabetes widerspiegeln und nicht pathogenetisch ausgerichtet sind.

Wichtig ist der Hinweis, dass unterschiedliche diagnostische Kriterien und Screeningstrategien die Daten zur Prävalenz des Diabetes und seiner Komplikationen wesentlich beeinflussen (DECODE study group 1998).

Übersicht 2.1.
Klassifikation des Diabetes mellitus

- **Typ-1-Diabetes**
  Absoluter Insulinmangel durch Zerstörung der Betazellen
  - A: immunologisch vermittelt
  - B: idiopathisch
- **Typ-2-Diabetes**
  Spektrum von vorwiegender Insulinresistenz mit relativem Insulinmangel bis zu vorwiegendem Sekretionsdefekt mit Insulinresistenz, häufig assoziiert mit anderen Faktoren eines metabolischen Syndroms
- **Andere spezifische Diabetestypen**
  - Genetische Defekte der β-Zellfunktion, z. B. MODY (▸ s. Kap. 5)
  - Genetische Defekte der Insulinwirkung
  - Erkrankungen des exokrinen Pankreas, z. B. Pankreatitis, zystische Fibrose, Hämochromatose
  - Endokrinopathien, z. B. Cushing-Syndrom, Akromegalie, Phäochromozytom
  - Medikamentös-chemisch induziert, z. B. durch Glukokortikoide, β-Interferon, Pentamidin
  - Infektionen, z. B. kongenitale Rötelninfektion
  - Seltene Formen eines autoimmun vermittelten Diabetes, z. B. Stiff-person-Syndrom, Antiinsulinrezeptor-Antikörper
  - Andere genetische Syndrome, die mit einem Diabetes assoziiert sein können, z. B. Wolfram-Syndrom, Friedreich-Ataxie, Prader-Willi-Syndrom.
- **Gestationsdiabetes** (▸ s. Kap. 9)
  Erstmals während der Schwangerschaft aufgetretene oder diagnostizierte Glukosetoleranzstörung
  - Erstmanifestation eines Typ-1-Diabetes
  - Erstmanifestation eines Typ-2-Diabetes
  - Erstmanifestation anderer spezifischer Diabetestypen
  - präkonzeptionell manifester, aber nicht diagnostizierter Diabetes mellitus (Typ 2) – v. a. anzunehmen bei Glukose toleranzstörung bereits im 1. Trimenon

Die verschiedenen Diabetestypen zeigen ein unterschiedliches klinisches Bild. Der Diabetes kann abhängig von seiner Ausprägung und vom Erkrankungsstadium zu Beginn noch durch eine gestörte Glucosetoleranz oder erhöhte Nüchternglukose und erst zuletzt durch Hyperglykämie und Ketoazidose mit Insulinpflichtigkeit gekennzeichnet sein. Eine Sonderform ist der latent insulinpflichtige Diabetes mit Manifestation im Erwachsenenalter (LADA). Charakteristisch für alle Formen des Typ-1-Diabetes ist der absolute Insulinmangel und meist das Vorliegen von Autoimmunphänomenen gegen Inselzellantigene des Pankreas. Die seltenen Formen, bei denen keine Autoimmunphänomene nachweisbar sind, werden als idiopathischer Typ-1-Diabetes bezeichnet. Bei Typ-2-Diabetes liegen derartige Immunphänomene nicht vor.

Typ-1-Diabetes. (▶ s. Kap. 3). Der Diabetes mellitus Typ 1 ist durch eine progrediente Zerstörung der insulinproduzierenden β-Zellen der Langerhans-Inseln des Pankreas gekennzeichnet. Es besteht ein Insulinmangel, in klassischen Fällen mit Gewichtsverlust, Ketoazidose sowie Polyurie und Polydipsie.

> Der Typ-1-Diabetes tritt zwar in jüngeren Lebensjahren bevorzugt auf, kann sich jedoch auch im höheren Lebensalter manifestieren. Das Alter bei Beginn der Erkrankung ist heute kein diagnostisches Kriterium mehr.

In der Regel beginnt der Typ-1-Diabetes abrupt mit einer eindrucksvollen Symptomatik einschließlich Leistungsknick und starker Gewichtsabnahme binnen weniger Wochen. Im Kindes- und Jugendalter steht zu Beginn meist eine schwere ketoazidotische Stoffwechselentgleisung. Letztere kann durch eine akute Stoffwechselbelastung wie z. B. durch einen schweren Infekt induziert oder aggraviert werden.

Der Typ-1A-Diabetes ist durch das Vorhandensein inselzellspezifischer Autoantikörper (Insulin-Autoantikörper/IAA, zytoplasmatische Inselzellantikörper/ICA, Antikörper gegen Glutamatdecarboxylase/GADA und Autoantikörper gegen Tyrosinphosphatase/IA-2A) gekennzeichnet. Bei der idiopathischen Form des Typ-1-Diabetes (Typ 1B) sind keine Autoantikörper nachweisbar. Bei diesem Subtyp findet sich eine starke familiäre Belastung, ein rascher Beginn der Erkrankung und eine ausgeprägte Neigung zur Ketoazidose (Imagawa et al. 2000). Diese Form des Diabetes kommt in Deutschland allerdings sehr selten vor.

LADA. Diese Form des Typ-1-Diabetes ist durch den Nachweis von diabetesspezifischen Autoantikörpern, den Beginn im Erwachsenenalter, einen Insulinmangel und die anfangs noch fehlende Insulinabhängigkeit gekennzeichnet. Allerdings zeigen Verlaufsuntersuchungen, dass bei Patienten mit LADA meist innerhalb weniger Jahre nach Diagnosestellung eine Insulintherapie erforderlich wird. Die Prävalenz des LADA variiert in weiten Grenzen. Dies ist sowohl durch die unterschiedliche Prävalenz in verschiedenen Populationen als auch durch die z. T. sehr unterschiedlichen Marker begründet, die zur Definition des LADA herangezogen wurden (Seissler et al. 1998). In einer europäischen populationsbasierten Studie hatten z. B. 18 von 201 (8,9%) Patienten mit einem neu diagnostizierten, nicht insulinbedürftigen Diabetes mellitus zytoplasmatische Inselzellantikörper (ICA) und 82% derjenigen, die über vier Jahre hinweg weiterverfolgt wurden, brauchten schließlich Insulin zur Stoffwechseleinstellung (Gottsäter et al. 1993). In der UKPD-Studie, bei der ebenfalls neu erkrankte, zunächst nicht insulinbedürftige Diabetiker untersucht wurden, war das Risiko für eine Progression der Erkrankung mit Insulinbedürftigkeit sowohl vom Alter der Betroffenen als auch von der Zahl der vorhandenen inselspezifischen Antikörper abhängig. Bei antikörperpositiven Menschen mit Diabetesbeginn im Alter von unter 45 Jahren brauchten 87,5% nach 6 Jahren Insulin. Bei Patienten über 45 Jahren bei Diabetesbeginn waren es dagegen nur 67,7% (Turner et al. 1997).

> Der Nachweis von ICA und GAD-Antikörpern ist prädiktiv für eine baldige Insulinbedürftigkeit; GAD-Antikörper haben dabei eine höhere prädiktive Sensitivität (Tuomi et al. 1999).

Typ-2-Diabetes. (▶ s. Kap. 7). Der Typ-2-Diabetes ist durch die Kombination von Insulinresistenz und Insulinsekretionsstörung charakterisiert. Bei dieser Form der Erkrankung kommt es nur selten zu schweren akuten Stoffwechselentgleisungen, jedoch besteht im Langzeitverlauf die

Gefahr für schwere mikro- und makrovaskuläre sowie neuropathische Komplikationen. Der Typ-2-Diabetes ist die häufigste Form des Diabetes. In seltenen Fällen kann diese Erkrankungsform des Diabetes schon bei Kindern oder Jugendlichen auftreten. Die Bezeichnung »Altersdiabetes« ist heute obsolet. Eine Adipositas ist der stärkste Manifestationsfaktor für den Typ-2-Diabetes. Häufig sind im Rahmen eines sog. metabolischen Syndroms auch eine arterielle Hypertonie, eine Dyslipoproteinämie oder eine Hyperurikämie mit dem Typ-2-Diabetes assoziiert.

Für die Einschätzung der Prognose und das therapeutische Konzept ist die Unterscheidung zwischen Typ-1- und Typ-2-Diabetes anhand definierter Kriterien wichtig (Tabelle 2.1).

Gestationsdiabetes. (▶ s. Kap. 9). Der Gestationsdiabetes ist ein heterogenes Krankheitsbild. Er stellt die häufigste Stoffwechselerkrankung in der Schwangerschaft dar und betrifft etwa 4% aller Schwangeren. Definitionsgemäß beinhaltet er jede Form des Diabetes mellitus, die in der Schwangerschaft erstmals diagnostiziert wird. Dabei gelten besondere diagnostische Kriterien (siehe unten).

Tabelle 2.1. Differentialdiagnostische Kriterien des Diabetes mellitus Typ 1 und Typ 2

	Typ-1-Diabetes	Typ-2-Diabetes
Manifestationsalter	meist Kinder, Jugendliche und junge Erwachsene	meist mittleres und höheres Erwachsenenalter
Auftreten/Beginn	akut bis subakut	meist schleichend
Symptome	häufig Polyurie, Polydipsie, Gewichtsverlust, Müdigkeit	häufig keine Beschwerden
Körpergewicht	meist normgewichtig, oft auch deutliche Gewichtsabnahme	meist übergewichtig
Ketoseneigung	ausgeprägt	fehlend oder nur gering
Insulinsekretion	vermindert bis fehlend	subnormal bis hoch, qualitativ immer gestört
Insulinresistenz	nur sekundär (oft gering)	oft ausgeprägt
Familiäre Häufung	gering	typisch
Konkordanz bei eineiigen Zwillingen	30–50%	über 50%
Erbgang	multifaktoriell (polygen)	multifaktoriell (sehr wahrscheinlich polygen)
HLA-Assoziation	ja	nein
Diabetesassoziierte Antikörper	ca. 90–95% bei Manifestation (GADA, ICA, IA-2A, IAA)	nein
Stoffwechsel	labil	stabil
Ansprechen auf orale Antidiabetika	nein	ja
Insulintherapie	ja und ausschließlich	meist erst nach jahrelangem Verlauf der Erkrankung mit Nachlassen der Insulinsekretion

2.3 Diagnostik

Für die Diagnose des Diabetes mellitus gelten folgende Kriterien:

- Klinik (Polyurie, Polydipsie, unerklärlicher Gewichtsverlust) und
- Nüchternglukose (Plasma) ≥7,0 mmol/l (≥126 mg/dl) oder
- Nichtnüchternglukose (Plasma) zu einer beliebigen Zeit des Tages ≥11,1 mmol/l (≥200 mg/dl).

Bei Abwesenheit diabetestypischer Symptome gelten folgende Kriterien:

- Nachweis einer Nüchternglukose ≥7,0 mmol/l (≥126 mg/dl) an zwei verschiedenen Tagen oder
- Nachweis einer Nichtnüchternglukose ≥11,1 mmol/l (≥200 mg/dl) an zwei verschiedenen Tagen oder
- Nachweis einer Plasmaglukose ≥11,1 mmol/l (≥200 mg/dl) zu einem beliebigen Zeitpunkt oder
- im oralen Glukosetoleranztest 2 h nach Gabe von 75 g Glukose.

Die Diagnose eines Diabetes mellitus wird unabhängig von Alter und Geschlecht stets durch Messung mehrfach erhöhter Blutglukosewerte an mindestens zwei verschiedenen Tagen gestellt.

Folgende Caveats sind bei der Diagnosestellung zu berücksichtigen:

- Die Bestimmung der Plasmaglukose für die Diagnose eines Diabetes mellitus muss qualitätskontrollierten analytischen Kriterien entsprechen und in einem Labor durchgeführt werden. Geräte zur Blutglukoseselbstmessung sind hierzu nicht geeignet.
- Diagnostische Messwerte sollten als Plasmaglukose bestimmt werden. Messungen der Glukose in Serum sind wegen der Möglichkeit einer In-vitro-Glykolyse als potentiell falschniedrig einzustufen. Serumproben dürfen daher ohne Zusatz von Glykolysehemmstoffen nicht zur Glukosebestimmung verwendet werden.
- Diagnostische Plasmaglukosemessungen sollten nicht während akuter Erkrankungen oder während der Einnahme den Glukosestoffwechsel beeinflussender Medikamente (z. B. Glukokortikoide) durchgeführt werden. Das Ergebnis muss in solchen Fällen als verfälscht interpretiert werden, kann aber zumindest sekundäre Diabetesformen erkennen.
- Der HbA1c-Wert allein ist zur Diagnosestellung nicht geeignet.

Diagnose des Gestationsdiabetes. Für die Diagnose des Gestationsdiabetes gelten besondere Kriterien, die sowohl die Nüchternglukose als auch den 60 min- und den 120 min-Wert im oralen Glukosetoleranztest beinhalten (Tabelle 2.2). Wird statt Vollblut venöses Plasma untersucht, beträgt der Nüchterngrenzwert 95 mg/dl (5,3 mmol/l).

Pathologische Glukosetoleranz. Diese Kategorie eines gestörten Glukosestoffwechsels wird durch einen oralen Glukosetoleranztest mit Gabe von 75 g Glukose ermittelt (oGTT). Auch ein überschießender Glukoseanstieg nach 1 h und ein protrahiert erhöhter Glukosewert sind bedeutsam, als diagnostische Kriterien gelten jedoch allein die Nüchternplasmaglukose und der 2 h-Wert im oGTT. Ist die Nüchternplasmaglukose normal und liegt allein der 2 h-Wert im pathologischen Bereich (Plasmaglukose ≥11,1 mmol/l bzw. ≥200 mg/dl), wird von einer isolierten postprandialen Hy-

Tabelle 2.2. Diagnostische Kriterien des Gestationsdiabetes (oGTT, 75g)[a]; ▶ s. auch Tab. 9.4

	Kapilläres Vollblut		Venöses Vollblut	
	[mg/dl]	[mmol/l]	[mg/dl]	[mmol/l]
Nüchtern	>85	>4,7	>85	>4,7
60 min	>180	>10,0	>165	>9,2
120 min	>155	>8,6	>140	>7,8

[a]Diagnosestellung bei Überschreitung von zwei Grenzwerten

perglykämie gesprochen. Liegt der postprandiale Wert zwischen 7,8 und 10,9 mmol/l (140–199 mg/dl), liegt eine pathologische Glukosetoleranz vor.

Bei Menschen mit einer pathologischen Glukosetoleranz beträgt das Risiko für eine Progression zu einem manifesten Diabetes je nach anfänglicher Höhe der postprandialen Glukosewerte und abhängig von der untersuchten Population zwischen 3% und 8% pro Jahr. Der oGTT hat für wissenschaftliche Studien große Bedeutung erlangt. Insbesondere hat sich gezeigt, dass bereits eine pathologische Glukosetoleranz mit einem 1,6- bis 2fach erhöhten Risiko für kardiovaskuläre Erkrankungen vergesellschaftet ist. Der Test ist jedoch relativ aufwändig und fehleranfällig.

Für die sachgemäße Durchführung des oGTT ist zu beachten:

- Durchführung am Vormittag nach 10–16 h Nahrungs-(und Alkohol-)karenz,
- vor dem Test über mindestens 3 Tage keine kohlenhydratreduzierte Kost (≥150 g Kohlenhydrate pro Tag),
- Testdurchführung im Sitzen oder Liegen ohne Muskelanstrengung,
- Nikotinkarenz vor und während des Tests.

Zum Zeitpunkt Null wird Blut (Zusatz: Lithium-Heparin oder besser EDTA plus Na-Fluorid) für die Bestimmung der Plasmaglukose abgenommen, dann werden 75 g Glukose (oder eine äquivalente Menge hydrolysierter Stärke) in 250 bis 300 ml Wasser innerhalb von 5 min getrunken. Eine erneute Blutabnahme erfolgt nach 120 min. Auf eine sachgerechte Probenaufbewahrung und -verarbeitung ist zu achten. Bei Kindern wird der Test mit 1,75 g Glukose/kgKG (max. 75 g) durchgeführt.

Abnorme Nüchternglukose. Der Begriff »abnorme Nüchternglukose« (impaired fasting glucose, IFG) meint einen auffällig hohen Nüchternglukosewert, der jedoch noch nicht die Kriterien eines Diabetes mellitus erfüllt. Der fragliche Bereich beträgt definitionsgemäß ≥6,1 mmol/l bis <7,0 mmol/l (≥110 mg/dl bis <126 mg/dl). Die exakten Kriterien für die venöse Plasmaglukose sowie die korrelierenden Werte im kapillären Plasma bzw. im venösen und kapillären Vollblut sind in Tabelle 2.3 wiedergegeben.

2.4 Screeningstrategien

Für das Screening auf einen Diabetes mellitus sind verschiedene Strategien geeignet (Engelgau et al. 1995). Für die Interpretation auffälliger Werte sind die angeführten diagnostischen Kriterien anzuwenden.

Screening auf Typ-1-Diabetes. Da der Typ-1-Diabetes in der Regel rasch klinisch manifest wird, betreffen Screeningstrategien überwiegend

Tabelle 2.3. Kriterien für die Diagnose von Störungen des Glukosestoffwechsels

	Plasmaglukose[a] venös[a] mmol/l	mg/dl	kapillär mmol/l	mg/dl	Vollblutglukose venös mmol/l	mg/dl	kapillär mmol/l	mg/dl
Nüchtern								
Diabetes	≥7,0	≥126	≥7,0	≥126	≥6,1	≥110	≥6,1	≥110
IFG	≥6,1	≥110	≥6,1	≥110	≥5,6	≥110	≥5,6	≥110
oGTT 2 h								
Diabetes	≥11,0	≥200	≥12,2	≥220	≥10,0	≥180	≥11,0	≥200
IGT	≥7,8	≥140	≥8,9	≥160	≥6,7	≥120	≥7,8	≥140

oGTT oraler Glukose-Toleranz-Test (75 g Glukose in 300 ml Wasser über 3–5 min), **IFG** abnorme Nüchternglukose („impaired fasting glucose"), **IGT** pathologische Glukosetoleranz („impaired glucose tolerance")
[a] bevorzugte Messung

Vorstadien der Erkrankung. Das Risiko für das Auftreten eines Typ-1-Diabetes kann durch die Bestimmung von Autoantikörpern und genetischen Markern abgeschätzt werden. Wenn diese auffällig sind, werden Funktionsteste wie z. B. Glukosebestimmung, oGTT oder Untersuchungen der Insulinreserve durchgeführt (▶ s. Kap. 3).

Screening in Risikogruppen für Typ-2-Diabetes. Nach den Empfehlungen der ADA und der Deutschen Diabetesgesellschaft sollte die Nüchternplasmaglukose bei folgenden Zielgruppen bzw. Personen bestimmt werden:

- bei Personen ≥45 Jahren, bei Normalbefund Wiederholung des Tests nach 3 Jahren,
- bei Vorliegen eines Typ-2-Diabetes bei Verwandten ersten Grades,
- bei Adipositas und körperlicher Inaktivität,
- bei arterieller Hypertonie,
- bei Dyslipoproteinämie,
- nach Gestationsdiabetes oder nach Geburt eines Kindes mit Geburtsgewicht >4000 g,
- wenn früher eine gestörte Glukosetoleranz oder eine abnorme Nüchternglukose festgestellt worden ist,
- bei makrovaskulären Erkrankungen (z. B. Herzinfarkt, Schlaganfall, pAVK) sowie
- bei Albuminurie.

Screening auf Gestationsdiabetes. Als Zeitpunkt für das Screening auf einen Gestationsdiabetes wird die 24.–28. Schwangerschaftswoche empfohlen. Wenn bereits in einer früheren Schwangerschaft ein Gestationsdiabetes aufgetreten ist oder Risikofaktoren für einen Typ-2-Diabetes vorliegen, sollte das Screening bereits früher erfolgen (Metzger u. Coustan 1998). Bei selektivem Einsatz des Screenings auf dem Boden von Risikofaktoren werden 30–40% der betroffenen Frauen nicht erfasst. Daher wird auf der Basis der Datenlage ein generelles Screening gefordert.

Man kann dabei folgendermaßen vorgehen (▶ s. Kap. 9): orale Gabe von 50 g Glukose zu einem beliebigen Zeitpunkt des Tages unabhängig vom Zeitpunkt der letzten Mahlzeit, Messung der Vollblut- bzw. Plasmaglukose nach 1 h. Ein Verdacht auf Gestationsdiabetes besteht, wenn

- im venösen Plasma 140 mg/dl (7,8 mmol/l) oder
- im venösen Vollblut 125 mg/dl (6,9 mmol/l)

Plasma- bzw. Blutglukose überschritten werden.

Wird ein verdächtiger Wert erhoben, muss zur Bestätigung der Diagnose ein kompletter oraler Glukosetoleranztest (oGTT mit 75 g Glukose) mit Glukosemessung nach 1 sowie nach 2 h angeschlossen werden. Überschreitet eine der beiden Plasmaglukosekonzentrationen den Grenzwert (1h: 180, 2h: 155 mg/dl), liegt ein Gestationsdiabetes vor.

Screening durch Bestimmung des HbA1c-Wertes. Die Bestimmung des HbA1c ist insbesondere für groß angelegte Untersuchungen geeignet, bei denen die Blutabnahme im Nüchternzustand nicht zu gewährleisten ist. Die Sensitivität des HbA1c-Wertes ist höher als die einer Uringlukosemessung.

Während die Plasmaglukose bei stressbedingter Hyperglykämie kein verlässlicher Parameter für die Diagnose eines Diabetes mellitus ist, erlaubt bei akut Erkrankten mit Hyperglykämie die Messung eines HbA1c-Wertes von über 6% die Diagnose eines Diabetes mellitus (Greci et al. 2003).

Uringlukosemessung. Hierbei wird die Glukoseausscheidung im Urin 2 h nach einer großen Mahlzeit gemessen. Der so erhobene Messwert der Uringlukose ist nicht sensitiv und wenig spezifisch, eignet sich aber für das Screening in größeren Bevölkerungsgruppen.

Identifizierung von Risikogruppen durch standardisierte Fragebögen. Auf dem Boden großer Populationsuntersuchungen im Langzeitverlauf lassen sich Fragen herausbilden und gewichten, die von den Betroffenen selbst zu beantworten sind und nach Maßgabe einer Gesamtbewertung das Diabetesrisiko errechnen lassen. In den sog. Score gehen u. a. die familiäre Belastung mit Diabetes, das Lebensalter und das Körpergewicht ein (◻ Tabelle 2.4). Der prognostische Aussagewert dieses Scores für die künftige Entwicklung eines Typ-2-Diabetes ist ähnlich gut wie der eines oralen Glukosetoleranztests (Lindström u. Tuomilehto 2003). Der Erhebung derartiger Scores wird zukünftig zunehmende Bedeutung für die Identifizierung von Risikogruppen in der Bevölkerung zukommen (▶ s. Kap. 7).

Der genannte Diabetesrisikotest wurde auf der Basis einer prospektiven 10-jährigen Studie über die Inzidenz des Diabetes mellitus in Finnland entwickelt. In diese Studie waren 4450 Männer und Frauen eingeschlossen, die zum Beginn der Studie

Tabelle 2.4. Berechnung des individuellen Risikoindexes für Typ-2-Diabetes. (Lindström u. Tuomilehto 2003)

1. Alter

0 Punkte	<45 Jahre
2 Punkte	45–54 Jahre
3 Punkte	55–64 Jahre
4 Punkte	>64 Jahre

2. Body-Mass-Index

0 Punkte	<25 kg/m2
1 Punkt	25–30 kg/m2
3 Punkte	>30 kg/m2

3. Hüftumfang

	Männer	Frauen
0 Punkte	<94 cm	<80 cm
3 Punkte	94–102 cm	80–88 cm
4 Punkte	>102 cm	>88 cm

4. Treiben Sie Sport oder betätigen Sie sich körperlich in der Freizeit oder bei der Arbeit über mindestens 30 min an den meisten Tagen?

0 Punkte	ja
2 Punkte	nein

5. Wie oft essen Sie Gemüse, Früchte oder Beeren?

0 Punkte	Jeden Tag
1 Punkt	Nicht jeden Tag

6. Haben Sie jemals Tabletten für den Blutdruck eingenommen?

0 Punkte	nein
2 Punkte	ja

7. Hat Ihnen jemals ein Arzt gesagt, dass Sie einen erhöhten Blutzucker haben (z. B. bei einer medizinischen Untersuchung, während einer Krankheit oder in der Schwangerschaft)?

0 Punkte	nein
5 Punkte	ja

8. Ist bei einem Ihrer Familienangehörigen irgendwann einmal ein Diabetes diagnostiziert worden?

0 Punkte	nein
3 Punkte	ja: Großvater, Onkel, Tante, Cousin, aber nicht Ehepartner, Geschwister oder eigene Kinder
5 Punkte	ja: der eigene Vater, die eigene Mutter, Geschwister oder das eigene Kind

9. Bewertung: Um Ihr Diabetesrisiko zu berechnen, addieren Sie bitte die Punkte der 8 Fragen. Ihr Risiko, in den nächsten 10 Jahren Diabetes zu bekommem, ist bei

<7	niedrig: 1% = 1 von 100 Personen
7–10	leicht erhöht: 4% = 1 von 25 Personen
11–15	moderat: 6% = 1 von 16 Personen
16–20	hoch: 33% = 1 von 3 Personen
>20	sehr hoch: 50% = 1 von 2 Personen

keinen Diabetes hatten. Nach dem Beobachtungszeitraum wurden insgesamt 190 neue Diabetesfälle (Typ 2) identifiziert. Sie bildeten die Basis für die Erarbeitung einer Risikoklassifikation und Score-Kalkulation für das Auftreten eines Typ-2-Diabetes mit entsprechenden statistischen Methoden.

2.5 Kernaussagen für die Praxis

Die Diagnose des Diabetes mellitus muss nach festgelegten Kriterien erfolgen. Für die Diagnostik sind exakte Labormethoden anzuwenden. Die Klassifikation des Diabetes ist wichtig für die Auswahl des therapeutischen Regimes und die Abschätzung der Prognose.

Für die Aufdeckung neuer Fälle von Diabetes sind verschiedenartige Screeningprozeduren erlaubt, jedoch müssen sich bei entsprechendem Verdacht die etablierten diagnostischen Tests anschließen.

Literatur

American Diabetes Association, ADA (1997) Clinical practice recommendations 1997. Diabetes Care 20 (Suppl 1): S1-S70

Alberti KG, Zimmet PZ (1998) Definition, diagnosis and classification of diabetes mellitus and its complications. Part 1: Diagnosis and classification of diabetes mellitus provisional report of a WHO consultation. Diabet Med 15: 539–553

DECODE study group (1998) Will new diagnostic criteria for diabetes mellitus change phenotype of patients with diabetes? Reanalysis of European epidemiological data. BMJ 317: 371–375

Engelgau MM, Aubert RE, Thompson TJ, Herman WH (1995) Screening for NIDDM in nonpregnant adults. A review of principles, screening tests and recommendations. Diabetes Care 18: 1606–1618

Gottsäter A, Landin-Olsson M, Fernlund Pet al (1993) Beta-cell function in relation to islet cell antibodies during the first 2 years after clinical diagnosis of diabetes in type II diabetic patients. Diabetes Care 16: 902–910

Greci LS, Kailasam M, Malkani S et al. (2003) Utility of HbA1c levels for diabetes case finding in hospitalized patients with Hyperglycemia. Diabetes Care 26: 1064–1068

Imagawa A, Hanafusa T, Miyagawa J, Matsuzawa Y (2000) A novel subtype of type 1 diabetes mellitus characterized by a rapid onset and an absence of diabetes-related antibodies. Osaka IDDM Study Group. N Engl J Med 342: 301–307

Kerner W, Fuchs C, Redaelli M et al (2001) Definition, Klassifikation und Diagnostik des Diabetes mellitus. In: Scherbaum WA, Lauterbach KW, Joost HG (Hrsg) Evidenzbasierte Diabetes-Leitlinien DDG. 1. Aufl, Deutsche Diabetes-Gesellschaft

Lindström J, Tuomilehto J (2003) The Diabetes Risk Score, A practical tool to predict type 2 diabetes risk. Diabetes Care 26: 725–731

Metzger BE, Coustan DR (1998) Summary and recommendations of the Fourth international Workshop-Conference on Gestational Diabetes Mellitus. The Organizing Committee. Diabetes Care 21 (Suppl 2): B161–167

Seissler J, de Nonnaville JJ, Morgenthaler NG et al (1998) Immunological heterogeneity in type 1 diabetes: presence of distinct autoantibody patterns in patients with acute onset and slowly progressive disease. Diabetologia 41: 891–897

Tuomi T, Carlsson , Li H et al (1999) Clinical and genetic characteristics of type 2 diabetes with and without GAD antibodies. Diabetes 48: 150–157

Turner R, Stratton I, Horton V et al (1997) UKPDS 25: autoantibodies to islet-cell cytoplasm and glutamic acid decarboxylase for prediction of insulin requirement in type 2 diabetes. Lancet 350: 1288–1293

Diabetes mellitus Typ 1: Ätiologie und Pathogenese

W. A. Scherbaum, H. Kolb

Der Typ-1-Diabetes ist Folge einer selektiven Zerstörung der insulinproduzierenden Zellen des endokrinen Pankreas. Die Ätiologie der Erkrankung ist noch nicht geklärt, wahrscheinlich handelt es sich um eine Immunerkrankung mit genetischem Hintergrund. Diese Annahme steht auf vier Grundpfeilern:

- mononukleäre Infiltration der Pankreasinseln (Insulitis) bei neu entdecktem Typ-1-Diabetes,
- Nachweis inselzellspezifischer humoraler und zellulärer Autoimmunreaktionen,
- spezifische Assoziation mit Genen des Immunsystems,
- Veränderung des natürlichen Verlaufs der Erkrankung durch Behandlung mit Immunsuppressiva (Cyclosporin A).

Das Erkrankungsrisiko eineiiger Geschwister von Typ-1-Diabetikern beträgt 30–50%. Aus dieser nicht vollständigen Konkordanz lässt sich ableiten, dass neben genetischen auch exogene Faktoren an der Entstehung des Typ-1-Diabetes beteiligt sind.

Die Inzidenz der Erkrankung ($n/10^5$ Einwohner der Altersgruppe 0–14 Jahre je Jahr) schwankt in Europa zwischen 40,2 Fällen in Finnland und 3,2 in Mazedonien (EURODIAB ACE Study Group, 2000). Die Inzidenz in der ostdeutschen Bevölkerung lag zwischen 1960 und 1989 für die Altersgruppe von 0–19 Jahren bei 7,4. In Nordrhein-Westfalen lag die Inzidenz des Typ-1-Diabetes für die Altersgruppe von 0–14 Jahren zwischen 1987 und 2000 bei 13,1 Fällen pro 100.000 Einwohner pro Jahr (Rosenbauer et al. 2002).

Die Zunahme der Inzidenz des Typ-1-Diabetes um bis zu 100% während der letzten 30 Jahre entspricht den Daten aus anderen Ländern, ohne dass die Ursache dafür bekannt wäre. Gründe werden in einer steigenden genetischen Belastung der Bevölkerung mit diabetischen Risikogenen infolge der erheblich verbesserten Überlebenschance von Kindern diabetischer Mütter sowie in einer früheren Manifestation der Erkrankung infolge des auch bei Kindern zunehmend beobachteten Übergewichts gesehen. Letzteres würde die bei der Gruppe der 0- bis 14-Jährigen beobachtete Inzidenzsteigerung erklären. Auch der zunehmenden Hygiene in den Industrieländern, dem Mangel an Darmparasiten und der damit verbundenen Schwächung des intestinalen Immunsystems wird große Bedeutung zugeschrieben (Gale 2002). Insgesamt dürften somit überwiegend Umweltfaktoren für die ansteigende Inzidenz des Typ-1-Diabetes verantwortlich sein.

3.1 Genetische Risikofaktoren

Das Erkrankungsrisiko für den Typ-1-Diabetes ist zum überwiegenden Teil mit dem Genbereich für HLA-Klasse II-Antigene (HLA-DR, -DP, -DQ) verbunden. Dazu kommen Gene auf anderen Chromosomen wie das IDDM II-Gen auf Chromosom 11 mit der Insulingenregion 11p15.

Die Häufigkeit Verwandter ersten Grades mit Typ-1-Diabetes unter Indexpatienten beträgt 10–15%, die der HLA-Merkmale DR4 und/oder DR3 jedoch 90%. Dementsprechend kann im Rahmen von Familienuntersuchungen anhand der konventionellen HLA-DR-Typisierung das Risiko für einen Typ-1-Diabetes abhängig vom Verwandtschaftsgrad errechnet werden (▶ Tabelle 3.1).

Aussagekräftiger ist jedoch die Analyse der DQ-Gene, da das Erkrankungsrisiko für einen Typ-1-Diabetes bei Kaukasiern stärker mit DQ-Genen als mit DR-Genen assoziiert ist. Wichtig scheint dabei die räumliche Struktur der Anti-

Tabelle 3.1. Genetische Risikoabschätzung für einen Typ-1-Diabetes unter Verwandten

Verwandtschaftsbeziehung	Risiko für Typ-1-Diabetes
Kinder	
Mutter mit Typ-1-Diabetes	2–4%
Vater mit Typ-1-Diabetes	5–7%
Eltern mit Typ-1-Diabetes	20–40%
Geschwister	
eineiige Zwillinge	30–50%
sonstige Geschwister	5–7%
HLA-identisch: DR3 und 4	20–30%
DR3 oder DR4	12–20%
HLA-haploidentisch	8–12%
HLA-different	<1%

genbindungsstelle in einem HLA-Molekül, an der die α- und β-Kette des HLA-DQ beteiligt sind. Sie wird durch bestimmte Aminosäuresequenzen festgelegt. Den größten Beitrag liefert die Region um die Aminosäure in Position 57 der HLA-DQ-β-Kette. Das Vorhandensein einer Asparaginsäure an dieser Stelle (Asp-57) senkt die Empfänglichkeit für einen Typ-1-Diabetes. Das Fehlen von Asp-57 gilt daher als hervorragender Marker für Risikoträger in immungenetischen epidemiologischen Studien zum Typ-1-Diabetes. Kinder mit dem HLA-Typ DR3/4 (DQB*57non-Asp) oder DR4/4 (DQB*57non-Asp) und einem Typ-1-Diabetes bei Vater oder Mutter haben gegenüber Kindern ohne diese Genotypen ein 7fach erhöhtes Risiko, bereits im Alter von 2 Jahren Inselzellantikörper zu entwickeln.

3.2 Umweltfaktoren

Umweltfaktoren spielen bei der Induktion der Insulitis eine wesentliche Rolle. Viren und Virusproteine sowie Nahrungsmittelbestandteile, überwiegend Nahrungsproteine scheinen dabei wichtige Auslöser zu sein. Als gemeinsamer Induktionsmechanismus wird das »molekulare Mimikry« angesehen.

> Als Voraussetzung für die Wirkung von Umweltfaktoren ist eine genetische Prädisposition anzunehmen, die die pathogenetische Reaktion gegenüber Umweltfaktoren begünstigt und eine sich selbst perpetuierende Autoimmunreaktion ermöglicht (Åkerblom u. Knip 1998).

Molekulares Mimikry. Eine der attraktivsten Hypothesen zur Erklärung einer Induktion der organspezifischen Autoimmunreaktion bei Typ-1-Diabetes durch Umweltfaktoren wie z. B. Viren oder Milcheiweiß ist das»molekulare Mimikry« (Abb. 3.1). Die Basis dafür bildet eine partielle Antigengemeinschaft zwischen zwei verschiedenen Proteinen. So enthält z. B. das P2C-Antigen der β-zytotropen Coxsackie-B4-Viren eine Proteinsequenz (PEVKEK), die mit derjenigen im Molekül der Glutamatdecarboxylase (GAD 65) auf den β-Zellen identisch ist. Eine Immunreaktion gegen das Virus kann sich daher als Kreuzreaktion ebenso gegen β-Zellen richten (Tian et al. 1994). Die Immunreaktion wird auch nach Elimination des Virus aufrechterhalten, da ein Autoimmunprozess entstanden ist. Dabei findet die Kreuzreaktivität zwischen GAD 65 und Coxsackie-Viren auf der Ebene der zellulären Immunreaktion statt, kreuzreagierende Antikörper werden dabei nicht gefunden (Richter et al. 1994).

Virusinfekte. Virusinfekte sind wahrscheinlich nur selten in der Lage, β-Zellen direkt in relevantem Umfang zu zerstören. Sie spielen aber vermutlich eine wichtige Rolle bei der Induktion der chronischen Insulitis. Insbesondere Coxsackie-B-, Mumps-, Zytomegalie- und Rötelnviren werden mit der Auslösung eines Typ-1-Diabetes in Verbindung gebracht. Viele Beobachtungen weisen auf eine Rolle von Virusinfekten und anderen Umweltfaktoren bei der Induktion des Typ-1-Diabetes hin (Übersicht 3.1).

Übersicht 3.1.
Hinweise auf Umweltfaktoren bei der Entstehung des Typ-1-Diabetes

- nur 30–50%ige Konkordanz bei monozygoten Zwillingen,
- Isolierung eines Virus aus dem Pankreas eines Kindes mit neu manifestiertem Typ-1-Diabetes, positiver Übertragungsversuch auf die Maus (Jun u. Yoon 2003),
- β-Zellschädigung bei Kindern, die an schweren systemischen Virusinfekten starben,
- regionale epidemiologische Zusammenhänge zwischen Virusinfekten und späterem Typ-1-Diabetes,
- Virusantikörper bei Kindern mit neu manifestiertem Typ-1-Diabetes,
- Inselzellantikörper und spätere Diabetesentwicklung nach kongenitaler Rötelninfektion,
- diabetogene Viren in Tiermodellen,
- niedrigere Diabetesinzidenz bei langer Stillzeit und proteinarmer Ernährung sowie
- erhöhte Diabetesinzidenz bei Kuhmilchzufütterung vor dem 3.–4. Lebensmonat.

Aufgrund von histologischen und immunologischen Untersuchungen sowie von Tierexperimenten muss angenommen werden, dass in der

Vorphase des Typ-1-Diabetes in der Regel eine chronische oder chronisch-rezidivierende Schädigung der β-Zellen (Insulitis) abläuft.

Bei der konnatalen Rötelninfektion besteht eine enge Beziehung zwischen der Virusinfektion und einem nachfolgenden Diabetes mellitus. Bis zu 25% der Kinder von Müttern, die in der Schwangerschaft eine klinisch manifeste Rötelninfektion durchgemacht haben, entwickeln im Laufe der ersten 25 Jahre ihres Lebens einen Diabetes. Die Gefährdung betrifft überwiegend Personen mit den HLA-Merkmalen DR3 und DR4.

Aufgrund von Untersuchungen zum direkten zeitlichen Zusammenhang von Virusinfekten mit der Diabetesmanifestation ist die Evidenz für eine Rolle von Coxsackie-B-Virusinfektion am stärksten, während die Hinweise auf einen möglichen Zusammenhang mit CMV- oder Mumpsviren äußerst schwach sind. In einzelnen Studien wurden bei neu manifestiertem Typ-1-Diabetikes gehäuft Coxsackie-B-IgM-Antikörper gefunden. Drei Fälle sind beschrieben, bei denen aus dem Pankreas verstorbener neu erkrankter Typ-1-Diabetiker Coxsackie-B-Viren isoliert wurden. In einem der Fälle ist es gelungen, mit diesen isolierten Stämmen durch Inokulation bei Mäusen einen Diabetes mit Insulitis und β-Zellnekrose zu erzeugen (Jun u. Yoon 2003). Eine pathogene Rolle von Mumps- und Zytomegalieviren für die Entstehung des Typ-1-Diabetes wird heute allgemein bestritten, obwohl es zahlreiche Fallberichte gibt, die eine solche Assoziation nahe legen wollen. Unbestritten ist allerdings, dass Mumpsviren zu einem vorübergehenden Anstieg der Inselzellantikörper im Serum führen können, ohne dass ein Diabetes resultiert.

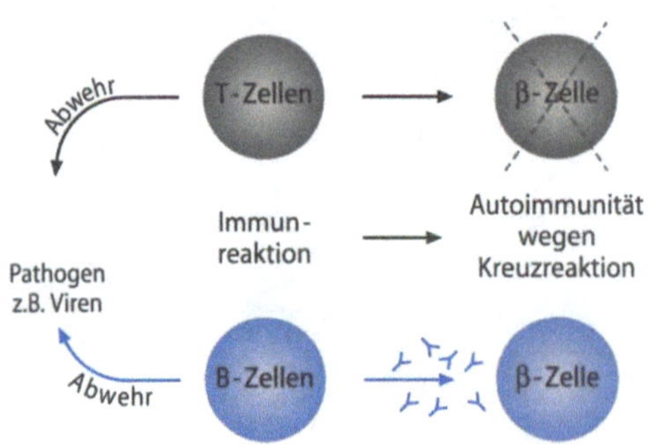

Abb. 3.1. Molekulares Mimikry als Ursache des Typ-1-Diabetes: Als Reaktion auf einen Virusinfekt produziert der Wirt spezifische Antikörper und T-Zellen. Wenn Wirtszellen, z. B. β-Zellen, ähnliche Proteinsequenzen wie das Virus besitzen, kann eine Autoimmunreaktion induziert werden.

> **Die Frage nach einer Kontraindikation gegen die Mumpsimpfung im Hinblick auf eine mögliche Diabetesentstehung wird derzeit kontrovers diskutiert.**

Die Stimulation des Immunsystems durch eine Impfung könnte grundsätzlich auch zur Stimulation vorbestehender Autoantikörper führen. Es wurde daher empfohlen, Verwandte ersten Grades von Typ-1-Diabetikern vor einer Mumpsschutzimpfung auf diabetesassoziierte Autoantikörper zu testen und im positiven Falle die Impfung zu unterlassen. Epidemiologische Erhebungen in Israel und in Deutschland konnten allerdings keinen Zusammenhang zwischen Mumpsimpfung und Typ-1-Diabetes feststellen. Im Falle der Masernschutzimpfung wurde aufgrund von epidemiologischen Studien sogar ein protektiver Effekt vermutet (Blom et al. 1991).

Nahrungsfaktoren. Auch diätetische Faktoren dürften bei der Entstehung eines Typ-1-Diabetes von Bedeutung sein. Eine lange Stillzeit sowie eine proteinarme Ernährung in den ersten Lebensjahren scheint eine schwache protektive Wirkung zu besitzen. Entsprechend findet sich eine Korrelation zwischen erhöhtem Erkrankungsrisiko und kuhmilchhaltiger Ernährung vor dem 3.–4. Lebensmonat. Die enge Assoziation zwischen Zöliakie und Typ-1-Diabetes weist auf eine mögliche krankheitsfördernde Wirkung von Gluten aus Weizen bei entsprechender genetischer Prädisposition hin. In der Tat lässt sich in Tiermodellen des immunmediierten Typ-1-Diabetes ein bedeutender Einfluss der Diät auf die Krankheitsinzidenz beobachten. Dabei hat eine glutenbasierte Diät die stärkste krankheitsfördernde Wirkung, gefolgt von Soja- und Kuhmilchproteinen (Scott 1996).

3.3 Pathogenese der Insulitis und β-Zelldestruktion

Die mononukleäre Infiltration der Langerhans-Inseln beim Typ-1-Diabetes macht wahrscheinlich, dass die zellvermittelte Immunantwort eine wesentliche Rolle spielt, während Autoantikörper in der Pathogenese der Erkrankung nur von untergeordneter Bedeutung sein dürften. Unsere Beobachtung eines Typ-1-Diabetes bei einem Patienten mit Bruton-Syndrom mit komplettem Antikörpermangel, aber intakten T-Lymphozyten untermauert diese Annahme (Martin et al. 2001). Weiterhin fanden wir bei genetischer Ähnlichkeit eine Übertragung des Typ-1-Diabetes bei Knochenmarkstransplantation (Lampeter et al. 1993). Für die Aufklärung der verantwortlichen Effektormechanismen können z. Z. nur Untersuchungen bei Tiermodellen des Typ-1-Diabetes (spontan-diabetische BB-Ratte und NOD(»non obese diabetic«)-Maus herangezogen werden. Das wichtigste Experiment in diesem Zusammenhang ist der Nachweis einer direkten Übertragung eines Diabetes von einem erkrankten auf ein gesundes Tier durch Lymphozyten, nicht jedoch durch Serum.

TH 1-/TH 2-Modell. Inselspezifische Autoantikörper können über viele Jahre vorhanden sein, ohne dass ein Diabetes entsteht. Solche Antikörper werden über T-Helfer-Lymphozyten vom Typ 2 (TH 2) gebildet. Sie produzieren Zytokine wie IL-4 und IL-10, die nicht zur Zelldestruktion, sondern lediglich zu einer»benignen« Insulitis führen. Diese Zytokine hemmen zudem die Entwicklung von aggressiven gewebedestruierenden TH 1-Zellen. Unterschiedliche Stimuli wie Virusinfekte oder Nahrungsmittelantigene bewirken vermutlich in der prädiabetischen subklinischen Phase einen»switch« von TH 2- zu TH 1-Zellen, sodass die Zytokine IFN-γ, TNF-α und IL-12 gebildet werden. Das Ergebnis ist eine destruktive Insulitis und die Entstehung eines Diabetes, wie tierexperimentell nachgewiesen werden konnte. Regulatorische T-Zellen (Treg) können die Aktivität von autoaggressiven TH 1-Lymphozyten unterdrücken, unter anderem durch die lokale Produktion des Zytokins IL-10 (◘ Abb. 3.2).

Direkte Zytotoxizitätsreaktion. Die vorliegenden Befunde schreiben den T-Lymphozyten und den Makrophagen eine vorrangige Rolle bei der β-Zelldestruktion zu. Mit antigenspezifischen Rezeptoren können autoimmune T-Zellen gezielt β-Zellen erkennen und entweder direkt zytotoxisch aktiv werden oder andere Immunzellen, insbesondere Makrophagen und evtl. auch natürliche Killer (NK)-Zellen zur Lyse der β-Zellen veranlassen. Beide Zelltypen, deren Aktivität bei Typ-1-Diabetes erhöht ist, vermögen normale Inselzellen auf bisher noch wenig bekannte Weise zu erkennen und zu lysieren.

Die von den Immunzellen produzierten Effektorsubstanzen (Stickstoffmonoxid, freie Sauerstoffradikale, TNF-α, Interleukin 1, IFN-γ, Perforin u. a.) beeinträchtigen die β-Zellfunktion dosisabhängig und zerstören die Zellen bei hoher Konzentration in vitro. Die Adhärenz im Blut zirkulierender Lymphozyten an das Inselgewebe wird u. a. durch eine Interaktion zwischen dem auf der Lymphozytenoberfläche lokalisierten lymphozytenfunktionsassoziierten Antigen 1 (LFA-1) und dem auf der Oberfläche der Endothel- und Inselzellen lokalisierten interzellulären Adhäsionsmolekül ICAM-1 vermittelt. Seine Expression wird durch die Zytokine IFN-γ oder TNF-α induziert. Diese Mechanismen dürften den einmal induzierten Entzündungsprozess verstärken und dadurch die β-Zelldestruktion und schließlich die Manifestation eines Typ-1-Diabetes begünstigen (Martin et al. 2001).

Apoptose. Bei neu manifestiertem Typ-1-Diabetes ist der Apoptosemarker FAS auf den β-Zellen der infiltrierten Langerhans-Inseln vermehrt, während die infiltrierenden mononukleären Zellen eine vermehrte Expression des korrespondierenden FAS-Liganden aufweisen. Ein selektiver β-Zelluntergang könnte somit aus einer Interaktion von FAS (β-Zellen) mit dem FAS-Liganden (infiltrierende mononukleäre Zellen) resultieren (Moriwaki et al. 1999). Die Beobachtung einer verminderten Expression von FAS auf peripheren Lym-

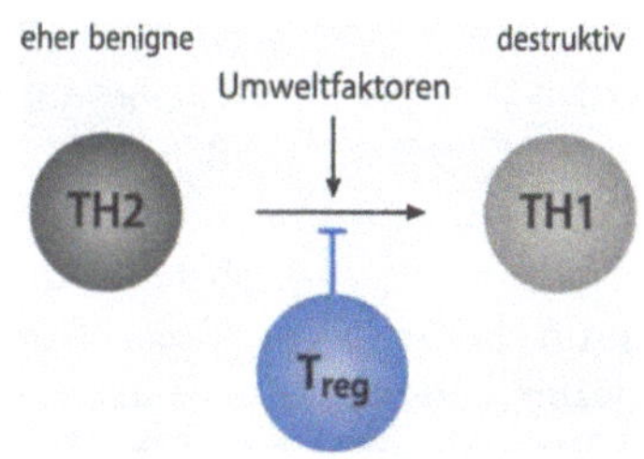

◘ **Abb. 3.2.** Progression der Insulitis: Zu Beginn dominieren geringgradig gewebeschädigende TH 2-Lymphozyten. Nahrungsantigene oder Virusinfekte können die Progression zur destruktiven Insulitis mit autoaggressiven TH 1-Zellen auslösen, regulatorische T-Zellen (Treg) wirken dagegen hemmend.

phozyten von Typ-1-Diabetikern (Giordano et al. 1995) lässt aber auch die Möglichkeit offen, dass autoreaktive Zellen, wie sie bei Gesunden natürlicherweise vorkommen, bei Typ-1-Diabetikern in reduziertem Maß zur Apoptose gebracht und damit eliminiert werden.

Autoimmunreaktion gegen periinsuläre Schwann-Zellen. Langerhans-Zellen sind von Schwann-Zellen umgeben, die das saure fibrilläre Gliaprotein (GFAP) und das neuronale S100-Protein exprimieren. In der NOD-Maus, einem Tiermodell für den Typ-1-Diabetes, entwickelt sich in den ersten 3–4 Wochen zunächst eine Periinsulitis. Es konnte gezeigt werden, dass autoreaktive T-Zellen und Antikörper gegen periinsuläre Schwann-Zellen gerichtet sind. GFAP-spezifische T-Zelllinien aus der NOD-Maus sind in der Lage, eine pathogene Periinsulitis auf NOD/SCID-Mäuse (»severe combined immuno deficiency«) zu übertragen. Die pathogene Wirkung dieser T-Zellen wird damit belegt, dass mit der Immuntherapie durch GFAP und S100-β eine Diabetesentwicklung verhindert werden kann. Menschen entwickeln im Vorstadium des Typ-1-Diabetes autoreaktive T-Zellen sowie Autoantikörper gegen periinsuläre Schwann-Zellen, die mit Inselzellantikörperreaktivitäten kolokalisiert sind.

Die Autoimmunreaktion beim Typ-1-Diabetes ist demnach schon in einem frühen Stadium nicht alleine gegen β-Zellen, sondern auch gegen neuronale Komponenten gerichtet (Winer et al. 2003), ohne dass es dafür bereits ein klinisches Korrelat gäbe.

3.3.1 Autoantikörper beim Typ-1-Diabetes

Bei Typ-1-Diabetes kann eine Reihe von Autoantikörpern nachgewiesen werden (▪ Tabelle 3.2). Zu unterscheiden sind inselzellspezifische Autoantikörper, die mit Typ-1-Diabetes assoziiert auftreten und nichtinselzellspezifische Autoantikörper, die wahrscheinlich auf eine allgemeine Störung der Immuntoleranz hinweisen. Für die Immundiagnostik des Typ-1-Diabetes und seiner Vorstadien ist v. a. die Bestimmung der inselzellspezifischen Autoantikörper von Bedeutung (Gale 2003). Dies gilt insbesondere für die Identifikation von Risikoträgern als Voraussetzung für die Entwicklung von Strategien zur Prävention des Typ-1-Diabetes sowie für die Diagnose eines latent insulinpflichtigen Diabetes im Erwachsenenalter (LADA).

▪ Tabelle 3.2. Inselzellspezifische Autoantikörper beim Typ-1-Diabetes

Antikörper gegen	Prävalenz bei Manifestation
Inselzellen (ICA)	80–90%
Insulin	10–90% (altersabhängig)
Glutamatdecarboxylase (GAD)	70–80%
Protein Tyrosinphosphatase IA-2	50–70%
Protein Tyrosinphosphatase IA-2β	30–70%
38kD-Antigen (GLIMA)	15–20%
Carboxypeptidase H	20%

Für die Antikörperdiagnostik beim Typ-1-Diabetes sind 4 Antikörperspezifitäten von Bedeutung (▪ Tabelle 3.2): zytoplasmatische Inselzellantikörper (ICA), Antikörper gegen Glutamatdecarboxylase (GADA), Antikörper gegen die Tyrosinphosphatasen IA-2 und IA-2β sowie Insulinautoantikörper (IAA).

Zytoplasmatische Inselzellantikörper (ICA). ICA werden auf Kryostatschnitten von humanem Pankreas mit Hilfe der indirekten Immunfluoreszenzreaktion nachgewiesen. Es handelt sich um Immunglobuline der IgG-Klasse, die in der Regel mit Zyptoplasmabestandteilen endokriner Inselzellen reagieren. Die Antikörper werden international standardisiert und in JDF-Units (Juvenile Diabetes Foundation) angegeben. Trotz der Standardisierung handelt es sich um einen semiquantitativen Test, der in gewissen Grenzen subjektiv ausgewertet wird und daher fehleranfällig ist. Je höher die Inselzellantikörpertiter sind, desto höher ist das Risiko für eine baldige Diabetesentwicklung und die Wahrscheinlichkeit für das gleichzeitige Vorliegen zusätzlicher diabetesspezifischer Autoantikörper.

Antikörper gegen Glutamatdecarboxylase (GADA). Diese Antikörper sind beim Menschen gegen das Isoenzym GAD-65 gerichtet und bei

70–80% der Patienten mit neu manifestiertem Typ-1-Diabetes positiv. Derartige Antikörper finden sich häufig auch beim Stiff-person-Syndrom und bei Polyendokrinopathie Typ 2. Der Test ist durch die Verfügbarkeit des gereinigten Antigens sehr gut standardisiert und ist ein wesentlicher Marker zur Identifizierung eines LADA. GADA sind mit einem einfachen Radioligandenassay oder weniger gut standardisiert mit kommerziellen ELISAs zu messen.

Antikörper gegen die Tyrosinphosphatasen IA-2 und IA-2β (IA-2A bzw. IA-2βA). IA-2 -Antikörper werden auch als ICA-12, die IA-2β-Antikörper als Phogrin bezeichnet. Bei den Antigenen handelt es sich um Transmembranproteine der sekretorischen Granula, wobei IA-2β vorwiegend in den β-Zellen und IA-2 in allen endokrinen Zellen sowie im Nervengewebe exprimiert wird. IA-2A sind sehr spezifisch für den Typ-1-Diabetes und kommen bei 50–70% der neu manifestierten Typ-1-Diabetiker vor. Bei Nichtdiabetikern sprechen IA-2A für eine rasche Krankheitsentwicklung. Die Antikörpermessung ist gut standardisiert und erfolgt mit einfachen Radioligandenassays oder kommerziellen ELISAs.

Insulinautoantikörper (IAA). Insulinautoantikörper sind gegen endogenes Insulin, das spezifische Sekretionsprodukt der β-Zellen, gerichtet und schon vor der Verabreichung von exogenem Insulin nachweisbar. Nach Verabreichung von exogenem Insulin ist die Abgrenzung gegen Insulinantikörper nicht mehr möglich. IAA können altersabhängig bei 10–90% neu diagnostizierter Typ-1-Diabetiker gefunden werden und sind insbesondere bei Kindern unter 5 Jahren fast immer positiv. Je höher der Titer von IAA bei nichtdiabetischen Personen ausfällt, desto größer ist das Risiko für eine baldige Diabetesentwicklung. Eine zuverlässige Messung ist nur mittels Radioimmunassay möglich.

3.4 Prädiktion des Typ-1-Diabetes

Die Bestimmung von Antikörpern gegen β-Zellantigene, die genetische Untersuchung und der Nachweis eines Insulinmangels sind die entscheidenden Befunde für die Diagnose eines erhöhten Erkrankungsrisikos oder eines Frühstadiums des Typ-1-Diabetes (Tabelle 3.3).

Tabelle 3.3. Risikogruppen und Risikomarker zur Früherkennung des Typ-1-Diabetes

Risikogruppen	Häufigkeit des Typ-1-Diabetes
neu entdeckte, primär nicht insulinpflichtige Diabetiker	7–25% (abhängig vom Alter)
Verwandte ersten Grades von Typ-1-Diabetikern	3–8%
Patienten mit autoimmunem M. Addison	50%
Patientinnen mit Gestationsdiabetes	6–10%
Kinder mit Zöliakie	5%
Risikomarker	
Inselzellantikörper ≥ 10 JDF-Units Antikörper gegen Glutamatdecarboxylase (GAD 65) Antikörper gegen Tyrosinphosphatasen IA-2 und IA-2β	
Insulinautoantikörper 1. Phase der Insulinsekretion im ivGTT unter erster Perzentile	

Die Daten zur Häufigkeit des Prädiabetes stammen meist aus prospektiven Untersuchungen Verwandter ersten Grades von Typ-1-Diabetikern, die als Gruppe nur 10–15% der Typ-1-Diabetiker stellen. Die übrigen Fälle treten sporadisch auf und können zum größten Teil nur in breiten Screeningprogrammen erfasst werden, wobei sich die kombinierte Testung von Antikörpern als vorteilhaft erwiesen hat. Durch die Kombination von ICA, GADA, IA-2A und IAA kann die diagnostische Sensitivität und Spezifität für die Prädiktion des Diabetes mellitus Typ 1 deutlich erhöht werden. Demnach entwickeln ≥ 80% der Verwandten ersten Grades von Typ-1-Diabetikern bei Vorliegen von drei oder mehr der genannten Antikörper selbst einen Typ-1-Diabetes. Bei Nachweis von nur zwei Antikörpern entwickeln etwa 25% und bei nur einer Antikörperspezifität weniger als 10% innerhalb von zehn Jahren einen Typ-1-Diabetes.

Es wird angenommen, dass bei Verwandten ersten Grades mit einem einmaligen Screening etwa 75% aller späteren Fälle von Typ-1-Diabetes erfasst werden können.

Neben Verwandten ersten Grades sind auch Patienten mit einem autoimmunen Morbus Addison eine Risikogruppe für die Entwicklung eines Typ-1-Diabetes. Etwa 50% dieser Patienten haben entweder Inselzellantikörper oder bereits eine manifeste Erkrankung. Bei dem seltenen autoimmunen polyglandulären Syndrom Typ 1 liegt die Häufigkeit eines Typ-1-Diabetes jedoch nur bei 5%. Auch bei Patienten mit einer isolierten autoimmunen Schilddrüsenerkrankung (z. B. Autoimmunthyreoiditis oder Immunhyperthyreose) ist die Häufigkeit eines Typ-1-Diabetes erhöht, beträgt aber gleichfalls weniger als 5%. Auch diese Fälle können durch ein Antikörperscreening identifiziert werden.

Schließlich gibt es unter Frauen mit Gestationsdiabetes eine kleine Untergruppe, die später einen Typ-1-Diabetes entwickelt. Diese Frauen sind in der Regel in der Schwangerschaft nicht allein mit Diät einzustellen, sondern benötigen Insulin und weisen schon zum Zeitpunkt der Geburt diabetesspezifische Autoantikörper (ICA, GADA oder IA-2A) auf. In Abhängigkeit von der Zahl nachweisbarer Antikörper entwickeln die meisten dieser Frauen binnen 5 Jahren post partum einen Typ-1-Diabetes.

3.4.1 Latent insulinpflichtiger Diabetes mit Manifestation im Erwachsenenalter (LADA)

Hierbei handelt es sich um eine Gruppe von Patienten, die zunächst klinisch als nichtinsulinpflichtige Diabetiker imponieren, jedoch Autoantikörper (meist ICA und/oder GADA) und von Beginn an eine eingeschränkte Sekretionskapazität von Insulin aufweisen. Die meisten dieser Patienten sind relativ jung und häufig auch nicht übergewichtig. Die immungenetischen Marker sind ähnlich wie beim klassischen Typ-1-Diabetes. Abhängig von Zahl und Plasmakonzentration der diabetesspezifischen Antikörper werden diese Patienten meist binnen 3–6 Jahren insulinpflichtig.

3.4.2 Screeninguntersuchungen in der Allgemeinbevölkerung

Prinzipiell sind die oben beschriebenen Antikörperuntersuchungen dazu geeignet, auch Personen außerhalb von speziellen Risikogruppen (Tabelle 3.3) zu identifizieren, die ein erhöhtes Erkrankungsrisiko für einen Typ-1-Diabetes tragen.

Da es derzeit keine Möglichkeit zur sicheren Prävention des Typ-1-Diabetes gibt, kann eine generelle Durchführung von Antikörpertests zur Identifizierung von Risikopersonen nicht empfohlen werden; diese müssen derzeit auf gut definierte Studien beschränkt bleiben.

Metabolische Frühzeichen des Typ-1-Diabetes. Die Bestimmung des Nüchternblutzuckers, des Blutzuckertagesprofils und des HbA1c-Wertes reichen nicht aus, um bei antikörperpositiven Personen eine Einschränkung der Insulinsekretion sicher zu erkennen. Diese wird in der Vorphase des Typ-1-Diabetes mit abnehmender Empfindlichkeit erst durch folgende Stimulationstests nachgewiesen: i.v.-Glukosetoleranztest (ivGTT), i.v.-Tolbutamidtest, oraler Glukosetoleranztest (oGTT), i.v.-Glukagontest und i.v.-Arginintest. Wenn bei einer antikörperpositiven Person die frühe Phase der Insulinsekretion im ivGTT (Insulinwerte nach 1 und 3 min) unter der ersten Perzentile von Normalpersonen liegt, kann nicht mehr mit einer Erholung der β-Zellfunktion gerechnet werden. Die Zeitspanne bis zur Manifestation des Typ-1-Diabetes liegt dann meist unter einem Jahr.

3.5 Prävention des Typ-1-Diabetes

Trotz der guten Möglichkeiten zur Prädiktion des Typ-1-Diabetes ist bisher keine Maßnahme zur Prävention oder Verzögerung der Diabetesmanifestation gefunden worden. Aufgrund der Analogie zu anderen Autoimmunerkrankungen und der Erfahrung aus Tiermodellen ist anzunehmen, dass eine entzündungshemmende bzw. immuntoleranzvermittelnde Therapie den Krankheitsverlauf günstig beeinflussen kann. Eine Reihe von Substanzen wurde diesbezüglich systematisch untersucht, alle bisherigen Ansätze blieben bislang jedoch ohne überzeugenden Erfolg.

Nicotinamid. Die meisten Studien wurden bisher mit Nicotinamid durchgeführt. Hochdosiert vermittelt dieses B-Vitamin eine Hemmung der Diabetesentwicklung in Tiermodellen und schützt insulinproduzierende β-Zellen in der Gewebekultur vor inflammatorischem Stress (Radikale, Zytokine). Unsere erste plazebokontrollierte Studie in Deutschland und Österreich (»DENIS«) bei inselzellantikörperpositiven Geschwistern von diabetischen Kindern zeigte nach drei Jahren keinen deutlichen Effekt der Nicotinamidgabe auf die Diabetesentwicklung (Lampeter et al. 1998). In die europäisch-amerikanische ENDIT-Studie wurden auch ältere Probanden aufgenommen. Obwohl aufgrund der hohen Probandenzahl auch kleinere Effekte von Nicotinamid erkannt werden konnten, ergab die Auswertung keinerlei protektiven Effekt der Behandlung (Gale 2003).

Insulin. Prophylaktische Injektionen von Insulin hemmen die Entwicklung des Typ-1-Diabetes in Tiermodellen. Vermutete Mechanismen sind eine Entlastung der β-Zellfunktion, eine geringere Expression diabetesrelevanter Antigene und die Aktivierung der Immuntoleranz gegen Insulin bzw. β-Zellen. In einer randomisierten, aber nicht plazebokontrollierten Studie in den USA (DPT-1) erhielten Personen mit Inselzellantikörpernachweis und gestörtem ivGTT prophylaktisch Insulin. Die Auswertung der Studie zeigte keinerlei Verzögerung der Progression zum manifesten Diabetes durch die Behandlung (DPT Study Group 2002).

In einem weiteren Ansatz der DPT-1-Studie wurde Insulin oral verabreicht, um im Immunsystem der Mukosa eine Toleranzreaktion auszulösen. Auch hier ergab sich keine Verzögerung der Diabetesentwicklung. Studien mit nasal verabreichtem Insulin werden in Australien und Finnland durchgeführt.

Hitzeschockprotein 60. In Tiermodellen kann die Applikation einiger relevanter Peptide aus dem Hitzeschockprotein 60kD die Entwicklung eines Typ-1-Diabetes hemmen oder verzögern. Vermutlich erfolgt eine Stärkung der Immuntoleranz gegen β-Zellstrukturen. Dieser Ansatz wird bislang nur nach Manifestation des Typ-1-Diabetes klinisch erprobt. Dabei zeigten sich ermutigende Ergebnisse nach mehrfacher Injektion des p277-Peptids aus dem Hitzeschockprotein 60 (Raz et al. 2001). Ebenfalls erst nach Manifestation eines Typ-1-Diabetes oder bei LADA werden weitere Antigene aus β-Zellen erprobt. Dazu gehören Studien mit GAD sowie mit einem veränderten Peptid aus der B-Kette von Insulin.

Immunpharmaka. Neue selektiv eingreifende Immunpharmaka zeigen bei anderen chronisch-entzündlichen Krankheiten zum Teil eindrucksvolle Erfolge (IFN-β bei multipler Sklerose, anti-TNF-α bei rheumatoider Arthritis). Derzeit werden mehrere Therapieansätze geprüft, wobei die Erprobung meist zunächst bei Patienten mit neu manifestiertem Typ-1-Diabetes erfolgt. Zu diesen Ansätzen gehört auch die orale Verabreichung von Interferon-α. Bei der Gabe von Immunsuppressiva (Mycophenolat mofetil, CD3-Antikörper gegen T-Lymphozyten) besteht jedoch die Gefahr von unerwünschten Nebenwirkungen oder Spätfolgen. Mit einer aktiven Form des antiinflammatorisch wirkenden Vitamins D3 wird eine Präventionsstudie bei kleinen Kindern durchgeführt.

Eine Pilotstudie mit oral zugeführten Proteasen wurde bei autoantikörperpositiven Verwandten ersten Grades von Patienten mit Typ-1-Diabetes in Deutschland und Österreich (»PRODIAB«) durchgeführt und befindet sich in der Auswertung. Proteasen können aggressive, durch T-Zellen vermittelte Immunreaktionen dämpfen.

Diätetische Intervention. Im Rahmen der TRIGR-Studie (Finnland) werden Kinder aus Familien mit Typ-1-Diabetes mellitus möglichst lange gestillt und danach für mindestens drei Monate mit hypoallergener kuhmilchfreier oder in der Vergleichsgruppe mit normaler Säuglingsnahrung gefüttert. Eine Pilotstudie ergab ein verzögertes Auftreten von Autoantikörpern gegen Inselzellen.

Drei kleine Studien mit weizenfreier Diät bei Kleinkindern ermöglichten keine Aussage. Daher ist nun eine größere Studie mit Glutenkarenz im ersten Lebensjahr in Deutschland im Gange (BABYDIÄT).

3

3.6 Kernaussagen für die Praxis

> Die Ätiologie des Typ-1-Diabetes ist unklar. Für die Pathogenese der β-Zelldestruktion beim Typ-1-Diabetes spielen zelluläre Immunreaktionen die entscheidende Rolle. Autoantikörper sind dabei von untergeordneter Bedeutung.
> Das Risiko für einen Typ-1-Diabetes kann durch die Bestimmung diabetesspezifischer Autoantikörper, die HLA-Untersuchung und die Bestimmung des Verwandtschaftsgrades mit evtl. erkrankten Familienangehörigen ermittelt werden. Bei antikörperpositiven Personen zeigt eine verminderte erste Phase der Insulinsekretion im intravenösen Glukosetoleranztest ein hohes Risiko für eine baldige Manifestation des Typ-1-Diabetes an. Trotz zahlreicher Versuche ist eine Prävention des Typ-1-Diabetes beim Menschen derzeit noch nicht möglich.

Literatur

Åkerblom HK, Knip M (1998) Putative environmental factors of type 1 diabetes. Diabetes Metab Rev 14: 31–67

Blom L, Nystrøm L, Dahlquist G (1991) The Swedish childhood diabetes study. Vaccinations and infections as risk determinants for diabetes in childhood. Diabetologia 34: 176–181

DPT Study Group (2002) Effects of insulin in relatives of patients with type 1 diabetes mellitus. N Engl J Med 30: 1685–1691

EURODIAB ACE Study Group (2000) Variation and trends in incidence of childhood diabetes in Europe. Lancet 355: 873–876

Gale EA (2002) The rise of childhood type 1 diabetes in the 20th century. Diabetes 51: 3353–3361

Gale ES (2003) Intervening before the onset of Type 1 diabetes: baseline data from the European Nicotinamide Diabetes Intervention Trial (ENDIT). Diabetologia 46: 339-346

Giordano C, De Maria R, Stassi G et al (1995) Detective expression of the apoptosis-inducing CD95 (Fas/APO-1) molecule on T and B cells in IDDM. Diabetologia 38: 1449–1454

Jun HS, Yoon JW (2003) A new look at viruses in type 1 diabetes. Diabetes Metab Res Rev 19: 8–31

Lampeter EF, Homberg M, Quabeck Ket al (1993) Accidental transfer of type 1 diabetes between HLA-identical siblings by bone marrow transplantation. Lancet 225: 1243–1244

Lampeter EF, Klinghammer A, Scherbaum WA et al (1998) The Deutsche Nicotinamide Intervention Study: an attempt to prevent type 1 diabetes. Diabetes 47: 980–984

Martin S, Wolf R, Duinkerken G et al (2001) Development of type 1 diabetes despite severe hereditary B-cell deficiency. N Engl J Med 345: 1036–1040

Martin S, van den Engel NK, Vinke A et al (2001) Dominant role of intercellular adhesion molecule-1 in the pathogenesis of autoimmune diabetes in non-obese diabetic mice. Autoimmun Sep 17: 109–117

Moriwaki M, Itoh N, Miyagawa J et al (1999) Fas and Fas ligand expression in inflamed islets in pancreas sections of patients with recent-onset type 1 diabetes mellitus. Diabetologia 42: 1332–1340

Raz I, Elias D, Avron A et al (2001) Beta-cell function in new-onset type 1 diabetes and immunomodulation with a heat-shock protein peptice (DiaPep277): a randomised, double-blind, phase II trial. Lancet 358: 1749–1753

Richter W, Mertens T, Scoel B et al (1994) Sequence homology of the diabetes associated autoantigen glutamate decarboxylase with coxsackie B4-2C protein and heat shock protein 60 mediates no molecular mimicry of autoantibodies. J Exp Med 180: 721–726

Rosenbauer J, Icks A, Schitter D, Giani G (2002) Incidence of childhood type 1 diabetes mellitus is increasing at all ages in Germany. Diabetologia 45: 457–458

Scott FW (1996) Food-induced type 1 diabetes in the BB rat. Diabetes Metab Res Rev 12: 341–359

Tian J, Lehmann PV, Kaufman DL (1994) T cell cross-reactivity between coxsackievirus and glutamate decarboxylase is associated with a murine diabetes susceptibility allele. J Exp Med 180: 1979–1984

Winer S, Tsui H, Lau A et al (2003) Autoimmune islet destruction in spontaneous type 1 diabetes. Nature Med 9: 198–205

Diabetes mellitus Typ 2: Ätiologie und Pathogenese

W. Waldhäusl, M. Roden

4.1 Ätiologie

Diabetes mellitus Typ 2 ist die häufigste Form des Diabetes mellitus (▶ s. Kap. 1). Während im Zentrum der Pathogenese des Typ-1-Diabetes die Zerstörung der β-Zellen und das Versagen der Insulinsekretion stehen, wird bei Typ-2-Diabetes als Ursache eine primäre Insulinresistenz bei gleichzeitig gestörter Insulinsekretion angesehen.

Die Ätiologie der Erkrankung ist multifaktoriell und durch einen polygenen Erbgang, in seltenen Fällen (<1%) aber auch von einer monogenen oder mitochondrialen Erbanlage (▶ s. Kap. 5) bestimmt. Diese diabetogenen Anlagen (»Diabetogene«) können sowohl die Insulinempfindlichkeit der Gewebe als auch die Qualität und Quantität der Insulinsekretion beeinflussen. Die in den letzten Jahren beobachtete deutliche Zunahme der Erkrankungshäufigkeit ist jedoch nahezu ausschließlich auf einen veränderten Lebensstil, der durch Bewegungsarmut, hyperkalorische Ernährung mit hohem Fettanteil und Übergewicht charakterisiert ist, zurückzuführen (Zimmet et al. 2001). Diese Entwicklung hat die Prävalenz von Übergewicht und Adipositas bei Kindern und Adoleszenten innerhalb der letzten 25 Jahre verdoppelt bzw. verfünffacht und wird die Häufigkeit des Typ-2-Diabetes in den nächsten Jahrzehnten weiter steigern.

Die Dominanz des Umweltfaktors »Lebensstil« kann u. a. aus der nur 50% betragenden Konkordanz des Typ-2-Diabetes bei monozygoten Zwillingen (bei dizygoten Zwillingen 37%) abgeleitet werden (Poulsen et al. 1999). In der gleichen Studie wird die Erblichkeit des Typ-2-Diabetes mit 26% und die einer abnormen Glukosetoleranz mit 61% angegeben. Eine wichtige Rolle wird zudem »thrifty genes« zugesprochen, die in manchen Subpopulationen eine optimale Nahrungsverwertung, die Fettablagerung für Notzeiten, aber auch Adipositas und eine rasche Gewichtszunahme bestimmen. Diese Gene sind von besonderem Nutzen in Zeiten des Hungers, aber metabolisch ungünstig in solchen des Überflusses (Neel 1962).

Eine genetische Basis als Ursache des Typ-2-Diabetes wurde aus der Beziehung zwischen Polymorphismen von Genen, die die Insulinsignaltransduktion und Gentranskription kontrollieren, und der Insulinresistenz bei familiärem Typ-2-Diabetes abgeleitet. Diese Hypothese wird durch Studien experimenteller Diabetesformen bei Tieren mit kombinierten heterozygoten Deletionen mehrerer Elemente der Insulinsignalkette (»Knock-out« für IRS-1, IRS-2, Glucokinase) unterstützt (Saltiel u. Kahn 2001). Klinisch entspricht diesem Befund die Beobachtung, dass bei Kindern und Verwandten ersten Grades von Typ-2-Diabetikern bereits vor dem Auftreten einer Glukoseintoleranz eine periphere Insulinresistenz nachgewiesen werden kann. Dieser Defekt bleibt infolge kompensatorischer Hyperinsulinämie oft lange Zeit maskiert, sodass der Typ-2-Diabetes nicht bei jedem potentiellen Patienten manifest werden muss.

4.2 Pathogenese

Nach wie vor es nicht möglich, eine eindeutige Definition der Pathogenese des Typ-2-Diabetes zu formulieren, da bei der Erkrankung eine Vielzahl metabolischer Defekte nachweisbar ist. Im Zentrum der Diskussion um die Entstehung des Typ-2-Diabetes stehen jedoch seit langem unverändert eine Abnahme der Insulinempfindlichkeit der Gewebe (Insulinresistenz; Reaven 1995) sowie eine qualitative und quantitative Störung der Insulinsekretion (Waldhäusl et al. 1982). Die klinische Manifestation dieser Defekte ist teils auf eine genetische Basis (Bell u. Polonsky 2001), überwiegend aber auf Umweltfaktoren wie Bewegungsarmut und hyperkalorische Ernährung zurückzuführen (Waldhäusl u. Roden 2000; Zimmet et al. 2001). Eine wesentliche Rolle in der Pathogenese des Typ-2-Diabetes wird dabei der sekundär durch Hyperglykämie ausgelösten mitochondrialen Dysfunktion (Petersen et al. 2003) und dem durch Glukose induzierten oxidativen Stress zugeschrieben (Evans et al. 2002).

4.2.1 Insulinresistenz

Der Begriff der Insulinresistenz beschreibt im Wesentlichen die verminderte Wirkung von Insulin auf Skelettmuskel, Fettgewebe und Leber (DeFronzo 1988). Eine verminderte Insulinempfindlichkeit wird bei Typ-2-Diabetes mellitus oft als ein primäres Prinzip der Pathogenese betrachtet (Reaven 1995), während sie bei Typ-1-Diabetes allgemein als ein Sekundäreffekt des Insulinmangels und der daraus resultierenden Hyperglykämie aufgefasst wird.

Der Nachweis einer Insulinresistenz erfolgt durch Insulintoleranzteste. Als Goldstandard gilt die Bestimmung der Glukoseumsatzrate (mg/kgKG/min) während einer standardisierten Insulininfusion (euglykämische hyperinsulinämische Clamp-Technik).

Während früher von einer Insulinresistenz erst ab einem Insulinbedarf von über 200 E Insulin pro Tag gesprochen und daher das Phänomen nur ausnahmsweise im klinischen Alltag beobachtet wurde, wird heute allgemein jede relative Verminderung der Insulinwirkung als Insulinresistenz bezeichnet. Sie gilt bei allen Formen des Diabetes als ein wesentlicher Stoffwechseldefekt und wird auch bei Nichtdiabetikern mit hohem Diabetesrisiko beobachtet. Als Pseudoinsulinresistenz wird eine abnorm verminderte Insulinbioverfügbarkeit bei Injektion von Insulin in entzündetes Gewebe, in eine Lipohypertrophie oder Lipoatrophie, aber auch eine unzureichende Insulinwirkung infolge abnormer Insulinmoleküle bezeichnet.

> Typische Merkmale der Insulinresistenz sind androgene Adipositas, Dyslipidämie und arterielle Hypertonie. Sie sind charakteristisch für das metabolische Syndrom (s. Kap. 8) und den Typ-2-Diabetes mellitus.

Allgemeine Faktoren

Die während einer euglykämischen hyperinsulinämischen Clamp-Untersuchung (1 mE Insulin/kgKG/min) am Glukoseumsatz gemessene Insulinsensitivität ist bei Gesunden i. Allg. doppelt so hoch (ca. 7 mg/kg/min) wie bei Typ-2-Diabetikern. Der Defekt betrifft unter diesen Bedingungen im Wesentlichen die für die Glukoseaufnahme hauptverantwortliche Muskulatur, da selbst bei ausgeprägter postprandialer Hyperinsulinämie die splanchnischen Organe nur 5–10% und das Fettgewebe nur 1% der angebotenen Glukose aufnehmen.

Obwohl die Bedeutung der Insulinresistenz für das Entstehen der Hyperglykämie bei Typ-2-Diabetes unbestritten ist, ist bisher die Identifikation des dafür verantwortlichen Defektes auf zellulärer Ebene nicht gelungen. Zu den beobachteten Einzelphänomenen gehören die Abnahme der Insulinrezeptorzahl bei Hyperinsulinämie, Postrezeptordefekte in der Insulinsignalkette (z. B. Insulinrezeptorsubstrate wie IRS-1, IRS-2, Tyrosinkinase), ein gestörter Glukosetransport durch die Zellmembran (Glukosetransportprotein GLUT4), eine verminderte Glukose-6-Phosphorylierung sowie eine beeinträchtigte Glykogensynthese (Glykogensynthetasedefekt) und Glukoseoxidation (Pyruvatdehydrogenasedefekt). Keiner dieser Defekte kann allerdings als ursächlich für das Entstehen der Insulinresistenz angesehen werden. Pathogenetisch zentrale Defekte dürften bei Typ-2-Diabetes und Insulinresistenz in der Zellmembran (Waldhäusl u. Roden 2000) und jenseits der Ebene des Insulinrezeptors im Postrezeptorbereich angesiedelt sein (Saltiel u. Kahn 2001).

Primäre Insulinresistenz. Auslöser einer primären Insulinresistenz sind Mutationen des Insulinrezeptors oder von Komponenten der nachgeschalteten Enzymkaskade, z. B. der tyrosinspezifischen Proteinkinase. Derartige Defekte liegen monogenen Diabetesformen (▶ s. Kap. 5) zugrunde, wurden aber bei Typ-2-Diabetes bisher nicht nachgewiesen (Bell u. Polonsky 2001).

Sekundäre Insulinresistenz. Eine klinisch wichtige Ursache der sekundären Insulinresistenz sind hohe Konzentrationen insulinantagonistisch wirkender Stresshormone (Katecholamine, Cortisol, Wachstumshormon und Glukagon). Eine derartige hormonell bedingte Insulinresistenz findet sich zusätzlich bei entgleistem Diabetes mellitus und verstärkt besonders bei Insulinmangel die Hyperglykämie. Entscheidend für die Stoffwechselregulation ist das Verhältnis von Insulin zu den oben genannten Stresshormonen. Grundsätzlich begünstigt ein Überwiegen des Insulineinflusses wie z. B. nach Nahrungszufuhr, die anabolen Stoffwechselwege von Glykogensynthese, Lipogenese und Proteinsynthese, während bei relativem Insulinmangel katabole Stoffwechselprozesse dominieren (◘ Abb. 4.1).

Faktoren, die eine Insulinresistenz auslösen (◘ Tabelle 4.1), vermindern die Insulinwirkung entweder regional organbezogen (Fettgewebe, Leber, Muskulatur und Niere) oder systemisch. Die Folge ist eine sekundäre Zunahme der hepatischen Glukoseproduktion sowie eine Abnahme des Glukoseverbrauchs im Gesamtorganismus. Jede Veränderung der Insulinempfindlichkeit greift somit unmittelbar in die Interaktion von Glukosebereitstellung und -verbrauch ein.

Auch eine hochgradige Hyperosmolarität verringert durch zelluläre Dehydratation die Insulinwirkung und den Glukoseumsatz und kann Ursache einer schweren Hyperglykämie sein. Die Umkehr dieses Prozesses durch Zufuhr freien Wassers lässt hingegen vorhandenes Insulin wieder zur Wirkung kommen. Wichtige metabolische Ursachen einer Insulinresistenz sind zudem erhöhte Plasmakonzentrationen freier Fettsäuren, eine Azidose oder Hypophosphatämie sowie eine therapeutisch induzierte Hyperinsulinämie, die über eine Herabregulierung (»down regulation«) der Insulinrezeptoren durch einen funktionellen Rezeptordefekt die Insulinresistenz verstärkt (Bratusch-Marrain u. Waldhäusl 1987; DeFronzo 1988; Waldhäusl u. Roden 2000).

Tabelle 4.1. Ursachen der Insulinresistenz (Auswahl)

Ursachen	Mediatoren
Gegenregulatorische (insulinantagonistische) Hormone	Katecholamine
	Cortisol
	Wachstumshormon
	Glukagon
Hyperosmolarität	Dehydratation
Adipositas	Adipozytokine (TNF-α, Resistin, Interleukin-6)
Postrezeptordefekte	Metabolische Störungen
	– Hyperglykämie
	– freie Fettsäuren
Prärezeptorstörungen	Abnormes Insulin
Rezeptordefekte	Rezeptorantikörper
	Rezeptormangel
Rezeptor-Downregulation	Hyperinsulinämie
Iatrogen/Medikamentenbedingt	Glukokortikoide, Kontrazeptiva
	Saluretika
	Azetylsalizylsäure

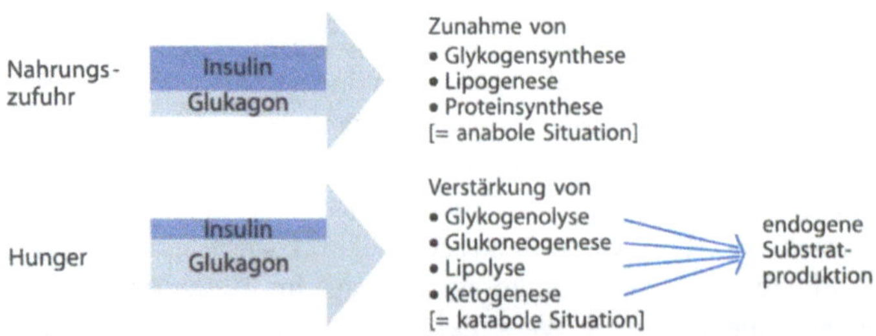

Abb. 4.1. Schema der hormonellen Steuerung metabolischer Prozesse am Beispiel des Glukagon/Insulin-Quotienten. Beachte, dass anabole Effekte immer insulinbestimmt sind; katabole Wirkungen sind hingegen immer ein Zeichen des relativen Insulinmangels

Zur Insulinresistenz trägt auch der physiologische Alterungsprozess mit Atrophie der Muskulatur und begleitender relativer Zunahme des (abdominellen) Fettgewebes bei. Bei älteren Leuten lässt sich zudem eine 40%ige Reduktion der mitochondrialen oxidativen und phosphorylierenden Aktivität nachweisen (Petersen et al. 2003).

Neben den erwähnten endogenen Ursachen können Pharmaka wie Glukokortikoide oder orale Kontrazeptiva, Saluretika und Azetylsalizylsäure sowie somatischer Stress, besonders im Rahmen eines Postaggressionssyndroms mit erhöhter Plasmakonzentration von Adrenalin und Cortisol, eine Insulinresistenz hervorrufen. Eine erhöhte Insulindegradation am Ort der Applikation ist hingegen nur selten Ursache einer Insulinresistenz. Die bei mit Insulin behandelten Diabetikern nahezu immer nachweisbaren niedrigtitrigen zirkulierenden Insulinantikörper vom IgG-Typ haben hingegen mehrheitlich keine klinische Relevanz (Waldhäusl et al. 1985).

Auch chronisch-entzündliche Prozesse werden als Ursache der Insulinresistenz diskutiert. Epidemiologische Beobachtungen zeigen eine Assoziation von erhöhten Plasmakonzentrationen von Akute-Phase-Proteinen (CRP, Fibrinogen, Faktor VII, Faktor VII, PAI-1) und anderen Entzündungsmarkern (TNF-α, Interleukin-6) bei Patienten mit Atherosklerose, Übergewicht und Typ-2-Diabetes (Pickup et al. 1997). Der Nachweis einer chronisch-entzündlichen Ätiologie des Typ-2-Diabetes konnte bisher jedoch nicht erbracht werden. Vielmehr ist anzunehmen, dass die bei metabolischem Syndrom und Diabetes nachweisbaren erhöhten Plasmakonzentrationen von Entzündungsmarkern Ausdruck einer sekundären, durch die metabolische Entgleisung bedingten Entzündungsreaktion sind, die durch hochempfindliche analytische Methoden frühzeitig erkennbar wird. Eine derartige Begünstigung entzündlicher Prozesse ist für Diabetes mellitus seit langem bekannt und präsentiert sich im klinischen Bild z. B. als Pyodermie, Parodontitis oder Harnwegsinfekt.

Eine sekundäre Insulinresistenz trägt zur Schwere des Krankheitsbildes bei Diabetes mellitus bei, ist aber nicht dessen Ursache und findet sich situationsabhängig auch bei Nichtdiabetikern.

Gewebebezogene Insulinresistenz

Fettgewebe. Die zentrale Rolle des Fettgewebes für die Insulinresistenz beruht auf der Freisetzung von freien Fettsäuren und von Adipozytokinen wie Leptin, TNF-α, Resistin, Adiponectin und Interleukin-6. Die damit verbundene endokrine und metabolische Aktivität moduliert die Insulinwirkung, wobei Leptin und Adiponectin meist insulinagonistisch, TNF-α und Resistin jedoch insulinantagonistisch wirken. Die pathophysiologischen Effekte der Adipozytokine und des endokrinen »cross talks« zwischen Fettgewebe, Muskulatur und Leber beim Menschen sind noch nicht hinreichend gesichert; es gibt jedoch überzeugende Hinweise, dass die Konzentration und Qualität von freien Fettsäuren für die Entstehung einer Insulinresistenz von entscheidender Bedeutung sind (Abb. 4.2). Wichtig könnte in diesem Zusammenhang auch die gegenläufige Sekretionsdynamik von Leptin und Ghrelin sein, die durch Insulin entweder stimuliert (Leptin) oder supprimiert (Ghrelin) wird (Anderwald et al. 2003).

Leber. Insulin unterdrückt in hohen Konzentrationen (50–100 mE/l) bei Gesunden die hepatische Glukoseproduktion komplett (Bratusch-Marrain u. Waldhäusl 1987), während bei Typ-2-Diabetikern auch unter diesen Bedingungen eine deutliche hepatische Glukoserestproduktion bestehen bleibt. Die verminderte Supprimierbarkeit der hepatischen Glukoseproduktion durch exogene Hyperinsulinämie gilt als Ausdruck einer hepatischen Insulinresistenz. Da bei fortgeschrittenem Typ-2-Diabetes die durch Nahrungszufuhr stimulierbare endogene Insulinsekretion eingeschränkt ist, kommt der durch Insulin nur wenig supprimierbaren hepatischen Glukoseproduktion eine besondere Bedeutung für die Entstehung der postprandialen Hyperglykämie bei Typ-2-Diabetes zu.

Neben Insulin begünstigt bei Gesunden auch eine portale Hyperglykämie die Aufnahme von Kohlenhydraten durch die Leber. Für die aktuelle Blutglukosekonzentration entscheidend ist die Bilanz, die aus der Hemmung der hepatischen Glukoseproduktion und der nahrungsbedingten Glukoseaufnahme resultiert. Bei Typ-2-Diabetes ist dieses Gleichgewicht zu Gunsten einer vermehrten Glukoseproduktion verschoben.

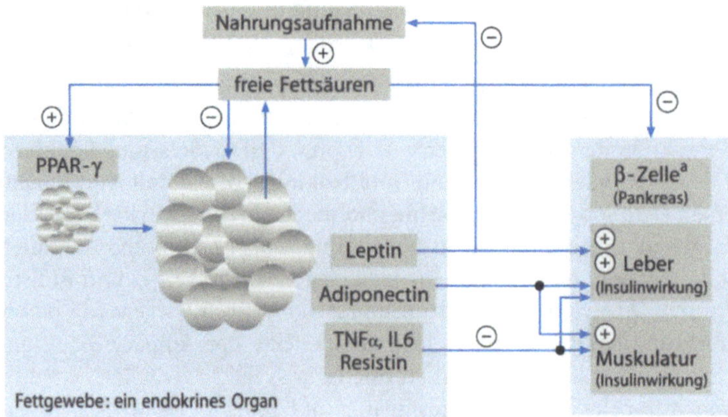

Abb. 4.2. Schema der Beeinflussung insulinmediierter metabolischer Funktionen an Leber, Muskulatur und Pankreas durch endokrine Einflüsse des Fettgewebes (Adipocytokine: Leptin, Adiponectin, TNF-α, IL-6 und Resistin) sowie durch freie Fettsäuren. [a] kurzfristig: Stimulation, langfristig: Hemmung der Insulinsekretion

Muskulatur. Zu der bei Typ-2-Diabetes bestehenden Insulinresistenz tragen viele metabolische Variablen bei (Tabelle 4.1). Bei einer lipolysebedingt vermehrten Verfügbarkeit freier Fettsäuren, die von einer vermehrten Lipidoxidation begleitet wird, kommt es zur Hemmung der muskulären Glukoseaufnahme und -oxidation. Die erhöhte Plasmakonzentration an freien Fettsäuren vermindert die insulinabhängige Glukoseverwertung und hemmt die Glukoseoxidation und Glykogensynthese in der Muskulatur (periphere Insulinresistenz), stimuliert aber in der Leber die Glukoneogenese und die Glukosefreisetzung (hepatische Insulinresistenz). Ein wesentlicher Beitrag zur Entstehung der Insulinresistenz bei adipösen Typ-2-Diabetikern dürfte zudem auf eine überhöhte Produktion von TNF-α und anderer Adipozytokine im Fettgewebe zurückzuführen sein (Abb. 4.2 ▶ s. a. Kap. 7).

Metabolische Insulinresistenz

Eine verminderte Empfindlichkeit gegenüber Insulin findet sich unter zahlreichen klinischen Bedingungen. Der Lipo- und Glukotoxizität kommt dabei besondere Bedeutung zu (McGarry u. Dobbins 1999; Pickup et al. 1997; Waldhäusl u. Roden 2000).

Lipotoxizität. Erhöhte Plasmakonzentrationen freier Fettsäuren finden sich bei Typ-2-Diabetes und Adipositas, aber auch bei schlanken Nachkommen von Typ-2-Diabetikern und korrelieren mit dem Ausmaß der Insulinresistenz (Waldhäusl u. Roden 2000). Darüber hinaus haben freie Fettsäuren eine prädiktive Bedeutung für die Manifestation des Typ-2-Diabetes. Bei Pima-Indianern, einer Population mit hohem Diabetesrisiko, verdoppelt sich die Diabetesinzidenz innerhalb von 5 Jahren bereits bei nur geringer Erhöhung der freien Fettsäuren im Plasma von 0,25 mmol/l auf 0,49 mmol/l (Paolisso et al. 1995). Analoge Befunde wurden in einer europäischen Population erhoben, wobei ein Anstieg um nur 0,1 mmol/l das Diabetes-Risiko um ca. 30% erhöhte (Charles et al.1997). Diese Ergebnisse unterstützen die Hypothese, dass freie Fettsäuren per se eine Insulinresistenz auslösen können.

Dementsprechend verursacht bereits eine Plasmakonzentration an freien Fettsäuren von 0,4 mmol/l nicht nur eine Abnahme der Insulinsensitivität, sondern auch eine deutliche Reduktion der Glykogensyntheserate, die bei postprandialen Werten von 1,9 mmol/l um ca. 50% abfällt. Dieser Effekt wird von einer nahezu kompletten Hemmung des insulinstimulierten Anstiegs von Glukose-6-Phosphat begleitet (Abb. 4.3).

Diese Reduktion der insulinstimulierten Glykogensynthese und des Anstiegs von Glukose-6-Phosphat im Skelettmuskel ist typisch für die Insulinresistenz bei Adipositas, nichtadipösen Nachkommen von Typ-2-Diabetikern und manifestem Typ-2-Diabetes.

Der Mechanismus dieser Defekte lässt sich aus Störungen der metabolischen Kontrolle des zellulären Glukosestoffwechsels ableiten, insbesondere aus der des Glukosetransports. Ursache ist wahrscheinlich eine durch freie Fettsäuren bedingte Änderung des physiko-chemischen Zustandes der Zellmembran sowie deren Interaktion mit der Insulinsignaltransduktionskette. Über welchen molekularen Mechanismus freie Fettsäuren den Glukosetransport beim Menschen hemmen, ist noch nicht ausreichend bekannt. Biopsien humaner Skelettmuskeln ergaben aber, dass eine Erhöhung der freien Fettsäuren u. a. die IRS-1-abhängige PI 3-Kinase-Aktivität hemmt.

Von klinischer Bedeutung ist in diesem Zusammenhang neben der dominierenden Rolle einer erhöhten Plasmakonzentration freier Fettsäuren auch die intramuskuläre Anhäufung von Triglyceriden (Krssak et al. 1999).

Lipotoxizität bedingt eine Reihe von metabolischen Veränderungen, die in ihrer Summe die hepatische Glukoseproduktion erhöhen, die Insulinunterempfindlichkeit (Insulinresistenz) der Gewebe, insbesondere der Muskulatur verstärken und dadurch das Auftreten einer Hyperglykämie begünstigen. Das Ergebnis ist eine gestörte Glukosetoleranz und schließlich ein Anstieg der Nüchternblutglukose.

Glukosetoxizität. Die bei Diabetes bestehende chronische Hyperglykämie verstärkt auf verschiedenen Wegen wie über die Anhäufung von Advanced Glycation Endproducts (AGEs), Proteinkinasen C (PKC) und Hexosamin die Insulinresistenz zusätzlich und reduziert zudem die glukoseabhängige Insulinsekretion. Diese Veränderungen werden unter dem Begriff Glukosetoxizität zusammengefasst und sind nicht rasch reversibel; selbst eine optimale Blutzuckerkontrolle über 5 Tage verbessert bei Typ-2-Diabetes die muskuläre Insulinresistenz nicht entscheidend (Anderwald et al. 2002). Die Glukosetoxizität begünstigt die Entstehung mikrovaskulärer diabetischer Sekundärkomplikationen wie Retinopathie, Nephropathie und Neuropathie, während die Lipotoxizität vor allem das Risiko für vorzeitige makrovaskuläre Komplikationen (Herzinfarkt, Schlaganfall) bei Insulinresistenz und Typ-2-Diabetes erhöht.

Oxidativer Stress. Der durch Hyperglykämie ausgelöste oxidative Stress wird allgemein als eine wichtige Ursache für die Entstehung diabetesbedingter Folgekrankheiten angesehen. Die Anhäufung von »reactive oxygen species« (ROS; freie Radikale: Superoxyd, Hydroxyl, Peroxyl, Hydroperoxyl) und »reactive nitrogen species« (RNS; freie Radikale: Stickoxyd, Stickstoffdioxyd, Peroxynitrit) wird neuerdings auch ursächlich mit der Entwicklung einer Insulinresistenz und Defekten der Insulinsekretion in Zusammenhang gebracht (Evans et al. 2002). Kernelement dieser Hypothese ist die durch freie Fettsäuren mediierte Aktivität von NFκB, P38MAPK und von JUN-Kinasen. Diese Veränderungen bieten möglicherweise einen Erklärungsansatz für die durch freie Fettsäuren und Glukose ausgelösten pathophysiologischen Gefäßveränderungen. (▶ s. Kap. 22, 23)

Insulinwirkung. Für die Diskussion der Pathogenese des Diabetes mellitus Typ 2 und der In-

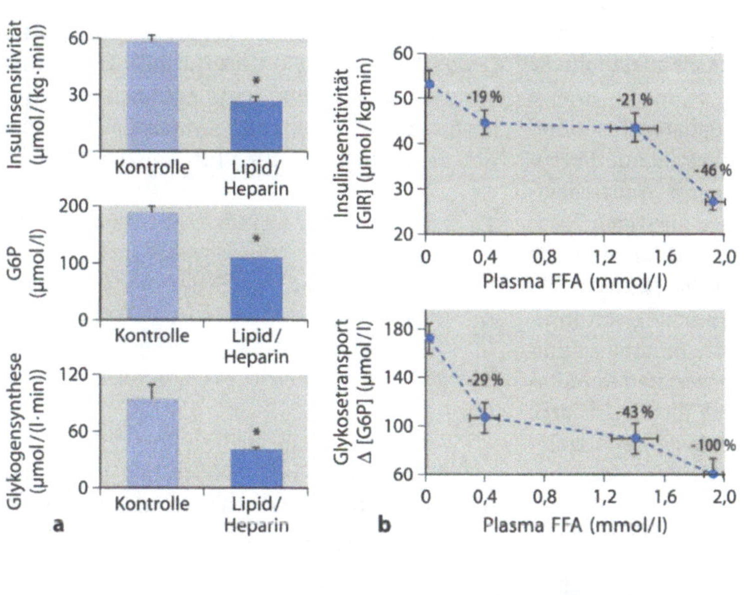

Abb. 4.3 a,b. Fettsäuren-induzierte muskuläre Insulinresistenz **a** Insulinsensitivität, Glukose-6-Phosphorylierung und Glykogensynthese unter Kontrollbedingungen und während Lipid/Heparin-Infusion, **b** Konzentrationsabhängigkeit der Wirkung freier Fettsäuren auf Insulinsensitivität (GIR, Glukoseinfusionsrate) und intramuskuläre G-6-Phosphorylierung (Glukosetransport). (Roden et al. 1996 u. 1999)

sulinresistenz ist das eingehende Verständnis der Insulinwirkung entscheidend: Insulin steigert anabol die Glykogen-, Lipid- und Eiweißsynthese, andererseits wirkt es durch Hemmung von Glukoneogenese, Lipolyse und Proteolyse einem katabolen Stoffwechsel entgegen (Übersicht 4.2).

Übersicht 4.1.
Hauptwirkungen des Insulins

- Im Muskelgewebe
  - Steigerung der Glukoseoxidation
  - Beschleunigung des Glukosetransportes
  - Steigerung der Glykogensynthese
  - Steigerung der Lipidsynthese
  - Beschleunigung des Aminosäuren- und Kaliumtransportes
  - Steigerung der Eiweißsynthese
- Im Fettgewebe
  - Steigerung der Glukoseaufnahme
  - Beschleunigung der Glukoseoxidation
  - Steigerung der Veresterung von Fettsäuren zu Acylglyzeriden
  - Hemmung der Lipolyse
- In der Leber
  - Förderung der Synthese von Glykogen, Fettsäuren und Lipiden
  - Beschleunigung des Kaliumtransportes
  - Hemmung von Ketogenese, Glukoneogenese, Eiweißabbau und Glukoseabgabe

Für die Vermittlung der Insulinwirkung am Zielorgan sind spezifische, physikochemisch gut charakterisierte Rezeptoren an der Zellmembran verantwortlich. Eine maximale metabolische Insulinwirkung wird durch eine nur 5–20%ige Besetzung der insgesamt verfügbaren Insulinrezeptoren erreicht. Der i. Allg. bestehende Rezeptorüberschuss erhöht einerseits die Wahrscheinlichkeit der Insulinbindung bei niedrigen Insulinkonzentrationen und garantiert andererseits auch bei deutlicher Reduktion der Rezeptorzahl eine gute Insulinwirkung. Die Bindung von Insulin an seine Rezeptoren setzt die Bindungsaffinität der verbleibenden, noch unbesetzten Rezeptoren herab und limitiert dadurch die Signalstärke für die Zelle. Für das Verständnis pathophysiologischer Zusammenhänge ist bedeutsam, dass hohe bzw. niedrige Insulinkonzentrationen imstande sind, die Rezeptorzahl herab- bzw. heraufzusetzen. Diese inverse Abhängigkeit der verfügbaren Insulinrezeptorzahl von der zirkulierenden Insulinkonzentration verstärkt bei Adipositas infolge der vorherrschenden Hyperinsulinämie die Insulinresistenz. Ein ähnlicher Effekt lässt sich durch hohe Insulindosen oder durch Stimulation der endogenen Insulinsekretion mit Insulinsekretagoga therapeutisch herbeiführen.

Die Bindung von Insulin an seinen Rezeptor löst über eine Reaktionskaskade von Postrezeptormechanismen die spezifische Insulinwirkung in der Zelle aus. Dazu gehört die gut charakterisierte Wirkung auf das Glukosetransportersystem. In Fett- und Muskelzellen kommt es zu einer Translokation der Glukosetransporter von einem intrazellulären Kompartment in die Zellmembran. Das Fehlen eines genaueren Verständnisses der jenseits des Insulinrezeptorkomplexes gelegenen insulinbedingten physiologischen Abläufe erschwert bislang die Erklärung der Insulinresistenz.

4.2.2 Insulinsekretion

Der Typ-2-Diabetes ist klinisch durch einen schleichenden, asymptomatischen Beginn charakterisiert, sodass die Diagnose oft zufällig gestellt wird. Dabei ist das Ausmaß der gestörten Insulinsekretion im Verlauf der Erkrankung außerordentlich variabel (Bratusch-Marrain u. Waldhäusl 1987).

Grundlegende qualitative, aber auch quantitative Defekte der Insulinsekretion finden sich bei Typ-2-Diabetes bereits zu Beginn der Erkrankung (Polonsky et al. 1988). Dazu gehört anfangs ein Verlust der Pulsatilität und der ersten Phase der postprandialen Insulinsekretion sowie später eine Abnahme der stimulierten Insulinfreisetzung.

> **Die für die Erfordernisse des Stoffwechsels zu geringe Insulinsekretionsleistung der β-Zellen wird bei adipösen Typ-2-Diabetikern im Anfangsstadium der Erkrankung meist durch eine erhöhte Insulinsekretion verschleiert, manifestiert sich jedoch mit Fortschreiten der Erkrankung.**

Während des zu Beginn der Erkrankung nachweisbaren Verlustes der frühen Insulinausschüttung (first peak) nach Glukosestimulation mit nachfolgend protrahierter Insulinsekretion (Sekretionsstarre des Pankreas) sprechen die β-Zellen noch gut auf Nichtglukosestimuli wie Aminosäuren, Glukagon und Sulfonylharnstoffe an. Die beim Gesunden zu beobachtende Verstärkung der Wirkung von Insulinsekretagoga durch Glukose ist beim Typ-2-Diabetes in dieser Phase jedoch bereits vermindert.

Die Insulinsekretionsleistung im Verlauf des Typ-2-Diabetes ist somit bereits früh trotz zunehmender Hyperglykämie durch eine Abnahme der stimulierten Insulinkonzentration bis in subnormale Bereiche gekennzeichnet. Dieses als Starling-Kurve des Pankreas bezeichnete Verhalten (Abb. 4.4) erklärt die lange Zeit widersprüchlichen Berichte über die Höhe der Seruminsulinkonzentration bei Typ-2-Diabetes und erlaubt die Unterscheidung zwischen einer kompensierten und einer dekompensierten Phase der Glukoseintoleranz (DeFronzo 1988). Dabei erweist sich die stimulierte Insulinsekretion auf Glukosereiz bei Patienten mit pathologischer Glukosetoleranz und bei Typ-2-Diabetikern mit nur geringer Nüchternhyperglykämie (120 mg/dl) generell als erhöht, nimmt aber bei Nüchternblutglukosewerten über 120–140 mg/dl progredient ab und versiegt bei Werten über 180–200 mg/dl völlig. Eine ausgeprägte Hyperglykämie tritt bei Typ-2-Diabetes daher erst bei Versiegen der zunächst kompensatorisch überhöhten Insulinsekretion auf.

Ungeklärt sind bisher jedoch die Mechanismen, die bei einem Teil der hyperinsulinämischen adipösen Patienten mit noch normaler Glukosetoleranz im Laufe der Erkrankung zur Abnahme und zum völligen Versiegen der Insulinsekretion führen. Lipo- und Glukotoxizität spielen hier offensichtlich eine wesentliche Rolle und führen dazu, dass letztlich bei 10% der Übergewichtigen mit relativem Insulinmangel ein Typ-2-Diabetes auftritt. Die Frage, ob die Insulinsekretion prinzipiell immer, jedoch verschieden rasch versiegt und somit nicht jeder die Folgen des Insulinmangels erlebt, ist bisher nicht geklärt.

Morphologisch finden sich bei fortgeschrittenem Typ-2-Diabetes verkleinerte Langerhans-Inseln mit um etwa 60% reduzierter β-Zellmasse sowie interzelluläre Amyloidablagerungen von ungeklärter pathogenetischer Bedeutung, aber keine strukturellen β-Zellveränderungen. Da die geänderte Insulinsekretionsdynamik des Typ-2-Diabetes wie auch die dabei beobachteten morphologischen Inselzellveränderungen im Tiermodell durch Glukoseexposition imitierbar sind, muss der Glukose möglicherweise eine pathogenetische Bedeutung als β-Zelltoxin eingeräumt werden.

Modellartige Bedeutung für das Verständnis der Insulinresistenz bei Typ-2-Diabetes könnte auch dem Insel-Amyloidpolypeptid (IAPP) zukommen, das in den sekretorischen Granula der β-Zellen gespeichert und mit Insulin kosezerniert wird. Es verzögert die Magenentleerung und hemmt in pharmakologischer Dosierung sowohl diskret die Glukoseaufnahme in die Muskulatur als auch die Insulinsekretion (Fürnsinn et al. 1994).

Als mögliche Pathomechanismen für das Versagen der Insulinsekretion werden ein primärer genetischer Defekt der Glukoseerkennung durch die β-Zelle (Bell u. Polonsky 2001) und ein metabolisch bedingter sekundärer Defekt diskutiert (McGarry u. Dobbins 1999). Bei dem monogenetisch bedingten Maturity onset diabetes in the young (MODY 2), einer Sonderform des Diabetes, liegt der Erkrankung eine Genmutation der Glucokinase zugrunde, die die Glukosephosphorylierung in der β-Zelle kontrolliert (▶ s. Kap. 5). Andere genetische Defekte wie die des Glukosetransporters GLUT2 wurden als Ursache der Insulinsekretionsstörung bei Typ-2-Diabetes ausgeschlossen.

Freie Fettsäuren können in Abhängigkeit von ihrem Sättigungsgrad und der Dauer der Exposition die Insulinsekretion sowohl in vitro (McGarry u. Dobbins 1999) als auch in vivo unterschiedlich stimulieren (Abb. 4.5) – ein Effekt, der beim

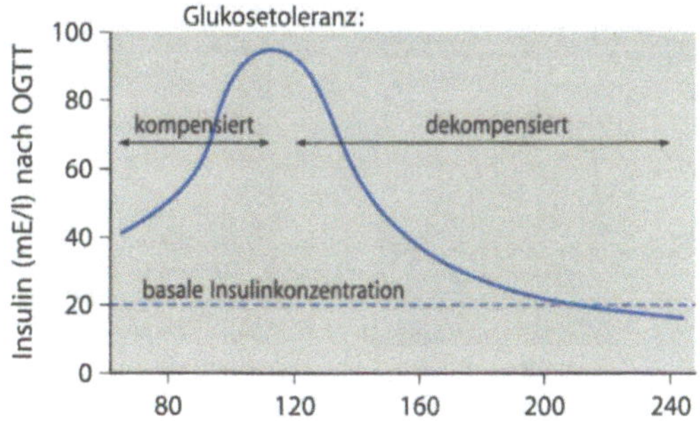

Abb. 4.4. Starling-Kurve des Pankreas. (Nach DeFronzo 1988)

Menschen für die lebensstilbedingte Zunahme des Typ-2-Diabetes von Bedeutung sein dürfte.

4.2.3 Hepatischer Glukoseumsatz

Unter Nüchternbedingungen besteht bei Typ-2-Diabetes eine Hyperglykämie, obwohl der absolute Glukoseverbrauch erhöht ist. Die Bestimmung der Glukoseclearance zeigt jedoch eine Verminderung der Glukoseutilisation (Abb. 4.6). Diese auffällige Konstellation ist Ausdruck einer Insulinunterempfindlichkeit der peripheren Gewebe, die von einer Zunahme der hepatischen Glukoseproduktion begleitet wird (Bratusch-Marrain u. Waldhäusl 1987).

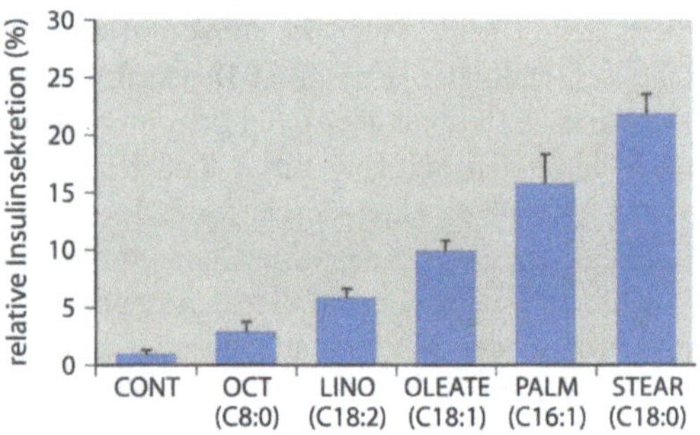

Abb. 4.5. Abhängigkeit der Insulinsekretion (100% = 6,7 ng) vom Sättigungsgrad freier Fettsäuren (0,5 mmol/l) in vitro. (McGarry u. Dobbins 1999)

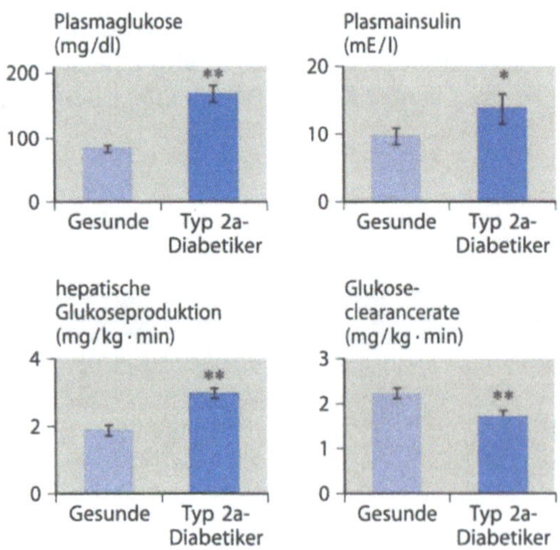

Abb. 4.6. Glukosekinetik unter Nüchternbedingungen bei Typ-2-Diabetes. (Bratusch-Marrain 1987) * $p < 0,05$; ** $p < 0,01$

> **Neben der peripheren Insulinresistenz und der progredienten Abnahme der Insulinsekretionsleistung im Verlauf der Erkrankung kommt dem Glukoseumsatz der Leber, aber auch der Niere bei Typ-2-Diabetes besondere Bedeutung zu.**

Beim Gesunden garantiert das Gleichgewicht zwischen Glukoseproduktion und -verbrauch die Normoglykämie im Nüchternzustand; dagegen trägt die bei Typ-2-Diabetes erhöhte hepatische Glukoseausschüttung zur Nüchternhyperglykämie bei. Ihr Ausmaß korreliert bei Blutzuckerwerten ≥140 mg/dl direkt mit der Höhe der hepatischen Glukoseproduktion (DeFronzo 1988).

Während eine Hyperglykämie beim Nichtdiabetiker insulinunabhängig die hepatische Glukoseproduktion unterdrückt, liegt beim Diabetiker offensichtlich ein Defekt dieses Autoregulationsmechanismus vor. Ihn begleitet eine erhöhte hepatische Glukoneogenese, die bei Typ-2-Diabetes durch eine vermehrte hepatische Bereitstellung glukoneogenetischer Präkursoren aufrechterhalten wird. Dieses erhöhte Substratanbot beruht auf der infolge der Insulinresistenz katabolen Stoffwechselsituation peripherer Gewebe, die durch ein vermehrtes Anbot freier Fettsäuren verstärkt wird.

Hepatische Glukoseextraktion. Nach Nahrungszufuhr verstärken Hyperglykämie, Hyperinsulinämie und wahrscheinlich auch gastrointestinale Faktoren beim Gesunden die Glukoseextraktion durch die Leber. Sie beträgt bei Zufuhr von 75–100 g Glukose (oraler Glukosetoleranztest) etwa 30%. Dieser Anteil ist bei Typ-2-Diabetes deutlich vermindert, was zu einer deutlich erhöhten postprandialen Glukoseabgabe aus dem Splanchnikusgebiet führt und somit zur postprandialen Hyperglykämie bei Typ-2-Diabetes beiträgt. Dieser Effekt wird klinisch umso deutlicher, je ausgeprägter die Nüchternhyperglykämie ist.

Die Entstehung der Hyperglykämie bei Typ-2-Diabetes ist somit zurückzuführen auf:
- eine im Nüchternzustand erhöhte hepatische Glukoseproduktion, die bei Nüchternglukosekonzentrationen ≥140 mg/dl direkt mit dem Schweregrad der Nüchternhyperglykämie korreliert,
- eine verringerte periphere Glukoseclearance insbesondere durch die Muskulatur, wobei je-

doch die totale Glukoseaufnahme infolge Hyperglykämie gegenüber der Norm erhöht ist,

- eine trotz Hyperinsulinämie und Hyperglykämie verminderte Hemmung der hepatischen Glukoseproduktion mit dadurch verstärkter Nüchternhyperglykämie sowie
- eine verminderte postprandiale hepatische Glukoseextraktion mit dadurch verstärkter postprandialer Hyperglykämie.

4.3 Welcher Defekt ist der primäre?

Die Frage nach dem primären Defekt, also der peripheren bzw. hepatischen Insulinresistenz oder der verminderten Insulinsekretion blieb lange Zeit unbeantwortet, da sich diese Störungen wechselseitig beeinflussen. Der Nachweis vieler, bei Diabetes mellitus Typ 2 gleichzeitig bestehender metabolischer Veränderungen weist jedoch darauf hin, dass die Beeinträchtigung der Insulinempfindlichkeit von Muskulatur und Leber sowie der Insulinsekretion simultan zustande kommt (◻ Abb. 4.7). Ein gemeinsamer, auf alle Gewebe gleichzeitig einwirkender Störfaktor dürfte in der erhöhten Plasmakonzentration freier Fettsäuren liegen. Diese reduzieren in Abhängigkeit von ihrem Sättigungsgrad und der Höhe ihrer Plasmakonzentration die Glukoseutilisation in der Muskulatur, erhöhen durch Energiebereitstellung die hepatische Glukoseproduktion und schädigen zugleich sowohl qualitativ als auch quantitativ die Insulinsekretion (McGarry u. Dobbins 1999; Poitout u. Robertson 2002; Waldhäusl u. Roden 2000).

Die genetische Basis für dieses Verhalten besteht möglicherweise in einer simultanen Fehlregulation von HNF-4α, einem sowohl in Hepatozyten als auch in den Langerhansschen Inseln nachweisbarem Transkriptionsfaktor (Odom et al 2004).

Die erhöhte hepatische Glukoseproduktion wird durch einen vermehrten Zustrom glukoneogenetischer Präkursoren (Laktat, Pyruvat, Alanin u. a. Aminosäuren) gespeist. Zugrundeliegen kann entweder primär eine genetische Störung der Insulinsekretion bzw. Insulinempfindlichkeit oder sekundär eine Fehlernährung (reichlich, fettreich und überkalorisch). Die daraus resultierende Hyperglykämie verstärkt die schädlichen metabolischen Folgen der Lipotoxizität. Dazu gehört die reaktive Hyperinsulinämie bei noch erhaltener Insulinsekretion, die die Insulinrezeptorbindung vermindert und dadurch sekundär die periphere Insulinresistenz verstärkt.

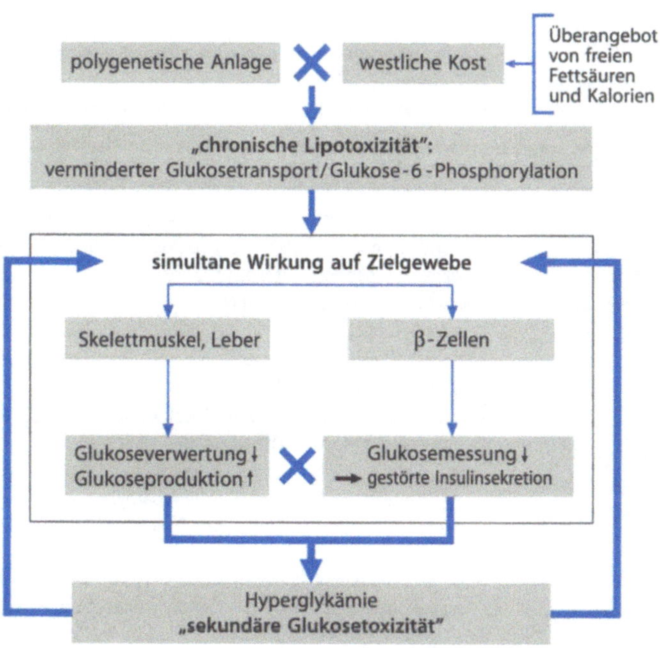

◻ **Abb. 4.7.** Pathomechanismen der Hyperglykämie in Abhängigkeit von der Plasmakonzentration freier Fettsäuren mit Wirkung auf Muskulatur und β-Zellen. Beachte die gleichzeitige Verschlechterung von Glukoseverwertung (Muskulatur, Leber) und Insulinsekretion (β-Zellen). (Waldhäusl u. Roden 2000)

4

Ist hingegen eine genetisch bedingte Insulinresistenz peripherer Gewebe die zugrundeliegende Störung des Typ-2-Diabetes, vermindert diese die Glukoseutilisation und verursacht so eine Hyperglykämie. Das Ergebnis ist auch hier eine erhöhte Bereitstellung von Präkursoren der Glukoneogenese (Laktat, Pyruvat, Alanin u. a.) durch die Muskulatur und damit eine vermehrte hepatische Glukoseproduktion.

Eine periphere Insulinresistenz besteht bei Typ-2-Diabetes aber nicht nur primär, sondern vor allem auch sekundär als Folge von Lipotoxizität, Glukotoxizität und den damit einhergehenden metabolischen Störungen. Dementsprechend korreliert die Ausprägung der Insulinresistenz im Gewebe klinisch stets mit dem Ausmaß der Stoffwechseldekompensation. Diese sekundäre, bei jedem Diabetiker bestehende Insulinresistenz ist daher bei Typ-1-Diabetes durch Verbesserung des Metabolismus weitgehend, bei Typ-2-Diabetes aber nur teilweise zu normalisieren. Die Ursache liegt möglicherweise in einer basalen »idiopathischen« Insulinunterempfindlichkeit.

Die aus den genannten Defekten resultierende Hyperglykämie überstimuliert die Insulinsekretion und wirkt dadurch toxisch auf die β-Zelle, was bei Typ-2-Diabetes im Verlauf der Erkrankung zu einer Erschöpfung bzw. schweren Schädigung des Inselzellapparates führen kann. Nimmt man jedoch umgekehrt die β-Zellschädigung als Primärdefekt an, würde der Insulinmangel ebenfalls zur Hyperglykämie mit allen Folgen führen, sodass auch hier ein Circulus vitiosus vorläge.

4.4 Kernaussagen für die Praxis

Diabetes mellitus Typ 2 ist eine multifaktoriell bedingte Erkrankung. Sie basiert auf einem polygenetischen Defekt, der die Qualität und Quantität der Insulinsekretion und/oder die Insulinempfindlichkeit anspricht. Diese Defekte werden jedoch meist nur unter dem Einfluss sekundärer Umweltfaktoren aktiviert. Eine besondere Rolle kommt dabei der Fehlernährung mit überkalorischer Kost und hohem Anteil an gesättigtem Fett, der dadurch bedingten Adipositas sowie der begleitenden Triglyzeridablagerung in Muskulatur und Leber zu.

Entscheidend für den Krankheitsprozess dürfte die chronische Erhöhung der Plasmakonzentration freier Fettsäuren sein. Diese entsteht nutritiv postprandial und wird während Nahrungskarenz lipolytisch aus dem durch Fehl- und Überernährung aufgebauten Fettgewebe aufrechterhalten. Die begleitende Lipotoxizität beeinträchtigt zugleich die Glukoseverwertung durch die Muskulatur, verstärkt die Glukosebereitstellung durch die Leber und verändert sowohl qualitativ als auch quantitativ die Insulinsekretion. Auf molekularer Ebene könnte dieser Prozess u. a. durch verstärkten oxidativen Stress bedingt sein.

Das Ergebnis ist die schleichende Entwicklung einer gestörten Glukosetoleranz mit zunächst postprandialer, später auch Nüchternhyperglykämie, die in die klinische Manifestation eines Typ-2-Diabetes mit allen Konsequenzen mündet.

Literatur

Anderwald A, Bernroider E, Krssak M et al (2002) Effects of insulin treatment in type 2 diabetic patients on intracellular lipid content in liver and skeletal muscle. Diabetes 51:3025–3032

Anderwald Ch, Brabant G, Bernroider E et al (2003) Insulin dependent modulation of plasma Ghrelin and leptin concentrations is less pronounced in type 2 diabetic patients. Diabetes 52:1792–1798

Bell GI, Polonsky KS (2001) Diabetes mellitus and genetically programmed defects in β-cell function. Nature 414: 788–791

Bratusch-Marrain P, Waldhäusl W (1987) Hepatische und periphere Insulinresistenz als Ursache der Hyperglykämie bei nichtinsulinabhängigem (Typ-2)-Diabetes-mellitus. Wiener klinische Wochenschrift 99:211–217

Charles MA, Eschwege E, Thibult N et al (1997) The role of nonesterified fatty acids in the deterioration of glucose tolerance in Caucasian subjects: results of the Paris prospective study. Diabetologia 40:1101–1106

DeFronzo RA (1988) The triumvirate b-cell, muscle, liver: a collusion responsible for NIDDM. Diabetes 37:667–687

Evans JL Goldfine ID, Maddux BA, Grodsky GM (2002) Oxidative stress and stress-activated signalling pathways: a unifying hypothesis of type 2 diabetes. Endocrine Reviews 23: 599–622

Fürnsinn C, Leuvenink H, Roden M et al (1994) Islet amyloid polypeptide inhibits insulin secretion in conscious rats. Am J Physiol 267:E300–E305

Krssak M, Petersen KF, Dresner A et al (1999) Intramyocellular lipid concentrations are correlated with insulin sensitivity in human: a ^{1}H NMR spectroscopy study. Diabetologia 42: 113–116

McGarry JD, Dobbins RL (1999) Fatty acids, lipotoxicity and insulin secretion. Diabetologia 42: 128–138

Neel J (1962) Diabetes mellitus: a thrifty genotype rendered detrimental by 'progress'? Am J Hum Genet 14: 353–362

Odom DT, Zizlsperger N, Gordon DB et al (2004) Control of pancreas and liver gene expression by HNF transcription factors. Science 203: 1378-1381

Paolisso G, Tortarini PA, Foley JE et al (1995) A high concentration of fasting plasma non-esterified fatty acids is a risk factor for the development of NIDDM. Diabetologia 38: 1213–1217

Petersen KF, Betroy D, Dufour S et al (2003) Mitochondrial dysfunction in the elderly: possible role in insulin resistance. Science 300: 1140–1142

Pickup JC, Mattock MB, Chusney GD, Burt D (1997) NIDDM as a disease of the innate immune system: association of acute-phase reactants and interleukin-6 with metabolic syndrome X. Diabetologia 40: 1286–1292

Poitout V, Robertson RP (2002) Minireview: Secondary β-cell failure in type 2 diabetes – a convergence of glucotoxicity and lipotoxicity. Endocrinology 143: 339–342

Polonsky KS, Given BD, Hirsch LJ et al (1988) Abnormal patterns of insulin secretion in non-insulin-dependent diabetes mellitus. N Engl J Med 318: 1231–1239

Poulsen P, Kyvik KO, Vaag A, Beck-Nielsen H (1999) Heritability of type 2 (non-insulin-dependent) diabetes mellitus and abnormal glucose tolerance – a population based twin-study. Diabetologia 42: 139–145

Reaven G (1995) The fourth musketeer – from Alexander Dumas to Claude Bernard. Diabetologia 38: 3–13

Roden M, Price TB, Perseghin G et al (1996) Mechanism of free fatty acid induced insulin resistance in humans. J Clin Invest 97: 2859–2865

Roden M, Krssak M, Stingl H et al (1999) Rapid impairment of skeletal muscle glucose transport/phosphorylation by free fatty acids in man. Diabetes 48: 358–364

Saltiel AR, Kahn R (2001) Insulin signalling and the regulation of glucose and lipid metabolism. Nature 414: 799–806

Waldhäusl W, Bratusch-Marrain P, Gasic S et al (1982) Insulin production rate, hepatic insulin retention and splanchnic carbohydrate metabolism after oral glucose ingestion in hyperinsulinemic type 2 (non-insulin-dependent) diabetes mellitus. Diabetologia 23: 6–15

Waldhäusl W, Bratusch-Marrain P, Kruse V et al (1985) Effect of insulin antibodies on pharmacokinetics and glucose utilization in insulin dependent diabetic patients. Diabetes 34: 166–172

Waldhäusl W, Roden M (2000) The effect of free fatty acids on glucose transport and phosphorylation in human skeletal muscle. Curr.Opin.Endocrinol.Diabetes 7: 211–216

Zimmet P, Alberti KG, Shaw J (2001) Global and societal implications of the diabetes epidemic. Nature 414: 782–787

Genetische Analyse bei Diabetes mellitus Typ 2 und MODY

A.F.H. Pfeiffer, M. Möhlig

Sowohl der Typ-1- als auch der Typ-2-Diabetes entstehen teilweise auf einer genetischen Grundlage; diese spielt jedoch für die Entstehung eines Typ-2-Diabetes eine sehr viel größere Rolle als für den Typ-1-Diabetes. Dies zeigt sich altersabhängig zum einen an der unterschiedlichen Prävalenz in verschiedenen ethnischen Gruppen, zum anderen an der familiären Häufung des Typ-2-Diabetes und der hohen Konkordanzrate von 35–90% bei monozygoten Zwillingen (▶ s. Kap. 1).

In einigen ethnischen Gruppen wie den Pima-Indianern Arizonas oder den Nauruanern im Pazifik findet sich eine außerordentlich hohe Prävalenz des Typ-2-Diabetes mellitus, die mit einer Adipositas verknüpft ist. Sie liegt bei Pima-Indianern im mittleren Lebensalter über 30% und erreicht bei einer diabetischen Vorbelastung durch beide Elternteile und einem Body-Mass-Index von ≥40 kg/m² nahezu 100% (Knowler et al. 1981). In der europäischen oder »kaukasischen« Population liegt die Prävalenz in der Gesamtbevölkerung bei 4–8%. Das Risiko für Nachkommen eines diabeteskranken Elternteils, ebenfalls an Diabetes zu erkranken, ist 3- bis 6-mal höher als für Kinder von stoffwechselgesunden Eltern. Bei Geschwistern fand sich in früheren Studien eine Konkordanz von knapp 40% für eine Erkrankung bis zum 80. Lebensjahr (Tillil u. Köbberling 1989).

> Je höher die genetische Belastung einer Person ist, umso früher manifestiert sich die Erkrankung.

In Familienuntersuchungen hatten von 156 Patienten mit einem Durchschnittsalter von 40 Jahren bei Manifestation 67% mindestens einen diabetischen Elternteil. Eine weitere Untersuchung bei über 800 diabetischen Geschwistern mit einem mittleren Manifestationsalter von 55 Jahren fand bei 40% diabetische Eltern, wobei diabetische Mütter mehr als doppelt so häufig waren wie diabetische Väter. Bei über 4.800 Typ-2-Diabetikern mit einem Manifestationsalter von über 60 Jahren fanden sich bei 24% diabetische Eltern, wiederum doppelt so häufig diabetische Mütter wie diabetische Väter (Huxtable et al. 2000).

> Das Auftreten des Typ-2-Diabetes ist überdurchschnittlich häufig mit Adipositas, Hypertonie und Fettstoffwechselstörungen vor dem Hintergrund einer Insulinresistenz verknüpft.

Die genannte Gruppe von Erkrankungen hat wahrscheinlich gemeinsame genetische Wurzeln, die möglicherweise über die Insulinresistenz als zentralem Phänomen zusammenhängen (Groop 2000). So finden sich bei Kindern von Typ-2-Diabetikern schon lange vor der Manifestation der Erkrankung Störungen der Insulinsekretion und häufig auch eine Insulinresistenz (O'Rahilly et al. 1986).

5.1 Genetische Diagnostik

Trotz der ausgeprägten Erblichkeit des Typ-2-Diabetes, die fast der einer dominant vererbten Erkrankung entspricht, hat es sich als schwierig herausgestellt, die verantwortlichen Gene zu finden. Die klassische Technik und Strategie zur Lokalisation von krankheitsbestimmenden Genorten bei dominant vererbten monogenen Erkrankungen ist die genetische Kopplungsanalyse. Mehrere solche Großstudien wurden mittlerweile weltweit durchgeführt. Sie zeigten, dass einzelne Genregionen Diabetesgene enthalten, die jedoch jeweils für sich einen relativ kleinen Einfluss auf das Auftreten der Erkrankung ausüben. Ein erstes Diabetesgen konnte in einer indianisch-spanischen Population identifiziert werden; es ist das Calpain-10-Gen auf Chromosom 2q (Horikawa et al. 2000). Dieses Gen erklärt ca. 14% der Diabetesprävalenz in dieser Population. Es spielt jedoch in kaukasischen Bevölkerungen wie in Europa nur eine untergeordnete Rolle.

Einigkeit besteht darüber, dass mehrere Gene zusammenkommen müssen, um ein gesteigertes Diabetesrisiko zu bedingen, oder anders gesagt, dass der Typ-2-Diabetes eine polygen bedingte Erkrankung ist. Der Einfluss einzelner Gene wird auf 10–20% des genetisch bedingten Risikos geschätzt (Permutt et al. 1998; Risch 2000). Für die Praxis bedeutet dies, dass die Bestimmung einzelner Polymorphismen für den Untersuchten nur eine geringe Vorhersage erlauben wird. Wahrscheinlich werden dafür ganze noch zu identifizierende Muster von Risikogenen benötigt.

Hinzu kommt, dass diese Gene erheblich mit Umweltfaktoren wie der körperlichen Aktivität, der Nahrungszusammensetzung und ganz besonders der Adipositas interagieren (Tuomilehto et al. 2001). Letztere unterliegt selbst starken und ebenso komplexen genetischen Einflüssen wie der Diabetes mellitus. Die Adipositas ist die vorrangige Komponente für das Diabetesrisiko, das bei einem Anstieg des BMI von 21 auf 35 kg/m^2 in der Nurses Health Study 35fach zunahm (Hu et al. 2001). Inwieweit zudem ein Zusammenhang zwischen Genetik und körperlicher Aktivität und Essverhalten (z. B. Geschmackspräferenzen aufgrund von Varianten der Geschmacksrezeptoren) besteht, ist noch unklar.

Genvarianten unterscheiden sich in der Bevölkerung nach aktueller Kenntnis durch einzelne Basenunterschiede, sog. »single nucleotide polymorphism«. Derartige Basenunterschiede können das Gen selbst und damit eine Aminosäurenposition des Genproduktes verändern oder die Genregulation, also meist den Genpromotor betreffen. Der Einfluss einzelner bekannter genetischer Varianten auf das Diabetesrisiko ist aber zu gering, als dass sich hieraus eine für das Individuum bedeutsame Aussage ableiten ließe. Zwar kennen wir Genvarianten, die die Insulinempfindlichkeit, die Insulinsekretion oder die Neigung zur Adipositas beeinflussen; deren Wirkung ist aber jeweils so gering, dass sie sich nur in größeren Studien zeigen lässt. Wegen dieses geringen Einflusses einzelner Gene sind auch die Studien zur Bedeutung von Kandidatengenen fast ausnahmslos widersprüchlich (▫ Tabelle 5.1).

Diese Situation wird sich vermutlich erst ändern, wenn mehrere Genvarianten bekannt sind, deren gemeinsames Auftreten einen Hochrisikogenotyp bedingt, sodass relevante Genmuster in Bezug auf spezifische Phänotypen analysiert werden können. Möglicherweise wird sich dann zukünftig aus der individuellen genetischen Konstellation eine besonders effektive Prävention, beispielsweise durch entsprechende Ernährung, vorhersagen lassen.

▫ Tabelle 5.1. Kandidatengene für Insulinresistenz und Insulinsekretion

	Anzahl der Assoziationsstudien mit positiver Assoziation	mit negativer Assoziation
Insulinresistenz		
Glut 1	5	6
Glut 4	0	8
PPAR-γ	4	6
PPAR-α	0	1
β3-Adrenorezeptor	2	14
UCP 1	0	1
UCP 2	0	4
UCP 3	1	2
Insulin	4	18
Insulinrezeptor	3	18
IRS 1	4	10
IRS 2	1	2
Glykogensynthase	3	7
Hexokinase	0	6
Ob-Gen	0	2
TNF-α-Promotor	1	2
Calpain 10	1	4
Insulinsekretion		
Glut 2	2	10
Glukokinase	5	15
Glukagonrezeptor	1	9
SUR	6	7
KIR 6.1	1	10
GIP-Rezeptor	0	1
PDX 1	1	3
HNF-1α	1	7
HNF-4α	1	4
HNF-6	0	1
Beta 2/ Neuro D	0	2
Islet-Amyloid	1	5
Frataxin	1	1
Wolframin	1	0

5.2 Monogene genetische Defekte der β-Zellfunktion

Etwa 2–3% der gemeinhin als Typ 2 klassifizierten Diabetespatienten manifestieren sich bereits im Kindes- oder frühen Erwachsenenalter und zeigen ein autosomal dominantes Muster der Vererbung. Diese üblicherweise als MODY (»maturity onset diabetes of the young«) bezeichneten Diabetesformen werden in der pathogenetisch orientierten aktuellen Diabetesklassifikation der ADA nicht als Typ-2-Diabetes, sondern als genetisch definierte, dominant vererbte Diabetesformen aufgeführt (Fajans et al. 2001; Tattersall u. Fajans 1975).

Mittlerweile sind sechs MODY-Typen mit ihrer genetischen Ursache charakterisiert. Zudem wurde eine häufige Mutation der mitochondrialen DNA als mütterlich vererbte dominante Diabetesform beschrieben (MIDD); des Weiteren sind einzelne mitochondriale Mutationen bekannt, die einen Diabetes bedingen können (Gerbitz et al. 1996; Maassen u. Kadowaki 1996).

Die klinische Diagnose des MODY-Diabetes stützt sich auf folgende Merkmale:

- Familiärer Diabetes oder Gestationsdiabetes in 3 Generationen,
- Manifestation vor dem 35. Lebensjahr,
- BMI unter 30 kg/m^2,
- negative immunologische Marker des Typ-1-Diabetes (GAD 65, IA-2),
- C-Peptid nüchtern und nach Stimulation im oGTT im Normalbereich.

MODY 3 und MODY 2 sind bei weitem häufiger als die übrigen Formen und finden sich bisher bei 80–90% der identifizierten MODY-Diabetespatienten.

5.2.1 MODY Typ 2 (Chromosom 7, Glukokinase-Defekt)

Pathogenese. Die zugrunde liegende Mutation bedingt einen heterozygoten Defekt der Glukokinase, dem Enzym, das in β-Zellen und in der Leber als Hexokinase die Glukose phosphoryliert und ihre Verstoffwechselung einleitet. Der Ausfall eines Allels vermindert die Menge des verfügbaren Enzyms und damit auch die Glukosephosphorylierung, sodass die Zelle die Glukose falsch-niedrig »misst«. Dementsprechend liegen die Blutzuckerspiegel dieser Patienten etwas höher als bei Gesunden. Postprandial findet eine Regulation der Insulinsekretion auf etwas erhöhtem Niveau statt. Insgesamt bleibt die Regulation des Glukosestoffwechsels gut erhalten.

Klinik. Der MODY 2 wird häufig nicht erkannt, da die Blutglukose nur gering erhöht ist, i. Allg. nüchtern nur auf Werte von 90–150 mg/dl. Im oGTT lag der 2 h-Wert in einem größeren Kollektiv im Mittel 2,4 mmol/l bzw. 44 mg/dl über dem Nüchternwert, sodass viele Patienten die ADA- oder WHO-Kriterien für einen manifesten Diabetes nicht erfüllen (Pearson et al. 2001). Obwohl die Erkrankung frühzeitig nachweisbar ist, wird sie wegen des milden Phänotyps nur gelegentlich bereits im Kindesalter diagnostiziert. Oft besteht Unsicherheit, ob ein beginnender Typ-1-Diabetes oder eine andere Stoffwechselstörung vorliegt. Untersuchungen des C-Peptids zeigen normale Befunde. Bei Belastungen wie z. B. durch interkurrente Erkrankungen steigen die Blutglukosewerte oft stärker an und befinden sich dann im pathologischen Bereich. Die Variationsbreite des Krankheitsbildes beruht auf den unterschiedlichen Auswirkungen der über hundert bisher bekannten Mutationen auf die Glukokinasefunktion (Hattersley 1998). Die Patienten zeigen keine signifikante Insulinresistenz.

Bei Frauen mit MODY 2 tritt häufig ein Gestationsdiabetes auf, da bei ihnen die Blutglukosewerte unter der Schwangerschaft höher ansteigen als in einer normalen Gravidität. Zur Vermeidung einer Fetopathie ist zumeist eine Therapie erforderlich (Hattersley u. Tooke 1999), da bereits Blutglukosewerte von 6,8 mmol/l bzw. 122 mg/dl zu einer gesteigerten Insulinproduktion des Fetus und zu einer Makrosomie führen. Hat umgekehrt der Fetus einen MODY 2, nicht aber die Mutter, so hat das Kind wegen seiner niedrigeren Insulinproduktion bei normalen Blutglukosewerten der Mutter ein erniedrigtes Geburtsgewicht (Hattersley et al. 1998; Hattersley u. Tooke 1999).

Im Verlauf der Erkrankung findet sich mit zunehmendem Alter ein moderater Abfall der β-Zellfunktion, der jedoch nicht zu schweren Diabetesformen führt, wohl auch weil diese Patienten nur selten adipös sind (Pearson et al. 2001).

Therapie. Nach gegenwärtigem Kenntnisstand ist bei MODY Typ 2 meist eine Diät angemessen, bei höheren Blutglukosewerten ist eine Therapie mit oralen Antidiabetika erforderlich. Hierbei gelten dieselben Therapierichtlinien wie bei Typ-2-Diabetes. In einer Zusammenstellung von 45 erwachsenen Patienten im mittleren Alter von 37 Jahren erhielten 9 orale Antidiabetika, die übrigen Diät. Sulfonylharnstoffe sind therapeutisch gut wirksam und auch aus theoretischer Sicht sinnvoll, es liegen jedoch keine Vergleichsstudien verschiedener Medikamente vor.

> **Es ist nicht bekannt, ob die bei MODY-2-Patienten nüchtern und auch postprandial moderat erhöhten Blutglukosewerte Auswirkungen auf makrovaskuläre Erkrankungen oder die Lebenserwartung haben. Mikrovaskuläre Komplikationen finden sich mit 3% nur selten (Velho u. Froguel 1998).**

5.2.2 MODY Typ 3 (Chromosom 12, HNF-1-Defekt)

Pathogenese. Die zweite, häufige, dominante Mutation ist die als MODY 3 bezeichnete Mutation des Hepatocyte Nuclear Factor 1 alpha (HNF-1α) auf Chromosom 12 (Yamagata et al. 1996). Der HNF-1α ist ein nukleärer Faktor, der die Synthese der mRNA verschiedener Gene in der β-Zelle und der Leber sowie in den Tubuluszellen der Niere steuert. Die Mutation dieses Transkriptionsfaktors scheint zum langsamen Verlust der β-Zellmasse und -funktion zu führen.

Klinik. Der MODY-3-Diabetes wird meistens in oder nach der Pubertät im frühen Erwachsenenalter manifest, kann aber bereits vorher auftreten. Es findet sich eine weite Schwankungsbreite der Nüchternblutglukose von hochnormal bis zu 15 mmol/l (278 mg/dl). Der β-Zelldefekt wird besonders im oGTT deutlich, wo sich ein mittlerer Blutglukoseanstieg um 8,5 mmol/l (157 mg/dl) über den Ausgangswert (7 mmol/l) bei 11 getesteten Personen im Alter von im Mittel 38 Jahren fand (Pearson et al. 2001). Der β-Zelldefekt ist progressiv, sodass wie beim klassischen Typ-2-Diabetes ein fortschreitendes Krankheitsbild vorliegt. Der Insulinanstieg ist bei den meist schlanken Patienten eingeschränkt, sodass sich aus den Insulinwerten und dem überproportionalen Anstieg des Proinsulins während des oGTT weiterführende Hinweise auf eine moderate Insulinresistenz ergeben.

> **Ein erheblicher Teil der Patienten entwickelt einen ausgeprägten Diabetes mellitus, wobei die Inzidenz diabetischer Komplikationen wie Retinopathie, Nephropathie und Neuropathie jener des Typ-2-Diabetes entspricht (Velho u. Froguel 1998).**

Bei Kindern findet sich häufig eine Glukosurie, da HNF-1α auch in den Tubuli der Niere die Expression von Glukosetransportern steuert. Entsprechend wurde die Glukosurie als Screeningmarker vorgeschlagen. In Deutschland muss mit etwa 30–50% MODY-3-Formen unter MODY-Diabetikern gerechnet werden (Ziemssen et al. 2001, 2002).

Therapie. Im Erwachsenenalter erhalten etwa 40% der MODY-3-Patienten orale Antidiabetika, 30% Insulin und 30% nur eine Diabetesdiät als Therapie (Ziemssen et al. 2002). Patienten mit MODY-3-Diabetes sprechen oft überschießend auf Sulfonylharnstoffe an, wahrscheinlich aufgrund eines veränderten Metabolismus. Dadurch besteht eine Überempfindlichkeit für Glibenclamid, dessen Dosierung sehr vorsichtig erfolgen sollte. Eine frühzeitige Diagnose der Patienten ist für die klinische Betreuung hilfreich, da beim MODY 2 i. Allg. diätetische Maßnahmen ausreichen, während beim MODY 3 mit einem progredienten Verlauf gerechnet werden muss. Ebenso wie beim klassischen Typ-2-Diabetes lässt sich eine Verbesserung der Stoffwechselsituation durch körperliche Aktivität und Ernährungsmaßnahmen erreichen, sodass einige Patienten trotz höhergradigem β-Zelldefekt mit oralen Antidiabetika fast normoglykämisch sind. Unter Belastung verschlechtern sich die Stoffwechselwerte erheblich, sodass beispielsweise bei Schwangerschaften eine sorgfältige Einstellung erforderlich ist (■ Übersicht 5.1).

Übersicht 5.1.
Charakteristik ausgewählter MODY-Formen mit defekter Insulinsekretion

MODY TYP 1 (HNF-4α), MODY TYP 3 (HNF-1α)
- Defekte von Transkriptionsfaktoren
- Beginn des Diabetes nach der Pubertät im Erwachsenenalter
- Progressive Verschlechterung der β-Zellfunktion mit dem Alter
- Moderate Insulinresistenz
- Häufige Entwicklung von Komplikationen wie bei Typ-2-Diabetes
- Renale Glukosurie
- Überempfindlichkeit für Sulfonylharnstoffe

MODY TYP 2 (Glukokinasedefekt)
- β-Zellfunktionsstörung bereits fetal nachweisbar

▼

- Nüchternblutglukose 90–165 mg/dl
- Geringe Insulinresistenz
- WHO/ADA-Kriterien für Diabetes teilweise nicht erfüllt
- Gestationsdiabetes häufig und therapiebedürftig
- Moderate Verschlechterung der β-Zellfunktion mit dem Alter
- Beeinflussung der fetalen Entwicklung
- Seltene Entwicklung von Komplikationen

5.2.3 MODY Typ 1 (Chromosom 20, HNF-4-Defekt)

Der MODY Typ 1 ist erheblich seltener als MODY Typ 2 oder Typ 3 und betrifft etwa 5% der bekannten monogenen Defekte bei Diabetes mellitus. Der Defekt beruht auf einer dominanten Mutation des Hepatocyte Nuclear Factor 4 alpha (HNF-4α), der ähnlich wie der HNF-1α in einem Netzwerk von Transkriptionsfaktoren die Expression metabolisch wichtiger Enzyme der β-Zelle steuert. Tatsächlich reguliert HNF-4α die Expression von HNF-1α. Der klinische Verlauf ist ähnlich wie beim MODY Typ 3. Die Erkrankung manifestiert sich i. Allg. nach der Pubertät und geht mit einem progredienten Verlust der Insulinsekretionskapazität nach Glukosereiz einher.

5.2.4 MODY Typ 4, 5 und 6

Äußerst seltene Formen eines MODY sind Typ 4, Typ 5 und Typ 6, die ebenfalls auf Mutationen von Transkriptionsfaktoren beruhen. Bei MODY Typ 4 ist der Insulin Promoter Factor 1/Pancreatic Duodenal Homeobox 1 (IPF 1/PDX 1) betroffen, der die Differenzierung des Pankreas in einem frühen Entwicklungsstadium steuert. Bei einem homozygot bedingten Mangel an IPF 1 kommt es bei Menschen und Mäusen zu einer weitgehenden Agenesie des Pankreas. Eine heterozygote Anlage geht mit verkleinerten Inseln und einem erhöhten Diabetesrisiko einher. Insgesamt wurden bisher drei Familien mit dieser Mutation weltweit beschrieben. Bei MODY Typ 5 besteht eine Mutation des HNF-3β, was zu ähnlichen Defekten wie bei MODY Typ 1 und Typ 3 zu führen scheint. Bei MODY Typ 5 wurden gehäuft Nierenzysten beschrieben, die oft schon beim Feten nachweisbar sind. MODY Typ 6 beruht auf Mutationen des Transkriptionsfaktors Neuro D/β 1 und bedingt ebenfalls eine gestörte Pankreasentwicklung mit verminderter β-Zellmasse und reduzierter Expression von Enzymen des Glukosestoffwechsels, was eine verringerte Insulinsekretion zur Folge hat.

5.2.5 Mitochondrialer Diabetes

Pathogenese. Eine Punktmutation der mitochondrialen DNA in Position 3243 bedingt den MIDD (»maternally inherited diabetes and deafness«). Die Mutation führt zum Ausfall einer Transport-RNA für Leucin im mitochondrialen Genom. Sie ist eine ringförmige RNA, die in 100–2000 Kopien pro Zelle vorliegt und unabhängig vom Zellkern die Synthese von einigen der über hundert Proteine der Atmungskette kodiert. Ein Verlust dieser t-RNA führt zum kompletten Ausfall der Synthese sämtlicher 16 mitochondrial produzierter Proteine, sodass im entsprechenden Mitochondrion die Atmungskette insgesamt defekt ist. Da man mit der mütterlichen Eizelle viele Mitochondrien erbt, sind i. Allg. nicht alle, sondern nur ein kleiner Teil der Mitochondrien betroffen (Heteroplasmie). Im Rahmen der fetalen Entwicklung ist die Zahl der betroffenen Mitochondrien in verschiedenen Geweben unterschiedlich, sodass durch die gleiche Mutation ganz unterschiedliche Krankheitsbilder entstehen können. Neben der genannten Mutation wurden weitere beschrieben, die jedoch seltener auftreten (Gerbitz et al. 1996; Maassen u. Kadowaki 1996).

Klinik. Zum Krankheitsbild eines mitochondrialen Diabetes gehört häufig eine Hochtonschwerhörigkeit im Bereich von 4.000 Hz, die oft unbemerkt bleibt, da sie oberhalb des zur Kommunikation verwendeten Bereiches liegt. Bei manchen Patienten bedingt die gleiche Mutation das MELAS-Syndrom (»myopathy, encephalopathy, lactic acidosis, seizures«), ein schweres neurologisches Krankheitsbild mit Diabetes. Die Mutation findet sich bei 1–2% der Typ-2-Diabetes-Patienten und bei bis zu 5% der Typ-1-Diabetes-Patienten in Japan. Der Verlauf des Diabetes kann schwer sein und mit einem Verlust der β-Zellen einhergehen, was typischerweise zur Verwechslung mit einem Typ-1-Diabetes mellitus führt, oder aber eher wie ein Typ-2-Diabetes verlaufen. Die Manifestation liegt meist im frühen bis mittleren Erwachsenenalter, die Penetranz scheint sich bei 70% zu bewegen. Die Vererbung über Mitochondrien erfolgt über die Mutter; dies findet sich jedoch auch relativ häufig beim klassischen Typ-2-Diabetes.

> Die genetische Diagnostik muss sich auf die Besonderheiten der mitochondrialen DNA einstellen. Die Mutation ist nur schwierig im Blut nachweisbar, da der Heteroplasmiegrad im Blut häufig unter 1% liegt, während er in β-Zellen bei 60–70% liegen kann. Dementsprechend sind 99 von 100 mitochondrialen DNA-Molekülen im Blut normal.

Therapie. Diabetische Komplikationen sind beim MIDD ebenso wie beim Typ-2-Diabetes anzutreffen, die Therapie ist entsprechend auszurichten. Es gibt bislang keinen Vergleich verschiedener Therapieschemata und es ist nicht bekannt, ob bestimmte Therapieformen Vorteile mit sich bringen.

5.3 Differenzialdiagnose erblicher Diabetesformen

Bei Vorliegen der aufgeführten Kriterien für einen MODY ist die Differenzierung anhand klinischer Daten nicht immer eindeutig. Hilfreich ist der oGTT, der bei einem nur geringen Blutglukoseanstieg bei gleichzeitigem Vorhandensein weiterer Familienmitglieder mit ähnlichem Phänotyp auf einen MODY 2 hinweisen kann. Oft finden sich aber Fälle eines klassischen Typ-2- oder Typ-1-Diabetes in den Familien, was das klinische Bild unscharf macht.

Hier kann eine genetische Analyse weiterführen, durch die man Patienten mit MODY 1 bis 6 mit hoher Sicherheit erkennen bzw. ausschließen kann. Allerdings findet sich nur bei etwa 40%–60% der Patienten eine Mutation auf einem der bekannten Gene. Weitere MODY-Formen werden deshalb postuliert, z. T. dürfte es sich jedoch um polygenetische Formen mit ausgeprägter genetischer Komponente handeln. Der Vorteil der genetischen Analyse liegt im positiven Fall darin, dass betroffene Familienmitglieder schnell und sicher identifiziert werden können. Die weitere Betreuung orientiert sich am Subtyp des MODY und bei betroffenen Kindern kann so frühzeitig die erforderliche Stoffwechselführung eingeleitet werden. Während einer Schwangerschaft ist bei allen MODY-Formen eine gute Planung erforderlich.

> Genetische Analysen gehen wegen der erforderlichen Sequenzierung mit hohen Kosten einher. Da die Familieplanung aber ggf. durch die Diagnose erheblich beeinflusst wird, ist eine genetische Untersuchung in vielen Fällen sinnvoll.

Differenzialdiagnose zwischen MODY und LADA. Bei einer zunächst leichten Hyperglykämie im jungen Erwachsenenalter muss auch an einen latenten insulinpflichtigen immunologischen Diabetes mit Beginn im Erwachsenenalter (LADA) gedacht werden (▶ s. Kap. 2). Wichtigste Untersuchung zur Diagnose des LADA ist die Bestimmung von GAD-Antikörpern und ggf. der Insulinsekretion (▶ s. Kap. 3).

5.4 Kernaussagen für die Praxis

Der Typ-2-Diabetes ist durch eine ausgeprägte Erblichkeit charakterisiert. Die Manifestation erfolgt häufig im Rahmen des metabolischen Syndroms, dessen einzelne Komponenten ebenfalls eine genetische Grundlage besitzen. Es ist aber nicht möglich, das Krankheitsbild auf einzelne Gene zurückzuführen. Wahrscheinlich sind bestimmte Genmuster für die Höhe des genetischen Risikos verantwortlich. Monogene genetische Defekte als Ursache eines Typ-2-Diabetes sind selten. Für den MODY sind gegenwärtig 6 genetisch definierte Formen bekannt. Sie sind gekennzeichnet durch:

- Auftreten eines Nicht-Typ-1-Diabetes in der Kindheit oder im frühen Erwachsenenalter,
- Diabetesfälle in der Familie über drei Generationen,
- überwiegend normalgewichtige Patienten und
- Ausschluss eines Typ-1-Diabetes.

Folgende Aspekte sollten spezielle Beachtung finden:

- **Bei »mildem Typ-1-Diabetes« von Kindern, die mit sehr wenig Insulin oder lange ohne Insulin behandelbar sind, sollte ein MODY erwogen werden.**
- **Der MODY Typ 2 (Glukokinasedefekt) erfüllt oft nicht die ADA/WHO-Kriterien eines Typ-2-Diabetes mellitus und ist meist diätetisch therapierbar; oft bedingt er jedoch auch einen behandlungsbedürftigen Gestationsdiabetes.**
- **MODY Typ 2 und Typ 3 (HNF-1α-Defekt) machen zu etwa gleichen Teilen ungefähr 70% der MODY-Diabetiker aus.**
- **Der oGTT erlaubt eine Differenzierung zwischen MODY Typ 2 (Anstieg der Glukose unter 4 mmol/l) oder MODY Typ 3 (Anstieg der Glukose über 4 mmol/l).**
- **MODY Typ 3 verläuft progredient wie ein klassischer Typ-2-Diabetes, wobei häufig eine Überempfindlichkeit für Sulfonylharnstoffe besteht.**

Literatur

Fajans SS, Bell GI, Polonsky KS (2001) Molecular mechanisms and clinical pathophysiology of maturity-onset diabetes of the young. N Engl J Med 345: 971–980

Frayling TM, Evans JC, Bulman MP et al (2001) Beta-cell genes and diabetes: molecular and clinical characterization of mutations in transcription factors. Diabetes 50 (Suppl 1): 94–100

Gerbitz KD, Gempel K, Brdiczka D (1996) Mitochondria and diabetes. Genetic, biochemical, and clinical implications of the cellular energy circuit. Diabetes 45: 113–126

Groop L (2000) Genetics of the metabolic syndrome. Br J Nutr 83 (Suppl 1): S39–48

Hattersley AT (1998) Maturity-onset diabetes of the young: clinical heterogeneity explained by genetic heterogeneity. Diabet Med 15: 15–24

Hattersley AT, Beards F, Ballantyne E et al. (1998) Mutations in the glucokinase gene of the fetus result in reduced birth weight. Nat Genet 19: 268–270

Hattersley AT, Tooke JE (1999) The fetal insulin hypothesis: an alternative explanation of the association of low birthweight with diabetes and vascular disease. Lancet 353: 1789–1792

Horikawa Y, Oda N, Cox NJ et al (2000) Genetic variation in the gene encoding calpain-10 is associated with type 2 diabetes mellitus. Nat Genet 26: 163–175

Hu FB, Manson JE, Stampfer MJ et al (2001) Diet, lifestyle, and the risk of type 2 diabetes mellitus in women. N Engl J Med 345: 790–797

Huxtable SJ, Saker PJ, Haddad L et al (2000) Analysis of parent-offspring trios provides evidence for linkage and association between the insulin gene and type 2 diabetes mediated exclusively through paternally transmitted class III variable number tandem repeat alleles. Diabetes 49: 126–130

Knowler WC, Pettitt DJ, Savage RJ, Bennett P (1981) Diabetes incidence in Pima Indians: Contributions of obesity and parental diabetes. Am J Epidemiol 113: 144–156

Maassen JA, Kadowaki T (1996) Maternally inherited diabetes and deafness: a new diabetes subtype. Diabetologia 39: 375–382

O'Rahilly SP, Nugent Z, Rudenski AS et al (1986) Beta-cell dysfunction, rather than insulin insensitivity, is the primary defect in familial type 2 diabetes. Lancet 2: 360–364

Pearson ER, Velho G, Clark P et al (2001) Beta-cell genes and diabetes: quantitative and qualitative differences in the pathophysiology of hepatic nuclear factor-1alpha and glucokinase mutations. Diabetes 50 (Suppl 1): 101–107

Permutt MA, Chiu K, Ferrer J et al (1998) Genetics of type II diabetes. Recent Prog Horm Res 53: 201–216

Risch NJ (2000) Searching for genetic determinants in the new millennium. Nature 405: 847–856

Tattersall RB, Fajans SS (1975) A difference between the inheritance of classical juvenile-onset and maturity-onset type diabetes of young people. Diabetes 24: 44–53

Tillil H, Köbberling J (1989) [Genetic determinants of diabetes mellitus]. Internist (Berl) 30: 536–546

Tuomilehto J, Lindstrom J, Eriksson JG et al (2001) Prevention of type 2 diabetes mellitus by changes in lifestyle among subjects with impaired glucose tolerance. N Engl J Med 344: 1343–1350

Velho G, Froguel P (1998) Genetic, metabolic and clinical characteristics of maturity onset diabetes of the young. Eur J Endocrinol 138: 233–239

Yamagata K, Oda N, Kaisaki PJ et al (1996) Mutations in the hepatocyte nuclear factor-1alpha gene in maturity- onset diabetes of the young (MODY3). Nature 384: 455–458

Ziemssen F, Schnepf R, Pfeiffer A. (2001) [SSCP (single strand conformation polymorphism) analysis for detection of point mutations. A technique and its limits exemplified by dominantly inherited forms of diabetes (MODY)]. Med Klin 96: 515–520

Ziemssen F, Bellanne-Chantelot C, Osterhoff M et al (2002) To: Lindner T, Cockburn BN, Bell GI (1999). Molecular genetics of MODY in Germany. Diabetologia 42: 121–123. Diabetologia 45: 286–287

Klinische Bilder des Diabetes mellitus

Typ-1-Diabetes

W. A. Scherbaum, F. A. Gries

6.1 Einführung

Patienten mit Typ-1-Diabetes leiden an einem absoluten Insulinmangel. Ihre Prognose war bis zur Einführung von Insulin als Therapeutikum infaust, die Lebenserwartung kurz. Langzeitkomplikationen des Typ-1-Diabetes waren deshalb unbekannt. Dieses Bild hat sich inzwischen dramatisch gewandelt.

Typ-1-Diabetiker können heute bei guter Leistungsfähigkeit ein hohes Lebensalter erreichen. Die Langzeitkomplikationen des Diabetes spielen für die Morbidität und Mortalität der Patienten die wichtigste Rolle. Zahlreiche Studien (Hanssen et al. 1986; Reichard et al. 1993; Wang et al. 1993), an erster Stelle die DCCT (The Diabetes Control and Complications Trial Research Group 1993) haben gezeigt, dass die Güte der Blutglukoseeinstellung ganz eng mit dem Risiko für Langzeitkomplikationen verbunden ist.

> **Eine normnahe Blutglukoseeinstellung und die Frühdiagnose von Komplikationen mit entsprechender Intervention ist daher beim Typ-1-Diabetiker das wesentliche Ziel der Patientenbetreuung.**

6.2 Spontanverlauf des Typ-1-Diabetes

Der natürliche Verlauf des Typ-1-Diabetes ohne Insulinzufuhr ist kurz und mit einer schlechten Prognose quoad vitam behaftet. Die damit verbundene Symptomatik wird heute am eindrucksvollsten durch das klinische Bild bei Diagnosestellung und bei schweren hyperglykämischen Stoffwechselentgleisungen deutlich.

Der Frühverlauf ist in der Regel durch einen raschen Beginn gekennzeichnet; es gibt jedoch eine große Variation der klinischen Bilder, die manchmal nur durch die Bestimmung der inselzellspezifischen Antikörper sowie der Insulinsekretionskapazität eine Zuordnung zum Typ-1-Diabetes erlauben. Patienten mit Typ-1-Diabetes sind meist von Anfang an insulinpflichtig. Daneben gibt es aber einen größeren Anteil an Patienten, die inselspezifische Autoantikörper sowie einen absoluten Insulinmangel aufweisen, jedoch zunächst noch mit oralen Antidiabetika einstellbar sind. Dabei handelt es sich meist um nichtadipöse Erwachsene. Diese Sonderform des Typ-1-Diabetes wird auch als latent insulinpflichtiger autoimmuner Diabetes mit Beginn im Erwachsenenalter (LADA) bezeichnet und ist im Kapitel 2 näher beschrieben.

Der chronische Verlauf wird im Wesentlichen durch die Annahme und psychische Bewältigung der Diagnose durch den Patienten und seine Angehörigen sowie durch die Art und den Erfolg der Therapie bestimmt.

6.2.1 Klinische Bilder bei Diagnosestellung und im frühen Verlauf

Der Typ-1-Diabetes tritt bevorzugt im Kindes-, Jugend- und frühen Erwachsenenalter auf; er kann sich aber auch im höheren Lebensalter manifestieren. Der klinischen Manifestation geht fast immer eine mehrjährige symptomfreie Krankheitsphase voraus, während der die zur Zerstörung der β-Zellen führende Insulitis nur durch Laboruntersuchungen erkennbar ist (Abb. 6.1; s. Kap. 3). Symptome treten erst bei sehr weitgehendem Verlust der Insulinproduktion (≥80%) auf.

Manchmal gehen der Manifestation des Typ-1-Diabetes Infektionskrankheiten oder andere Traumen voraus. Die Betroffenen haben verständlicherweise ein Kausalitätsbedürfnis und neigen aufgrund des zeitlichen Zusammenhangs dazu, hierin die Ursache des Diabetes zu sehen. Dies ist aber falsch (s. Kap. 3). Diese Ereignisse führen lediglich zu einem erhöhten Insulinbedarf, sodass der schon bestehende Insulinmangel früher – in einigen Fällen zunächst nur vorübergehend – erkennbar wird. Ähnliche Mechanismen scheinen auch der laut Statistik bestehenden Häufigkeitszunahme des Typ-1-Diabetes mellitus bei adipösen Kindern zugrunde zu liegen.

Je niedriger das Alter bei der Diagnosestellung ist, umso akuter treten die Initialsymptome auf. Im Kindesalter erfolgt die Erstmanifestation oft unter dem Bild einer Ketoazidose (Manifestationskoma, s. Kap. 11). In diesen Fällen beträgt die Dauer von den ersten diskreten und untypischen Beschwerden bis zu eindrucksvollen Symptomen wie Polyurie, Polydipsie, rascher Gewichtsabnahme und evtl. Übelkeit, Erbrechen und Bauchschmerzen meist nur wenige Wochen.

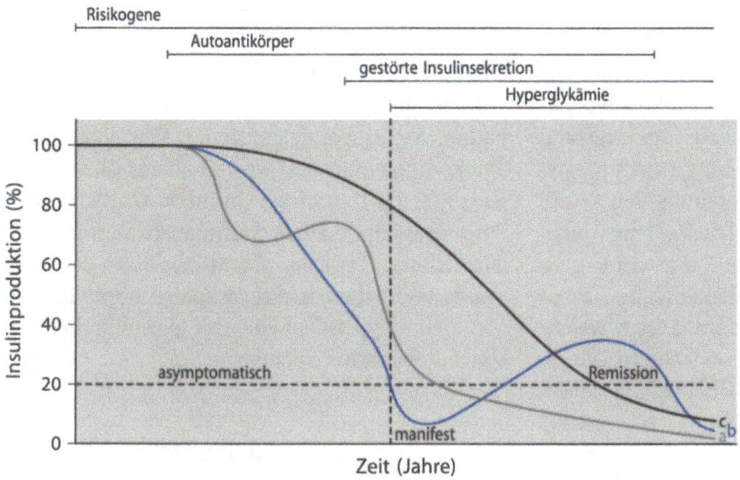

Abb. 6.1. Zeitliche Abfolge der Faktoren, die das Diabetesrisiko bestimmen. **a** Klassischer Verlauf des Typ-1-Diabetes, **b** passagere Remissionsphase nach Erstmanifestation, **c** latent insulinpflichtiger autoimmuner Diabetes mit Beginn im Erwachsenenalter (LADA)

Sobald der Stoffwechsel durch Insulin sowie Flüssigkeits- und Elektrolytzufuhr wieder nahezu normalisiert ist, ergibt sich häufig das Bild eines unerwartet problemlosen Diabetes mit geringem Insulinbedarf.

In dieser Krankheitsphase tritt neben dem Rückgang der metabolischen Insulinresistenz, die bei Ketoazidose stets vorliegt (▶ s. Kap. 20), auch eine partielle Erholung der Insulinsekretion ein. Man spricht von einer Remission oder »honey moon«-Phase des Diabetes. Diese kann u. U. nur kurze Zeit, manchmal jedoch auch viele Monate anhalten. Situationen, in denen die Insulinempfindlichkeit abnimmt und der Insulinbedarf steigt, wie z. B. bei Infekten oder hyperglykämisch-ketotischen Stoffwechselentgleisungen, können diese Phase abrupt beenden. Positiv ausgedrückt hält die Remission umso länger an, je besser es gelingt, den Stoffwechsel im normnahen Bereich zu halten. Man sollte deshalb stets der Versuchung widerstehen, in dieser Krankheitsphase einen Insulinauslassversuch zu machen.

Bei älteren Menschen ist der Beginn des Typ-1-Diabetes meist sehr viel blander. Auffällige Remissionen sind selten. Es besteht jedoch eine Ketoseneigung und der Versuch einer Einstellung mit oralen Antidiabetika schlägt meist bereits nach kurzer Zeit fehl. Die Zuordnung zum Typ-1-Diabetes wird in diesen Fällen durch Bestimmung der Antikörper und Messung der stimulierbaren Insulinsekretion, z. B. im Glukagontest, getroffen.

Im weiteren Verlauf neigt der Stoffwechsel bei Typ-1-Diabetes im Unterschied zum Typ-2-Diabetes nicht nur zur Ketoazidose, sondern auch zur Labilität. Manchmal entsteht letztere dadurch, dass man bei Hyperglykämie überschießend mit zusätzlicher Insulingabe reagiert, sodass es zur Hypoglykämie kommt und eine hormonelle Gegenregulation ausgelöst wird (▶ s. Kap. 21). Wird dann gleichzeitig mit zusätzlicher Kohlenhydrataufnahme gegengesteuert, steigt der Blutzucker u. U. erneut auf hyperglykämische Werte und es bildet sich ein circulus vitiosus aus.

Im Unterschied zum Typ-2-Diabetes treten die Merkmale des metabolischen Syndroms bei Typ-1-Diabetes selten auf.

Mit der zunehmenden Verbreitung der Adipositas kommen heute adipöse Typ-1-Diabetiker häufiger vor als früher. Krankheitstypisch ist eine Adipositas jedoch nicht. Dies gilt auch für die Dyslipoproteinämie, die sich bei Typ-1-Diabetes erst nach länger anhaltender Hyperglykämie entwickelt. Sie tritt wie die Hypertonie erst im Gefolge einer Nephropathie regelmäßig auf.

6.2.2 Akute Komplikationen

Die **Ketoazidose** ist die typische akute Komplikation bei Insulinmangel.

Insulin antagonisiert die Effekte von Glukagon in der Leber und spielt damit eine entscheidende Rolle für die Unterdrückung der hepatischen Glukoneogenese und der Ketogenese. Außerdem hemmt Insulin die Konversion von Triglyzeriden in nichtveresterte Fettsäuren und hat damit antilipolytische Effekte. Beim absoluten Insulinmangel kommt es daher zur Hyperglykämie und Ketose mit einer metabolischen Azidose sowie als Folge der Hyperglykämie zur Glukosurie mit osmotischer Diurese. Diese kann zu einer lebensbedrohlichen Hypokaliämie und zu einer ausgeprägten Dehydratation führen, welche die Insulinwirkung weiter verschlechtert. Die resultierenden Symptome sind Übelkeit, Brechreiz, Polyurie und Bewusstseinstrübung (▶ s. Kap 20). Die die Dehydratation begleitenden Bauchschmerzen können manchmal zur Fehldiagnose einer Appendizitis führen.

Die **Hypoglykämie** ist die häufigste Akutkomplikation der Insulintherapie (▶ s. Kap. 21). Die meisten Patienten, bei denen eine normnahe Blutglukoseeinstellung erreicht wird, berichten auch über gelegentliche Hypoglykämien. Je normnäher der Blutglukosespiegel eingestellt war, desto höher war in der DCCT (The Diabetes Control and Complication Trial Research Group 1993) das Risiko für schwere Hypoglykämien. Durch Schulung und ausreichende Blutglukoseselbstkontrolle kann das Risiko jedoch gering gehalten werden (Bott et al. 1994, 1997; Schiel et al. 1997).

Da der Stoffwechsel des Gehirns auf die Verfügbarkeit von Glukose angewiesen ist, verursacht eine Senkung der Plasmaglukose unter einen kritischen Wert entsprechende neuroglykopenische Symptome. Im Laufe der Erkrankung kann zudem eine Störung der Hypoglykämiewahrnehmung auftreten (»hypoglycemia unawareness«), die von einer gestörten Gegenregulation mit Sekretion von Glukagon, Adrenalin, Cortisol und Wachstumshormon begleitet wird. Parallel dazu ist auch die Stimulation des sympathischen Nervensystems bei rezidivierenden schweren Hypoglykämien beeinträchtigt. Durch konsequente Vermeidung von Hypoglykämien über einige Wochen und durch spezielle Trainingsprogramme gelingt es, die Wahrnehmung wieder deutlich zu verbessern (Cranston et al. 1994).

6.2.3 Spätkomplikationen

Die Beziehung zwischen der Güte der Stoffwechselkontrolle und dem Auftreten einer Retinopathie, Nephropathie und/oder Neuropathie als Spätkomplikation des Typ-1-Diabetes ist sehr gut belegt (s. u.). Darauf beruht im Wesentlichen die Forderung nach einer normnahen Stoffwechseleinstellung. Dagegen gibt es nur indirekte Hinweise dafür, dass makrovaskuläre Komplikationen beim Typ-1-Diabetes mit der Blutglukosekontrolle zusammenhängen.

6.3. Therapeutische Strategien

6.3.1 Therapieziele

Die primären Ziele der Therapie des Typ-1-Diabetes sind:
- die Verbesserung der Lebensqualität,
- die Vermeidung akuter Komplikationen,
- die Vermeidung der Entwicklung und Progression von Spätkomplikationen sowie
- die Vermeidung von Nebenwirkungen der Therapie.

Die Lebensqualität des Patienten hängt nicht nur von seiner persönlichen Verarbeitung des Krankheitsgeschehens ab, sondern auch von der Problemlosigkeit und Sicherheit der Therapie in Bezug auf Komplikationen und unerwünschte Nebenwirkungen.

> Die Daten zahlreicher Studien, insbesondere der DCCT (The Diabetes Control and Complication Trial Research Group 1993) haben gezeigt, dass eine normnahe Blutglukoseeinstellung im Rahmen einer intensivierten Insulintherapie in der Lage ist, das Auftreten und die Progression einer Retinopathie, Nephropathie und Neuropathie zu reduzieren.

In der Early Treatment of Diabetic Retinopathy Study (ETDRS) konnte durch eine normnahe Blutglukoseeinstellung die Entwicklung bzw. Progression einer diabetischen Retinopathie um 76% bzw. 54% gegenüber einer konventionellen Insulintherapie reduziert werden (ETDRS Research Group 1991). Die Ergebnisse der DCCT zeigten, dass der positive Effekt auf Entwicklung und Progression einer Retinopathie umso deutlicher ist, je früher die intensivierte Insulintherapie einsetzt und je weniger fortgeschritten die Retinopathie zu diesem Zeitpunkt ist (DCCT 1995). Eine 10%ige Reduktion des HbA1c ist mit einer etwa 40%igen Reduktion der Entwicklung und Progression einer Retinopathie assoziiert (▣ Abb.6.2 und ▣ 6.3).

Wegweisend sind auch die Beobachtungen aus der Epidemiology of Diabetes Intervention and Complications Study (EDIC Research Group 1998), der Nachbeobachtung von Patienten nach Abschluss der 9-jährigen DCCT. Sie zeigte, dass der positive Effekt einer guten Blutglukoseeinstellung im Rahmen der Studie in der Nachbeobachtungszeit von mehreren Jahren anhält, auch wenn die Patienten in der Studiengruppe inzwischen etwas schlechter und die Patienten in der Kontrollgruppe etwas besser eingestellt waren als zuvor (EDIC Research Group 1999).

In der STENO-Studie wurde sehr gut deutlich, dass das Risiko für das Auftreten einer Nephropathie durch eine normnahe Blutglukoseeinstellung gesenkt werden kann (Feldt-Rasmussen et al. 1986). Ähnliche Ergebnisse erbrachte auch die DCCT, bei der die Entwicklung einer Mikroalbuminurie durch eine intensivierte Insulintherapie um 34% gesenkt werden konnte (DCCT, 1995).

Das Risiko für die Entwicklung einer klinisch relevanten Neuropathie kann durch eine intensivierte Insulintherapie um 60% reduziert werden (DCCT 1998). Bei Anwendung elektrophysiologischer Messmethoden sieht man, dass die intensivierte Insulintherapie in der Lage ist, das Risiko für eine Verschlechterung der Nervenfunktion gegenüber einer konventionellen Insulintherapie signifikant zu reduzieren (DCCT 1993). Dies ist in der Tat die einzige gesicherte kausale Therapiemaßnahme, die bezüglich der Entwicklung und Progressionshemmung einer Neuropathie, nicht aber ihrer Besserung, wirksam ist.

Ein Hauptprinzip der Behandlung ist deshalb die normnahe Blutglukoseeinstellung. Sie muss durch eine adäquate Insulintherapie und begleitende nichtmedikamentöse Maßnahmen erreicht werden (► s. Kap. 16).

6.3.2 Nichtmedikamentöse Maßnahmen

Anders als beim Typ-2-Diabetes, der von vielen der meist älteren Patienten zunächst ignoriert und dann verharmlosend zur Kenntnis genommen wird, stellt die Diagnose eines Typ-1-Diabetes für viele der meist jüngeren Patienten und deren Angehörige einen dramatischen Schock mit bedrohlichen Zukunftsvisionen dar.

Die erste und eine der wichtigsten Aufgaben bei der Betreuung eines Typ-1-Diabetikers ist deshalb die individuell adäquate Vermittlung der Diagnose und Prognose. Dies ist schwierig, weil der Arzt und die Mitglieder des Diabetesteams (Ernährungsberater, Diabetesberater) den soeben zum Patienten gewordenen Menschen in der Re-

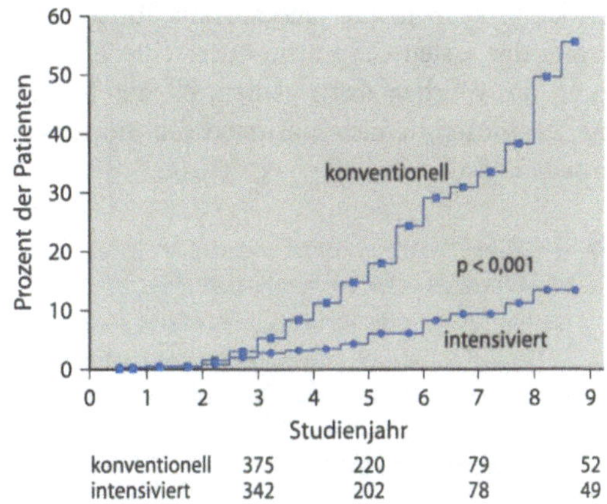

▣ **Abb. 6.2.** Kumulative Inzidenz der Entwicklung einer diabetischen Retinopathie unter konventioneller bzw. intensivierter Insulintherapie (Primärprävention) bei vorher bestehendem Normalbefund. (The Diabetes Control and Complication Trial Research Group 1993)

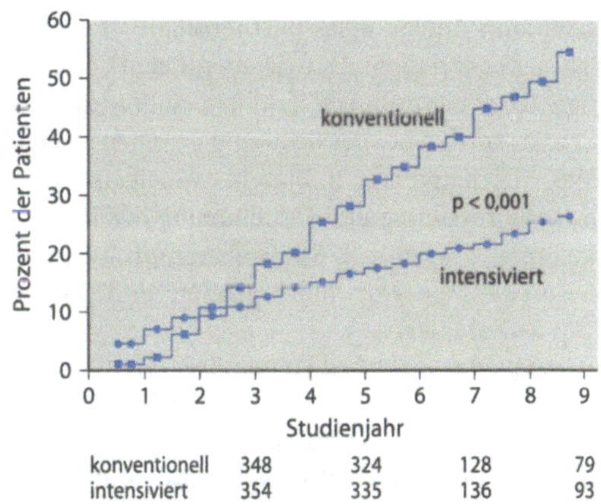

▣ **Abb. 6.3.** Kumulative Inzidenz der Progression einer Retinopathie unter konventioneller bzw. intensivierter Insulintherapie (Sekundärprävention). (The Diabetes Control and Complication Trial Research Group 1993)

gel kaum kennen, aber andererseits Tonfall und Inhalt der ersten Gespräche über seine Erkrankung die Weichen dafür stellen, ob der Patient die Diagnose in einem konstruktiven Sinne verarbeiten wird.

> Die frühe Phase der Interaktion von Arzt und Patient entscheidet oft darüber, ob sich ein partnerschaftliches Verhältnis des Arztes zu seinem Patienten entwickelt und ob dieser gesundheitsbewusst oder entmutigt der Zukunft und einer fraglichen Prognose entgegengeht (▶ s. Kap. 11 und 34–37).

Die weiteren nichtmedikamentösen Maßnahmen sind inhaltlich bei Typ-1-und Typ-2-Diabetes mellitus sehr ähnlich. Dazu gehören Verhaltensänderungen in Bezug auf den Lebensstil (◘ Tabelle 7.4) und eine bewusste Ernährung (▶ s. Kap. 13), Schulung zur Selbstkontrolle, Entwicklung eines eigenen Gesundheitsbewusstseins und Aufbau eines partnerschaftlichen Verhältnisses zwischen Arzt (Diabetesteam) und Patient. Die Schwerpunkte sind jedoch unterschiedlich. So spielen bei der Schulung (▶ s. Kap. 35) von Typ-1-Diabetikern z. B. Blutglukoseselbstkontrolle, Insulinwirkung und Handhabung der Insulintherapie, Fragen zur Schwangerschaft und zur Berufswahl eine wesentlich größere Rolle als bei Typ-2-Diabetikern.

Viele der nichtmedikamentösen Maßnahmen zielen letztlich darauf ab, eine möglichst effiziente und sichere Insulintherapie zu ermöglichen. Diese kann nur durch eine enge Einbeziehung des Patienten nach einer umfangreichen Schulung mit Blutglukoseselbstmessung und Selbstanpassung der Insulindosis gelingen (▶ s. Kap. 16 und 35).

6.3.3 Insulintherapie

Die Intensität der Insulintherapie ist davon abhängig, wieweit der Betroffene selbst in der Lage und bereit ist, die Behandlung und Stoffwechselführung eigenverantwortlich zu übernehmen.

Bei Typ-1-Diabetes spielt die Regulierung des Lebensstils eine herausragende Rolle. Die Betroffenen müssen in die Lage versetzt werden, ihren Insulinbedarf auf die Kohlenhydratzufuhr und die körperlichen Aktivitäten abzustimmen und die Therapieprinzipien in das tägliche Leben zu überführen. Dies erfordert von den Patienten z. T. erhebliche Anstrengungen und bedeutet für manche eine große Belastung, die mit psychosozialen Problemen, Depressionen und Persönlichkeitsstörungen verbunden sein können (▶ s. Kap. 36). Des Weiteren sind insbesondere im Schulalter und im Erwerbsleben spezielle soziale Aspekte zu beachten (▶ s. Kap. 37).

Die Standardtherapie beim Typ-1-Diabetes ist heute die **intensivierte Insulintherapie** (▶ s. Kap. 16). Viele Patienten sind in der Lage, diese ohne Verlust an Lebensqualität zu praktizieren. Die Behandlung muss jeweils individuell festgelegt werden. Manche Patienten mit mentalen Einschränkungen sind jedoch durch die Anforderungen dieser Therapie mit der notwendigen Selbstanpassung überfordert, sodass bei ihnen nur eine konventionelle Insulintherapie sinnvoll umzusetzen ist.

Neue Formen der Insulintherapie. Insulin wird bei adäquater Partikelgröße bei Inhalation pulmonal resorbiert und ist auf diesem Wege pharmakologisch voll wirksam. In drei kontrollierten klinischen Phase-3-Studien konnte der Wirksamkeitsnachweis für inhaliertes Insulin bei Typ-1- wie auch Typ-2-Diabetes erbracht werden. Dabei wurde gezeigt, dass inhaliertes Insulin etwas schneller resorbiert wird und genau so gut und reproduzierbar wirksam ist wie subkutan verabreichtes Normalinsulin. Die Bioverfügbarkeit des Insulins beträgt bei Inhalation allerdings nur etwa 10% jener von subkutan verabreichtem Insulin, sodass eine etwa 10-mal höhere Dosis zu geben ist, um eine vergleichbare Wirkung zu erzielen (Skyler et al. 2001). Langzeitbeobachtungen zur Sicherheit von inhaliertem Insulin vor allem bezüglich einer kanzerogenen Wirkung auf das Bronchialepithel stehen noch aus. Mit einer klinischen Verfügbarkeit von Insulin zur Inhalation ist wahrscheinlich nicht vor dem Jahr 2005 zu rechnen.

Weitere Konzepte betreffen u. a. den Versuch einer oralen Anwendung von Insulinpräparaten, die allerdings nur für die Deckung des Basalbedarfs sinnvoll sein dürften. Die Entwicklungen in Bezug auf verkapselte Inseln oder Inselzellen sollen hier nicht besprochen werden. Das ideale Fernziel der technischen Bemühungen wäre die Verfügbarkeit eines künstlichen Pankreas mit kontinuierlicher Blutzuckermessung über einen

Sensor und bedarfsgerechter Insulinzufuhr über einen internen Schaltkreis. Die physiologische Form eines künstlichen Pankreas stellen die Pankreastransplantation und die Inselzelltransplantation dar (▶ s. Kap. 17).

6.4 Langzeitbetreuung

In der Langzeitbetreuung spielen die Selbstkontrolle durch den Patienten sowie die Kontrolle durch den Arzt bzw. das Diabetesteam eine entscheidende Rolle.

Die verschiedenen Aspekte der Stoffwechselselbstüberwachung sind in ▶ Kapitel 19 dargestellt. Für die Kontrolle der Blutglukose bei Patienten mit Typ-1-Diabetes ist der selbstgemessene Blutglukosewert von entscheidender Bedeutung. Wesentlich für die Steuerung der Therapie sind dabei die Nüchternblutglukose und die Blutglukosewerte vor dem Mittagessen, dem Abendessen und dem Schlafengehen sowie die 1 1/2 bis 2 Stunden postprandial gemessenen Werte, insbesondere nach dem Frühstück und dem Mittagessen.

> Für die Beurteilung der Stoffwechselkontrolle durch den Arzt spielen der HbA1c-Wert und das eventuelle Auftreten von Hypoglykämien die entscheidende Rolle.

Zwischen dem HbA1c-Wert und dem Risiko für das Auftreten von Komplikationen besteht eine enge inverse Beziehung. Dies kann zu einem Entscheidungskonflikt zwischen Sicherheit und Effizienz der Therapie führen. Dabei ist zu beachten, dass es innerhalb des diabetischen Bereiches mit zunehmendem HbA1c eine kontinuierliche Zunahme des Risikos für die Entwicklung von Folgeerkrankungen gibt, dass also kein Schwellenwert existiert (DCCT 1996; ▫ Abb. 6.4) Bei der Abwägung zwischen optimaler Blutglukosesenkung und Vermeidung von Hypoglykämien wird im idealen Fall ein HbA1c-Wert von <6,5% angestrebt (Dreyer et al. 2003).

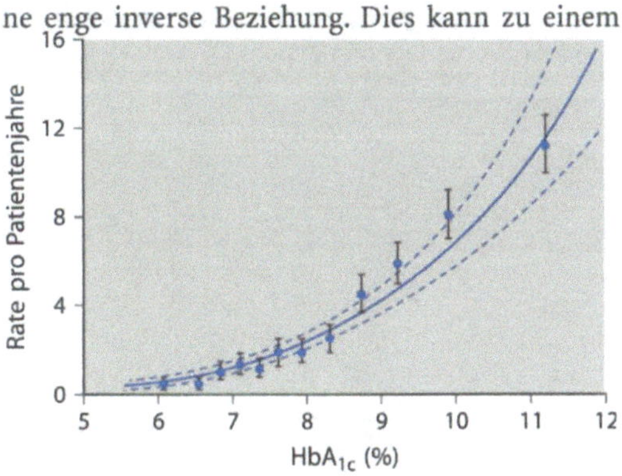

▫ **Abb. 6.4.** Absolutes Risiko für die Progression einer diabetischen Retinopathie in Abhängigkeit vom HbA_{1c}-Wert in der Langzeitbehandlung des Typ1-Diabetes. Eine Reduktion des HbA_{1c} um 10% ist mit einer Reduktion des Retinopathierisikos um 39% verbunden. (Nach The Diabetes Control and Complication Trial Research Group 1996)

6.5 Kernaussagen für die Praxis

> Der Diabetes mellitus Typ 1 manifestiert sich erst nach weitgehender Zerstörung der β-Zellen und tritt klinisch mit potentiell lebensbedrohlichen Symptomen (Polyurie, Polydipsie, Gewichtsverlust, Ketoazidose, Bewusstseinstrübung bis zum Coma diabeticum) in Erscheinung.
> Die Erkrankung bedarf ab dem Zeitpunkt der klinischen Diagnose lebenslang einer adäquaten Insulintherapie. Lediglich bei der Sonderform des LADA (»latent autoimmune diabetes in the adult«) kann man zu Beginn der Erkrankung über kurze Zeit mit oralen Antidiabetika auskommen.
> Die Intensität der Insulintherapie hängt von der Bereitschaft des Patienten ab, Eigenverantwortung für die tägliche Durchführung der Insulinbehandlung zu übernehmen. Motivation und ein gutes Arzt-Patienten-Verhältnis sind hierfür von entscheidender Bedeutung.
> Die Vielzahl der erhältlichen Insulinpräparationen hilft, die Insulintherapie auf den Lebensstil eines zur Mitarbeit bereiten, gut ausgebildeten Typ-1-Diabetikers abzustimmen.
> Neue Konzepte wie z. B. Insulin zur Inhalation, aber auch die verschiedenen Formen eines Organersatzes könnten in Zukunft das therapeutische Spektrum erweitern. Diese Entwicklungen sind aber derzeit entweder noch nicht anwendungsreif (inhalierbares Insulin, künstliches endokrines sensorgesteuertes Pankreas) oder nicht ausreichend verfügbar (Pankreas- bzw. Inselzelltransplantation).

Literatur

Bott U, Jörgens V, Grüsser M et al (1994) Predictors of glycaemic control in type 1 diabetic patients after participation in an intensified treatment and teaching programme. Diabetic Medicine 11:362–371

Bott S, Bott U, Berger M, Mühlhauser I (1997) Intensified insulin therapy and the risk of severe hypoglycaemia. Diabetologia 40:926–932

Cranston I, Lomas J, Maran A et al (1994): Restoration of hypoglycaemia awareness in patients with long-duration insulin-dependent diabetes. Lancet 344 (8918): 283–287

Dreyer M, Berger M, Kiess W et al (2003) Therapie des Diabetes mellitus Typ 1. In: Scherbaum WA, Landgraf R (Hrsg) Evidenzbasierte Diabetes-Leitlinie DDG. Diabetes und Stoffwechsel 12: Suppl 2, 49–66

Early Treatment Diabetic Retinopathy Study Research Group (1991) Fundus photographic risk factors for progression of diabetic retinopathy. Ophthalmology 98 (Suppl 5): 823–833

EDIC Research Group (1998) Progression of retinopathy in the DCCT cohort after 4 yrs. Follow up in the epidemiology of diabetes interventions and complications (EDIC) study. Diabetologia 41 (Suppl 1): A281

EDIC Research Group (1999) Epidemiology of Diabetes Interventions and Complications (EDIC). Design, implementation, and preliminary results of a long-term follow-up of the Diabetes Control and Complications Trial cohort. Diabetes Care 11:99–111

Feldt-Rasmussen B, Mathiesen ER, Deckert T (1986) Effect of two years of strict metabolic control on progression of incipient nephropathy in insulin-dependent diabetes. Lancet 2:1300–1304

Hanssen KF, Dahl-Jørgensen K, Lauritzen T et al (1986) Diabetic control and microvascular complications: the near-normoglycaemic experience. Diabetologia 29:677–684

Martin S, Kolb H (1998) Pathogenese und Immuntherapie des Diabetes mellitus Typ 1. Diabetes und Stoffwechsel 7:17–24

Reichard P, Nilsson BY, Rosenqvist U (1993) The effect of long-term intensified insulin treatment on the development of microvascular complications of diabetes mellitus. N Engl J Med 329:304–309

Schiel R, Müller UA, Ulbrich S (1997) Long-term efficacy of a 5-day structured teaching and treatment programme for intensified conventional insulin therapy and risk for severe hypoglycemia. Diabetes Research & Clinical Practice 35: 41–48

Skyler JS (2001) Efficacy of inhaled human insulin in type 1 diabetes mellitus: a randomized proof-of-concept study. Lancet 357:324–325

The Diabetes Control and Complication Trial Research Group (1993) The effect of intensive treatment of diabetes on the development and progression of long-term complications in insulin-dependent diabetes mellitus. N Engl J Med 329: 977–986

The Diabetes Control and Complication Trial Research Group (1995) Progression of retinopathy with intensive versus conventional treatment in the Diabetes Control and Complications Trial. Ophthalmology 102:647–661

The Diabetes Control and Complication Trial Research Group (1995) Effect of intensive therapy on the development and progression of diabetic nephropathy in the Diabetes Control and Complications Trial. Kidney Intern 47: 1703–1720

The Diabetes Control and Complications Trial Research Group (1996) The absence of a glycemic threshold for the development of long-term complications: the perspective of the Diabetes control and complications Trial. Diabetes 45: 1289–1298

The Diabetes Control and Complication Trial Research Group (1998) The effect of intensive diabetes therapy on measures of autonomic nervous system function in the Diabetes Control and Complications Trial (DCCT). Diabetologia 41: 416–423

Wang PH, Lau J, Chalmers TC (1993) Meta-analysis of effects of intensive blood-glucose control on late complications of type I diabetes. Lancet 341(8856): 1306–1309

Typ-2-Diabetes

F. A. Gries, H. Hauner

7.1 Definition

Der Typ-2-Diabetes beruht auf dem gemeinsamen Vorkommen von Insulinresistenz und Insulinsekretionsstörungen. Diese Pathomechanismen können sowohl genetisch bedingt als auch erworben sein (z. B. glukotoxische Insulinsekretionsstörung, metabolische Insulinresistenz, Insulinresistenz bei Inaktivität). Ihr Anteil am Krankheitsgeschehen kann sich im Krankheitsverlauf ändern. Die Abgrenzung des Typ-2-Diabetes von anderen Diabetesformen erfolgt im Wesentlichen durch den Ausschluss eines Typ-1-Diabetes und durch das klinische Bild.

7.2 Epidemiologie des Typ-2-Diabetes

Die Häufigkeit des Diabetes mellitus Typ 2 in der mitteleuropäischen Bevölkerung beträgt etwa 5%. Es ist davon auszugehen, dass ethnische Unterschiede zwischen Einheimischen und Migranten bestehen. Man nimmt an, dass höchstens 5% der Menschen mit Diabetes mellitus dem Typ 1, über 90% dem Typ 2 und nur eine kleine Minderheit anderen Diabetesformen zuzuordnen sind. Fast 10% der im Erwachsenenalter unter dem klinischen Bild eines Typ 2 erkrankten Diabetiker weisen jedoch Immunmarker auf, die sie als Typ-1-Diabetiker definieren (Turner et al. 1997; Schiel u. Müller 2000). Bei diesen Personen spricht man daher von einem latenten autoimmunen Diabetes im Erwachsenenalter (LADA).

Im mittleren Erwachsenenalter von ca. 40–55 Jahren überwiegt nach Untersuchungen in Mittel- und Nordeuropa deutlich das männliche Geschlecht, im höheren Lebensalter kehrt sich das Geschlechterverhältnis aufgrund der höheren Lebenserwartung der Frauen um. Die Prävalenz erreicht in der Altersgruppe von 60–70 Lebensjahren mit rund 30% das Maximum (American Diabetes Association 1996; Hauner et al. 2001). Das Manifestationsalter liegt meist vor dem 65. Lebensjahr (Jönsson 2002). Die Zahl der Patienten, die bereits in jüngeren Lebensjahren an Typ-2-Diabetes mellitus erkranken, nimmt offensichtlich in Europa und den USA deutlich zu (▶ s. Kap. 1).

Bei den meisten Typ-2-Diabetikern ist aufgrund ihrer voraussichtlichen Erkrankungsdauer das Risiko der Entwicklung von chronischen Komplikationen gegeben.

7.3 Verlauf des Typ-2-Diabetes

7.3.1 Prädiabetische Krankheitsphase

Der Typ-2-Diabetes mellitus entwickelt sich bei einer genetisch bedingten Krankheitsbereitschaft unter dem Einfluss von Umweltfaktoren. Die wichtigsten manifestationsfördernden Einflüsse sind höheres Lebensalter, stammbetonte Adipositas (▶ s. Kap. 8) und körperliche Inaktivität (Übersicht 7.1).

Übersicht 7.1.
Manifestationsfaktoren des Typ-2-Diabetes
- Familiäre Diabetesbelastung
- Höheres Lebensalter
- (Stammbetonte) Adipositas
- Hypertonie
- Dyslipoproteinämie
- Körperliche Inaktivität
- »Westlicher Lebensstil«
- Diabetogene Medikamente
- Endokrinopathien und Schwangerschaft

Am Beginn des Krankheitsgeschehens steht in der Regel Übergewicht. Wenn die Körperfettmasse ansteigt und die insulinstimulierte Glukoseverwertung abnimmt (periphere Insulinresistenz), entwickelt sich zunächst eine pathologische Glukosetoleranz (»impaired glucose tolerance«, IGT). In dieser Phase der Krankheitsentwicklung ist die Prognose bezüglich eines Diabetes noch offen. Durch systematische Präventionsmaßnahmen kann die Manifestation in der Mehrzahl der Fälle verhindert oder zumindest verzögert werden. Auch bei weiterer Gewichtszunahme und damit zunehmender Insulinresistenz kommt es nicht zum manifesten Diabetes, solange kompensatorisch eine erhöhte Insulinsekretion aufrechterhalten werden kann.

Auf der Basis einer genetisch bedingten und/oder erworbenen Insulinresistenz entscheiden die Insulinsekretionskapazität und das Sekretionsmuster über die Progression zum Diabetes (Weyer et al. 1999). Trotz eingeschränkter Frühsekretion ist die absolute Menge der Insulinsekretion in der Regel gesteigert. Es liegt somit eine Hyperinsulinämie vor, die wegen der peripheren Insulinresistenz allerdings metabolisch weitgehend unwirksam bleibt.

Nachdem der Diabetes laborchemisch manifest geworden ist, bleiben die meisten Patienten über längere Zeit ohne Beschwerden. Die Erkrankung wird daher häufig über längere Zeit nicht diagnostiziert. Oft dauert es 4–7 Jahre, bis ein manifester Diabetes entdeckt wird (Harris et al. 1992). Daraus ergibt sich die Forderung nach gezielten Früherkennungsmaßnahmen.

7.3.2 Früherkennung

Bis heute ist eine Früherkennung des Erkrankungsrisikos durch genetische Untersuchungen nicht möglich, da die ursächlichen Gene des Diabetes noch nicht bekannt sind (▶ s. Kap. 5) und die Manifestation der Erkrankung wesentlich von Umwelteinflüssen bestimmt wird. Es ist deshalb sinnvoll, mit dem Begriff des Risikopatienten zu operieren, der durch die familiäre Belastung und das Vorliegen von Manifestationsfaktoren definiert werden kann. Fragebögen können der Einschätzung dienen, ob ein erhöhtes Risiko für einen Diabetes mellitus besteht und ob die Konsultation eines Arztes angebracht ist oder nicht (◘ Tabelle 7.1).

Ein Risikopatient muss eingehender untersucht werden (◘ Tabelle 7.2). Als diagnostische Kriterien sind die Gelegenheits- und die Nüchternblutglukose sowie die orale Glukosetoleranz definiert (▶ s. Kap. 2). Die Nüchternblutglukose ist bei jüngeren und stärker übergewichtigen Personen aussagekräftiger, bei Personen mit postprandialer Hyperglykämie, Mikroalbuminurie und anderen Indikatoren eines kardiovaskulären Risikos dagegen weniger treffsicher als der Glucosetoleranztest (Rathmann et al. 1999; Tominaga et al. 1999; The DECODE Study Group 2001). Im Zweifelsfall entscheidet die orale Glukosebelastung. Bei Werten im oberen Normbereich sind Kontrolluntersuchungen in 1/2- bis 1-jährigem Abstand angezeigt.

Falls die klinischen Merkmale nicht eindeutig für einen Typ-2-Diabetes sprechen, ist die Klassifizierung jenseits der diagnostischen Basismaßnahmen (◘ Tabelle 7.2) mit weiteren Methoden durchzuführen (▶ s. Kap. 2).

7.3.3 Manifester Diabetes mellitus

Manifestationskriterien

Der manifeste Diabetes mellitus Typ 2 ist klinisch und laborchemisch definiert (mehrfache Gelegenheitsmessungen der Blutglukose >200 mg/dl, Nüchternblutglukose ≥126 mg/dl oder 75 g oGTT mit 2-h-Wert >200 mg/dl).

Symptome

Anamnestisch werden die typischen Beschwerden des Diabetes eher selten angegeben (◘ Übersicht 7.2).

Übersicht 7.2.
Klassische Diabetessymptome
- Vermehrtes Wasserlassen (Polyurie)
- Vermehrter Durst (Polydipsie)
- Gewichtsabnahme
- Exsikkose
- Vitalitätsverlust (Muskelschwäche, Müdigkeit, Antriebsverlust, Konzentrationsschwäche, Lethargie)
- Juckende Hauterkrankungen (im Genitalbereich)
- Schlecht heilende Wunden

Die Nierenschwelle für Glukose kann deutlich über dem zur Diagnose führenden Blutglukosewert liegen, sodass es weder zur Polyurie noch zur Polydipsie oder gar Exsikkose kommen muss. Selten kommt es bei der Manifestation des Typ-2-Diabetes zur Gewichtsabnahme. Wenn sie eintritt, wird sie gerne als Erfolg des Bemühens um die Bekämpfung des Übergewichts missdeutet. Müdigkeit wird oft fälschlich als Tribut an das Alter in Kauf genommen. Dem Erfahrenen fällt allerdings nicht selten eine hellrosa »gesunde« Gesichtsfarbe auf, die Ausdruck der bei Hyperglykämie auftretenden vermehrten Kapillardurchblutung ist. Die Mehrzahl der Patienten präsentiert sich unter dem Bild des metabolischen Syndroms mit abdominal betonter, androider Adipositas (◘ Abb. 7.1).

Häufig weisen Patienten bei der Diagnosestellung eine für ihr Alter auffällige Makroan-

Tabelle 7.1. Risikocheck für Diabetes des Deutschen Diabetesforschungsinstitutes

	Ja	Nein	Punkte
Ich bin zwischen 40 und 60 Jahre alt	1 Pkt	0 Pkt	
Ich bin über 60 Jahr alt	3 Pkt	0 Pkt	
Ich habe einen Bruder oder eine Schwester mit Diabetes	2 Pkt	0 Pkt	
Mein Vater oder meine Mutter hat Diabetes	1 Pkt	0 Pkt	
Ich habe deutliches Übergewicht	3 Pkt	0 Pkt	
Ich betätige mich körperlich sehr wenig	2 Pkt	0 Pkt	
Bei mir wurde schon einmal ein überhöhter Blutzucker festgestellt	1 Pkt	0 Pkt	
Ich habe in letzter Zeit vermehrt Durst	3 Pkt	0 Pkt	
Ich muss in letzter Zeit vermehrt Wasser lassen	3 Pkt	0 Pkt	
Ich bin in letzter Zeit sehr müde	1 Pkt	0 Pkt	
Ich habe in letzter Zeit aus unerklärlichen Gründen Gewicht verloren	3 Pkt	0 Pkt	
Ich sehe immer wieder etwas verschwommen	2 Pkt	0 Pkt	
Ich habe ein Kind von über 4000 g zur Welt gebracht	2 Pkt	0 Pkt	

Unter 3 Punkte: sehr geringes Risiko für Diabetes
3–6 Punkte: leicht erhöhtes Risiko
7–11 Punkte: mäßiges Risiko – Messung der Nüchternblutglukose empfohlen
12–16 Punkte: deutliches Risiko – Messung der Nüchternblutglukose sehr empfohlen
17–20 Punkte: hohes Risiko – unbedingt Nüchternblutglukose messen lassen
21–27 Punkte: sehr hohes Risiko – dringend Nüchternblutglukose messen lassen
Falls Sie ein erhöhtes Risiko für Diabetes haben oder diese Krankheit weitgehend ausschließen wollen, lassen Sie die Blutglukose morgens nüchtern bestimmen.

Nüchternblutglukose im Kapillarblut oder im Serum:
Normalwert: unter 100 mg/dl
auffälliger Wert: 100–110 mg/dl
krankhafter Wert: über 110 mg/dl

giopathie auf. Diese ist Folge des metabolischen Syndroms, dessen atherogene Wirkung ggf. durch eine ungesunde Lebensweise unterstützt worden ist.

> Jeder frisch diagnostizierte Diabetiker muß wie ein neuer Patient gründlich untersucht werden. Das Vorliegen der klassischen Diabetesymptome weist bei Typ-2-Diabetes auf ein fortgeschrittenes Krankheitsstadium hin. Bei frühzeitiger Diagnose des Diabetes findet man sie nicht. Liegen sie trotzdem vor, ist an einen anderen Diabetestyp, z. B. LADA zu denken.

Metabolismus

Der Stoffwechsel des Typ-2-Diabetikers ist in der Regel stabil, d. h. die Blutglukosewerte bewegen sich nüchtern und präprandial in einem engen Bereich. Hohe Nüchternblutglukosewerte sind vor allem durch eine gesteigerte hepatische Glukoseproduktion bedingt und gelten als Ausdruck der hepatischen Insulinresistenz; das Substratan-

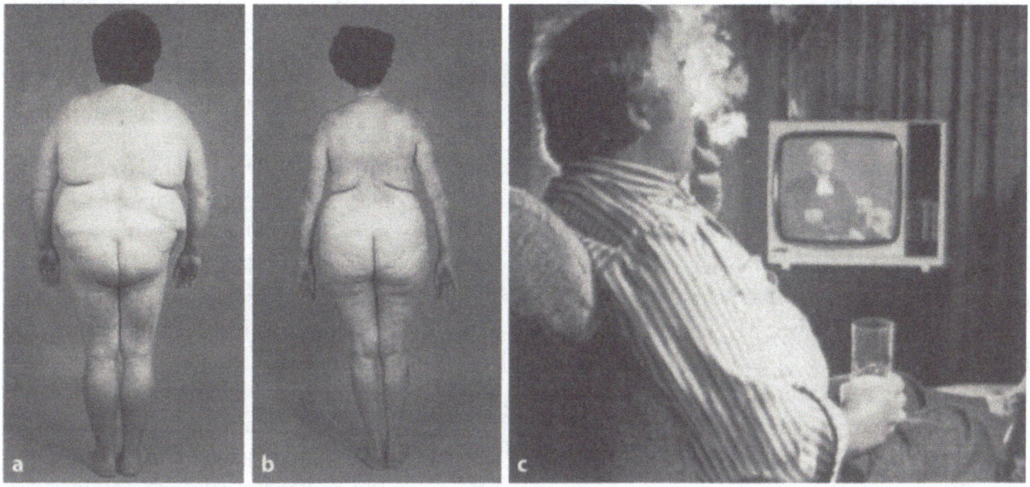

Abb. 7.1 a–c. Patientinnen mit **a** androider Körperfettverteilung, die die Entwicklung eines Diabetes mellitus und kardiovaskulärer Komplikationen begünstigt, mit **b** gynoider Körperfettverteilung ohne erhöhtes Diabetesrisiko. **c** Eine ungesunde Lebensweise mit körperlicher Inaktivität, Übergewicht, Nikotin- und Alkoholkonsum ist wesentliche Voraussetzung für das Entstehen eines metabolischen Syndroms. (Scherbaum et al. 2003)

Tabelle 7.2. Diagnostische Basismaßnahmen bei Verdacht auf Diabetes mellitus

Anamnese	Übergewicht, Bluthochdruck, Fettstoffwechselstörung, körperliche Aktivität? Durst, häufiges Wasserlassen, ungewollte Gewichtsabnahme, Entzündungen der Haut, Schwäche, Antriebslosigkeit? Rauchen, Geburt überschwerer Kinder?
Familienanamnese	Diabetes, Übergewicht, Bluthochdruck, Fettstoffwechselstörungen, Herzinfarkt, Schlaganfall, Amputationen, frühe Sterblichkeit?
Körperliche Untersuchung	Größe, Gewicht (BMI), Taillenumfang, Blutdruck, periphere Arterien, peripheres Nervensystem, Haut
Laborwerte	Nüchternblutglukose, Urinbefund (Glukose, Ketokörper, Mikroalbuminurie), Nierenwerte, Elektrolyte, Triglyceride, LDL-Cholesterin, HDL-Cholesterin, EKG

gebot an die Leber und hormonelle Faktoren, vor allem Glukagon und Glukokorticoide sind jedoch ebenfalls von Bedeutung. Hohe postprandiale Blutglukosewerte im Tagesverlauf werden überwiegend auf eine periphere Insulinresistenz und ein Versagen der frühen Phase der Insulinsekretion zurückgeführt. Sie hängen aber vor allem von der Kohlenhydrataufnahme und anderen Nahrungsbestandteilen wie Fett (Energiegehalt) und Ballaststoffen ab. Im Rahmen des metabolischen Syndroms besteht neben der Hyperglykämie regelhaft eine Dyslipoproteinämie.

Die metabolischen Störungen bei Typ-2-Diabetes neigen zur Progression. In der Vergangenheit wurde dieses Phänomen meist als Sekundärversagen der oralen Antidiabetika beschrieben. Die UKPDS (United Kingdom Prospective Diabetes Study Group, UKPDS 33 1998) hat jedoch ergeben, dass eine Progression sowohl bei rein diätetischer Therapie als auch bei Sulfonylharnstoff-, Biguanid- und Insulintherapie vorkommt und unabhängig davon ist, ob man eine lasche Stoffwechselkontrolle oder mittels intensivierter Pharmakotherapie eine normnahe Stoffwechseleinstellung anstrebt. Zudem besteht eine Tendenz zur Gewichtszunahme, die jedoch in Abhängigkeit von der Therapie sehr unterschiedlich ausgeprägt sein kann (◻ Abb. 7.2).

Hypoglykämien sind bei metabolischem Syndrom als reaktive Hypoglykämien, z. B. bei Alkoholgenuss und/oder Sport und auch nach Genuss von Süßigkeiten beschrieben worden, kommen jedoch bei manifestem Diabetes mellitus ohne pharmakologische Therapie sehr selten vor. Bei Therapie mit β-zytotropen Substanzen wie Sulfonylharnstoffen oder Gliniden bzw. mit Insulin sind sie die häufigste unerwünschte Arzneimittelwirkung.

> Eine Ketose ist bei Typ-2-Diabetes – außer im Hungerzustand – ausgesprochen selten. Noch seltener ist die diabetische Ketoazidose. Gleichfalls selten, aber typisch für den Typ-2-Diabetes mellitus ist das hyperosmolare Koma. Als unerwünschte Folge einer Biguanidtherapie spielt auch das lactatazidotische Koma eine Rolle (▶ s. Kap. 20).

Chronische Komplikationen

Die mikroangiopathischen und neurologischen Komplikationen sind bei Typ-1-und Typ-2-Diabetes ähnlich. Die Inzidenz der Nephropathie ist bei Diabetes Typ 2 zwar etwas geringer als bei Typ 1, die absoluten Zahlen sind wegen der viel größeren Patientenzahlen jedoch deutlich höher. Die Hypertonie geht bei Typ-2-Diabetes der Entwicklung der Nephropathie meist voraus, während sie sich bei Typ-1-Diabetes in der Regel erst als Folge der Nephropathie entwickelt. Bei der Retinopathie sind infolge des durchschnittlich höheren Lebensalters der Patienten Makulopathien häufiger, proliferative Retinopathien dagegen seltener als bei Typ-1-Diabetes. Die Prophylaxe und Therapie der diabetischen Nephropathie und Retinopathie weist bei Typ-2-Diabetes keine speziellen Gesichtspunkte auf (▶ s. Kap. 24 und 25).

Ein deutlicher Unterschied im Vergleich zum Typ-1-Diabetes besteht jedoch hinsichtlich der Makroangiopathie. Da verschiedene Diagnosekriterien angewandt werden, können vergleichende Zahlen zur Inzidenz nicht angegeben werden. Es besteht aber kein Zweifel, dass eine Makroangiopathie bei Typ-2-Diabetes deutlich häufiger vorkommt als in der Allgemeinbevölkerung und bei Typ-1-Diabetes. Das beruht offensichtlich auf der engen Verbindung zwischen Typ-2-Diabetes und metabolischem Syndrom und zeigt sich epidemiologisch in einer hohen Inzidenz von Herzinfarkten, Schlaganfällen und Amputationen der unteren Extremitäten. Makroangiopathische Komplikationen stellen bei Typ-2-Diabetes die bei weitem häufigste Todesursache dar (◻ Tabelle 7.3). Typ-2-Diabetiker sind deshalb stets als kardiovaskuläre Risikopatienten anzusehen.

Ein Herzinfarkt verläuft beim Diabetiker oft auffällig symptomarm. Dies wird auf die häufig vorliegende autonome Neuropathie des Herzens und den besonders diffusen Befall der arteriellen Herzgefäße zurückgeführt. Für den behandeln-

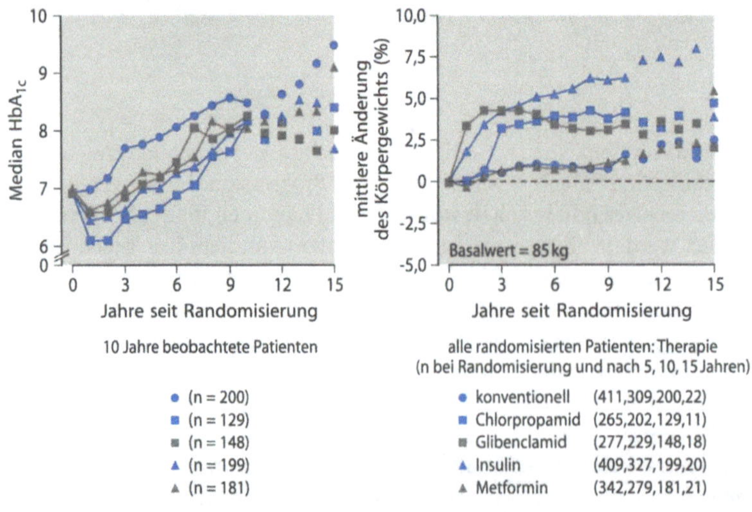

◻ **Abb. 7.2.** Medianes HbA_{1c} und mittlere Änderung des Körpergewichts bei Personen mit Typ-2-Diabetes mellitus nach randomisierter Zuordnung (Symbole) sowie bei dem Teilkollektiv, das über 10 Jahre beobachtet wurde (Linien). (Nach UK Prospektive Diabetes Study Group, UKPDS 33 1998)

den Arzt folgt daraus, dass bei plötzlich auftretendem Leistungsabfall und anderen Kreislaufsymptomen auch dann umgehend eine gezielte Infarktdiagnostik eingeleitet werden muss, wenn keinerlei pectanginöse Beschwerden geklagt werden. Die Prognose eines Schlaganfalles oder Herzinfarktes ist schlechter als bei Nichtdiabetikern, letztere kann offenbar durch eine intensivierte Insulintherapie gebessert werden (Malmberg 1997).

Typ-2-Diabetiker sind auch bei anderen schweren Erkrankungen stärker gefährdet als Nichtdiabetiker, auch hier wird ihre Prognose durch eine intensivierte Insulintherapie deutlich gebessert (van den Berghe et al. 2001).

7.4 Therapeutische Strategien

Die therapeutischen Strategien zielen beim Typ-2-Diabetes nicht nur auf die Besserung der Hyperglykämie und die Vermeidung von diabetesspezifischen Folgekrankheiten, sondern müssen ein wesentlich größeres Spektrum an Problemen berücksichtigen wie gleichzeitig bestehende Fettstoffwechselstörungen, arterielle Hypertonie und Adipositas (Abb. 7.3). Zu beachten sind zudem das Rauchen, das als Risikofaktor der Makroangiopathie bei Patienten mit Diabetes mellitus unbedingt zu vermeiden ist, sowie eine allfällige Bewegungsarmut und Fehlernährung.

7.4.1 Primärprävention

Die Möglichkeit, das Risiko für die Entwicklung eines Typ-2-Diabetes frühzeitig vorauszusehen, gibt der Primärprävention einen hohen Stellenwert. Da die Vorphasen des Typ-2-Diabetes bereits ebenfalls mit einem erhöhten Risiko für Gefäßkomplikationen belastet sind (Tominaga et al. 1999), sollten die Präventionsmaßnahmen sowohl die Störung des Kohlenhydratstoffwechsels als auch das Risiko der vaskulären Komplikationen einschließen. Wie erwähnt, kann in der Phase des Prädiabetes die Progression zum manifesten Diabetes verhindert werden (Rosak 2001;

Tabelle 7.3. Todesursachen bei Diabetes mellitus Typ 1 und Typ 2

Todesursache	Typ 1[b] (%)	Typ 2[b] (%)	Typ 2[a,c] (%)
Ischämische Herzerkrankung	27	34	40
Schlaganfall	10	9	10
Andere kardiovaskuläre Erkrankungen	5	7	15
Nierenerkrankungen	18	11	–
Diabetes	4	3	13
Karzinome	10	14	13
Gastrointestinale Erkrankungen	4	7	–
Infektionskrankheiten	3	2	
Atemwegserkrankungen	3	2	4
Andere	16	11	5
Gesamt	100%	100%	100%

[a] alle Menschen mit Diabetes; [b] nach Stephenson et al. 1995; [c] nach American Diabetes Association 1996

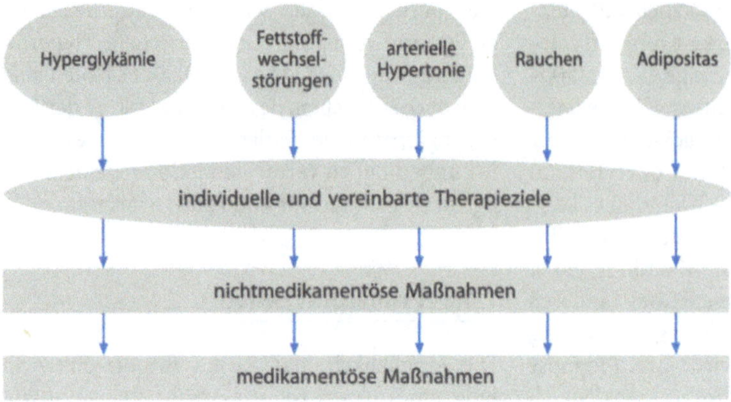

Abb. 7.3. Therapeutische Strategien bei Diabetes mellitus Typ 2

Schiel u. Müller 2000; Tuomilehto et al. 2001). Die wirksamen Maßnahmen wie Steigerung der körperlichen Aktivität, »gesunde« Ernährung, Gewichtsabnahme und Rauchverzicht erfordern eine Änderung des Lebensstils, die sich jedoch häufig als sehr schwierig erweist. Da der Lebensstil oft schon in der Kindheit und Jugend geprägt wird, müssten Aufklärung, Beratung und Motivierung zu diesem Thema spätestens in der Grundschule beginnen. Diese Notwendigkeit wird durch die Zunahme der Adipositas bei Grundschulkindern und des Typ-2-Diabetes bei adipösen Jugendlichen nachdrücklich unterstrichen.

Die Änderung des Lebensstils bei Erwachsenen ist eine lebenslange Aufgabe und dazu auch ein kulturelles Problem.

Voraussetzung für eine Einflussnahme ist die Vermittlung von Wissen und rationalen Argumenten. Die darüber hinaus erforderliche Motivation des Patienten zur Mitarbeit erreicht man nur, wenn der Patient konkret einen Gewinn an Lebensqualität erhoffen kann und emotional belohnt wird (▶ s. Kap. 35). Ein gesunder Lebensstil müsste somit »trendy« werden. Dies widerspricht jedoch den Interessen der Konsumgüterindustrie.

Eher möglich ist es allerdings, Risikopersonen die Erfahrung zu vermitteln, dass die Therapie des metabolischen Syndroms durch bessere Mobilität, größere Vitalität, positivere Lebensaussichten und regere geistige Aktivität die Lebensfreude erhöhen kann. Für die praktische Umsetzung solcher präventiven Maßnahmen liegen Vorschläge vor (Diabetes Prevention Program Research Group 2002; Tuomilehto et al. 2001). Sie setzen eine intensive Betreuung der Klientel voraus und sind dementsprechend kostenintensiv. Entscheidend für den Erfolg ist dabei stets die Motivation zur Mitarbeit der Betroffenen, die möglicherweise nur durch entsprechende Anreize (z. B. Prämienrückvergütung aus den Einnahmen der Krankenversicherung) erreicht werden kann.

Eine medikamentöse Unterstützung zur Prävention eines Typ-2-Diabetes bei Personen mit einer gestörten Glukosetoleranz ist durch Gabe von Acarbose (Chiasson et al. 2002) und Metformin (Diabetes Prevention Program Research Group 2002) möglich, wodurch gegenüber Placebo eine Reduktion der Manifestation um etwa 30% erreicht werden konnte. Dieser Effekt ist damit geringer als bei voller Ausschöpfung von Änderungen des Lebensstils.

Fest steht, dass neue Wege in der flächendeckenden Prävention gesucht werden müssen. Als die Ursachen der Infektionskrankheiten erkannt waren, war die Ärzteschaft aufgerufen, die Bevölkerung über Hygienemaßnahmen aufzuklären und diese durchzusetzen. Heute sind der Typ-2-Diabetes mellitus und andere Zivilisationskrankheiten an die Stelle der Infektionskrankheiten getreten, und so ist jetzt die Ärzteschaft aufgerufen, die Bevölkerung über Ursachen und Folgen des metabolischen Syndroms und des Typ-2-Diabetes aufzuklären und sich für deren Vermeidung einzusetzen.

7.4.2 Management des manifestenDiabetes

Therapieziele

Richtschnur für die Therapiekonzepte des Typ-2-Diabetes sind übergeordnete Therapieziele, die gemeinsam mit dem Patienten individuell festzulegen sind (Übersicht 7.3).

Übersicht 7.3.
Übergeordnete Therapieziele
- Beseitigung von Krankheitssymptomen
- Erhaltung bzw. Wiederherstellung von Lebensqualität
- Reduktion der erhöhten Sterblichkeit
- Vermeiden akuter und chronischer Komplikationen
- Herstellung der Arbeitsfähigkeit und Integration in das Erwerbsleben
- Vermeiden psychosozialer Diskriminierung und Depression
- Vermeiden ökonomischer Probleme

Der tägliche Umgang mit der Erkrankung sollte von dem Bemühen bestimmt sein, Krankheitssymptome zu beseitigen sowie akute und chronische Komplikationen zu verhindern. Hierzu ist eine normnahe Stoffwechseleinstellung zu fordern, Risikofaktoren des Diabetes mellitus und seiner Komplikationen sind auszuschalten. Die diesbezüglichen biochemischen und klinischen Zielwerte sind heute aufgrund überzeugender Studien gut definiert, insbesondere auch für die Risikofaktoren der Makroangiopathie (Tabelle 7.4).

Die geforderten Therapieziele können nur bei einem Teil der Typ-2-Diabetiker erreicht werden. In bestimmten Fällen sind sie auch nicht erforderlich und nicht sinnvoll. Um unnötige Bemühungen, Frustrationen und daraus entstehende Verweigerungshaltungen zu vermeiden, sollten die persönlichen Therapieziele unter somatischen und psychosozialen Aspekten individuell mit dem Patienten besprochen und festgelegt werden. Dabei empfiehlt es sich, zwischen idealen Fernzielen und realistischen Nahzielen zu unterscheiden.

> Neben der Korrektur der diabetischen Stoffwechselstörungen ist bei der Behandlung des Typ-2-Diabetes ein ganzheitlicher Therapieansatz anzustreben, der sowohl die Verbesserung der Lebensqualität als auch die Beseitigung der Manifestationsfaktoren des Diabetes mellitus und der vaskulären Risikofaktoren berücksichtigt.

Für die Langzeitprognose ist die Behandlung eines erhöhten Blutdrucks ebenso wichtig wie die Behandlung der diabetischen Stoffwechselstörung. Für dieses Konzept stehen verschiedene nichtmedikamentöse und medikamentöse Maßnahmen zur Verfügung.

Nichtmedikamentöse Maßnahmen

Die Grundlage der Therapie des Typ-2-Diabetes sind zunächst nichtmedikamentöse Maßnahmen. Mit ihrer Hilfe gelingt es, bei etwa 25% der Patienten den Kohlenhydratstoffwechsel gut einzustellen und eine Besserung der anderen Zielparameter zu erreichen (The DECODE Study Group 2001). Angestrebt wird eine Verhaltensänderung bezüglich der gewählten Nahrungszusammensetzung, der täglichen Kalorienzufuhr und der Energiebilanz. Entscheidende Schritte sind die Schulung zur Selbstkontrolle und die Entwicklung eines eigenen Gesundheitsbewusstseins (»patient empowerment«). Die körperliche Aktivierung sollte nach den in den Kapiteln 14 und 15 aufgestellten Regeln eingeleitet werden mit dem Ziel täglicher, mindestens aber 3-mal wöchentlicher gezielter Bewegung. Eine Einbindung in Senioren- oder Koronarsportgruppen ist sinnvoll. Für die Raucherentwöhnung können notfalls Selbsthilfegruppen in Anspruch genommen werden.

Die genannten Maßnahmen erfordern:
- die Information über die Zusammenhänge zwischen Verhalten (Lebensstil mit Ernährung, körperlicher Bewegung, Rauchen) und Gesundheit bzw. Gesundheitsstörungen,
- das Erlernen von Methoden der Selbstkontrolle bezüglich des allgemeinen Körperzustandes, der Diabetessymptome und der vaskulären Risikofaktoren sowie
- den Aufbau eines partnerschaftlichen Arzt-Patienten-Verhältnisses.

> Schulung ist die Grundlage der Therapie.

Medikamentöse Maßnahmen

Eine Empfehlung für die jeweils auszuwählende Therapie sollte sich auf Ergebnisse von prospek-

Tabelle 7.4. Therapeutische Zielgrößen für erwachsene Diabetiker. (Arzneimittelkommission der deutschen Ärzteschaft 2002; Bundesärztekammer et al. 2002)

Indikator	Zielwertbereich
Blutglukose (kapillär), mg/dl (mmol/l)	
Nüchtern/präprandial	90–120 (5,0–6,7)
1–2 h postprandial	130–160 (7,2–8,9)
vor dem Schlafengehen	110–140 (6,1–7,8)
HbA1c, %	≤ 6,5%
Lipide, mg/dl (mmol/l)	
Cholesterin (gesamt)	<170 (<4,4)
LDL-Cholesterin	<100 (<2,59)
HDL-Cholesterin	≥ 40 (≥ 1,03)
Nüchterntriglyzeride	<150 (<1,7)
Body Mass Index (BMI), kg/m²	<25
Blutdruck, mmHg	
Systolisch	130
Diastolisch	80

Weitere Ziele sind Rauchverzicht und körperliche Aktivierung

tiven kontrollierten Studien stützen. Zu bevorzugen sind Vergleichstudien mit harten Endpunkten (»outcome«-Studien), die nicht nur Surrogatparameter (HbA_{1C}, Blutglukose etc.) auswerten.

Die Wirkungsmechanismen der einzelnen Substanzen sollten bekannt sein und günstig in die Pathogenese des Krankheitsgeschehens eingreifen (kausale bzw. pathogenetisch begründete Therapie), die Therapie sollte patientenfreundlich, die Risiken gering und die Kosten vertretbar sein.

Bisher liegen »outcome«-Studien lediglich für die Monotherapie mit Insulin, Glibenclamid, Chlorpropramid und Metformin vor (Ohkubo et al.1995; UK Prospektive Diabetes Study Group, UKPDS 33 u. 34, 1998). Diese Studien haben zu einzelnen therapeutischen Zielen positive Ergebnisse ergeben, doch ist zu bedenken, dass die geforderten Zielwerte der Stoffwechseleinstellung (Tabelle 7.4) in allen bisherigen Studien im Mittel nicht erreicht wurden. Wichtig und noch unbeantwortet sind auch Fragen nach der Lebensqualität der Patienten unter der Therapie sowie nach der Nutzen-Risiko-Relation. Ihre ausreichende Beantwortung entscheidet über die Zweckmäßigkeit der jeweiligen Behandlung. Ziel ist in jedem Fall die bestmögliche metabolische Kontrolle, was mit zunehmender Krankheitsdauer schwieriger wird und letztlich nur durch die Kombination verschiedener medikamentöser Ansätze erreicht werden kann (Turner et al. 1999). Hierfür liegen jedoch bisher keine »outcome«-Studien vor.

Die für die Therapie des Typ-2-Diabetes zur Verfügung stehenden Medikamente sind 6 verschiedenen Wirkstoffgruppen zuzuordnen (Turner et al. 1997, 1999; UKPDS 33, 1998; ▶ s. Kap. 13–18), ihre Anwendung folgt einem Stufenplan (Abb. 7.4).

Die Therapieempfehlungen stützen sich auf die evidenzbasierten Leitlinien der DDG (Häring u. Matthaei 2002) und der Arzneimittelkom-

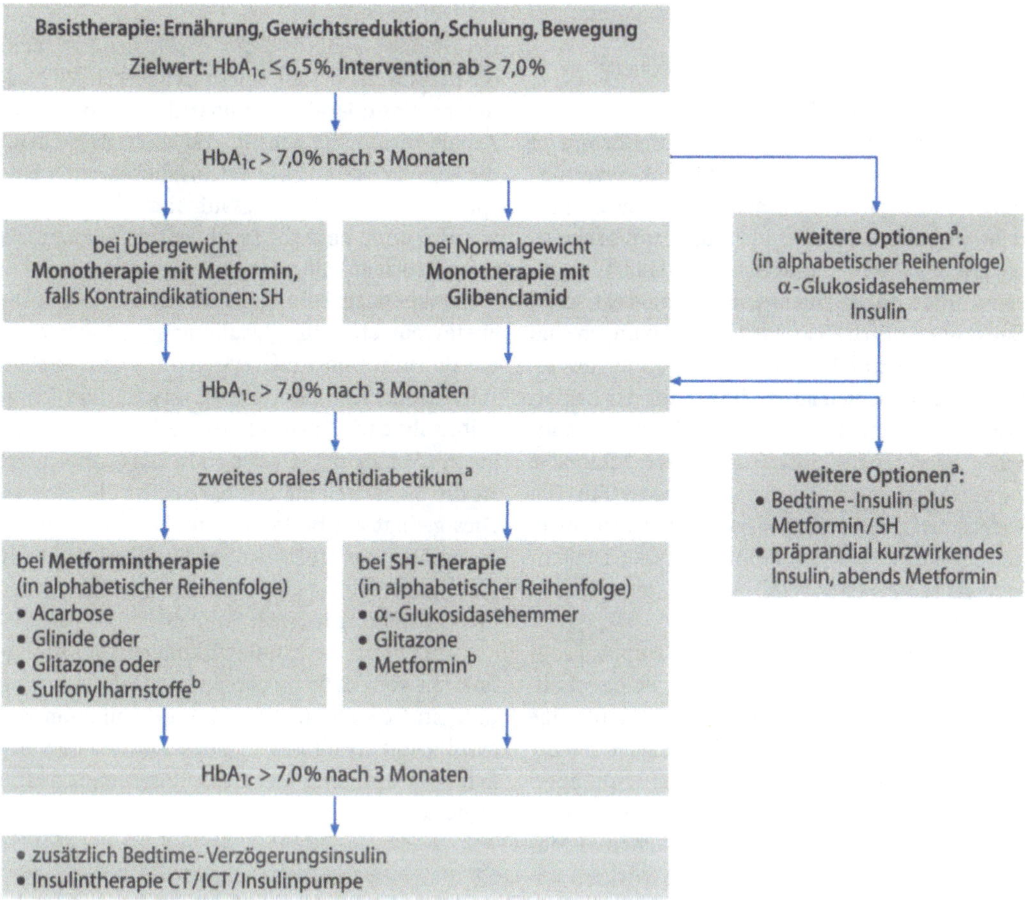

[a] Endpunkt-Studien liegen nur zur Monotherapie mit Glibenclamid/Glibornurid/Chlorpropamid, mit Metformin und mit Insulin vor.

[b] Die Kombination von Sulfonylharnstoffen und Metformin wird zur Zeit häufig angewendet. Neuere Studien ergaben Hinweise auf negative kardiovaskuläre Auswirkungen dieser Kombinationstherapie.

Abb. 7.4. Stufenplan der medikamentösen Therapie des Typ-2-Diabetes. (Mod. nach Arzneimittelkommision der deutschen Ärzteschaft 2002; Bundesärztekammer et al. 2002)

mission der deutschen Ärzteschaft (Stern u. Haffner 1990) sowie die nationale Versorgungsleitlinie Diabetes mellitus Typ 2 (Bundesärztekammer et al. 2002), aber auch auf Studien zu Surrogatparametern und die klinische Erfahrung. Diese Empfehlungen für die Therapie des Typ-2-Diabetes werden entsprechend dem Fortschritt der wissenschaftlichen Erkenntnis modifiziert werden müssen.

Orale Antidiabetika (▶ s. Kap. 18)

α-Glukosidaseinhibitoren. Die Substanzen dieser Stoffgruppe hemmen die Aufspaltung komplexer Kohlenhydrate und verzögern dadurch bei stärkehaltiger Ernährung den postprandialen Blutglukoseanstieg. Bei Monotherapie besteht kein Risiko einer Hypoglykämie oder eines Gewichtsanstieges. Unerwünschte gastrointestinale Wirkungen wie Flatulenz und Meteorismus sind harmlos, können aber die Compliance des Patienten beeinträchtigen. Acarbose kann problemlos mit anderen oralen Antidiabetika kombiniert werden.

Biguanide. Von dieser Stoffgruppe ist im deutschsprachigen Raum nur noch Metformin im Handel. Es erhöht die periphere Glukoseverwertung und vermindert die hepatische Glucoseproduktion, beeinflusst aber nicht die Insulinsekretion. Diese pathophysiologisch günstigen Wirkungen werden durch einen geringen anorektischen Effekt unterstützt. Unerwünschte Wirkungen sind reversible gastrointestinale Beschwerden bei etwa 5% der Patienten sowie die Gefahr der Laktatazidose bei Patienten mit Hypoxie bzw. hepatischer oder renaler Insuffizienz, was zahlreiche Anwendungseinschränkungen bedingt. Ein Gewichtsanstieg oder Hypoglykämien treten nicht auf. Metformin gilt bei adipösen Typ-2-Diabetikern als Mittel erster Wahl.

Insulinsekretagoga. Zu dieser Gruppe gehören Sulfonylharnstoffe und Glinide. Beide stimulieren die Insulinsekretion und wirken durch eine Erhöhung der Plasmainsulinkonzentration, die eine periphere Insulinresistenz teilweise überwinden und die Blutglukose senken kann. Insulinsekretagoga haben keinen unmittelbaren Einfluss auf die Insulinsensitivität. Die Wirkungskinetik der Glinide ermöglicht eine mahlzeitenbezogene präprandiale Einnahme.

Wichtige unerwünschte Wirkungen sind bei diesen Substanzen die Hypoglykämie und ein Gewichtsanstieg. Sulfonylharnstoffe und Glinide können mit Insulin kombiniert werden, sollten jedoch bei übergewichtigen Typ-2-Diabetikern nach Möglichkeit nicht gegeben werden, da jede Gewichtszunahme die Insulinresistenz verstärkt.

Insulinsensitizer. Thiazolidindione (Rosiglitazon und Pioglitazon) wirken durch Bindung an den nukleären Rezeptor PPAR-γ als Transkriptionsfaktor für Proteine, die an der Regulation des Glukose- und Lipidstoffwechsels beteiligt sind, und steigern die Insulinempfindlichkeit von Leber-, Fett- und Muskelzellen. Unerwünschte Wirkungen sind Flüssigkeitsretention, Ödembildung, Gewichtszunahme, Hämatokritabfall sowie ein Anstieg des LDL-Cholesterins. Leberschäden wurden für das Vorgängerprodukt Troglitazon beschrieben. Glitazone können mit Sulfonylharnstoffen und Metformin kombiniert werden.

Insulintherapie (▶ s. Kap. 16)

Bei Diabetes mellitus Typ 2 erwies sich vor allem die präprandiale Gabe eines raschwirkenden Normalinsulins oder der Insulinanaloga Lispro- oder Aspart-Insulin als günstig. Auf diese Weise kann die gestörte erste Phase der Insulinsekretion entsprechend der Nahrungsaufnahme substituiert werden, ohne dass die Insulinwirkung länger als erforderlich anhält.

Etabliert sich im Spätstadium des Typ-2-Diabetes ein absoluter Insulinmangel, muss auch Basalinsulin substituiert werden. Dafür stehen Intermediärinsuline wie NPH-Insulin und Langzeitinsuline wie Zn-Insuline und das Insulin Glargin zur Verfügung (Owens 2001; Rosak 2001). Ziel ist die Sicherstellung des basalen Insulinbedarfs. Dies gelingt am besten durch die 3-mal tägliche Injektion eines NPH-Insulins (Abstand 8 h) oder die 2-mal tägliche Injektion eines Langzeitinsulins (Abstand 12 h).

Unerwünschte Insulinwirkungen sind die Induktion von Hypoglykämien bei Überdosierung und ein Gewichtsanstieg. Eine Kombination von Insulin mit Insulinsekretagoga ist solange möglich, wie eine endogene Insulinsekretionsreserve besteht.

> Die medikamentöse Therapie des Diabetes mellitus Typ 2 hat bei richtiger Anwendung von oralen Antidiabetika bzw. von Insulin positive Effekte auf das Risiko chronischer Komplikationen. Bei einer Monotherapie mit Insulin oder oralen Antidiabetika besteht bezüglich der Senkung des HbA_{1c} im Langzeitverlauf kein Unterschied (UK Prospektive Diabetes Study Group, UKPDS 33 1998).

7.5 Kernaussagen für die Praxis

Der Typ-2-Diabetes ist eine schleichend verlaufende Erkrankung mit Neigung zur Progression, die in ihren Frühstadien durch Änderung des Lebensstils und Gewichtsabnahme oft gut zu behandeln ist.
Der Typ-2-Diabetes ist durch Multimorbidität im Rahmen des metabolischen Syndroms und ein damit verbundenes hohes makro- und mikrovaskuläres Risiko charakterisiert.
Die Therapie stützt sich auf nichtmedikamen-

töse Maßnahmen sowie orale Antidiabetika und Insulin. Durch das konsequente Anstreben definierter therapeutischer Zielgrößen lässt sich das Komplikationsrisiko senken und die Prognose der Erkrankung verbessern.

Literatur

American Diabetes Association (1996) Diabetes 1996 vital statistics. Alexandria Va: American Diabetes Association

Arzneimittelkommision der deutschen Ärzteschaft (2002) Empfehlungen zur Therapie des Diabetes mellitus Typ 2. AVP, Sonderheft, 1. Aufl

Arzneimittelkommission der deutschen Ärzteschaft (AkdÄ), AVP, Arzneiordnung in der Praxis. 1. Auflage, 2002

Chiasson JL, Josse RG, Gomis R et al for the STOP-NIDDM Trial Research Group (2002) Acarbose for prevention of type 2 diabetes mellitus: The STOP-NIDDM randomized trial. Lancet 359: 2072–2077

Diabetes Prevention Program Research Group (2002) Reduction in the incidence of type 2 diabetes with life style intervention or metformin. N Engl J Med 346: 393–403

Häring HU, Matthaei S (2002) Praxis-Leitlinien der Deutschen Diabetes Gesellschaft (DDG). Behandlung des Typ 2 Diabetes. Diabetes und Stoffwechsel 11 (Suppl 2): 9–13

Harris MI, Klein R, Welborn TA, Knulman MW (1992) Onset of NIDDM occurs at least 4-7 years before clinical diagnosis. Diabetes Care 15: 815–819

Hauner H, Kurnaz AA, Haastert B et al (2001) Undiagnosed diabetes mellitus and metabolic control assessed by HbA(1c) among residents of nursing homes. Exp Clin Endocrinol Diabetes 109: 326–329

Jönsson B (2002) Revealing the cost of type II diabetes in Europe. Diabetologia 45: S5-S12

Malmberg K (1997) Prospective randomized study of intensive insulin treatment on long-term survival after acute myocardial infarction in patients with diabetes mellitus. DIGAMI (Diabetes Mellitus, Insulin Glukose Infusion in Acute Myocardial Infarction). Brit Med J 314: 1512–1515

Ohkubo Y, Kishikawa H, Araki E et al (1995) Intensive insulin therapy prevents the progression of diabetic microvascular complications in Japanese patients with non-insulin-dependent diabetes mellitus: a randomized prospective 6-year study. Diabetes Res Clin Pract 28: 103–117

Owens DR, Zinman B, Bolli GB (2001) Insulins today and beyond. Lancet 358: 39–746

Rathmann W, Giani G, Mielck A (1999) Cardiovascular risc factors in newly diagnosed abnormal glucose tolerance: comparison of 1997 ADA and 1985 WHO criteria. Diabetologia 42: 1268–1269

Rosak C (2001) Insulinanaloga: Struktur, Eigenschaften und therapeutische Indikationen. Internist 42: 1692–1699

Scherbaum WA (Hrsg) unter Mitarbeit von Lankisch M, Neufang-Sahl A (2003) Pschyrembel Wörterbuch Diabetologie. de Gruyter, Berlin

Schiel R, Müller UA (2000) GAD autoantibodies in a selection-free population of insulin treated diabetic patients: indicator of a high prevalence of LADA? Diab Res Clin Pract 49: 33–40

Stephenson JM, Kenny S, Stevens LK et al and the WHO Multinational Study Group (1995) Proteinuria and mortality in diabetes: the WHO multinational study of vascular disease in diabetes. Diabet Med 12: 149–155

Stern MP, Haffner SM (1990) Type 2 diabetes and its complications in Mexican Americans. Diabetes Metabolism Rev 6: 29–45

The DECODE Study Group on behalf of the European Diabetes Epidemiology Group (2001) Glucose tolerance and cardiovascular mortality: Comparison of fasting and 2-hour diagnostic criteria. Arch Intern Med 161: 397–404

Tominaga M, Eguchi H, Manaka H et al (1999) Impaired glucose tolerance is a risk factor for cardiovascular disease, but not impaired fasting glucose. Diabetes Care 22: 920–924

Tuomilehto J, Lindström J, Ericksson JG et al for the Finnish Diabetes Prevention Study Group (2001) Prevention of type 2 diabetes mellitus by changes in life style among subjects with impaired glucose tolerance. N Engl J Med 344: 1343–1350

Turner R, Stratton I, Horton Vet al (1997) UKPDS 25: autoantibodies to islet-cell cytoplasm and glutamic acid decarboxylase for prediction of insulin requirement in type 2 diabetes. UK Prospective Diabetes Study Group. Lancet 350: 1288–1293

Turner R, Cull CA, Frighi V, Holman R for the UK Prospective Diabetes Study (UKPDS) Group(1999) Glycemic control with diet, sulfonylurea, metformin, or insulin in patients with type 2 diabetes mellitus. Progressive requirement for multiple therapies (UKPDS 49). JAMA 281: 2005–2012

UK Prospective Diabetes Study (UKPDS) Group (1998) Intensive blood glucose control with sulfonylureas or insulin compared with conventional treatment and risk of complications in patients with type 2 diabetes (UKPDS 33). Lancet 352: 837–852

UK Prospective Diabetes Study (UKPDS) Group (1998) Effect of intensive blood glucose control with metformin on complications in overweight patients with type 2 diabetes (UKPDS 34). Lancet 352: 854–865

van den Berghe G, Wouters P, Weekers F et al (2001) Intensive insulin therapy in the critically ill patients. N Engl J Med 345: 1359–1367

Weyer C, Bogardus C, Mott DM, Pratley RE (1999) The natural history of insulin secretory dysfunction and insulin resistance in the pathogenesis of type 2 diabetes mellitus. J Clin Invest 104: 787–794

Metabolisches Syndrom

H. Hauner, F. A. Gries

8.1 Definition

Der Begriff des metabolischen Syndroms beschreibt das gemeinsame Vorkommen von abdomineller Adipositas, Glukoseintoleranz bzw. Typ-2-Diabetes mellitus, Dyslipoproteinämie und Hypertonie. Eine erweiterte Definition schließt eine gestörte Fibrinolyse, eine Mikroalbuminurie und eine Hyperurikämie ein (Übersicht 8.1). Langzeitstudien zeigen, dass die Verknüpfung dieser Komponenten mit einem hohen kardiovaskulären Risiko verbunden ist. (Hanefeld et al. 1996, Schulte et al. 1999).

Übersicht 8.1.
Komponenten des metabolischen Syndroms

- **Hauptkomponenten**
  - Abdominelle Adipositas
  - Gestörte Glukosetoleranz/ Typ-2-Diabetes mellitus
  - Dyslipoproteinämie
  - Arterielle Hypertonie
- **Weitere Komponenten**
  - Gestörte Fibrinolyse
  - Mikroalbuminurie
  - Hyperurikämie
  - Hyperandrogenämie (bei Frauen)

8.2 Grundlagen und Klinik

Das metabolische Syndrom manifestiert sich meist zwischen dem 40. und 60. Lebensjahr. Es präsentiert sich selten in voller Ausprägung, sondern meist in unterschiedlicher Kombination seiner Komponenten. Das Fehlen anerkannter Grenzwerte für manche Teilaspekte des Syndroms erschwert zudem die Diagnosestellung. Dementsprechend variieren die Angaben zur Häufigkeit erheblich (Liese et al. 1998). Etwa 25% der erwachsenen Bevölkerung in den Industrieländern sollen derzeit vom metabolischen Syndrom betroffen sein, seine Häufigkeit steigt mit dem Lebensalter an. Nach einer neueren Definition des National Cholesterol Education Program (NCEP), Expert Panel on Detection, Evaluation and Treatment of High Blood Cholesterol in Adults (ATP III) hatten im Zeitraum 1988–1994 rund 23% der erwachsenen US-Amerikaner ein metabolisches Syndrom, wobei die Prävalenz von 6,7% bei den 20- bis 29-Jährigen auf 42,0% in der Altersgruppe der 60- bis 69-Jährigen anstieg (Ford et al. 2002).

Familienstudien legen nahe, dass das Risiko für die Entwicklung eines metabolischen Syndroms von genetischen Faktoren bestimmt wird. Welche Gene im Einzelnen daran beteiligt sind, ist weitgehend unklar. Es besteht aber Einigkeit, dass es sich um verschiedene Gene und um einen komplexen genetischen Hintergrund handeln dürfte.

Obwohl ein Zusammenhang von Adipositas und Diabetes, Hyperglykämie, Hyperurikämie und Hypertonie schon seit langem bekannt ist (Hitzenberger u. Richter-Quittner 1921), entstand das Konzept des metabolischen Syndroms erst Ende der 60iger Jahre, als in Europa und Nordamerika eine deutliche Zunahme von Herzinfarkten und Typ-2-Diabetes beobachtet und als Folge der modernen Lebensweise in den Wohlstandsgesellschaften mit überkalorischer Ernährung, Bewegungsmangel und Gewichtszunahme interpretiert wurde. 1967 wurde folgende Hypothese aufgestellt: »This metabolic syndrome is characterized by obesity, decreased glucose tolerance, elevated levels of free fatty acids and triglycerides in the blood, hyperinsulinaemia and limited sensitivity of adipose tissue to strong lipolytic stimuli, for example during prolonged fasting (in vivo) or to noradrenaline (in vitro). This syndrome probably represents a disorder of genetic adaptation becoming manifest following unrestricted food intake and/or muscular inactivity« (Jahnke et al. 1969). Diese Beschreibung ist nach wie vor gültig, auch wenn die Zahl der assoziierten Komponenten inzwischen erweitert wurde (Übersicht 8.1).

8.3 Adipositas

Im Mittelpunkt der Pathophysiologie des metabolischen Syndroms wird die Adipositas gesehen. Sie gilt als der entscheidende Promotor für die klinische Manifestation des Syndroms. Mit ihr sind zudem Lebensstilfaktoren wie Bewegungsmangel und fettreiche Ernährung verbunden, die selbst einen direkten negativen Einfluss auf den Stoffwechsel ausüben.

Derartige metabolische Störungen können allerdings auch bei vergleichsweise schlanken

Menschen auftreten. In diesem Zusammenhang wurde der Begriff des »metabolisch adipösen, normalgewichtigen Individuums« geprägt. Dieser Typus wird durch stammbetonte Fettverteilung, körperliche Inaktivität und geringe körperliche Fitness bestimmt (Ruderman et al. 1998). Auch bei diesen Personen verstärkt eine Gewichtszunahme die Ausprägung der metabolischen Störungen, eine Kalorienbegrenzung führt hingegen rasch zu einer Besserung.

> Zahlreiche neuere Studien stützen die Ansicht, dass der Adipositas eine Schlüsselrolle bei der Manifestation des metabolischen Syndroms zukommt.

So fördert eine Zunahme der Körperfettmasse die Entwicklung eines Typ-2-Diabetes, einer Dyslipoproteinämie (mit erhöhten Triglyceriden, niedrigem HDL-Cholesterin und kleinen, dichten LDL-Partikeln) sowie einer Hypertonie und erhöht die Serumkonzentration von Plasminogenaktivator-Inhibitor-1 (PAI-1), einem Indikator einer gestörten Fibrinolyse.

Am besten ist der Zusammenhang zwischen Übergewicht und dem Risiko eines Typ-2-Diabetes gesichert, das nach der Nurses Health Studie mit steigendem BMI dramatisch zunimmt (Colditz et al. 1995). Bereits ein Gewicht im oberen Bereich des Normalgewichts scheint danach das Diabetesrisiko bei Frauen deutlich zu erhöhen. Ähnliche Daten wurden in der Health Professionals Study auch bei Männern erhoben (Chan et al. 1994). Auch das Fettverteilungsmuster spielt bei der Abschätzung des Diabetesrisikos eine Rolle. Dabei scheint nach den Ergebnissen verschiedener Studien das Diabetesrisiko stärker vom Ausmaß der viszeralen Fettdepots als von der subkutanen Fettgewebsmenge abzuhängen. Adipositas begünstigt zusätzlich die Entwicklung von Hypertonie und Dyslipoproteinämie, wie im Rahmen der PROCAM-Studie an einer deutschen Stichprobe bestätigt wurde (Schulte et al. 1999).

Weitere Studien verdeutlichen den Stellenwert einer Gewichtszunahme jenseits des 18. Lebensjahres für das Auftreten einzelner Komponenten des metabolischen Syndroms. Diese ist mit einer Zunahme des Diabetesrisikos im Erwachsenenalter assoziiert (Chan et al. 1994; Colditz et al. 1995), während Übergewicht bei Kindern im mittleren Alter von 7,7 Jahren nicht nur ein Prädiktor für den BMI im jüngeren Erwachsenenalter (Mittelwert 23,4 Jahre) ist, sondern auch für die Seruminsulinkonzentration, die Blutfette und die systolischen Blutdruckwerte (Sinaiko et al. 2001). Eine ansteigende Inzidenz des metabolischen Syndroms war auch bei erwachsenen finnischen Männern mit Gewichtszunahme über 30 Jahre zu beobachten (Everson et al. 1998). In einer Langzeitstudie über 13 Jahre war eine Gewichtszunahme von 10 kg mit Zunahme der Intima-Media-Dicke verbunden (Stevens et al. 1998).

Übergewicht und Gewichtszunahme gelten zudem als eigenständige Risikofaktoren der kardiovaskulären Mortalität (Manson et al. 1995). Das Sterblichkeitsrisiko ist dabei erheblich von der kardiorespiratorischen Fitness abhängig. So war in einer prospektiven Studie das Mortalitätsrisiko trainierter adipöser Männer nicht höher als jenes gleich aktiver schlanker Männer, hingegen wiesen körperlich inaktive Männer eine deutlich höhere Sterblichkeit auf (Lee et al. 1998).

Ernährung und metabolisches Syndrom

Die Ernährung beeinflusst in vielfältiger Weise die Entwicklung und Ausprägung des metabolischen Syndroms. Die typische »westliche Kost» mit reichlicher Aufnahme von gesättigten Fettsäuren, einfachen Kohlenhydraten und Alkohol bei gleichzeitig geringem Verzehr von komplexen Kohlenhydraten und Ballaststoffen fördert nicht nur die Entstehung von Übergewicht, sondern begünstigt gleichzeitig Störungen im Glukose- und Lipidstoffwechsel (Hauner 1995). Zudem werden die Serumkonzentrationen von PAI-1 durch eine fettreiche Ernährung gesteigert.

Das Ansprechen auf diese Kost scheint individuell unterschiedlich zu sein, wofür in erster Linie die genetische Ausstattung verantwortlich sein dürfte. So wurden für einzelne Schlüsselproteine im Stoffwechsel Genpolymorphismen gefunden, die möglicherweise für bestimmte Stoffwechselwege funktionelle Konsequenzen haben.

Gewichtsreduktion

Eine Gewichtsabnahme von 10 kg geht bereits mit einer deutlichen Besserung der genannten Risikofaktoren einher (Tabelle 8.1). Auch dadurch wird das Konzept einer Schlüsselfunktion der Adipositas für die Ausbildung eines metabolischen Syndroms gestützt. Besonders eindrucksvoll ist der positive Effekt bei übergewichtigen Typ-2-Diabetikern. Hier kann abhängig vom Ausmaß der Gewichtsabnahme nicht nur eine markante Besserung der Blutglukosekontrolle, sondern auch der begleitenden Risikofaktoren erreicht werden (Wing et al. 1987).

8.4 Adipositasassoziierte Stoffwechselstörungen

Die Adipositas ist sowohl durch eine Größenzunahme (Hypertrophie) der vorhandenen Fettzellen als auch durch eine Rekrutierung von Fettzellen aus einem Präadipozytenpool (Hyperplasie) charakterisiert. Große Fettzellen sind funktionell jedoch wenig insulinempfindlich und weisen dementsprechend eine erhöhte basale Lipolyseaktivität auf. Über welche Wege eine Adipositas bzw. eine Vermehrung der viszeralen Fettdepots zum metabolischen Syndrom führt, ist bislang nur unvollständig bekannt. Möglicherweise sind Sekretionsprodukte der Fettzellen daran beteiligt (Abb. 8.1). Ihre Menge scheint von der Größe der Fettdepots abzuhängen, worauf Messungen der Serumkonzentrationen spezifischer Fettzellprodukte und quantitative Analysen ihrer mRNA-Expression hinweisen (Tab. 8.2).

Tabelle 8.1. Auswirkungen einer Gewichtsabnahme von 10 kg auf kardiovaskuläre Risikofaktoren und Mortalität. (Mod. nach SIGN 1996)

	Reduktion um
Gesamtmortalität	>20%
diabetesbezogene Mortalität	>30%
adipositasassoziierte Krebsmortalität	>40%
Blutdruck	10 mmHg systolisch
	20 mmHg diastolisch
Diabetes	50% Nüchternblutglukose
Lipide	10% Gesamtcholesterin
	15% LDL-Cholesterin 30% Triglyceride
	8% HDL-Cholesterin (Zunahme)
Plasminogenaktivator-Inhibitor-1 (PAI-1)	30%

Insulinresistenz

Die bei Adipositas zu beobachtende vermehrte Expression von Zytokinen wie von Tumornekrosefaktor-α (TNF-α) im Fettgewebe könnte als Mediator der adipositasassoziierten Insulinresistenz fungieren (Hotamisligil et al. 1993) und auch eine weitere Fettgewebszunahme verhindern.

Für die Induktion einer Insulinresistenz sind neben TNF-α möglicherweise auch Interleukin-6, Leptin, Angiotensin II und Adiponektin von Bedeutung. TNF-α induziert an menschlichen Adipozyten eine Insulinresistenz, die über eine Interaktion mit der Insulinsignalkette vermittelt wird (Hube u. Hauner 1999). Eine Verminderung der muskulären Insulinempfindlichkeit durch Sekretionsprodukte von Fettzellen konnte kürzlich auch in einem Kultursystem menschlicher Muskelzellen und Adipozyten nachgewiesen werden (Dietze et al. 2002). Weiter wird die Hypothese vertreten, dass erhöhte Fettsäurekonzentrationen im Gesamtorganismus eine Insulinresistenz auslösen können (Boden 1997; Waldhäusl u. Roden 2000).

Hypertonie

Vergrößerte Fettzellen exprimieren insbesondere in den viszeralen Depots vermehrt Angiotensinogen und andere Komponenten des Renin-Angiotensin-Systems (Schling et al. 1999; Engeli u. Sharma 2000). Das dabei entstehende Angiotensin II könnte direkt über seine gefäßverengende Wirkung die Entwicklung einer Hypertonie begünstigen. Fettzellen produzieren daneben auch Endothelin-1, das als potentestes vasokonstriktives Hormon gilt.

Welche Bedeutung diese hormonellen Aktivitäten für das erhöhte Hypertonierisiko bei Adipositas besitzen, ist noch ungeklärt und bedarf weiterer Untersuchungen (Engeli u. Sharma 2000). Andere Pathomechanismen, die im Zusammenhang mit der adipositasassoziierten Hypertonie diskutiert werden müssen, sind eine Steigerung der Sympathikusaktivität und eine erhöhte renale Natriumretention infolge der bei Übergewicht erhöhten Plasmainsulinkonzentration.

Dyslipoproteinämie

Die bei metabolischem Syndrom häufig anzutreffende Dyslipoproteinämie ist durch eine Hypertriglyceridämie, niedriges HDL-Cholesterin, kleine, dichte LDL-Partikel und einen gestörten postprandialen Katabolismus charakterisiert. Diskrete Störungen im Lipoproteinstoffwechsel sind oft der erste Hinweis für die Entwicklung eines metabolischen Syndroms. Bei Insulinresistenz ist die endogene Lipolyse in den Fettdepots erhöht, die Synthese und Aktivität der Lipoproteinlipase, des Schlüsselenzyms für den Lipidkatabolismus, jedoch vermindert. Infolge des hohen Angebots an Fettsäuren ist die hepatische Bildung und Sekretion von VLDL-Triglyceriden gesteigert. Gleichzeitig findet sich in den Fettzellen eine erhöhte Synthese des Cholesterinester-Transferproteins (CETP), das entscheidend zur vermehrten Bildung von kleinen, dichten atherogenen LDL-Partikeln beiträgt. Parallel dazu kommt es zum Abfall des HDL-Cholesterins. Große Fettzellen, vor allem in den viszeralen Depots, sind lipolytisch besonders aktiv und setzen vermehrt freie Fettsäuren und Glycerin frei. Diese wie auch das im Fettgewebe vermehrt entstehende Laktat werden in der Leber für die Glukoneogenese verwendet. (▶ s. Kap. 3)

Plasminogenaktivator-Inhibitor-1

PAI-1 ist der stärkste endogene Inhibitor der Fibrinolyse und wird von Fettzellen in größeren Mengen produziert (Alessi et al. 1997). Erhöhte PAI-1-Konzentrationen gelten als eigenständiger Risikofaktor für thromboembolische Komplikationen. In diesem Kontext ist die Beobachtung interessant, dass die Plasma-PAI-1-Konzentration eng

Tabelle 8.2. Fettzellfunktion bei Adipositas und mögliche Assoziation mit Teilaspekten des metabolischen Syndroms

Produkt	Sekretion	Klinische Störung
TNF-α und andere Zytokine	↑	Insulinresistenz Typ-2-Diabetes (?)
Fettsäuren	↑	Hypertriglyceridämie, Insulinresistenz
Adiponektin	↓	Insulinresistenz, Arteriosklerose
Angiotensinogen	↑	Hypertonie (?)
Angiotensin II		(Insulinresistenz ?)
PAI-1	↑	Thrombembolien
CETP	↑	HDL-Cholesterin ↓

CETP Cholesterinester-Transfer-Protein, **PAI-1** Plasminogenaktivator-Inhibitor-1

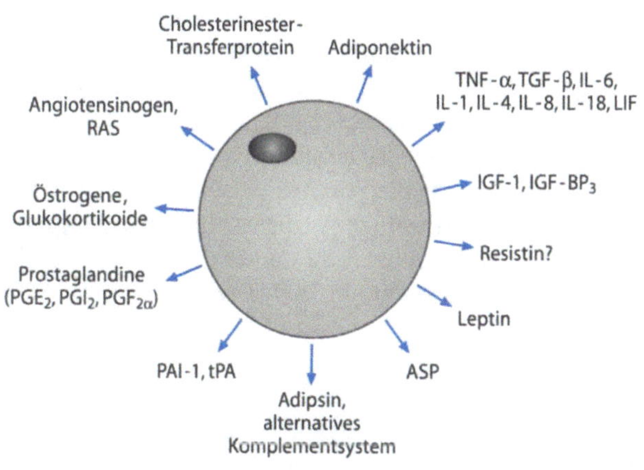

Abb. 8.1. Sekretionsprodukte von Fettzellen. **RAS** Renin-Angiotensin-System, **TNF-α** Tumor-Nekrose-Faktor-α, **TGF-β** Transforming Growth Factor-β, **IL** Interleukin, **LIF** Leukemia Inhibitory Factor, **IGF-1** Insulin-like Growth Factor-1, **ASP** Acylation Stimulating Protein, **PAI-1** Plasminogenaktivator-Inhibitor-1, **tPA** tissue Plasminogen Aktivator

mit dem Taillenumfang und dem BMI korreliert. Auch Personen mit Typ-2-Diabetes weisen deutlich höhere Konzentrationen von PAI-1 als schlanke Personen auf. So wurde in Fettgewebsproben adipöser Personen eine höhere mRNA-Expression von PAI-1 als in Fettgewebsproben schlanker Personen nachgewiesen. In viszeralen Fettzellen ist die Syntheseleistung mindestens doppelt so hoch wie in subkutanen Fettzellen, wobei sowohl Zytokine wie TNF-α und TGF-β (»transforming growth factor β«) als auch Angiotensin II die PAI-1-Expression deutlich steigern (Gottschling-Zeller et al. 2000; Skurk et al. 2001).

8.5 Fettverteilungsmuster und metabolisches Syndrom

Zahlreiche Studien haben übereinstimmend gezeigt, dass das metabolische Syndrom vor allem bei einem stammbetonten, abdominellen Fettverteilungsmuster auftritt. Dies gilt für Frauen und Männer in gleicher Weise, allerdings liegt bei Männern häufiger ein solches Fettverteilungsmuster vor.

> **Die klinische Bedeutung einer bevorzugten Fettansammlung in der Abdominalregion liegt vor allem in dem damit verbundenen kardiovaskulären und metabolischen Risikoprofil.**

Das stammbetonte Fettverteilungsmuster mit vergrößerten viszeralen Fettdepots lässt sich möglicherweise durch Unterschiede in der Syntheseleistung und sekretorischen Funktion der subkutanen und viszeralen Fettzellen erklären. Die viszeralen Fettdepots sind auch stärker vaskularisiert und innerviert als subkutanes Fettgewebe.

8.6 Diagnostik und Therapie

Ein erster phänotypischer Hinweis auf ein metabolisches Syndrom ist das Vorliegen von Übergewicht bzw. Adipositas mit stammbetontem Fettverteilungsmuster. Durch Messung von Körpergewicht und Taillenumfang am stehenden Patienten in der Mitte zwischen Unterrand des Rippenbogens und Beckenkamm kann ein solcher Eindruck objektiviert werden. Dabei korreliert ein BMI ≥25 kg/m² und ein Taillenumfang >80 cm bei der Frau bzw. >94 cm beim Mann mit einem erhöhten Risiko für metabolische Störungen.

Von ähnlich hoher prädiktiver Bedeutung ist eine positive Familienanamnese für Typ-2-Diabetes, Hypertonie, Fettstoffwechselstörungen und frühe kardiovaskuläre Ereignisse. Bei dieser Konstellation sollte stets nach anderen Komponenten des metabolischen Syndroms gefahndet werden. Wenigstens 3 der 4 Hauptkomponenten (abdominelle Adipositas, gestörte Glukosetoleranz/Typ-2-Diabetes, Dyslipoproteinämie und Hypertonie) müssen nachgewiesen sein, bevor die Diagnose eines metabolischen Syndroms gestellt werden kann.

Nichtmedikamentöse Therapie

Das metabolische Syndrom ist in erster Linie Folge des modernen Lebensstils. Durch seine Veränderung ist eine Besserung aller Störungen bei minimalem Behandlungsrisiko zu erwarten. Die wesentlichen Komponenten dieses Vorgehens sind eine gesunde Ernährung und eine Steigerung der körperlichen Aktivität. Weitere vom Lebensstil abhängige Risikofaktoren wie Rauchen sollten möglichst ausgeschaltet werden.

Der Nutzen einer gesunden Ernährungs- und Lebensweise konnte in einer speziellen Auswertung der Nurses Health Studie eindrucksvoll nachgewiesen werden. Frauen mit normalem Körpergewicht, gesunder Ernährung (reich an Ballaststoffen und mehrfach ungesättigten Fettsäuren, wenig Transfettsäuren, niedrige Glukosebelastung) und regelmäßiger Bewegung konnten im Vergleich zu solchen mit üblicher westlicher Lebensweise das Diabetesrisiko um 80–90% senken (Hu et al. 2001). In zwei Lebensstilinterventionsstudien konnte die Konversion von einer gestörten Glukosetoleranz zum manifesten Typ-2-Diabetes jeweils um 58 % reduziert werden. Gleichzeitig kam es zu einer deutlichen Besserung des Lipidstatus und des Blutdruckes. Je besser die Compliance der Teilnehmer in Bezug auf eine gesunde Lebensführung war, desto deutlicher konnte die Progression zum Typ-2-Diabetes verhindert werden (Diabetes Prevention Program Research Group 2002; Tuomilehto et al., Finnish Diabetes Prevention Study Group 2001).

> **Da Lebensstiländerungen hohe Anforderungen an den Patienten stellen, muss der Betroffene gut über die Zusammenhänge informiert werden, z. B. durch Teilnahme an geeigneten Schulungskursen.**

Weitere wichtige Voraussetzungen für den Erfolg sind die Motivation des Patienten zur Mitarbeit sowie seine kontinuierliche Betreuung durch ein kompetentes Behandlungsteam. Auch das soziale Umfeld sollte nach Möglichkeit im Betreuungskonzept berücksichtigt werden (▶ s. Kap. 13 und 35).

Die Gewichtsreduktion steht an erster Stelle der Behandlung. Ziel sollte dabei nicht die schnelle Gewichtsabnahme durch einseitige Diäten sein, sondern die dauerhafte Änderung des Ernährungs- und Bewegungsverhaltens mit langfristiger Senkung des Körpergewichts und Verbesserung der begleitenden Risikofaktoren (◻ Tabelle 8.3). Eine einfache Maßnahme besteht darin, die tägliche Energieaufnahme um etwa 500 kcal unter den Bedarf zu senken und den Energieverbrauch durch Steigerung der Alltagsaktivität und durch Sport langsam zu erhöhen (▶ s. Kap. 13 und 15).

Neben diesem Basisprogramm gibt es weitere Therapieoptionen, die vor allem bei unzureichender Gewichtssenkung oder höherem Ausgangs-BMI in Frage kommen. Empfehlenswert ist ein Vorgehen mit schrittweiser Ausweitung der Therapiemaßnahmen. Wegen des hohen Stellenwertes der Adipositas im Rahmen des metabolischen Syndroms werden zunehmend auch »aggressivere« Maßnahmen wie Formuladiäten, gewichtssenkende Medikamente und chirurgische Interventionen befürwortet (◻ Tabelle 8.4). Vor allem für die chirurgische Therapie, z. B. mit einem anpassbaren Magenband (»gastric banding«), die bei Versagen konservativer Maßnahmen ab einem BMI von 35 kg/m^2 in Frage kommt, ist eine anhaltende Besserung des Risikoprofils und eine Senkung der Mortalität belegt.

Medikamentöse Therapie

Nur bei einem Teil der Patienten gelingt es erfahrungsgemäß, allein mit Änderung des Lebensstils und Gewichtssenkung eine optimale Behandlung des metabolischen Syndroms zu erreichen. Wenn mit den genannten Maßnahmen die Therapieziele (◻ Tabelle 8.3) innerhalb von 3–6 Monaten nicht realisiert werden, sollte eine unterstützende medikamentöse Therapie eingeleitet werden. Wegen der Heterogenität der Störungen müssen die vorliegenden Einzelkomponenten gezielt behandelt werden. Es ist darauf zu achten, dass die medikamentöse Behandlung einer Komponente nicht zur Verschlechterung einer anderen führt (z. B. kann die Blutdrucksenkung mit einem β-Blocker mit einer Verschlechterung der Glukosetoleranz und der Serumlipide einhergehen).

Die Konversion einer gestörten Glukosetoleranz zum manifesten Diabetes kann durch Acarbose (Chiasson et al. 2002) und durch Metformin (Diabetes Prevention Program Research Group 2002) um etwa 30% reduziert werden. Das ist deutlich weniger, als durch eine Änderung der Lebensweise erreicht werden kann (Diabetes Prevention Research Group 2002; Tuomilehto et al. 2001), jedoch gegebenenfalls additiv von Nutzen. Bei jüngeren, deutlich adipösen Personen scheint aber eine alleinige Metformintherapie besonders wirksam zu sein (Diabetes Prevention Research Group 2002).

◻ Tabelle 8.3. Zielwerte für die Behandlung des metabolischen Syndroms

Body Mass Index (BMI)	<25,0 kg/m^2, zumindest <27,0 kg/m^2	
Typ-2-Diabetes mellitus	Nüchternblutzucker HbA1c	<110 mg/dl <6,5%
Dyslipoproteinämie	Triglyceride	<150 mg/dl
	Gesamtcholesterin	<170 mg/dl
	LDL-Cholesterin	<100 mg/dl
	HDL-Cholesterin	>40 mg/dl
Hypertonie	Blutdruck	<130/80 mmHg

Tabelle 8.4. Flussdiagramm zur Therapie der Adipositas im Kontext des metabolischen Syndroms

BMI-Kategorie	Ziele	Therapie
25–29,9 kg/m²	Gewichtsabnahme von 5–(10)% Management von Risikofaktoren	Basisprogramm
30–34,9 kg/m²	Gewichtsabnahme von (5)–10% Management von Risikofaktoren	a) Basisprogramm b) Initiale VLCD c) Adjuvante Pharmakotherapie
35–39,9 kg/m²	Gewichtsabnahme von 10–20% Management von Risikofaktoren	a) Basisprogramm b) Initiale bzw. intermittierende VLCD c) Adjuvante Pharmakotherapie d) Adipositaschirurgie
≥ 40 kg/m²	Gewichtsabnahme von ≥ 20% Management von Risikofaktoren	a) Basisprogramm b) Initiale bzw. intermittierende VLCD c) Adipositaschirurgie

Basisprogramm: Kombination aus mäßig hypokalorischer Mischkost, Bewegungssteigerung und Verhaltensmodifikation.
BMI Body-Mass-Index, **VLCD** "very low calorie diet", Formuladiät

Der Nutzen von Antidiabetika beim manifesten Typ-2-Diabetes ist durch die Ergebnisse der UKPDS gesichert (▶ s. Kap. 7 und 18). Als Mittel der Wahl gilt Metformin, weil es neben seiner blutglukosesenkenden Wirkung auch günstige Effekte auf die Blutfette und das fibrinolytische System besitzt und die kardiovaskuläre Mortalität eindrucksvoll reduziert. Wegen seiner schwachen anorektischen Wirkung verhindert Metformin auch eine weitere Gewichtszunahme und senkt sogar in gewissem Ausmaß das Gewicht (1–2 kg).

Als Mittel der zweiten Wahl kommen Thiazolidinedione (Glitazone) alleine oder in Kombination mit Metformin bzw. Sulfonylharnstoffen in Betracht. In den fortgeschrittenen Stadien des Typ-2-Diabetes mit zunehmendem Insulinmangel können u. U. auch β-zytotrope Substanzen alleine oder mit Insulin eingesetzt werden (▶ s. Kap. 18). Dabei muss unbedingt darauf geachtet werden, dass eine Gewichtszunahme verhindert wird. Dies kann am ehesten durch möglichst kleine Dosen eines schnell wirksamen Insulins erreicht werden.

> Der Fehler, trotz fehlender Compliance die Insulindosis zu steigern, ohne dass die angestrebte Stoffwechseleinstellung gelingt, sollte unbedingt vermieden werden.

Stehen Störungen des Triglyceridstoffwechsels im Vordergrund, sollten bevorzugt Fibrate oder Nikotinsäurederivate eingesetzt werden. Sie senken vor allem die Serumtriglyceride und erhöhen das HDL-Cholesterin. Erhöhte Cholesterinkonzentrationen stellen dagegen eine Indikation für die Gabe von HMG-CoA-Reduktasehemmern (Statinen) dar. Die Kombination von Fibraten und Statinen sollte wegen des erhöhten Risikos u. U. schwerwiegender unerwünschter Arzneimittelwirkungen möglichst vermieden werden (▶ s. Kap. 30).

Erhöhte Blutdruckwerte sollten unter 130/80 mmHg gesenkt werden. Bei der Auswahl der optimalen Therapie müssen nicht nur die metabolischen Nebenwirkungen, sondern auch gleichzeitig vorliegende Begleiterkrankungen wie Herzinsuffizienz oder koronare Herzkrankheit berücksichtigt werden (▶ s. Kap. 28 und 29). Besonders günstig erscheinen ACE-Hemmer und AT_1-Blocker, ggf. in Kombination mit niedrig dosierten Thiaziddiuretika. Kardioselektive β-Blocker sind ebenfalls geeignet, können aber u. U. eine

Gewichtszunahme fördern bzw. eine Gewichtsreduktion behindern.

8.7 Kernaussagen für die Praxis

Das metabolische Syndrom ist als Schrittmacher des Typ-2-Diabetes und der Makroangiopathie eine gefährliche Erkrankung. Fatalerweise wird seine Bedeutung oft unterschätzt.
Das metabolische Syndrom umfasst zahlreiche atherogene Risikofaktoren. Dazu gehören abdominelle Adipositas, gestörte Glukosetoleranz, Typ-2-Diabetes mellitus, Dyslipoproteinämie und Hypertonie.
Die Sekretionsprodukte von Fettzellen greifen direkt und ursächlich in die Pathophysiologie der metabolischen Störungen ein. Die Reduktion des erhöhten Körpergewichtes steht daher im Zentrum der präventiven und therapeutischen Bemühungen. Dazu dienen eine fettreduzierte, ausgewogene Mischkost mit Bevorzugung komplexer Kohlenhydrate und hohem Ballaststoffanteil sowie die Steigerung der körperlichen Aktivität im Alltag und durch Sport soweit möglich.
Medikamentöse Maßnahmen haben bei der Behandlung des metabolischen Syndroms nur unterstützenden Charakter.

Literatur

Alessi MC, Pirelli F, Morange P et al (1997) Production of plasminogen activator inhibitor-1 by human adipose tissue. Possible link between visceral fat accumulation and vascular disease. Diabetes 46: 860–867

Boden G (1997) Role of fatty acids in the pathogenesis of insulin resistance and NIDDM. Diabetes 46: 3–10

Chan JM, Rimm EB, Colditz GA et al (1994) Obesity, fat distribution, and weight gain as risk factors for clinical diabetes in men. Diabetes Care 17: 961–969

Chiasson JL, Josse RG, Gomis R et al, STOP-NIDDM Trial Research Group (2002) Acarbose for prevention of type 2 diabetes mellitus: the STOP-NIDDM-randomised trial. Lancet 359: 2072–2077

Colditz GA, Willett WC, Rotnitzky A, Manson JE (1995) Weight gain as a risk factor for clinical diabetes mellitus in women. Ann Intern Med 122: 481–486

Diabetes Prevention Program Research Group (2002) Reduction in the incidence of type 2 diabetes with lifestyle intervention or metformin. N Engl J Med 346: 393–403

Dietze D, Koenen M, Röhrig K et al (2002) Impairment of insulin signaling in human skeletal muscle cells by co-culture with human adipocytes. Diabetes 51: 2369–2376

Engeli S, Sharma AM (2000) Role of adipose tissue for cardiovascular-renal regulation in health and disease. Horm Metab Res 32: 485–499

Everson SA, Goldberg DE, Helmrich SP et al (1998) Weight gain and risk of developing insulin resistance syndrome. Diabetes Care 21: 1637–1643

Ford ES, Giles WH, Dietz WH (2002) Prevalence of the metabolic syndrome among US adults. Findings from the third National Health and Nutrition Examination Survey. JAMA 287: 356–359

Gottschling-Zeller H, Birgel M, Röhrig K, Hauner H (2000) Effect of tumor necrosis factor alpha and transforming growth factor beta 1 on plasminogen activator inhibitor-1 secretion from subcutaneous and omental human fat cells in suspension culture. Metabolism 49: 666–671

Hanefeld M, Fischer S, Julius U et al (1996) Risk factors for myocardial infarction and death in newly detected NIDDM: the Diabetes Intervention Study, 11-year follow-up. Diabetologia 39: 1577–1583

Hauner H (1995) Ernährung und metabolisches Syndrom. Internist 36: 1040–1045

Hitzenberger K, Richter-Quittner M (1921) Ein Beitrag zum Stoffwechsel bei der vaskulären Hypertonie. Wiener Archiv für Innere Medizin 2: 189–216

Hotamisligil GS, Shargill NS, Spiegelman BM (1993) Adipose expression of tumor necrosis factor alpha: direct role in obesity-linked insulin resistance. Science 259: 87–91

Hu FB, Manson JE, Stampfer MJ et a. (2001) Diet, lifestyle, and the risk of type 2 diabetes mellitus in women. N Engl J Med 345: 790–797

Hube F, Hauner H (1999) The role of TNF-alpha in human adipose tissue: prevention of weight gain at the expense of insulin resistance? Horm Metab Res 31: 626–631

Jahnke K, Daweke H, Liebermeister H et al (1969) Hormonal and metabolic aspects of obesity in humans. Proceedings of the 6th Congress of the International Diabetes Federation, J Östman (ed.). Excerpta Medica Foundation, Amsterdam, S 533–539

Lee CD, Jackson AS, Blair SN (1998) US weight guidelines: is it also important to consider cardiorespiratory fitness? Int J Obes Relat Metab Dis 22 (Suppl. 2): S2-S7

Liese AD, Mayer-Davis EJ, Haffner SM (1998): Development of the multiple metabolic syndrome: an epidemiological perspective. Epidemiol Rev 20: 157–172

Manson JE, Willett WC, Stampfer MJ et al (1995) Body weight and mortality among women. N Engl J Med 333: 677–685

Ruderman N, Chisholm D, Pi-Sunyer X, Schneider S (1998) The metabolically obese, normal-weight individual revisited. Diabetes 47: 699–713

Schling P, Mallow H, Trindl A, Löffler G (1999) Evidence for a local renin angiotensin system in primary cultured human preadipocytes. Int J Obes Relat Metab Disord 23: 336–341

Schulte H, Cullen P, Assmann G (1999) Obesity, mortality and cardiovascular disease in the Münster Heart Study (PROCAM). Atherosclerosis 144: 199–209

SIGN (1996) Scottish Intercollegiate Guidelines Network: Obesity in Scotland. Integrating prevention with weight management

Sinaiko AR, Donahne RP, Jacobs DR, Prineas RJ (1999) Relation of weight and rate of increase in weight during childhood and adolescence to body size, blood pressure, fasting insulin and lipids in young adults. The Minneapolis Children's Blood Pressure. Circulation 99: 1471–1476

Skurk T, Lee YM, Hauner H (2001) Angiotensin II and its metabolites stimulate PAI-1 protein release from human adipocytes in primary culture. Hypertension 37: 1336–1340

Stevens J, Tyroler HA, Cai J et al (1998) Body weight change and carotid artery wall thickness. The Atherosclerosis Risk in Communities (ARIC) Study. Am J Epidemiol 147: 563–573

Tuomilehto J, Lindström J, Eriksson JG et al, Finnish Diabetes Prevention Study Group (2001) Prevention of type 2 diabetes mellitus by changes in lifestyle among subjects with impaired glucose tolerance. N Engl J Med 344: 1343–1350

Waldhäusl W, Roden M (2000) Effects of free fatty acids on glucose transport/ phosphorylation in skeletal muscle in humans. Current opinion in Endocrinology 7: 211–216

Wing RR, Koeske R, Epstein LH et al (1987) Long-term effects of modest weight loss in type II diabetic patients. Arch Intern Med 147: 1749–1753

Diabetes in der Schwangerschaft

Alexandra Kautzky-Willer, W. Waldhäusl

9.1 Gravidität und Glukosestoffwechsel

Während der Gravidität erfolgt eine hormonelle Umstellung der Sexualhormone Östrogen, Progesteron, HPL (»human placental lactogen«) und Prolaktin, des plazentaren Wachstumshormons sowie der Nebennierenrindenhormone. Diese Veränderungen reduzieren im 2. Trimenon die Insulinsensitivität auf 30–50%, vermehren die hepatische Glukoseproduktion und verursachen eine diabetogene Stoffwechsellage (Kautzky-Willer 1998; Kjos u. Buchanan 1999). Bei gesunden Frauen wird dies durch eine 2- bis 3fache Steigerung der Insulinsekretion kompensiert. Daraus resultieren niedrigere Blutglukosespiegel als im nichtgraviden Zustand, die im Graviditätsverlauf nur gering ansteigen. Gesunde Schwangere haben somit i. Allg. 1 h postprandial eine mittlere Blutglukosekonzentration <120 mg/dl. Dieser Wert ist für die Therapie des Gestationsdiabetes (GDM, Schwangerschaftsdiabetes) sowie die Adaptation der Insulintherapie von Schwangeren mit präkonzeptionellem Diabetes mellitus (PDM, Diabetes mellitus Typ 1 oder 2 bzw. MODY; ▶ s. Abschn. 9.4) von großer Bedeutung.

Die der Insulinresistenz bei Gestationsdiabetes zugrunde liegenden molekularen Mechanismen sind noch unklar, sie dürften ebenso auf Postrezeptorsignalkettendefekte der Insulinwirkung zurückzuführen sein wie bei Typ-2-Diabetes. Dies gilt u. a. für die Tyrosinphosphorylierung des Insulinrezeptors, die bereits bei normaler Gravidität um ca. 60% reduziert und bei Gestationsdiabetes noch niedriger ist. Parallel dazu findet sich bei Gestationsdiabetes wie bei adipösen Frauen eine verminderte Tyrosinkinaseaktivität des Insulinrezeptors im Skelettmuskel (Shao et al. 2000) sowie eine verminderte GLUT4-Transporter-Expression in omentalen Adipozyten.

> Jede Gravidität geht aufgrund hormoneller Veränderungen mit einer Insulinresistenz einher. Diese wird bei stoffwechselgesunden Frauen durch eine adäquate Steigerung der Insulinsekretion kompensiert. Bei gesunden Schwangeren liegt daher der mittlere postprandiale Blutglukosewert im unteren normoglykämischen Bereich (<120 mg/dl).

9.2 Diabetische Embryopathie und Fetopathie

Die Entwicklung des Fetus wird maßgeblich durch das intrauterine Milieu bestimmt (◻ Abb. 9.1). Dabei beeinflusst die mütterliche Hyperglykämie sowie das gleichzeitig vermehrte Angebot an freien Fettsäuren/Lipiden und Aminosäuren nach konzentrationsabhängiger Passage durch die Plazenta direkt den fetalen Metabolismus. Die hyperglykämische Exposition des Konzeptus in den ersten Schwangerschaftswochen erhöht die Rate von Spontanaborten und kindlichen Missbildungen (Diabetische Embryopathie; Greene et al. 1989; Schaefer et al. 1997). Die Hyperglykämie der Mutter führt zudem ab der 12.–13. Schwangerschaftswoche (SSW) zu einer verstärkten Stimulation der fetalen Sekretion von Insulin und Wachstumsfaktoren (v. a. IgF-1; Pedersen u. Mölsted-Pedersen 1971). Als weitere Entwicklungsstörung kann man im 3. Trimenon eine Proliferation fetaler neuroendokriner Zellen, Adipozyten und Muskelzellen sowie pankreatischer β-Zellen nachweisen. Auf die damit angestoßene Fehlprogrammierung fetaler Gewebe wird u. a. das im späteren Leben häufigere Auftreten von Übergewicht und Stoffwechselstörungen bei den Nachkommen metabolisch schlecht geführter Diabetikerinnen zurückgeführt. Weiterhin begünstigt die mütterliche Hyperglykämie die Entwicklung einer Makrosomie und das Auftreten von postpartalen Hypoglykämien, Elektrolytstörungen und neonataler Unreife (Lunge, Leber) beim Neugeborenen (diabe-

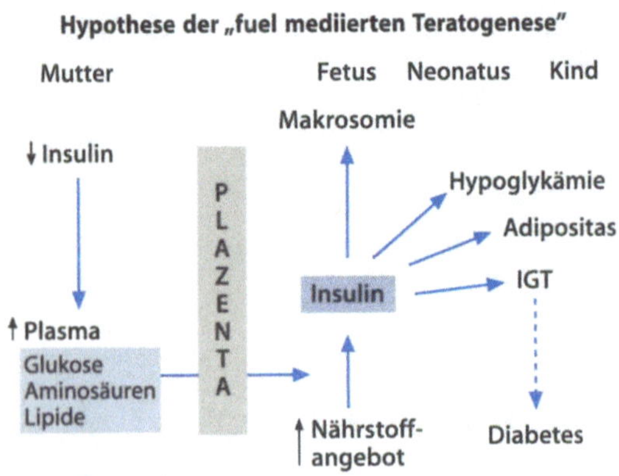

◻ **Abb. 9.1.** Schema der diabetesassoziierten Beeinflussung von Embryo und Fetus. (Nach Pedersen u. Mölsted-Pedersen 1971)

tische Fetopathie; Kjos u. Buchanan 1999; Parretti et al. 2001).

Die Häufigkeit mütterlicher wie auch kindlicher Komplikationen steigt mit der Höhe der mütterlichen Blutglukosewerte (Tabelle 9.1). Bei gesunden Frauen mit unauffälligem Schwangerschaftsverlauf entspricht dem eine kontinuierliche Beziehung zwischen dem Blutglukosetagesprofil im 3. Trimenon und dem fetalen Bauchumfang, einem wichtigen biometrischen Merkmal für das Wachstum insulinsensitiver fetaler Gewebe (Parretti et al. 2001). Ein Schwellenwert für pathologische Blutglukosewerte ist nicht bekannt. Dies erschwert sowohl die exakte Festlegung eines Grenzwertes für die Diagnose des Gestationsdiabetes wie auch die Festlegung eines Zielwertes für die Therapie.

Spontanaborte sind bei schwangeren Diabetikerinnen 2- bis 3fach (15–25%), kindliche Anomalien 2- bis 4fach häufiger (6–12%) als in der Normalbevölkerung (2–3%; Greene et al. 1989; Silverman et al. 1996).

Diabetische Embryopathie. Basale und postprandiale hyperglykämische Entgleisungen wirken diaplazentar direkt auf den Konzeptus ein und sind in den Wochen der Organogenese teratogen (Suhonen et al. 2000). Dementsprechend finden sich in Abhängigkeit von Zeitpunkt und Ausmaß der Hyperglykämie wie auch vom Stadium der Organentwicklung bestimmte Anomalien bei Kindern diabetischer Mütter häufiger als bei denen gesunder Mütter (Tabelle 9.1).

> Die diabetische Embryopathie ist die schwerwiegendste Komplikation eines Diabetes mellitus im 1. Trimenon der Gravidität.

Als Ursachen der diabetischen Embryopathie werden außer einem direkten glukotoxischen Effekt eine vermehrte Bildung freier Sauerstoffradikale, Myoinositolmangel und ketoazidotische Episoden angesehen. Als Risikofaktoren gelten eine inadäquate präkonzeptionelle Stoffwechsellage (HbA1c >7,0%), eine lange Diabetesdauer (>10 Jahre) und das Vorliegen von diabetischen Folgeschäden (Vaskulopathie, Nephropathie). Zwischen dem Missbildungsrisiko und dem HbA1c-Wert in den ersten Gestationswochen besteht schon im unteren pathologischen Bereich eine positive Beziehung. So finden sich bereits bei einem HbA1c von 5,6–6,8% im 1. Trimenon bei präkonzeptionellem Diabetes doppelt so häufig Missbildungen (4,5%) wie bei einem HbA1c <5,6% (2%; Suhonen et al. 2000). Hypoglykämische Episoden haben wahrscheinlich keine Auswirkung auf die Organogenese.

Diabetische Fetopathie. Die mütterliche Hyperglykämie erhöht die verfügbare Glukose im fetalen Kompartment im 2.–3. Trimenon der Schwangerschaft und führt so zu einer Überstimulation des fetalen Pankreas und zu fetaler Hyperinsulinämie. Letztere gilt als wesentliche Ursache für körperliche und funktionelle intrauterine Entwicklungsstörungen des Fetus.

Die diabetische Fetopathie (Tabelle 9.1; Abb. 9.2) ist die häufigste Schwangerschaftskomplikation. Das Hauptmerkmal (bei 20–40%) ist eine exzessive fetale Größenentwicklung [Makrosomie mit Geburtsgewicht >4500 g, »Large for gestational age (LGA)« mit Gewicht >95iger Perzentile des entsprechenden Gestationsalters]. Sie ist nicht nur Folge der fetalen Hyperinsulinämie, sondern auch abhängig von der Parität, der Körpergröße der Mutter und ihrer Gewichtszunahme in der Gravidität, genetischen Faktoren sowie evtl. von Umweltfaktoren. Daher werden weniger als 10% aller makrosomen Kinder bei Müttern mit Diabetes beobachtet.

Die Inzidenz der Makrosomie ist bereits erhöht, wenn die mütterliche Blutglukose 1 h postprandial einen Mittelwert von 120–140 mg/dl übersteigt. Dieser metabolische Marker korreliert gut mit der fetalen Plasmainsulinkonzentration sowie mit biometrischen sonographischen Befunden (Kjos u. Buchanan 1999; Parretti et al. 2001). Typisch für einen Diabetes ist die »asymmetrische« Makrosomie mit überproportionalem Wachstum insulinsensitiver Gewebe wie Rumpf und Schulterbereich. Sie bedingt eine hohe Rate an Geburtstraumata (Schulterdystokie, Plexusparese, Klavikulafrakturen).

Nach Entbindung. Die diabetische Fetopathie ist neonatal von metabolischen Störungen begleitet. Dazu gehören Hypoglykämie, Hypokalzämie, Polyzythämie, Hyperbilirubinämie und eine hypoxisch bedingte Laktatazidose. Potentiell gefährliche Komplikationen sind zudem Gerinnungsstörungen mit erhöhter Plättchenaggregationsneigung. Respiratorische Komplikationen finden

Tabelle 9.1. Komplikationen bei Diabetes in der Gravidität

Komplikationen beim Kind	Komplikationen bei der Mutter
Gravidität	
Embryopathie (1. Trimenon)	
Spontanabortus	
Missbildungen	
– Herz	
fetale Hypertrophie	Polyhydramnion
Kardiomyopathie	
Ventrikelseptumdefekt	Hypertonie
andere Anomalien	
	EPH-Gestose
– Skelett- und Muskelapparat	
kaudale Regression	Infektionen
– Nervensystem	
– Gastrointestinum	
Analatresie	
Colonverkürzung	
Urogenitaltrakt	
Fetopathie (2. und 3. Trimenon)	
Intrauteriner Fruchttod	
(Ursache: 28% unerkannter Gestationsdiabetes)	
Makrosomie und Unreife	
Hypoxie	
Geburt	
Operative Entbindung (Sectio, Forceps, Vakuumextraktion)	
Geburtsverletzungen	
– Schulterdystokie	Infektionen
– Plexusparese	
Neonatal (als Folge einer Fetopathie)	**Follow-up** (nach Entbindung)
Hypoglykämie	– Typ-2-Diabetes nach Gestationsdiabetes
Polyzythämie	(ca. 50% binnen 5 Jahren)
Hypokalzämie	
Hyperbilirubinämie	– Typ-1-Diabetes bei positiven AK-Titern
Verminderte Lungenreife und Atemnotsyndrom	(ca. 5% binnen eines Jahres)
Kindheit, Adoleszenz	
Adipositas	
Gestörte Glukosetoleranz	
Hypertonie	
Dyslipidämie	

sich als Folge einer verminderten Surfactantsynthese und Lungenreifung. Sie zeigen das Bild eines »respiratory distress syndrome« (RDS) mit vermindertem Apgar-Score.

Feten von Patientinnen mit präkonzeptionell vorbestehendem Diabetes zeigen häufig (20%) einen Wachstumsrückstand [intrauterine Wachstumsretardierung (IUGR), »Small for gestational age« (SGA) mit Größenwachstum <10er Perzentile des entsprechenden Gestationsalters]. Dieser wird vor allem bei schweren diabetischen Folgeerkrankungen der Mutter wie diabetischer Nephropathie und Angiopathie mit Reduktion der uteroplazentaren Durchblutung und fetaler Hypoxie beobachtet. Diese Beobachtungen bildeten die Basis für die klinische Klassifikation schwangerer Diabetikerinnen nach White (◘ Tabelle 9.2). Sie wird heute nur noch gelegentlich zur Einschätzung des Schwangerschaftsrisikos von Mutter und Kind herangezogen (White 1974).

Entscheidend für die Prognose des Neugeborenen ist die mütterliche Stoffwechseleinstellung während der Schwangerschaft. In der Praxis werden schwangere Diabetikerinnen daher heute eingeteilt in solche mit:
- guter Stoffwechsellage (Blutglukosetagesprofil 70–130 mg/dl, HbA1c <6,5%),
- schlechter Stoffwechsellage (Blutglukosetagesprofil >140 mg/dl, HbA1c >7,0%) und
- ausgeprägtem diabetischen Spätsyndrom.

Bezüglich der anzustrebenden Stoffwechselkontrolle sind die Ansichten der wissenschaftlichen Fachgesellschaften relativ einheitlich: das

◘ Tabelle 9.2. Klassifikation des Diabetes in der Schwangerschaft. (Mod. nach White 1974)

Klasse		Alter bei Diabetesmanifestation (Jahre)	Diabetesdauer (Jahre)	Komplikationen bei der Mutter	Therapie
A_1	GDM	–	–	Insulinresistenz	Diät
A_2	GDM	–	–	Insulinresistenz +++	Insulin
B	PDM	>20	<10	Keine	Insulin
C	PDM	10–20	10–19	Keine	Insulin
D	PDM	<10	>20	Hintergrundretinopathie	Insulin
F	PDM	–	–	Nephropathie	Insulin
R	PDM	–	–	Proliferative Retinopathie	Insulin
H	PDM	–	–	Koronare Herzkrankheit	Insulin
T	PDM	–	–	Post-Transplantation	Insulin

GDM Gestationsdiabetes, **PDM** präkonzeptionell vorbestehender Diabetes mellitus (Typ 1, Typ 2, MODY etc.)

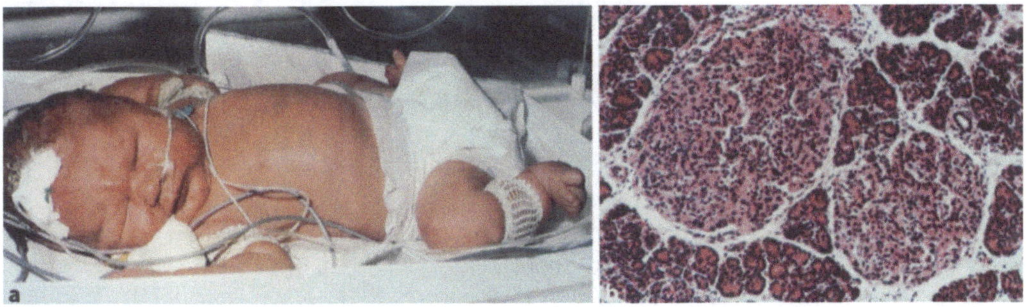

◘ Abb. 9.2. a Makrosomes Neugeborenes einer Mutter mit Gestationsdiabetes, **b** hyperplastische Langerhans-Inseln eines makrosomen Neugeborenen

Ziel ist eine Blutglukose nahe dem Normbereich (▣ Tabelle 9.3). Wesentliche Voraussetzungen für eine gute Prognose von Mutter und Kind sind auch die bereits im ersten Trimenon beginnende geburtshilfliche Mitbetreuung der Schwangeren und die Beiziehung eines Neonatologen unter der Geburt.

> Das Risiko für Mutter und Kind wird durch eine präkonzeptionell und während der Gravidität gewährleistete normnahe Stoffwechseleinstellung mit Blutglukosewerten im Tagesverlauf <140 mg/dl sowie durch eine entsprechende geburtshilfliche Überwachung und neonatale Intensivpflege deutlich reduziert.
> Die höhere Mortalität der Kinder von Müttern mit präkonzeptionellem Diabetes ist die Folge kongenitaler Anomalien bei diabetischer Embryopathie.
> Der Gestationsdiabetes hingegen gefährdet das Neugeborene durch eine diabetische Fetopathie

▣ Tabelle 9.3. Empfehlungen der Fachgesellschaften zur Diabeteseinstellung in der Schwangerschaft

	Blutglukose (kapilläres Vollblut)				
	nüchtern/ präprandial (mg/dl)	1 h postprandial (mg/dl)	2 h postprandial (mg/dl)	HbA1c (%)	Quelle
Präkonzeptioneller Diabetes mellitus (Typ 1, Typ 2, MODY)					
Präkonzeptionell	70–100 (80–110)[a]		<140 (<155)[a]	<1% über Normbereich	ADA 2003
	65–100	90–145[b]	–		IDF 2002
	<90	**<140**	**<120**	oberer Normbereich	**DDG/DGGG 1999**
Gravidität	70–95	<140	<120	–	EAPM 2002
	65–100	90–145[b]	–	nahe oberem Normbereich	IDF 2002
	<90	**<140**	**<120**	unterer Normbereich	**DDG/DGGG 1999**
Gestationsdiabetes					
	≤95 (≤105)[a]	≤140 (≤155)[a]	≤120 (≤130)[a]	–	ADA 2003, EAPM 2002
	≤90 (≤95)[a]	≤120 (≤140)[a]	–	–	4th Workshop Conf. 1997
	60–90	≤120	–	Normbereich	DDG 2000
	60–90	**≤140**	**≤120**	Normbereich	**DGGG 2001**
	60–95	**≤130**	**≤120**	Normbereich	**ÖDG 2002**

ADA Amerikanische Diabetesgesellschaft, **IDF** International Diabetes Federation, **EAPM** Diabetic Pregnancy Study Group of the European Association of Perinatal Medicine, **DDG** Deutsche Diabetesgesellschaft, **DGGG** Deutsche Gesellschaft für Geburtshilfe und Gynäkologie
HbA_{1c} mit HPLC-Methode, Bestimmung der Glukosewerte im kapillären Vollblut mit Selbstmessgeräten, [a] Bestimmung im venösen Plasma; [b] postprandial ohne Zeitangabe

mit Makrosomie, Hypoxie, metabolischen Defekten und Gerinnungsstörungen.

9.3 Gestationsdiabetes

Definition und Häufigkeit. Als Gestationsdiabetes wird jede erstmals in der Gravidität diagnostizierte Glukosetoleranzstörung bezeichnet. Die Diagnose Gestationsdiabetes schließt somit die Erstmanifestation eines Typ-1- oder Typ-2-Diabetes bzw. anderer Diabetesformen in der Schwangerschaft ein. Die Erkrankung gilt als eigene Kategorie bei der Diabetesklassifikation und findet sich bei 3–10% aller Schwangeren. Sie betrifft somit jährlich etwa 350.000 werdende Mütter in Europa. Die großen Unterschiede in den Häufigkeitsangaben zum Gestationsdiabetes erklären sich zum einen aus den unterschiedlichen Beurteilungskriterien, zum anderen aus regionalen Unterschieden in der Häufigkeit des Typ-2-Diabetes (Daweke et al. 1970; Kautzky-Willer 1998; Kjos u. Buchanan 1999; O'Sullivan 1991).

Pathophysiologie und Klinik. Der Gestationsdiabetes steht mit dem Typ-2-Diabetes in enger Beziehung und wird als eine seiner Vorformen (Prädiabetes) angesehen (Schaefer et al. 1997), zumal sich die Risikofaktoren der beiden Diabetesformen entsprechen (Übersicht 9.1). Wichtige Risikofaktoren des Gestationsdiabetes sind die Zugehörigkeit zu bestimmten ethnischen Gruppen, eine positive Familienanamnese für Typ-2-Diabetes, höheres Lebensalter und Adipositas. Bereits bei einem Body-Mass-Index von 25–30 kg/m2 ist das Risiko 2- bis 6-mal, bei ausgeprägterer Adipositas sogar bis zu 20-mal höher als bei normalgewichtigen Schwangeren. Patientinnen mit Gestationsdiabetes zeigen großenteils die Merkmale des metabolischen Syndroms. Das Risiko für eine spätere definitive Diabetesmanifestation beträgt 3–10% pro Jahr. Die Basis des Gestationsdiabetes dürfte ein genetischer Defekt mit verminderter Insulinempfindlichkeit und β-Zelldysfunktion sein, der in der Gravidität durch die damit verbundene hormonelle Umstellung demaskiert wird.

Übersicht 9.1.
Risikofaktoren für die Entstehung eines Gestationsdiabetes und eines Typ-2-Diabetes

- Zentrale Adipositas (Body-Mass-Index ≥27 kg/m^2)
- Positive Familienanamnese für Typ-2-Diabetes bei Eltern/Geschwistern
- Gestationsdiabetes in früherer Schwangerschaft
- Makrosomie (Geburtsgewicht >4.500 g) in früherer Schwangerschaft
- Vorangehende Totgeburt
- Schwere kongenitale Missbildungen in früherer Schwangerschaft
- Habituelle Abortneigung (≥3 Fehlgeburten hintereinander)
- Mütterliches Alter >25 Jahre
- Nichtkaukasische Abstammung (v. a. Asiatinnen, Indianerinnen, Schwarzafrikanerinnen)
- Prädiabetes mit erhöhter Nüchternblutglukose (110–126 mg/dl) und/oder gestörter Glukosetoleranz in der Anamnese
- Exzessive Gewichtszunahme in der Gravidität
- Hypertonie (≥140/90 mmHg)
- Dyslipidämie: HDL Cholesterin ≤35 mg/dl und/oder Triglyceride ≥250 mg/dl
- Fettreiche, ballaststoffarme Ernährung
- Insulintherapie in der Gravidität (erhöht das postpartale Risiko für einen Typ-2-Diabetes wie auch für ein Rezidiv des Gestationsdiabetes)

Der Gestationsdiabetes manifestiert sich typischerweise zwischen der 24. und 28. SSW und trägt ein hohes Fetopathierisiko. Nur im Falle eines bereits vor der Konzeption oder während der ersten 10 Wochen der Gravidität bestehenden unerkannten Typ-2-Diabetes oder MODY finden sich auch beim Gestationsdiabetes häufiger als in einer Normalpopulation kongenitale Missbildungen (DDG et al. 2001). Weniger gefährdet sind Mitteleuropäerinnen, die im konzeptionsfähigen Alter nur selten (3%) einen Typ-2-Diabetes entwickeln, während bei anderen ethnischen Gruppen (z. B. Pima-Indianer, Afroamerikaner, Insulaner) die Frühmanifestation eines Typ-2-Diabetes bis zu 20% betragen kann. Das Risiko für das erneute Auftreten eines Gestationsdiabetes in einer späteren Schwangerschaft beträgt 60%.

Weniger als 10% der Fälle eines Gestationsdiabetes sind auf die Manifestation eines Typ-1-Diabetes zurückzuführen. Der autoimmunologische Prozess kann bei diesen Patientinnen durch den Nachweis β-zellspezifischer Antikörper gegen Glutamatsäure-Decarboxylase (GAD) und Tyrosinphosphatase (IA-2) erfasst werden (Füchtenbusch et al. 1997, Naylor et al. 1997). Diese Form des Gestationsdiabetes ist meist dadurch zu erkennen, dass eine Diät nicht ausreicht und die Patientin mit Insulin zu behandeln ist.

9.3.1 Screening und Diagnose

Die Diagnose eines Gestationsdiabetes erfolgt in der 24.–28. SSW mittels eines oralen Glukosetoleranztests (oGTT, 75 g). Viele Fachgesellschaften, so auch die DDG, fordern ein generelles Screening aller Schwangeren (Solomon et al. 1996). Die Amerikanische Diabetesgesellschaft befürwortet hingegen eine Risikostratifikation (Übersicht 9.1) und einen gezielten Einsatz von Funktionstests. Diese Forderung wird von einer multizentrischen Studie an über 3000 Schwangeren unterstützt. Diese zeigte, dass eine Vorselektion der Patientinnen durch Erhebung der Risikofaktoren die Sensitivität und Spezifität der Diagnose eines Gestationsdiabetes durch Verminderung falsch-positiver Ergebnisse bei gleichzeitiger Kostenreduktion erhöht (Naylor et al. 1997). Bei Vorliegen von mindestens einem der angeführten Risikofaktoren sollte der oGTT bereits im ersten Trimenon durchgeführt und ggf. zu einem späteren Zeitpunkt wiederholt werden. Die wesentlichen unabhängigen Risikofaktoren sind ein Alter der Mutter über 25 Jahre, ein Body-Mass-Index über 27 kg/m² und die ethnische Zugehörigkeit zu Gruppen mit hoher Diabeteshäufigkeit.

Die im angloamerikanischem Raum empfohlene Vorgehensweise (GCT = Glucose Challenge Test: Screening mit 50 g Glukose, venöse Plasmaglukosekonzentration 60 min postprandial >140 mg/dl, anschließend diagnostischer oGTT mit 100 g Glukose) wird in Europa wegen der relativ geringen Sensitivität (79%) und Spezifität (87%) als Screeningmethode abgelehnt. Nicht geeignet für die Diagnose eines Gestationsdiabetes sind Messungen von Nüchternblutglukose, HbA1c oder Fruktosamin. Die angewandten Diagnosekriterien (Tabelle 9.4; Ward et al. 1985), sind regional unterschiedlich (3-stündiger oGTT mit 100 g Glukose in USA bzw. 2-stündiger oGTT mit 75 g in Europa). Der geringere Aufwand, die Vergleichsmöglichkeit mit Nichtschwangeren und die hohe Sensitivität für die Prädiktion makrosomer Feten sprechen für die Durchführung eines oGTT mit 75 g Glukose (WHO). Der 4. Workshop für Gestationsdiabetes (Chicago 1997) versuchte die Definition graviditätsspezifischer Kriterien und berücksichtigte auch den 1-h-Wert nach Glukosebelastung. Diese Kriterien wurden sowohl von der Amerikanischen (ADA) als auch der Deutschen (DDG) und der Österreichischen (ÖDG) Diabetesgesellschaft übernommen.

Nach Möglichkeit sollte die Diagnose Gestationsdiabetes durch den Frauenarzt unter Verwendung der in Europa gültigen Kriterien (■ Tabelle 9.4) gestellt und die Patientin unverzüglich einer ambulanten Diabetesschwerpunkteinrichtung zur internistischen Betreuung zugewiesen werden.

Eine Standardisierung der Diagnose Gestationsdiabetes dürfte jedoch erst nach Vorliegen der Ergebnisse der HAPO-Studie (Hyperglycaemia and Adverse Perinatal Outcome) im Jahr 2004 möglich sein, die versucht, Blutglukosewerte und kindliche Morbidität zu korrelieren.

9.3.2 Therapie

Die Therapie des Gestationdiabetes erfolgt primär diätetisch durch Umstellung der Ernährung (Gehrmann-Gödde u. Gries 2001), es sei denn, es handelt sich um die Manifestation eines Typ-1-Diabetes während der Gravidität. In diesem Fall ist eine Insulintherapie unerlässlich (▶ s. Kap. 16). Zielwerte für den kapillären Blutzucker sind (■ Tabelle 9.3):

- Nüchtern ≤95 mg/dl,
- 1 h postprandial <130 mg/dl sowie
- 2 h postprandial <120 mg/dl.

Diät. Am Beginn der Therapie eines Gestationsdiabetes steht die Diät, sofern kein Typ-1-Diabetes vorliegt (Gehrmann-Gödde u. Gries 2001). Sie orientiert sich individuell am Körpergewicht der Schwangeren und enthält bei Normalgewicht ca.

Tabelle 9.4. Blutglukosegrenzwerte für die Diagnose eines Gestationsdiabetes in der 24.–28. SSW (Bestimmung im venösen Plasma)

Quellen (Jahr)	oGTT (g)	Blutglukosegrenzwerte (mg/dl)				Erforderliche Anzahl pathologischer Werte (n)
		Nüchtern	1 h	2 h	3 h	
USA						
NDDG – Screening (GCT; 50 g Glukose)[a]	**50**	–	**140**	–		
NDDG – Diagnose (100 g Glukose)	100	105	190	165	145	≥2
Carpenter Couston (100 g Glukose)	100	95	180	155	140	≥2
ADA, 4. Workshop-Konferenz für die Diagnose des GDM (1997; 100 g Glukose)	100	95	180	155	140	≥2
	75	95	180	155	–	>2
EUROPA						
DDG (2001)[b], ÖDG (2002; 75 g Glukose)	**75**	**95 (90)[c]**	**180**	**155**	–	≥1
WHO (1987; 75 g Glukose)[b]	75	–	–	140[c]	–	
	–	**126**	–	–	–	1
	–	≥200 zu beliebigem Zeitpunkt				

oGTT oraler Glukosetoleranztest, **NÜ** Nüchternwert, **GCT** Glucose Challenge Test, **WHO** World Health Organisation, **NDDG** National Diabetes Data Group, **DDG** Deutsche Diabetes Gesellschaft
[a]Bei pathologischem Ausfall Ergänzung durch oGTT (100 g), [b]empfohlene Vorgangsweise (alternativ), [c]Kapillarblut.

24–30 kcal/kgKG, aufgeteilt auf 50% Kohlenhydrate, 30–35% Fett und 15–20% Eiweiß. Die Nahrungsaufnahme wird auf 5–6 Mahlzeiten, davon 2–3 Zwischenmahlzeiten verteilt und das Blutglukoseverhalten durch mindestens 4 Blutglukoseselbstmessungen (nüchtern, 1 h, evtl. auch 2 h postprandial und spätabends) überwacht. Auf die ausreichende Versorgung mit Folsäure (400 µg/Tag in den ersten Gestationswochen), Spurenelementen und Vitaminen ist zu achten.

> Regelmäßige körperliche Aktivität während der Gravidität bei sonst gesunden Patientinnen ist ein weiterer wichtiger Bestandteil des Therapiekonzepts.

Insulin. Werden während eines diätetischen Therapieversuchs die Blutglukosegrenzwerte überschritten, ist eine Insulintherapie indiziert. Sie besteht meist in einer individuell angepassten konventionell-intensivierten Therapieform mit getrennter Gabe von basalem und prandialem Insulin. Zu beachten ist, dass Insulin das einzige während der Schwangerschaft zulässige blutzuckersenkende Medikament ist. Glibenclamid, ein nichtplazentagängiger Sulfonylharnstoff ist bei Gestationsdiabetes – auch wenn vergleichbare Schwangerschaftsergebnisse (Langer et al. 2000) erreicht werden – wegen der nach wie vor ungeklärten Gefahr der Teratogenität kontraindiziert. Dies gilt in gleicher Weise für alle anderen oralen Antidiabetika (Metformin, α-Glukosidasehemmer sowie Glitazone). Eine Kontraindikation für orale Antidiabetika besteht auch während der gesamten Stillzeit.

9.3.3 Nachuntersuchung

Auch wenn sich die Glukosetoleranz nach einem Gestationsdiabetes wieder normalisiert, ist das

Risiko für ein Rezidiv bei einer erneuten Schwangerschaft deutlich erhöht und ein Diabetesscreening schon zu Schwangerschaftsbeginn erforderlich. Wird 6–10 Wochen nach der Entbindung zur erneuten Klassifikation ein Standard-oGTT durchgeführt, findet sich meist eine normale Glukosetoleranz. Hingegen wird im ivGTT und in der euglykämischen Clamp-Untersuchung nur eine Verbesserung, nicht aber eine Normalisierung der Insulinsensitivität sowie eine persistierende Störung der ersten Phase der Insulinsekretion (Abb. 9.3) beobachtet (Kautzky-Willer et al. 2001; Ward et al. 1985). Diese postpartal »kompensierte« metabolische Störung erklärt das hohe Risiko für die frühzeitige Manifestation eines Typ-2-Diabetes bei diesen Frauen. Prognostischen Wert besitzt der 2-h-Wert des oGTT, da das Risiko einer Diabetesmanifestation innerhalb von 5 Jahren mit seiner Höhe korreliert (O'Sullivan 1991).

Als Risikofaktor für die Entwicklung eines Typ-2-Diabetes post partum gilt auch ein erhöhtes Körpergewicht, insbesondere eine vermehrte Körperfettmasse (Kautzky-Willer et al. 2001). Ein enger Zusammenhang besteht zudem zwischen Nüchternblutglukose, niedrigem Gestationsalter bei Diagnose des Gestationsdiabetes sowie einer Insulinbedürftigkeit während der Gravidität einerseits und der Latenz bis zur späteren Entwicklung eines Typ-2-Diabetes andererseits.

Die Prävention eines Typ-2-Diabetes nach Gestationsdiabetes und des damit verbundenen Risikos für kardiovaskuläre Erkrankungen verlangt den Erhalt des Normalgewichtes, ausreichende körperliche Aktivität sowie eine ausgewogene fettarme und kohlenhydratreiche Ernährung. Eine derartige Lebensstiländerung ist bei Personen mit gestörter Glukosetoleranz effektiver als eine Behandlung mit Metformin und reduziert die Diabetesmanifestation um die Hälfte, wie im »Diabetes Prevention Program« (68% Frauen, davon 16% mit Anamnese eines Gestationsdiabetes) gezeigt werden konnte. Zu gleichartiger Aussage kommt die TRIPOD-Studie mit Verwendung eines Insulinsensitizers bei Latinoamerikanerinnen nach Gestationsdiabetes.

Der Gestationsdiabetes ist die häufigste Schwangerschaftskomplikation. Damit verbundene Risiken

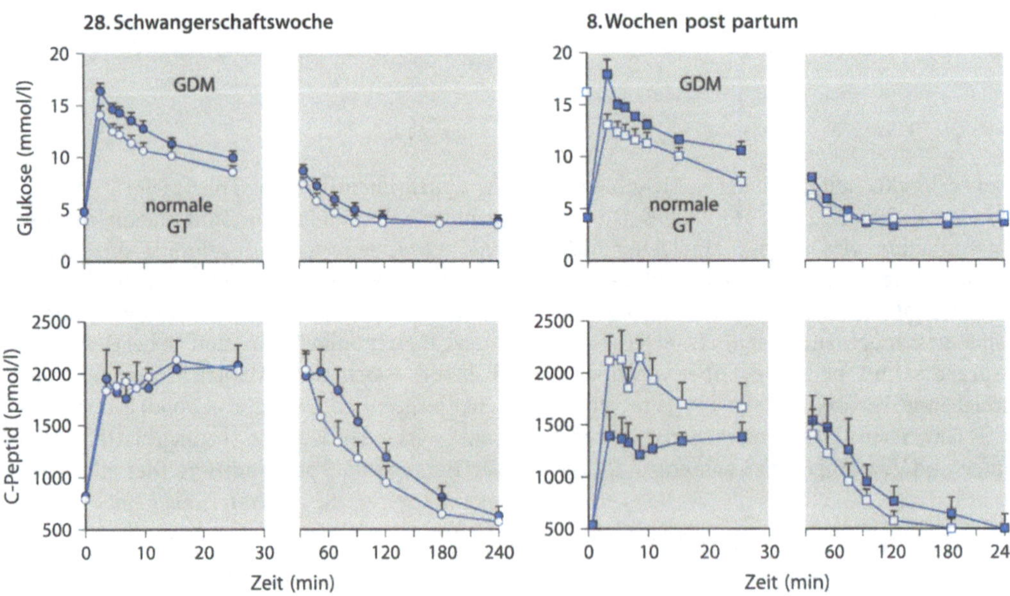

Abb. 9.3. Plasmakonzentration von Glukose und C-Peptid bei Schwangeren (n=10) in der 28. SSW mit Gestationsdiabetes (●) und mit normaler Glukosetoleranz (○) sowie 8 Wochen nach Entbindung im intravenösen Glukosetoleranztests (ivGTT). Beachte die persistierende Beeinträchtigung der C-Peptidkonzentration-Frühsekretionsspitze (0–30 min) sowie die persistierende späte C-Peptiderhöhung (■) 8 Wochen post partum bei Patientinnen mit vorangegangenem Gestationsdiabetes. (Kautzky-Willer 1998)

sind die Ausbildung einer diabetischen Fetopathie beim Kind und das postpartale Auftreten eines Typ-2-Diabetes bei der Mutter. Adipositas, höheres Lebensalter und Zugehörigkeit zu ethnischen Gruppen mit hoher Diabeteshäufigkeit sind mütterliche Risikoparameter.
Die Diagnose erfolgt mittels oGTT in der 24.–28. SSW. Die Therapie besteht in kohlenhydratmodifizierter fettarmer Diät, bei fehlendem Erfolg in Insulin. Die Patientinnen sind über ihr erhöhtes Diabetesrisiko und die Notwendigkeit der Prävention zu informieren und alle 2 Jahre mittels oGTT nachzuuntersuchen.

9.4 Schwangerschaft bei vorbestehendem Diabetes mellitus

Als präkonzeptioneller Diabetes wird jeder bereits vor der Schwangerschaft diagnostizierte Diabetes mellitus (Typ 1, Typ 2 oder MODY) bezeichnet. Diese Konstellation war vor der Einführung der intensivierten Insulintherapie mit einer sehr hohen mütterlichen und kindlichen Mortalität behaftet und ist nach wie vor als Risikoschwangerschaft zu betrachten. Die Betreuung der diabetischen Schwangeren sollte von vornherein an spezialisierten Zentren und in interdisziplinärer Kooperation von Diabetologen, Gynäkologen, Neonatologen und Ophthalmologen erfolgen. Die Diagnose eines MODY kann bei positiver Familienanamnese und hoher Nüchternblutglukose mit nur geringem Anstieg nach Glukosebelastung durch Genotypisierung gesichert werden (Stoffel et al. 1993). Wird ein Typ-2-Diabetes mit oralen Antidiabetika behandelt, sind diese bei Kinderwunsch abzusetzen und bereits präkonzeptionell durch Insulin zu ersetzen.

9.4.1 Präkonzeptionelle Betreuung

Eine sorgfältige Schwangerschaftsplanung mindestens 3 Monate präkonzeptionell mit dem Ziel einer stabilen normnahen Stoffwechsellage ist eine absolute Notwendigkeit für alle Diabetikerinnen im konzeptionsfähigen Alter. Zudem ist präkonzeptionell ein Status der Spätkomplikationen zur Vermeidung einer Progression diabetischer Folgekrankheiten zu erheben. Dazu gehören die Bestimmung der Nierenfunktion (Serumkreatinin, Kreatininclearance, Albuminausscheidung), eine ophthalmologische Untersuchung (Funduskopie), eine kardiovaskuläre Abklärung (bei fehlenden kardialen Vorerkrankungen Belastungs-EKG ausreichend), die Überprüfung der Schilddrüsenfunktion (TSH-Bestimmung) sowie des neurologischen Status. Im Bedarfsfall ist eine proliferative Retinopathie mittels Laserkoagulation zu stabilisieren und eine Hypertonie auf niedrig normale Blutdruckwerte (<130/85 mmHg) einzustellen (▶ s. Kap. 28).

Für diabetische Patientinnen der Klassen D, F und R (White 1974; Tabelle 9.2) besteht ein fast doppelt so hohes Risiko für die Entwicklung einer Schwangerschaftshypertonie wie für Frauen der Gruppen B und C. Die Kinder diabetischer Frauen mit Nephropathie (Gruppe F) sind durch die Gestose der Mutter zudem besonders durch Frühgeburten, intrauterine Wachstumsretardierung und perinatale Morbidität gefährdet. Diabetikerinnen mit manifester koronarer Herzkrankheit (Gruppe H) zeigen eine hohe Komplikationsrate in der Gravidität, einschließlich einer Verschlechterung der kardialen Situation und einer erhöhten Mortalität.

Im Falle einer chronischen Niereninsuffizienz mit Hämodialyse oder CAPD sollte eine Gravidität erst nach erfolgreicher Nierentransplantation mit stabiler Transplantatfunktion geplant und dann streng überwacht werden. Im Vergleich zu gesunden Frauen besteht bei Diabetikerinnen nach Nierentransplantation ein deutlich erhöhtes Risiko für Frühgeburten, Präeklampsie, Hypertonie sowie fetale und neonatale Komplikationen, die Transplantatfunktion verschlechtert sich meist nicht. Komplizierend sind jedoch schwere Formen der autonomen Neuropathie mit Kreislaufdysregulation und erhöhter Hypoglykämiegefährdung infolge einer verminderten Gegenregulation oder einer Gastroenteropathie. Letztere kann in Kombination mit Hyperemesis gravidarum eine akute Mangelversorgung der Patientin verursachen.

Gegen eine Gravidität bei Diabetikerinnen bestehen somit diverse relative Kontraindikationen. Frauen mit Kinderwunsch müssen darauf ausdrücklich aufmerksam gemacht werden (■ Übersicht 9.2).

Übersicht 9.2.
Relative Kontraindikationen gegen eine Schwangerschaft bei Diabetikerinnen
- Koronare Herzkrankheit
- Aktive proliferative Retinopathie
- Niereninsuffizienz (Cl_{cr} <50 ml/min, Serumkreatinin >2 mg/dl, Proteinurie >2 g/24 h)
- Medikamentös nicht einstellbare Hypertonie
- Schwere autonome gastrointestinale Neuropathie

9.4.2 Therapie

Stoffwechselkontrolle. Die präkonzeptionell erforderliche Stoffwechseloptimierung bei vorbestehendem Diabetes wird am besten mittels funktioneller Insulintherapie erreicht (▶ s. Kap. 16). Die dabei anzustrebenden Blutglukosezielwerte unter Therapie (Tabelle 9.3) entsprechen jenen während der Schwangerschaft:
- nüchtern bis 95 mg/dl,
- 1 h postprandial 130 mg/dl,
- 2 h postprandial 120 mg/dl.

Eine entsprechende Überprüfung des HbA1c (<1% oberhalb des Normbereiches) und der Blutglukoseprofile mit begleitender Therapieanpassung ist engmaschig bereits bei geplanter Schwangerschaft erforderlich. Die strikte Kontrolle der Blutglukose muss nach erfolgter Konzeption konsequent beibehalten werden. Dadurch besteht allerdings ein erhöhtes Hypoglykämierisiko, das in der 8.–15. Schwangerschaftswoche durch die vorübergehende Zunahme der Insulinsensitivität noch verstärkt werden kann. Die für die zweite Schwangerschaftshälfte charakteristische Insulinresistenz bewahrt hingegen meist vor schweren Hypoglykämien. Zu beachten ist der ab dem 2. Trimenon (20.–38. SSW) zunehmende Insulinbedarf um 50–100% und dessen Abnahme mit dem Beginn des Geburtsprozesses (Abb. 9.4). Für die Therapie stehen Humaninsuline zur Verfügung. Insulinanaloga aller Art sollten wegen ihrer ungeklärten teratogenen Wirkung nicht vor der 13. SSW eingesetzt werden.

Ernährung. Für die Ernährung gelten qualitativ und quantitativ die gleichen Empfehlungen wie bei Schwangeren ohne Diabetes. Eine genügende Eiweißzufuhr von 0,8 g/kgKG, mindestens aber 60 g täglich ist zu gewährleisten. Auf eine ausreichende Versorgung mit den Mineralstoffen Kalzium, Eisen und Zink sowie mit Folsäure und Vitaminen (B6) ist zu achten, da hier ein Mangel mit vermehrten Frühgeburten und neonatalen Entwicklungsstörungen assoziiert ist. Präkonzeptionell und in den ersten Gestationswochen ist die tägliche Einnahme von 400 µg Folsäure zur Vermeidung von Neuralrohrdefekten zu empfehlen (Gehrmann-Gödde u. Gries 2001; Kautzky-Willer 1998).

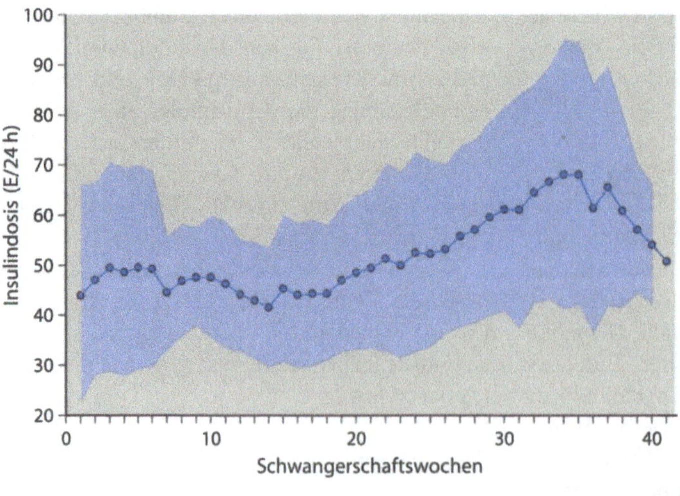

Abb. 9.4. Änderung des Insulinbedarfs ($\bar{x}$±SD, E/24 h) in der Schwangerschaft bei Typ-1-Diabetikerinnen (n=42). Beachte den Abfall des täglichen Insulinbedarfs mit der Entbindung. (Krankengut der ehem. I. Med. Univ. Klinik, Wien)

Eine engmaschige geburtshilfliche, aber auch ophthalmologische Überwachung der Patientin ist parallel zur internistischen Betreuung sicherzustellen.

Entbindung und perinatale Maßnahmen. Prinzipiell ist auch bei Diabetikerinnen eine vaginale Entbindung am Termin anzustreben. Nur wenn geburtshilflich indiziert, ist die Geburt vorzeitig einzuleiten oder operativ vorzunehmen. Die Häufigkeit einer Sectio caesarea ist bei Frauen mit Gestationsdiabetes etwa 50% höher als bei Frauen ohne Diabetes (bei normalem oGTT 20%, bei Gestationsdiabetes 30%; Kjos u. Buchanan 1999). Am Tag der Entbindung wird wegen des mit Einsetzen der Wehentätigkeit vermehrten Glukoseverbrauchs und wegen des raschen Abfalls des Insulinbedarfs um bis zu 50% nach Ausstoßung der Plazenta kein Depotinsulin gegeben, sondern es wird Normalinsulin kontinuierlich intravenös (ca. 1–1,5 E/h) mit ausreichender Flüssigkeitssubstitution und Glukoseinfusion unter Berücksichtigung der aktuellen Blutglukose verabreicht. Der Zielbereich der Blutglukose während der Geburt liegt bei 80–120 mg/dl. Postpartal ist die Insulintherapie individuell neu anzupassen, wobei die endgültige Strategie und Tagesinsulindosis meist jener vor der Konzeption entsprechen wird.

> Ein Diabetes mellitus in der Schwangerschaft erfordert eine enge Zusammenarbeit von Internisten, Geburtshelfern, Neonatologen, Ophthalmologen und Schulungspersonal, wie sie nur in spezialisierten Zentren sicherzustellen ist. Zur Vermeidung einer Embryopathie ist eine strikte Schwangerschaftsplanung sowie eine normnahe Blutglukoseeinstellung mindestens 3 Monate vor geplanter Konzeption erforderlich, ebenso eine Überwachung der diabetischen Folgeerkrankungen der Mutter (Mikroangiopathie mit Retinopathie, Nephropathie und Neuropathie). Während der Gravidität sind engmaschige ambulante Kontrollen in 1- bis 2-wöchigem Abstand erforderlich.

9.4.3 Diabetische Folgeerkrankungen

Eine Gravidität ist ein unabhängiger Risikofaktor für die Progredienz der **diabetischen Mikroangiopathie** (Retinopathie und Nephropathie; DCCT Research Group 2000; Kimmerle et al.; Rosen u. Miodovnik 2000). Liegen präkonzeptionell keine diabetischen Begleiterkrankungen vor, so beträgt das Risiko für ihre Neuentwicklung während der Gravidität oder post partum etwa 15%. Wenn bei Schwangerschaftsnachweis und unbefriedigender Stoffwechseleinstellung der mittlere Blutglukosewert erheblich abgesenkt werden muss, sollten wegen der Gefahr der raschen Progression einer präexistenten Retinopathie engmaschig augenärztliche Kontrollen erfolgen.

Die Entwicklung bzw. Verschlechterung einer milden **Retinopathie** oder ein Anstieg der Eiweißausscheidung während der Gravidität ist postpartal meist reversibel und fällt geringer aus, wenn die Patientinnen schon präkonzeptionell mit einer intensivierten Therapie gut eingestellt waren (DCCT Research Group 2000). Fortgeschrittene Stadien einer Retinopathie, v. a. aber eine aktive, proliferative Form können in der Gravidität bis zur Erblindung fortschreiten. Eine Spiegelung des Augenhintergrundes ist daher präkonzeptionell, im 1. und 2. bzw. 3. Trimenon sowie postpartal erforderlich, um ggf. eingreifen zu können – bei pathologischen Befunden auch häufiger. Eine Fluoreszenzangiographie ist wegen der Plazentagängigkeit von Fluoreszein kontraindiziert.

Bei bereits präkonzeptionell bestehender, fortgeschrittener **Niereninsuffizienz** kann es neben einer Zunahme der Proteinurie auch zur irreversiblen Verschlechterung der Nierenfunktion mit Entwicklung eines Nierenversagens in der Gravidität oder post partum kommen. Parallel dazu besteht bei einem durch Nephropathie komplizierten Gestationsdiabetes ein ca. 40% höheres Risiko für das Auftreten einer Hypertonie oder Präeklampsie, die wiederum die Nephropathie verschlechtern. Regelmäßige Untersuchungen von Nierenfunktion, Mikroalbuminausscheidung und Blutdruck sind daher obligat.

9.5 Komplikationen bei der Mutter

Hypertonie. Schwangere Diabetikerinnen tragen ein höheres Risiko für eine Schwangerschaftshypertonie, Präeklampsie (14% bei Typ-1-Diabetes statt 5% bei gesunden Schwangeren) und Eklampsie, insbesondere wenn präkonzeptionell bereits eine Nephropathie vorlag. Bei präkonzeptionell vorbestehendem Diabetes ist eine

Präeklampsie mit einem 18fach erhöhten perinatalen Mortalitätsrisiko verbunden (Garner 1995). Behandlungsbedürftig ist jedenfalls ein Blutdruck >140 mmHg systolisch und >90 mmHg diastolisch. Als antihypertensive Medikamente (▶ s. Kap. 28) stehen neben Magnesium periphere Vasodilatatoren (Dihydralazin) und α2-adrenerge Rezeptoragonisten (α-Methyldopa) zur Verfügung, unter strenger Indikationsstellung auch α- oder β-Blocker bzw. ihre Kombinationspräparate. Die potentiellen Nebenwirkungen – fetale Bradykardie, Atemdepression, intrauterine Wachstumsretardierung (IUGR) und höheres Hypoglykämierisiko – sind zu beachten.

> Diuretika sollten wegen der mit Reduktion des Plasmavolumens möglichen Verschlechterung der Plazentamikrozirkulation nur bei dringlicher Indikation angewendet werden.
> ACE-Hemmer sind trotz ihres nephro- und retinoprotektiven Effekts aufgrund ihrer potentiell teratogenen Wirkung, der höheren fetalen Mortalität und der Häufung von neonatalem Nierenversagen bei gleichzeitiger intrauteriner Wachstumsretardierung streng kontraindiziert (Kimmerle et al. 1995, Rosen u. Miodovnik 2000).

Günstig ist jedoch die orale oder intravenöse Verabreichung von Magnesium, das zugleich eine antikonvulsive Wirkung besitzt.

Infektionen. Bei Typ-1-Diabetes treten Infektionen der Mutter in der Gravidität 3- bis 4-mal häufiger auf als bei Schwangeren mit normaler Glukosetoleranz, wobei das Infektionsrisiko (urogenitale und Atemwegsinfekte, perinatale Wundinfektionen, Endometritis, Candidiasis) bei schlechter Stoffwechselführung ansteigt. Wiederholte Harnuntersuchungen und eine Behandlung nach Antibiogramm bei Entzündungsnachweis sind erforderlich.

Geburtshilfliche Komplikationen. Bei Patientinnen mit Gestations- oder vorbestehendem Diabetes werden 2- bis 4-mal häufiger operative Entbindungen (Sectio, Forceps, Vakuum) aufgrund diabetischer Fetopathie und Plazentainsuffizienz durchgeführt, aber auch aufgrund grundsätzlicher geburtshilflicher Überlegungen für die Betreuung schwangerer Diabetikerinnen.

> Schwangere mit vorbestehendem Diabetes oder Gestationsdiabetes haben ein größeres Risiko für das Auftreten einer Schwangerschaftshypertonie oder Präeklampsie. Dazu kommen häufigere urogenitale und Wundinfektionen in der Gravidität bzw. peri- und postpartal. Operative Entbindungen sind etwa 3fach häufiger als bei stoffwechselgesunden Frauen.

9.6 Geburtshilfliche Maßnahmen

Eine intensive **Überwachung des Fetus** einschließlich monatlicher Sonographien zur Kontrolle des Größenwachstums und zum Ausschluss von Fehlbildungen ist für eine erfolgreiche Schwangerschaft erforderlich. Wichtig sind die Überprüfung des Gestationsalters, die Geburtsterminbestimmung im ersten Trimenon, die Fehlbildungsdiagnostik inklusive fetaler Echokardiographie in der 18.–22. SSW sowie die sonographisch-biometrische Beurteilung der Fruchtwassermenge und des abdominalen Durchmessers als Marker einer Makrosomie. Zudem müssen die uteroplazentare Durchblutung mittels Dopplersonographie überprüft werden sowie die kardiale Funktion durch Kardiotokographie (CTG) im letzten Schwangerschaftsabschnitt, um bei Mangelversorgung und fetalem Stress den Entbindungstermin vorziehen zu können.

Werden Glukokortikoide zur Verbesserung der fetalen Lungenreife oder β-Mimetika zur Tokolyse verwendet, kann es zu erheblichen metabolischen Entgleisungen kommen, die ggf. die Einleitung oder Steigerung einer Insulintherapie erfordern.

Der Diabetes mellitus in der Schwangerschaft ist an sich keine Indikation zur Sectio oder zu einer vorzeitigen Geburtseinleitung. Für diese Entscheidung sind ausschließlich geburtshilfliche Gesichtspunkte maßgebend.

Perinatal muss zur **Überwachung des Neugeborenen** unbedingt ein erfahrener Neonatologe hinzugezogen werden. Dies gilt v. a. für Neugeborene diabetischer Mütter mit Atemstörungen, Hypoglykämie und Makrosomie. Binnen 30 min nach Entbindung ist eine Bestimmung der Blutglukose vorzunehmen, in den ersten postpartalen Tagen sind fetopathieassoziierte Hypoglykämien auszuschließen. Generell wird bei Patientinnen mit vorbestehendem oder Gestationsdiabetes wie auch bei gesunden Frauen eine Brustfütterung des Neugeborenen empfohlen.

Die höhere Rate an Schwangerschaftskomplikationen mit erhöhter perinataler Morbidität und Mortalität verlangt, dass Diabetikerinnen auch geburtshilflich entsprechend intensiv überwacht werden. Dazu gehören die sonographische Kontrolle des fetalen Wachstums, die Überprüfung der Plazentafunktion und die neonatologische Überwachung des Neugeborenen post partum.

9.7 Antikonzeption

Zur Vermeidung einer diabetischen Embryo- und Fetopathie ist jede Schwangerschaft bei Frauen mit präexistentem Diabetes und mit persistierender Stoffwechselstörung nach Gestationsdiabetes sorgfältig zu planen.

Als antikonzeptionelle Maßnahmen kommen neben Barrieremethoden niedrig dosierte orale Kombinationspräparate mit einem geringen Östrogenanteil (<30 µg) sowie einem Progesteronanteil mit schwach androgener Wirkung in Frage. Voraussetzung für eine geplante Schwangerschaft ist auch die Nikotinabstinenz zur Reduktion der Thromboseneigung.

Bei invasiver Kontrazeption mittels Intrauterinpessar oder Spirale ist ein erhöhtes Infektionsrisiko zu beachten. Besteht kein weiterer Kinderwunsch, ist eine Tubenligatur zu überlegen.

Bei Diabetikerinnen besteht in jedem Fall die Notwendigkeit einer Schwangerschaftsplanung. Anwendbar sind Barrieremethoden und orale Kontrazeptiva mit niedrig dosiertem Östrogenanteil. Keine Pille bei Raucherinnen wegen erhöhter Thrombosegefahr!

9.8 Kernaussagen für die Praxis

Ein unzureichend behandelter Diabetes in der Schwangerschaft ist eine Hochrisikosituation für Mutter (Verschlechterung des Metabolismus, Progression von Spätkomplikationen) und Kind (Diabetische Embryo- und Fetopathie).

Wichtige Maßnahmen zur Reduktion der bestehenden Risken sind bei Schwangeren

- **ohne vorbestehenden Diabetes: Durchführung eines oGTT nach vorheriger Risikostratifikation (Übersicht 9.1), bei Diagnose eines Gestationsdiabetes Einleitung einer entsprechenden Therapie (Diät bzw. Insulin);**
- **mit vorbestehendem Diabetes mellitus: weitgehende Normalisierung von Blutglukose und HbA1c (<1% oberhalb des Normbereiches) bereits 3 Monate präkonzeptionell, ausreichende Überwachung der diabetischen Folgeerkrankungen, enge Kooperation von Internisten, Geburtshelfern und Neonatologen;**
- **mit vorbestehendem oder Gestationsdiabetes: Erreichen folgender Zielwerte der Blutglukose**
  - **nüchtern ≤95 mg/dl**
  - **1 h postprandial ≤130 mg/dl**
  - **2 h postprandial ≤120 mg/dl**

  Betreuung in einer ambulanten Diabetes schwerpunkteinrichtung mit Kooperation von Diabetologen, Geburtshelfern und Neonatologen.

Literatur

Daweke H, Huter KA, Sachsse B et al (1970) Diabetes and pregnancy. Causes and therapeutic susceptibility of infant mortality. Dtsch Med Wochenschr 95: 1747–1755

DCCT Research Group (2000) Effect of pregnancy on microvascular complications in the diabetes control and complications trial. Diabetes Care 23: 1084–1091

DDG, AGMFM der DGGG und Deutsche Gesellschaft für Perinatale Medizin (2001) Empfehlungen zu Diagnostik und Therapie des Gestationsdiabetes. Frauenarzt 42: 891–899

Füchtenbusch M, Ferber K, Standl E, Ziegler AG (1997) Prediction of type I diabetes postpartum in patients with gestational diabetes mellitus by combined islet cell autiantibody screening. A prospective multicenter study. Diabetes 46: 1459–1467

Garner PR (1995) Type I diabetes mellitus and pregnancy. Review article. Lancet 346: 157–161

Gehrmann-Gödde S, Gries FA (2001) Die Ernährung der Schwangeren unter besonderer Berücksichtigung kritischer Nährstoffe. Gynäkologe 34: 299–243

Greene MF, Hare JW, Cloherty JP et al (1989) First-trimester haemoglobin A1 and risk for malformation and spontaneous abortion in diabetic pregnancy. Teratology 39: 225–231

Kautzky-Willer A (1998) Gestationsdiabetes. Diabetes und Stoffwechsel 7: 197–203

Kautzky-Willer A, Pacini G, Tura A et al (2001) Increased plasma leptin in gestational diabetes. Diabetologia 44: 164–172

Kimmerle R, Zass RP, Cupisti S et al (1995) Pregnancy in women with diabetic nephropathy: long-term outcome for mother and child. Diabetologia 38: 227–235

Kjos S, Buchanan T (1999) Gestational diabetes mellitus. N Engl J Med 341:1749–1756

Langer O, Conway DL, Berkus MD et al (2000) A comparison of glyburide and insulin in women with gestational diabetes mellitus. N Engl J Med 343: 1134–1138

Naylor CD, Sermer M, Chen E, Farine D (1997) Selective screening for gestational diabetes mellitus. N Engl J Med 337: 1591–1596

O´Sullivan. (1991) Diabetes mellitus after GDM. Diabetes (Suppl 2): 131–135

Parretti E, Mecacci F, Papini M et al (2001) Third trimester maternal glucose levels from diurnal profiles in non-diabetic pregnancies. Correlation with sonographic parameters of fetal growth. Diabetes Care 24: 1319–1323

Pedersen J, Mölsted-Pedersen L (1971) The hyperglycemia-hyperinsulinism theory and the weight of the newborn baby. In: Rodrigues RR, Vallance-Owen J (eds) Diabetes. Exerpta Medica, Amsterdam, p 678

Rosen BM, Miodovnik M. (2000) Medical Complications of diabetes mellitus in pregnancy. Review. Clin Obstet Gynecol 43: 17–31

Schaefer UM, Songster G, Xiang A et al (1997) Congenital malformations in offspring of women with hyperglycemia first detected during pregnancy. Am J Obstet Gynecol 177: 1165–1171

Shao J, Catalano P, Yamashita H et al (2000) Decreased insulin receptor tyrosine kinase activity and plasma cell membrane glycoprotein-1 overexpression in skeletal muscle from obese women with gestational diabetes (GDM). Diabetes 49: 603–610

Silverman BL, Purdy LP, Metzger BE (1996) The intrauterine environment: implications for the offspring of diabetic mothers. Diabetes Reviews 4: 21–33

Solomon CG, Willett WC, Rich-Edwards J et al (1996) Variability in diagnostic evaluation and criteria for gestational diabetes. Diabetes Care 19: 12–15

Stoffel M, Bell KL, Blackburn CL et al (1993) Identification of glucokinase mutation in subjects with gestational diabetes mellitus. Diabetes 42: 937–940

Suhonen L, Hiilesmaa V, Teramo K (2000) Glycemic control during early pregnancy and fetal malformations in women with type I diabetes mellitus. Diabetologia 43: 79–82

Ward WK, Johnston CLW, Beard JC et al (1985) Insulin resistance and impaired insulin secretion in subjects with histories of gestational diabetes mellitus. Diabetes 34: 861–869

White P (1974) Diabetes mellitus in pregnancy. Clin Perinatal 1: 331–347

Diabetes im hohen Lebensalter

P. Fasching

10.1 Epidemiologie

Etwa zwei Drittel der diagnostizierten Patienten mit Diabetes mellitus Typ 2 in den westlichen Industrieländern sind über 60 Jahre alt. Die Prävalenz eines manifesten Diabetes mellitus Typ 2 wird bei über 70-Jährigen mit mehr als 20% angegeben. Nach Untersuchungen in medizinisch betreuten geriatrischen Pflegeheimen wurden bei 50% der Patienten Hinweise auf einen gestörten Glukosestoffwechsel gefunden (Equiluz-Bruck et al. 2001; Hauner et al. 2001; Sinclair et al. 1997).

Durch den demographischen Wandel in den Ländern der Europäischen Union ist für Deutschland und Österreich damit zu rechnen, dass bis zum Jahr 2030 der Anteil der über 60-Jährigen in der Bevölkerung von derzeit 20% auf über 30% steigen wird. Die relativ am stärksten wachsende Gruppe werden die über 85-jährigen Menschen darstellen, bei denen eine absolute Zunahme der Diabetiker um das 6- bis 8fache prognostiziert wird.

Die Patientengruppe der über 60-Jährigen ist kein homogenes Kollektiv. Dennoch gibt es häufig wiederkehrende Spezifika des Diabetes mellitus im hohen Lebensalter, worauf bei der Schulung und Therapie der Patienten besonderes Augenmerk zu legen ist. Wichtig ist, dass sich die Therapieziele im hohen Lebensalter (>75 Jahre) in Abhängigkeit vom biologischen Alter ändern und die Forderung nach einer optimalen Stoffwechselkontrolle zunehmend von Gesichtspunkten einer besseren Lebensqualität und der Sicherheit vor diabetesassoziierten Akutkomplikationen verdrängt wird (Übersicht 10.1). Typisch ist im höheren Lebensalter die postprandiale Hyperglykämie bei normaler Nüchternglukose.

Übersicht 10.1.
Realistische Ziele bei guter Betreuung alter Patienten mit Diabetes mellitus

- Vermeiden von Akutkomplikationen (hyperosmolare Entgleisung, Hypoglykämie)
- Progressionshemmung der Niereninsuffizienz durch adäquate Blutdruckkontrolle
- Verhindern einer Erblindung durch verbessertes Augenscreening
- Verzögern der Progression kardiovaskulärer Erkrankungen (Aspirin, Lipidsenker)
- Reduktion der Amputationsraten durch verbesserte Fußpflege und Einbindung von Fußambulanzen
- Dämpfung steigender Gesundheitskosten aufgrund der Betreuung und Pflege alter Diabetiker mit Spätkomplikationen

10.2 Klinik und Diagnostik

Der Diabetes mellitus ist auch bei alten Menschen mit zahlreichen negativen Konsequenzen bezüglich Morbidität, Lebensqualität und Lebenserwartung verbunden (▶ Übersicht 10.2). Verglichen mit nichtdiabetischen Altersgenossen wiesen US-amerikanische Diabetiker nach dem 65. Lebensjahr in einem Beobachtungszeitraum von 2 Jahren in allen Altersgruppen eine um etwa 41% gesteigerte Mortalität auf, wobei dafür vor allem die koronare Herzkrankheit und der Schlaganfall verantwortlich war (181,5 bzw. 126,2 Todesfälle auf 1000 Personenjahre; Bertoni et al. 2002). In einer Metaanalyse aller relevanten Publikationen seit 1980 wird eine mehr als verdoppelte Mortalität älterer Diabetiker gefunden (Sinclair et al. 1997). Zudem haben Diabetiker über 60 Jahre im Vergleich zu gleichaltrigen Nichtdiabetikern mehr als doppelt so häufig körperliche Beeinträchtigungen und können oft ihren Haushalt nicht mehr selbständig führen (Gregg et al. 2000).

Übersicht 10.2.
Klinische Probleme bei alten Patienten mit Diabetes mellitus im Vergleich zu Nichtdiabetikern

- Verdoppelte altersspezifische Mortalität
- Häufigste Ursache für erworbene Erblindung in der westlichen Welt
- 17fach häufigeres Auftreten von Nierenerkrankungen
- 2- bis 8fach erhöhte Mortalität durch KHK
- Deutlich gesteigerter Schweregrad der pAVK
- 15fach erhöhtes Amputationsrisiko
- Verdoppelte Hospitalisierungsrate

- Erhöhte Pflegebedürftigkeit (ambulant/stationär)
- Gesteigerte Demenzrate
- Gehäufte Depressionen

Ob ein Kausalzusammenhang zwischen einem Diabetes mellitus und einer gehäuften oder besc hleunigten Demenzentwicklung besteht, konnte aufgrund der zahlreichen Kofaktoren bisher nicht eindeutig nachgewiesen werden (Fontbonne et al. 2001; Gregg et al. 2000; Ott et al. 1999; Perry et al. 2001).

Bei älteren Diabetikern ist die Hospitalisierungsrate innerhalb von 3 Jahren doppelt so hoch wie bei nichtdiabetischen Patienten (Rosenthal et al. 1998). Demzufolge sind ältere Diabetiker in »managed-care«-Systemen teurer als gleichaltrige Nichtdiabetiker, was sich für die Betroffenen hinsichtlich der Aufnahme in derartige Systeme und bei der Prämieneinstufung negativ auswirken kann (Krop et al. 1998).

Für die entsprechende Beurteilung spielt jedoch das Lebensalter bei Manifestation des Diabetes und damit die Erkrankungsdauer eine große Rolle. Das bedeutet, dass Personen, bei denen der Diabetes erst nach dem 75. Lebensjahr diagnostiziert wird, keine wesentlich schlechtere Prognose quoad vitam haben als gleichaltrige Nichtdiabetiker.

Die Symptomatik eines neu manifestierten oder entgleisten Diabetes mellitus ist beim alten Patienten oft unspezifisch oder durch geriatrische Symptome verdeckt (Übersicht 10.3).

Die diabetische Entgleisung kann besonders bei alten Patienten eine deutliche Abnahme der zerebralen Leistungsfähigkeit (Verwirrtheit, Unkonzentriertheit, Schläfrigkeit) und nachfolgend sogar eine Immobilisierung und Bettlägerigkeit hervorrufen, oft durch Muskelschwäche und Schwindel. Die mit der Hyperglykämie verbundene Polyurie verstärkt nicht nur eine bestehende Inkontinenz und das Durstgefühl, sondern verursacht infolge Dehydratation auch Hypotonie, Kreislaufdysregulation und kognitive Einbußen sowie eine Verstärkung der Insulinresistenz. Zu erwähnen ist daneben die erhöhte Infektanfälligkeit (z. B. Pilzinfektionen, Abszesse, Phlegmonen, Harnwegsinfektionen) bei hyperglykämischer Entgleisung.

Übersicht 10.3. Klinisches Bild alter Patienten mit bislang nichtdiagnostiziertem Diabetes mellitus

- Asymptomatisch
- Symptomatisch mit unspezifischen Symptomen
  - Müdigkeit
  - Kognitive Einschränkung
  - Beeinträchtigte Mobilität
  - Inkontinenz bei Polyurie
  - Unklarer Gewichtsverlust
  - Infektionen (Harntrakt, Haut)
- Manifestation vaskulärer Komplikationen
  - Myokardinfarkt
  - Schlaganfall
  - Fußgangrän
- »Klassische Symptomatik« (Durst, Polyurie, Hunger)
- Hyperosmolares, nichtketotisches Koma
- Diabetische Ketoazidose

Gründe für die steigende Inzidenz des Diabetes mellitus im Alter liegen in einer erhöhten Insulinresistenz infolge Adipositas, erhöhtem Körperfettanteil, Immobilisierung, Begleiterkrankungen und Medikamenteneinnahme sowie in der fortschreitend abnehmenden Insulinsekretionsleistung der β-Zellen. Letzteres gilt vor allem für betagte geriatrische Patienten (> 80 Jahre), die meist keinen erhöhten Body-Mass-Index (BMI) aufweisen, sondern eher normal- bis untergewichtig sind. Da sich der Insulinsekretionsdefekt in erster Linie in einem gestörten postprandialen Glukosestoffwechsel manifestiert, ist in diesem Kollektiv die Bestimmung der Nüchternblutglukose nicht ausreichend, um eine Glukosetoleranzstörung auszuschließen. So fand sich bei Reihenuntersuchungen in britischen Pflegeheimen mittels oralem Glukosetoleranztest (75 g nach WHO-Standard) eine doppelt so hohe Diabetesprävalenz wie ursprünglich angenommen (Sinclair et al. 2001). Entsprechend ergab eine eigene Untersuchung in einer geriatrischen Langzeiteinrichtung bei 55% der Untersuchten HbA1c-Werte über 6%, wobei anamnestisch nur bei 27% ein Diabetes mellitus bekannt war. In der Gruppe der Patienten mit neu diagnostizierter Glukosetoleranzstörung fand sich jedoch nur bei 32%

eine Nüchternblutglukose über 110 mg/dl (Equiluz-Bruck et al. 2001). Diese Ergebnisse wurden mittels Untersuchungen in deutschen Pflegeheimen bestätigt (Hauner et al. 2001). Das Screening auf eine Glucosetoleranzstörung in der geriatrischen Praxis sollte daher neben der Nüchternblutglukose auch den HbA1c-Wert berücksichtigen, zumal insbesondere bei geriatrischen Langzeitpatienten die Durchführung eines oralen Glucosetoleranztests aufgrund von Schluckstörungen und Complianceproblemen wenig praktikabel ist (Perry et al. 2001).

> Die Symptome eines neu manifestierten oder dekompensierten Diabetes mellitus sind bei betagten Patienten häufig unspezifisch oder verschleiert. Die Bestimmung der postprandialen Blutglukose ist aussagekräftiger als die Bestimmung der Nüchternblutglukose.

10.3 Therapeutische Prinzipien

10

Prinzipiell entspricht das therapeutische Vorgehen bei alten Patienten der üblichen Stufentherapie des Diabetes mellitus Typ 2 (Abb. 7.4). Die Basis der Therapie stellen in jedem Fall eine alters- und diabetesgerechte Ernährungsweise sowie eine realistisch erzielbare Steigerung der körperlichen Aktivität dar. Bei entgleistem Diabetes mellitus mit hyperosmolarer oder ketoazidotischer Stoffwechsellage besteht eine klare Indikation zur parenteralen Insulingabe mit ausreichender Flüssigkeits- und Elektrolytzufuhr und allenfalls einer intensivmedizinischen Betreuung. Der therapeutische Bereich zwischen diesen beiden extremen Polen muss beim alten Diabetiker individuell gestaltet werden; eine Multimorbidität, die Einschränkung von Organfunktionen wie von Leber und Niere, kognitive Defizite sowie spezielle geriatrische Probleme sind besonders zu berücksichtigen. Eine Selbstkontrolle der Glukoseausscheidung im Urin oder der Blutglukose kann beim älteren Menschen sinnvoll und notwendig sein, um rechtzeitig eine diabetische Entgleisung oder eine Hypoglykämie zu erkennen. Dieses Wissen sollte im Rahmen speziell abgestimmter Schulungsprogramme vermittelt werden (▶ s. Kap. 14, 35 und 36).

α-Glukosidaseinhibitoren

Die Vorteile von α-Glukosidaseinhibitoren (Acarbose, Miglitol) liegen vor allem im Fehlen einer Gewichtszunahme und einer Hypoglykämieneigung (Johnston et al. 1998). Nachteilig ist, dass diese Präparate prinzipiell vor jeder Hauptmahlzeit eingenommen werden müssen (Compliance- und Schluckprobleme), und dass die therapeutische Wirkung von der Menge der verzehrten komplexen Kohlenhydrate abhängig ist. Belastend sind die in Abhängigkeit von Dosierung und Ernährung auftretenden gastrointestinalen Beschwerden wie Flatulenz und abdominelle Schmerzen. Da das Abdomen des geriatrischen Patienten oft schwer beurteilbar ist, können dadurch mit andere klinische Symptome verschleiert werden..

> Die regelmäßige präprandiale Einnahme von α-Glukosidaseinhibitoren kann bei alten Menschen durch eine eingeschränkte Compliance erschwert sein.

Metformin

Metformin verbessert die Insulinempfindlichkeit ohne ein nennenswertes Hypoglykämierisiko. Beim alten Patienten ist der Einsatz von Metformin häufig wegen Kontraindikationen limitiert. Dies betrifft insbesondere Zustände chronischer Hypoxämie (chronisch-obstruktive Atemswegserkrankungen, kardiale Dekompensation) und Nierenfunktionseinschränkungen (Serumkreatinin über 1,2 mg/dl). Falls jedoch keine Kontraindikationen vorliegen, ist eine Verabreichung von Metformin vor allem bei adipösen älteren Patienten von Nutzen.

Fälle einer letal verlaufenden Laktatacidose unter Metformin sind bei Patienten mit vorbestehender Nierenfunktionseinschränkung und zusätzlichem Akutereignis (z. B. Dehydratation bei schweren Infekten oder Sepsis) beschrieben worden. Als Nebenwirkungen von Biguaniden sind gelegentlich Magenschmerzen, Appetitlosigkeit und abdominelle Beschwerden zu beobachten.

> Bei über 70-jährigen Patienten ist der Einsatz von Metformin häufig durch Begleiterkrankungen mit chronischer Hypoxämie (z. B. fortgeschrittene COPD, kardiale Dekompensation) und Einschränkung der Nierenfunktion limitiert.

Sulfonylharnstoffe

Sulfonylharnstoffe bewirken eine Freisetzung von endogenem Insulin. Das Risiko schwerer Hypoglykämien unter Sulfonylharnstofftherapie liegt bei Patienten über 65 Jahren um etwa 30 % höher als bei jüngeren Vergleichskollektiven (Van Stada et al. 1997). Glibenclamid weist dabei im Vergleich zu Gliclazid und Glimepirid dosisabhängig aufgrund seiner langen Wirkdauer und aktiver Metabolite das höchste Hypoglykämierisiko auf und sollte daher bei alten Patienten vermieden werden. Klinische Auswirkungen von extrapankreatischen Nebenwirkungen einzelner Sulfonylharnstoffe (z. B. Glibenclamid) auf myokardiale und vaskuläre Kaliumkanäle, die für die hypoxämiebedingte Dilatation der Gefäße im Endstromgebiet verantwortlich sind, konnten bisher in Endpunktstudien nicht nachgewiesen werden (Fasching 1998). In der bisher größten und längsten prospektiven Studie, der United Kingdom Prospective Diabetes Studie, wurde im Vergleich zu Insulin oder Placebo keine erhöhte kardiovaskuläre Mortalität unter der Therapie mit Glibenclamid festgestellt (UKPDS 33 1998).

> Das Risiko einer schweren durch Sulfonylharnstoffe induzierten Hypoglykämie mit Bewusstlosigkeit ist bei Patienten nach dem 65. Lebensjahr um etwa 30% höher als bei jüngeren. Für Glibenclamid liegt dieses Risiko deutlich höher als für andere Sulfonylharnstoffpräparate.

Glinide

Die Insulinsekretagoga Repaglinid und Nateglinid müssen aufgrund ihrer kurzen Halbwertszeit und ihres raschen Wirkungseintritts unmittelbar vor den Mahlzeiten eingenommen werden. Die Steigerung der Insulinsekretion durch Glinide ist fast nur durch Kohlenhydrate induzierbar.

Vergleichsstudien von Repaglinid mit Glibenclamid lassen bei äquipotenter Verabreichung keine Vorteile hinsichtlich der Qualität der Stoffwechselkontrolle erkennen (Wolffenbüttel et al. 1999). Glinide erleichtern die Steuerung der Therapie bei Weglassen einzelner Mahlzeiten (z. B. bei Gewichtsreduktion, wechselndem Appetit oder Erbrechen), erfordern aber wegen der mahlzeitenbezogenen Einnahme eine hohe Patientencompliance. Ihre Verwendung ist daher beim geriatrischen Patienten limitiert. Im Gegensatz zu Repaglinid kann Nateglinid auch bei leichter bis mittelschwerer Niereninsuffizienz (Kreatininclearance 15–50 ml/min/1,73 m²) und bei leichter bis mittelschwerer Leberinsuffizienz gegeben werden, ist aber bisher noch nicht als Monotherapie zugelassen.

> Die Glinide eignen sich besser für jüngere Patienten mit flexiblem Lebensstil als für ältere Personen mit reduzierter Compliance. Ausnahmen sind betreute Hochbetagte mit wechselnder Inappetenz oder rezidivierendem Erbrechen bei gastroenterologischen Erkrankungen.

Glitazone

Die Insulinsensitizer (Thiazolidinedione: Rosiglitazon und Pioglitazon) sind als Kombinationstherapie mit Metformin oder – bei Unverträglichkeit bzw. -Kontraindikation gegenüber Metformin – mit Sulfonylharnstoffen zugelassen. Seit kurzem gibt es für beide Präparate von der EU-Zulassungsbehörde eine Empfehlung als »secondline« Monotherapie. Eine Kontraindikation für Insulinsensitizer ist die Herzinsuffizienz (**cave:** Ödeme durch Flüssigkeitsretention). Zu beachten sind daneben die hohen Tagestherapiekosten sowie das Fehlen klinischer Erfahrungen über die Auswirkungen von Thiazolidinedionen auf diabetische Spätkomplikationen.

Insulin

Die Indikation zur Insulintherapie ergibt sich aus den klinischen Parametern. Generell kann man bei alten Patienten davon ausgehen, dass chronisch erhöhte Nüchternblutglukosewerte über 150 mg/dl entsprechend einem HbA1c-Wert >8% bei ausgeschöpfter oraler Therapie nach individueller Abwägung eine Indikation zur Insulintherapie darstellen. Nüchternblutglukosewerte über 200 mg/dl (HbA1c >10%) bedeuten auch bei bettlägerigen pflegebedürftigen Patienten eine dringliche Indikation zur Insulingabe; Werte über 250 mg/dl (HbA1c >12%) sind eine absolute Indikation zur Verabreichung von Insulin.

Die Indikation zur vorübergehenden Insulintherapie kann aufgrund akuter Komplikationen (Infekt, Myokardinfarkt, Insult) gegeben sein. Wenn zuvor eine Therapie mit oralen Antidiabetika erfolgte, kann die zusätzliche Gabe eines Intermediärinsulins oder von Insulin-Glargin sinnvoll sein (▶ s. Kap. 16). Vereinzelt ist es möglich, nach Stabilisierung der Akutsituation von einer Insulintherapie wieder auf ein orales Therapieschema zurückzuwechseln. Insulinpens erleichtern in jedem Fall die Verabreichung.

Die Einleitung einer **konventionellen Insulintherapie** kann zunächst mit einer einmaligen abendlichen Insulindosis (z. B. 12 E eines Intermediär- oder Langzeitinsulins) begonnen werden. Werden auch bei schrittweiser Erhöhung der Insulindosis die Zielwerte der morgendlichen Nüchternblutglukose und/oder der präprandialen Blutglukose vor dem Abendessen nicht erreicht, wird die benötigte Tagesinsulinmenge auf zumindest zwei Dosen aufgeteilt (2/3 der Tagesmenge am Morgen vor dem Frühstück, 1/3 am Abend vor dem Abendessen). Dabei wird üblicherweise ein Mischinsulin zu 1/3 der Einzeldosis als rasch wirksames Normalinsulin oder als Insulinanalogon, der Rest in Form eines NPH-Insulins verabreicht. Die für die rasch wirksamen Insulinanaloga postulierten Vorteile (Wegfall des Spritz-Ess-Abstandes, geringere postprandiale Blutglukosespitzen, weniger Hypoglykämien) sind im Rahmen der konventionellen Insulintherapie bei älteren Patienten nicht belegt (Koivisto et al. 1999). Zudem kommt es bei nur 2-maliger Insulinapplikation pro Tag aufgrund der kürzeren Halbwertszeit der Insulinanaloga häufig zu einem relativen Insulindefizit um die Mittagszeit und am Nachmittag, das ohne zusätzliche mittägliche Insulinapplikation zu deutlich überhöhten abendlichen Blutglukosewerten führen kann. Lang wirksame Insulinanaloga, wie z. B. das Insulin Glargin, gewährleisten weitgehend stabile Basalinsulinkonzentrationen über 24 h. Sie eignen sich auch zur Kombinationstherapie mit oralen Antidiabetika.

Unter laufender Insulintherapie sollte die Blutglukose in Abhängigkeit von der therapeutischen Strategie (▶ s. Kap. 16) regelmäßig kontrolliert werden.

> Bei Versagen der Therapie mit oralen Antidiabetika ist die Einleitung einer Insulintherapie, anfangs auch in Kombination mit oralen Antidiabetika, indiziert. Verlässliche Umsetzbarkeit der vorgeschriebenen Therapie im jeweiligen sozialen Umfeld bei akzeptabler Stoffwechselqualität ist ein vorrangiges Ziel. Insulinpens erleichtern die Applikation des Insulins.

Spezielle Therapieaspekte des Diabetes mellitus im Alter

Zusätzlich zur individuell optimierten Stoffwechselkontrolle sind die Begleiterkrankungen von Diabetikern besonders sorgfältig zu betreuen. Dazu gehört auch beim älteren Typ-2-Diabetiker eine strikte Blutdruckeinstellung mit einem Zielwert <145/85 mmHg. Die günstigen Effekte der Blutdruckkontrolle waren in der diabetischen Subgruppe der SYST-EUR-Studie deutlicher ausgeprägt als bei nichtdiabetischen Patienten (Tuomilehto et al. 1999). Ein Rückgang der Gesamtmortalität um 55% nach einer medianen Beobachtungsdauer von nur 2 Jahren war hauptsächlich auf eine Verringerung von kardiovaskulären Ereignissen und Schlaganfällen zurückzuführen.

Daneben ist eine aggregationshemmende und lipostatische Therapie vor allem mit Statinen bei alten Patienten von Nutzen und in Abhängigkeit von der individuellen klinischen Risikosituation einzusetzen. Diesbezügliche Studien fehlen jedoch bei diabetischen Patienten über 75 Jahren.

Angesichts der z. T. großen Zahl verordneter Medikamente muss bei multimorbiden Patienten vor Einsatz von Zusatztherapien die im Alltag erreichbare Compliance bezüglich der Medikamenteneinnahme beurteilt werden. Insbesondere im höheren Lebensalter und bei niedrigem sozialökonomischem Status sinkt die Compliance drastisch mit zunehmender Anzahl und Einnahmefrequenz der Medikation (Donnan et al. 2002). Neue Galenikformen bewährter Substanzen mit täglicher Einmaldosis sowie sinnvolle und sichere Kombinationspräparate sind daher zu bevorzugen.

> Zusätzlich zur individuell optimierten Stoffwechselkontrolle ist auch bei alten Diabetikern eine strikte Blutdruckeinstellung mit einem Zielwert <145/85 mmHg erforderlich. Zusätzlich ist eine aggregationshemmende und lipostatische Therapie zu erwägen.

10.5 Schulung des alten Patienten mit Diabetes mellitus

Die Ausbildung des alten Diabetikers zur Selbstbetreuung bedarf ab dem 75. Lebensjahr eines besonderen Zuschnitts (Zeyfang et al. 2001). Die Diabetesschulung ist in der Regel individuell zu gestalten, wobei besonders auf die vorhandenen Ressourcen und die Erwartungen der zu schulenden Personen einzugehen ist. Auf häufige Problemstellungen des höheren Lebensalters ist dabei besonderes Augenmerk zu legen (Übersicht 10.4).

Übersicht 10.4.
Diabetesschulung bei alten Patienten. (Zeyfang et al. 2001)

- **Mögliche Probleme**
  - Verminderte Seh- und Hörfähigkeit
  - Konzentrationsschwäche
  - Gedächtnisschwäche
  - Depressive Verstimmung
  - Motivationsschwäche
  - Abneigung gegenüber medizinischer Technik
  - Eingeschränkte Feinmotorik
- **Wichtige Lehrinhalte**
  - Einfache und praktikable Ernährungsrichtlinien
  - Hypoglykämieprophylaxe,
  - Prävention des diabetischen Fußsyndroms
  - Insulinapplikation (mittels spezieller Pens)
  - Blutzuckerselbstmessung (evtl. Harnmessung von Glukose und Keton)
  - Blutdruckselbstmessung
- **Voraussetzungen für eine effektive Schulung**
  - Kleingruppen
  - Geschlossener Turnus
  - Teilnahmemöglichkeit für Angehörige
  - Kurze Schulungsdauer (einzelne Stunden und Turnus)
  - Inhaltliche Beschränkung auf das Wesentliche
  - Ständige Wiederholung (3-mal pro relevantem Thema)
  - Keine Fremdwörter
  - Große Schrift und Bilder
  - Laute Sprache, kurze Sätze, langsames Sprechen
  - Viele praktische Übungen
  - Helle Räume

Auch die adäquate Behandlung der im Alter häufigen depressiven Verstimmungen ist zu berücksichtigen, da die Motivation zur Mitarbeit und die Einsicht in die Sinnhaftigkeit der vorgeschlagenen Maßnahmen von zentraler Bedeutung sind (Egede et al. 2002). Ärzte, Diabetesberater und Pflegekräfte sollten die bestehenden Grenzen des alten Patienten akzeptieren. Wenn aufgrund von kognitiven Funktionseinschränkungen oder wegen fehlender Motivation eine Schulung nicht durchzuführen ist, müssen die Betreuungspersonen auf das Ideal des geschulten und eigenständig handelnden Patienten verzichten und eine adäquate Fremdbetreuung sicherstellen.

Die eingehende Information über die Bedeutung der Fußhygiene und das Vermeiden von Fußverletzungen ist für die Prophylaxe entscheidend, da nur so die Ausbildung eines diabetischen Fußes mit allen weiteren Konsequenzen vermieden werden kann (▶ s. Kap. 27).

10.6 Geriatrie und Diabetologie

Angesichts der komplexen klinischen Problematik bei alten Patienten mit Diabetes mellitus Typ 2 (Übersicht 10.5) sind ergänzende Therapierichtlinien und Empfehlungen für adaptierte Diabetesschulungsprogramme zweckmäßig. Die ersten derartigen Richtlinien wurden von der Amerikanischen Geriatriegesellschaft (AGS) publiziert (California Healthcare Foundation/American Geriatrics Society 2003)

Übersicht 10.5.
Kennzeichen des »Geriatrischen Syndroms« bei alten Patienten mit Diabetes mellitus (Sinclair 2001)

- Kognitive Beeinträchtigung
- Nierenfunktionseinschränkung
- Koronare Herzerkrankung/Herzinsuffizienz
- Multiple Medikation
- Hypoglykämie
- Verminderte Compliance
- Pflegebedürftigkeit

Auf europäischer Ebene erarbeitete eine »European working party« der European Union of Geriatric Medicine Societies (EUGMS) evidenzbasierte Empfehlungen für den alten Partienten

(Diabetes Guidelines for Older People; Kontaktadresse: www.euroage-diabetes.com).

In Deutschland hat sich seit Mai 2002 eine Arbeitsgruppe »Diabetes und Geriatrie« innerhalb der Deutschen Diabetesgesellschaft konstituiert (e-mail: info@diabetesstiftung.de).

10.7 Kernaussagen für die Praxis

Die Prävalenz an Glukosetoleranzstörungen beträgt bei über 75-jährigen Personen über 20%, in geriatrischen Betreuungsinstitutionen bis zu 50%. Die Symptome eines neu manifestierten oder dekompensierten Diabetes mellitus sind bei alten Patienten häufig unspezifisch oder verschleiert. Bei grenzwertig hoher Nüchternblutglukose ist zur Beurteilung der Stoffwechsellage die Bestimmung des HbA1c hilfreich, falls die Durchführung eines oralen Glukosetoleranztestes nicht zumutbar ist.

Ältere Patienten mit Diabetes mellitus weisen gegenüber gleichaltrigen Nichtdiabetikern ein erhöhtes Risiko für Multimorbidität und Pflegebedürftigkeit sowie eine deutlich gesteigerte Mortalität auf. Die Prognose wird jedoch durch das Alter bei Manifestation des Diabetes mellitus und damit von der Erkrankungsdauer entscheidend beeinflusst.

Therapieziele und Therapiemaßnahmen sind bei älteren Diabetikern individuell abzustimmen, da die häufig bestehende Multimorbidität mit einer Einschränkung von Organfunktionen sowie einem kognitiven Defizit einhergehen kann.

Schulungsprogramme für ältere Typ-2-Diabetiker sollten vor allem Wissen über eine richtige Ernährung, über das Verhindern von hypo- und hyperglykämischen Entgleisungen (z. B. durch Selbstmessung der Blutglukose und/oder der Uringlukose) und die Vermeidung eines diabetischen Fußes vermitteln.

10

Literatur

Beebe KA (1999) Rosiglitazone is effective and well tolerated in patients ≥ 65 years with typ 2 diabetes. Diabetes 48 (Suppl 1): 0479

Bertoni AG, Krop JS, Anderson GF, Brancati FL (2002) Diabetes-related morbidity and mortality in a national sample of U.S. elders. Diabetes Care 25: 471–475

California Healthcare Foundation/American Geriatrics Society Panel on Improving Care for Elders with Diabetes (2003) Guidelines for improving the care of the older person with diabetes mellitus. JAGS 51: 65-280

Donnan PT, MacDonald TM, Morrist AD for the DARTS/MEMO Collaboration (2002) Adherence to prescribed oral hypoglycaemic medication in a population of patients with Type 2 diabetes: a retrospective cohort study. Diabetic Medicine 19: 279–284

Egede LE, Zheng D, Simpson K (2002) Comorbid depression is associated with increased health care use and expenditures in individuals with diabetes. Diabetes Care 25: 464–470

Equiluz-Bruck S, Liebisch B, Bernecker P, Fasching P (2001) HbA1c – ein geeigneter Screeningparameter für Glukosetoleranzstörung in der Geriatrie. Wien Klin Wochenschr 113: S7

Fasching P (1998) Possible risk of sulphonylureas in the treatment of non-insulin-dependent diabetes mellitus and coronary artery disease. Diabetologia 41: 743–744

Fontbonne A, Berr C, Ducimetiere, Alperovitch A (2001) Changes in cognitive abilities over a 4-year period are unfavourably affected in elderly diabetic subjects. Results of the Epidemiology of Vascular Aging Study. Diabetes Care 24: 366–370

Gregg EW, Yaffe K, Cauley JA et al for the Study of Osteoporotic Fractures Research Group (2000) Is diabetes associated with cognitive impairment and cognitive decline among older women ? Arch Intern Med 160: 174–180

Gregg EW, Beckles GLA, Williamson DF et al (2000) Diabetes and physical disability among older U.S. adults. Diabetes Care 23: 1272–1277

Hauner H, Kurnaz AA, Haastert B et al (2001) Undiagnosed diabetes mellitus and metabolic control assessed by HbA1c among residents of nursing homes. Exp Clin Endocrinol Diabetes 109: 326–329

Johnston PS, Lebovitz HE, Coniff RF et al (1998) Advantages of alpha-glucosidase inhibition as monotherapy in elderly Type 2 diabetic patients. J Clin Endocrinol Metab 83: 1515–1522

Koivisto VA, Tuominen JA, Ebeling P (1999) Lispro Mix 25 insulin as premeal therapy in type 2 diabetic patients. Diabetes Care 22: 459–462

Krop JS, Powe NR, Weller WE et al (1998) Patterns of expenditures and use of services among older adults with diabetes. Diabetes Care 21: 747–752

Ott A, Stolk RP, van Harskamp F et al (1999) Diabetes mellitus and the risk of dementia. The Rotterdam study. Neurology 53: 1937–1942

Perry RC, Shankar RR, Fineberg N et al (2001) HbA1c measurement improves the detection of type 2 diabetes in high-risk individuals with nondiagnostic levels of fasting plasma glucose. The early diabetes intervention program (EDIP). Diabetes Care 24:465–471

Rosenthal MJ, Fajardo M, Gilmore S et al (1998) Hospitalisation and mortality of diabetes in older adults. Diabetes Care 21: 231–235

Sinclair AJ, Robert IE, Croxson SCM (1997) Mortality in older people with diabetes mellitus. Diabetic Med 14:639–647

Sinclair AJ, Gadsby R, Penfold S et al (2001) Prevalence of diabetes in care home residents. Diabetes Care 24:1066–1068

Sinclair AJ (2001) New approaches to treatment of the elderly with diabetes. Pract Diab Int 18:4, S11–12

Tariot PN, Ogden MA, Cox C, Williams TF (1999) Diabetes and dementia in long-term care. J Am Geriatr Soc 47:423–429

Tuomilehto J for the Systolic Hypertension in Europe (Syst-Eur) Trial Investigators (1999) Effect of calcium-channel blockade in older patients with diabetes and systolic hypertension. N Engl J Med 340:677–684

UK Prospective Diabetes Study (UKPDS) Group, UKPDS 33 (1998) Intensive blood-glucose control with sulphonylureas or insulin compared with conventional treatment and risk of complications in patients with type 2 diabetes. Lancet 352:854–865

Van Staa T, Abenhaim L, Monette J (1997) Rates of hypoglycaemia in users of sulfonylureas. J Clin Epidemiol 50:735–741

Wolffenbüttel BHR, Landgraf R on behalf of theDutch and German Repaglinide Study Group (1999) A 1-year multicenter randomized double-blind comparison of repaglinide and glyburide for the treatment of type 2 diabetes. Diabetes Care 22:463–467

Zeyfang A, Feucht I, Fetzer G et al (2001) Eine strukturierte geriatrische Diabetiker-Schulung (SGS) ist sinnvoll. Diabetes und Stoffwechsel 10:203–207

Diabetes mellitus im Kindes- und Jugendalter

K. Raile, T. Kapellen, W. Kiess

11.1 Epidemiologie

Die Inzidenz (Erkrankungen/10^5 Einwohner und Jahr) des Typ-1-Diabetes mellitus variiert bei Kindern und Jugendlichen unter 15 Jahren innerhalb Europas um das 10fache (Finnland >50, Deutschland 12,5). In Deutschland sind deutsche Kinder (Stand 1999: Inzidenz 13,5) stärker betroffen als ausländische, in Deutschland lebende Kinder (Inzidenz 6,9). Dabei liegt die Inzidenz bei Kindern, die aus Italien, Griechenland oder der ehemaligen Jugoslawischen Republik stammen, näher an jener des entsprechenden Heimatlandes als an der Deutschlands. In der Pathogenese des Typ-1-Diabetes – zumindest in der ersten Generation – scheinen somit die genetischen Faktoren und die Umweltfaktoren des Heimatlandes gegenüber denen des Gastlandes zu dominieren.

Unabhängig davon schwankt die Inzidenz des Typ-1-Diabetes innerhalb eines Jahreszyklus, wobei im Sommer die wenigsten, im Frühjahr und Herbst die meisten Neumanifestationen auftreten. Die Altersverteilung zeigt zwei Häufigkeitsgipfel, und zwar im Vorschulalter und in der Pubertät (Neu et al. 2001).

Die aktuellen Daten des Diabetesregisters in Baden-Württemberg ergaben eine alarmierende Dynamik der Diabetesentwicklung mit einer jährlichen Zunahme der Typ-1-Diabetes-Inzidenz um 3,6%. Dies entspräche innerhalb von 20 Jahren einer Verdopplung der Inzidenz auf >25.

> **15.000 Kinder und Jugendliche unter 15 Jahren und 25.000 unter 18 Jahren sind in Deutschland an Diabetes mellitus erkrankt. Weltweit wird seit einigen Jahren eine kontinuierliche Zunahme des Typ-1-Diabetes besonders bei sehr jungen Kindern beobachtet.**

11.2 Klinik und Diagnose

Diabetes mellitus bei Kindern und Jugendlichen ist eine heterogene Erkrankung, wobei in Europa in diesem Lebensabschnitt der Typ-1-Diabetes überwiegt. Dieser ist durch ausgeprägten Insulinmangel aufgrund einer autoimmunologisch bedingten Zerstörung der β-Zellen des Pankreas charakterisiert (▶ s. Kap. 3). Die Klassifizierung erfolgt nach den gleichen Regeln wie im Erwachsenenalter (▶ s. Kap. 2).

Leitsymptome sind Polyurie, Polydipsie und unerklärter Gewichtsverlust. Weitere Symptome können neurologische Zeichen wie reduzierte Leistungskraft und Müdigkeit, gastrointestinale Beschwerden wie Bauchschmerzen und Erbrechen oder die mit einer Leukozytose einhergehende Pseudoappendizitis diabetica sein. Je jünger die erkrankten Kinder sind, desto kürzer ist die Latenzzeit zwischen dem Auftreten erster Symptome und einer metabolischen Dekompensation mit Ketoazidose, aus der sich ohne Therapie in kurzer Zeit ein lebensbedrohliches Koma entwickeln kann.

> **Jede Diabetesmanifestation im Kindesalter muss als Notfall betrachtet und sofort behandelt werden.**

Die Manifestation eines **Typ-1-Diabetes** wird von Hyperglykämie, osmotischer Diurese, hypertoner Dehydratation und Elektrolytverlust bestimmt. Bestehen typische Symptome eines Typ-1-Diabetes, ist die Bestimmung von Autoantikörpern gegen Inselzellepitope oder eine HLA-Typisierung nicht erforderlich.

Parallel kann sich innerhalb von Stunden eine metabolische Ketoazidose entwickeln, die die lebensbedrohlichen Auswirkungen der Dehydratation weiter verstärkt. Eine Kombination von Dehydratation und Ketoazidose findet sich bei 20–30% der Erstmanifestationen eines Diabetes. Klinische Zeichen der Ketoazidose sind Übelkeit, Bauchschmerzen, Erbrechen, eine vertiefte Atmung vom Kussmaul-Typ, Azetongeruch, Dehydratation und zunehmende Bewusstseinstrübung bis hin zum Koma. Die Diagnose einer Ketoazidose stützt sich neben diesen klinischen Zeichen auf die Laborbefunde mit einem Serum-pH-Wert <7,3, einem Bikarbonat <15 mmol/l und einer positiven Ketonkörper/Acetonprobe im Urin.

Für die Diagnose Diabetes mellitus gelten die Kriterien der ADA und DDG (Blutglukose ≥11,1 mmol/l bzw. ≥200 mg/dl). Fehlen typische Symptome und besteht der klinische Verdacht auf eine Diabeteserkrankung, kann die Diagnose durch den Nachweis einer erhöhten Nüchternblutglukose (≥7,0 mmol/l bzw. ≥126 mg/dl) oder einer pathologischen oralen Glukosetoleranz (oGTT mit Blutglukose >11,1 mmol/l bzw. >200 mg/dl nach 2 h) gestellt werden.

Der **Typ-2-Diabetes mellitus** war bisher ein seltenes Krankheitsbild der Kinderheilkunde.

Seine deutliche Zunahme bei Jugendlichen ist vermutlich auf die steigende Inzidenz der Adipositas bei dieser Patientengruppe zurückzuführen. Kinder und Jugendliche mit erhöhtem Risiko für einen Typ-2-Diabetes stellen sich in erster Linie wegen massiver Adipositas, gestörter Menstruation im Rahmen eines polyzystischen Ovarsyndroms (PCOS) oder wegen Acanthosis nigricans bei Kinder- und Jugendärzten vor. Die typischen Manifestationssymptome eines Diabetes mellitus stehen dabei nicht im Vordergrund.

Andere spezifische Diabetestypen mit gestörter β-Zellfunktion wie die verschiedenen MODY-Formen (»maturity onset diabetes of the young«, ▶ s. Kap. 5) oder andere Erkrankungen, die das endokrine Pankreas einbeziehen wie zystische Fibrose, Thalassämie oder Hämochromatose, sind selten.

Sehr selten findet sich ein transienter oder persistierender Diabetes bei Neugeborenen. Er geht zum Teil auf Mutationen von Transskriptionsfaktoren zurück, die entscheidend für die Pankreas-, Insel- oder β-Zellentwicklung sind, und erlaubt bedeutende Rückschlüsse auf die Regulation der Pankreas- und β-Zellentwicklung beim Menschen. Eine heterozygote Mutation des Insulin Promoting Factors 1 (IPF-1) führt beispielsweise zu einem MODY-Typ-4-Diabetes (MODY 4), sind beide Allele des IPF-1-Gens mutiert, fehlt die gesamte Pankreasanlage. Diese Neugeborenen zeigen von Geburt an eine exokrine und endokrine Pankreasinsuffizienz.

11.3 Therapeutische Strategien

11.3.1 Therapie bei Erstmanifestation

Bei einer diabetischen Erstmanifestation sind immer Rehydratation, Elektrolytausgleich und langsame Korrektur der Hyperglykämie mit Insulin die Hauptziele der Therapie.

Bei einem wenig beeinträchtigten Kind, das wach und orientiert ist sowie orale Nahrung gut verträgt, kann die Rehydratation oral begonnen und Insulin sofort s. c. gespritzt werden. Als Richtwert für die Insulintherapie gilt eine anfängliche Dosis von 1,0 (-1,5) E/kgKG auf 2–4 Injektionen pro Tag verteilt. Die Blutglukose wird dabei in den ersten 24 h 2- bis 4-stündlich kontrolliert. Die weitere Einstellung der Insulindosis erfolgt nach den aktuellen Blutglukosewerten. Bei ausgeprägter Dehydratation, Erbrechen oder Bewusstseinstrübung sollten die Rehydratation und auch die Insulintherapie intravenös erfolgen. Das Vorgehen richtet sich dann nach den Therapieempfehlungen für eine diabetische Ketoazidose (▶ s. Abschn. 11.4.2).

11.3.2 Langzeitbehandlung

Die Arbeitsgemeinschaft pädiatrische Diabetologie (AGPD) der Deutschen Diabetes Gesellschaft (DDG) hat folgende Ziele für die Betreuung von Kindern und Jugendlichen mit Diabetes formuliert:

- Vermeidung akuter Komplikationen wie schwere Hypoglykämien oder Ketoazidosen,
- Reduktion der Häufigkeit diabetesbedingter Folgeerkrankungen,
- normale körperliche Entwicklung sowie
- normale psychosoziale Entwicklung.

Dazu sind eine patientengerechte Substitution des Insulinmangels, eine geregelte Ernährung, eine ausführliche Schulung/Ausbildung mit Anleitung zur Insulindosisanpassung und Blutglukoseselbstkontrolle sowie eine ausreichende körperliche Aktivität erforderlich.

Die Diabetesbehandlung beinhaltet bei Kindern und Jugendlichen nicht nur die Therapie im engeren Sinne, sondern auch die kontinuierliche Betreuung und Koordination aller therapeutischen und präventiven Maßnahmen. Die regelmäßige Vorstellung bei einem pädiatrischen Diabetologen ist daher neben den klinischen und laborchemischen Untersuchungen eine zentrale Schnittstelle, um einen Bedarf an Schulung, psychologischer Mitbetreuung oder sozialen Hilfen zu erkennen und weitere Schritte in die Wege zu leiten.

Wie bei vielen anderen chronischen Erkrankungen ist eine effektive Therapie nur bei aktiver Mitarbeit des Patienten bzw. seiner Familie möglich, die wiederum eine ausführliche Schulung aller Beteiligten voraussetzt. Der Diabetesverlauf kann durch akute Ereignisse oder durch chronische Ängste zu einer schweren Belastung der Familiensituation werden. Zudem können besonders psychosoziale Krisen wie Trennungen innerhalb der Familie oder Tod einer Bezugsperson nachhaltigen Einfluss auf die Stoffwechselkontrolle haben. Ein Kinder- und Jugendpsychologe oder ein Sozialarbeiter ist daher unverzichtbarer Bestandteil eines Diabetesteams und wird auch für die Zulassung als Diabeteszentrum für Kinder- und Jugendliche (DDG) gefordert (▶ s. Kap. 36).

Schulung

Eine strukturierte Schulung von Kindern und Jugendlichen mit Typ-1-Diabetes und ihrer Familien zur eigenverantwortlichen Diabetesbehandlung ist die Grundlage für eine erfolgreiche Betreuung und eine wirkungsvolle Prävention von Folgeerkrankungen. Die Schulungen werden vom Diabetesteam (Diabetologe, Diabetesberater, Psychologe, Diätassistent) meist als Einzelschulungen durchgeführt. Bei Erstmanifestation wird intensiv über 7–14 Tage geschult, im weiteren Verlauf sollten sowohl für die Eltern als auch altersangepasst für die Kinder Wiederholungs- und Motivationsschulungen angeboten werden. Neben Einzelschulungen bieten sich auch Gruppenschulungen oder Schulungswochen außerhalb der Klinik an. Kinder können etwa vom Grundschulalter an in eine strukturierte Schulung eingebunden werden, auf ihre unterschiedlichen Entwicklungsstufen ist Rücksicht zu nehmen (◘ Tabelle 11.1).

Der Lehrplan und die Schulungsinhalte, die der Diabetesschulung zugrunde liegen, sollten schriftlich in Form eines Curriculums vorliegen, das die gemeinsame Sprache und Nomenklatur festlegt.

Ernährung

Die Ernährung von Kindern und Jugendlichen mit Typ-1-Diabetes sollte vielseitig und ausgewogen sein. Der Energiebedarf eines Kindes richtet sich nach Alter, Körpergröße und Geschlecht. 55% der Gesamtkalorien sollten durch Kohlenhydrate gedeckt sein, 30% durch Fette und 10–15% durch Proteine.

Die Anzahl der Mahlzeiten richtet sich nach dem Insulinregime, in der Regel werden 3 Hauptmahlzeiten und 3–4 Zwischenmahlzeiten empfohlen. Bei einer 2-Spritzentherapie werden aufgrund des überwiegenden Anteils von Basalinsulin nach einem festen Zeitplan Haupt- und Zwischenmahlzeiten verteilt, bei Jugendlichen mit einer 3- bis 4-Spritzentherapie dominieren die 3 Hauptmahlzeiten.

Haushaltszucker (Saccharose) oder Traubenzucker brauchen nicht aus der Ernährung verbannt zu werden, sie sollten jedoch aufgrund ihrer schnellen Resorption und des damit verbundenen raschen Blutzuckeranstiegs nur in kleinen Mengen verwendet werden (<10% des täglichen Energiebedarfs).

Der Einsatz von Zuckeraustauschstoffen wird nicht mehr empfohlen. Größere Mengen können abführend und blähend wirken. Ihre Anrechnung als Kohlenhydrate ist nur schwer möglich.

Süßstoffe können Saccharose in vielen Fällen sinnvoll ersetzen, da sie keinen Einfluss auf die Blutglukose haben und kalorienfrei bzw. -arm sind. Sie ermöglichen den Genuss süßer Getränke anstelle kohlenhydrathaltiger Säfte/Limonaden, die die Blutglukose sehr schnell ansteigen lassen. Allerdings wird von einem Dauerkonsum süßstoffgesüßter Getränke abgeraten, da die Menge der konsumierten Süßstoffe die maximal empfohlene Menge (»acceptable daily intake«) insbeson-

◘ Tabelle 11.1. Altersgerechte Schulungsmodelle

Grundschulkinder	Strukturierte Schulung mit dem Ziel der Förderung der altersentsprechenden Selbständigkeit und sozialen Integration.
Jugendliche	Umfassende und strukturierte Typ-1-Diabetesschulung mit Schwerpunkt auf Lebensstil, Entwicklungsaufgaben dieser Altersgruppe, Sexualität und Antikonzeption.
Eltern von Klein- und Schulkindern	Umfassende Typ-1-Diabetesschulung mit dem Schwerpunkt Kinder und Jugendliche
Eltern von Jugendlichen	Psychologische Beratung über Entwicklungsaufgaben von Jugendlichen, bei Pubertätskrisen Familiengespräche.

dere bei Kindern leicht überschreiten kann. Ohne Einschränkung sind Mineral- oder Trinkwasser und ungezuckerter Tee als Getränke geeignet.

Stoffwechselkontrolle

Die Stoffwechselsituation wird in dreimonatigen Abständen durch Bestimmungen des glykosilierten Hämoglobin (HbA1c) als Marker für die mittlere Blutglukose der vergangenen Monate (Zielwert ≤7,5%) und durch Kontrolle von Größe, Gewicht und Blutdruck überwacht. Zudem werden regelmäßig die Injektionsstellen überprüft sowie der Zustand der Füße bezüglich neurologischer Störungen. Ein Screening auf Mikroalbuminurie und Retinopathie sollte von einer Diabetesdauer von 5 Jahren an bzw. ab dem 11. Lebensjahr jährlich stattfinden (International Society for Pediatric and Adolescent Diabetes, ISPAD 2000).

Da der individuelle Verlauf der Blutglukosewerte wegen täglicher Variationen von Tagesablauf, Insulinresorption und körperlicher Aktivität nicht sicher vorhersehbar ist, ist als wichtigste Stoffwechselkontrolle die Blutglukosebestimmung vom Patienten selbst oder einem Familienmitglied vorzunehmen. Sie sollte vor jeder Insulingabe erfolgen, sodass die Insulindosis mit einem Korrekturfaktor an den aktuellen Wert angepasst werden kann. So lernt der Patient, die metabolischen Auswirkungen von Verhaltensänderungen direkt zu erkennen und Erfahrungen für ähnliche Situationen zu sammeln bzw. eine Hyper- oder Hypoglykämie frühzeitig zu erfassen und mit Insulin oder Kohlenhydraten gegenzusteuern.

Blutglukosemessungen dienen der unmittelbaren Stoffwechselüberwachung. Ihre Häufigkeit ist vom Insulinregime und von der Stabilität der Stoffwechselsituation abhängig und sollte bei Umsetzung eines flexiblen Insulinregimes mindestens 4 Messungen pro Tag umfassen. Zusätzliche Bestimmungen der Blutglukose sind in Ausnahmesituationen (Sport, Krankheit oder Reisen) erforderlich.

Im Diabetes Control and Complications Trial (DCCT) wurde ein eigener Studienarm mit Jugendlichen geführt, die im Erwachsenenalter weiter beobachtet wurden. Daraus ließ sich ableiten, dass die Zielwerte für HbA1c und Blutglukose sowohl das Risiko für Folgeerkrankungen (oberer Grenzwert) als auch das Hypoglykämierisiko (unterer Grenzwert) berücksichtigen müssen. Die Insulindosis muss flexibel auf der Grundlage von mehrfach täglichen Blutglukosemessungen angepasst werden (Brink 1997). Die vereinfachte Annahme, dass eine intensivierte Insulintherapie mit 4 oder mehr Injektionen einer 2- bis 3-Spritzentherapie überlegen sei, konnte in der DCCT nicht belegt werden. Die Anzahl der Injektionen muss vielmehr an den individuellen Bedürfnissen und Möglichkeiten der betroffenen Kinder und Jugendlichen sowie ihrer Familien ausgerichtet werden (▣ Abb. 11.1). An pädiatrischen Diabeteszentren wurde zudem gezeigt, dass nicht nur die Art der Therapie, sondern zentrumsinterne Faktoren vorrangig die Qualität der Behandlung bestimmen (Danne et al. 2001).

Mittlerweile gilt als selbstverständlich, dass Diabetiker selbst ihre Insulindosis und Ernährung entsprechend ihren Bedürfnissen anpassen. Die Einführung der Diabetesschulung, der Blutglukoseselbstkontrolle und der Dosisanpassung durch den Patienten bedeutete einen einschneidenden Paradigmenwechsel. Mit dem Diktum »der Diabetiker therapiert sich selbst« verlagert sich die therapeutische Verantwortung des Arztes und des Diabetesteams von der direkten Verordnung des Medikaments Insulin auf die Schulung/Ausbildung, Beratung und kontinuierliche Betreuung des Patienten. Wesentliche Elemente der Dosisanpassung werden in Schulungen und in der ambulanten Betreuung trainiert und fortlaufend besprochen, aber vom Arzt nicht mehr aktuell veranlasst.

Die wesentlichen Elemente, die den Verlauf der Blutglukose beeinflussen, sind Insulin, Ernährung und körperliche Aktivität. Die letzteren bestimmen den Lebensrhythmus und die Lebensqualität. Die Frage, ob der Lebensrhythmus an eine relativ feste Insulintherapie oder die Insulintherapie an den Lebensrhythmus angepasst werden sollte, muss im Sinne der flexibleren zweiten Variante beantwortet werden. Sie ist die Voraussetzung dafür, dass die Insulintherapie von allen beteiligten »Behandlungspartnern«, also den Kindern und Jugendlichen, deren Familien und dem Diabetesteam akzeptiert werden kann. Dies gilt auch für das weitere soziale Umfeld wie z. B. Betreuer in Kindergärten und Tagesstätten. Die Diabetestherapie sollte möglichst nicht das bestehende soziale Gefüge sprengen, sondern vielmehr an die Lebensumstände angepasst werden (Abb. 11.1).

> Es gibt keine optimale Therapieform für alle Kinder und Jugendlichen. Die Entscheidung über die Anzahl der Injektionen oder den Einsatz einer Insulinpumpe muss auf den Einzelfall zugeschnitten werden.

Insulintherapie (▶ s. Kap. 16)

Bei Kindern und Jugendlichen mit Typ-1-Diabetes wird sofort mit Insulin behandelt. Wichtige Faktoren der Insulintherapie sind die Wahl der Insulinpräparate (Normalinsulin, Verzögerungsinsulin, Insulinanaloga), die Methode der Insulinapplikation (Insulinspritze, Pen oder Insulinpumpe) und die Anzahl der Injektionen sowie die Frage, ob weitere in die Kinderbetreuung involvierte Personen in die Insulinapplikation einbezogen werden sollen. Die Tagesdosis wird je nach Insulinbedarf, Tagesablauf und auch den Möglichkeiten der Familie auf 2–4 Injektionen pro Tag verteilt, im Normalfall in freier Mischung aus Normal- und Basal(NPH)-Insulin (Tabelle 11.2; Noelle et al. 2001).

Insulinkinetik. Die Applikation von Insulin kann intravenös oder subkutan erfolgen. Bei intravenöser Gabe hat Insulin eine Halbwertszeit von etwa 12 min, sodass wirksame Serumkonzentrationen nur durch eine kontinuierliche Infusion aufrechterhalten werden können. Wegen der guten und schnellen Steuerbarkeit wird dieser Weg während einer Anästhesie oder bei hyperglykämischen Stoffwechselentgleisungen gewählt. In der Langzeitbehandlung hat sich jedoch die subkutane Injektion etabliert. Die Resorptionsgeschwindigkeit des Insulins aus dem Unterhautfettgewebe in die Blutkapillaren ist hier entscheidend für den Wirkungseintritt und hängt vor allem von den physikochemischen Eigenschaften des Insulins ab. Verkürzte Resorptionszeiten finden sich bei:

- schlanken Patienten (wenig subkutanes Fettgewebe),
- Kindern,
- gesteigerter Durchblutung (Wärme, Massage) sowie
- tiefer Injektion (intramuskulär statt subkutan).

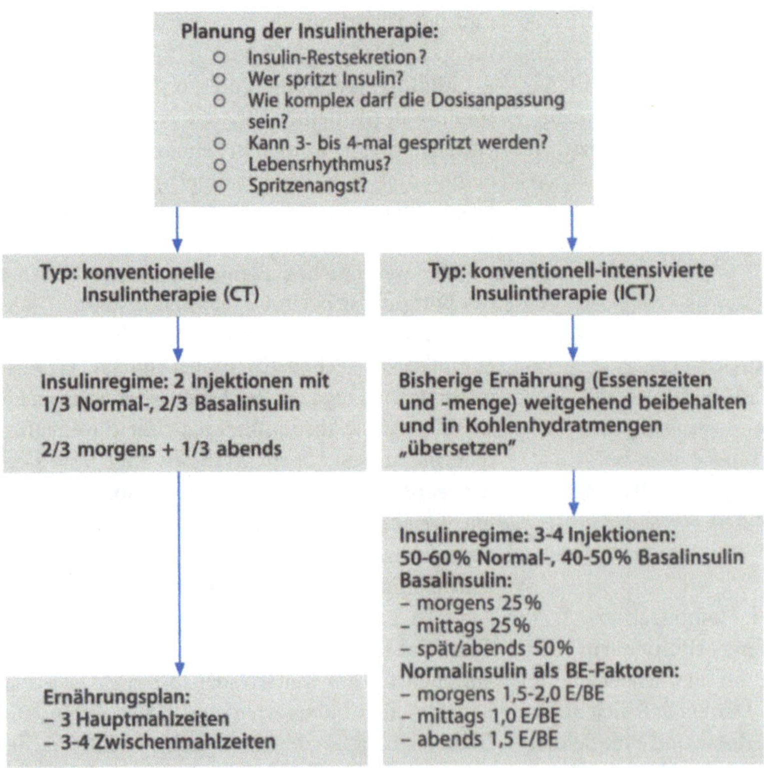

Abb. 11.1. Planung der Insulintherapie bei Kindern und Jugendlichen

■ **Tabelle 11.2.** Insulinpräparate (Handelsnamen) und wesentliche Indikationen im Kindes- und Jugendalter

Insulintyp	Handelsname	Indikation
Kurz wirkende Insuline		
Normal-(Alt-)Insuline (Humaninsuline)	Actrapid® HM (Novo Nordisk) Huminsulin Normal® (Lilly) Insuman Rapid® (Aventis) Berlinsulin H Normal® (Berlin-Chemie)	Erste Wahl als Normalinsulin zu den Mahlzeiten und zur Korrektur hoher Blutglukosewerte
Analoga	Humalog®/ LisPro (Lilly), seit 1996 für Kinder zugelassen	a) Jugendliche als Bolusinsulin zu den Mahlzeiten, kein Spritz-Ess-Abstand b) Kleinkinder mit Ernährungsproblemen (Essverweigerung) zur Injektion nach den Mahlzeiten c) Lange Resorptionszeit von Normalinsulin (Pubertät, Adipositas)
	Novorapid®/Aspart (Novo Nordisk), seit 1999 ab 6. Lebensjahr zugelassen	Siehe Humalog, jedoch kürzere Erfahrung
Verzögerungsinsuline		
NPH-Insuline (Humaninsuline)	Protaphan HM® (NovoNordisk) Huminsulin Basal® (Lilly) Insuman Basal® (Aventis) Berlinsulin H Basal (Berlin Chemie)	Erste Wahl als Verzögerungsinsulin, 2–3 Injektionen (12 bis 8 stündlich)
Amorphes Zinkinsulin (Schweineinsulin)	Semilente® (NovoNordisk)	Bei ausgeprägtem Dawn-Phänomen und sog. NPH-Versagen für die Spätspritze
Kristalloide Zinkinsuline (Humaninsuline)	Monotard® (NovoNordisk)	Keine primäre Indikation bei Kindern
Analoga	Lantus® /Glargin (Aventis), seit 2003 für Kinder zugelassen	Ausgeprägtes Dawn-Phänomen (wenig klinische Erfahrung in der Pädiatrie, laufende Studien)

Zusätzlich gilt als Faustregel für den Injektionsort: schnellste Resorption am Bauch, gefolgt von Oberschenkel und Gesäß. Auch die absolute Insulinmenge spielt eine Rolle, da eine größere Dosis ihr Wirkungsmaximum später erreicht und insgesamt länger wirkt (■ Abb. 11.2). Da Insulin bei schlanken und jüngeren Menschen schneller wirkt, liegt bei Kindern der Anteil an Basalinsulin deutlich höher als bei Erwachsenen (bis zu 80%). Bei einer intensivierten Insulintherapie wird deshalb bei Kindern Basalinsulin bevorzugt morgens, mittags (zusammen mit Bolusinsulin) und auch zur Nacht (21.00 h) gespritzt, um kurzzeitige Insulinmangelzustände vor der nächsten Injektion zu verhindern (■ Abb. 11.3).

Insulinkonzentrationen. In Deutschland stehen U40-Insulin (40 E/ml) für Insulinspritzen und in Ausnahmen für Insulinpumpen sowie U100-Insulin (100 E/ml) für Spritzen, Insulinpens und Insulinpumpen zur Verfügung. Mit U40-Insulin kann bis auf eine 1/4 Einheit genau dosiert werden, wovon in erster Linie Kleinkinder mit einer geringen Tagesinsulindosis profitieren. Weitere Verdünnungen (z. B. U10) sind nicht direkt erhältlich, können aber mit eigenen Medien der Hersteller in Apotheken verdünnt werden.

Insulinanaloga. Insulinanaloga sind gentechnisch hergestellte Insuline, die in ihrer Rezeptorwirkung dem Humaninsulin entsprechen, jedoch aufgrund ihrer Molekularstruktur entweder schneller (Humalog®, NovoRapid®) oder langsamer (Lantus ®) resorbiert werden als herkömmliche Insuline. Aufgrund veränderter Wirkprofile ist es möglich, bei Kleinkindern erst nach der Mahlzeit ein schnell wirkendes Analogon zu spritzen und so die Dosis an die tatsächlich verzehrte Kohlenhydratmenge anzupassen. Dies ist bei Kleinkindern mit Essverweigerung eine entlastende Therapieoption. Bei Jugendlichen in der Pubertät kann ein ausgeprägtes Dawn-Phänomen durch langwirksame Analoga behandelt (Lantus®) werden. Wieweit durch die Anwendung von Insulinanaloga eindeutige Vorteile erreicht werden, bleibt jedoch abzuwarten. Kritisch diskutiert wird weiterhin ihre veränderte Bindungsaffinität an den IGF-1-Rezeptor, der Zellproliferation und Mitogenität vermittelt.

Insulinpumpen. Die kontinuierliche subkutane Insulininfusion (CSII) mit Insulinpumpen wird zunehmend auch in der Kinder- und Jugenddiabetologie eingesetzt. In Schweden werden derzeit etwa 12% aller Kinder und Jugendlichen auf diese Weise behandelt. Angewendet wird die CSII z. B. bei schweren nächtlichen Hypoglykämien, ausgeprägten morgendlichen Blutglukoseanstiegen (Dawn-Phänomen) oder dem Wunsch nach mehr Flexibilität in der täglichen Lebensführung (Leistungssportler, Berufsanfänger). Gerade in bisher unbefriedigenden Bereichen der Insulintherapie wie bei Kleinkindern mit starken Blutglukoseschwankungen oder bei Neugeborenen mit Diabetes mellitus ist die Verwendung von Insulinpumpen ein vielversprechender Ansatz. Bei Jugendlichen findet sich unter CSII ein Rückgang schwerer Hypoglykämien und eine leichte Besserung des HbA1c-Wertes, allerdings auch eine vermehrte Gewichtszunahme (Hanas 2002).

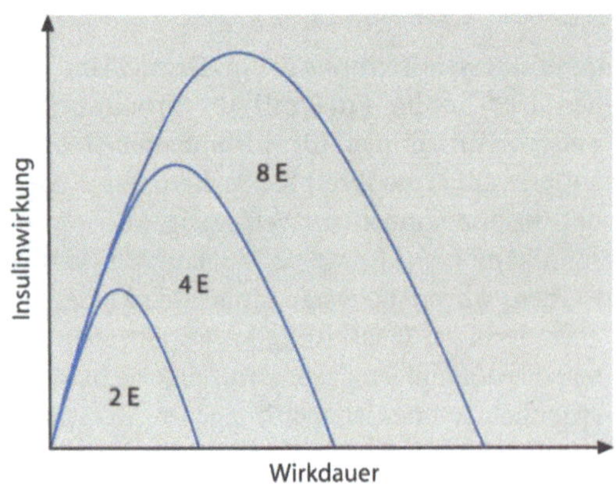

Abb. 11.2. Beachte, eine größere Insulinmenge führt zu verzögerter maximaler und verlängerter absoluter Insulinwirkung

Dosisanpassung. Die Dosisanpassung des Insulins kann längerfristige Maßnahmen wie eine generelle Erhöhung oder Reduktion der Tagesinsulindosis oder kurzfristige Anpassungen an eine veränderte Kohlenhydratzufuhr (BE-Faktor) bzw. an zu hohe oder zu niedrige Blutglukosewerte vor einer Insulininjektion (Korrekturfaktor) betreffen. Ein solcher Korrekturfaktor besagt, wie groß der Blutglukoseabfall auf die Injektion von 1 E Normalinsulin ist. Richtwerte sind 2,2 mmol/l (40 mg/dl) bei Erwachsenen und Jugendlichen, 2,7 mmol/l (50 mg/dl) bei Schulkindern und 5,5–11,0 mmol/l (100–200 mg/dl) bei Vorschulkindern. Die genauen Werte des insulinbedingten Blutglukoseabfalls müssen für jedes Kind individuell für die Haupttageszeiten (morgens/ mittags/abends) bestimmt werden. Die Anpassung der Insulindosis an die Nahrungsaufnahme richtet sich nach den in der Mahlzeit enthaltenen bzw. verfügbaren Kohlenhydraten (Broteinheiten, BE).

Eine relativ einfache Hilfe hierbei sind Dosisanpassungspläne, die zusammen mit allen an der Insulintherapie beteiligten Personen besprochen und trainiert werden. Komplexer ist dagegen ein Berechnungsplan mit Korrektur- und BE-Faktoren. Wichtig ist, dass das jeweilig angewandte System zur Dosisanpassung gut verstanden wird und selbständig umgesetzt werden kann.

Spezielle Probleme

Dawn-Phänomen. Das Dawn(Dämmerungs)-Phänomen bezeichnet einen Blutglukoseanstieg in den frühen Morgenstunden. Dieser entsteht durch die ausklingende Insulinwirkung und eine zunehmende endogene Sekretion von Cortisol und Wachstumshormon mit antiinsulinärer Wirkung. Versuchsweise kann die Dosis des Basalinsulin am Abend erhöht oder auf einen späteren Zeitpunkt verschoben werden. Limitierend sind allerdings niedrige nächtliche Blutglukosewerte während der maximalen NPH-Wirkung (4–6 h nach Injektion). Alternative Therapieoptionen wären eine Insulinpumpentherapie mit einer höheren morgendli-

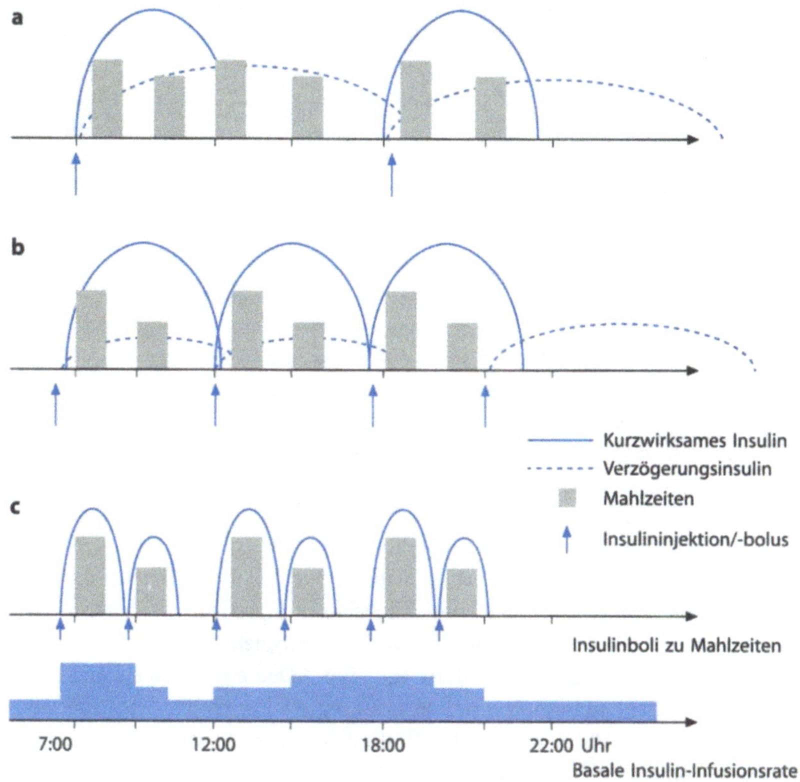

Abb. 11.3 a–c. Formen der Insulintherapie (IT) bei Kindern und Jugendlichen. **a** 2-Spritzen-Therapie (konventionelle IT). *Behandlungsprinzip:* zeitlich fixierter Ernährungsplan, feste Insulindosisverteilung; *Vorteile:* einfaches Behandlungsschema, geringer Schulungsaufwand; *Nachteil:* Geringe Flexibilität **b** 3- und mehrfach-Spritzen-Therapie (konventionell-intensivierte IT, ICT). *Behandlungsprinzip:* Lebensrhythmus und Nahrungsaufnahme sind Grundlage der Insulindosisanpassung. Verzögerungsinsulin für den Grundbedarf, Kurzzeitinsulin (Normalinsulin/kurzwirkende Analoga) angepasst an den Kohlenhydratgehalt der Mahlzeiten (BE-Faktoren) und die aktuelle Blutglukose (Korrekturfaktor). *Vorteil:* Hohe Flexibilität, kaum Abstriche in der Lebensführung; Korrekturmöglichkeit für abweichende Blutglukosewerte. Bessere Stoffwechselkontrolle als mit 2-Spritzen-Therapie. *Nachteile:* Häufige Injektionen und Blutglukosemessungen, komplexe Dosisanpassung, aufwändigere Schulung. **c** Insulinpumpentherapie. *Behandlungsprinzip:* Kontinuierliche subkutane Insulininfusion (CSII; Normalinsulin oder kurzwirksame Analoga) über subkutan liegenden Katheter. Basalrate (stündlich programmierbar) für den Grundbedarf, Insulinboli zu Mahlzeiten oder zur Korrektur bei Hyperglykämie. *Vorteile:* Nachahmung der physiologischen Insulinsekretion, kaum Phasen mit zu hoher oder zu niedriger Insulinversorgung, hohe Flexibilität, keine Insulininjektionen. *Nachteile:* Häufige Blutglukosemessungen (>4/Tag), anspruchsvolle und komplexe Form der Insulintherapie, material- und kostenintensiv

chen Infusionsrate oder die Anwendung des Insulinanalogons Glargin (Lantus®).

Brittle-Diabetes. Bei einigen Kindern und Jugendlichen können unerklärlich starke Blutglukoseschwankungen auftreten. Dieses auch als »Brittle-Diabetes« bezeichnete Phänomen kann unterschiedliche Ursachen haben. Zur Abklärung werden Blutglukosetagesprofile unter normalen Lebensbedingungen zu Hause erstellt. Dadurch können Phasen mit Insulinmangel und verdeckte Hypoglykämien identifiziert werden. Weitere Gründe können technische Defekte von Injektionshilfen (Pen, Pumpe) oder Blutglukosemessgeräten sein. Auch Wissenslücken zur Dosisanpassung oder zur Kohlenhydratberechnung, ein Complianceproblem oder ein neurotisches Fehlverhalten können vorliegen. Auch Essstörungen, in erster Linie Bulimie und diabetesassoziierte Erkrankungen können sich primär durch eine instabile Blutglukose bemerkbar machen. Beispiele sind die Zöliakie – häufig bei Kleinkindern – oder eine Autoimmunthyreopathie vom Typ Hashimoto oder Basedow – am häufigsten bei jugendlichen Mädchen. Sollten sich die Blutglukoseschwankungen nicht ambulant abklären lassen, ist eine stationäre Aufnahme erforderlich; eine psychologische Stellungnahme sollte einbezogen werden.

Diskrepanz von HbA1c und Blutglukosewerten. Hinter einer erheblichen Diskrepanz zwischen dokumentierten Blutglukosewerten und gemessenem HbA1c-Wert steht selten ein technischer Defekt (Kodierfehler) des Blutglukosemessgerätes. Gleichwohl sollte dieser zuerst ausgeschlossen werden.

Die Dokumentation von Blutglukosewerten im Diabetestagebuch ist das zentrale Kommunikationsmittel zwischen Arzt, Familie und den Kindern und Jugendlichen. Es darf nicht unterschätzt werden, dass der Einblick in den Blutzglukoseverlauf gerade bei Jugendlichen einen Eingriff in die »Privatsphäre« bedeutet. Daher werden einzelne Werte von nahezu allen Kindern und Jugendlichen »beschönigt«. Häufig versuchen sich Jugendliche so einer Bewertung ihres Verhaltens und der Kontrolle durch Eltern und Arzt zu entziehen. Eine Konfrontation oder Schuldzuweisung (Betrug/Fälschung) führt nicht zu einer realistischeren Dokumentation. Hilfreich kann ein langsamer Vertrauensaufbau – auch erstmals ohne die Mitbeteiligung der Eltern – sein. Ein festes Mitglied des Diabetesteams, z. B. ein Diabetesberater oder Psychologe kann diese Funktion des Vertrauenspartners übernehmen.

Stellenwert oraler Antidiabetika (▶ s. Kap. 18)

Bisher gibt es keine offiziellen Empfehlungen zur Therapie eines Typ-2-Diabetes bei Kindern und Jugendlichen. Darüber hinaus ist bisher kein orales Antidiabetikum im Kindesalter zugelassen.

Wegen des zunehmenden Auftretens von Typ-2-Diabetes bei Kindern und insbesondere Jugendlichen werden jedoch orale Antidiabetika, in erster Linie Metformin und Sulfonylharnstoffe gemäß den Empfehlungen für Erwachsene eingesetzt. Bei extremer Adipositas oder einem polyzystischen Ovarsyndrom (PCOS) verstärkt Metformin die Insulinsensitivität, reduziert einen bestehenden Hyperinsulinismus und wirkt sich günstig auf den Gewichtsverlauf und die Glukosetoleranz aus. Gute Erfahrungen zur Sulfonylharnstofftherapie wurden bei Jugendlichen mit MODY und Diabetes bei cystischer Fibrose (CF) gemacht.

> **Bei MODY 3 (HNF-1α-Mutation) besteht eine erhöhte Sensibilität gegenüber Sulfonylharnstoffen, bei Therapiebeginn können schwere Hypoglykämien auftreten!**

11.3.3 Körperliche Aktivität und Sport (▶ s. Kap. 14 und 15)

Körperliche Aktivität und Sport sind bei Kindern und Jugendlichen mit Typ-1-Diabetes prinzipiell ohne Einschränkung erlaubt und erwünscht. Studien und Einzelbeispiele von Hochleistungssportlern mit Typ-1-Diabetes belegen, dass die maximale Leistung und auch die Ausdauerleistung durch die Diabeteserkrankung nicht eingeschränkt sind.

Allerdings erhöht sich im Muskel während und nach sportlicher Aktivität die Insulinsensitivität und damit steigt der blutglukosesenkende Effekt von Insulin. Wie stark einzelne Sportarten die Blutglukose absenken, hängt von vielen Faktoren ab, variiert stark und muss im Einzelfall ausgetestet werden. Bei Insulinmangel oder bei bestehender Ketoazidose kann körperliche Aktivität dagegen zu einem Blutglukoseanstieg und zur Verstärkung der ketoazidotischen Stoffwechsellage beitragen. Daher sollte bei ausgeprägter Hyperglykämie (>15 mmol/l) oder Ketoazidose kein Sport getrieben und die Wirkung der Insulingabe in Ruhe abgewartet werden.

Folgende Empfehlungen können gegeben werden:

- Bei leichter oder kurzer Aktivität (Sportstunde): kleine Menge schnellwirksamer Kohlenhydrate vor dem Sport einnehmen.
- Bei intensiver und längerer Aktivität: Mehrfache Blutglukosemessungen vor, während und nach dem Sport, Insulin bereits vorher um 20–50% reduzieren, zusätzlich hinterher eine weitere Insulinreduktion und zusätzliche Kohlenhydrate in Erwägung ziehen (Muskelauffülleffekt).

Bei Sportarten, die u. U. lebensgefährlich sein können wie Wassersportarten (Surfen) oder Bergsport (Felsklettern), muss unbedingt einer Hypoglykämie vorgebeugt werden. Dazu müssen engmaschig Blutglukosewerte gemessen werden, rasch resorbierbare Kohlenhydrate greifbar sein sowie Insulin großzügig reduziert werden. Die Blutglukosezielwerte sollten mit einem entsprechenden Sicherheitsbereich (>8,0 mmol/l bzw. >150 mg/dl) gewählt werden.

Vor, während und nach Sport: Zusätzliche Kohlenhydrate und weniger Insulin!

11.4 Akute Komplikationen

11.4.1 Hypoglykämie (▶ s. Kap. 21)

Die klinischen Symptome einer Hypoglykämie gehen auf die Aktivierung des sympathischen Nervensystems und auf eine Neuroglykopenie zurück. Der Schwellenwert für die Aktivierung der sympathischen Gegenregulation ist unter anderem von den mittleren Blutglukosewerten und der Anzahl vorausgegangener Hypoglykämien abhängig. Eine Wahrnehmungsstörung für Hypoglykämien liegt vor, wenn die Schwelle der Sympathikusaktivierung unter die Schwelle einer symptomatischen Neuroglykopenie absinkt.

Eine schwere Hypoglykämie ist bei Kindern und Jugendlichen durch Blutglukosewerte unter 3,5–2,5 mmol/l und schwere neurologische Zeichen wie Krampfanfall, Bewusstlosigkeit oder Hemiparese gekennzeichnet. Während die leichte Hypoglykämie harmlos ist, ist insbesondere bei Kleinkindern als Folge rezidivierender, schwerer Hypoglykämien langfristig mit Teilleistungsstörungen zu rechnen. Auch kann eine einmalige schwere und langanhaltende Hypoglykämie zu zerebralen Dauerschäden führen.

Bei erhaltenem Bewusstsein kann eine Hypoglykämie mit 1–2 BE (10–20 g Glukose) rasch resorbierbarer Kohlenhydrate (Fruchtsaft, Traubenzucker, zuckergesüßte Getränke, Obst) behoben werden. Je nach Ausgangswert der Blutglukose sollten zusätzlich 1–2 BE langsam resorbierbarer Kohlenhydrate (z. B. Schwarzbrot) gegessen werden, um einem Wiederauftreten der Hypoglykämie vorzubeugen. Die Notfallintervention mit Glukagoninjektion (1 mg, bei einem Körpergewicht <25 kg nur 1/2 mg) und mit oraler Glukose ist ein zentraler Schulungsinhalt für Eltern und Betreuer eines diabetischen Kindes. Nach einem generalisierten Krampfanfall sollte durch eine ambulante EEG-Kontrolle nach 10–14 Tagen ein Anfallsleiden ausgeschlossen werden.

Jede schwere Hypoglykämie ist ein Notfall, der unverzüglich den Notarzt erfordert. Zur Vermeidung von Hypoglykämien sollte bei Kindern die Blutglukose stets ≥4,0 mmol/l (72 mg/dl) gehalten werden.

11.4.2 Ketoazidose (▶ s. Kap. 20)

Das klinische Vollbild einer diabetischen Ketoazidose entwickeln Kinder einerseits bei der Erstmanifestation eines Typ-1-Diabetes, andererseits ebenso häufig bei bekanntem Typ-1-Diabetes, wenn Insulininjektionen weggelassen oder zu niedrig dosiert wurden wie z. B. bei gastrointestinalen Infekten. Die typischen Symptome entwickeln sich innerhalb weniger Stunden, die Behandlung muss unverzüglich eingeleitet werden. Klinische Zeichen einer Ketoazidose sind Erbrechen, Kopf- und Bauchschmerzen, Azetongeruch, tiefe Kußmaul-Atmung sowie Bewusstseinstrübung bis zum diabetischen Koma. Leukozytose und unspezifische Amylaseerhöhung sind häufige laborchemische Begleiterscheinungen. In Verbindung mit Bauchschmerzen kann eine Appendizitis oder Pankreatitis vorgetäuscht werden.

Die Behandlung einer diabetischen Ketoazidose konzentriert sich auf die Behebung des akuten Schocks, die Korrektur von Dehydratation und Elektrolytdefizit, eine behutsame Insulintherapie zur Korrektur der Hyperglykämie (International Society for Pediatric and Adolescent Diabetes, ISPAD 2000) sowie die Überwachung und Behandlung von Komplikationen. Die Elektrolyt- und Flüssigkeitsverluste bei einer klinisch manifesten Ketoazidose sind beträchtlich (Tabelle 11.3; Brink 1999).

Hirnödem

Das akute Hirnödem ist die schwerste Komplikation einer diabetischen Ketoazidose und ist immer noch die führende Ursache für schwere neurologische Schäden und Tod bei diabetischen Kindern und Jugendlichen (Edge 2000; Edge et al. 1999).

Charakteristischerweise findet sich bei Kindern, die aufgrund einer diabetischen Ketoazidose intravenös rehydriert wurden, in allen Fällen eine deutliche Verengung des Ventrikelsystems, ohne dass diese Kinder neurologische Veränderungen zeigen müssen (Krane et al. 1985). Es ist daher anzunehmen, dass im Verlauf einer Ketoazidose und ihrer Therapie bei nahezu allen Kindern eine – wenn auch asymptomatische – Hirnschwellung auftritt, deren Pathogenese bisher nicht eindeutig geklärt ist.

In einer neueren retrospektiven Untersuchung an 6.977 Kindern mit diabetischer Ketoazidose in 10 US-amerikanischen Diabeteszentren wurden 61 Kinder mit Hirnödem (Prävalenz 0,9%) identifiziert (Glaser et al. 2001). Von diesen verstarben 21% an den Folgen des Hirnödems und 27% hatten bleibende neurologische Defizite. Vergleichbare Prävalenz- und Mortalitätsdaten wurden auch in vorangehenden Studien beschrieben (Edge 2000).

Häufig treten Symptome eines Hirnödems wie Kopfschmerzen, vermehrte Unruhe, Irritabilität, zunehmende Bewusstseinstrübung, Inkontinenz und Krampfanfall nach einem Intervall von 4–12 h nach Therapiebeginn auf, seltener bestehen klinische Zeichen eines Hirnödems bereits vor Therapiebeginn (Glaser et al. 2001). Daher muss auch die Beteiligung von behandlungsbedingten Faktoren in Erwägung gezogen werden. Die zu rasche Rehydrierung mit großen Flüssigkeitsmengen (>4000 ml/m² KOF/24 h) bzw. mit hypotoner Flüssigkeit, die Pufferung mit intravenösem Bikarbonat und hohe initiale Insulindosen werden mit der Ausbildung eines Hirnödems in Verbindung gebracht (Duck u. Wyatt 1988; Glaser et al. 2001).

Tabelle 11.3. Durchschnittliche Flüssigkeits- und Elektrolytverluste bei Kindern und Jugendlichen mit klinisch manifester diabetischer Ketoazidose. (Brink 1999)

Parameter	Verlust
Wasser	70 ml/kg (50–100) oder 2000 ml/m²
Natrium	6 mmol/kg (5–13)
Kalium	5 mmol/kg (4–6)
Chlorid	4 mmol/kg (3–9)
Phosphat	3 mmol/kg (2–5)

Weitere Risikofaktoren des Hirnödems sind der Schweregrad der Ketoazidose, die vorangehende Dauer der Symptome, das Ausmaß der Dehydratation, ein niedriger initialer CO_2-Partialdruck und ein hoher Serumharnstoff (Dunger u. Edge 2001; Glaser et al. 2001). Allerdings reflektieren hohe Harnstoffwerte auch ein zunehmendes prärenales Nierenversagen und sind ebenso wie die Dauer und Ausprägung der Symptome mit dem Ausmaß und der Dauer einer Dehydratation assoziiert (Dunger u. Edge 2001).

Flüssigkeits- und Elektrolytsubstitution

Eine Flüssigkeitszufuhr von mehr als 4000 ml/m² KOF je 24 h und ein rascher Abfall der Serumosmolarität sind mit der Ausbildung eines lebensbedrohlichen Hirnödems assoziiert (Duck u. Wyatt 1988). Daher gilt das Prinzip: Flüssigkeit so viel wie nötig, aber so langsam wie möglich.

Waldhäusl et al. (1979) behandelten 8 erwachsene Patienten mit diabetischer Ketoazidose über 11 h nur mit Elektrolyt- und Flüssigkeitssubstitution und erreichten eine Reduktion der Glukose von 583 auf 398 mg/dl, eine Korrektur des pH von 7,04 auf 7,21 und einen deutlichen Abfall der Plasmakonzentration von Adrenalin (2,6 auf 0,1 ng/ml) und Cortisol (50 auf 25 µg/dl). Diese Beobachtungen weisen die Rehydratation als das wesentliche Element der Akuttherapie einer diabetischen Ketoazidose aus.

Die praktischen Empfehlungen orientieren sich an den aktuellen »Consensus Guidelines« der »International Society for Pediatric and Adolescent Diabetes« (ISPAD 2000; Abb. 11.4). Ein vergleichbares Handlungsschema muss an jeder Klinik mit Akutversorgung von Kindern und Jugendlichen verfügbar sein und von jedem Dienstarzt angewandt werden können.

Die Flüssigkeitszufuhr unterscheidet zwischen einem akuten intravasalen Volumenersatz bei manifestem Schock und einer Rehydratation. Dabei soll der akute Volumenersatz primär mit isotoner Elektrolytlösung, vorzugsweise mit 0,9%iger NaCl-Lösung erfolgen. Dieses Volumen geht nicht in die weitere Kalkulation des Volumendefizits ein, da es nur den intravasalen Volumenmangel kompensiert.

Das Flüssigkeitsdefizit für eine adäquate Rehydratation wird klinisch am Körpergewicht (leicht <5%, mittelgradig 5–10%, schwer >10%) orientiert und durch den Tageserhaltungsbedarf ergänzt. Nach dem Ausgleich des intravasalen Volumenmangels soll das geschätzte Gesamtdefizit mit isotoner 0,9%iger Kochsalzlösung möglichst langsam (über 48 h) ausgeglichen werden, um eine Volumenüberladung zu vermeiden. Orale Getränke müssen in die Flüssigkeitsbilanz einberechnet werden. Von einer Blutglukosekonzentration unter 12–15 mmol/l (250–300 mg/dl) an wird die weitere Flüssigkeitssubstitution mit 0,45%iger NaCl-Lösung (halbisoton) und 5%iger Glukose empfohlen. Getränke sollten bei schwerer Dehydratation und Ketoazidose nur schluckweise angeboten werden, da anfangs die Gefahr des Erbrechens besteht.

Kaliumsubstitution. Durch die beträchtliche osmotische Diurese ist der Gesamtkaliumpool bei der diabetischen Ketoazidose immer erniedrigt, das Serumkalium kann jedoch vermindert, normal oder sogar erhöht sein. Durch die Therapie kann es zusätzlich zu dramatischen Veränderungen des Serumkaliums kommen, denn die

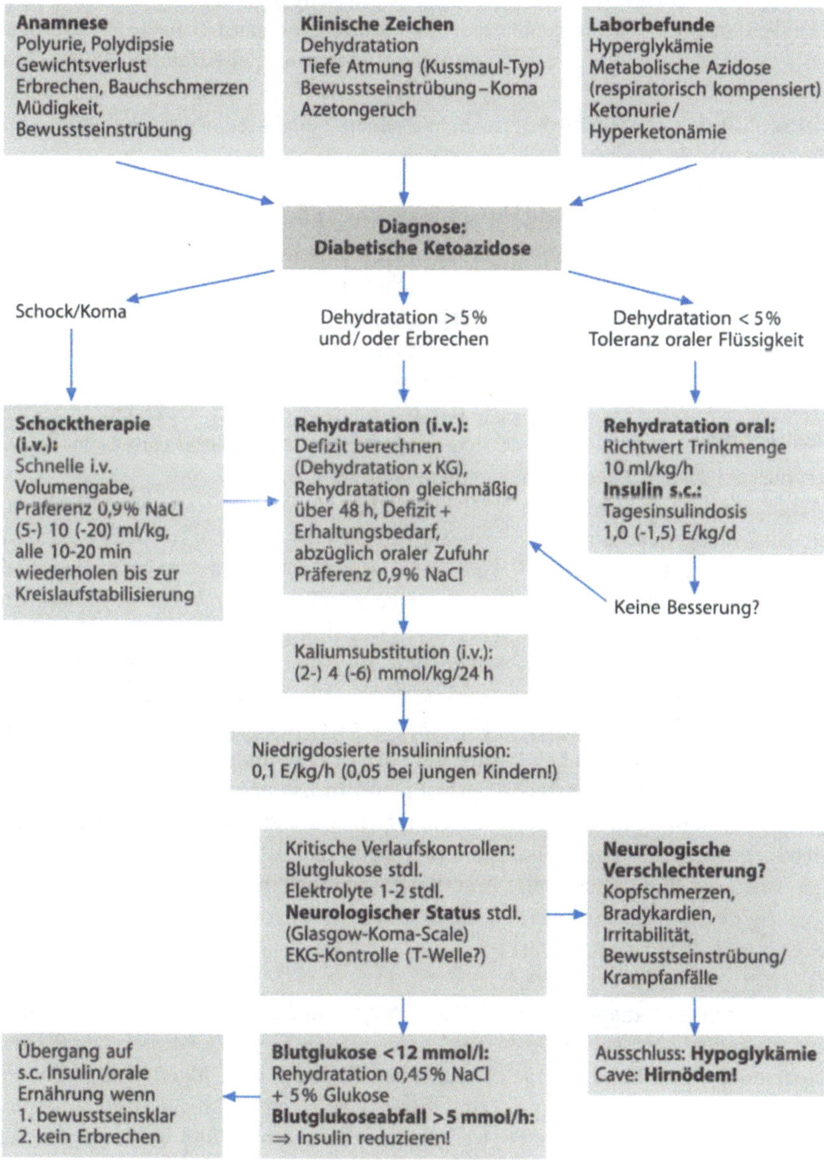

Abb. 11.4 Praktische Empfehlungen zur Therapie einer diabetischen Ketoazidose bei Kindern und Jugendlichen. (Nach International Society for Pediatric and Adolescent Diabetes, ISPAD 2000)

Flüssigkeitszufuhr und die überwiegend renale Azidosekorrektur verschieben das extrazelluläre Kalium über das K^+/H^+-Antiportsystem nach intrazellulär. Parallel dazu aktiviert Insulin den K^+-gekoppelten Glukoseeinstrom, was in den ersten Therapiestunden zu einem starken Abfall des Serumkaliums führen kann. Kalium sollte daher bei intakter Diurese reichlich substituiert werden, vorzugsweise nach Laborwert. Allerdings kann bei normalem EKG (T-Welle) Kalium auch direkt im Zuge der akuten Schocktherapie gegeben werden. Dabei kann als Richtwert 40 mmol Kalium pro Liter Infusionslösung gelten (Brink 1999; International Society for Pediatric and Adolescent Diabetes, ISPAD 2000).

Bikarbonatpufferung. Günstige Wirkungen von Bikarbonat in der Therapie der diabetischen Ketoazidose sind nicht beschrieben. Wohl aber besteht eine Assoziation zwischen der Anwendung von Bikarbonat und der Entwicklung eines symptomatischen Hirnödems (Glaser et al. 2001). Es gibt daher keine Indikation für eine Bicarbonatpufferung in der Therapie einer diabetischen Ketoazidose bei Kindern und Jugendlichen.

11

Intravenöse Insulintherapie

Ziel der Insulintherapie bei der diabetischen Ketoazidose ist primär die Blockierung von Ketogenese, Lipolyse, Glukoneogenese und Glykogenolyse. Diese Effekte werden bereits ausreichend mit einer intravenösen Insulindauerinfusion von 0,1 E/kg/h erreicht, sodass höhere Dosierungen oder auch ein initialer Insulinbolus nicht mehr empfohlen werden (International Society for Pediatric and Adolescent Diabetes, ISPAD 2000). Bei kleinen Kindern oder gering ausgeprägter Azidose können auch 0,05 E/kg/h ausreichen. Die Steuerung erfolgt nach Blutglukosewert, der anfangs stündlich gemessen werden muss. Ziel ist ein stündlicher Abfall der Blutglukose von maximal 5 mmol/l (90 mg/dl; Erwachsene nicht über 3 mmol/l bzw. 54 mg/dl, ▶ s. Kap. 20). Der Wechsel auf subkutanes Insulin kann begonnen werden, wenn der Patient wach und ansprechbar ist, orale Nahrung gut vertragen kann sowie Dehydratation und Ketoazidose weitgehend korrigiert sind. Im Hinblick auf die subkutane Resorptionsgeschwindigkeit soll die Insulininfusion erst etwa 60 min nach der ersten Insulininjektion abgestellt werden.

11.4.3 Weitere Ausnahmesituationen

Akute Erkrankungen und Infekte. Bei jedem fieberhaften Infekt steigt der Insulinbedarf aufgrund einer relativen Insulinresistenz und einem Anstieg der gegenregulatorischen Stresshormone je nach Nahrungsaufnahme bis auf das Doppelte. In dieser Situation kann der relative Insulinmangel rasch in eine Ketoazidose münden. Akute Magen-Darm-Infekte, bei denen Durchfall und Erbrechen im Vordergrund stehen, können aber auch zu schweren Hypoglykämien führen.

Das Diabetesteam und die Familie sollten über klare, problemorientierte Anleitungen zur Behandlung von Dehydratation, Ketoazidose und Hypoglykämie verfügen und das praktische Vorgehen bei diesen Komplikationen trainiert haben.

Chirurgische Eingriffe und Anästhesie. Elektive chirurgische Eingriffe bei Kindern und Jugendlichen mit Diabetes mellitus sollten primär an einer Klinik mit einem pädiatrischen Diabeteszentrum durchgeführt werden. Um eine größtmögliche Sicherheit zu gewährleisten, sollte der stationäre Ablauf mit Operateur, Anästhesist, Diabetologen und Pflegekräften im Voraus geplant werden.

Zur Stabilisierung des Stoffwechsels wird als i. v.-Infusionslösung bevorzugt 10%ige Glukose mit 0,18%igem NaCl gegeben. Insulin wird in einem getrennten Perfusor mit ca. 0,05 E/kg/h infundiert. Der Blutglukoseverlauf wird primär über den Insulinperfusor gesteuert, Zielwerte sind 6–12 mmol/l (110–220 mg/dl). Bei Blutglukosewerten <4 mmol/l (72 mg/dl) ist die Insulingabe kurzzeitig (15 min) zu pausieren. Insulinperfusor und Infusionen sind postoperativ über die erste Nahrungsaufnahme hinaus beizubehalten. Erst wenn der Patient Nahrung gut verträgt und bewusstseinklar ist, kann auf subkutane Insulininjektionen umgestellt werden.

11.5 Folge- und Begleiterkrankungen

Bereits bei Kindern und Jugendlichen können eine diabetische Nephropathie, Retinopathie und Neuropathie auftreten. Frühe subklinische Veränderungen, die nur durch sensitive Untersuchungsmethoden festgestellt werden, können in aller Regel durch eine verbesserte Stoffwechseleinstellung günstig in ihrem weiteren Verlauf beeinflusst werden (Danne et al. 1994, 1999). Es gibt jedoch keinen Schwellenwert des HbA1c, bei dem mit Sicherheit nicht mit Folgeerkrankungen zu rechnen ist. Mit der strikteren Stoffwechselkontrolle steigt zudem das Risiko für Hypoglykämien. Das therapeutische Fenster zwischen einem unakzeptabel hohen HbA1c-Wert und dem Hypoglykämierisiko muss für jedes Kind individuell gefunden werden.

Unabhängig davon sind weitere beeinflussbare Risikofaktoren wie Hypertonie, Rauchen und Dyslipoproteinämie zu behandeln. Jeder erhöhte Blutdruckwert (>90er Altersperzentile) muss bestätigt (ambulante 24-h-Blutdruckmessung) und frühzeitig behandelt werden. Antihypertensiva der ersten Wahl sind ACE-Hemmer (Soergel u. Schaefer 2002; ▶ s. Kap. 29).

Auch bei Typ-1-Diabetes trägt eine Adipositas direkt und über die Assoziation mit Hypertonie und Dyslipoproteinämie zu einem erhöhten vaskulären Risiko bei. Neben einer zu kalorienreichen Ernährung müssen Bewegungsarmut und ungesunde Freizeitbeschäftigungen wie längeres Fernsehen oder Video- und Computerspiele begrenzt werden.

Der Nikotinkonsum unter Jugendlichen nimmt derzeit wieder zu. Durch eine frühe Aufklärung der Familien über das begleitende Gefäßrisiko und die Vorbildfunktion nichtrauchender Eltern kann das Diabetesteam versuchen, auf das Verhalten der Jugendlichen einzuwirken.

Assoziierte Autoimmunerkrankungen. Der Typ-1-Diabetes mellitus ist als Autoimmunerkrankung mit einer erhöhten Wahrscheinlichkeit für die Manifestation weiterer Autoimmunerkrankungen assoziiert. Ein regelmäßiges jährliches Screening auf Autoimmunthyreoiditis und Zoeliakie wird empfohlen, insbesondere weil sich deren Symptome auch hinter diabetestypischen Beschwerden verbergen können. Das Risiko für weitere Autoimmunerkrankungen steigt sprunghaft an, sobald eine zusätzliche Autoimmunerkrankung vorliegt. Daher sollten Patienten mit mehr als einer Autoimunerkrankung (z. B. polyglanduläre Autoimmunopathie) regelmäßig anhand bestimmter Kriterien auf typische Manifestationssymptome überprüft werden (■ Tabelle 11.4).

11.6 Psychologische und soziale Faktoren (▶ s. Kap. 36)

Eine Diabeteserkrankung bei Kindern und vor allem bei Kleinkindern beeinflusst massiv das Familienleben und kann bereits bestehende psychologische, soziale und finanzielle Probleme weiter verschärfen. Auf die persönlichen Lebensumstände und den kulturellen Hintergrund der Familie muss bei der Diabetesschulung und der Planung der ambulanten Betreuung eingegangen werden. Akute Komplikationen wie schwere Hypoglykämien oder Ketoazidosen sind eine massive Belastung für die Familie. Eine psychologische und soziale Intervention kann in diesen Situationen einen großen Effekt auf den weiteren Erkrankungsverlauf haben.

Die Kontaktaufnahme zwischen der Familie und Psychologen des Teams zu einem frühen Zeitpunkt (Erstmanifestation, Schulung, Elternabend) erleichtert eine spätere Krisenintervention. Im Einzelfall, z. B. bei Essstörungen (Anorexie, Bulimie) oder akuten Pubertätskrisen mit Verweigerung von Insulintherapie und Blutglukosemessungen, kann ein Psychologe auch die leitende Funktion in der Betreuung übernehmen.

Kinder mit Diabetes mellitus gehören vor dem Gesetz zur Gruppe der mit Insulin schwer einstellbaren Diabetiker, bei denen eine Minderung der Erwerbsfähigkeit (MdE) von 40–60% anerkannt wird. Organkomplikationen sind zusätzlich zu bewerten. Die Unterstützung bei der Berufsfindung, der Berufsausbildung und der Sicherung des Arbeitsplatzes ist ebenfalls gesetzlich garantiert (▶ s. Kap. 37).

> **Kinder und Jugendliche mit Diabetes haben grundsätzlich Anspruch auf Hilfe im sozialrechtlichen und steuerrechtlichen Sinn.**

11.7 Sexualität, Schwangerschaft und Kontrazeption (▶ s. Kap. 9)

Jugendliche und junge Erwachsene sind in ihrer Sexualität und Partnerschaft durch Diabetes mellitus nicht beeinträchtigt. Das Thema Sexualität sollte jedoch aktiv in der Diabetesschulung oder im Einzelgespräch angesprochen werden. Für Mädchen ist wichtig zu erfahren, dass sie normal schwanger werden und gesunde Kinder zur Welt

Tabelle 11.4. Spezifische Symptome diabetesassoziierter Autoimmunerkrankungen bei Diabetes-Screening-Parameter zum Nachweis einer Erkrankung sowie empfohlene Therapie bei Vorliegen einer Erkrankung

Autoimmunerkrankung	Symptome bei Diabetes	Krankheitsnachweis	Screening-Parameter (Serum/Plasma)	Therapie
Autoimmunthyreoiditis, Typ Hashimoto	Hypoglykämie, reduzierter Insulinbedarf, Leistungsschwäche	TPO-AK, TG-AK, Sonographie	TSH	L-Thyroxin
Typ Basedow	Hyperglykämie, erhöhter Insulinbedarf, Gewichtsabnahme	TRAK, Sonographie	TSH	Carbimazol
Zoeliakie	Hypoglykämie (postprandial), Gewichtsabnahme, reduzierter Insulinbedarf	Gliadin-AK, Endomysium-AK, Dünndarmbiopsie	Gliadin-AK, Endomysium-AK	Gliadinfreie Ernährung
Immunadrenalitis	Hypoglykämie, geringer Insulinbedarf gestörte Hypoglykämie-wahrnehmung	21-Hydroxylase-AK, 17-Hydroxylase-AK, SCC-AK	Cortisol ACTH-Test	Hydro-cortison
Immunhypopara-thyroidismus	Muskelkrämpfe, Krampfanfälle	Intaktes PTH	Ca^{2+}/Phosphat	Calzium oral, Vitamin D_3
Perniziöse Anämie/ Typ-A Gastritis	Leistungsschwäche	Parietalzell-AK, Intrinsic-Faktor-AK	Blutbild (Makrozytäre Anämie)	Vitamin B_{12}

bringen können. Jungen sollten darüber aufgeklärt werden, dass bei akzeptabler Stoffwechselkontrolle nicht mit einer Impotenz zu rechnen ist. Eine Hypoglykämie kann allerdings eine reversible Impotenz bewirken. Bestehende Ängste vor Kinderlosigkeit und Impotenz sollten nicht unterschätzt werden.

Sobald Mädchen sexuell aktiv werden, sollten sie sichere Verhütungsmethoden anwenden, da eine ungeplante Schwangerschaft unter schlechter Stoffwechselkontrolle mit einem stark erhöhten Risiko für kindliche Fehlbildungen, Makrosomie, Abort oder Todgeburt assoziiert ist. Andererseits ist das Risiko für Fehlbildungen oder perinatale Komplikationen bei Diabetikerinnen unter guter Stoffwechselkontrolle mit geplanter Schwangerschaft nicht nennenswert erhöht. (▶ s. Kap. 9)

1.8 Kernaussagen für die Praxis

Diabetes mellitus Typ 1 ist nach Asthma bronchiale die häufigste chronische Erkrankung bei Kindern und Jugendlichen in Deutschland. Durch eine drastische Zunahme der Adipositas erkranken auch immer mehr Jugendliche an einem Typ-2-Diabetes.
Die Betreuung von Kindern und Jugendlichen mit Diabetes mellitus sollte in spezialisierten pädiatrischen Diabeteszentren erfolgen, die über ein multidisziplinäres Team mit Kinderdiabetologen, Psychologen, Sozialpädagogen, Ernährungsberatern, Krankenschwestern und Diabetesberatern verfügen. Das psychosoziale Umfeld der Kinder ist unter Einbeziehung der Familie zu berücksichtigen. Wesentliche Elemente der Behandlung sind eine adäquate Insulintherapie, die

Diabetikerschulung und Ernährungsberatung und die Motivation zu körperlicher Aktivität, des Weiteren die Prävention und frühe Behandlung von Folgeerkrankungen des Diabetes.
Bei der Insulintherapie einer akuten Stoffwechselentgleisung oder diabetischen Ketoazidose ist auf eine langsame Senkung der Blutglukose (<3 mmol/l/h, <54 mg/dl/h) und der Osmolalität zu achten, um der Gefahr eines Hirnödems vorzubeugen. Sorgfalt ist auch dem Elektrolytausgleich und der Korrektur des Kaliumdefizites zu widmen.
Die Langzeittherapie muss den Lebensstil des Kindes im Therapiekonzept berücksichtigen, um eine maximale Mitarbeit des kleinen Patienten und seines Umfeldes bei der Therapie sicherzustellen. Kompromisse zwischen einfachen und aufwändigen Formen der Insulintherapie sind dabei unvermeidlich, doch sollte alles darangesetzt werden, Jugendliche und ihr Umfeld für die Umsetzung einer intensivierten Insulintherapie zu gewinnen

Literatur

Brink S (1999) Diabetic ketoacidosis: prevention, treatment and complications in children and adolescents. Diab Nutr Metab 11:122–135

Brink S (1997) How to apply the experience from the diabetes control and complications trial to children and adolescents? Annals of Medicine 29:425–438

Danne T, Weber B, Hartmann R et al (1994) Long-term glycemic control has a nonlinear association to the frequency of background retinopathy in adolescents with diabetes. Follow-up of the Berlin Retinopathy Study. Diabetes Care 17:1390–1396

Danne T, Mortensen HB, Hougaard P et al (2001) Persistent differences among centers over 3 years in glycemic control and hypoglycemia in a study of 3,805 children and adolescents with type 1 diabetes from the Hvidore Study Group. Diabetes Care 24:1342–1347

Duck SC, Wyatt DT (1988) Factors associated with brain herniation in the treatment of diabetic ketoacidosis. J Pediatr 113:10–14

Dunger DB, Edge JA (2001) Predicting cerebral edema during diabetic ketoacidosis. N Engl J Med 344:302–303

Edge JA, Ford-Adams ME, Dunger DB (1999) Causes of death in children with insulin dependent diabetes 1990–96. Arch Dis Child 81:318–323

Edge JA (2000) Cerebral oedema during treatment of diabetic ketoacidosis: are we nearer finding the cause ? Diabetes Metab Res Rev 16:316–324

Glaser N, Barnett P, McCaslin I et al (2001) Risk factors for cerebral edema in children with diabetic ketoacidosis. The Pediatric Emergency Medicine Collaborative Research Committee of the American Academy of Pediatrics. N Engl J Med 344:264–269

Hanas R (2002) Selection for and initiation of continuous subcutaneous insulin infusion. Proceedings from a workshop. Horm Res 57(S1):101–104

International Society for Pediatric and Adolescent Diabetes (ISPAD) (2000) ISPAD consensus guidelines for the management of type 1 diabetes mellitus in children and adolescents. Hrsg. PGF Swift, Publ. Medical Forum International, Zeist, Holland. Auch unter: www.ispad.org

Krane EJ, Rockoff MA, Wallman JK, Wolfsdorf JI (1985) Subclinical brain swelling in children during treatment of diabetic ketoacidosis. N Engl J Med 312:1147–1151

Neu A, Willasch A, Ehehalt S et al (2001) Diabetes incidence in children of different nationalities: an epidemiological approach to the pathogenesis of diabetes. Diabetologia 44 S3:21–26

Noelle V, Schwarz HP, Kiess W, Raile K (2001) Moderne Behandlungskonzepte für Kinder und Jugendliche. Monatsschr Kinderh 149:650–659

Soergel M, Schaefer F (2002) Effect of hypertension on the progression of chronic renal failure in children. Am J Hypertens 15:53–56

Waldhäusl W, Kleinberger G, Korn A et al (1979) Severe hyperglycemia: effects of rehydration on endocrine derangements and blood glucose concentration. Diabetes 28: 577–584

Sekundäre Diabetesformen

B. H. Ludvik

Der sekundäre Diabetes mellitus kann im Rahmen von Erkrankungen des Pankreas, von Endokrinopathien, Mutationen des Insulingens oder Störungen des Insulinrezeptors entstehen und zudem durch die Verabreichung verschiedener Medikamente ausgelöst werden. Mit Ausnahme der Substanzdefekte im Bereich des Pankreas und der Mutationen des Insulingens bzw. -rezeptors sind diese Formen nach Wegfall des auslösenden Agens reversibel – es sei denn, es wurde damit eine Prädisposition für die Entstehung eines Diabetes mellitus Typ 2 demaskiert.

12.1 Diabetes aufgrund von Erkrankungen des exokrinen Pankreas

Chronische oder rezidivierende Pankreatitis. Bei 40–70% der Patienten mit chronischer oder rezidivierender Pankreatitis findet sich eine gestörte Glukosetoleranz oder ein manifester Diabetes mellitus. Das Ausmaß der endokrinen Dysfunktion hängt vom Grad der Parenchymzerstörung ab und wird durch Alkoholkonsum verstärkt. Die Hälfte der Betroffenen benötigt für eine befriedigende Diabeteseinstellung schließlich eine Insulintherapie. Durch die gleichzeitige Destruktion der α-Zellen findet sich zusätzlich ein Mangel an Glukagon. Dies bedeutet den Wegfall eines wichtigen gegenregulatorischen Hormons und erklärt das Auftreten schwerer, mitunter protrahierter Hypoglykämien bei Patienten mit pankreoprivem Diabetes (Raue u. Keim 1999).

Pankreasresektion. Die teilweise oder totale Resektion des Pankreas resultiert in hormonellen Defiziten, die von Ausmaß und Lokalisation der Operation abhängig sind. Bei der partiellen Pankreatektomie bzw. Whipple-Operation kommt es bei 22%, nach totaler Pankreatektomie bei 100% der Patienten zum Auftreten eines Diabetes mellitus (Slezak u. Andersen 2001). Ähnlich wie bei der chronischen Pankreatitis können der gleichzeitige Verlust der α-Zellen und das damit verbundene Glukagondefizit schwere, protrahierte Hypoglykämien auslösen.

Hämochromatose. Bei 53–80% der Patienten mit Hämochromatose ist mit der Entwicklung einer diabetischen Stoffwechsellage zu rechnen (Witte et al. 1996). Die Eisenspeicherung in den diesbezüglich besonders vulnerablen β-Zellen führt im Rahmen der Lipidperoxidation zu einer vermehrten Bildung freier Radikale mit konsekutiver β-Zellschädigung. Das Risiko der Entwicklung eines Diabetes korreliert mit der Eisenspeicherung, deren Ausmaß anhand des Serumferritinspiegels abgeschätzt werden kann (Salonen et al. 1998). Eine wirksame Reduktion der Eisenspeicherung durch Aderlässe verbessert die Glukosetoleranz bzw. die Stoffwechseleinstellung.

Zystische Fibrose. Bei Patienten mit zystischer Fibrose (Mutation der Gene CF I, II oder III) findet sich neben pulmonalen Manifestationen vor allem eine exokrine Pankreasinsuffizienz. Die Destruktion des Parenchyms führt bei bis zu 30% der Patienten zur Ausbildung einer diabetischen Stoffwechsellage, die durch einen Insulinsekretionsdefekt bei normaler Insulinsensitivität gekennzeichnet ist (Lanng 2001).

> Erkrankungen des Pankreas führen je nach Ausmaß der Parenchymdestruktion zu unterschiedlich starken Störungen der Glukosetoleranz bis hin zum manifesten Diabetes mellitus. Durch einen gleichzeitigen Mangel an Glukagon besteht das Risiko schwerer Hypoglykämien.

12.2 Diabetes aufgrund anderer endokriner Erkrankungen

Endokrine Ursachen des sekundären Diabetes beruhen auf der Interferenz vermehrt sezernierter oder therapeutisch verabreichter Hormone mit Regulatoren des Glukosestoffwechsels (Übersicht 12.1). In der Regel sind diese Veränderungen nach Wegfall der Hormone reversibel. Ist dies nicht der Fall, ist von einer Demaskierung einer Diabetesprädisposition durch die Endokrinopathie auszugehen.

Übersicht 12.1.
Diabetes aufgrund von endokrinen Erkrankungen
- Cushing-Syndrom
- Phäochromozytom
- Akromegalie

- Hyperthyreose
- Sexualhormone
- Polyzystisches Ovarialsyndrom
- Glukagonom
- Hyperaldosteronismus

Cushing-Syndrom. Glukokortikoide stimulieren über die Freisetzung glukoneogenetischer Enzyme und Präkursoren die hepatische Glukoseproduktion und vermindern die insulinstimulierte periphere Glukoseaufnahme im Sinne einer Insulinresistenz (Shamoon et al. 1980). Bei 80–90% der Patienten mit Cushing-Syndrom lässt sich eine gestörte Glukosetoleranz, bei ca. 30% ein Diabetes mellitus nachweisen. Nach erfolgreicher Therapie ist mit einer Normalisierung der Stoffwechsellage zu rechnen. Bei längerer Erkrankungsdauer oder einer Diabetesdisposition kann jedoch die diabetische Stoffwechsellage fortbestehen.

Phäochromozytom. Die vom Phäochromozytom sezernierten Hormone Adrenalin, Noradrenalin und Dopamin haben eine antagonistische Wirkung gegenüber Insulin. Sie steigern die hepatische Glukoseproduktion und stimulieren die Lipolyse und Glukoneogenese. Gleichzeitig wird die Insulinsekretion gehemmt und die Glukagonfreisetzung begünstigt. Dementsprechend findet sich eine Verminderung der Glukoseutilisation, sodass sich bei 30% der Patienten mit Phäochromozytom eine pathologische Glukosetoleranz und bei 50% eine leicht erhöhte Nüchternblutglukose nachweisen lässt. Mit der Entwicklung eines manifesten Diabetes ist hingegen selten zu rechnen (Gifford et al. 1964).

Akromegalie. Bei etwa 30% der Patienten mit Akromegalie tritt ein manifester Diabetes, bei 60% eine pathologische Glukosetoleranz auf. Die gesteigerte Wachstumshormonsekretion führt zu einer verstärkten hepatischen Glukoseproduktion und über einen Postrezeptordefekt zur Verminderung der peripheren Glukoseaufnahme im Muskel (Hansen et al. 1986). Bei erfolgreicher Senkung der Wachstumshormonwerte ist in Abhängigkeit von Schwere und Dauer der Erkrankung bzw. der Kapazität der Insulinsekretion über einen Zeitraum von 6–12 Monaten bei ca. 50% der Patienten mit einer Normalisierung der Glukosetoleranz zu rechnen.

Sexualhormone. Sexualhormone interagieren in unterschiedlicher Weise mit der insulinabhängigen Glukoseaufnahme. Während bei Hormonkonzentrationen im physiologischen Bereich die Insulinsensitivität nicht beeinflusst wird, führt die Erhöhung einzelner Sexualsteroide zur Entwicklung einer Insulinresistenz. Diese findet sich auch physiologisch bei Erhöhung der Sexualhormone in der Pubertät und in der Schwangerschaft. Die Verabreichung hoher Dosen von Androgenen vermindert sowohl bei Männern als auch bei Frauen die Insulinsensitivität (Björntorp 1993).

Polyzystisches Ovarialsyndrom. Das polyzystische Ovarialsyndrom (PCO) ist charakterisiert durch eine Hyperandrogenämie (erhöhte Spiegel von Testosteron und Dehydroepiandrosteron, DHEA) verbunden mit anovulatorischen Zyklen, Hirsutismus sowie meist multiplen ovarialen Zysten. Vom Phänotyp her sind 50–80% der Patientinnen übergewichtig. Die Prävalenz des PCO in der Gesamtbevölkerung wird auf 5–10% geschätzt, 75% der Frauen mit sekundärer Amenorrhoe erfüllen die diagnostischen Kriterien des PCO-Syndroms mit oder ohne Nachweis polyzystischer Ovarien. Seine metabolischen Leitsymptome sind Insulinresistenz und Hyperlipidämie. Die Patientinnen weisen zudem ein erhöhtes Risiko für die Entwicklung eines Typ-2-Diabetes im Rahmen eines metabolischen Syndroms auf (Björntorp 1993). Eine Serin/Threoninkinase dürfte sowohl für die Insulinresistenz als auch für die Androgenüberproduktion verantwortlich sein (Dunaif 1997). Die Therapie besteht in der Reduktion des zumeist vorhandenen Übergewichts. Pilotstudien zeigten einen günstigen Effekt von Metformin und Glitazonen in der Behandlung des Diabetes bei PCO.

Glukagonom. Das Glukagonom, ein glukagonsezernierender pankreatischer Inselzelltumor, ist charakterisiert durch Gewichtsverlust und Muskelatrophie, neuropsychiatrische Störungen, Thromboembolien, ein charakteristisches paraneoplastisches nekrolytisches Erythema migrans sowie eine Glukoseintoleranz (▫ Abb. 12.1) Letzere ist durch die antiinsulinäre Wirkung von Glukagon bedingt, das eine Erhöhung der hepatischen Glykogenolyse und Glukoneogenese bewirkt. Die Hauterscheinungen werden durch eine Verminderung zirkulierender Aminosäuren erklärt und als paraneoplastisches Phänomen angesehen. Die chirurgische Resektion des Tumors führt zu einer Normalisierung der Glukosetoleranz. Allerdings ist oft aufgrund der Malignität und des fortgeschrittenen Tumorstadiums eine kurative Therapie nicht möglich. Adjuvant stehen Streptozotocin als Chemotherapeuktikum sowie Octreotide zur Verfügung (Klein 1992).

Hyperaldosteronismus. Der primäre Hyperaldosteronismus, verursacht durch ein Nebennierenadenom der Zona glomerulosa oder durch eine Hyperplasie der Nebennieren, ist durch Hypertonie und Hypokaliämie gekennzeichnet. Letztere ist vermutlich die Ursache einer verminderten Insulinsekretion, die schließlich zur Ausbildung einer Glukoseintoleranz führt. Die erfolgreiche Therapie der Grunderkrankung bzw. die Korrektur der Hypokaliämie bewirken die Normalisierung des gestörten Kohlenhydratstoffwechsels.

Hyperthyreose. Bei bis zu 57% der Patienten mit Hyperthyreose findet sich durch Verminderung der Insulinsekretion und Erhöhung von glukoneogenetischen Präkursoren (Laktat und Glyzerol) eine Beeinträchtigung des Glukosestoffwechsels (Komiya 1992). Die erfolgreiche Behandlung mit Erreichen einer euthyreoten Stoffwechsellage führt in der Regel zu einer Verbesserung oder Remission der Glukoseintoleranz bzw. des Diabetes.

> **Bei Manifestation eines Diabetes mellitus bzw. einer gestörten Glukosetoleranz sollten andere endokrinologische Erkrankungen durch sorgfältige Anamnese, klinisch-physikalische Untersuchung und ggf. Laboruntersuchungen abgeklärt und gegebenfalls behandelt werden.**

12.3 Diabetes aufgrund von Medikamenten

Medikamente können durch Hemmung der Insulinsekretion und/oder Insulinsensitivität den Glukosestoffwechsel beeinflussen. Dies kann bei entsprechender Veranlagung zur Manifestation eines Diabetes führen bzw. die Stoffwechseleinstellung bei Diabetikern verschlechtern (◘ Tabelle 12.1).

Antipsychotika. Die Klasse der Antipsychotika wird in der Behandlung von Schizophrenie und bipolaren Störungen eingesetzt. Vor allem den neuen, atypischen Neuroleptika (Clozapin, Risperidon, Olanzapin, Quietapin) wird eine das Körpergewicht steigernde Wirkung zugeschrieben. Sie beruht auf der Interaktion mit einer Reihe von hypothalamischen Rezeptoren wie Serotonin-, Histamin- und Dopaminrezeptoren, die an der Regulation des Appetit- u. Sättigungsverhaltens beteiligt sind (Liebzeit 2001). Die Gewichtszunahme führt in der Folge zur Entwicklung einer Insulinresistenz und bei entsprechender Disposition zur Manifestation eines Diabetes mellitus.

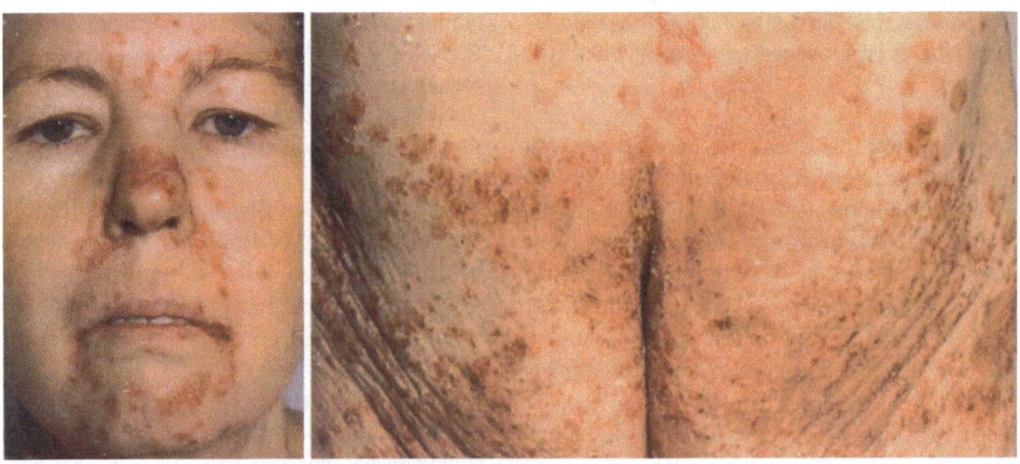

◘ **Abb. 12.1a, b.** Erythema necroticans migrans bei Glucagonom.

Tabelle 12.1. Diabetes aufgrund von Medikamenten

Medikamentengruppe	Gegenregulatorische Antwort	Insulinsekretion	Insulinsensitivität
Antipsychotika	–	–	⇩
Cyclosporin	–	⇩	⇩
Diazoxid	⇧	⇩	–
Diphenylhydantoin	–	⇩	–
FK 506 (Tacrolimus)	–	–	⇩
Glukokortikoide	⇧	–	⇩
HIV-Proteaseinhibitoren	–	–	⇩
Pentamidine	–	⇩	–
β-Rezeptor-Antagonisten (β-Blocker)	–	⇩	⇩
β-Sympathomimetika	⇧	–	–
Thiazide	–	⇩	⇩
Wachstumshormon	⇧	–	⇩

Cyclosporin. Cyclosporin wird ebenso wie Tacrolimus zumeist gemeinsam mit Glukokortikoiden nach Organtransplantation verabreicht. Die Diabetesprävalenz bei behandelten Patienten beträgt zwischen 2 und 46% (Ost 1988). Als Pathomechanismus wird die Verminderung der Insulinsekretion und der peripheren Insulinaufnahme diskutiert.

Diazoxid. Diazoxid wurde vor allem bei der Behandlung schwer beeinflussbarer Hypertonieformen verwendet. Die intravenöse Verabreichung führt auch zu einer Hemmung der Insulinsekretion. Aus diesem Grund wird Diazoxid bei der symptomatischen Therapie des Insulinoms angewandt.

Diphenylhydantoin. Diphenylhydantoin wird in der Behandlung von Epilepsien eingesetzt und kann die Insulinsekretion – allerdings in geringem Ausmaß – verschlechtern. Gewöhnlich normalisiert sich nach Absetzen der Medikation die Stoffwechsellage.

FK 506 (Tacrolimus). FK 506 ist ein Makrolid und wird in der Immunsuppression nach Organtransplantation eingesetzt. Da Tacrolimus ebenso wie Cyclosporin meist gleichzeitig mit Glukokortikoiden eingesetzt wird, lässt sich die isolierte Wirkung dieser Substanz auf den Glukosestoffwechsel nicht eindeutig feststellen. Die Verabreichung von Tacrolimus scheint jedoch die Insulinsensitivität zu vermindern und die Manifestation eines Diabetes zu begünstigen.

Glukokortikoide (Steroiddiabetes). Zur diabetogenen Wirkung der Glukokortikoide siehe oben (Cushing-Syndrom). Das Diabetesrisiko bei chronischer Glukokortikoideinnahme ist in Abhängigkeit von der verabreichten Dosis auf das 1,7- bis 10fache gesteigert (Gurwitz 1994). Bei Patienten mit bereits bestehendem Diabetes mellitus führt die Medikation mit Glukokortikoiden zu einer Verschlechterung der Diabeteseinstellung mit der Notwendigkeit einer Dosisanpassung der oralen Antidiabetika bzw. der Einleitung einer Insulintherapie.

Proteaseinhibitoren. Bei Patienten mit HIV-Infektion werden unabhängig von einer antiretroviralen Therapie Veränderungen des Lipidstoffwechsels beschrieben, die teilweise auf das

AIDS-assoziierte Wastingsyndrom zurückzuführen sind. Die Einführung von potenten antiretroviralen Substanzen hat zu einer deutlichen Verbesserung der Lebensqualität und -erwartung HIV-infizierter Patienten geführt. Das Therapiespektrum umfasst nukleosidische reverse Transkriptaseinhibitoren (NRTI), nichtnukleosidische reverse Transkriptaseinhibitoren (NNRTI) und Proteaseinhibitoren (PI).

Als Nebenwirkungen der hochaktiven antiretroviralen Therapie (HAART) finden sich Lipodystrophie und Hyperlipidämie. Bei 50% der behandelten Patienten ist eine gestörte Glukosetoleranz, bei 2–13% ein Diabetes mellitus zu erwarten (Holstein 2001). Die Lipodystrophie ist mit einer Fettakkumulation dorsozervikal, interskapulär und viszeral verbunden und durch eine Lipoatrophie im Bereich des Gesichts und der Extremitäten gekennzeichnet. Proteaseinhibitoren dürften das Lipodystrophiesyndrom durch Hemmung von Proteinen, die für die Differenzierung und Apoptose von Adipozyten verantwortlich sind, verursachen. Als Folge der therapiebedingt vermehrten intraabdominellen Fettakkumulation verbunden mit einer Atrophie des subkutanen Fettgewebes findet sich eine Abnahme der Insulinsensitivität. Zusätzlich inhibieren Proteaseinhibitoren den Glukosetransporter GLUT 4 und können eine β-Zelldysfunktion mit reduzierter Konversion von Proinsulin zu Insulin induzieren. Von therapeutischer Seite ist neben den üblichen Behandlungsstrategien wie bei Diabetes mellitus Typ 2 ein Wechsel von PI auf die Gabe von NRTI oder NNRTI zu erwägen. Während sich die Veränderungen des Glukose- und Lipidstoffwechsels damit verbessern, bleibt die Fettumverteilung zumeist unverändert bestehen.

Pentamidin. Pentamidin wird zur Behandlung von parasitären Erkrankungen wie z. B. Pneumocystis-carinii-Infektionen verwendet. Die Substanz verursacht eine zytotoxische Schädigung der β-Zelle, wobei anfänglich durch die Freisetzung von Insulin aus den zugrunde gehenden Zellen Hypoglykämien auftreten können. Im Anschluss kommt es bei etwa 20% der Patienten zur Entwicklung einer Hyperglykämie.

β-Rezeptor-Antagonisten. Vor allem nichtkardioselektive β1-Rezeptor-Antagonisten vermindern die Insulinsekretion und erhöhen somit das Risiko für die Entwicklung eines Diabetes mellitus. Nichtdiabetische Patienten mit Hypertonie haben infolge der Therapie mit β-Blockern im Vergleich zu anderen Substanzen wie ACE-Hemmern ein um 28% gesteigertes Risiko, an einem Diabetes zu erkranken (Gress 2000). In Anbetracht der kardioprotektiven Effekte von β-Blockern bei Patienten mit koronarer Herzkrankheit sollten diese Medikamente Patienten mit Diabetes mellitus bei entsprechender Indikation jedoch nicht vorenthalten werden.

β-Sympathikomimetika. β-Sympathikomimetika werden v. a. zur Wehenhemmung in der Schwangerschaft eingesetzt. Sie verstärken die Insulinsekretion und vermindern die in der Spätschwangerschaft ohnehin reduzierte Insulinsensitivität, was bei entsprechender Disposition die Entstehung eines Gestationsdiabetes begünstigt.

Thiazide. Die Wirkung von Diuretika auf den Glukosestoffwechsel ist am ehesten durch die Entwicklung einer Hypokaliämie mit konsekutiver Störung der Insulinsekretion zu erklären (Helderman 1983). Etwa 3% der mit Diuretika und v. a. mit Thiaziden behandelten Patienten entwickeln in Abhängigkeit von der verwendeten Dosis eine Glukoseintoleranz. Als zusätzliche, die Glukosetoleranz verschlechternde Faktoren werden das Auftreten einer Insulinresistenz in Verbindung mit der Hyperlipidämie sowie eine Aktivierung des Renin-Angiotensin-Systems diskutiert. Eine weitere Ursache für die Ausbildung einer Glukoseinteroleranz ist die Dehydration als Folge einer Diuretikaüberdosierung.

Wachstumshormon. Supraphysiologische Konzentrationen von endogenem und exogenem Wachstumshormon führen über einen Postrezeptordefekt zu einer Verminderung der peripheren Glukoseaufnahme sowie zu einer verstärkten hepatischen Glukoseproduktion (Hansen et al. 1986).

> Werden bei Patienten mit Diabetes mellitus die in Tabelle 12.1 genannten Medikamente eingesetzt, ist an mögliche Interaktionen mit dem Glukosestoffwechsel zu denken. Bei Patienten mit entsprechender Prädisposition kann sich eine Störung der Glukosetoleranz oder ein manifester Diabetes entwickeln.

12.4 Diabetes im Rahmen von genetischen Erkrankungen

Verschiedene genetische Erkrankungen gehen mit einer erhöhten Diabetesprävalenz einher (Übersicht 12.2). 2% der Kinder mit Down-Syndrom leiden an einem Diabetes mellitus, bei zwei Drittel der Frauen mit Turner-Syndrom findet sich eine gestörte Glukosetoleranz. Männer mit Klinefelter-Syndrom zeigen meist eine leichte Insulinresistenz, zu einem manifesten Diabetes kommt es allerdings bei weniger als 10% der Patienten. Auf genetische Syndrome mit Insulinresistenz wird gesondert in Kapitel 5 eingegangen.

Übersicht 12.2.
Diabetes assoziiert mit genetischen Erkrankungen

- **Chromosomale Defekte**
  - Down-Syndrom (Trisomie oder Translokation 21)
  - Turner-Syndrom (45, XO oder sonstige Abwandlung)
  - Kinefelter-Syndrom (47, XXY)
- **Angeborene Insulinresistenz-Syndrome**
  - **Typ I (mit Hypogonadismus)**
  - Alström-Syndrom
  - Laurence-Moon-Biedl-Syndrom
  - Prader-Willi-Syndrom
  - Cockayne-Syndrom
  - Ataxia teleangiectasia
  - Myotonische Dystrophie (Curschmann-Steiner-Syndrom)
  - **Typ II (mit Pubertas praecox)**
  - Rabson-Mendhall-Syndrom
  - Leprechaunismus
  - Lipodystrophiesyndrom
  - **Weitere Syndrome**
  - DIDMOAD-Syndrom (Diabetes insipidus, Diabetes mellitus, Optikusatrophie, Taubheit)
  - Friedreich-Ataxie
  - Huntington-Chorea

12.5 Diabetes aufgrund von Insulinopathien

Die sehr seltenen Mutationen des Insulingens führen zu Synthese und Sekretion pathologischer Genprodukte und somit zu einer veränderten Rezeptorbindung bzw. Rezeptorwirkung. Die häufigsten Insulinopathien sind in Tabelle 12.3 dargestellt.

12.6 Klinische mit Insulinresistenz assoziierte Syndrome

Acanthosis nigricans. Die Acanthosis nigricans kommt sowohl bei genetisch determinierten Insulinresistenz-Syndromen (Übersicht 12.2) als auch bei Vorliegen einer erworbenen Insulinresistenz (Adipositas, Cushingsyndrom, Akromegalie) vor. Es finden sich hyperpigmentierte, hyperkeratotische Plaques im Bereich intertriginöser Hautareale (Nacken, Achseln, Kniekehlen). Der exakte Pathomechanismus der Entstehung dieser kutanen Manifestation ist noch unklar, in der histologischen Untersuchung der Haut imponiert eine Infiltration mit Glykosaminoglykanen.

Leprechaunismus-Syndrom. Leprechaunismus ist ein sehr seltenes kongenitales Syndrom mit extremer Insulinresistenz sowie intrauteriner und postnataler Wachstumsverzögerung, Lipodystrophie, Acanthosis nigricans und Veränderungen im Bereich des Gesichts (Mikroglobulie, Vergrößerung der Ohrmuschel). Die Insulinresistenz wird durch eine Mutation des Insulinrezeptors ausgelöst und führt zu einer massiven Hyperinsulinämie verbunden mit gestörter Glukosetoleranz bzw. manifestem Diabetes mellitus. Nur wenige Kinder überleben das erste Lebensjahr.

Typ-A-Insulinresistenz-Syndrom. Diese Bezeichnung wird für Patienten mit normalem Wachstum und ungestörter Entwicklung mit schwerer Insulinresistenz und Acanthosis nigricans sowie bei Frauen mit ovariellem Hyperandrogenismus mit Zeichen von Virilisierung verwendet. Es lassen sich eine Reihe von Insulinrezeptordefekten mit verminderter Insulinbindung oder gestörter Rezeptorfunktion charakterisieren. Dabei sind sowohl dominante als auch rezessive Vererbungswege beschrieben.

Typ-B-Insulinresistenz-Syndrom. Diese Bezeichnung bezieht sich auf eine Insulinresistenz, die durch Autoantikörper gegen den Insulinre-

Tabelle 12.2. Bekannte Insulinopathien

Name	Aminosäurenalteration	Wildtyp Codon	Mutiertes Codon
Insulin Chicago	PheB 25® → Leu	TTC	TTG
Insulin Los Angeles	PheB 24® → Ser	TTC	TCC
Insulin Sykayama	ValA 3® → Leu	GTG	TTG
Proinsulin Tokyo	Arg 65® → His	CGC	CAC
Providence	HisB 10® → Asp	CAC	GAC

zeptor ausgelöst wird. Betroffen sind vorwiegend Frauen um das 40. Lebensjahr. Gelegentlich findet sich auch eine Assoziation mit anderen Autoimmunerkrankungen wie Lupus erythematodes, Sjögren-Syndrom und primär biliärer Zirrhose. Die Patienten weisen häufig eine Acanthosis nigricans sowie einen ovarialen Hyperandrogenismus auf. Auffällig ist das gleichzeitige Vorkommen von Hyperglykämie und fasteninduzierter Hypoglykämie.

Insulinresistenz und Lipodystrophie. Eine Lipodystrophie kann sowohl kongenital als auch in erworbener Form auftreten. Die Ursache des partiellen oder generalisierten subkutanen Fettgewebsverlustes ist nicht geklärt. Die verminderte Speicherung von Triglyzeriden im Fettgewebe führt zum Anstieg der freien Fettsäuren im Plasma sowie des intramyozellulären Lipidgehalts. Dies dürfte der verantwortliche Pathomechanismus für die Entstehung der Insulinresistenz und in der Folge der gestörten Glukosetoleranz bzw. des sekundären Typ-2-Diabetes sein. Die therapeutischen Optionen beschränken sich auf die symptomatische Therapie von Hyperglykämie und Hyperlipidämie. Vor kurzem konnte bei Frauen mit Lipodystrophie und Diabetes jedoch gezeigt werden, dass die subkutane Verabreichung von Leptin, das bei Lipodystrophiesyndromen vermindert ist, die Stoffwechseleinstellung gemessen am HbA1c (-1,9%) verbesserte und die Triglyceridspiegel um 60% senkte (Oral et al. 2002).

12.7 Weitere sekundäre Diabetesformen

Malnutritionsdiabetes. Diese Form des Diabetes kommt ausschließlich in tropischen Ländern vor. Es werden zwei Formen unterschieden.

Der fibrokalzinäre pankreatische Diabetes (FCPD) weist einen Symptomenkomplex bestehend aus Pankreasverkalkungen, rezidivierenden abdominellen Schmerzen, exokriner Pankreasinsuffizienz sowie Hyperglykämie mit Ketoseneigung auf. Als Ursache werden Toxine vermutet, die in der Cassavawurzel vorkommen. Die mangelnde Zufuhr schwefelhaltiger Aminosäuren, die die Elimination dieser Toxine begünstigen, trägt bei gleichzeitiger Proteinmangelernährung zur Verstärkung der Symptomatik bei. Die Prävalenz dieser Diabetesform wird mit 1–4% der hyperglykämischen Patienten unter 30 Jahren in den Tropen angegeben (Tripathy 1997).

Der proteindefiziente pankreatische Diabetes (PDPD) weist bei Proteinmangelernährung im Rahmen einer allgemeinen Malnutrition eine ausgeprägte Insulinresistenz auf und ist in tropischen Ländern vom häufigen Typ-2-Diabetes schwer abzugrenzen.

Maternally inherited diabetes and deafness (MIDD). Eine Mutation der mitochondrialen DNA in Position 3243 führt zu einer Verminderung der oxidativen Phosphorylierung und der Bildung von ATP. Da ATP an der Schließung des ATP-abhängigen Kaliumkanals und somit an der Insulinsekretion beteiligt ist, kommt es infolge dieser Störung zur Entwicklung eines Diabetes.

Charakteristisch für diese Form sind die maternale Vererbung sowie das Vorliegen von Taubheit und die gelegentliche Beteiligung anderer Organe (Myokard, Niere, ZNS). Der klinische Verlauf ist dem des Typ-2-Diabetes ähnlich und durch eine fortschreitende β-Zelldefizienz gekennzeichnet (van den Oweland et al. 1992).

12.8 Kernaussagen für die Praxis

Nicht genetisch bedingte sekundäre Diabetesformen sind nach Wegfall der auslösenden Noxe reversibel, es sei denn, es wurde damit die Prädisposition für eine gestörte Glukosetoleranz oder einen Diabetes mellitus demaskiert.

Sorgfältige Anamnese inkl. Familienanamnese, klinisch-physikalische Krankenuntersuchung und ggf. die Erhebung von Laborparametern erlauben es, betroffene oder gefährdete Patienten zu erkennen, und ermöglichen die rechtzeitige Einleitung geeigneter Therapiemaßnahmen.

Literatur

Björntorp P (1993) Hyperandrogenicity in women-a prediabetic condition? J Intern Med 234:579–583

Dunaif A (1997) Insulin resistance and the polycystic ovary syndrome: mechanism and implications for pathogenesis. Endocr Rev 18:774–800

Gifford RW, Kuale WF, Mahler FT (1964) Clinical features, diagnosis and treatment of pheochromocytoma. Mayo Clin Proc 39:281

Gress TW, Nieto FJ, Shahar E et al (2000) Hypertension and antihypertensive therapy as risk factors for type 2 diabetes mellitus. Atherosclerosis Risk in Communities Study. N Engl J Med 342:905–912

Gurwitz JH, Bohn RL, Glynn RJ et al (1994) Glucocorticoids and the risk for initiation of hypoglycemic therapy. Arch Intern Med 154:97–101

Hansen I, Tsalikian E, Beaufrere B et al (1986) Insulin resistance in acromegaly: defects in both hepatic and extrahepatic insulin action. Am J Physiol 250:E269–273

Helderman JH, Elahi D, Andersen DK et al (1983) Prevention of the glucose intolerance of thiazide diuretics by maintenance of body potassium. Diabetes 32:106–111

Holstein A, Plaschke A, Egberts EH (2001) Lipodystrophy and metabolic disorders as complication of antiretroviral therapy of HIV infection. Exp Clin Endocrinol Diabetes 109: 389–392

Klein S, Jahoor F, Baba H et al (1992) In vivo assessment of the metabolic alterations in glucagonoma syndrome. Metabolism 41:1171–1175

Komiya I, Takasu N, Yamada T et al (1992) Studies on the association of NIDDM in Japanese patients with hyperthyroid Graves' disease. Horm Res 38:264–268

Lanng S (2001) Glucose intolerance in cystic fibrosis patients. Paediatr Respir Rev 2:253–259

Liebzeit KA, Markowitz JS, Caley CF (2001) New onset diabetes and atypical antipsychotics. Eur Neuropsychopharmacol 11:25–32

Oral AE, Simha V, Ruiz E et al (2002) Leptin-replacement therapy for lipodystrophy. N Engl J Med 346:570–578

Ost L, Tyden G, Fehrman I (1988) Impaired glucose tolerance in cyclosporine-prednisolone-treated renal graft recipients. Transplantation 46:370–372

Raue G, Keim V (1999) Secondary diabetes in chronic pancreatitis. Z Gastroenterol (Suppl 1):4–9

Salonen JT, Tuomainen TP, Nyssonen K et al (1998) Relation between iron stores and non-insulin dependent diabetes in men: case-control study. BMJ 317:727

Shamoon H, Soman V, Sherwin RS (1980) The influence of acute physiological increments of cortisol on fuel metabolism and insulin binding to monocytes in normal humans. J Clin Endocrinol Metab 50:495–501

Slezak LA, Andersen DK (2001) Pancreatic resection: effects on glucose metabolism. World J Surg 25:452–460

Tripathy BB, Samal KC (1997) Overview and consensus statement on diabetes in tropical areas. Diabetes Metab Rev 13:63–76

Van den Ouweland JM, Lemkes HH, Ruitenbeek W et al (1992) Mutation in mitochondrial tRNA(Leu) (UUR) gene in a large pedigree with maternally transmitted type II diabetes mellitus and deafness. Nat Genet 1:368–371

Witte DL, Crosby WH, Edwards CQ et al (1996) Practice guideline development task force of the College of American Pathologists. Hereditary hemochromatosis. Clin Chim Acta 245:139–200

Metabolische Therapie und Verlaufskontrolle

Grundlagen der Ernährung des Diabetikers

M. Toeller

13.1 Ziele der Ernährungstherapie bei Diabetes

Bei **Typ-2-Diabetes** liegt meist eine Adipositas und auch eine Insulinresistenz vor. Eine Reduktion der Energiezufuhr ist bei diesen Patienten die wesentliche Therapiemaßnahme. Damit ist in der Regel eine Besserung der erhöhten Blutglukosewerte, der Insulinresistenz, der gesteigerten Glukoseproduktion in der Leber und oft auch der Insulinsekretion zu erreichen. Eine Gewichtsabnahme vermag zudem erhöhte Blutdruck- und Serumlipidwerte zu senken, die häufig bei metabolischem Syndrom zusammen mit zentraler Adipositas und Diabetes auftreten. Auch die besondere Assoziation dieser Patienten zu kardio- und zerebrovaskulären Erkrankungen ist präventiv und therapeutisch mit einer energie- und fettreduzierten Kost günstig zu beeinflussen.

Bei **Typ-1-Diabetes** kann die erforderliche exogene Insulinsubstitution die fehlende mahlzeitengerechte endogene Insulinsekretion aus den β-Zellen nicht vollständig nachahmen. Es ist daher notwendig, die tägliche Insulingabe so gut wie möglich auf den Zeitpunkt, die Art und den Umfang der jeweiligen Mahlzeiten abzustimmen (▶ s. Kap. 16). Wenn die exogene Insulinzufuhr mit der Nahrungsaufnahme optimal abgestimmt wird, lassen sich ernährungsbedingte Hyper- und Hypoglykämien vermeiden bzw. reduzieren

Die spezielle Ernährung des Diabetikers strebt zwei wesentliche Ziele an:

- die bedarfsgerechte Zufuhr aller erforderlichen Nährstoffe, die ein dem Lebensalter entsprechendes, größtmögliches Wohlbefinden bei möglichst geringen Risiken garantiert und
- eine geplante Nahrungsaufnahme, die den bestmöglichen Ausgleich der diabetischen Stoffwechselstörung bei Typ-1- und Typ-2-Diabetes unterstützt sowie akute und chronische Komplikationen zu vermeiden hilft (Franz et al. 2002; Toeller et al. 2000).

Die für den einzelnen Diabetiker geeignete Nahrungszufuhr soll als alleinige Therapiemaßnahme oder aber zusammen mit oralen Antidiabetika bzw. Insulin dazu beitragen, die krankheitsbedingte Stoffwechselstörung dauerhaft zu verbessern.

In den sog. Überflussgesellschaften ist aufgrund der Lebensumstände das Risiko, an Herz-Kreislauf-Störungen zu erkranken und vorzeitig zu versterben, besonders hoch; Ernährungsempfehlungen zur Minderung dieser Risiken spielen hier eine besondere Rolle. In diesem Zusammenhang gelten für Diabetiker dieselben Richtlinien wie für die nichtdiabetische Allgemeinbevölkerung (Toeller et al. 2000). Dies gilt auch für den Bedarf an Vitaminen und Mineralstoffen.

> **Die Ernährungstherapie ist eine wirksame Maßnahme zur Senkung des Körpergewichts, der Blutzuckerwerte, der Hyperinsulinämie, der Hypertonie und der Hyperlipidämie.**

13.2 Aktuelle Ernährungsempfehlungen für Diabetiker

Die Ernährungstherapie ist die erste wesentliche Behandlungsmaßnahme bei Typ-2-Diabetes. Bei einer beträchtlichen Anzahl von Typ-2-Diabetikern ist sie zu Beginn der Erkrankung ausreichend, um die bestehenden Stoffwechselstörungen auszugleichen. Auch in der Behandlung des Typ-1-Diabetikers spielt die Ernährungstherapie eine wichtige Rolle (European Diabetes Policy Group 1999). Dabei sollten in der Diätberatung gemeinsam mit dem Patienten Kostvorschläge erarbeitet werden, die für den Einzelnen schmackhaft und akzeptabel sind (Delahanty u. Halford 1993; Frost et al. 1994; Nadeau et al. 2001; Schafer et al. 1997; Toeller 2002).

13.2.1 Energieaufnahme

Die Mehrzahl der Typ-2-Diabetiker ist übergewichtig. Eine Reduktion der Energiezufuhr ist in diesen Fällen die wichtigste Maßnahme, um die Insulinresistenz, die vermehrte hepatische Glukoseproduktion, die Hyperglykämie und die Hyperinsulinämie zu mindern. Möglicherweise kann durch Gewichtsreduktion auch die Dynamik der Insulinsekretion aus den β-Zellen des Pankreas verbessert werden. Positive Effekte werden häufig schon nach dem ersten Gewichtsverlust von einigen Kilogramm und lange, bevor das ideale Körpergewicht erreicht ist, sichtbar (UKPDS Group 1990). Eine Verminderung der Energiezufuhr und die Gewichtsabnahme senken zudem erhöhte Blutdruck- und Serumlipidwerte.

Bei übergewichtigen Typ-1-Diabetikern ist häufig durch Gewichtsabnahme eine Verbesserung der Blutglukoseeinstellung bei geringerer Insulindosis erreichbar.

Als orientierendes Ziel für die Gewichtsreduktion gilt ein Körpergewichtsindex (Body-Mass-Index = Körpergewicht in Kilogramm geteilt durch Körperlänge in Metern zum Quadrat) von 18,5–25 kg/m². Ernährungsempfehlungen sollten den täglichen Bedarf für die Energie-, Fett-, Eiweiß-, Kohlenhydrat- und Salzaufnahme festlegen (▫ Übersicht 13.1).

Übersicht 13.1.
Aktuelle Ernährungsempfehlungen für Diabetiker (s. Anhang D, F)

- **Energie**
  - Angemessene Zufuhr, um das wünschenswerte Körpergewicht zu erhalten oder zu erreichen
  - Richtwert bei leichter Tätigkeit und Normgewicht 25–30 kcal/kg Sollgewicht, bei schwerer Körperarbeit 35–40 kcal/kg Sollgewicht
  - Bei Übergewicht muss die Energiezufuhr eingeschränkt werden
  - Der größte Energieanteil sollte in Form von Kohlenhydraten und einfach ungesättigten Fetten zugeführt werden
- **Fette**
  - 25–35% der Energiezufuhr, davon
  - Gesättigte Fettsäuren plus transungesättigte Fettsäuren <10%
  - Mehrfach ungesättigte Fettsäuren <10%
  - Einfach ungesättigte Fettsäuren 10–20%
- **Proteine**
  - 10–20% der Gesamtenergiezufuhr
- **Kohlenhydrate**
  - 45–60% der Energiezufuhr
  - Bevorzugt Nahrungsmittel, die lösliche Ballaststoffe enthalten und einen niedrigen glykämischen Index haben
- **Alkohol**
  - <15 g bei Frauen, <30 g bei Männern (1–2 kleine Gläser Wein oder äquivalente Mengen anderer alkoholischer Getränke)
  - Bei Insulin- bzw. Sulfonylharnstoffbehandlung im Verbund mit kohlenhydrathaltigen Mahlzeiten: Cave Hypoglykämien!
  - Vermeiden bei Hypertriglyzeridämie, Hypertonie, Übergewicht und Stoffwechseldekompensation, Zurückhaltung auch in der Gravidität und bei Neuropathie
- **Kochsalz**
  - auf <6 g/Tag begrenzen, besonders bei Hypertonie

Eine Energieaufnahme, die ca. 500 kcal unter dem täglichen Energiebedarf liegt, führt in der Regel zu einer Gewichtsabnahme von 1–2 kg pro Monat. Es ist wichtig, mit den übergewichtigen Patienten kleine, erreichbare Zwischenziele festzulegen und sie in ihren Bemühungen zu unterstützen. Nicht immer muss man die täglich erlaubte Energiemenge genau vorschreiben. Für viele Patienten ist schon die Empfehlung, fettreiche Lebensmittel zu meiden, ausreichend, um Erfolge bei der Gewichtsreduktion zu erzielen. Wenn mit solch einfachen Maßnahmen eine befriedigende Gewichtsabnahme nicht gelingt, sind jedoch weitere Methoden einzusetzen, wie z. B. das Führen eines Esstagebuchs, Kalorienzählen und andere Mittel der Verhaltensmodifikation (▸ s. Kap. 35).

Es gibt keine ausreichende Begründung für den Nutzen spezieller, einseitiger Nährstoffrelationen in der gewichtsreduzierenden Therapie.

Die Behandlung mit Diäten mit sehr niedriger Energiemenge (»very low calory diets« mit <400 kcal/Tag) sollte speziellen Problemfällen (z. B. bei BMI >35 kg/m2) vorbehalten bleiben und nur unter enger medizinischer Überwachung in erfahrenen Zentren erfolgen (Ha et al.1998; Toeller et al. 2000).

13.2.2 Fettbegrenzung und Fettmodifikation

Fett ist als der energiereichste Nährstoff (1 g liefert 9 kcal) in der Nahrung zu begrenzen, wenn die tägliche Energieaufnahme reduziert werden soll. Eine Reduktion gesättigter Nahrungsfette senkt darüber hinaus erhöhte Gesamt- und LDL-Cholesterinwerte, die die Entstehung von Herz-Kreislauf-Erkrankungen begünstigen. In Ländern, in denen wenig gesättigte Fettsäuren und reichlich kohlenhydrathaltige Lebensmittel mit hohem Ballaststoffanteil in der Nahrung aufgenommen werden, treten Herz-Kreislauf-Erkrankungen seltener auf.

Es wird empfohlen, die Zufuhr von gesättigten Fettsäuren einschließlich Transfettsäuren auf <10% der Gesamtenergiezufuhr zu beschränken; die Gesamtfettmenge sollte 25–35% des Energiebedarfs abdecken. Einige Studien zeigen, dass die tägliche Fettaufnahme ohne Risiko auch bis zu 35% des Energiebedarfs ausmachen kann, wenn die gesättigten Fettsäuren und die transungesättigten Fettsäuren (z. B. in gehärteten Fetten und Ölen enthalten) auf <10% beschränkt bleiben und überwiegend einfach ungesättigte Fettsäuren in Cis-Konfiguration (z. B in Olivenöl, Rapsöl, Erdnussöl, Sesamöl enthalten) verzehrt werden (Garg 1998).

Die aktuelle Empfehlung für die Aufnahme ungesättigter Fettsäuren lautet: mehrfach ungesättigte Fettsäuren können bis zu 10% der Energie, die einfach ungesättigten Fettsäuren 10–20% der Energie ausmachen. Für die langkettigen, ungesättigten Fettsäuren aus Fischölen ist bisher eine konkrete Mengenempfehlung nicht möglich, obwohl sie in pharmakologischen Dosen erhöhte Triglyzeridwerte senken können (Friedberg et al. 1999). Die Empfehlung, mindestens 1–2 Fischmahlzeiten pro Woche einzuplanen, scheint aufgrund epidemiologischer Daten berechtigt. Die verminderte Aufnahme von Lebensmitteln anderer tierischer Herkunft reduziert nicht nur die Aufnahme von gesättigten Fettsäuren, sondern auch von Nahrungscholesterin (Haffner 1998).

> Eine Reduktion der derzeit hohen Fettaufnahme in vielen Ländern ist nur sehr schwer zu erreichen, da dies eine deutliche Änderung der üblichen Ernährungsgewohnheiten erfordern würde.

Die Fettaufnahme bei Diabetikern in Deutschland und Österreich liegt im Durchschnitt bei >40% der täglichen Energiemenge, wobei der überwiegende Anteil in Form gesättigter Fettsäuren verzehrt wird (Toeller et al. 1996).

13.2.3 Proteinzufuhr

Die Proteinzufuhr bei nierengesunden erwachsenen Diabetikern sollte nicht unter 0,8 g/kg Körpergewicht liegen, kann jedoch 10–20% der täglichen Energie ausmachen. Zulagen sind im Kindesalter notwendig sowie während der Gravidität und Stillzeit, im höheren Lebensalter und bei speziellen katabolen Zuständen. Bei einer beginnenden diabetischen Nephropathie mit Mikroalbuminurie vermag eine proteinbegrenzte Kost die glomeruläre Hämodynamik zu bessern, bevor sich bleibende strukturelle Veränderungen ausbilden. Bei beginnender Nephropathie ist daher eine Begrenzung der Proteinzufuhr auf 0,8 g/kgKG indiziert (Kasiske et al. 1998; Toeller et al. 1997, 2000).

> Die Proteinaufnahme erwachsener Diabetiker liegt z. Z. in Deutschland und Österreich im Durchschnitt bei 1,4 g/kgKG und damit deutlich über der erforderlichen Menge.

Möglicherweise ist eine leicht erhöhte Proteinzufuhr ohne Risiko, wenn überwiegend pflanzliche Eiweiße verzehrt werden. Tierische Eiweiße sind auch wegen der zumeist gleichzeitig reichlich enthaltenen gesättigten Fettsäuren in größeren Mengen unerwünscht.

13.2.4 Kohlenhydrate in der Ernährung des Diabetikers

Aus der Begrenzung der Fett- und Proteinzufuhr ergibt sich bei Diabetikern für die Kohlenhydrataufnahme ein Anteil von 45–60% des täglichen Energiebedarfs (Ha et al. 1998; Toeller et al. 2000). Dies ist mehr, als derzeit von den meisten Diabetikern gegessen wird. Wenn die Kohlenhydrataufnahme in Form von Lebensmitteln erfolgt, die geeignete Kohlenhydrate und lösliche Ballaststoffe enthalten und einen niedrigen glykämischen Index haben, werden bei kohlenhydratreicherer Kost bessere Blutglukosewerte und niedrigere LDL-Cholesterinspiegel erreicht als bei kohlenhydratärmerer Kost (Chandalia et al. 2002; Toeller et al. 2000).

13

> **Eine kohlenhydratreiche Ernährung erhöht bei kontrollierter Energieaufnahme und geeigneter Kohlenhydratauswahl nicht die Serumtriglyzeridkonzentration.**

Bei Hypertriglyzeridämie ist jedoch eine Einschränkung in der Zufuhr einfacher Zucker (z. B. Haushaltszucker, Fruchtzucker, Süßwaren, Bier) erforderlich. Zudem sollten langsam resorbierbare Kohlenhydrate bevorzugt werden, um rasche, steile Blutglukoseanstiege nach Nahrungsaufnahme zu vermeiden. Dies gilt vor allem für Patienten unter einer konventionellen Insulintherapie. Die biologische Verfügbarkeit des gespritzten Insulins ist hierbei in aller Regel nicht zeitgerecht. Eine Verzögerung der Kohlenhydratresorption durch entsprechende Nahrungsauswahl hat auch bei nicht insulinbehandelten Typ-2-Diabetikern ihre Berechtigung, da bei ihnen die Insulinsekretion nach Nahrungszufuhr nur verzögert eintritt und die Insulinwirkung herabgesetzt ist (Toeller 2002). Auch bei Einsatz von Sulfonylharnstoffen ist zu beachten, dass die Glukoseresorption aus dem Darm gewöhnlich rascher erfolgt, als das Medikament seine volle Wirksamkeit entfaltet.

Diätetische Maßnahmen für eine verzögerte Kohlenhydratresorption (s. Übersicht 13.2) haben bei Typ-1-Diabetikern, die eine intensivierte bzw. funktionelle Insulintherapie anwenden, einen anderen Stellenwert, da diesen Patienten durch Blutglukoseselbstkontrollen und individuelle Dosisanpassung des kurzwirksamen Insulins eine flexiblere Nahrungsaufnahme möglich ist. Allerdings ist hierfür eine umfangreiche Schulung über die Zusammensetzung der Lebensmittel und ein ausreichendes Training der Blutglukoseselbstkontrollen notwendig, um die Insulindosis den jeweiligen Mahlzeiten anzupassen (▶ s. Kap. 16).

Übersicht 13.2.
Diätetische Maßnahmen zur Verzögerung der Kohlenhydratresorption
- Kleine Mahlzeiten über den Tag verteilen
- Kohlenhydrathaltige Lebensmittel mit reichlich löslichen Ballaststoffen bevorzugen (z. B. Hülsenfrüchte, Haferflocken, Beerenobst)
- Kohlenhydrathaltige Lebensmittel mit niedrigem glykämischen Index bevorzugen (z. B. Bohnen, Äpfel, Orangen, Magermilch, Nudeln aus Hartweizengriess, Pasta)

13.2.5 Saccharose in der Diabeteskost

Mehrere Studien haben gezeigt, dass bei Diabetikern kleinere Mengen von Haushaltszucker oder Honig in der Mahlzeit keine Verschlechterung der Blutglukosewerte bewirken. Die Patienten waren überwiegend geschulte Typ-1-Diabetiker mit guter Stoffwechseleinstellung. Einige Untersuchungen haben auch für Typ-2-Diabetiker zeigen können, dass in einer energiegerechten Kost mit wenig gesättigten Fetten, aber reichlich löslichen Ballaststoffen geringe Mengen an Haushaltszucker toleriert werden, ohne dass sich die Blutglukoseeinstellung verschlechtert (Franz et al. 2002; Toeller et al. 2000; Toeller 2002).

> **Die Weltgesundheitsorganisation (WHO) und die Studiengruppe für Diabetes und Ernährung der Europäischen Diabetesgesellschaft haben als Richtgröße für die Aufnahme von Saccharose eine maximale Tagesmenge von ≤10% des Energiebedarfs vorgeschlagen.**

13.2.6 Süßungsmittel und Spezialprodukte für Diabetiker

Diabetiker, Übergewichtige und Patienten mit Fettstoffwechselstörungen können energiefreie oder sehr energiearme Süßstoffe (Saccharin, Cyclamat, Aspartame, Acesulfam K) verwenden. Fruchtzucker, der gelegentlich von Diabetikern als Süßungsmittel Verwendung findet, wird zu ca. 70% in Glukose umgewandelt. Ein langfristiger Nutzen konnte für die Stoffwechseleinstellung bisher nicht belegt werden. Fruktose ist in der Kalorienbilanz zu berücksichtigen (1 g liefert 4 kcal) und bei Hypertriglyzeridämie nicht zu empfehlen.

Auch weitere Zuckeraustauschstoffe wie z. B. Sorbit, Maltit und Palatinit, die für Diabetiker angeboten und in diätetischen Produkten verwendet werden, werden von den Fachgesellschaften nicht empfohlen. Ihr Nutzen für Diabetiker ist nicht nachgewiesen. Diätetische Produkte, in denen Zucker durch Zuckeraustauschstoffe ersetzt ist, bieten für Diabetiker keine Vorteile, die die höheren Kosten gegenüber üblichen Produkten rechtfertigen könnten (Toeller et al. 2000). Größere Mengen können Flatulenz und Diarrhoe auslösen.

13.2.7 Kohlenhydrataustauschlisten

Unter einer Insulinbehandlung, bei der die Portionierung der kohlenhydrathaltigen Lebensmittel in Abstimmung mit der Insulindosis von besonderer Bedeutung ist, können Kohlenhydrataustauschlisten nützlich sein (Schumacher u. Toeller 2003). Sie sind jedoch bei nicht insulinbehandelten Diabetikern überflüssig, bei denen die Feinabstimmung von Nahrungsaufnahme und exogenem Insulin nicht notwendig ist und die Einschränkung von Kalorienzufuhr und überhöhter Fettaufnahme die größte Bedeutung hat (Toeller et al. 2000). Tabellen für insulinbehandelte Diabetiker, in denen die Kohlenhydratportionen (10–12 g Kohlenhydrate ohne Ballaststoffanteil) für einzelne Lebensmittel aufgeführt sind (s. Anhang E), stehen auch mit Angaben in Küchenmaßen zur Verfügung (Schuhmacher u. Toeller 2003). Dabei können Nahrungsmittelmengen, die jeweils 10–12 g Kohlenhydrate (KE, Kohlenhydrateinheit oder BE, Broteinheit) enthalten, gegeneinander ausgetauscht werden.

13.2.8 Glykämischer Index von Nahrungsmitteln

Der glykämische Index beschreibt den Blutglukoseverlauf nach dem Verzehr von kohlenhydrathaltigen Lebensmitteln im Vergleich zu dem Blutglukoseverlauf nach der Zufuhr einer bestimmten Menge Glukose bzw. Weißbrot als Referenzgröße. Die Kenntnis des glykämischen Indexes von Nahrungsmitteln kann in der Diätberatung genutzt werden (Toeller 2002). Die Blutglukoseantwort ist jedoch von verschiedenen Faktoren abhängig wie z. B. der Nahrungszubereitung, dem Ausgangswert der Blutglukose, dem Körpergewicht, der Peristaltik und der Therapieart. Eine genaue Vorhersage der postprandialen Blutglukosewerte ist auch mit Kenntnis des glykämischen Indexes eines Lebensmittels oder einer Lebensmittelgruppe nicht möglich (Franz et al. 2002). Für viele Nahrungsmittel liegen zudem bisher noch keine Angaben über ihren glykämischen Index vor.

Jeder Diabetiker sollte mit Blutglukosebestimmungen (Selbstkontrollen und/ oder Kontrollen durch den Arzt) feststellen, wie er auf seine bevorzugten Speisen reagiert, und mit dem Behandlungsteam besprechen, welche Maßnahmen zu treffen sind, damit die Therapieziele erreicht werden. Folgende Aspekte können ihn bei der richtigen Nahrungsauswahl unterstützen:

- Besonders geeignete Lebensmittel kennen und bevorzugen
- Beim Einkauf die Etiketten lesen und eine günstige Auswahl treffen
- Den Fettgehalt der Lebensmittel abschätzen (fettarme Produkte bevorzugen)
- Energiefreie Süßungsmittel (Süßstoffe) kennen und evtl. einsetzen
- Energiesparende (kaloriensparende) Zubereitungsmethoden kennen
- Weniger geeignete alkoholische Getränke kennen und meiden
- Geeignete Auswahl beim Essen außer Haus beherrschen
- Weniger geeignete Lebensmittel (auch Getränke) kennen und meiden
- Die Wirkung der bevorzugten Speisen auf die Blutglukosewerte (mit Selbstkontrolle) überprüfen und ggf. die Insulintherapie anpassen
- Geeignete Speisen genießen lernen

Zusätzliche Blutglukosekontrollen werden besonders dann notwendig, wenn ungewohnte Speisen und Getränke genossen werden, für die noch keine Erfahrungswerte vorliegen.

13.2.9 Kochsalz, Alkohol, Vitamine und Mineralstoffe

Diabetiker haben im Vergleich zur nichtdiabetischen Allgemeinbevölkerung häufiger eine Hypertonie. Bei Bluthochdruck sollte zunächst die Möglichkeit einer diätetischen Beeinflussung ausgenutzt werden, bevor eine medikamentöse Therapie eingeleitet wird. Diätetische Maßnahmen bestehen bei Übergewicht in einer Reduktionskost und in einer Begrenzung von Kochsalz (<6 g/Tag) und Alkohol (<30 g/Tag bei Männern, <15 g/Tag bei Frauen). Es wird empfohlen, auf das Zusalzen von Speisen weitgehend zu verzichten und dafür frische Kräuter oder Gewürze zu bevorzugen.

Bezüglich der meisten Mineralstoffe gibt es keine Gründe, die zu einer von den Empfehlungen für die Allgemeinbevölkerung abweichenden Haltung führen könnten (Toeller et al. 2000).

Alkoholgenuss erfordert bei Diabetikern größere Vorsicht als bei Nichtdiabetikern, da er die Entstehung einer Hypertriglyceridämie, Hypertonie und Adipositas begünstigt. Diabetiker unter einer Therapie mit Insulin oder Sulfonylharnstoffen sollten alkoholische Getränke nur im Rahmen von kohlenhydrathaltigen Mahlzeiten zu sich nehmen, um eine potentielle Hypoglykämie zu vermeiden. Die blutglukosesenkende Wirkung von Alkohol ist durch die Hemmung der Glukoneogenese in der Leber bedingt. Zurückhaltung im Alkoholkonsum ist bei schwerer Neuropathie, Übergewicht und bei Stoffwechseldekompensation geboten (■ s. Übersicht 13.1).

Der Verzehr von Lebensmitteln, die natürlicherweise reichlich antioxidativ wirksame Nährstoffe (Tocopherole, Carotinoide, Vitamin C, Folate und Flavonoide) sowie andere wasser- und fettlösliche Vitamine enthalten, ist für Diabetiker günstig. Daher werden 5 oder mehr Portionen Obst oder Gemüse pro Tag empfohlen (Franz et al. 2002; Toeller et al. 2000; Toeller 2002).

13.3 Spezielle Aspekte der Ernährung bei Diabetikern unter medikamentöser Therapie

In der Ernährung des Diabetikers sind spezielle Erfordernisse zu berücksichtigen, die sich aus der medikamentösen Therapie mit Insulin bzw. oralen Antidiabetika ergeben (■ Tabelle 13.1). Bei konventioneller Insulintherapie mit fester Mischung aus kurz- und mittellang wirksamem Insulin ist eine konstante Kohlenhydratmenge in den Mahlzeiten anzustreben (Franz et al. 2002; Schafer et al. 1997; Toeller 2002).

13.4 Ernährung des Diabetikers in Sondersituationen

Die Ernährungsberatung sollte dem Diabetiker ein geeignetes Verhalten in besonderen Situationen wie z. B. bei Fieber, Erbrechen, Diarrhoe und auf Reisen vermitteln. Neben den erforderlichen vermehrten Selbstkontrollen (Blutglukose, Harnglukose, Harnazeton) sind hierbei spezielle Kenntnisse für die Ernährung notwendig. Bei Fieber, Erbrechen und Durchfall sollte eine ausreichende Flüssigkeitsaufnahme z. B. in Form von Mineralwasser und fettfreier Bouillon sichergestellt werden. Wenn die Aufnahme »fester« Nahrung nicht möglich ist, sind je nach Verträglichkeit auch Fruchtsäfte oder Kompott geeignet. Bei länger anhaltender Malabsorption ist eine parenterale Ernährung nicht zu umgehen. Der Diabetiker sollte lernen, dass in diesen Situationen die Insulinzufuhr nicht unterbrochen werden darf und die Insulindosis entsprechend der gemessenen Blutglukosewerte adaptiert werden muss.

> **Generell und besonders bei Sport und auf Reisen muss jeder mit Insulin oder β-zytotropen Substanzen behandelte Diabetiker immer Traubenzucker und zusätzlich evtl. andere »Not«-Kohlenhydrate (z. B. Obst oder Kekse) für die Behandlung möglicher Hypoglykämien bei sich tragen.**

Viel bleibt noch zu tun, um Diabetikern die unbegründete Furcht zu nehmen, dass alle Kohlenhydrate die Blutglukose rasch erhöhen und daher zu meiden sind. Dies hat bei vielen Patienten zu einer deutlich überhöhten Aufnahme von Fett und gesättigten Fettsäuren geführt. Eine solche atherogene Kost ist gerade bei Diabetikern nicht erwünscht. Die Patienten sollten zum Verzehr geeigneter kohlenhydrathaltiger Nahrungsmittel ermuntert werden. Lebensmittellisten wie die folgende können dabei helfen (■ Übersicht 13.3).

Die Ernährungstherapie stellt bei Typ-1- und Typ-2-Diabetes ein effizientes Behandlungsprinzip dar; ihr ist daher der nötige Stellenwert in der ärztlichen Behandlung einzuräumen (European Diabetes Policy Group 1999; Franz et al. 2002; Ha et al. 1998; Toeller et al. 2000).

Tabelle 13.1. Besonderheiten in der Ernährungstherapie von Diabetikern bei Einnahme oraler Antidiabetika

Orale Antidiabetika	Hauptwirkung	Einnahmemodus	Zu beachten	Besonderheiten in der Ernährung
β-zytotrope Substanzen, Glibenclamid, Glimepirid	Nahrungsunabhängige Freisetzung von Insulin, nur wirksam, wenn die Insulinproduktion noch (teilweise) funktioniert	**Vor** der (den) Hauptmahlzeit(en), **vor** dem Frühstück	Hypoglykämien können auftreten	Möglichst konstante Verteilung der Kohlenhydratzufuhr über den Tag, um Hypoglykämien zu vermeiden Not-Kohlenhydrate verfügbar haben
Repaglinid/ Nateglinid	Nahrungsabhängige Steigerung der Insulinfreisetzung	**Zu** jeder Hauptmahlzeit	Keine Tabletten, wenn Mahlzeit ausfällt	Zusatz-Kohlenhydrate bei starker Körperarbeit
Resorptions-verzögerer (α-Glukosidase-hemmer)	Verzögerung der Kohlenhydrataufspaltung im Darm. **Voraussetzung:** Verzehr komplexer Kohlenhydrate	**Zur** Mahlzeit	Hypoglykämien bei gleichzeitiger Therapie mit Sulfonylharnstoffen bzw. mit Insulin möglich	Hypoglykämie-behandlung muss mit Glukose/Trauben-zucker erfolgen, da die Digestion von Di- und Polysaccha-riden verzögert erfolgt
Metformin	Verzögerung der Glukose-aufnahme im Darm, Hemmung der Glukose-freisetzung aus der Leber, Steigerung der Insulin-wirkung an der Zelle	**Nach** der Mahlzeit	Nicht geeignet bei Fieber, Operationen, Alkoholmissbrauch, Herzinsuffizienz, Hypoxie, Nieren-insuffizienz	Kalorienreduzierte Kost unter 1.000 kcal wegen Gefahr der Laktatazidose nicht erlaubt
Insulinsensitizer Glitazone	Senkung der Insulin-resistenz	**Unabhängig** von den Mahlzeiten	**Nur** in Kombiation mit Metformin oder Sulfonylharnstoffen	Keine

13

Übersicht 13.3.
Geeignete Nahrungsmittel bei Diabetes mellitus

Zum regelmäßigen Verzehr

- Ballaststoffreich
  - Vollkornbrot und -brötchen, Vollkorngebäck, Vollkorngetreide, ungeschälter Reis, Vollkornnudeln, Vollkornmehl, Haferflocken, Kartoffeln (in der Schale gekocht)
  - Frische Gemüse oder Tiefkühlgemüse – alle Sorten, z. B. Blumenkohl, Möhren, Kohl, Spinat, grüne Bohnen, Broccoli, Steckrüben
  - Salatgemüse – alle Sorten, z. B. Tomaten, Gurken, Sellerie, Blattsalat
  - Hülsenfrüchte, z. B. Erbsen, Bohnen, Linsen
  - Obst, wenn möglich mit Schale
- Fettarm
  - Milchprodukte mit niedrigem Fettgehalt, z. B. magere Milch und Joghurt unter 1,5% Fett
  - Käse mit niedrigem Fettgehalt, z. B. Magerquark, Hüttenkäse, Harzer Käse, Quark (Topfen)
- Ohne Zucker
  - Tee oder Kaffee, Mineralwasser ▼

- Zuckerfreie Light-Getränke, kalorienarme Limonaden und Colagetränke
- Gemüsesäfte, klare Bouillon
- Würzmittel wie Kräuter, Gewürze, Essig, Süßstoff

Zum Verzehr in mäßigen Mengen

- Häufiger möglich:
  - Mageres Fleisch, Fisch, Ei, geschälter Reis, Nudeln
  - Pflanzliches Öl und Margarine mit hohem Anteil an ungesättigten Fettsäuren
  - Magere Wurstsorten, z. B. Aspikwurst, Corned beef
  - Käse mit mittlerem Fettgehalt – unter 45% i. Tr., z. B. Edamer, Gouda, Brie, Camembert (s. Aufdruck Fettgehalt)
- Gelegentlich möglich, aber bei Übergewicht zu meiden sind:
  - Vollmilch, Butter, Sahneeis
  - Weißbrot, helles Mehl, Gebäck aus hellem Mehl, Frühstücksflocken
  - Fruchtsaft, Trockenobst, Nüsse, Salatsaucen mit fetthaltigen Zutaten
  - Spirituosen und Bier, Wein, Sherry, Sekt
  - Konfitüre, Marmelade, fette Wurst, z. B. Salami, Käse mit höherem Fettgehalt – über 45% Fett i. Tr. (s. Aufdruck Fettgehalt)

Ohne Ernährungsberatung und praktische Diätschulung ist der Diabetiker kaum in der Lage, das nötige Wissen für die häufig erforderliche Verhaltensänderung in seinen bisherigen Ernährungsgewohnheiten zu erwerben. Im Rahmen der Ernährungstherapie bei Diabetes mellitus ist deshalb eine gezielte Diätschulung und Ernährungsberatung sicherzustellen.

13.5 Kernaussagen für die Praxis

Vor jeder Ernährungsberatung eines Diabetikers muss eine sorgfältige, möglichst strukturierte Ernährungsanamnese erhoben werden. Aus der Übersicht, was, wann und wie viel bisher gegessen und getrunken wurde, lässt sich beurteilen, ob eine günstigere Nahrungsauswahl und Mahlzeitenverteilung oder veränderte Nahrungsmengen dazu beitragen können, eine bessere Stoffwechseleinstellung zu erreichen.

Häufige Probleme in der Ernährung von Diabetikern sind:

- **die überhöhte Aufnahme gesättigter und gehärteter Fette,**
- **eine zu geringe Zufuhr ballaststoffhaltiger Lebensmittel,**
- **eine übermäßige Einschränkung von kohlenhydrathaltigen Nahrungsmitteln,**
- **der unnötige Verzehr von speziellen Diabetikerlebensmitteln,**
- **wenige, sehr umfangreiche Mahlzeiten,**
- **unzulängliche Kenntnisse über geeignete Getränke und**
- **unnötige Einschränkungen in der Lebensmittelauswahl.**

In der Ernährungsempfehlung für Diabetiker sind auch die sich aus der Art der medikamentösen Therapie (orale Antidiabetika, Insulin) ergebenden Besonderheiten zu berücksichtigen. Dies gilt ebenso für die ggf. notwendige Therapie einer Hypertonie, Dyslipoproteinämie, Adipositas oder Nephropathie. Die Ernährungsberatung und -schulung des Diabetikers sollte dementsprechend individuell gestaltet werden.

Literatur

Chandalia M, Garg A, Lutjohann D et al (2002) Beneficial effects of high dietary fiber intake in patients with type 2 diabetes. N Engl J Med 342: 1392–1398

Delahanty LM, Halford BH (1993) The role of diet behaviours in achieving improved glycaemic control in intensively treated patients in the Diabetes Control and Complications Trial. Diabetes Care 16: 1453–1458

European Diabetes Policy Group (1999) A desktop guide to type 2 diabetes mellitus. Diabetic Medicine 16: 716–730

Franz MJ, Bantle JP, Beebe CA et al (2002) Evidence-based nutrition principles and recommendations for the treatment and prevention of diabetes and related complications. Technical review. Diabetes Care 25: 148–198

Friedberg CE, Janssen MJEM, Heine RJ, Grobbee DE (1999) Fish oil and glycaemic control in diabetes: a meta-analysis. Diabetes Care 21: 494–500

Frost G, Wilding J, Beecham J (1994) Dietary advice based on the glycaemic index improves dietary profile and metabolic control in type 2 diabetic patients. Diabet Med 11 397–401

Garg A (1998) High-monounsaturated fat diets for patients with diabetes mellitus: a meta-analysis. Am J Clin Nutr 67: 577S-582S

Ha TKK, Lean MEJ on behalf of the Diabetes and Nutrition Study Group (DNSG) of the European Association for the Study of Diabetes (EASD) (1998) Technical review: recommendations for the nutritional management of patients with diabetes mellitus. Eur J Clin Nutr 52: 467–481

Haffner SM (1998) Management of dyslipidaemia in adults with diabetes. Technical review. Diabetes Care 21: 160–178

Kasiske BL, Lakatua JDA, Ma JL, Luis TA (1998) A metaanalysis of the effects of dietary protein restriction on the rate of decline in renal function. Am J Kidney Dis 31: 954–961

Nadeau J, Koski KG, Strychar I, Yale JF (2001) Teaching subjects with type 2 diabetes how to incorporate sugar choices into their daily meal plan promotes dietary compliance and does not deteriorate metabolic profile. Diabetes Care 24: 222–227

Schafer R, Bohannon B, Franz MJ et al (1997) Translation of the diabetes nutrition recommendations for health care institutions. Technical review. Diabetes Care 20: 96–105

Schumacher W, Toeller M (2003) KH-Tabelle für Diabetiker. Mainz: Kirchheim, 7. überarbeitete Aufl.

Toeller M (2002) Ernährungstherapie bei Diabetes mellitus. Aktuel Ernaehr Med 27: 101–107

Toeller M, Klischan A, Heitkamp G et al and the EURODIAB IDDM Complications Study Group (1996) Nutritional intake of 2868 IDDM patients from 30 centres in Europe. Diabetologia 39: 929–939

Toeller M, Buyken A, Heitkamp G et al and the EURODIAB IDDM Complications Study Group (1997) Protein intake and urinary albumin excretion rates in the EURODIAB IDDM Complications study. Diabetologia 40: 1219–1226

Toeller M, Chantelau E, Großklaus R et al für die Deutsche Diabetesgesellschaft (2000) Ernährungsempfehlungen für Diabetiker 2000. Ernährungs-Umschau 47: 182–186

UKPDS Group (1990) UK Prospective Complications Study: Response of fasting plasma glucose to diet therapy in newly presenting type 2 patients with diabetes. Metabolism 39: 905–912

Altern, Leistungsfähigkeit und Training

W. Hollmann

14.1 Sportmedizinische Voraussetzungen für körperliche Aktivierung

Körperliche Bewegung ist ein Element der Lebensqualität und integraler Bestandteil jeder Diabetestherapie. Sie ist bei jüngeren Menschen in der Regel unproblematisch. Bei der großen Zahl der Typ-2-Diabetiker im fortgeschrittenen Lebensalter erfordert sie aber spezielle Überlegungen, die unabhängig vom Diabetes die Probleme des Alterns berücksichtigen müssen. Diese sind u. a. durch eine reduzierte Leistungsfähigkeit und eine veränderte Adaptationsfähigkeit charakterisiert.

Alterungsvorgänge jenseits der Lebensmitte und Folgeerscheinungen eines Bewegungsmangels haben zahlreiche Gemeinsamkeiten: Rückgang der kardiopulmonalen Leistungsfähigkeit und der Muskelmasse, Abnahme des Mitochondrienvolumens und der Aktivität von Enzymen, Verringerung des Myoglobingehalts und der Glykogendepots, Reduktion der Kapillarisierung in der Skelettmuskulatur, Verschlechterung von Fließeigenschaften des Blutes, Verlust an Mineralgehalt im Knochengerüst, verminderte Sekretionsleistung der β-Zellen des Pankreas, Abnahme von Synapsengröße und Dendritenzahl u. a. (Tabelle 14.1).

Zwischen den Auswirkungen des Alterns und denen eines Bewegungsmangels besteht jedoch auch ein tiefgreifender Unterschied: die durch Bewegungsmangel ausgelöste Minderfunktion beeinflusst die Adaptationsreserve nicht und ist daher zumindest bei jungen Menschen vollständig reversibel. Der alterungsbedingte Leistungsabbau erfolgt hingegen zu Lasten der Adaptationsreserve und ist nur insofern reversibel, als Training eine noch vorhandene, wenn auch verringerte Anpassungsreserve mobilisieren kann (Mader 1988).

Diese Differenzierung ist wichtig, um z. B. übertriebene Trainingsprogramme zum Ausgleich von altersbedingten Leistungsminderungen zu vermeiden, wie sie häufig im 6. und 7. Lebensjahrzehnt zu beobachten sind. Zum Verständnis der nachfolgenden Ausführungen erscheint es sinnvoll, vorab einige Grundbegriffe zu klären.

14

14.2 Grundbegriffe

Koordination. Unter Koordination verstehen wir das Zusammenwirken von zentralem Nervensystem und Skelettmuskulatur innerhalb eines gezielten Bewegungsablaufs. Im Laufe des Lebens verbessert sich die Qualität der Koordination für nicht spezifisch geübte Bewegungen bis etwa zum 20.–22. Lebensjahr.

Je nach Bewegungsform und beanspruchter Muskulatur nimmt die Qualität dieser Funktion beim Mann jenseits des 40., bei der Frau jenseits des 50. Lebensjahres ab. Durch entsprechende Übungen kann man sich jedoch bis ins hohe Alter eine überdurchschnittliche Koordinationsfähigkeit erhalten.

Die Ursachen der alterungsbedingten Verluste an Koordinationsvermögen sind primär im Nervensystem zu suchen. Im Vordergrund dürften zunehmende Hypotrophien der Synapsen stehen. Unterstützt wird dieser Vorgang durch Reduktion der Dendriten, Abnahme von Ribosomen und Nissl-Schollen, degenerative Veränderungen im Golgi-Apparat sowie Veränderungen des Enzymmusters (Haug 1984a,b, 1989).

Die intensive Übung gegebener Bewegungsabläufe wirkt alterungsbedingten Veränderungen entgegen. Sie löst bei gesunden Menschen eine Synapsenhypertrophie mit Bläschenvermehrung und Zunahme von Transmittersubstanzen aus (Appell 1984). Manches spricht dafür, dass dieser Vorgang auch auf ältere und alte Menschen übertragen werden kann. Die Produktion neuer Neurone im Gehirn wird durch körperliche Aktivität gefördert, die Plastizität verstärkt.

Alterungsbedingte Beeinträchtigungen der Koordination gehen auch auf arthrotische Gelenkbeschwerden, zunehmende Steifheit im Bindegewebe und evtl. Störungen seitens des Gleichgewichtsorgans oder auch des Sehvermögens zurück. Ein wenige Minuten umfassendes tägliches Programm einer geeigneten Zimmergymnastik mit geregelten Bewegungsabläufen wirkt alterungsbedingten Koordinationsverlusten entgegen.

> Alterungsbedingte Koordinationsverluste ohne zugrundeliegende Organschäden können durch entsprechende tägliche Beanspruchungen bis ins hohe Lebensalter weitgehend vermieden werden. Übungsmöglichkeiten sind z. B. An- und Ausziehen von Schuhen im Stehen auf einem Bein,

Tabelle 14.1. Folgen von Bewegungsmangel

Kardiopulmonales System	Abnahme der kardiopulmonalen Kapazität (maximale O_2-Aufnahme)
	Senkung der aerob-anaeroben Schwelle
	Verringerung des Herzvolumens
	Abnahme des Schlagvolumens
	Zunahme der Herzfrequenz (Zunahme des myokardialen O_2-Bedarfs)
	Abnahme der Diastolendauer (Verringerung der myokardialen Durchblutungsphase)
	Zunahme der Kontraktilität (Anstieg des O_2-Bedarfs)
	Zunahme des systolischen Blutdrucks (Zunahme des myokardialen O_2-Bedarfs)
	Anstieg der myokardialen Katecholaminfreisetzung (Zunahme des myokardialen O_2-Bedarfs)
	Anstieg des peripheren Gefäßwiderstandes (Zunahme des myokardialen O_2-Bedarfs)
Skelettmuskultatur	Abnahme des Mitochondrienvolumens
	Abnahme der Aktivität verschiedener Enzyme
	Abnahme des Myoglobingehaltes
	Verringerung der intramuskulären Glykogendepots
	Abnahme der Kapillarisierung
	Verminderte aerobe Leistungsfähigkeit
	Vermehrter sympathischer Antrieb von der Peripherie auf das Herz mit entsprechend vergrößertem myokardialem O_2-Bedarf
	Verringerung des Muskelfaserquerschnittes
	Verschlechterung der Koordinationsfähigkeit
Knochengerüst	Abnahme des Knochenmineralgehaltes (insbesondere Kalzium)
	Verringerung der Knochendichte
Zentrales Nervensystem	Synapsenhypotrophie
	Verringerung der Nissl-Schollen
	Beeinträchtigung von Transmitterfunktionen
Psyche	Verminderung der Aktivitätsantriebe
	Negative Beeinflussung der Stimmung

Schnürsenkelbinden auf einem Bein, Auf- und Zuknöpfen von Hemden im Wechsel beider Hände.

Flexibilität. Flexibilität bezeichnet das willkürlich mögliche Bewegungsausmaß in einem oder in mehreren Gelenken. Das Maximum wird durchweg bereits zwischen dem 11. und 14. Lebensjahr erreicht. Personen, die keinerlei Sport oder Training betreiben, lassen bereits jenseits des 25. Lebensjahres einen Rückgang an Flexibilität erkennen. Nennenswerte Beeinträchtigungen sind bei gesunden Menschen erst jenseits des 50.–55. Lebensjahres zu beobachten.

Regelmäßig betriebene, täglich mindestens 5-malige Flexibilitätsbeanspruchungen in den wichtigsten Gelenken können einer fortschreitenden Steifheit nennenswert entgegenwirken.

> **Flexibilitätsübungen können teilweise im Sitzen auf festem Untergrund durchgeführt werden und sind bis ins fortgeschrittene Lebensalter effektiv.**

Kraft. Die Basis jeder Mobilität ist die Skelettmuskelkraft. Sie unterteilt sich nach statischer und dynamischer Kraft. Unter ersterer verstehen wir diejenige Muskelspannung, die willkürlich in einer gegebenen Position gegen einen fixierten Widerstand entfaltet werden kann. Dynamische Kraft ist hingegen die willkürlich ausgeübte Bewegung einer Masse innerhalb eines programmierten Vorgangs (Hollmann u. Hettinger 2000).

Das Maximum an Skelettmuskelkraft wird bei weiblichen Personen durchweg mit dem 16., bei männlichen mit dem 20. Lebensjahr erreicht. Ohne Training verliert man vom 20. bis zum 70. Lebensjahr ca. 20–40% seiner Muskelmasse. Gleichzeitig ändert sich die biochemische Ausstattung der Muskelzelle.

Beim Manne kommt es ohne Training schon jenseits des 40., bei der Frau jenseits des 50. Lebensjahres zu einer signifikanten Abnahme der Kraft. Eine gut erhaltene Skelettmuskulatur ist aber nicht nur aus orthopädischer Sicht für die Funktion des Halte- und Bewegungsapparates bedeutsam, sondern stellt auch die Voraussetzung für die physiologisch notwendige Beanspruchung des Herz-Kreislauf-Systems und des Zentralnervensystems, insbesondere des Gehirns dar. Die Bedeutung gerade des letzteren Aspektes ist erst in den letzten Jahren deutlich geworden. Zwischen der Muskelfunktion und bestimmten Gehirngebieten, insbesondere u. a. dem limbischen System konnte ein intensiv funktionierendes Biofeedbacksystem festgestellt werden, verbunden mit psychischen Auswirkungen (Arentz et al. 1986; Barry et al. 1966; Buccola et al. 1975). Es ist durchaus denkbar, dass manche im Alter auftretenden depressiven Zustände u. a. auf eine ungenügende Stimulation bestimmter Gehirnbereiche seitens der Muskelfunktion zurückzuführen sind, womit sich biochemische Konstellationen im limbischen System verändern. Motorische Antriebslosigkeit und depressive Stimmung können dementsprechend eng miteinander zusammenhängen.

Mit Krafttraining ist es möglich, bei organisch gesunden Personen bis jenseits des 70. Lebensjahres alterungsbedingten Kraftverlusten weitgehend entgegenzuwirken. Nach dem heutigen Wissensstand scheint es ausreichend zu sein, die großen Skelettmuskelgruppen 5- bis 10-mal täglich je 5 s lang mit einer Intensität von 70% der Maximalkraft statisch (früher isometrisch genannt) zu belasten.

> **Durch tägliche Kraftübungen kann dem Muskelabbau bis ins hohe Lebensalter entgegengewirkt werden. Dabei lässt sich mit statischen (isometrischen) Kraftbeanspruchungen eine größere Zahl motorischer Einheiten erreichen als mit dynamisch-positiven (konzentrischen) oder dynamisch-negativen (exzentrischen) Kraftbelastungen.**

Schnelligkeit. Diese Hauptform der motorischen Beanspruchung ist nach Grundschnelligkeit und Schnelligkeitsausdauer zu unterteilen.

14

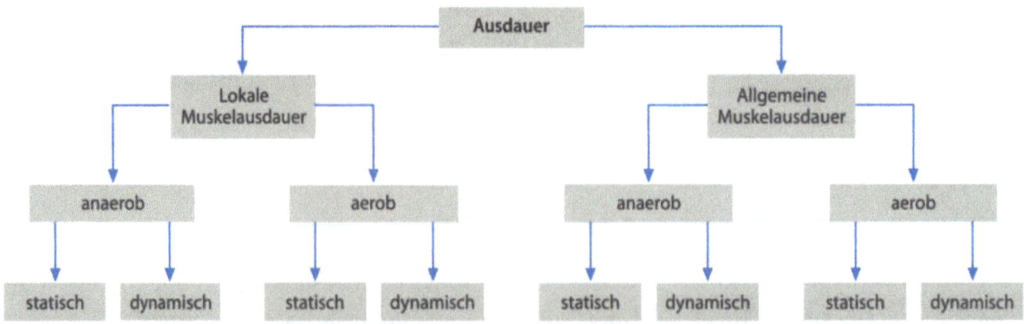

Abb. 14.1. Schema der verschiedenen Formen von Ausdauerleistungfähigkeit. (Nach Hollmann und Hettinger 2000)

Unter Grundschnelligkeit verstehen wir die maximal erreichbare Geschwindigkeit innerhalb eines zyklischen Bewegungsablaufes. Schnelligkeitsausdauer meint hingegen diejenige Zeitspanne, über die eine submaximale Belastung durchgehalten werden kann.

Beiden Schnelligkeitsformen ist die fast ausschließlich anaerobe Energiebelieferung gemeinsam. Diese bringt eine starke Milchsäureproduktion (bereits nach einem 100-m-Lauf) mit entsprechendem Abfall des pH-Wertes sowie einen intensiven Anstieg von Adrenalin und Noradrenalin mit hoher Belastung von Kreislauf und Atmung mit sich (Hollmann u. Hettinger 2000). Da wir bei älteren Menschen stets mit dem Vorliegen degenerativer Gefäßveränderungen z. B. der Koronarien rechnen müssen, sind derartige, durch Schnelligkeit charakterisierte Belastungen aus medizinischer Sicht abzulehnen.

> **Je älter der Mensch ist, desto weniger sind aus sportmedizinischer Sicht Beanspruchungen der Schnelligkeit wünschenswert.**

Ausdauer. Es können 8 verschiedene Ausdauerformen unterschieden werden (Abb. 14.1). Die wichtigste ist die sog. allgemeine aerobe dynamische Ausdauer. Sie ist charakterisiert durch dynamische Beanspruchungen von Muskelgruppen, die größer sind als 1/6 der gesamten Skelettmuskulatur, über eine Zeitdauer von mindestens 3 min hinaus. Unter diesen Bedingungen werden Herz, Kreislauf, Atmung und Stoffwechsel zu den entscheidenden leistungsbegrenzenden Faktoren.

Die kardiopulmonale Kapazität wird anhand der maximalen O2-Aufnahme/min z. B. bei maximaler Belastung auf einem Laufband oder Fahrradergometer gemessen. Weibliche Personen erreichen mit dem 14.–16. Lebensjahr, männliche mit dem 18.–20. Lebensjahr ihren Maximalwert. Er liegt bei Männern 25–30% höher als bei Frauen. Bezieht man allerdings die maximale O2-Aufnahme auf das fettfreie Körpergewebe, bestehen zwischen beiden Geschlechtern kaum Unterschiede (Abb. 14.2).

Ohne Training nimmt die aerobe Leistungsfähigkeit nach dem 30. Lebensjahr ab. Der Mann hat mit dem 60. Lebensjahr 1/3 bis 1/4, die Frau etwa 1/4 bis 1/5 der früheren Maximalkapazität eingebüßt. Ursachen hierfür sind der alterungsbedingte Rückgang der maximal erreichbaren Herzfrequenz, des maximalen Schlagvolumens und damit des maximalen Herzzeitvolumens sowie zahlreiche Veränderungen von biochemischen und biophysikalischen Parametern (Hollmann 1963; Hollmann u. Hettinger 1990).

Auch die Lunge unterliegt alterungsbedingten Leistungsverlusten. Die maximale Ventilation geht etwa parallel zur maximalen O_2-Aufnahme zurück. Die maximale Diffusionskapazität nimmt bei nicht trainierten Personen schon in der 3 Lebensdekade ab. Gleichzeitig verschlechtern sich die Ventilationsdistribution und die Perfusion in der Lunge. Ausdruck dieser funktionellen

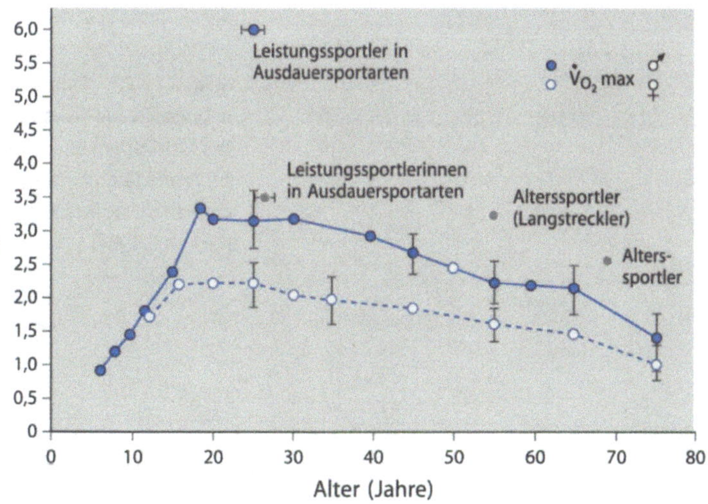

Abb. 14.2. Die maximale O_2-Aufnahme/min ist das Kriterium der Leistungsfähigkeit von Herz, Kreislauf, Atmung und Stoffwechsel bei gesunden männlichen und weiblichen Personen aller Altersstufen. (Nach Hollman et al. 1963) Ausdauersport betreibende Personen haben auch im höheren Alter eine überlegene kardiopulmonale Leistungsfähigkeit

Lungenveränderungen ist ein Rückgang des arteriellen O_2-Partialdrucks. Ursache der alterungsbedingten pulmonalen Funktionseinbußen ist ein Elastizitätsverlust des knöchernen Thorax sowie des Lungengewebes selbst, verbunden mit einem Verlust an Alveolen und einer Rarefizierung der Lungenkapillaren.

In der dynamisch tätigen **Skelettmuskulatur** tritt mit zunehmendem Alter durch einen Verlust an Kapillaren eine Abnahme der maximalen Durchblutung ein. Gleichzeitig wird in den Muskelzellen das Mitochondrienvolumen, die Aktivität einiger Enzyme sowie der Myoglobin- und Glykogengehalt reduziert. Infolgedessen sinkt sowohl das intrazelluläre O_2-Angebot als auch seine Ausnutzung durch die Mitochondrien. Während auf gegebenen submaximalen Belastungsstufen beim älteren Menschen die arteriovenöse O_2-Differenz ($AVDO_2$) kompensatorisch zum verringerten Herzzeitvolumen - bezogen auf identische Größen der O_2-Aufnahme/min - vergrößert ist, verringert sich die erreichbare $AVDO_2$ bei maximaler Belastung (Hollmann et al. 1970).

Bei **Ergometerarbeit** ist die O_2-Aufnahme auf gegebenen submaximalen Belastungsstufen vom Alter unabhängig. Das Atemminutenvolumen steigt aber speziell jenseits des 50. Lebensjahres an. Dementsprechend fällt im Alter der Atemäquivalenzwert als Ausdruck der verschlechterten Atemökonomie erhöht aus. Für ergometrische Untersuchungen ist wichtig zu wissen, dass die Pulsfrequenz bei gegebenen Belastungsstufen vom Alterungsprozess unbeeinflusst bleibt. Bei Benutzung der sog. PWC (»physical working capacity«) 170, 150 oder 130 entsteht so fälschlicherweise der Eindruck einer Leistungsreserve, die gar nicht mehr existiert. Daher eignet sich die ergometrische Bestimmung der Leistungsfähigkeit unter Benutzung des Parameters PWC 170 nicht für Personen jenseits des 50.–60. Lebensjahres (Hollmann et al. 1970; Liesen et al. 1979; Liesen u. Hollmann 1981).

Der systolische Blutdruck ist mit zunehmendem Alter auf gegebenen Belastungsstufen erhöht (Abb. 14.3). Durch den vergrößerten peripheren Gefäßwiderstand und die alterungsbedingt verringerte Windkesselfunktion der Aorta nehmen die Herzarbeit und infolgedessen auch der myokardiale O_2-Bedarf zu. Das ist insofern besonders ungünstig, als mit zunehmendem Alter und speziell bei Diabetikern die koronare Bluttransportkapazität abnimmt.

Das röntgenologisch bestimmte Herzvolumen bleibt von Alterungsvorgängen weitgehend unberührt. Hingegen tritt mit zunehmendem Alter offenbar eine Beeinträchtigung der energetisch bedeutsamen frühdiastolischen Relaxation ein.

Die präziseste Methode zur **Beurteilung der aeroben Leistungsfähigkeit** ist die Laktatbestimmung aus dem arteriellen bzw. arterialisierten Blut während ansteigender Ergometerarbeit bei vorgegebenen Belastungsprotokollen. Bestimmt man diejenige Belastungsstufe bzw. diejenige O_2-Aufnahme/min, bei der ein Laktatspiegel von 3 bzw. 4 mmol/l vorliegt, zeigt sich mit dem Lebensalter eine Abnahme der erreichten Belastungsstufe bzw. O_2-Aufnahme. (Abb. 14.4) Die aerobe Leistungsfähigkeit der Frau liegt grundsätzlich höher als die des Mannes, bezogen auf

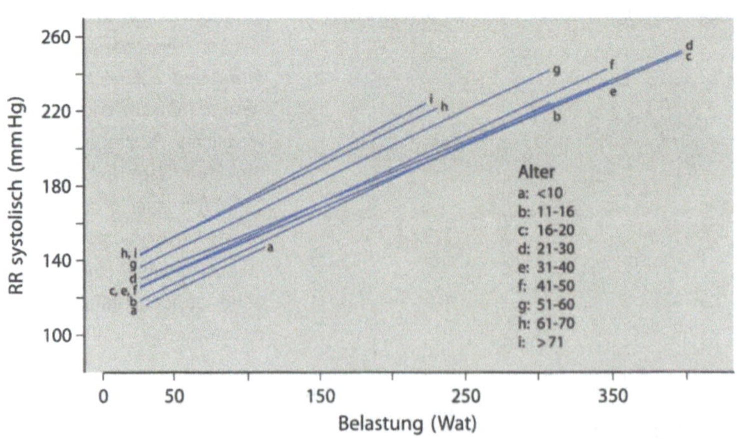

Abb. 14.3. Altersbedingte Unterschiede im Verhalten des systolischen Blutdrucks bei Fahrradergometerarbeit im Sitzen. (Normwerte nach Heck et al. 1984)

diejenige Pulsfrequenz, bei welcher ein bestimmter Laktatspiegel erreicht wird (Abb. 14.5).

Inwieweit das **Gehirn** alterungsbedingt bereits bei körperlicher Ruhe vermindert durchblutet wird, muss heute noch offen bleiben. Bei dynamischer Arbeit nimmt die regionale Durchblutung der Großhirnhemisphären zu und kann in der Größenordnung von 25–50% vermehrt werden. (Herholz et al. 1987)

Das menschliche Gehirnvolumen nimmt im Durchschnitt nach dem 65. Lebensjahr ab, in der 9. Lebensdekade auf durchschnittlich 94% (Haug 1984a,b, 1989). Dabei gibt es beträchtliche individuelle Unterschiede hinsichtlich des Beginns dieses Volumensverlustes. Die Neuronenzahlen von ca. 100 Mrd. bleiben hingegen konstant. Die verschiedenen Gehirnregionen unterliegen unterschiedlichen makroskopischen und mikroskopischen alterungsbedingten Veränderungen.

Der Verlust an Gehirngröße wird offenbar durch eine Zunahme der Neuronendichte kompensiert. Interessant ist in diesem Zusammenhang, dass auch das durchschnittlich 100–150 ml kleinere weibliche Gehirn über eine statistisch signifikant höhere Neuronendichte verfügt und damit die geringere Größe ausgleicht.

Die Synapsenzahl nimmt mit höherem Alter in einigen Gehirnbereichen ab, bleibt aber in anderen unverändert. Durch geistiges und vor allem körperliches Training ist es möglich, die Synapsen als dynamische Strukturen auch im Alter auszubauen. Dies dürfte die Basis für Trainingseffekte bei älteren Menschen sein (Haug 1989). So bestimmt auch beim Gehirn die funktionelle Beanspruchung das biologische Alter. Diese Befunde machen verständlich, dass bei über 65-jährigen Männern und Frauen das Risiko für eine depressive Erkrankung erhöht ist, wenn die Probanden in ihren körperlichen und geistigen Alltagsaktivitäten eingeschränkt sind (Turner u. Noh 1988).

Die **endokrine Reaktion** auf allgemeine aerobe Dauerbeanspruchung hängt von der relativen Belastungsintensität ab. So ist bei Untersuchungen des älteren Menschen zu beachten, dass jenseits des 30. Lebensjahres die maximale O_2-Aufnahme pro Lebensdekade um ungefähr 10% abnimmt. Ferner spielt der Trainingszustand eine wesentliche Rolle. Bei körperlicher Ruhe unterscheiden sich die Blutspiegel der meisten Hormone, Substrate und Metaboliten bei jungen

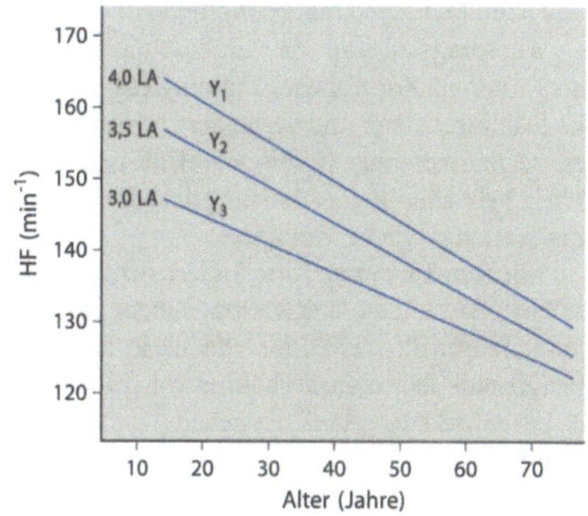

Abb. 14.4. Regressionsgrade ($Y_{1,2,3}$) der Beziehung zwischen Herzfrequenz (HF) und Alter bei gegebenen arteriellen Blutlaktatkonzentrationen (LA) von 3,0, 3,5 und 4,0 mmol/l. (Nach Liesen u. Hollmann 1981)

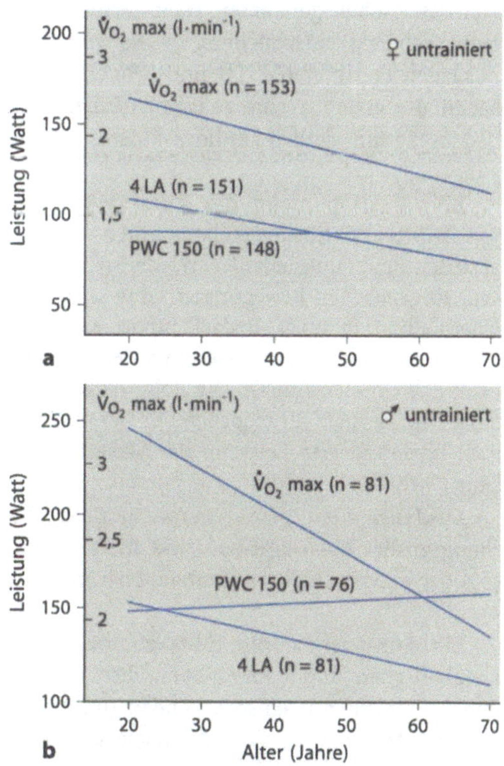

Abb. 14.5 a, b. Aerobe Leistungsfähigkeit bei (a) weiblichen und (b) männlichen untrainierten Probanden bei Fahrradergometerarbeit, bezogen auf einen arteriellen Laktatspiegel (LA) von 4,0 mmol/l. (Nach Liesen u. Hollmann 1981)

und alten Menschen nur geringfügig.

Allerdings nimmt die Glukosetoleranz mit dem Alter ab. Körperliches Training reduziert eine Insulinresistenz und verbessert dadurch auch die Glukosetoleranz (Philippen et al. 1970). Der Effekt geht allerdings kurzfristig nach Einstellung des Trainings wieder verloren.

Mit zunehmendem Alter ändert sich auch die sympathoadrenerge Regulation. Einem Adrenalin-Noradrenalin-Verhältnis von 1:4 in der 3. Lebensdekade kann ein Verhältnis von 1:10 in der 8. Lebensdekade gegenüberstehen (Lehmann et al. 1981).

14.3 Ausdauertraining zur Verbesserung der allgemeinen aeroben Ausdauer

14.3.1 Auswirkungen eines Trainings

Von den 5 oben genannten Hauptformen einer motorischen Beanspruchung - Koordination, Ausdauer, Flexibilität, Kraft und Schnelligkeit - haben die ersten 2 eine präventivmedizinische Bedeutung hinsichtlich kardiovaskulärer Erkrankungen.

Koordination meint das Zusammenwirken von ZNS und Skelettmuskulatur innerhalb eines gezielten Bewegungsablaufes. Wiederholte Übungen vorgegebener Bewegungen können z. B. zu einer Reduktion des O_2-Bedarfs um 10–20% beim Laufen und Radfahren sowie um 50% und mehr beim Schwimmen führen. Die Folge ist eine verminderte kardiale Beanspruchung bei physikalisch unveränderter Leistung der Skelettmuskulatur.

Ausdauer meint eine dynamische Beanspruchung großer Muskelgruppen mit mehr als 30–50% der maximalen O_2-Aufnahme über mehr als 5 min.

Ein Ausdauertraining führt zu vielfältigen metabolischen und hämodynamischen Adaptationsvorgängen mit entsprechenden funktionellen und strukturellen Veränderungen in nahezu allen Organsystemen (Übersicht 14.1).

Übersicht 14.1
Hämodynamische, metabolische und strukturelle Adaptationen bei Ausdauertraining

- **Herz und Kreislauf**
  - Verminderung der Herzfrequenz in Ruhe und auf submaximalen Belastungsstufen
  - Vergrößerung des Schlagvolumens
  - Reduktion des systolischen Blutdrucks
  - Verlängerung der Diastolendauer
  - Reduktion der Kontraktilität
  - Verminderung des Druck-Frequenz-Produkts
  - Verminderte Katecholaminfreisetzung
  - Verbesserte Endothelfunktion
  - Reduktion des peripheren Gefäßwiderstandes
  - Erhöhte elektrische Stabilität des Myokards

  Ergebnis: Verminderung des myokardialen O_2-Bedarfs bei vergrößerter Herzleistungsfähigkeit und erhöhter elektrischer Stabilität (antiarrhythmischer Effekt)
- **Skelettmuskulatur**
  - Zunahme des Mitochondrienvolumens
  - Zunahme der Aktivität aerober und anaerober Enzyme
  - Vergrößerung des Myoglobingehaltes
  - Zunahme der intramuskulären Glykogendepots
  - Prozentualer Anstieg der Verbrennung freier Fettsäuren auf gegebenen submaximalen Belastungsstufen bei Schonung der Glykogendepots
  - Vergrößerter Arteriolenquerschnitt, verbesserte Kapillarisierung in der Skelettmuskulatur mit vermindertem peripheren sympathischen Antrieb auf das Herz

  Ergebnis: verbesserte aerobe Leistungsfähigkeit
- **Blut**
  - Erhöhte fibrinolytische Aktivität des Blutes
  - verminderte Adhäsivität und Aggregationsfähigkeit der Thrombozyten

- verbesserte Fließeigenschaften des Blutes (Erythrozytenmembranfaktor)
  Ergebnis: Verbesserte Voraussetzungen für die O2-Versorgung des Gewebes, antithrombotischer Effekt
- **Lipidstoffwechsel**
  - Abnahme des LDL-Cholesterins
  - Zunahme des HDL-Cholesterins (insbesondere des HDL2-Cholesterins)
  - Verringerung des LDL/HDL-Quotienten
  - Zunahme des HDL2/HDL3-Quotienten
  - Abnahme der Triglyceride
  - Zunahme des Verhältnisses der Apolipoproteine A-I/A-II
  - Zunahme der Aktivität der Lezithin-Cholesterin-Acyltransferase
  Ergebnis: Verminderung der atherogen wirksamen Risikofaktoren, Verbesserung des Arterioskleroseschutzes
- **Hormone**
  - Verminderter Adrenalin- und Noradrenalinspiegel im Blut bei gegebenen muskulären Aktivitäten
  - Abnahme des Insulinspiegels
  - Vermehrte Sensitivität der Insulinrezeptoren
  Ergebnis: Schutz vor der Entwicklung eines metabolischen Syndroms

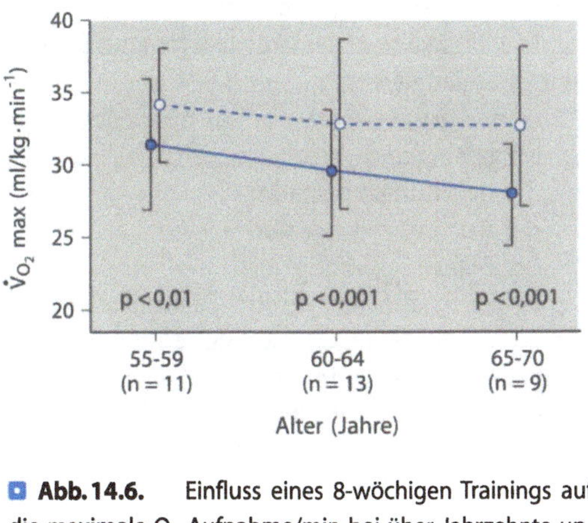

Abb. 14.6. Einfluss eines 8-wöchigen Trainings auf die maximale O_2-Aufnahme/min bei über Jahrzehnte untrainierten männlichen Personen zwischen dem 55. und 70. Lebensjahr

Untersucht man 55- bis 70-jährige Männer, die jahrzehntelang keinen Sport betrieben haben und über eine entsprechend unterdurchschnittliche aerobe Leistungskapazität verfügen, vor und nach einem 12-wöchigen Ausdauertraining (3-mal wöchentlich 30–40 min effektive Lauf- oder Fahrradergometerbelastung), zeigt sich ein Anstieg der maximalen O_2-Aufnahme im Mittel um 18% sowie der aerob-anaeroben Schwelle (4 mmol/l Laktat) um 22% (Abb. 14.6). Sowohl in Ruhe als auch auf gegebenen Belastungsstufen nimmt das Schlagvolumen signifikant zu, das Herzvolumen bleibt dabei unverändert. Alle weiteren gemessenen hämodynamischen Parameter verhalten sich qualitativ wie bei Personen im 3. Lebensjahrzehnt vor und nach einem Training (Rost u. Hollmann 1978; Abb. 14.7).

In Muskelbiopsien findet sich nach Training eine geringere intramuskuläre Laktatproduktion als zuvor; dabei nehmen aerobe Enzyme wie die Sukzinatdehydrogenase (SDH) und Isozitratdehydrogenase (IDH) erheblich zu. Das gleiche gilt überraschenderweise für das anaerobe Enzym Laktatdehydrogenase (LDII), das bei jüngeren Menschen nur selten ansteigt (Suominen et al. 1977).

Die trainingsbedingten enzymatischen Adaptationen in der Skelettmuskulatur von älteren Menschen widerlegen die These, nach der es spätestens jenseits des 60. Lebensjahres nicht mehr möglich sei, Enzymaktivitäten zu steigern. Auch eine signifikante Vergrößerung der Kapillaroberfläche wird als Zeichen einer verbesserten Kapillarisierung beobachtet (Hollmann u. Hettinger 2000; Mader 1988; Suominen et al. 1977).

Die periphere Durchblutung ist infolge peripherer Anpassungserscheinungen in der Erholungsphase nach submaximaler Arbeit gegenüber dem Vorwert deutlich vermindert. Der erhöhte Glykogengehalt der trainierten Muskulatur verbessert die Voraussetzungen für die Dauer von submaximalen Ausdauerleistungen.

Körperliche Belastung führt zu einer Aktivierung und vermehrten Freisetzung proteolytischer Enzyme. Diese sog. Akute-Phase-Reaktion bleibt bei älteren Menschen weitgehend aus. Beim Training älterer Menschen beobachtet man jedoch eine Zunahme von α1-Antitrypsin, α2-Makroglobulin und von Immunglobulinen, besonders von IgM (Liesen et al. 1979; Liesen u. Hollmann 1976, 1981).

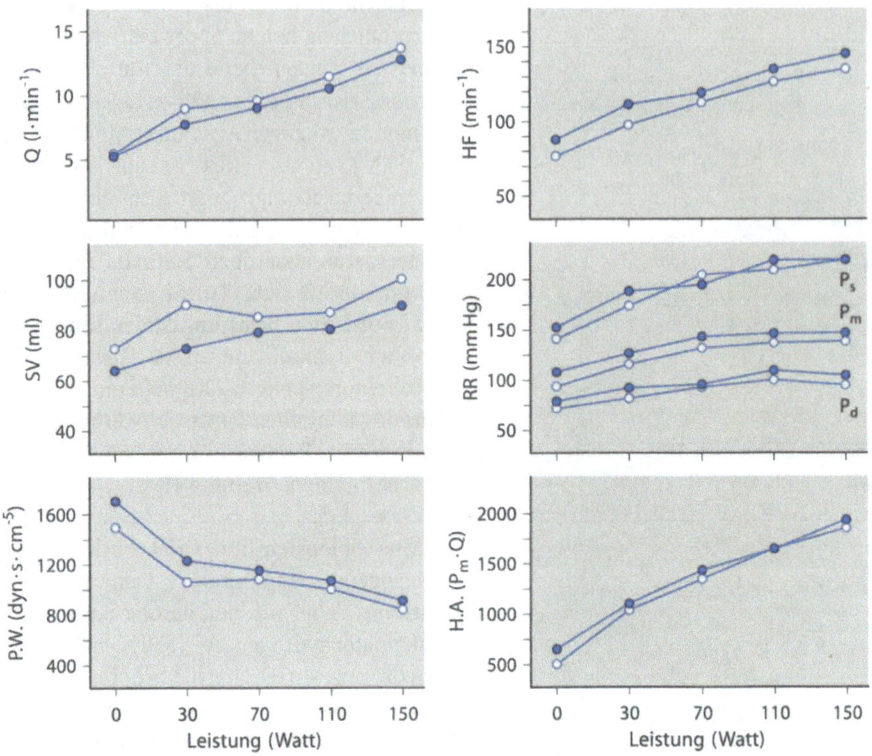

Abb. 14.7. Hämodynamische Größen (Herzzeitvolumen, Herzfrequenz, Schlagvolumen, arterieller Blutdruck, peripherer Widerstand, Herzarbeit) vor (○–○) und nach (●–●) Ausdauertraining bei über Jahrzehnte untrainierten männlichen Personen im Alter von 55–70 Jahren; Cardiogreen-Methode. (Nach Rost u. Hollmann 1978)

Im Lipoproteinstoffwechsel auch von älteren Personen findet sich trainingsbedingt eine Vermehrung von HDL, insbesondere der HDL2-Fraktion, verbunden mit einer Verminderung von LDL und Triglyceriden. Diese Befunde lassen den Schluss zu, dass auch noch bei älteren Menschen ein Ausdauertraining die Schutzmechanismen der arteriellen Gefäßwände zu unterstützen vermag (Dufaux et al. 1979).

> Durch Ausdauertraining kann einem alterungsbedingten Rückgang der kardiopulmonalen und metabolischen Leistungsfähigkeit entgegengewirkt werden.

14.3.2 Durchführung des Ausdauertrainings

Regeln für Trainingsprogramme

Optimale Ausdauersportarten sind solche, die dynamische Beanspruchungen möglichst großer Muskelgruppen gegen einen möglichst geringen Widerstand in rhythmisch gleichbleibender Form ermöglichen (schnelles Gehen, Bergwandern, langsamer Dauerlauf, Skiwandern, langsamer Skilanglauf, Radfahren, Schwimmen u. a.).

Die Steigerung der Ausdauerleistungsfähigkeit ist abhängig von:

- dem Ausgangswert der vorhandenen Leistungsfähigkeit,
- der Belastungsintensität,
- der Belastungsdauer und
- der Belastungshäufigkeit.

Kriterien für die aerobe Leistungsfähigkeit sind die maximale O_2-Aufnahme/min und die Höhe der aerob-anaeroben Schwelle:

- der Durchschnittswert der maximalen O_2-Aufnahme/min beträgt für 20- bis 30-jährige untrainierte Männer ca. 45 ml/min/kgKG und 36 ml/min/kgKG für Frauen derselben Altersgruppe,

- der Durchschnittswert der aerob-anaeroben Schwelle (3 mmol/l Laktat) liegt bei Männern und Frauen im 3. Lebensjahrzehnt bei ca. 25 ml/min/kgKG.

Die wichtigsten praktischen Empfehlungen für die Durchführung von Trainingsprogrammen zeigt ◻ Übersicht 14.2.

Übersicht 14.2.
Praktische Empfehlungen für Ausdauertrainingsprogramme

- Eine Pulsfrequenz entsprechend der Faustregel »180 minus Lebensalter in Jahren = Pulsfrequenz im Training« sollte nicht überschritten werden
- Für ein Herz-Kreislauf-Training sollte die Mindestbelastungsdauer bei 10 min liegen, zur Erzielung der genannten metabolischen und hormonellen Effekte 30–60 min
- Das Training sollte zur Erzielung optimaler Effekte 3- bis 4-mal wöchentlich erfolgen
- Untrainierte sollten ab dem 35. Lebensjahr vor Beginn des Trainings eine sportärztliche Voruntersuchung durchführen lassen
- Vor jedem Training ist eine Aufwärmphase von ca. 10 min (u. a. Dehnungsübungen, sog. Stretching) empfehlenswert
- Die initiale Belastungsintensität sollte gering sein (unterhalb der angegebenen maximalen Pulsfrequenz), nach weiteren 5–10 min kann die gewünschte Pulsfrequenz angestrebt werden
- Zweckmäßig ist die Verordnung uhrähnlicher Pulsfrequenzmesser
- Messung des Pulses über 10 s, dann Multiplikation mit 6
- Auch eine Ballsportart wie Tennis ist geeignet, alterungsbedingten Verlusten an Koordination, Flexibilität, Schnellkraft, Reaktionsfähigkeit und Ausdauer entgegenzuwirken

Praktische Umsetzung

Sind bei älteren Personen keine nennenswerten Einschränkungen in der Funktionsfähigkeit des Halte- und Bewegungsapparates sowie keine pathologischen Befunde im kardiopulmonalen System festzustellen, können Ausdauersportarten wie Wandern, schnelleres Gehen, betont langsamer Dauerlauf, Bergwandern, Radfahren, Schwimmen, für den entsprechend Geübten auch langsamer Skilanglauf bzw. Skiwandern, Tennisspiel, Rudern u. a. empfohlen werden.

Möchte z. B. ein 60-Jähriger, der keine Kontraindikationen aufweist, ein Dauerlauftraining beginnen, so gilt die ärztliche Beratung zunächst einer guten Ausrüstung; insbesondere die Sportschuhe sollten heutigen Dämpfungsansprüchen genügen. In der Aufwärmphase sollten – nicht übertriebene – Dehnungsübungen im Mittelpunkt stehen, die Muskelzerrungen vorbeugen können. Der anschließende erste Dauerlauf eines völlig Ungeübten sollte eine Länge von 50–100 m nicht überschreiten. Dann bewegt sich der Betreffende im normalen Gehtempo weiter und misst dabei über eine Zeitspanne von 10 s mittels einer Armbanduhr mit Sekundenzeiger seine Pulsfrequenz. In Abhängigkeit vom Alter sollte man sich nach der Faustregel richten: 180 minus Lebensalter in Jahren gleich Pulszahl im Training. Dabei handelt es sich natürlich nur um einen Richtwert. Fühlt sich der Betreffende nach der gelaufenen Strecke von z. B. 100 m weiterhin gut belastbar, kann man erneut ein Stück von 50–100 m anschließen. Optimal ist ein wöchentlich 3- bis 4-mal durchgeführtes Training von jeweils 30- bis 60-minütiger Dauer. Von Trainingstag zu Trainingstag sollte die Laufstrecke um z. B. 100 m verlängert werden. Auf diese Weise lernt der Betreffende spielend, seine Ausdauerleistungsfähigkeit zu vergrößern und ist bei einem 3-mal wöchentlich durchgeführten Training nach 4–6 Wochen in der Lage, mindestens 10 min in einem Stück zu laufen.

> **Niemals sollte man nach dem Lauf stehen bleiben, sondern sich weiterbewegen, ggf. auch setzen oder legen. Damit soll ein orthostatischer Kollaps vermieden werden.**

Will man nicht nur die aerobe Ausdauer trainieren, die aus der Sicht von Herz, Kreislauf, Atmung und Stoffwechsel das gesundheitlich wertvollste Element darstellt, sondern auch die anderen erwähnten motorischen Hauptbeanspruchungsformen, eignet sich hierfür ein Ballspiel, wie z. B. Tennis. Geschicklichkeit, Gewandtheit, Technik, Gelenkigkeit, Schnellkraft, Reaktionsvermögen und auch Ausdauer werden hierdurch gefördert. Allerdings sollte gerade bei sog.

Rückschlagspielen (Tennis, Tischtennis, Badminton, Squash u. a.) eine einwandfreie kardiale Belastbarkeit vorliegen. Andernfalls können gerade bei derartigen Spielen kardiale Zwischenfälle drohen, die durch die abrupten Tempo- und Richtungsänderungen sowie Armbewegungen (Aufschlag, Schmetterball) bei vorbelasteten Personen ausgelöst werden können.

Für Personen mit stark reduzierter aerober Leistungsfähigkeit können individuell angepasste Wanderungen für präventive Zwecke völlig ausreichend sein.

> **Werden aus therapeutischen Gründen β-Blocker eingesetzt, gelten die genannten Pulsfrequenzregeln nicht mehr; hier kann nur individuell entschieden werden.**

Der Arzt sollte sich einen Eindruck verschaffen – am besten durch eine ergometrische Untersuchung – auf welche Steigerung der Belastungsintensität der Patient mit welcher Zunahme der Pulsfrequenz reagiert. Darauf können dann trainingsbezogene Pulsfrequenzempfehlungen aufgebaut werden.

Zur Vermeidung von unerwünschten Zwischenfällen sollten vor Trainingsbeginn bei älteren Menschen klinische Untersuchungen sowohl allgemeiner als auch spezifischer Art, z. B. eine spiroergometrische Untersuchung oder zumindest eine ergometrische Untersuchung mit zusätzlicher Erfassung von Lungenfunktionsdaten durchgeführt werden. Anhand vorhandener Normwerttabellen kann der Arzt die Leistungsfähigkeit des Betreffenden beurteilen.

14

Auch bei geriatrischen Patienten mit normaler oder leicht- bis mittelgradig beeinträchtigter linksventrikulärer Funktion lässt sich entsprechend der Ausgangsleistungsfähigkeit die Belastbarkeit durch wenige Wochen eines individuell angepassten Trainings deutlich erhöhen. Selbst Patienten mit erheblich beeinträchtigter linksventrikulärer Funktion können noch von niedrig dosierten Übungsprogrammen durch periphere Adaptation profitieren (Roskamm u. Samek 1987).

14.3.3 Kontraindikationen

Die wichtigste Kontraindikation für eine akute körperliche Belastung bei ansonsten organisch ausreichend belastbaren Personen ist das Vorliegen einer erhöhten Körpertemperatur oder von Fieber. Besonders gefährlich scheint die akute Tonsillitis in Verbindung mit schwerer körperlicher Belastung zu sein. Als Folge drohen Herzmuskelentzündungen und/oder Nierenentzündungen. Manche Todesfälle sind bei Nichtbeachtung dieser Kontraindikation beschrieben.

Auch bei vollem Magen sollte wegen der Zunahme der Splanchnikus- und Abnahme der Myokarddurchblutung keine akute oder länger dauernde Anstrengung unternommen werden. Eine sog. vagovasale Synkope könnte die Folge sein.

Eine erhöhte Gefährdung besteht bei ungewöhnlich hohen Umgebungstemperaturen und/oder einer erhöhten relativen Luftfeuchtigkeit. Hier sind Warnsymptome des Körpers besonders zu beachten.

Belastungen unter Höhenbedingungen stellen für eine organisch gesunde Person keine Gefährdung dar. Jedoch sollte man nach akutem Eintreffen in einer Höhe von mehr als 2500 m (mittels Bergbahn, Lift etc.) dem Körper zuvor mindestens 10 min Gelegenheit geben, sich an den verminderten O_2-Partialdruck in der Einatmungsluft zu gewöhnen.

> **Spezifische Trainingsprogramme, die auf die jeweils gewünschte motorische Hauptbeanspruchungsform zugeschnitten sind, können die Leistungsfähigkeit auch bei älteren Menschen verbessern. Die sinnvollste Vorgehensweise wäre, den alterungsbedingten Leistungseinbußen mit einem gezielten Training schon etwa ab dem 40. Lebensjahr entgegenzuwirken. Ziel sollte sein, wenigstens »20 Jahre lang 40 Jahre alt zu bleiben«.**

Nur ein Krafttraining ist in der Lage, alterungsbedingten Kraftverlusten und Zellmasseverlusten sowie z. B. der Osteoporose entgegenzuwirken, nicht jedoch ein Ausdauertraining. Andererseits kann nur ein Ausdauertraining die kardiopulmonale Leistungsfähigkeit vergrößern. Beide Trainingsformen sind daher für den alternden Menschen wichtig, zumal sie im psychischen Bereich antidepressiv wirken.

Die Medizin der Zukunft wird in Forschung, Lehre und Praxis primär darauf ausgerichtet sein, das Auftreten von Erkrankungen zu verhüten und dem Menschen zu helfen, dadurch gewissermaßen gesund alt zu werden. Die Erzielung praktischer Erfolge setzt auch ein Umdenken in der Bevölkerung voraus, nämlich weg vom Reparaturdenken und hin zum Bewusstwerden der Bedeutung persönlich gestalteter Aktivität zur Erhaltung von körperlicher und geistiger Gesundheit. Dies gilt besonders für die Vermeidung bzw. die verzögerte Manifestation des metabolischen Syndroms und des Typ-2-Diabetes. Einschlägige medizinische Forschungsergebnisse zur Prävention sowohl von Typ-2-Diabetes (Tuomilehto et al. 2001) als auch von vorzeitigen alterungsbedingten Leistungseinbußen sind bereits reif für die praktische Umsetzung. Eine entsprechende Einflussnahme auf den Lebensstil in den betroffenen Industriegesellschaften ist zu fordern.

14.4 Kernaussagen für die Praxis

Körperliche Aktivität sollte ein integraler Bestandteil jeder Diabetestherapie sein (► s. Kap. 15). Anderenfalls ist mit einer erheblichen Beeinträchtigung der Leistungsfähigkeit von Muskulatur und kardiopulmonalem System zu rechnen. Ursachen dafür sind u. a. eine Abnahme der aeroben Leistungsfähigkeit, des Mitochondrienvolumens und der Kapillarisierung der Skelettmuskulatur. Die Auswirkungen eines Bewegungsmangels auf Metabolismus (Abnahme der Insulinempfindlichkeit) und Gefäßsystem sind in gleicher Weise bei Gesunden und Diabetikern zu beachten. Sie sollten – soweit möglich – durch ein der klinischen Situation des Patienten angepasstes Ausdauer- und Krafttraining vermieden werden. Die Grundregeln einer physiologischen Trainingsgestaltung sind dabei zu beachten.

Literatur

Appell HJ (1984) Proliferation of motor end plates induced by increased muscular activity. Int J Sports Med 5: 125

Arentz T, De Meirleir K, Hollmann W (1986) Die Rolle der endogenen opioiden Peptide während Fahrradergometerarbeit. Dtsch Z Sportmed 37 (7): 210

Barry AJ, Steinmetz OR, Page HE, Rodahl K (1966) The effects of physical conditioning on older individuals. II. Motor performance and cognitive function. J Gerontol 21: 192

Buccola VA, Stone WJ (1975) Effects of jogging and cycling programs on physiological and personality variables in aged men. Res Quart 46: 134

Dufaux B, Liesen H, Rost R, Hollmann W (1979) Über den Einfluß eines Ausdauertrainings auf die Serum-Lipoproteine unter besonderer Berücksichtigung der a-Lipoproteine (HDL) bei jungen und älteren Personen. Dtsch Z Sportmed 30 (5): 123

Haug H (1984a) Macroscopic and microscopic morphometry of the human brain and cortex: asserby in the light of new results. Brain Pathol 1: 123

Haug H (1984b) Der Einfluss der säkularen Akzeleration auf das Hirngewicht des Menschen und dessen Änderung während der Alterung. Gegenbaurs Morphol Jahrb 130: 481

Haug H (1989) The aging human cerebral cortex: Morphometry of areal differences and their functional meaning. In: Platt D (ed) Gerontology. 4th Internat Symposium. Springer, Berlin Heidelberg

Heck H, Rost R, Hollmann W (1984) Normwerte des Blutdrucks bei der Fahrradergometrie. Dtsch Z Sportmed 7: 243

Herholz K, Buskies B, Pawlik G et al (1987) Regional cerebral blood flow (rCBF) in man at rest and during exercise. J Neurol 234: 9

Hollmann W (1963) Höchst- und Dauerleistungsfähigkeit des Sportlers. Barth, München

Hollmann W (1965) Prävention von Herz-Kreislauf-Krankheiten durch körperliches Training. Hippokrates, Stuttgart

Hollmann W, Barg B, Weyer G, Heck H (1970) Der Alterseinfluß auf spiroergometrische Meßgrößen im submaximalen Arbeitsbereich. Med Welt 28: 1280

Hollmann W, Hettinger T (2000) Sportmedizin – Grundlagen für Arbeit, Training und Präventivmedizin. Schattauer, Stuttgart

Hollmann W, Rost, R, Dufaux B, Liesen H (1983) Prävention und Rehabilitation von Herz- und Kreislaufkrankheiten durch körperliches Training. Hippokrates, Stuttgart

Lehmann M, Keul J, Huber G et al (1981) Alters- und belastungsbedingtes Verhalten der Plasmakatecholamine. Klin Wschr 59: 19

Liesen H, Hollmann W (1976) Leistungsverbesserung und Muskelstoffwechseladaptationen durch Ausdauertraining im Alter. Geriatr 6: 150

Liesen H, Dufaux B, Heck H et al (1979) Körperliche Belastung und Training im Alter. Dtsch Z Sportmed 30 (7): 218

Liesen H, Hollmann W (1981) Ausdauersport und Stoffwechsel – insbesondere beim älteren Menschen. Hofmann, Schorndorf

Mader A (1988) A transcription-translation activation feedback circuit as a function of protein degradation, with the quality of protein mass adaptation related to the average functional load. J Theor Biol 134: 135

Phlippen R, Heck H, Grünewald B (1970) EKG-Langzeituntersuchungen zur Frage der Herzbelastung beim Skiabfahrtslauf im Alter. Med Welt 21 (46): 1985

Roskamm H, Samek L (1987) Bewegungstherapie bei Patienten mit koronarer Herzkrankheit. In: Rost R, Webering S (Hrsg) Kardiologie und Sport. Deutscher Ärzte-Verlag, Köln

Rost R, Hollmann W (1978) Evaluation of work capacity in healthy older people and patients with coronary heart disease. In: Shephard RJ, Lavalle H (eds) Physical Fitness Assessment. CC Thomas, Springfield/Ill

Suominen H, Heikkinen E, Liesen H et al (1977) Effects of 8 weeks' endurance training on skeletal muscle metabolism in 56–70-year-old sedentary men. Eur J Appl Physiol 37: 173

Tuomilehto J, Lindstrom J, Eriksson JG et al; Finnish Diabetes Prevention Study Group (2001) Prevention of type 2 diabetes mellitus by changes in lifestyle among subjects with impaired glucose tolerance. N Engl J Med 344: 1343–1350

Turner RJ, Noh S (1988) Physical disability and depression. Longitudinal analysis. J Health Soc Behavior 29: 23

Körperliche Bewegung und Sport in der Behandlung des Diabetes mellitus

F. W. Kemmer

15.1 Bewegung und Sport in der Behandlung des Diabetes mellitus

Es ist schon lange bekannt, dass Bewegung die Stoffwechselsituation des Diabetikers sowohl verbessern als auch verschlechtern kann. Die Folge waren in der Zeit vor der Entdeckung des Insulin äußerst widersprüchliche Empfehlungen bezüglich des Nutzens körperlicher Aktivität für die Therapie des Diabetes. Nach Etablierung von Insulin in der Diabetestherapie galt körperliche Aktivität lange als eine Säule der Behandlung. In diesem Sinne haben viele Ärzte und Patienten versucht, körperliche Bewegung oder sogar Sport zur Diabetesbehandlung zu nutzen. Leider war ihr Erfolg meist begrenzt, weil ihnen wesentliche Kenntnisse über die Physiologie und Pathophysiologie der Glukoseregulation fehlten (Kemmer 1997) sowie Alterungsprozesse und Motivation der Patienten zu wenig beachtet wurden (▶ s. Kap. 14).

Körperliche Bewegung hat für viele Menschen als Element ihrer Lebensqualität einen hohen Stellenwert. Sie nutzen das breite Spektrum verschiedenster Sportarten vorrangig, um ihre körperliche und geistige Leistungsfähigkeit zu steigern, zu erhalten und soziale Kontakte zu pflegen. Im Vergleich dazu hat der Gesundheitsaspekt, d. h. Sport speziell für die Behandlung und Vermeidung bestimmter Krankheiten wie Diabetes mellitus zu nutzen, für die Mehrzahl der Menschen nachrangige Bedeutung. Jeder Arzt, der die Möglichkeiten körperlicher Bewegung für die Behandlung seiner Patienten mit Diabetes mellitus erfolgreich einsetzen will, muss sich diesen Aspekt zu Eigen machen und sich mit den Prozessen der Glukoseregulation auskennen.

15

Aus den heutigen Erkenntnissen ergibt sich ein differenzierter Stellenwert von Sport und körperlicher Bewegung in der Prävention und Behandlung des Diabetes:

- Zwischen Typ-1- und Typ 2-Diabetes bestehen fundamentale Unterschiede hinsichtlich des Einflusses von körperlicher Aktivität auf den Stoffwechsel.
- Für Typ-1-Diabetiker ist Sport ebenso wie die Kohlenhydratzufuhr ein Störfaktor für den Glukosestoffwechsel, der bestimmte Anpassungen der Insulindosis und/oder der Kohlenhydratzufuhr erforderlich macht, um Stoffwechselentgleisungen zu vermeiden.
- Ein aktiver Lebensstil kann von Nutzen für die Behandlung von Menschen mit gestörter Glukosetoleranz oder Typ-2-Diabetes sein und die Inzidenz der Diabetesmanifestation bei Personen mit hohem Risiko für Typ-2-Diabetes verringern.
- Bewegungsprogramme dürfen Menschen im Alter über 50 Jahre nicht überfordern; alterungsbedingte Leistungsverminderungen sind nur partiell reversibel.
- Die Motivation und Fähigkeit der Patienten zu körperlicher Bewegung müssen in die Behandlung zwingend einbezogen werden.

15.2 Bewegung bei Typ-1-Diabetikern

Jede körperliche Arbeit erhöht den aeroben Stoffwechsel und ist mit einer starken Steigerung des Glukoseverbrauchs durch die arbeitende Muskulatur verbunden (s. Kap. 14). Etwa 75–90% dieses Mehrverbrauchs entstammen der Blutglukose. Dieses Reservoir wäre in kurzer Zeit erschöpft, wenn nicht im gleichen Verhältnis zum Verbrauch Glukose aus der Nahrung, der hepatischen Glukoneogenese und der Glykogenolyse in die Blutbahn gelangte. Die entscheidende Rolle für die bedarfsgerechte Steuerung der Glukosefreisetzung aus der Leber spielen zum einen die Bereitstellung von Muskelabbauprodukten, zum anderen das Insulin, dessen Sekretion unter physiologischen Bedingungen bei körperlicher Aktivität supprimiert wird, während die Glukagonausschüttung ansteigt. Der Abfall der Serumkonzentration von Insulin ermöglicht eine Steigerung der Glukosefreisetzung aus der Leber, die dem Verbrauch der Muskulatur entspricht. Modulierend wirken andere glukoregulatorische Hormone und weitere Faktoren (Kemmer 1997).

Beim Typ-1-Diabetiker fehlt die endogene Sekretion von Insulin, das in diesem Fall durch subkutane Injektion substituiert wird. Dies bedingt vorgegebene relativ hohe Insulinkonzentrationen im Serum, die bei körperlicher Aktivität eine physiologische Anpassung der Glukosefreisetzung aus der Leber unmöglich machen. Als Folge davon kann es zum Abfall der Blutglukosekonzentration und zum Auftreten von Hypoglykämien kommen. Andererseits kann unter bestimmten Bedingungen auch ein Insulinmangel entstehen, der in Kombination mit Sport die

Blutglukosekonzentration ansteigen lässt und schließlich eine Ketoazidose verursachen kann. Aufgrund dieser Mechanismen sind Sport oder andere körperliche Aktivitäten ähnlich wie die Kohlenhydratzufuhr ein Störfaktor für den Glukosestoffwechsel, der das Risiko von Hypoglykämien oder Ketoazidosen erhöht.

> Die Vermeidung sportinduzierter Stoffwechselentgleisungen ist ein wichtiges Ziel in der Betreuung von Diabetikern, die mit Insulin behandelt werden.

15.2.1 Vermeidung sportinduzierter Stoffwechselentgleisungen

Liegen eine Blutglukosekonzentration über 300 mg/dl und im Urin ein dreifach positives Azeton vor, besteht mit Sicherheit ein Insulinmangel. In dieser Situation verschlechtert körperliche Aktivität die Stoffwechsellage und kann sogar eine beträchtliche **Ketoazidose** induzieren. Das fehlende Insulin muss daher zuerst ersetzt werden, bevor man körperlich aktiv wird. Ziel ist eine Blutglukose unter 250 mg/dl und acetonfreier Urin.

> Zur Vermeidung von Ketoazidosen sollte man bei Blutglukosewerten >300 mg/dl und dreifach positivem Harnaceton
> - **zuerst mit Insulin die Stoffwechsellage verbessern,**
> - **Sport erst bei einem Blutglukosewert <250 mg/dl und negativem Harnaceton beginnen.**

Eine sportinduzierte **Hypoglykämie** lässt sich am besten durch die Reduktion der Insulindosis vor Beginn einer größeren körperlichen Aktivität vermeiden. Diese Methode lässt sich allerdings nur einsetzen, wenn die Muskelarbeit geplant wird und in zeitlichem Zusammenhang mit einer der üblichen Insulininjektionen steht. Häufig fällt die Entscheidung zu vermehrter Bewegung jedoch spontan. In dieser Situation ist die Imitation der physiologischen Insulinsekretion nicht möglich; Hypoglykämien können dann nur durch zusätzliche Kohlenhydrate verhindert werden. Man muss zudem darauf achten, dass die Insulinabsorption zusätzlich beschleunigt und so die unphysiologische Situation hoher Insulinspiegel bei Sport potenziert sein kann. Dies gilt für intramuskuläre Injektionen (Frid et al. 1990) oder die subkutane Injektion von Normalinsulin in den Oberschenkel unmittelbar vor einem Waldlauf oder einer Radtour. Wenn die körperliche Aktivität eine halbe Stunde oder mehr nach der Injektion beginnt, wird dieser Effekt bedeutungslos (Kemmer et al. 1979). Die Vermeidung bewegungsinduzierter Hypo- und Hyperglykämien müssen Diabetiker selbst lernen (Kemmer 1999). Das Thema Sport und Diabetes muss deshalb Bestandteil jeder strukturierten Diabetikerschulung sein.

> Bewegungsinduzierte Hypoglykämien können vermieden werden durch
> - **Imitation der physiologischen Insulinsekretion durch Reduktion der Insulindosis,**
> - **Zufuhr zusätzlicher Kohlenhydrate,**
> - **Vermittlung der praktischen Anwendung dieser Maßnahmen während einer strukturierten Diabetesschulung.**

Wie viel zusätzliche Kohlenhydrate? Wie viel weniger Insulin?

Die erforderliche Reduktion der Insulindosis bzw. die Menge zusätzlicher Kohlenhydrate vor körperlicher Aktivität hängt von verschiedenen Faktoren ab. Dazu gehören Dauer und Intensität der Betätigung, Trainingszustand des Diabetikers, aktuelle Blutglukosekonzentration, Tageszeit der Aktivität und zeitlicher Zusammenhang zu den Mahlzeiten.

Ein Hundertmeterlauf oder ähnliche kurze Aktivitäten beeinflussen die Blutglukose kaum, während jede längerfristige Betätigung über 30 min Dauer zu berücksichtigen ist. Ein Marathonlauf wirkt sich bei gleicher Zeitdauer wesentlich stärker aus als gemütliches Radfahren. Ein gut trainierter Diabetiker hat eine größere Insulinsensitivität als ein untrainierter. Normoglykämie zu Beginn der Aktivität erfordert eine stärkere Reduktion der Insulindosis oder mehr zusätzliche Kohlenhydrate als ein Ausgangswert von 250 mg/dl. Daher sind Blutglukoseselbstkontrollen vor und während einer sportlichen Betätigung unerlässlich. Beginnt die Aktivität bald nach dem Frühstück, sind ganz andere Maßnahmen erforderlich als bei Beginn am späten Vormittag. Sport am Abend oder am späten Nachmittag erhöht das Risiko nächtlicher Hypoglykämien.

15.2.2 Praxis der Anpassung von Insulindosis und Kohlenhydratzufuhr beim Sport

Bei Schulsport oder anderen Aktivitäten am späten Vormittag ist eine Reduktion der Insulindosis nicht sinnvoll, weil dann morgens zu hohe Blutglukosewerte auftreten. Bei Ballspielen sind Dauer und Intensität der Belastung oft schwer abschätzbar. Spontaner Entschluss zu Sport erlaubt keine Dosisreduktion bereits injizierten Insulins. In solchen und ähnlichen Situationen sind zusätzliche Kohlenhydrate (Obst, Fruchtsäfte, Cola und Brot) die beste Möglichkeit zur Vermeidung von Hypoglykämien. Die Aufnahme erfolgt in kleinen Mengen, z. B. je 2 BE vor, während und nach dem Sport. Die Gesamtmenge kann sich je nach Dauer und Intensität der Belastung auf 2–8 BE summieren und in Extremfällen so-

Kasuistik I

Ganztägiger Sport. Frank M. ist mit seiner Familie im Urlaub. Am Dienstag möchte er eine ganztägige Radtour machen, die von 9.00 bis 16.00 Uhr dauern soll. Er misst wie üblich seinen Blutzucker vor dem Frühstück. Der liegt im Normbereich. Er entscheidet sich zum Frühstück gegen 8.00 Uhr anstatt 10 E NPH-Insulin und 12 E Normalinsulin nur 5 E bzw. 4 E zu injizieren. Gegen 9.00 Uhr geht die Fahrt los. Um 10.30 Uhr macht er eine Kontrolle und ist mit dem Wert sehr zufrieden. Er isst sein 2. Frühstück und weiter geht die Fahrt. Auch mittags liegt der Blutzucker im gewünschten Bereich. Das Mittagessen wird in einem Gasthof eingenommen. Frank M. spritzt anstatt 5 E nur 2 E Normalinsulin. Um 13.30 Uhr geht es weiter und um 16.°° sind alle wieder am Ausgangspunkt zurück. Die Blutzuckerkontrolle ergibt 90 mg/dl. Damit ist Frank S. sehr zufrieden. Besser hätte es nicht laufen können. Er hat gelernt, dass bei einer solchen Dauerbelastung die Glykogendepots in den Beinmuskeln stark verbraucht sind und in den Stunden nach der Radtour wieder aufgefüllt werden. Deshalb ist am Abend und in der Nacht der Einstrom von Glukose in die Muskulatur erhöht und es besteht das Risiko nächtlicher Hypoglykämien. Zur Senkung des Risikos reduziert er auch die Insulindosis am Abend um je 2 E Normal- und Verzögerungsinsulin und kontrolliert den Blutzucker nochmals vor dem Schlafengehen.

	Insulin (E) (☐ Normalinsulin, ■ Verzögerungsinsulin)					Blutzucker (mg/dl)				Bemerkungen, z. B. Sport, Hypoglykämie, Ereignisse
Dat.	Früh		Mittag	Abend	Spät	Früh	Mittag	Abend	spät	
Mo	12	10	5	8	10	130	110	150		
Di	4	5	2	6	8	110	130	110	130	9.00-16.00 Radtour, 10.30 BZ 110, 16.°° BZ 90 mg/dl
	-8	-5!	-3	-2	-2!					

Kommentar zur Kasuistik I

So problemlos wie bei Frank M. klappt die Dosisanpassung natürlich nicht immer. Bei dieser Dosisreduktion am Morgen hätte der Blutglukosewert um 10.30 Uhr auch bei 190 mg/dl und mittags bei 170 mg/dl liegen können. Wahrscheinliche Ursache dafür wäre eine zu starke Reduktion des Normalinsulins und des Verzögerungsinsulins. In diesem Fall wäre daher die Reduktion auf 6 E Normalinsulin und 6 E Verzögerungsinsulin vor dem Frühstück besser gewesen. Zur akuten Korrektur der hohen Blutglukosewerte sollte der Patient daher auf das 2. Frühstück verzichten und mittags 2 E für das Mittagessen und 2 E zur Korrektur spritzen.

Kasuistik II

Sport am Nachmittag. Philipp B. geht mittwochs zwischen 17.00 und 19.00 regelmäßig zum Basketballtraining. Er verausgabt sich dabei sehr stark. Das Abendessen nimmt er dann immer gegen 20.00 Uhr ein. Um 17.00 Uhr misst er an einem Mittwoch im Januar 130 mg/dl. Er findet das so in Ordnung und zieht sein Training durch. Die Kontrollen um 18.00 und 19.00 geben keinen Anlass zur Sorge. Um 20.00 Uhr spritzt er 3 E Normalinsulin und isst sein Abendbrot. Vor dem Schlafengehen misst er noch mal, isst eine Zusatz-BE und reduziert das Verzögerungsinsulin um 40%. Er schläft sich gut aus und hat am nächsten Morgen einen BZ von 140 mg/dl.

	Insulin (E) Normalinsulin Verzögerungsinsulin					Blutzucker (mg/dl)				Bemerkungen, z. B. Sport, Hypoglykämie, Ereignisse
Dat.	Früh (Normalinsulin)	Früh (Verzögerungsinsulin)	Mittag	Abend	Spät	Früh	Mittag	Abend	spät	
Di	12	10	5	8	10	130	100	140		
Mi	12	10	5	3	6	120	110	120	100	$17.^{00}$ - $19.^{00}$ Training, $17.^{00}$ BZ 130, $18.^{00}$ BZ 140, $18.^{00}$ BZ 110
				-5	-4					

Kasuistik III

Sport am Abend. Ilse P. geht donnerstags von 19.00 bis 20.00 Uhr zum Volleyballtraining. Vor Beginn des Trainings hat sie oft schon einen leicht erhöhten Blutzucker. Sie hat außerdem beobachtet, dass der BZ während des Trainings meist weiter ansteigt. Ihr Arzt hat ihr erklärt, dass sie zu dieser Zeit einen Insulinmangel haben kann, weil von dem Mittagsinsulin nichts und von dem früh injizierten Verzögerungsinsulin kaum noch etwas in der Zirkulation vorhanden ist. Bei diesem Insulinmangel führt die Bewegung zum Blutzuckeranstieg. Deshalb hat sie sich nach ausführlicher Beratung mit ihrem Arzt entschlossen, zu Beginn des Trainings etwas Normalinsulin zu spritzen und eine BE zu essen. An einem Donnerstag im Mai misst sie um 19.00 180 mg/dl. Sie spritzt 2 E Normalinsulin und isst einen Apfel. Sie kontrolliert um 20.30 Uhr und findet 130 mg/dl. Damit ist sie sehr zufrieden und spritzt zum Abendessen um 21.00 Uhr 4 E Normalinsulin. Vor dem Schlafengehen ergibt die Kontrolle 120 mg/dl und sie spritzt nur 6 E Verzögerungsinsulin, um das Risiko für eine nächtliche Hypoglykämie zu senken.

	Insulin (E) Normalinsulin Verzögerungsinsulin					Blutzucker (mg/dl)				Bemerkungen, z. B. Sport, Hypoglykämie, Ereignisse
Dat.	Früh (Normalinsulin)	Früh (Verzögerungsinsulin)	Mittag	Abend	Spät	Früh	Mittag	Abend	spät	
Mi	12	10	5	8	10	130	100	150		
Do	12	10	5	$21.^{00}$ 4 E	6	120	100	$20.^{30}$ 130	120	$17.^{00}$ BZ 120, $19.^{00}$ 180; 1 BE + 2E Insulin $18.^{00}$ – $20.^{00}$ Training
				-4	-4					

Kommentar zu den Kasuistiken II und III

Diese Beispiele können nur modellhaft die erforderliche Reduktion der Insulindosis verdeutlichen. Abweichend davon gibt es eine Vielzahl von Variationen, die Arzt und Patient mit Hilfe von Blutglukosekontrollen und individuellen Verhaltensweisen ermitteln müssen. Tabellen, in denen jeder Diabetiker die Reduktion seiner Insulindosis oder die Menge der zusätzlichen Kohlenhydrate ablesen oder berechnen kann, existieren nicht und sind auch kaum zu ermitteln.

gar darüber hinausgehen. Kein Sportler wird alle notwendigen Zusatz-BE vor Beginn der Aktivität essen, da dies eine sportliche Leistung nahezu unmöglich macht. Zusätzliche Kohlenhydrate können auch mit einer Reduktion der Insulindosis kombiniert werden, was jedoch einige Erfahrung erfordert. Wichtig ist, dass immer Traubenzucker greifbar in der Sportkleidung vorhanden ist.

Sport am Nachmittag und Abend

Sport ist eine Freizeitaktivität und wird daher meist am Abend oder späten Nachmittag betrieben. Damit ist ein erhöhtes Risiko nächtlicher Hypoglykämien verbunden, weil nach Beendigung von Ausdauersport die muskeleigenen Glykogendepots wieder aufgefüllt werden müssen. Dieser Prozess führt tagsüber bei wiederholter Nahrungsaufnahme nicht zu besonderen Problemen. Nachts ist jedoch die Leber der Hauptlieferant für die Blutglukose und zu hohe Insulinspiegel im Blut würden diese Quelle blockieren. Daher muss abends nach einem längeren Training, Tennismatch oder ähnlichem die Insulindosis zum Abendessen reduziert werden. Unter der Voraussetzung einer Normoglykämie sollte das Normalinsulin um 40–60% und das Verzögerungsinsulin um 40–50% reduziert werden. Liegen höhere Blutglukosewerte vor, kann die Dosisreduktion geringer ausfallen. Die Blutglukosekontrolle vor dem Schlafengehen ist in dieser Situation absolute Pflicht, um ggf. als ergänzende Maßnahme noch Kohlenhydrate zuführen zu können.

15.2.3 Verwendung von Insulinpumpen und Insulinanaloga

Für Patienten, die **Insulinpumpen** zur Insulinapplikation nutzen, gelten für die Dosisanpassung prinzipiell die gleichen Regeln. Wer langfristige Belastungen wie Hausputz, Wohnungsrenovierung, Tageswanderung oder ähnliches plant, sollte die Basalrate 2 h vor Arbeitsbeginn halbieren und sie nach Abschluss noch über 10–14 h halbiert lassen. Der Insulinbolus sollte in dieser Situation ebenfalls halbiert werden. Alternativ kann auch die Kohlenhydratzufuhr verdoppelt werden. Dauert die Belastung nur 1–2 h, reicht es, den Bolus zu halbieren oder die Kohlenhydratmenge zu verdoppeln. Wenn die Insulinpumpe beim Sport stört, kann sie zeitweise abgelegt werden. Dann muss die Insulinapplikation jedoch mit traditioneller Technik erfolgen.

Kurz wirkende **Insulinanaloga** senken die Blutglukose besonders stark, wenn die körperliche Belastung innerhalb der ersten 2 h nach Injektion erfolgt. Sie müssen deshalb reduziert werden, wenn der Sport erst 1–2 h nach der Injektion beginnt. Bei größerem Zeitintervall zwischen Injektion und Bewegung ist keine Dosisanpassung mehr erforderlich. Es kann lediglich eine Zusatz-BE notwendig werden, wenn Blutglukosekontrollen dann noch eine Hypoglykämieneigung zeigen. Die Regeln für die Anpassung von NPH-Insulin gelten unverändert auch bei Verwendung von kurz wirkenden Insulinanaloga. Bei Verwendung lang wirkender Insulinanaloga ist deren Dosisreduktion höchstens bei ganztägigen Aktivitäten sinnvoll. Ansonsten muss mit zusätzlichen Kohlenhydraten dem Hypoglykämierisiko begegnet werden.

Die genannten Empfehlungen sind nur grundsätzliche Verhaltensrichtlinien für jeden Diabetiker unter Insulintherapie (■ Übersicht 15.1), mit deren Hilfe er seine persönliche Reaktion auf körperliche Aktivität unter wechselnden Bedingungen herausfinden kann. Häufige Blutglukosemessungen im Zusammenhang mit Sport und ständige fachkundige, auf seine individuelle Situation bezogene Beratung durch einen Diabetologen sind erforderlich, um die nötige Erfahrung und Sicherheit im Umgang mit Bewegung zu gewinnen (Thurm u. Gehr 2001). Unter diesen Voraussetzungen gibt es kaum eine Sportart, die ein Typ-1-Diabetiker nicht ausüben kann, wenn man von gefährlichen Sportarten wie Motorrennsport, Alpinismus, Tiefseetauchen oder ähnlichem absieht, die auch für jeden Nichtdiabetiker ein Risiko beinhalten. Eine für Typ-1-Diabetiker besonders geeignete Sportart, wie vielfach noch angenommen wird, gibt es nicht.

Übersicht 15.1
Wichtige Regeln für Typ-1-Diabetiker bei Sport und anderen körperlichen Aktivitäten

- Jeder muss seine Blutzuckerreaktion auf körperliche Belastung selbst herausfinden
- Bei Bewegung und Sport häufiger Blutzuckerselbstkontrollen durchführen
- Vor mehrstündigem Sport Insulindosis stark reduzieren
- Zusatz-BE essen, wenn keine Anpassung der Insulindosis möglich oder sinnvoll ist
- Bei Sport von kurzer Dauer und geringer Intensität nur zusätzliche Kohlenhydrate zuführen
- Geeignet sind hierfür Obst, Fruchtsäfte, Cola und Brot in kleinen Mengen
- Immer Traubenzucker in der Sportkleidung mitnehmen
- Sportkameraden, Freunde, Trainer, Lehrer über das Hypoglykämierisiko und die nötigen Gegenmaßnahmen informieren
- Bei Insulinmangel keinen Sport betreiben, sondern zuerst den Insulinmangel beheben

15.3 Bewegung bei Menschen mit gestörter Glukosetoleranz oder Typ-2-Diabetes

Typ-2-Diabetes ist eine komplexe Erkrankung, die mit erhöhter kardiovaskulärer Mortalität und meist mit Hypertonie, Hyperlipoproteinämie und Übergewicht assoziiert ist. In der Pathogenese des Typ-2-Diabetes gilt die verminderte Insulinsensitivität verbunden mit einer beeinträchtigten Sekretionskapazität des Insulins als grundlegender Defekt. Jede Kausalbehandlung muss daher auf die Steigerung der Insulinsensitvität abzielen.

In zahlreichen Tierexperimenten und klinischen Studien (Kemmer et al. 1997) wurde nachgewiesen, dass regelmäßige Bewegung, z. B. Ausdauertraining die Insulinsensitivität bei gestörter Glukosetoleranz und Diabetes mellitus steigern kann und zwar vor allem in der Muskulatur, im Fettgewebe dagegen nur unwesentlich. An diesem Anstieg der Insulinsensitivität in der Muskulatur sind mehrere Faktoren beteiligt wie die stärkere Insulinbindung an seine Rezeptoren in den Muskelzellen, die Zunahme der muskulären Insulinrezeptoren, die gesteigerte Aktivität zytoplasmatischer und mitochondrialer Enzyme sowie die Zunahme der Kapillardichte. Eine zentrale Rolle kommt dem GLUT-4-Transporter bei der Stimulation der Glukoseaufnahme in die Muskelzelle zu (Goodyear u. Kahn 1998). Einerseits führt jede akute Muskelaktivität auch unabhängig von Insulin durch Stimulation der Translokation von GLUT-4 in die Zellmembran zur Steigerung der Glukoseaufnahme, andererseits erhöht Ausdauertraining die Expression des GLUT-4-Gens, was zu einer gesteigerten Effektivität von Insulin bei der Stimulation der Glukoseaufnahme im Muskel führt.

15.3.1 Auswirkungen von Ausdauertraining

Ausdauertraining steigert bei untrainierten Menschen nach 12 Wochen die kardiopulmonale Leistungsfähigkeit gemessen an der maximalen Sauerstoffaufnahme. Außerdem lassen sich eine Senkung der Laktatproduktion, eine Steigerung von Enzymaktivitäten und eine Vergrößerung der Kapillaroberfläche erreichen. In einer Reihe klinischer Studien (Bogardus et al. 1984; Krotkiewski et al. 1985; Schneider et al. 1984; Wing et al. 1988) bei Menschen im Alter von 40–60 Jahren mit gestörter Glukosetoleranz oder Typ-2-Diabetes wurde nachgewiesen, dass Ausdauertraining zur Senkung der Nüchternblutglukose und des HbA1c führt. Letzteres dokumentiert zwar eine grundsätzliche Verbesserung der Stoffwechselkontrolle, jedoch ist es nicht gelungen, auch eine Verbesserung der Glukosetoleranz in diesen Untersuchungen nachzuweisen. Eine neuere Untersuchung zeigte, dass ein intensives körperliches Trainingsprogramm eine deutliche Verbesserung der Insulinsensitivität induziert (McAuley et al. 2002). Wird allerdings ein erfolgreiches Ausdauertraining beendet, sind alle positiven metabolischen Effekte bereits nach 2–3 Wochen nicht mehr nachweisbar.

Die Kenntnis der molekularbiologischen Mechanismen bei der Regulierung des Glukosetransports in die Muskelzelle und die bisherigen klinischen Beobachtungen führen zu der Schlussfolgerung, dass ein positiver metabolischer Effekt des Ausdauertrainings nicht durch die Besserung des Trainingszustands, sondern nur durch die ständige Wiederholung der Muskeltätigkeit erreicht wird. Folglich kann nur ein lebenslang aktiver Lebensstil dauerhaft zur Besserung der Insulinsensitivität, der Stoffwechseleinstellung, des Blutdrucks und des Lipidstoffwechsels beitragen. Leider fehlen noch Langzeituntersuchungen, die die Richtigkeit dieser Hypothese beweisen.

> Ausdauertraining kann alterungsbedingten Verlusten der kardiopulmonalen und metabolischen Leistungsfähigkeit älterer Menschen mit und ohne Diabetes entgegenwirken. Stoffwechseleffekte von Sportprogrammen für Diabetiker sind auf die Zeit ihrer Dauer begrenzt. Nur die Umstellung auf einen lebenslang aktiven Lebensstil ist von dauerhaftem Nutzen für die Behandlung des Typ-2-Diabetikers.

15.3.2 Bewegung und Mortalität bei Typ-2-Diabetes

Die Verbesserung des Glukosestoffwechsels, der Insulinsensitivität und der kardiovaskulären Risikofaktoren durch Ausdauertraining ist nur ein Nahziel der Diabetesbehandlung. Wichtiger ist die langfristige Senkung der Exzessmortalität von Menschen mit Typ-2-Diabetes. Eine 12-jährige Intervention mit aktivem Lebensstil, die bei 48-jährigen Männern mit gestörter Glukosetoleranz begonnen wurde, führte zu einer Reduktion der kardiovaskulären Mortalität und zur Vermeidung der Exzessmortalität dieser Patienten (Eriksson u. Lindgärde 1998). Damit gibt es Hinweise für den Nutzen lebenslanger körperlicher Aktivität in der Behandlung von Menschen mit gestörter Glukosetoleranz. Bei Menschen mit manifestem Typ-2-Diabetes fehlen derartige Befunde bislang.

15.3.3 Prävention des Typ-2-Diabetes

Der Nutzen eines therapeutischen Einsatzes körperlicher Aktivität ist für die Prävention des Typ-2-Diabetes dokumentiert. Drei große epidemiologische Studien an ehemaligen Studenten (Helmrich et al. 1991), Ärzten und Krankenschwestern (Manson et al. 1991, 1992) zeigten, dass langjährig gesteigerte körperliche Aktivität das Manifestationsrisiko für Typ-2-Diabetes in bestimmten Risikogruppen senkt. Dazu gehören Personen mit Übergewicht und positiver Familienanamnese für Typ-2-Diabetes und Hypertonie. Inzwischen konnten diese Beobachtungen auch in zwei prospektiven Langzeitinterventionen bei Personen mit gestörter Glukosetoleranz bestätigt werden (Knowler et al. 2002; Tuomilehto et al. 2001). Bei im Mittel 50- bis 55-jährigen, übergewichtigen Männern und Frauen führte eine Änderung des Lebensstils mit mehr Bewegung und Umstellung der Ernährung zur Senkung des Manifestationsrisikos für Typ-2-Diabetes. Auch bei normgewichtigen, im Mittel 45-jährigen Männern und Frauen mit gestörter Glukosetoleranz ließ sich mit einer Ernährungsumstellung und Steigerung der Alltagsaktivität die Inzidenz der Diabetesmanifestation von 66% auf 44% senken (Pan et al. 1997).

15.3.4 Wege zu einem aktivem Lebensstil und ihre Hindernisse

Ein grundlegendes Problem der Therapie besteht darin, dass die Mehrzahl der Typ-2-Diabetiker älter als 60 Jahre ist und wegen Morbidität, Risikofaktoren wie koronarer Herzkrankheit und Hypertonie sowie Immobilität und fehlender Motivation nicht an Standard-Trainingsprogrammen teilnehmen kann.

Besonders deutlich wurde dieser Problemkomplex in einer schwedischen Untersuchung (Skarfors et al. 1987); In einer unselektionierten Population 60- bis 65-jähriger Männer fanden sich 48 Diabetiker, von denen nur 9 geeignet waren, überhaupt an einem Trainingsprogramm teilzunehmen. 8 begannen schließlich das Training; nur 2 davon nahmen über die geplante Zeit von 2 Jahren teil. Die übrigen 6 schieden aus Krankheitsgründen und wegen fehlender Motivation vorher aus. Eine Arbeitsgruppe aus den USA (Schneider et al. 1992), die versuchte, mit einem

Programm zur Änderung der Lebensgewohnheiten Typ-2-Diabetiker zur Teilnahme an Sportprogrammen zu motivieren, konnte zeigen, dass nach anfänglich hoher Beteiligung die Motivation bereits nach 3 Monaten dramatisch nachließ und bereits nach einem halben Jahr nur noch 20% der Patienten an den regelmäßigen Trainingsstunden teilnahmen. Wesentliche beeinträchtigende Faktoren bei Patienten waren eine symptomarme koronare Herzkrankheit, Claudicatio intermittens, periphere Neuropathie, Hypertonie und Hintergrundretinopathie.

Bewegungsprogramme sind aber nicht grundsätzlich zum Scheitern verurteilt. Um bei älteren Menschen Erfolg zu haben, müssen sie jedoch deren körperliche Fähigkeiten, den altersbedingten Leistungsabbau und krankheitsbedingte Beeinträchtigungen, ihre Interessen und sozialen Bindungen sowie vor allem ihre Lebensgewohnheiten berücksichtigen. Bewegungsprogramme, die diese Menschen körperlich und psychisch überfordern, sind medizinisch nutzlos. Sie können sogar schädlich sein, wenn sie organische Schäden auslösen sowie Minderwertigkeits- oder Schuldgefühle wecken oder verstärken. Bewegungsprogramme sollten primär dazu genutzt werden, Freude an Bewegung zu entwickeln und den Einstieg in einen aktiven Lebensstil zu ermöglichen. Sie könnten z. B. als Keimzelle für Freundeskreise dienen, die Aktivitäten wie Wandern, Radfahren, Schwimmen oder Gymnastik pflegen. Bewegungsprogramme für Diabetiker können auch in Koronarsportgruppen integriert werden.

Ein anderer Weg zu aktivem Lebensstil ist die Intensivierung von Alltagsaktivitäten und deren Integration in das tägliche Leben. Wenn diese ebenso zur Selbstverständlichkeit geworden sind wie Mahlzeiten, Körperpflege und Arbeit, ist das Ziel erreicht. Besonders geeignet sind z. B. Treppensteigen statt die Rolltreppe oder den Aufzug zu benutzen, einen aktiven Hund anschaffen und regelmäßig ausführen oder mit dem Rad zum Einkaufen oder zur Arbeit fahren. Auch dabei ist es wichtig, körperliche Fähigkeiten, Interessen und Lebensgewohnheiten zu berücksichtigen.

Ein aktiver Lebensstil hat dauerhaft positive Auswirkungen auf Glukosestoffwechsel, Lipidwerte, Blutdruck, Körpergewicht und Mortalität. Er senkt das Manifestationsrisiko für Typ-2-Diabetes in bestimmten Risikogruppen.

Wichtigstes Ziel von Bewegungsprogrammen ist der Einstieg in einen aktiven Lebensstil. Dieser muss die körperliche Fähigkeiten, den altersbedingten Leistungsabbau, Lebensgewohnheiten, Interessen und soziale Bindungen der Menschen berücksichtigen, um erfolgreich zu sein. Alternativ können übliche Alltagsaktivitäten intensiviert und in das tägliche Leben integriert werden.

15.3.5 Praktische Aspekte für die Durchführung von Bewegungsprogrammen

Bewegungsprogramme für Diabetiker zielen primär auf eine Steigerung der aeroben Ausdauer, die aus Sicht von Stoffwechsel, Herz und Kreislauf das gesundheitlich wertvollste Element darstellt. Optimale Ausdauersportarten sind solche, die dynamische Beanspruchungen möglichst großer Muskelgruppen gegen einen möglichst geringen Widerstand in rhythmisch gleichbleibender Form erlauben wie z. B. schnelles Gehen, Bergwandern, langsamer Dauerlauf, Skiwandern, Schwimmen oder Radfahren. Ballspiele sind besser geeignet, wenn man daneben auch alterungsbedingten Verlusten an Geschicklichkeit, Schnellkraft, Reaktionsvermögen, Koordination und Gelenkigkeit entgegen wirken will.

Zur Beurteilung der Belastung wird als indirektes Maß die Herzfrequenz benutzt, da eine gesicherte Beziehung zwischen Herzfrequenz und O_2-Aufnahme besteht. Die initiale Belastungsintensität sollte niedrig sein und nach 5–10 min die gewünschte Pulsfrequenz erreichen. Dabei empfiehlt sich, die Herzfrequenz nach der Faustregel »180/min minus Lebensalter in Jahren = Pulsfrequenz im Training« nicht zu überschreiten. Die Mindestbelastungsdauer für ein Herz-Kreislauf-Training liegt bei 10 min. Die Belastungsdauer und -intensität muss über Wochen langsam gesteigert werden. Zur Erzielung der oben genannten Stoffwechseleffekte wird eine Belastungsdauer von 30–60 min bei 3- bis 4-mal wöchentlichem Training benötigt.

Bei Ausdauertraining soll man eine Pulsfrequenz von 180/min minus Lebensalter nicht überschreiten und die Belastungsdauer langsam steigern Stoffwechseleffekte werden bei 3-mal wöchentlichen Belastungsepisoden von 30–60 min nach ca.

2–3 Monaten erreicht.
Unter Therapie mit β-Blockern ist die Pulsfrequenzregel unbrauchbar! In diesem Fall kann nur individuell und nach Befinden entschieden werden.

Auch geriatrische Patienten mit normaler oder leicht- bis mittelgradiger Beeinträchtigung der linksventrikulären Funktion sind entsprechend der Ausgangsleistungsfähigkeit durch Training belastbar. Diese Belastbarkeit konnte binnen weniger Wochen bei individuell angepasstem Training deutlich verbessert werden. Selbst Patienten mit schwer beeinträchtigter linksventrikulärer Funktion können von niedrig dosierten Übungsprogrammen durch periphere Adaptation profitieren.

15.3.6 Vermeidung von Komplikationen

Zur Vermeidung kardiovaskulärer Zwischenfälle ist nach jahrelangem Bewegungsmangel vor Aufnahme körperlicher Aktivität eine ausführliche ärztliche Untersuchung zur Einschätzung der Belastbarkeit und möglicher Risiken erforderlich. Gerade Typ-2-Diabetiker haben im Vergleich zu gleichaltrigen gesunden Menschen ein erhöhtes kardiovaskuläres Risiko. Innerhalb der ersten Stunde nach anstrengender Muskeltätigkeit besteht ein deutlich erhöhtes Risiko für einen Myokardinfarkt (Mittleman et al. 1993; Willich et al. 1993). Dieses Risiko liegt umso höher, je geringer die kardiopulmonale Leistungsfähigkeit ist. Zur Einschätzung des kardiovaskulären Risikos gehören eine differenzierte Anamneseerhebung, eine ausführliche klinische Untersuchung mit Blutdruckmessung und ein Ruhe-EKG. Mit einer zusätzlichen spiroergometrischen Belastung lässt sich die kardiopulmonale Leistungsfähigkeit einschätzen. Während der Trainingsstunden strukturierter Bewegungsprogramme in Diabetiker- oder Koronarsportgruppen sollte ein in Notfallmedizin geübter Arzt anwesend sein, der über Defibrillator und Notfallkoffer verfügt.

Komplikationen drohen ferner, wenn einfache Grundsätze nicht beachtet werden, die eine körperliche Belastung verbieten (▶ s. Kap. 14).

15

Hypoglykämierisiken bei Typ-2-Diabetikern

Bei Typ-2-Diabetikern unter Insulintherapie muss mit den gleichen Risiken gerechnet werden wie bei Typ-1-Diabetikern. Sie müssen daher den gleichen Regeln zur Vermeidung von Hypoglykämien folgen.

Bei Typ-2-Diabetikern, die mit Sulfonylharnstoffen behandelt werden, ist mit einem erhöhtem Hypoglykämierisiko im Zusammenhang mit körperlicher Aktivität zu rechnen. Die Patienten sollten über dieses mögliche Risiko informiert werden. Man kann ihnen empfehlen, an Tagen mit anstrengender Bewegung, z. B. bei Garten- oder Hausarbeit die Einnahme des Sulfonylharnstoffs zu pausieren oder zumindest die Dosis zu reduzieren (Kemmer et al. 1987; Gudat et al. 1998).

15.4 Kernaussagen für die Praxis

Sport und Bewegung sind Bestandteile der individuellen Lebensqualität. Die Vermeidung von starken sportinduzierten Blutglukoseschwankungen ist daher ein wichtiges Ziel der Betreuung von Diabetikern. Dies gilt sowohl für die bewegungsinduzierte Hyperglykämie bei Insulinmangel (Ausgangsblutglukose >300 mg/dl) als auch für die durch Sport ausgelöste Hypoglykämie infolge relativer Überinsulinämie oder zu geringer Kohlenhydratzufuhr.
Vor ungewohnter körperlicher Belastung ist daher stets rechtzeitig der Blutglukosewert auf <250 mg/dl abzusenken ist (Behebung des Insulinmangels) bzw. bei einem Wert von 100–200 mg/dl entweder die jeweilige Insulindosis zu reduzieren (geplante längere Belastung) oder die Kohlenhydratzufuhr leistungsbezogen zu erhöhen (spontane, eher kurzzeitige Belastung).
Ein aktiver Lebensstil hat dauerhaft positive Auswirkungen auf Glukosestoffwechsel, Lipidwerte, Blutdruck, Körpergewicht und Mortalität. Er senkt das Manifestationsrisiko für Typ-2-Diabetes in bestimmten Risikogruppen.
Wichtigstes Ziel von Bewegungsprogrammen ist der Einstieg in einen aktiven Lebensstil. Sie müssen körperliche Fähigkeiten, den altersbe-

dingten Leistungsabbau, Lebensgewohnheiten, Interessen und soziale Bindungen der Menschen berücksichtigen, um erfolgreich zu sein. Alternativ können übliche Alltagsaktivitäten intensiviert und in das tägliche Leben integriert werden.

Literatur

Bogardus C, Ravussin E, Robbins CD et al (1984) Effects of physical training and diet therapy on carbohydrate metabolism in patients with glucose intolerance and non-insulin-dependent diabetes mellitus. Diabetes 33: 311–318

Eriksson KF, Lindgärde F (1998) No excess 12-year mortality in men with impaired glucose tolerance who participated in the Malmö Preventive Trial with diet and exercise. Diabetologia 41: 1010–1016

Frid A, Östman J, Linde B (1990) Hypoglycemia risk during exercise after intramuscular injection of insulin in thigh in IDDM. Diabetes Care 13: 473–477

Goodyear LJ, Kahn BB (1998) Exercise, glucose transport and insulin sensitivity. Annu Rev Med 49: 235–261

Gudat U, Bungert S, Kemmer FW, Heinemann L (1998) The blood glucose lowering effects of exercise and glibenclamide in patients with Type-2 Diabetes mellitus. Diabet Med 15: 194–198

Helmrich SP, Ragland DR, Leung RW, Paffenbarger RS (1991) Physical activity and reduced occurrence of non-insulin-dependent diabetes mellitus. N Engl J Med 325: 147–152

Hollmann W, Hettinger T (2000) Sportmedizin – Grundlagen für Arbeit, Training und Präventivmedizin (4. Ausg), Schattauer Verlag, Stuttgart

Kemmer FW, Gudat U, Berger M (1997) Exercise. In: Alberti KGMM, DeFronzo RA, Zimmet P, Keen H (eds) International Textbook of Diabetes mellitus. 2nd Ed, Wiley & Sons, London 799–815

Kemmer FW, Berchtold P, Berger M et al (1979) Exercise induced fall in blood glucose in insulin treated diabetics is unrelated to alteration of insulin mobilization. Diabetes 28: 1131–1137

Kemmer FW (1999). Diabetes und Sport ohne Probleme: Praktische Hinweise für diabetische Kinder und Jugendliche sowie deren Eltern. (4. Aufl), Kirchheim Verlag, Mainz

Kemmer FW, Tacken M, Berger M (1987) Mechanism of exercise induced hypoglycemia during sulfonylurea treatment. Diabetes 36: 1178–1182

Knowler WC, Barrett-Connor E, Fowler SE et al (2002) Reduction in the incidence of type-2 diabetes with lifestyle intervention or metformin. N Engl J Med 346: 393–403

Krotkiewski M, Lönnroth P, Mandroukas K (1985) The effects of physical training on insulin secretion and effectiveness and on glucose metabolism in obesity and Type 2 (non-insulin-dependent) diabetes mellitus. Diabetologia 28: 881–890

McAuley KA, Williams SM, Mann JI et al (2002) Intensive lifestyle changes are necessary to improve insulin sensitivity. Diabetes Care 25: 445–452

Manson JE, Rimm EB, Stampfer MJ et al (1991) Physical activity and incidence of non-insulin-dependent diabetes mellitus in women. Lancet 338: 774–778

Manson JE, Nathan DM, Krolewski AS et al (1992) A prospective study of exercise and incidence of diabetes among US male physicians. JAMA 268: 63–67

Mittleman MA, Maclure M, Tofler GH (1993) Triggering of acute myocardial infarction by heavy physical exertion. Protection against triggering by regular exercise. N Engl J Med 329: 1677–1683

Pan XR, Li GW, Hu Y et al (1997) Effects of diet and exercise in preventing NIDDM in people with impaired glucose tolerance. Diabetes Care 20: 537–544

Schneider SH, Amorosa LF, Khachadurian AK, Ruderman NB (1984) Studies on the mechanism of improved glucose control during regular exercise in Type 2 (non-insulin-dependent) diabetes. Diabetologia 26: 355–360

Schneider SH, Khachadurian AK, Amorosa LF et al (1992) Ten-year experience with an exercise-based outpatient lifestyle modification program in the treatment of diabetes mellitus. Diabetes Care 15: 1800–1810

Skarfors ET, Wegener TA, Lithell H, Selinus I (1987) Physical training as treatment for Type 2 (non-insulin-dependent) diabetes in elderly men. Diabetologia 30: 930–933

Thurm U, Gehr (2001) Diabetes- und Sportfibel. Mit Diabetes weiter laufen. Kirchheim Verlag, Mainz

Tuomilehto J, Lindström J, Eriksson et al (2001) Prevention of type-2 diabetes mellitus by changes in lifestyle among subjects with impaired glucose tolerance N Engl J Med 344: 1343–1350

Willich SN, Lewis M, Löwel H (1993) Physical exercise as a trigger of acute myocardial infarction. N Engl J Med 329: 1684–1690

Wing RR, Epstein LH, Paternostro-Bayles M (1988) Exercise in a behavioral weight control programme for obese patients with Type 2 (non-insulin-dependent) diabetes. Diabetologia 31: 902–909

Insulintherapie

W. Waldhäusl

16.1 Indikationen

Indikationen für eine Insulintherapie beim Erwachsenen bestehen bei:

- Diabetes mellitus Typ 1 (ausschließlich und lebenslang),
- pankreoprivem Diabetes mellitus (ausschließlich und lebenslang),
- Gestationsdiabetes, wenn nicht primär diätetisch behandelbar,
- anderen Diabetesformen, wenn nicht durch nichtmedikamentöse Maßnahmen und orale Antidiabetika einstellbar,
- Diabetes mellitus Typ 2 mit nachgewiesenem Versagen der Therapie mit oralen Antidiabetika (Leitsymptom: spontaner Gewichtsverlust) sowie vorübergehend bei schweren interkurrenten Erkrankungen, wie Myokardinfarkt, Sepsis oder bei größeren Operationen.

Die wesentlichen Ziele der Insulintherapie sind:

- Vermeidung der Stoffwechselkatastrophe eines Coma diabeticum,
- eine durch den Patienten selbst kontrollierbare Therapieführung bei möglichst guter Lebensqualität,
- Vermeidung von Hypoglykämien als unmittelbare Folge einer Insulinüberdosierung,
- Vermeidung von diabetesassoziierten Folgeerkrankungen, z. B. an Nieren, Augen, Nervengewebe und Gefäßsystem (DCCT 1993).

Jede Langzeittherapie mit Insulin benötigt die Einbindung des Patienten in den therapeutischen Entscheidungsprozess und in die tägliche Stoffwechselführung. Voraussetzungen dafür sind die Motivation zur Mitarbeit, das Erlernen der notwendigen Fertigkeiten, die Vermittlung des erforderlichen Wissens über die Zusammenhänge von Insulinbedarf, Nahrungsaufnahme und körperlicher Betätigung.

Die Vielfalt der bei einer Insulinersatztherapie zu berücksichtigenden Komponenten bedingt die Festlegung individueller, auf den Patienten bezogener Therapieziele sowie die Definition der für das Erreichen des Ziels erforderlichen therapeutischen Strategie (s. Abschn. 16.2.2 und 16.5). Die moderne Insulintherapie versucht dies durch die Übertragung strategiegerechter physiologischer Kenntnisse in die tägliche Praxis des Patienten zu gewährleisten (Waldhäusl 1986). Unverzichtbare Voraussetzung dafür sind die Beherrschung der Blutglukoseselbstmessung durch den Patienten sowie dessen Bereitschaft zu Blutglukoseselbstkontrolle und Insulinselbstdosierung (Berger u. Jörgens 1989; Bernstein 1981; Howorka 1987; Hürter u. Travis 1984; Schade et al. 1983).

Die Insulintherapie bei Kindern weicht in vielen Einzelaspekten von jenen bei Erwachsenen ab, obwohl sie die gleichen therapeutischen Ziele verfolgt und die gleichen Hilfsmittel zum Einsatz kommen (► s. Kap. 11).

16.2 Grundlagen

16.2.1 Physiologie

Insulinsekretion. Die Sekretion von Insulin wird vielfältig kontrolliert. Die wesentlichen Stellglieder des Rückkoppelungssystems sind die Plasmakonzentrationen von Glukose, Aminosäuren, Fettsäuren und Insulin sowie die Insulinempfindlichkeit der Zielgewebe (Muskulatur, Fettgewebe, Leber). Die aktuelle Insulinwirkung wird dabei durch die Insulinverfügbarkeit (Insulinmenge) und Insulinempfindlichkeit (Insulinsensitivität) bestimmt. Das bedeutet, dass der Insulinbedarf mit zunehmender Insulinempfindlichkeit sinkt bzw. mit abnehmender Insulinempfindlichkeit zunimmt. Entscheidend für die Funktion dieses Rückkopplungssystems ist das Vorhandensein eines Blutglukosesensors in den β-Zellen, der diesen zu jedem Zeitpunkt ein Signal über den aktuellen Wert der Blutglukose vermittelt. Fehlt der Blutglukosesensor und/oder versiegt die Insulinsekretion, gerät der Kohlenhydrathaushalt aus dem Gleichgewicht. Die Insulinwirkung und -sekretion werden zusätzlich durch eine Reihe von verstärkenden und hemmenden Faktoren beeinflusst (Tabelle 16.1). Diese sind solange ohne Bedeutung wie sie durch eine vermehrte Insulinsekretion kompensiert werden können.

Physiologischerweise erfolgt die Abgabe von Insulin aus der β-Zelle basal (Intervall 10–12 min) und prandial pulsatil. Die Amplitude des Einzelpulses nach Nahrungsaufnahme nimmt mit der Größe des Substratreizes (Glukose, Aminosäuren, Fettsäuren) zu. Die Pulsatilität der Insulinsekretion verstärkt die Insulinwirkung und hilft damit Insulin einzusparen. Unter Normalbedingungen, d. h. ohne besondere Belastung durch

Tabelle 16.1. Beeinflussung von Insulinsekretion und Insulinwirkung beim Menschen

Insulinsekretion		Insulinwirkung	
Stimulation	**Hemmung**	**Verstärkung**	**Verminderung**
Glukose	Insulin	Körperliche Tätigkeit	Stresshormone
Aminosäuren	Somatostatin	Nebennierenrinden-Insuffizienz	– Cortisol
Proteine	α-adrenerge Agonisten	Hypophyseninsuffizienz	– Wachstumshormon
β-adrenerge Agonisten	Diazoxid	Terminale Niereninsuffizienz	– Glukagon
Freie Fettsäuren (FFS)		Schwere Leberinsuffizienz	– Katecholamine
Sulfonylharnstoffe		Metformin	– Schilddrüsenhormone
Glinide		Thiazolidindione	IAPP (Amylin) Fieber Dehydratation Insulinantikörper Hyperlipidämie, freie Fettsäuren TNF-α Iatrogen – Glukokortikoide – Saluretika

körperliche Arbeit oder Stress, sezerniert das gesunde menschliche endokrine Pankreas des Erwachsenen im Fastenzustand etwa 1 E Insulin/h in die Pfortader, wovon etwa 50% von der Leber primär absorbiert werden. Die Insulinsekretion sinkt bei protrahierter Nahrungskarenz um bis zu 50% und steigt beim gesunden Erwachsenen nach Nahrungszufuhr dosisabhängig um etwa 1,5 E je 12 g Kohlenhydrate (=48 kcal) bzw. 0,3 – 0,5 E/48 kcal Protein an. Die insulinstimulierende Potenz der Glukose ist somit auf isokalorischer molarer Basis 3- bis 5fach höher als die von Aminosäuren. Das Verhältnis von basaler und prandialer Insulinsekretion pro 24 h beträgt bei Gesunden etwa 1:1, der Insulintagesbedarf für Erwachsene (70 kgKG) im Durchschnitt etwa 48 E (Tabelle 16.2). Für die Assimilation von Glukose und Aminosäuren sowie die Unterdrückung der endogenen Lipolyse kommt der Frühphase der Insulinsekretion (»first peak«) besondere Bedeutung zu.

Die Hauptwirkung von Insulin ist anabol. Sie dient der Hemmung von Proteinolyse, Lipolyse und Glykolyse sowie dem Aufbau von Glykogen, Protein und Fett sowie der Energiebereitstellung durch Glukoseoxidation. Entsprechende katabole Effekte finden sich bei Insulinmangel.

Der Blutglukoseeinstrom in das ZNS sowie in periphere Nerven und die Glukoseaufnahme in Erythrozyten, Blutgefäße, Bindegewebe und Nieren sind eine insulinunabhängige Funktion der aktuellen Blutglukosekonzentration.

Im **Nüchternzustand** steht nur endogenes Substrat für die Stimulation der Insulinsekretion zur Verfügung. Dies bedingt eine Abnahme der Insulinsekretion, begünstigt die Glukagonfreisetzung, vermindert den Insulin-Glukagon-Quotienten und verstärkt die Glukoseneubildung (Glukoneogenese) sowie die Glykogenolyse und die Lipolyse (Waldhäusl 1986).

Glukosehaushalt. Voraussetzung für die Aufrechterhaltung einer normalen Blutglukosekonzentration ist ein Gleichgewicht zwischen Glukoseverbrauch und Glukoseproduktion. Letztere erfolgt durch die Leber und beträgt beim Erwachsenen im Nüchternzustand etwa 10 g/h (= 2 mg/kgKG/min). Bei längerem Fasten sinkt die Gluko-

Tabelle 16.2. Wichtige Kennwerte des Kohlenhydrathaushaltes bei gesunden Menschen. (Aus Waldhäusl 1986)

Insulinsekretionsrate	
Basal	0,7–1,0 E/h
Prandial	1,3–1,5 E/12 g Glukose 0,3–0,5 E/12 g Protein (Aminosäuren)
Quotient basaler/prandialer Insulinbedarf (E/24 h) bei gewichtserhaltender Ernährung:	ca. 1,0
Hepatische Glukoseproduktion (HGP, nüchtern)	
Neugeborene	4,2–5,4 mg/kg/min
Erwachsene	2,3±0,1 mg/kg/min
Peripherer Glukoseverbrauch (nüchtern) entspricht HGP	

seproduktion auf etwa 50% ab. Ebenso wird sie durch die orale Kohlenhydratzufuhr um bis zu 50% unterdrückt. Die Menge der durch die Leber gebildeten Glukose hängt vom Lebensalter und dem Ernährungszustand ab und ist bei Insulinmangel wesentlich höher als bei ausreichender Insulinverfügbarkeit. Der postabsorptiv zu beobachtende relative Insulinmangel resultiert bei Gesunden am Morgen in einer höheren Bereitstellung von Insulin. Dem entspricht spiegelbildlich ein morgendlicher Blutglukoseanstieg bei Typ-1-Diabetikern mit zu knapper abendlicher Insulinversorgung.

16

Von der oral zugeführten Glukose stehen etwa 70–80% für extrahepatische periphere Gewebe zur Verfügung. Parallel dazu vermindert die begleitend induzierte Insulinsekretion die hepatische Glukagonwirkung und reduziert damit die Bereitstellung von Glukose durch die Leber.

Körperliche Arbeit hingegen erhöht den Glukoseverbrauch durch die Muskulatur und wird von einer Abnahme der Insulinsekretion bei gleichzeitiger Zunahme der Glukagonfreisetzung begleitet, was beim Gesunden eine verstärkte hepatische Glukoseproduktion auslöst. Das dafür benötigte Substrat wird von der arbeitenden Muskulatur zur Verfügung gestellt (z. B. Laktat, Pyruvat, Glutamin und Alanin). Der durch körperliche Arbeit verursachte Glukoseverbrauch der Muskulatur hält nach Beendigung der Belastung bis zum Wiederauffüllen der Glykogenspeicher an. Dies kann, sofern nicht ausreichend Glukose seitens der Leber zur Verfügung gestellt werden kann, eine Hypoglykämie verursachen.

Modulation der Insulinwirkung. Die Insulinwirkung wird durch Stresshormone (»gegenregulatorische« oder »diabetogene« Hormone: Katecholamine, Cortisol, Wachstumshormon, Glukagon und Schilddrüsenhormone) sowie IAPP (»islet amyloid polypeptide«, Amylin) vermindert (Tabelle 16.1). Die stärkste derartige Wirkung besitzen Adrenalin und Cortisol, deren Plasmakonzentrationen u. a. bei diabetischer Ketoazidose deutlich überhöht sind. Die Entstehung einer Insulinresistenz wird zudem durch erhöhte freie Fettsäuren im Plasma und durch eine konsekutiv verstärkte Ketonkörperproduktion (= metabolische Azidose), d. h. durch jede Insulinmangelsituation, begünstigt.

Eine Minderung der Insulinwirkung (Insulinresistenz) findet sich auch bei Dehydratation und erhöhter Serumosmolalität, wie sie nach schwerem Flüssigkeitsverlust (Fieber, starkes Schwitzen, Überdosierung von Diuretika, Hyperglykämie und osmotische Diurese) vorkommen. Umgekehrt verbessert ein hypoosmolarer Flüssigkeitsersatz bei Patienten mit schwerer Hyperglykämie die Insulinempfindlichkeit der Gewebe.

16.2.2 Therapieziele

Voraussetzung jeglicher Insulintherapie ist die Definition des Therapiezieles. Es ist für Typ-1- und Typ-2-Diabetiker gleich, muss aber für jeden Patienten individuell festgelegt werden.

Die beste Therapie ist immer das einfachste Vorgehen, mit dem das gesetzte therapeutische Ziel (Tabelle 16.3) erreicht werden kann. Klinisch ist dabei stets ein möglichst niedriger HbA1c-Wert anzustreben, ohne dass schwere Hypoglykämien auftreten. Die in die Therapiegestaltung miteinzubeziehenden postprandialen Blutglukosewerte sind eine Funktion der Mahlzeitengröße, des Spritz-Ess-Abstandes, der Resorptionsgeschwindigkeit von subkuntan injiziertem Insulin und der Nahrung, aber auch der Insulinkinetik und nicht zuletzt der körperlichen Betätigung.

> **Einfache, klar verständliche und dem jeweiligen Therapiekonzept entsprechende Richtlinien sind erforderlich. Jede dem insulinpflichtigen Patienten nicht einsichtige und nachvollziehbare Empfehlung hält diesen von der Mitarbeit ab und ist kontraproduktiv. Die dazu erforderliche Strategie muss immer die Fähigkeiten und die Kooperationsbereitschaft des Patienten berücksichtigen.**

Therapieziel ist immer aber auch die Vermeidung diabetesbedingter Einschränkungen der Lebensqualität. Dazu gehört die Prävention schwerer Stoffwechselkomplikationen (Hypoglykämie, Hyperglykämie und Ketoazidose) sowie von mikroangiopathischen (Retinopathie, Nephropathie) und anderen diabetestypischen Folgeschäden (Neuropathie, beschleunigte Makroangiopathie).

Stets sollte daher für Patienten mit normaler Lebenserwartung eine möglichst gute metabolische Kontrolle mit normalem HbA1c bei gleichzeitiger Vermeidung von Hypoglykämien angestrebt werden. Dies gelingt um so eher, je »funktioneller« die eingeschlagene Strategie des Insulinersatzes ist (Abb. 16.1). Besondere Vorgehensweisen und Zielsetzungen sind bei akuten Notsi-

Tabelle 16.3. Ziele der Behandlung[a] bei Diabetes mellitus Typ 1 und Typ 2. (Mod. nach Nathan 2002; AVP 2002)

		Gut	Akzeptabel	Schlecht
Stoffwechsel				
Blutglukose (kapillär)				
nüchtern	mg/dl	91–120	≤140	>140
	mmol/l	5,0–6,7	≤7,8	>7,8
postprandial (1–2 h)	mg/dl	130–160	≤180	>180
	mmol/l	7,2–8,9	≤10,0	>10,0
vor dem Schlafengehen	mg/dl	110–140		
	mmol/l	6,1–7,8		
HbA1c	%	<6,5	6,5–7,5	>7,5
Urinzucker	%	0	≤0,5	>0,5
Gesamtcholesterin	mg/dl	<200	<250	>250
	mmol/l	<5,0	<6,5	>6,5
HDL-Cholesterin	mg/dl	>45	≥35	<35
	mmol/l	>1,2	≥0,9	<0,9
LDL-Cholesterin	mg/dl	<100	100–130	>130
	mmol/l	<2,5	2,5–3,3	>3,3
Nüchtern-Triglyzeride	mg/dl	<150	≤200	≥200
	mmol/l	<1,7	≤2,2	≥2,2
Weitere Ziele:				
Body-mass-Index (kg/m2)	Männer	<25	≤27	>27
	Frauen	<24	≤26	>26
Blutdruck	mmHg	≤130/85	≤160/95	>160/95
Rauchen		Nichtraucher	–	Raucher
Körperliche Aktivität		Regelmäßig nach Belastbarkeit	Unregelmäßig	Gering

[a] Stets individuelle Ziele abwägen und festlegen.

tuationen – z. B. einer dringlichen Operation – oder bei einer Gravidität erforderlich.

Das Erreichen dieser Therapieziele bedarf neben einem vielseitigen Versorgungsangebot stets einer strukturierten Patientenausbildung sowie entsprechender Insulinpräparationen und Hilfsmittel (Dreyer et al.2003; Waldhäusl 1986).

16.2.3 Klinische Aspekte

Die praktische Umsetzung der Insulintherapie verlangt eine strategiegerechte Vermittlung des notwendigen Wissens durch eine strukturierte Ausbildung des Patienten (s. Übersicht 16.2 und Kap. 35). Entsprechende Schulungsprogramme wurden entwickelt und informieren über

1. die zugrundeliegende Erkrankung und ihren Verlauf. Auf die Möglichkeit einer vorübergehenden Reduktion des Insulinbedarfes (Remissionsphase, »honeymoon period«: Dauer 1–6 Monate) nach Manifestation eines Typ-1-Diabetes ist hinzuweisen,
2. die für die Therapie erforderlichen physiologischen Grundlagen (◘ Tabelle 16.2), Insulinpräparationen (◘ Tabelle 16.4) und praktischen Fertigkeiten (Blutglukosemessung, Insulininjektion etc.),
3. die verfügbaren Strategien der Insulintherapie (s. Abschn. 16.5),
4. die Beherrschung schwieriger Situationen (Erkrankung, Gravidität).

Eine adäquate Insulintherapie muss aber auch das jeweilige individuelle Ausmaß des Insulinmangels, den Grad der vorbestehenden Insulinempfindlichkeit, die Pharmakokinetik und -dynamik der verwendeten Insulinpräparate, die Qualität und Menge der zugeführten Nahrung sowie die körperliche Aktivität im Tagesablauf berücksichtigen. Beachtet werden muss zudem die Zunahme des Insulinbedarfes bei krankheitsbedingter Insulinresistenz (Fieber etc.) oder Gravidität (2. und 3. Trimenon).

Für den Insulinersatz stehen einfache und komplexe Strategien der Insulintherapie zur Verfügung. Sie bedürfen für ihre erfolgreiche Anwendung einer inhaltlich klaren Definition. Der für die einzelnen Therapieformen erforderliche Aufwand ist unterschiedlich und nimmt von einfachen zu aufwändigen Formen wie der CSII deutlich zu; dieser Mehraufwand ist aus der Anzahl der für die verschiedenen Strategien jeweils nötigen Insulininjektionen, Blutglukosemessungen und Blutglukosekorrekturen unschwer abzulesen (◘ Abb. 16.1).

Wir unterscheiden (s. Abschn. 16.5) die *einfachen Strategien:*

- kombinierte Insulintherapie – nur bei Typ-2-Diabetes anzuwenden: Langzeitinsulin (Glargin > Ultratard > NPH-Insulin) plus
  - Insulinsekretagoga (Sulfonylharnstoffe, Glinide) oder
  - Metformin,
- konventionelle Insulintherapie mit verbindlicher Vorgabe der Insulindosierung sowie der Abfolge und Größe der Mahlzeiten,

und die *aufwändigen Strategien* (intensivierte Insulintherapie) mit ihren Unterformen

- konventionell-intensivierte Insulintherapie (ICT),
- funktionelle Insulintherapie (FIT) oder Basis-Bolus-Therapie ohne oder mit Verwendung von Insulinpumpen (CSII, kontinuierliche subkutane Insulininfusion).

Die Strategien der Insulintherapie können innerhalb der jeweiligen Kategorie individuell gestaltet werden (s. Abschn. 16.5). Die Basis dafür ist die Vielzahl der verfügbaren Insulinpräparationen (ultrakurz, kurz, mittellang und lang wirksame Insuline), Insulinapplikationshilfen (Injektionsspritzen, Pens, Insulinpumpen) sowie der möglichen Therapieziele. Das therapeutische Ergebnis hängt aber stets von der gewählten Vorgehensweise ab, die soweit wie möglich auf physiologischen Gegebenheiten aufbauen sollte. Dabei ist ein basaler und postprandialer Zielbereich der Glykämie individuell für jeden Patienten zu definieren.

Bei Anwendung der üblichen unphysiologischen subkutanen Injektion von Normalinsulin muss dazu auch der einzuhaltende Abstand zwischen der Insulininjektion und der Nahrungsaufnahme angegeben werden. Dieser »Spritz-Ess-Abstand« beträgt bei Verwendung eines kurz wirksamen Normalinsulins und normaler Magenentleerung je nach Höhe der aktuellen Blutglukosekonzentration etwa 20–45 min. und verkürzt sich bei Anwendung eines ultrakurz wirkenden Insulinanalogons auf 0–15 min, das somit in der Regel unmittelbar vor dem Essen appliziert werden

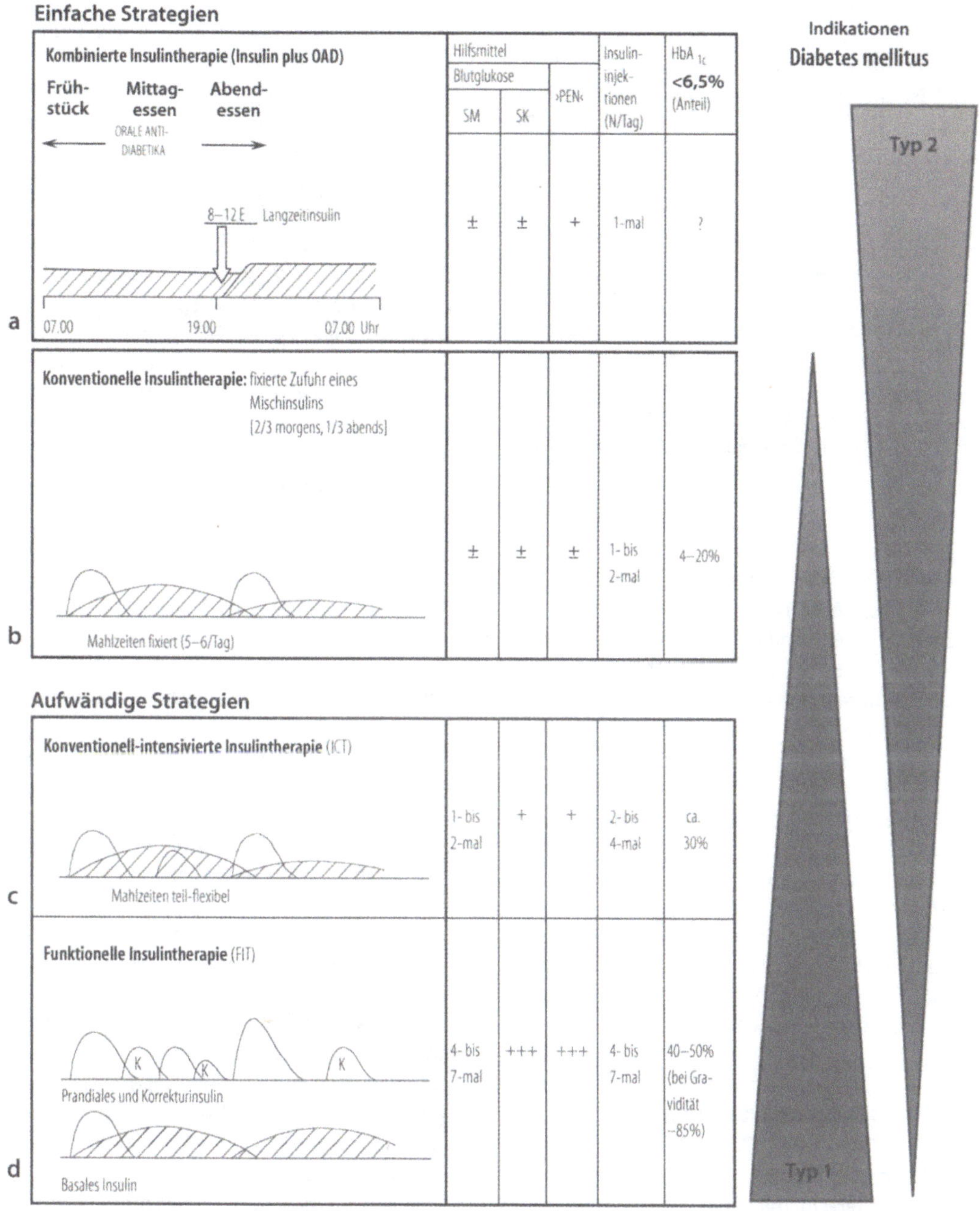

Abb. 16.1a–d. Strategien der Insulintherapie (IT). Schema der Insulinverfügbarkeit im Serum bei verschiedenen Therapieformen (*schraffiert* Langzeitinsulin, *blau* Normalinsulin). Beachte das Ausmaß der erforderlichen Patientenmitarbeit (*SM* Blutglukoseselbstmessung, *SK* Blutglukoseselbstkontrolle durch Korrektur *K*), die Größe und Häufigkeit der Nahrungszufuhr (↓), die Zweckmäßigkeit von »Insulinpens« und den erreichbaren metabolischen Erfolg *(HbA_{1c})*

kann. Ist die Magenentleerung hingegen verzögert, z. B. infolge einer intestinalen autonomen diabetischen Neuropathie, so muss der Spritz-Ess-Abstand entsprechend verkürzt werden. Eventuell ist Insulin bei Anwendung eines ultrakurz wirksamen Insulinanalogons erst nach dem Essen zu spritzen.

> Die primären Therapieziele, Vermeidung von Stoffwechselkomata und Diabetesfolgekrankheiten sowie eine verbesserte Lebensqualität werden durch eine normnahe Stoffwechseleinstellung erreicht. Die dafür erforderlichen Strategien der Insulintherapie richten sich nach den individuellen Fähigkeiten der Patienten und nach dem Grad ihrer Motivierbarkeit. Die Wiederherstellung möglichst physiologischer Verhältnisse ist anzustreben. Die Risiken einer normnahen Stoffwechseleinstellung sind Hypoglykämie und Gewichtszunahme.

Dawn-Phänomen. Das Dawn-Phänomen beschreibt ein Ansteigen der Blutglukose in den frühen Morgenstunden bei insulinbehandelten Diabetikern. Es ist Ausdruck eines morgendlichen Insulinmangels und der damit verbundenen verminderten Insulinempfindlichkeit. Das Phänomen wurde früher unrichtigerweise als Folge nächtlicher hypoglykämischer Episoden, die durch reaktive Ausschüttung gegenregulatorischer Hormone zu einer posthypoglykämischen Hyperglykämie (Somogyi-Effekt) führen, aufgefasst.

Auslösende Bedeutung besitzt neben dem Insulinmangel aber auch eine zirkadian auftretende, zwischen 4.00 und 7.00 Uhr früh deutlich verminderte Insulinempfindlichkeit.

16

16.3 Insulinpräparationen

Für die Insulintherapie stehen Insulinpräparationen mit unterschiedlicher Pharmakokinetik und Pharmakodynamik zur Verfügung (Tabelle 16.4, Anhang Insulintabelle). Dazu gehören gentechnologisch oder semisynthetisch hergestelltes Humaninsulin, Schweineinsulin oder Insulinanaloga in unterschiedlicher galenischer Aufbereitung (Waldhäusl 1999). Die chemisch modifizierten Insulinanaloga erweitern nicht nur das Spektrum der therapeutisch verfügbaren Insuline, sondern infolge ihrer Pharmakokinetik auch die Möglichkeiten, individuell auf den Lebensstil des einzelnen Patienten einzugehen. Das früher häufig verwendete Rinderinsulin wird heute wegen häufiger Allergien nicht mehr verwendet.

Von Bedeutung ist, dass die kurz wirkenden Insulinanaloga, Normalinsulin und NPH-Insulin (neutrales Protamin-Zink-Insulin nach Hagedorn) frei mischbar sind. Entsprechende vorgefertigte Mischungen mit unterschiedlichem Mischungsverhältnis – z. B. Mischinsulin 30/70 (Normalinsulin 30%, NPH-Insulin 70%) oder Mix 25 (Insulin Lispro 25%, NPH-Lispro 75%) oder Mix 30 (Insulin Aspart 30%, NPH-Aspart 70%) sind auch kommerziell erhältlich. Sie finden ihre Anwendung v. a. bei konventioneller Insulintherapie. Keine Mischbarkeit besteht hingegen für Langzeitinsulin (Ultratard, Glargin) und Normalinsulin, da letzteres Langzeitcharakter annimmt.

> Zu beachten ist, dass die 2-mal tägliche Gabe eines Intermediär- oder Langzeitinsulins der 1-maligen Injektion überlegen ist und strategieabhängig eine bessere Stoffwechselkontrolle ermöglicht.

Grundsätzliche **Probleme** der Insulintherapie ergeben sich aus

- der Zufuhr von Insulin über das subkutane Fettgewebe,
- der daraus resultierenden systemischen Hyperinsulinämie (physiologisch maximale Konzentration in der V. porta und nicht in der Peripherie),
- der in Abhängigkeit vom Injektionsort unterschiedlichen Freigabe von Insulin aus dem Unterhautzellgewebe,
- der Beschleunigung der Insulinresorption bei erhöhter Hauttemperatur sowie während Massage und körperlichen Anstrengungen,
- einer versehentlichen Injektion von Insulin in einen Muskel (rasche Resorption) oder in eine Faszie (langsame Resorption),
- der Notwendigkeit, bei konventioneller Insulintherapie die Nahrungsaufnahme in Abhängigkeit vom Zeitpunkt der Insulininjektion strikt zu reglementieren.

> Bedeutsam ist, dass die Wirkdauer von Insulin mit der verabreichten Dosis zunimmt, die Insulinwirksamkeit aber mit der Höhe der Blutglukose abfällt.

Tabelle 16.4. Wirkungsprofil typischer Insulinpräparationen bei Verabreichung mittlerer Dosen (s. auch Anhang F: Insulintabelle) und Basisinformationen für insulinpflichtige Diabetiker

1. Insulinpräparat	Beginn (h)	Maximum (h)	Effektive Wirkdauer (h)	Gesamtdauer (h)
Ultrakurz wirksame Insuline Insulin Lispro Insulin Aspart	0,25	1,0	1–2	3,5
Kurz wirksame Insuline				
Normal-(Alt-)Insulin	0,5	1–3	1–5	4–6
Lang wirksame Insuline				
NPH-Insulin	0,5–1,5	4–10	10–16	14–20
Lente-Insulin	2,0–3,0	4–12	12–18	16–24
Ultralente-Insulin	3,0–4,0	?	18–20	20–28
Insulin Glargin	3,0–4,0	10–16	30	20–40
Mischinsuline	0,5	I: 1–3 II: 4–10	10–16 1	14–20
I: Normal-; II: NPH-Insulin)				

2. Erhältliche Insulinkonzentrationen: 100 E/ml. Insulinpumpen: 500 E/ml. Auslaufend 40 E/ml und 80 E/ml. Cave: Verwechslungen oder Aufziehen in falscher Spritze
3. Insulinlagerung: kurzfristig (bis 6 Monate) bei Zimmertemperatur, langfristig im Kühlschrank (2–8°C) bis zu dem auf der Packung angegebenen Ablaufdatum. Nicht gefrieren lassen. Schutz vor Sonnenlicht und hoher Temperatur (>30°C) erforderlich
4. Insulinampulle: bei NPH-Insulin trübe Lösung (Suspension) vor dem Aufziehen rollen; Gummikappe reinigen; Luft entsprechend der gewünschten Insulinmenge einbringen; Ampulle auf den Kopf stellen und Insulin luftblasenfrei aufziehen. Bei freier Mischung von NPH-Insulin und Normalinsulin: Zuerst kurz wirksames Altinsulin, dann Verzögerungsinsulin aufziehen. Zuerst die kleinere, dann die größere Menge aufziehen
5. Injektionsnadeln: Injektionsnadeln für Spritzen und Pens sind in Längen von 5–12,7 mm verfügbar. Die 5 bzw. 6 mm langen Nadeln sollen nur in der Pädiatrie, 8 mm lange Nadeln können bei schlanken Erwachsenen verwendet werden, müssen aber senkrecht eingestochen werden. Die 12,7 mm langen Nadeln sind hingegen schräg mit Bildung einer Hautfalte einzustechen. Zu kurze Nadeln erhöhen die therapeutische Unzuverlässigkeit einer subkutanen, zu lange das Risiko einer unerkannten intramuskulären Injektion. Sehr schlanke Patienten und Kinder profitieren von kürzeren, Übergewichtige von längeren Nadeln. Nadeln können und sollen aus Kostenersparnisgründen in der Regel mehrfach verwendet werden
6. Subkutaninjektion: Einstichwinkel 45°, nie in die Haut spritzen, immer unter die Haut. Mögliche Einstichstellen: Bauchregion/Vorderseite der Oberschenkel/Außenseite der Oberarme und Hüften (s. Abb. 16.2). Zur Vermeidung örtlicher Entzündungen Stichstellen wechseln. Hautdesinfektion bei sauberer (gewaschener) Haut nicht erforderlich, da die Insulinlösung eine bakterizide Substanz (z. B. Metakresol) enthält
7. Insulininjektion: Normalinsulin 15–45 min vor der Mahlzeit. Beschleunigung der Aufnahme aus dem Unterhautfettgewebe durch Hitze (heißes Bad), Massage und Sport infolge erhöhter Durchblutung → kürzerer Spritz-Essabstand
8. Insulinverordnung: Sie erfolgt individuell unter Angabe der Injektionszeit (früh/mittags/ abends/spätabends) in Kurzformeln, z. B. Insulin XY 12–0–0–8 E. Das bedeutet, dass die 1. Insulindosis morgens und die letzte spätabends zu geben ist. Gleichzeitig ist der Spritz-Ess-Abstand anzugeben (bei Verzögerungsinsulin z. B. 30–60 min)
9. Einmalspritzen mit eingeschweißter Nadel: Wiederverwendung über 3–4 Tage möglich (Nadel nach Gebrauch wieder mit Schutzkappe versehen). Spritzpistolen sind nicht zu empfehlen. Glasspritzen sind obsolet
10. Blutglukose- und/oder Harnglukosemessungen sind zu protokollieren
11. Hypoglykämiesymptome: Schwitzen, Angst, Herzklopfen, Hungergefühl, Kopfschmerzen, Wortfindungsstörung, Konzentrationsschwäche, Sehstörung (Flimmern), Müdigkeit, herabgesetzte Reaktionsfähigkeit, Aggressivität
    - Stets Glukose bei sich tragen (1 BE = 3 Stück Würfelzucker = 2 Plättchen Dextroenergen). Glukagon (1 mg i.m.) bei schwerer Hypoglykämie
    - Fahrzeuglenker: Regeln für Kraftfahrer beachten! (s. Anhang I)

Die intraindividuelle Verschiedenheit der Insulinwirkung zwischen einzelnen Tagen ist ein weiteres, die Therapie erschwerendes Problem, zu dem viele Faktoren beitragen. Dazu gehören:

- die Art des verwendeten Insulinpräparates,
- die Höhe der Insulindosis, die unmittelbar mit der Insulinwirkdauer und dem Wirkungsmaximum korreliert,
- die Art der Vermischung des NPH-Insulins durch Rollen der Kartusche,
- der Injektionsort,
- der Tagesablauf des Patienten (Stress, körperliche Belastung, Nahrungsqualität etc.).

Als Folgen multipler Injektionen in das subkutane Fettgewebe können lokale Lipohypertrophien, regionale Rundzellinfiltrationen und Fibrosierungen auftreten, die die aktuelle Insulinverfügbarkeit vermindern oder verzögern. Die dadurch örtlich veränderte Gewebedurchblutung und Insulinresorption bedingt eine unterschiedliche Wirkung gleich großer Insulindosen, die abwechselnd und in Abhängigkeit von den Resorptionsverhältnissen eine Hypo- oder Hyperglykämie auslösen können. Eine Inspektion und Palpation der Insulininjektionsstellen gehört daher zu jedem Patientenkontakt.

Der regelmäßige Wechsel der Injektionsstellen (Abb. 16.2) reduziert die Häufigkeit der angegebenen Probleme und vermindert die täglichen Schwankungen der Insulinwirkung. Meist sind die am Oberarm gezeigten Injektionsorte jedoch nur bei Injektion durch Fremdpersonen (Mutter, Partner etc.) verfügbar.

Bei der Durchführung einer Insulintherapie ist auch zu bedenken, dass mehrere kleine Insulindosen je Tag die Steuerung der Blutglukose erleichtern und das therapeutische Ergebnis verbessern. Große Insulineinzeldosen erhöhen hingegen das Hypoglykämierisiko (▶ s. Kap. 21).

16

16.4 Hilfsmittel

Notwendige Hilfsmittel für die Überwachung der Insulintherapie sind Glukosemessstreifen und Glukometer zur Selbstmessung von Glukose in Blut und Harn, Messstreifen für die Bestimmung von Azeton im Harn sowie Insulinapplikationsgeräte.

Hilfsmittel sind weitens Insulinspritzen, Insulinfertigspritzen, Pens, druckgesteuerte Insulinapplikatoren (»Jet-Injektoren«) und Insulininfusionspumpen. Nasale und pulmonale Insulinapplikationsformen sind derzeit noch als experimentell anzusehen. Zweck der Hilfsmittel ist, neben der Messung der Blutglukosekonzentration durch den Patienten, die situationsgerechte Erleichterung der Insulinzufuhr. Die Harnglukosebestimmung ist nur dann sinnvoll, wenn bescheidene Therapieziele angestrebt werden; sie hat keine Bedeutung bei den intensivierten Formen der Insulintherapie.

In jedem Fall sind dem Patienten unabhängig von der gewählten Strategie der Insulintherapie einfache Informationen über Insulin, die Technik der Insulininjektion und über die verfügbaren Hilfsmittel zu vermitteln (Tabelle 16.4 und 16.5).

Insulinpens. »Insulinpens« (Abb. 16.3) sind füllhalterartige Insulininjektionsgeräte (Tabelle 16.5). Sie vereinfachen die Insulinthe-

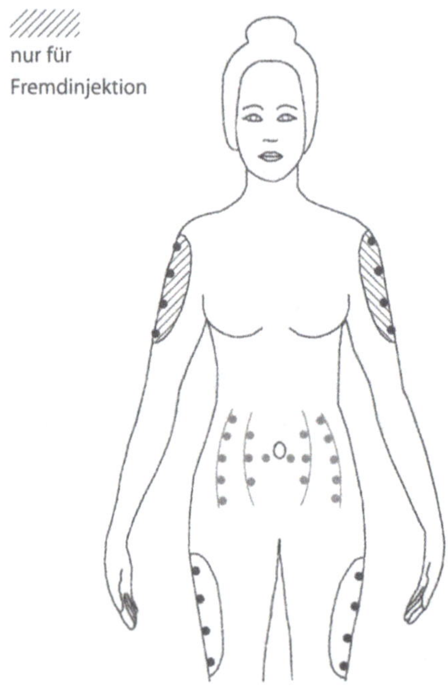

Abb. 16.2. Spritzplan für subkutane Insulininjektionen. Da die Resorptionskinetik in den verschiedenen Körperregionen unterschiedlich ist, sollte Tageszeit-bezogen die Injektion stets nur in einer Region erfolgen, wobei regional ein systematischer Wechsel vorgenommen werden sollte (z.B. in der Bauchregion). Dabei ist zu beachten, daß die Resorption am Bauch schneller erfolgt als am Arm und hier schneller als am Oberschenkel.

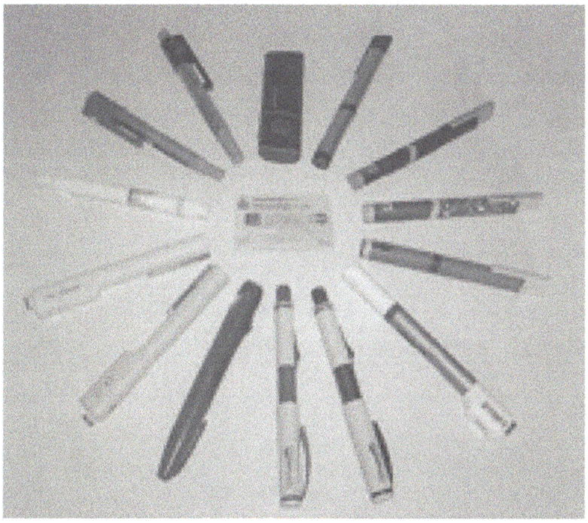

Abb. 16.3. Insulinpens

rapie, weil das Zusammenfügen von Injektionsnadel und -spritze sowie das Aufziehen von Insulin aus der Ampulle in die Spritze entfallen. Insulinpens sind entweder wiederverwendbar und bedürfen nur des Ersatzes einer leeren Insulinpatrone, oder sie sind mit einer spritzfertigen Insulinpatrone versehene Einmalgeräte (z. B. Novolet, Optiset). Pens stehen sowohl für rasch wirkendes Normalinsulin als auch für Verzögerungsinsulin zur Verfügung. Sie werden v. a. bei funktioneller Insulintherapie mit 4–5 Insulininjektionen je Tag und von sehbehinderten Diabetikern, gerne aber auch von insulinpflichtigen Typ-2-Diabetikern verwendet. Der Einsatz des Insulinpens erhöht oft die Motivation des Patienten zur Mitarbeit.

Probleme bei der Verwendung von Insulinpens sind das Übersehen von Luftblasen in der Ampulle und ein unzureichendes Aufwirbeln des Insulins bei Verwendung von Verzögerungsinsulin (NPH-Insulin). Derartige Mängel können durch entsprechende Entlüftung und Überprüfen des Sichtfensters vor der Injektion vermieden werden.

> **Die im Einzelfall bei Typ-1-Diabetes erreichbare metabolische Kontrolle hängt von der gewählten therapeutischen Strategie, dem Wissen des Patienten und seiner Kooperationsbereitschaft, nie aber von der Art der verwendeten Geräte wie »Pens«, Insulinpumpen etc. oder der Ursprungsspezies des verwendeten Insulins ab.**

16.4.1 Insulinpumpen

Insulinpumpen können bei jeder Strategie der Insulintherapie für die Insulinzufuhr eingesetzt werden. Ihre Domäne ist aber die kontinuierliche subkutane Insulininfusion (CSII), mit der die Dosierung der einzelnen Komponenten des Basis-Bolus-Prinzips vervollkommnet werden kann. Verwendet werden ausschließlich Normalinsulin oder rasch wirkende Insulinanaloga. Eine besondere Stärke der Verwendung von Insulinpumpen ist die stündliche Programmierbarkeit der basalen Insulinversorgung, die weit über die Möglichkeiten von multiplen Insulininjektionen hinausgeht (Floyd et al. 1993, Haardt et al. 1994; Nosadini et al. 1988; Schade et al. 1983; Selam 1999).

Die sich daraus ergebenden möglichen **Vorteile** sind:
- gute Abdeckung und Anpassungsmöglichkeit des basalen Insulinbedarfs,
- weitgehende Konstanz der Insulinabsorption durch Verwendung von Normalinsulin oder einem ultrakurz wirkenden Insulinanalogon,
- rasche Absenkbarkeit der Basalrate bei körperlicher Belastung (Sport),
- Flexibilität.

Indikationen für den Einsatz von Insulinpumpen sind daher:
- Brittle-Diabetes und ausgeprägte Hypoglykämieneigung,
- Patienten mit ausgeprägten Blutglukoseanstiegen vor dem Frühstück,
- Schwangerschaft bei Typ-1-Diabetikerinnen,
- Schichtarbeit,
- bessere Patientenmotivation zur Mitarbeit.

Nachteile von Insulinpumpen mit subkutaner Insulinzufuhr sind
- die Möglichkeit einer Katheterverstopfung oder Katheterabknickung und dadurch rasche Ausbildung einer Ketoazidose, da kein subkutanes Insulindepot besteht,
- Infektionsneigung an den Einstichstellen,
- die Notwendigkeit des Bereithaltens eines Ersatzgerätes für den Fall eines technischen Pumpversagens.

Tabelle 16.5. »Insulinpens« als Injektionshilfen für insulinspritzende Diabetiker

Gerät/Hersteller	Gerätebeschreibung	Nadeln	Insulin 100 E/ml Zylinderampullen 3 ml
Novo Nordisk			
Novo Pen 3	Metall-Pen (Farben: classic, grün, blau, marineblau, rot) Dosierung in Einerschritten Maximaldosis: 70 E Dosiskorrektur möglich	NovoFine 0,2x6 mm 0,3x8 mm 0,36x12 mm	Actrapid Novorapid Novo Mix 30 Mixtard 10 Mixtard 20 Mixtard 30 Mixtard 40 Mixtard 50 Insulatard
Novo Pen 3 Demi	Dosierung in halben Schritten Maximaldosis 35 E Dosierungskorrektur möglich	NovoFine 0,2x6 mm 0,3x8 mm 0,36x12 mm	
Novo Pen 3 Junior	Dosierung in halben Schritten (bunt für Jugendliche) Maximaldosis 35 E Dosierungskorrektur möglich	NovoFine 0,2x6 mm 0,3x8 mm 0,36x12 mm	
Novo Pen 3™ PenMate	Ansatz zum automatischen Injizieren der gewünschten Insulindosis mittels: – Novo Pen, – Novo Pen 3 Demi, – Novo Pen 3 Junior		
InDuo	Blutzuckermessgerät und Pen in Einem Maximaldosis 70 E Erinnerungsfunktion zeigt Dosis und Zeitpunkt der letzten Insulingabe	NovoFine 0,2x6 mm 0,3x8 mm 0,36x12 mm	
Fertigspritzen			
Innolet	Kunststoff-Pen »Eieruhr« Dosierung in Einerschritten (hör- und fühlbar) Maximaldosis 50 E Korrekturmöglichkeit	NovoFine 0,2x6 mm 0,3x8 mm 0,36x12 mm	Mixtard 30 Insulatard
Novolet	Recycelbarer Kunststoff-Pen Maximaldosis 80 E Dosierung in Zweierschritten Keine Korrekturmöglichkeit	NovoFine 0,2x6 mm 0,3x8 mm 0,36x12 mm	Actrapid Novorapid Mixtard 30 Insulatard
FlexPen	Recycelbarer Kunststoff-Pen Maximaldosis 60 E Dosierung in Einerschritten	NovoFine 0,2x6 mm 0,3x8 mm 0,36x12 mm	NovoMix 30

Tabelle 16.5 (Fortsetzung)

Gerät/Hersteller	Gerätebeschreibung	Nadeln	Insulin 100 E/ml Zylinderampullen 3 ml
Eli Lilly			
HumaPen Ergo	Kunststoff-Pen (Farben: blau/grün, blau/bordeaux) Maximaldosis 60 E Dosierung in Einerschritten Korrekturmöglichkeit	B-D MikroFine 0,25x5 mm 0,25x8 mm 0,33x12,7 mm	Lilly Normal Humalog Lilly Profil I Lilly Profil II Lilly Profil III Lilly Profil IV Lilly Basal Humalog Mix 25 Humalog Mix 50
Fertigspritzen			
Humaject	Recycelbarer-Kunststoff-Pen Maximaldosis 96 E Korrekturmöglichkeit Dosierung in Einerschritten	B-D MikroFine 0,25x5 mm 0,25x8 mm 0,33x12,7 mm	Lilly Profil III Lilly Basal
Aventis			**Zylinderampullen 3 ml**
Optipen Pro 1	Digitalanzeige Maximaldosis 60 E Dosierung in Einerschritten Korrekturmöglichkeit Besonders für Sehbehinderungen gut geeignet	B-D MicroFine 0,25x5 mm 0,25x8 mm 0,33x12,7 mm Disetronic PenFine 0,25x6 mm 0,25x8 mm 0,33x10 mm 0,33x12 mm	Insuman Rapid Insuman Comb 15 Insuman Comb 25 Insuman Comb 50 Insuman Basal Lantus
Optipen Pro 2	Maximaldosis 60 E Dosierung in Zweierschritten Korrekturmöglichkeit	B-D MicroFine 0,25x5 mm 0,25x8 mm 0,33x12,7 mm Disetronic PenFine 0,25x6 mm 0,25x8 mm 0,33x10 mm 0,33x12 mm	Insuman Rapid Insuman Comb 15 Insuman Comb 25 Insuman Comb 50 Insuman Basal Lantus
Fertigspritzen			
Optiset	Recycelbarer Kunststoff-Pen Maximaldosis 40 E Dosierung in Zweierschritten Korrekturmöglichkeit	B-D MicroFine 0,25x5 mm 0,25x8 mm 0,33x12,7 mm I Disetronic PenFine 0,25x6 mm 0,25x8 mm 0,33x10 mm 0,33x12 mm	Insuman Rapid Insuman Comb 15 Insuman Comb 25 Insuman Comb 50 Insuman Basal

Voraussetzungen für die Anwendung einer Insulinpumpe sind (Floyd et al. 1993)

- die Beherrschung einer intensivierten Insulintherapie mit multiplen Injektionen durch den Patienten für den Fall eines technischen Defektes der Insulinpumpe als therapeutische Überbrückungshilfe,
- ein spezielles Training durch das jeweilige Schulungsteam bezüglich der anzuwendenden Strategie der Insulintherapie, der technischen Insulinpumpenfunktionen und der möglichen Komplikationen (Cave: Ketoazidosegefahr),
- Kenntnisse über die Besonderheiten und einschlägigen Risiken (Hypoglykämien und Ketoazidosen) (Nosadini et al. 1988) von subkutaner (CSII), intraperitonealer (CIPII) und intravenöser Insulinzufuhr, je nach Vorgehensweise,
- die Sicherstellung der Betreuung durch ein Diabeteszentrum mit entsprechender Erfahrung in der Anwendung von Insulininfusionspumpen, subkutan und/oder intraperitoneal.

> Implantierbare Insulinpumpen mit intraperitonealer oder intravenöser Insulinzufuhr sind experimentelle Therapieformen, die bei subkutaner Insulinresistenz angezeigt sein können (Selam 1999).

16.5 Strategien der Insulintherapie

Die verschiedenen Strategien der Insulintherapie (Abb. 16.1) haben die Aufgabe, den Insulinmangel insulinpflichtiger Diabetiker (Typ 1 und 2) zu ersetzen, ohne die individuelle Lebensweise der Patienten zu sehr zu beeinträchtigen. Dies gelingt nur um den Preis einer unterschiedlichen Güte der Stoffwechselkontrolle, die stets nur Normnähe anstreben, aber nie erreichen kann (Bischof et al. 2001). Das Erlernen einer Insulintherapieform erfolgt am besten stationär, kann aber bei gelehrigen Patienten und für die einfachen Formen einer konventionellen Insulintherapie auch ambulant versucht werden. Bei Typ-2-Diabetikern wird die Insulintherapie oft in Form einer Kombinationstherapie zusätzlich zur Einnahme von Insulinsekretagoga begonnen (Yki-Järvinen et al. 1999).

16

16.5.1 Einfache Strategien

Kombinationstherapie

Die Kombination von Insulin mit oralen Antidiabetika kann angewendet werden, wenn bei der Therapie von Typ-2-Diabetikern das Stoffwechselziel mit oralen Antidiabetika nicht mehr zu erreichen ist. In diesem Fall wird ein mittellang wirksames (NPH-) oder lang wirksames (Glargin) Insulin hinzugegeben. NPH-Insulin wird dabei am besten vor dem Schlafengehen verabreicht. Die Anfangsdosis beträgt 8–10 E, sie kann maximal bis zu 20 E alle 3 Tage um 2 E gesteigert werden oder bis die Nüchternglukose etwa 110 mg/dl beträgt. Ein ähnliches Vorgehen erfolgt mit den langwirkenden Insulinen Glargin oder Detemir, die je nach individueller Präferenz entweder morgens, mittags oder abends gespritzt werden können; jeweils jedoch zur gleichen Tageszeit. Die oralen Antidiabetika werden bei dieser Therapieform weiter verabreicht und können in der Regel auf eine Substanzgruppe reduziert werden (Abb. 16.1a).

Diese Kombinationstherapie ist einfach zu handhaben und erfordert als Stoffwechselkontrolle lediglich die tägliche Messung der Nüchternblutglukose sowie 1-mal/Woche auch der Blutglukosekonzentration vor dem Mittag- und dem Abendessen. Mit diesem Regime kann beim Typ-2-Diabetes häufig über Jahre hinweg eine gute Stoffwechseleinstellung erreicht werden.

> Beim Typ-2-Diabetes ist die Kombinationstherapie von Insulin mit einem Glinid oder Sulfonylharnstoff die einfachste Möglichkeit zur Optimierung der Stoffwechselkontrolle, wenn orale Antidiabetika zu versagen beginnen.

Konventionelle Insulintherapie

Die »konventionelle Insulintherapie« (CT) ist gleichfalls eine einfache Form des Insulinersatzes (Abb. 16.1b). Sie dient oft als Einstieg in die Insulintherapie bei Typ-2-Diabetikern, wenn die metabolischen Ziele durch die Gabe von oralen Antidiabetika oder deren Kombination mit Insulin nicht mehr erreicht werden können (Hayward et al. 1997).

Eine konventionelle Insulintherapie (Abb. 16.1b) ist aber manchmal auch bei Typ-1-Diabetikern angezeigt, wenn die Therapieziele aus medizinischen Gründen sehr bescheiden sind oder wenn der Patient den mit einer intensivierten Insulintherapieform verbundenen höheren Aufwand nicht bewältigen kann oder ablehnt.

> Die konventionelle Insulintherapie verwendet starre, genau einzuhaltende Regeln für die Insulin- und Nahrungszufuhr. Diese dient dabei nicht nur der Energiezufuhr, sondern auch der Vorbeugung eventueller, insulinbedingter Hypoglykämien. Beachte, dass Typ-1-Diabetes durch Insulinmangel und nicht durch Glukosezufuhr entsteht. Die Nahrungszufuhr besitzt daher keinen kausaltherapeutischen Diätcharakter.

Die Stabilisierung der Blutglukosekonzentration durch eine konventionelle Insulintherapie erfordert die Planung körperlicher Aktivität und eine regelmäßige Kohlenhydrataufnahme zu vorgegebenen Zeiten. Die Abstimmung der Nahrungszufuhr erfolgt insulinbezogen, d. h. der Zeitpunkt der Insulininjektion fixiert den der nachfolgenden Nahrungsaufnahme. Andernfalls sind Hypoglykämien vorprogrammiert. Die Nahrungszufuhr erfolgt richtigerweise durch 5–7 Mahlzeiten – mit Angabe in Berechnungseinheiten (BE), z. B. 17 BE: 4–2–3–2–5–1. Bei der Gabe von Normalinsulin, nicht aber bei der Verwendung ultrakurz wirkender Insulinanaloga, sind Zwischenmahlzeiten unverzichtbar.

Akzeptable Ergebnisse werden durch eine konventionelle Insulintherapie bei Typ-1-Diabetes überwiegend dann erreicht, wenn noch eine relativ gute endogene Restsekretion von Insulin erhalten geblieben ist. Da diese Phase jedoch meist nur von kurzer Dauer ist, empfehlen wir, Patienten mit Typ-1-Diabetes möglichst frühzeitig mit den aufwändigeren Formen der intensivierten Insulintherapie (s. Abschn. 16.6.3) vertraut zu machen. Nur auf diese Weise werden sie in die Lage versetzt, ihre Insulindosis bei Verschlechterung des Stoffwechsels entsprechend anzupassen und damit abweichende Blutglukosewerte zu korrigieren.

Die täglich zu verabreichende Insulindosis beträgt bei absolutem Insulinmangel etwa 0,6–1,0 E/kgKG und wird am besten in Form eines Mischinsulins (z. B. 70% NPH-Insulin, 30% Normalinsulin) gegeben. Davon werden bei konventioneller Insulintherapie 2 Drittel der Dosis vor dem Frühstück und 1 Drittel vor dem Abendessen verabreicht. Die dadurch bedingte unphysiologische Hyperinsulinämie im peripheren Blut und die hohen Einzeldosen gehen mit einer beträchtlichen Hypoglykämiegefährdung einher. Die Insulindosierung erfolgt daher stets einschleichend mit etwa 40% der zu erwartenden Dosis (z. B. Mischinsulin 30/70: 12–0–8 E). Sie wird bei Bedarf schrittweise um 2–4 E alle 2 Tage gesteigert. Die erreichte mittlere Blutglukosekonzentration liegt meist im hyperglykämischen Bereich bei 150–200 mg/dl, was durch das Bestreben des Patienten, Hypoglykämien zu vermeiden, zusätzlich begünstigt wird.

Eine Variante der konventionellen Insulintherapie ist die Injektion einer selbst bereiteten Mischung von kurz wirkendem Normalinsulin mit einem mittellang wirkenden NPH-Insulin. Auf diese Weise kann ein entsprechend ausgebildeter Diabetiker die Dosis des Normalinsulins dem zeitweise wechselnden Bedarf teilweise anpassen, z. B. wenn eine sportliche Betätigung oder eine Reduktion der Nahrungszufuhr geplant ist.

Eine weitere Möglichkeit ist das Splitting der Tagesdosis in 3 Einzeldosen eines Mischinsulins 30/70, z. B. 20 E früh – 8 E mittags – 12 E abends – 0 E spät.

Eine sehr gute metabolische Kontrolle (HbA1c ≤ 6,5%) wird mittels konventioneller Insulintherapie zwar bei vielen Typ-2-Diabetikern, aber bei höchstens 20% der Typ-1-Diabetiker erreicht. Das bedeutet, dass mindestens 80% dieser Patienten metabolisch weniger gut oder schlecht geführt sind.

> Eine konventionelle Insulintherapie ist v. a. für Typ-2-Diabetiker geeignet, wenn das metabolische Ziel weder mit oralen Antidiabetika noch mit einer Kombinationstherapie zu erreichen ist.

Die konventionelle Insulintherapie legt die Insulindosis und die Abfolge der Mahlzeiten verbindlich fest. Hypoglykämien werden durch eine fixierte Kohlenhydratzufuhr zu vermeiden versucht. Vorausschauende Korrekturen abnormer Blutglukosewerte, z. B. bei Sport, sind mit Einschränkungen möglich.

> Bessere Ausbildung bedeutet bessere Metabolik und reduziert damit das Spätkomplikationsrisiko.

Kasuistik

Ein 39-jähriger Realschullehrer mit Typ-1-Diabetes (Erkrankungsdauer 24 Jahre) spritzt seit 4 Jahren morgens 48 E eines Kombinationsinsulins (Altinsulinanteil 25%). Vorher verwendete er Insulin vom Lente-Typ in gleicher Dosierung. Die Nahrungsaufnahme war mit 15 BE/Tag (3–2–4–2–3–1) unverändert seit der stationären Einstellung vor 24 Jahren. Während der letzten 4 Jahre untersuchte er etwa 2-mal wöchentlich den Morgenharn mit Teststreifen auf Glukose und Azeton. Die Möglichkeit der Blutglukoseselbstmessung war ihm bekannt. Er übte sie jedoch nicht aus. Regelmäßige Konzentrationsschwierigkeiten beim Turn- und Mathematikunterricht schränkten in den letzten Monaten seine Lebensqualität und Berufsausübung erheblich ein. Zudem klagte er über Kreislaufprobleme, Schwindel, Übelkeit, Herzklopfen und Kollapsneigung beim Saunabesuch. Der Anlass für das Aufsuchen des Arztes war eine abermalige Episode von Schwitzen, Übelkeit und Erbrechen während einer mehrstündigen Betriebsbesichtigung mit seinen Schülern. Diese Symptome besserten sich nach Einnahme von Traubenzucker.

Der Patient litt bis vor einer Woche an einer akut eitrigen Tonsillitis mit Schluckbeschwerden, regionalen Lymphknotenschwellungen und Temperaturen bis 38°C. Er raucht seit Jahren etwa 40 Zigaretten pro Tag und trinkt täglich 1/2 l Wein. Körpergewicht 82 kg, Körpergröße 171 cm, Blutdruck 145/85 mmHg. Während des Arztbesuches wirkt der Patient resigniert.

Wichtige Laborbefunde:

- Blutglukose nüchtern: 214 mg/dl; 2 h pp: 258 mg/dl,
- Harn: Glukosurie 2% (36 g/Tag), Azeton negativ,
- HbA1c: 9,7% (normal ≤6,1%),
- Triglyzeride 280 mg/dl.

Status diabetischer Folgeerkrankungen:

- Augenfundus (Mikroaneurysmen),
- Gefäßstatus/Anamnese (o. B.),
- Mikroalbuminurie 140 µg/min, Kreatinin 1,4 mg/dl,
- neurologischer Status (fehlende tiefe Sehnenreflexe, trockene Fußhaut, Anhydrie).

Kommentar zur Kasuistik

A: Zentrale Probleme

1. Nur eine morgendliche Insulininjektion (obsoletes Therapieschema).
2. Extreme Hypoglykämieneigung während des Tages durch zu hohe Insulineinzeldosis (48 E, davon 25% Altinsulin).
3. Bisher mangelhafte bis fehlende Ausbildung über Insulinwirkung, Spritz-Ess-Abstand, Hypoglykämieprophylaxe.
4. Keine Blutglukoseselbstkontrolle.

B: Therapeutische Strategie

1. Erklärung der verfügbaren Insulintherapieformen (»konventionelle«, »konventionell-intensivierte«, »funktionelle« Insulintherapie).

2. In Anbetracht der Lernbereitschaft Einbinden in einen Kurs über
   a) Blutglukoseselbstmessung (wichtigste Zeitpunkte: spätabends, nüchtern morgens, 1 h nach einer Mahlzeit, bei Unsicherheit) und Protokollführung.
   b) gesunde Ernährung (s. Kap. 13). Ziel: Gewichtsabnahme durch Reduktion von Alkohol und Fett.
   c) Reduktion der Insulindosis (Gewicht!) und zunächst konventionelle Aufteilung der Insulingabe auf 2 Portionen eines Kombinationsinsulins (25% Normalinsulin/75% NPH-Insulin): 24–0–16 E/Tag.

▼

3. Ambulante Vorbereitung in 4 Beratungen auf die (möglichst stationär) durchzuführende Schulung in funktioneller Insulintherapie. Daher zunächst
   a) Übergang zu getrenntem basalem und prandialem Insulinersatz (Dosierung je nach Protokoll) in Form einer konventionell-intensivierten Insulintherapie:

	Früh	Mittags	Abends	Spät
NPH-Insulin (E)	10	0	0	11
Normalinsulin (E)	7	6	4	0

   b) Erlernen der Blutglukoseselbstkorrektur auf Basis systematischer Blutglukoseselbstmessungen und entsprechender Protokollführung (. s. Abb. 16.4).
4. Stationäre Schulung in funktioneller Insulintherapie (FIT) ca. 3 Monate nach der Erstvorstellung. Der Patient misst seitdem seine Blutglukose 4- bis 5-mal pro Tag und verwendet bei variabler Ernährung folgende Therapierichtlinien:
   a) *Insulinersatz*
      Basal (Nüchternbedarf): früh – 10 E Insulin Ultratard HM, 2 E Normalinsulin;
      abends – 10 E Insulin Ultratard HM;
      Prandial (essensbezogen): 1,3 E Normalinsulin/BE (10 g Kohlenhydrate)
   b) *Korrekturempfehlung*
      1 E Normalinsulin senkt die Blutglukose um ca. 40 mg/dl, 1 BE hebt die Blutglukose um ca. 40 mg/dl.

Die Funktionelle Insulintherapie ermöglichte dem Patienten die freie Wahl der Nahrungsmenge und des Zeitpunktes der Nahrungsaufnahme bei gleichzeitig verbesserter »Lebensqualität«. Das HbA1c stabilisierte sich im folgenden Jahr zwischen 6,0 und 6,8% das Körpergewicht fiel auf 75 kg.

16.5.2 Aufwändige Strategien (Intensivierte Insulintherapie)

Die Bezeichnung »intensivierte Insulintherapie« kann als Überbegriff für jene aufwändigen Formen der Insulinbehandlung verwendet werden, die über das Konzept eines konventionellen Insulinersatzes hinausgehen (◻ Abb. 16.1c,d). Dazu gehören Therapiemodelle mit vielfachen Insulininjektionen und Korrekturen aufgrund von Blutglukoseselbstkontrollen (konventionell-intensivierte Insulintherapie) und solche, die den physiologischen Modus der Insulinsekretion nachzuahmen versuchen (funktionelle Insulintherapie).

Konventionell-intensivierte Insulintherapie (ICT)

Der Begriff »konventionell-intensivierte Insulintherapie« (ICT, . ◻ Abb. 16.1c) beschreibt Therapieformen mit starrer Insulindosierung, die Insulin bei weitgehend konstanter Mahlzeitenfolge mit multiplen Injektionen (3 oder mehr) zuführen. Diese Strategie geht über den Aufwand einer konventionellen Insulintherapie hinaus, indem nach Erfahrungsgrundsätzen sporadische unsystematische Therapieanpassungen zur Verbesserung der Blutglukosekontrolle durchgeführt werden. Dazu gehören die (häufigeren) Selbstmessungen von Blutglukose, die sporadische unsystematische Korrektur von Hypo- und Hyperglykämien durch zusätzliche Glukose- oder Insulinzufuhr, präprandiale Insulingabe und fakultativ eine Insulindosisanpassung durch den Patienten. Diese Vorgehensweise vermittelt dem ausgebildeten Patienten eine größere Sicherheit und ermöglicht in etwa 30% der Fälle eine gute metabolische Kontrolle mit normalem HbA1c. Die teilweise Flexibilität der Nahrungsaufnahme wird von den Patienten gerne angenommen (Bott et al. 1994, 1998).

Funktionelle Insulintherapie (Basis-Bolus-Therapie)

Eine funktionelle Insulintherapie (FIT, auch Basis-Bolus-Therapie) mit dem Ziel einer Nahe-Normoglykämie (s. Abb. 16.1d) setzt physiologische Kenntnisse in therapeutisches Handeln um. Der Patient lernt »physiologisch« zu agieren und trennt entsprechend dem Basis-Bolus-Konzept das basale, den Fastenzustand abdeckende Insulin (Basalinsulin) gedanklich und praktisch vom prandialen Insulinbedarf (Bolusinsulin oder prandiales Insulin). Inakzeptable Blutglukosewerte werden systematisch korrigiert.

Bei dieser aufwändigsten Form der Insulintherapie erhöht sich die Zahl der täglichen Blutglukoseselbstmessungen (mindestens 4) und der Blutglukosekorrekturen. Des Weiteren wird die Insulindosis durch den Patienten jeweils bei Notwendigkeit unmittelbar dem aktuellen Bedarf angepasst. Die Entwicklung dieser Form der Insulintherapie geht auf den Pädiater Stolte (Stolte u. Wolff 1939) und die »Glucograf-Methode« eines Typ-1-Diabetikers, der später Arzt wurde (Bernstein 1981), sowie die Erarbeitung der physiologischen Kennwerte des Kohlenhydrathaushaltes zurück. Sie bilden die Basis für die primären Richtwerte der funktionellen Insulintherapie (s. Übersicht 16.1), die heute überwiegend bei Typ-1-Diabetes Anwendung (Waldhäusl 1986, 1989) findet.

Der Ersatz des **basalen Insulins** erfolgt bei funktioneller Insulintherapie und Verwendung von Insulin Ultratard durch eine 2-mal täglich im Abstand von ca. 12 h vorzunehmende etwa gleichgroße Insulindosis durch subkutane Injektion. Glargin kann in der Regel 1-mal/Tag verabreicht werden, in machen Fällen sind aber auch hier 2 Injektionen je Tag erforderlich.

16

Alternativ kann auch ein Intermediärinsulin (NPH-Insulin) verabreicht werden: morgens und spät zur Nacht oder besser 3-mal täglich in 8-stündlichem Abstand (Abb. 16.4). Wird das NPH-Insulin vor dem Frühstück gegeben, ist in Anbetracht des Wirkungsmaximums nach 4–6 h bei fehlender Zwischenmahlzeit, Nichteinnahme oder Verzögerung des Mittagessens mit Hypoglykämien zu rechnen. Die 2. Injektion des NPH-Insulins als Basisinsulin wird stets zur Nacht vor dem Schlafengehen verabreicht. Dadurch werden die am folgenden Morgen verfügbare Plasmainsulinkonzentration erhöht und eine morgendliche Hyperglykämie meist vermieden.

Eine weitere Alternative ist die Verwendung einer Insulinpumpe zur (dis-)kontinuierlichen subkutanen Insulininfusion (CSII).

Wir bevorzugen für die Basalinsulinisierung aus pharmakokinetischen Gründen die 2-mal tägliche Injektion eines Langzeitinsulins Glargine>Ultratard) im Abstand von etwa 12 h. Die kontinuierlich subkutane Insulininfusion (CSII) bleibt i. Allg. Sondersituationen (Gravidität, Sportler, technische Vorliebe des Patienten etc.) vorbehalten.

Prandiales Insulin wird getrennt vom Basalinsulin nahrungsangepasst 15–45 min vor den Hauptmahlzeiten als Normalinsulin oder unmittelbar vor der Mahlzeit in Form eines ultrakurz wirkenden Insulinanalogons (Insulin Lispro oder Aspart) verabreicht. Ist ein rascher Wirkungseintritt erwünscht, kann Normalinsulin im Ausnahmefall auch intramuskulär (z. B. in die Unterarmmuskulatur) injiziert werden. Mahlzeitenbezogenes Insulin ist unter Berücksichtigung der zugeführten Kohlenhydratmenge zu dosieren (ca. 1,1–1,7 E Normalinsulin je BE). Aber auch eine ausschließliche Eiweißzufuhr bedarf der Insulingabe (etwa 0,3 E Normalinsulin/48 kcal Eiweiß), um der eiweißabhängigen Glukagonfreisetzung und dem damit verbundenen Glukoseanstieg entgegenzuwirken. Die in der Übersicht 16.1 aufgeführten Insulindosen gelten naturgemäß nur bei absolutem Insulinmangel und fehlender Insulinresistenz und sind individuell entsprechend anzupassen. Bei teilweise erhaltener Insulinsekretion sind entsprechend kleinere Insulinmengen zu geben.

Übersicht 16.1
Primäre Richtwerte und zweckmäßige Zeitpunkte der Blutglukoseselbstkontrolle bei funktioneller Insulintherapie und absolutem Insulinmangel

- Basaler Insulinbedarf: ca. 0,7–1,0 E/h
- morgendlicher Zusatzbedarf zum basalen Insulinbedarf ca. 2–6 E Normalinsulin
- Prandialer Insulinbedarf:
  - morgens ca. 1,5–1,7 E/BE
  - mitttags ca. 1,1–1,3 E/BE
  - abends ca. 1,3-1,5 E/BE

- Quotient: $\frac{\text{basales Insulin (E/24 h)}}{\text{Prandiales Insulin (E/24 h)}} = \text{ca. } 1$
- Blutglukosekorrektur bei
  Hyperglykämie:
  ca. – 40 mg/dl je 1 E Normalinsulin
  Hypoglykämie:
  ca. +40 mg/dl je BE Glukose
- Dynamische Blutglukose-Bezugswerte:
  0 60 120 min pp
  100 160 140 mg/dl Blutglukose
- Zweckmäßige Zeitpunkte der Blutglukoseselbstkontrolle
  1. Vor dem Schlafengehen (zur Abschätzung der nächtlichen Hypoglykämiegefahr)
  2. Vor den Hauptmahlzeiten
  3. 1 h postprandial (pp) in der Einstellungs- oder einer Umstellungsphase
  4. **Stets bei Unsicherheit**

Die bei funktioneller Insulintherapie 4- bis 5-mal täglich erforderliche Blutglukoseselbstmessung verschafft dem Diabetiker die Möglichkeit, eventuelle Abweichungen der Blutglukosekonzentration von vorgegebenen Kenndaten anhand einfacher, in die Praxis umsetzbarer Richtlinien selbst zu korrigieren (Schade et al. 1983).

Die Führung standardisierter Protokolle durch den Patienten ist erforderlich für alle Blutglukoseselbstmessungen und therapeutischen Maßnahmen, einschließlich der Insulin- und Nahrungszufuhr (Abb. 16.4). Der Zeitaufwand für Blutglukoseselbstmessung, die eventuelle erforderliche Blutglukosekorrektur und die Protokollführung beträgt je Intervention weniger als 5 min.

Eine Blutglukoseselbstmessung ist sinnlos, wenn keine Bereitschaft zur Blutglukosekorrektur durch Normalinsulinzufuhr oder Kohlenhydrateinnahme besteht oder in dringlichen Fällen nicht zur Konsultation des Arztes führt.

Sekundäranpassung. Bei Insulinrestsekretion oder erhöhter Insulinempfindlichkeit (z. B. nach Sport und körperlicher Belastung (s. Kap. 14, 15); oder bei Nieren-, Leber- und Nebennierenrindeninsuffizienz) ist eine empirische Anpassung (Verminderung) der näherungsweisen Kennwerte der Insulintherapie erforderlich. Bei Insulinresistenz ist die Insulindosis entsprechend zu erhöhen. Die häufigsten Ursachen einer Insulinresistenz sind die Hyperglykämie und die Dehydratation, z. B. nach Saluretikaüberdosierung. Jede Besserung der Insulinempfindlichkeit durch Beseitigung einer schlechten metabolischen Einstellung reduziert daher notwendigerweise den Insulinbedarf.

Übersicht 16.2

Ausbildungsprogramm in funktioneller Insulintherapie (FIT, Zeitbedarf ca. 25 h). Zielgruppe: Typ-1-Diabetiker und ausbildungswillige Typ-2-Diabetiker »Regime Wien«

Sonntag (Tag 1)

Ab 16.00 Uhr	Stationäre Aufnahme, Begrüßung

Montag (Tag 2)

08.00–12.00 Uhr	Blutglukosetagesprofile/ Beginn
10.00–11.00 Uhr	Visite
13.00–15.00 Uhr	Allgemeines Grundlagen der Verdauung und des Stoffwechsels Insulin: Wirkungen, Gegenspieler, Symptomatik des Insulinmangels

Dienstag (Tag 3)

08.30–10.00 Uhr	Ursachen des Diabetes mellitus, Diabetestherapie/ Übersicht Insulin als Medikament und Formen der Insulintherapie
10.00–11.00 Uhr	Visite
11.00–12.00 Uhr	Ernährung I
14.00–16.00 Uhr	Prinzipien der Funktionellen Insulintherapie (FIT) I Vergabe der Richtwerte/Initialalgorithmen mit Übungen
17.00 Uhr	FIT-Beginn

▼

Mittwoch (Tag 4)

08.30–10.00 Uhr	Protokollbesprechung Prinzipien der Funktionellen Insulintherapie II »Fragestunde«, FIT – Warum? Ergebnisse des DCCT (1993) Zukunftsaussichten in der Diabetestherapie
10.00–11.00 Uhr	Visite
11.00–12.00 Uhr	Übungen zur FIT (Beispiele)
14.00–16.00 Uhr	Ernährung II (Essenspläne!)

Donnerstag (Tag 5)

08.30–10.00 Uhr	Protokollbesprechung Normalinsulinanwendung
10.00–11.00 Uhr	Visite
11.00–12.00 Uhr	Hypoglykämie
14.00–16.00 Uhr	Langzeitinsulinanwendung Übungen anhand von Patientenprotokollen

Freitag (Tag 6)

08.30–10.00 Uhr	Protokollbesprechung Selbstkontrolle, Kontrolle beim Arzt oder in der Ambulanz Sondersituationen I (allgemein, Krankheit, Reisen, Stress)
10.00–11.00 Uhr	Visite
11.00–12.00 Uhr	Fußpflege
14.00–16.00 Uhr	Sondersituationen II (Gravidität, interkontinentale Reisen/Zeitverschiebung) Übungen anhand von Patientenprotokollen Vergabe der Übungsaufgaben Besprechung von Protokollen und des geplanten Fasttages

Samstag (Tag 7)

08.00–17.00 Uhr	Fasttag, Besprechung der geplanten Essensexkursion

Sonntag (Tag 8)	Essensexkursion, anschl. Protokollbesprechung

Montag (Tag 9)

08.00–10.00 Uhr	Protokollbesprechung
10.00–11.00 Uhr	Visite
11.00–12.00 Uhr	Besprechung der Ernährungspläne
14.00–16.30 Uhr	Spätkomplikationen Gruppenarbeit: Übungsbeispiele Protokollbesprechung Entlassung mit Ambulanztermin (Arztbrief, Diabetesausweis, Rezepte!)

Ausbildung. Die Vermittlung des erforderlichen Wissens erfolgt zweckmäßigerweise durch eine standardisierte Ausbildung, die den Patienten zur aktiven Mitarbeit anleitet und ihn die Wirkung von Insulin und Glukose auf die eigene Blutglukose erfahren lässt (Bernstein 1981). Eine intensive Schulung in Ernährungsfragen und im Schätzen des Glukosegehaltes von Nahrungsmitteln ist erforderlich (▶ s. Kap. 13). Entscheidend ist die Einbindung des Patienten in ein strukturiertes Ausbildungsprogramm (Übersicht 16.2), das integraler Bestandteil jeder Therapieeinleitung oder Neuanpassung zu sein hat (▶ s. Kap. 35).

Prognose und Patientenmitarbeit. Die funktionelle Insulintherapie bietet entsprechend ausgebildeten und hoch motivierten Patienten langfristig die besten Chancen einer normnahen Blutglukose. Bei entsprechender Betreuung und regelmäßigen Auffrischungskursen erreichen 60% der so ausgebildeten Patienten dauerhaft ein mittleres HbA1c < 7,5% (◻ Abb. 16.1d und ◻ Abb. 16.5).

Ein funktioneller Insulinersatz verlangt die aktive Mitarbeit des Patienten bezüglich Blutglukoseselbstmessung, -selbstkontrolle, Insulinselbstdosierung und Insulindosisanpassung und ermöglicht ihm dafür, auch ambulant im Berufsleben wesentlich häufiger eine anhaltende »norm-nahe Einstellung« der Blutglukose als eine konventionelle Insulinsubstitution. Die Motivation für die erforderliche Mitarbeit ergibt sich aus der wiedergewonnenen Gestaltungsfreiheit des Tagesablaufes, der freien Wahl der Mahlzeitengröße und der Möglichkeit, zu hohe oder zu niedrige Blutglukosewerte selbst zu korrigieren. Dies gilt verstärkt für besondere Lebenssituationen, wie Krankheit und Gravidität.

16

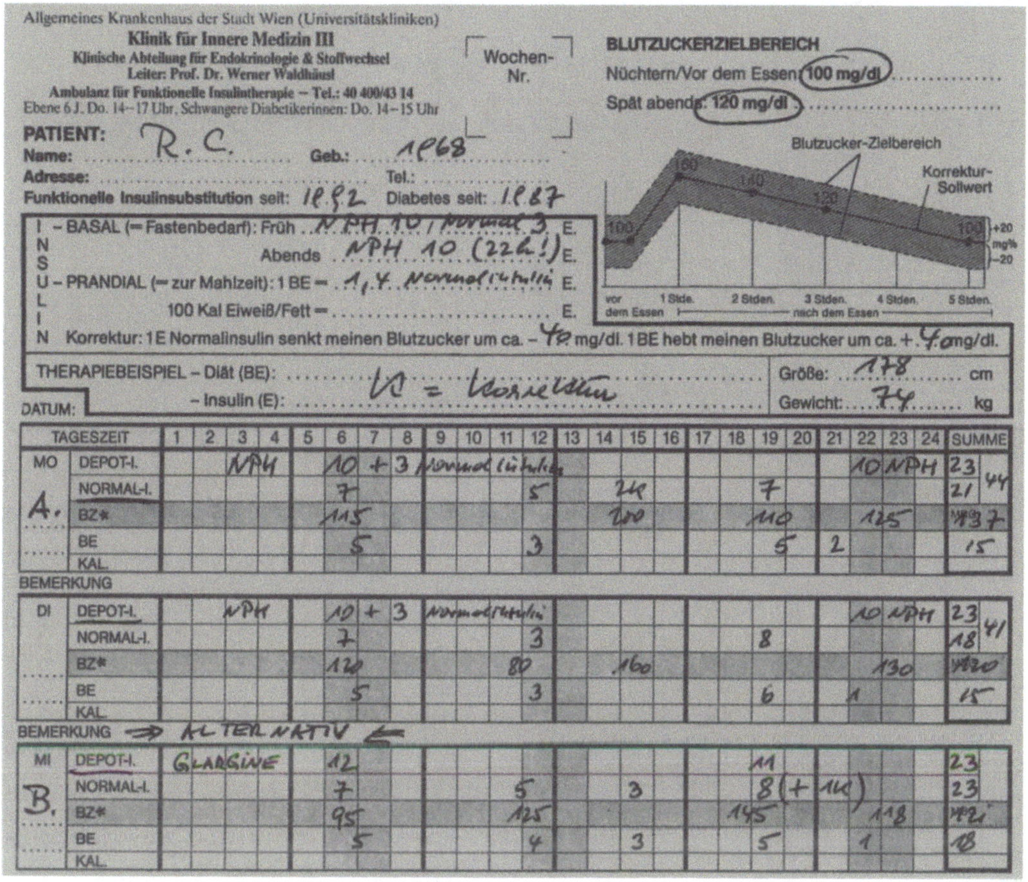
Allgemeines Krankenhaus der Stadt Wien (Universitätskliniken)
Klinik für Innere Medizin III
Klinische Abteilung für Endokrinologie & Stoffwechsel
Leiter: Prof. Dr. Werner Waldhäusl
Ambulanz für Funktionelle Insulintherapie – Tel.: 40 400/43 14
Ebene 6 J. Do. 14–17 Uhr, Schwangere Diabetikerinnen: Do. 14–15 Uhr

Wochen-Nr.

BLUTZUCKERZIELBEREICH
Nüchtern/Vor dem Essen: 100 mg/dl
Spät abends: 120 mg/dl

PATIENT:
Name: R. C. Geb.: 1968
Adresse: Tel.:
Funktionelle Insulinsubstitution seit: 1992 Diabetes seit: 1987

INSULIN
- BASAL (= Fastenbedarf): Früh NPH 10 / Normal 3 E.
- Abends NPH 10 (22h!) E.
- PRANDIAL (= zur Mahlzeit): 1 BE = 1,4 Normalinsulin E.
- 100 Kal Eiweiß/Fett = E.
- Korrektur: 1 E Normalinsulin senkt meinen Blutzucker um ca. – 40 mg/dl. 1 BE hebt meinen Blutzucker um ca. + 40 mg/dl.

THERAPIEBEISPIEL – Diät (BE): – Insulin (E): N = Normalinsulin Größe: 178 cm Gewicht: 74 kg

DATUM:

TAGESZEIT		1	2	3	4	5	6	7	8	9	10	11	12	13	14	15	16	17	18	19	20	21	22	23	24	SUMME
MO A.	DEPOT-I.			NPH			10 + 3 Normalinsulin																10 NPH			23 44
	NORMAL-I.						7						5		2					7						21
	BZ*						115								200					110			125			137
	BE						5						3							5		2				15
	KAL.																									
BEMERKUNG																										
DI	DEPOT-I.			NPH			10 + 3 Normalinsulin																10 NPH			23 41
	NORMAL-I.						7						3							8						18
	BZ*						120						80		160								130			120
	BE						5						3							6		1				15
	KAL.																									
BEMERKUNG	→ ALTERNATIV ←																									
MI B.	DEPOT-I.			Glargine			12													11						23
	NORMAL-I.						7						5			3				8 (+1k)						23
	BZ*						95						125							145			118			121
	BE						5						4			3				5		1				18
	KAL.																									

Abb. 16.4. Protokollblatt für die Dokumentation von Blutglukoseselbstmessungen und relevanten therapeutischen Maßnahmen bei Verwendung verschiedener Basalinsuline (A) NPH-Insulin 6.00 h und 22.00 h und (B) Insulin Glargin (oder Ultratard) im Abstand von 12 h. Alternativ kann Insulin Glargin in Einzelfällen bei stabiler Metabolik auch einmal je 24 h gegeben werden

Es besteht ein enger Zusammenhang zwischen der Mitarbeit der Patienten und der Güte der erreichbaren metabolischen Kontrolle (Abb. 16.6). Das Ziel eines normnahen HbA1c, z. B. vor der Konzeption und während der Gravidität (▶ s. Kap. 9) wird von 90% der Typ-1-Diabetikerinnen mit funktioneller Insulintherapie dann erreicht, wenn 6–7 Blutglukoseselbstmessungen pro Tag und entsprechende Blutglukoseselbstkorrekturen durchgeführt werden (Abb. 16.1d).

> Bei der funktionellen Insulintherapie (FIT) wird die Insulindosis der Nahrungszufuhr angepasst. Der Basalbedarf von Insulin wird relativ stabil festgelegt; die Dosis von schnell wirksamem Insulin wird mahlzeitengerecht flexibel gestaltet. FIT verpflichtet zudem den Patienten zu regelmäßigen Blutglukosekontrollen.

16.6 Ergänzende Regeln der Insulintherapie

Wichtige allgemeine Hinweise und Basisinformationen für die Durchführung einer Insulintherapie sind auf Seite 191 in Tabelle 16.4 zusammengefasst. Zusätzlich soll jeder Diabetiker stets Reserveinsulin als Schutz vor Verlust bereithalten. Für besondere Situationen gelten zudem die folgenden Regeln (Übersicht 16.3).

> **Übersicht 16.3**
> **Regeln für besondere Situationen**
>
> - Körperliche Belastung (Sport, s. auch Kap. 14 und 15):
>   - geplant: Reduktion der Insulindosis vor der Belastung (z. B. minus 50% vor einer 8-stündigen Wanderung)
>   - ungeplant: zusätzliche Nahrungsaufnahme, z. B. 2 BE/h während einer anstrengenderen sportlichen Tätigkeit (Skifahren, Tennis etc.)
> - Erbrechen/unterlassene Nahrungsaufnahme:
>   - Reduktion der Insulindosis auf 50% und häufigere Blutglukosemessungen (3- bis 4-mal täglich) und Überwachung von Harnazeton. Ein Arzt ist auf jeden Fall beizuziehen
> - Reisen:
>   Auf Reisen sind stets ausreichend Insulin, Spritzen, Nadeln etc. mitzunehmen und das Insulin vor Hitzeeinwirkung zu schützen. Zweckmäßig ist es zudem, den mitgenommenen Vorrat in 2 Portionen getrennt zu transportieren, um eventuellen Verlusten vorzubeugen

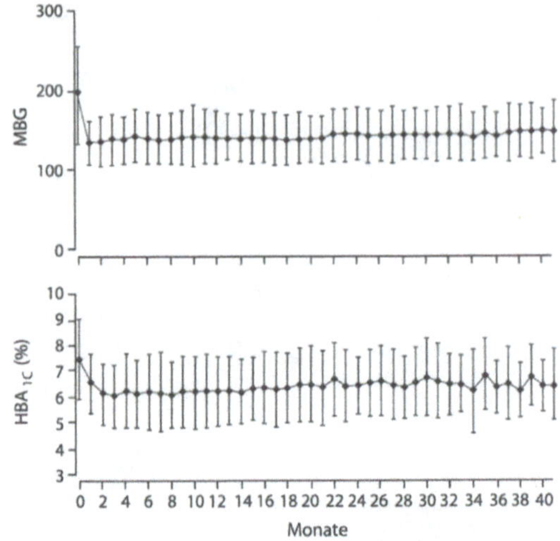

Abb. 16.5. Funktionelle Insulintherapie Mittlere wöchentliche Blutglukosekonzentration (MBG, mg/dl) und monatliche HbA1c-Kontrollen (%) bei Typ 1-Diabetes während eines 4-jährigen Beobachtungszeitraumes (n=102, x̄±SD). Krankengut: Diabetesambulanz, I. Med. Univ. Klinik, Wien.

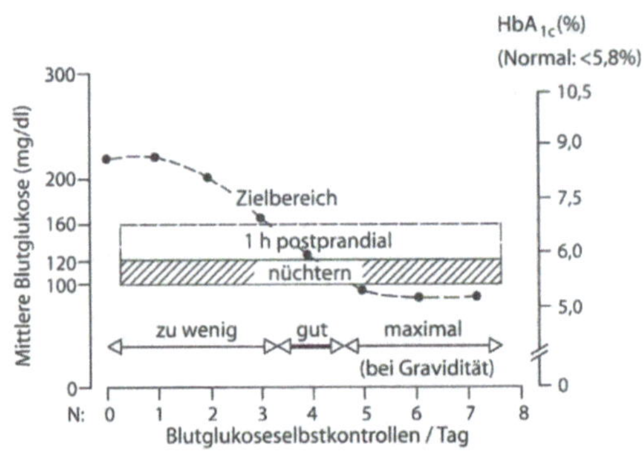

Abb. 16.6. Schema des Zusammenhanges zwischen Patientenmitarbeit (zu wenig/gut/maximal) und der Güte der erreichbaren metabolischen Kontrolle bei Typ 1-Diabetes. Beachte: häufigere Blutglukosekontrollen verbessern meist das therapeutische Ergebnis

16.6.1 Fernreisen mit Zeitzonenverschiebung

Fernreisen in Ost-West- und West-Ost-Richtung sind mit Zeitverschiebungen verbunden, die im Therapieplan zu berücksichtigen sind (USA: plus 6–9 h, Ferner Osten: minus 6–9 h). So ist bei einer Ost-West-Reise (z. B. Europa → USA) die Zeitverlängerung durch entsprechende zusätzliche kleine Dosen Normalinsulin vor den Hauptmahlzeiten im Flugzeug zu überbrücken (Blutglukoseselbstbestimmung gleichfalls vor den Mahlzeiten), während abends (Ortszeit) am Landungsort, die gewohnte Insulindosis zu verabreichen ist.

Bei West-Ost-Reisen (Europa → Ferner Osten oder USA → Europa) ist die Zeitverkürzung zu beachten und die Basalinsulineinzeldosis (= Halbtagesbasaldosis) um 50% je 6 h Zeitverschiebung zu reduzieren. Das bedeutet bei einer Interkontinentalreise USA → Europa (Abflug abends) eine Reduktion der abendlichen Insulingesamtdosis um ca. 25% (konventionelle Insulintherapie; bei FIT nur 50% des Basalinsulins). Wird hingegen bei Reisen Europa → Ferner Osten (Abflug ca. 9.00–10.00 h Ortszeit) der Tag auf 18 h (Singapore, Bangkok) oder auf 15 h (Japan, Australien) verkürzt, erfordert dies bei konventioneller Insulintherapie, dass die Insulingesamtdosis am Morgen vor dem Abflug, am Abend an Bord und am Morgen vor der Landung um je ein Drittel reduziert wird. Bei funktioneller Insulintherapie (FIT) wird nur die jeweilige Basalinsulindosis (früh, abends und vor der Landung) um 1/3 reduziert. Prandiales Insulin ist vor den Mahlzeiten wie gewohnt als Normalinsulin in einer mahlzeitenabgestimmten Dosis zu injizieren. Blutglukosemessungen sollten jeweils vor den Mahlzeiten eingeplant werden.

16.7 Operationen

Größere Operationen unterbrechen bei insulinpflichtigen Diabetikern (Typ 1 und Typ 2) die übliche Routine der Insulintherapie durch den mit der Operation assoziierten Postaggressionsstoffwechsel. Sie erhöhen aber auch die Gefahr peri- und postoperativer Komplikationen durch Begleit- und Folgekrankheiten und durch ein etwas erhöhtes Infektionsrisiko (Golden et al. 1999; Ishihara et al. 1994). Dementsprechend ist eine enge interdisziplinäre Zusammenarbeit (Anästhesist, Chirurg, Diabetologe) erforderlich.

Grundsätzlich bedingt die katabole Stoffwechselsituation des Postaggressionsstoffwechsels einen Anstieg der kontrainsulären Hormone und damit eine Insulinresistenz (Thorell et al. 1999). Ihre Überwindung bedarf einer erhöhten Insulindosis sowie einer ausreichenden Flüssigkeitssubstitution, um Akutkomplikationen wie Ketoazidose oder eine hyperglykämisch-hyperosmolare Entgleisung zu verhindern. Zudem ist auf eine Vermeidung von Hypoglykämien zu achten.

Bei mit oralen Antidiabetika behandelten Typ-2-Diabetikern ist eine Umstellung auf Insulin nur bei langdauernden und/oder komplizierten Operationen präoperativ erforderlich.

Elektive Eingriffe. Präoperativ ist eine ausreichend gute Diabeteseinstellung anzustreben (Nüchternblutglukose <180 mg/dl und postprandial<230 mg/dl). Bei schlechter Stoffwechseleinstellung ist eine Verschiebung des Operationstermins zweckmäßig.

Bei **dringlicher Operationsindikation** ist präoperativ die Bestimmung von Glukose, Elektrolyten und Nierenretentionswerten im Serum, sowie eine Blutgasanalyse und möglichst auch ein Urinstatus erforderlich. Falls möglich, ist eine präoperative Korrektur von Hyperglykämie, Ketoazidose und einer Elektrolytentgleisung vorzunehmen. Weitere Maßnahmen zur perioperativen Therapie sind in der Übersicht 16.4 aufgeführt.

Übersicht 16.4
Perioperative Therapie

Grundsätzliches
Beibehaltung der üblichen Ernährung und Insulintherapie bis zum Tage vor der Operation
Die Insulintherapie während der Operation richtet sich nach der Schwere der Operation

Kurzdauernde unkomplizierte Operation (inklusive diagnostische Eingriffe)
Präoperativ kein Frühstück
Bei Basis/Bolustherapie nur die übliche Basalinsulindosis injizieren, bei konventioneller Therapie 50% der üblichen Dosis als Verzögerungsinsulin, bei Body-mass-Index (BMI) >30 zwei Drittel der üblichen Dosis als Verzögerungsinsulin
Vor, während und nach der Operation 5% Glukose i.v.
Blutglukosekontrollen stündlich; falls erforderlich, Normalinsulin zur Korrektur hoher Blutglukosewerte

Vor der 1. Mahlzeit Wiederaufnahme der s.c.-Insulintherapie

Langdauernde komplizierte Operation mit anschließender parenteraler Ernährung für mehrere Tage
Am Operationstag Glukose-Insulin-Kalium (GIK)-Infusion (Hemmerling et al. 2002; Husband et al. 1986):
500 ml Glukose 10%
+10 mmol KCl
+16 E Normalinsulin (bei BMI >30 kg/m^2: 20 E)
mit 84 ml/h intravenös verabreichen (2,7 bzw. 3,36 E/h)

Kontrollen
Blutglukosekontrolle intraoperativ stündlich, postoperativ alle 2-4 h
Natrium und Kalium im Serum engmaschig überprüfen
Dosisanpassung
Bei Blutglukoseanstieg um >50 mg/dl (2,8 mmol/l) oder bei Blutglukosekonzentrationen
▼

>200 mg/dl (11,2 mmol/l) die Insulininfusion um 20%/h steigern
Bei Blutglukoseabfall auf <100 mg/dl (5,6 mmol/l) die Insulinmenge um 20%/h reduzieren
Fortsetzung bis 1 h nach der 1. regulären Mahlzeit; unmittelbar vorher Wiederaufnahme der s.c.-Insulintherapie, da sonst bei Absetzen der Infusion kein Insulindepot vorhanden ist und somit das Risiko eines sehr raschen Blutglukoseanstiegs besteht (Hemmerling et al. 2002).

16.8 Kernaussagen für die Praxis

Der Ersatz von Insulin bei absolutem Insulinmangel (Diabetes mellitus Typ 1) ist eine lebensrettende, lebenslang beizubehaltende Therapie. Bei relativem Insulinmangel (Diabetes mellitus Typ 2) hat die Gabe von Insulin zunächst nur unterstützenden Charakter, gewinnt aber mit Fortschreiten der Erkrankung zunehmend an Gewicht, da in der Spätphase der Erkrankung etwa ein Drittel aller Typ-2-Diabetiker voll insulinpflichtig wird.
Das therapeutische Ergebnis einer Behandlung mit Insulin ist eine Funktion der eingesetzten therapeutischen Strategie und ist umso besser, je mehr der angewendete Algorithmus physiologische Verhältnisse nachahmt. Der zu erwartende Therapieerfolg nimmt mit der Komplexität des eingesetzten Algorithmus zu und folgt der Reihe konventionell <konventionell-intensiviert <funktionell.
Unverzichtbar und unabhängig von der Art der gemeinsam mit dem Patienten gewählten Therapieform ist eine strategiegerechte Ausbildung der insulinbedürftigen Patienten und ihre Motivation zur Mitarbeit. Das jedenfalls zu erreichende Ziel ist die langfristige Garantie eines HbA1c <7,5%, um auf diese Weise den oft bedrohlichen Folgekrankheiten durch diabetische Mikroangiopathie sowie einer akzelerierten Makroangiopathie vorzubeugen.

16

Literatur

AVP, Arzneimittelkommission der deutschen Ärzteschaft (Köln) (2002) Diabetes mellitus, AVP. Arzneiverordnung in der Praxis, 1. Aufl.

Berger M, Jörgens V (1989) Praxis der Insulintherapie. Springer, Berlin Heidelberg New York

Bernstein RK (1981) The glucograf method for normalizing blood sugar. Crown, New York

Bischof M, Krssak M, Krebs M et al. (2001) Intensive insulin therapy does not normalise all defects of hepatic carbohydrate metabolism in type I diabetes mellitus. Diabetes 50:392–398

Bott U, Jörgens V, Grüsser M et al. (1994) Predictors of glycaemic control in type 1 diabetes after participation in an intensified treatment and teaching programme. Diabetic Med 11:362–371

Bott U, Mühlhauser I, Overmann H, Berger M (1998) Validation of a diabetes-specific quality-of-life scale for patients with type 1 diabetes. Diabetes Care 21:757–769

DCCT, The Diabetes Control and Complications Trial Research Group (1993) The effect of intensive treatment of diabetes on the development and progression of long-term complications in insulin-dependent diabetes mellitus. N Engl J Med 329:977–986

Dreyer M, Berger M, Kiess W et al. (2003) Therapie der Patienten mit Diabetes mellitus Typ 1. Diabetes und Stoffwechsel 12(Suppl 2):59–77

Floyd JC Jr, Cornell RG, Jacober SJ (1993) A prospective study identifying risk factors for discontinuance of insulin pump therapy. Diabetes Care16:1470–1478

Golden SH, Peart-Vigilance C, Kao WH, Brancati FL (1999) Perioperative glycemic control and the risk of infectious complications in a cohort of adults with diabetes. Diabetes Care 22:1408–1414

Haardt MJ, Selam JL, Slama G et al. (1994) A cost-benefit comparison of intensive diabetes management with implantable pumps versus multiple subcutaneous injections in patients with type I diabetes. Diabetes Care 17:847–851

Hayward RA, Manning WG, Kaplan SH et al. (1997) Starting insulin therapy in patients with type 2 diabetes. JAMA 278: 1663–1669

Hemmerling TM, Schmid MC, Schmidt J et al. (2002) Comparison of a continuous glucose-insulin-potassium infusion versus intermittent bolus application of insulin on perioperative glucose control and hormone status in insulin-treated type 2 diabetics. J Clin Anesth 13:293–300

Howorka K (1987) Insulinabhängig? Kirchheim, Mainz

Hürter P, Travis LW (1984) Einführungskurs für Kinder und Jugendliche mit Diabetes. Gerhard, Kaiserlautern

Husband DJ, Thai AC, Alberti KG (1986) Management of diabetes during surgery with glucose-insulin-potassium infusion. Diabetic Medicine 3:69–74

Ishihara H, Singh H, Giesecke AH (1994) Relationship between diabetic autonomic neuropathy and gastric contents. Anesth Analg 78:943–947

Nathan DM (2002) Initial management of glycemia in type 2 diabetes mellitus. NEJM 347:1342–1349

Nosadini R, Velussi M, Fioretto P et al. (1988) Frequency of hypoglycaemic and hyperglycaemic-ketotic episodes during conventional and subcutaneous continuous insulin infusion therapy in IDDM. Diabetes Nutr Metab/Clin Exp 1: 289–296

Schade DS, Santiago JV, Skyler JS, Rizza RA (1983) Intensive insulin therapy. Excerpta Medica, Amsterdam

Selam JL (1999) Implantable insulin pumps. Lancet 354: 178–179

Stolte K, Wolff J (1939) Die Behandlung der kindlichen Zuckerkrankheit mit freigewählter Kost. Erg Inn Med Kinderheilkd 56:154–193

Thorell A, Nygren J, Hirshman MF et al. (1999) Surgery-induced insulin resistance in human patients: relation to glucose transport and utilization. Am J Physiol 276: E754–761

Van den Berghe G, Wouters P, Weekers F et al. (2001) Intensive insulin therapy in the critically ill patient. NEJM 345: 1359–1367

Waldhäusl WK (1986) The physiological basis of insulin treatment – clinical aspects. Diabetologia 29:837–849

Waldhäusl W (1989) Moderne Insulintherapie. Schwerpunktmedizin 12:8–15

Waldhäusl W (1999) New insulins and insulin therapy. Endocrinol Diabetes 107 (Suppl 2):S44–S51

Yki-Järvinen H, Ryysy L, Nikkila K et al. (1999) Comparison of bedtime insulin regimens in patients with type 2 diabetes mellitus. A randomized controlled trial. Ann Intern Med 130:389–396

Pankreas- und Inselzelltransplantation

R. Landgraf

Die Güte der Stoffwechseleinstellung sowie die Schwankung der Blutglukosewerte hängen eng mit den sich über Jahre entwickelnden diabetischen Komplikationen, im besonderen der Mikro- und Makroangiopathie sowie der Neuropathie zusammen. Die Beseitigung des absoluten Insulinmangels mit Normalisierung des diabetischen Stoffwechsels ist daher das wichtigste Ziel bei der Betreuung von Patienten mit Typ-1-Diabetes. Die derzeit zur Verfügung stehenden Strategien zur Insulinsubstitution (▶ s. Kap. 16) sind weder ein physiologischer Ersatz des endokrinen Pankreas noch sind sie in der Lage, auf Dauer den diabetischen Stoffwechsel annähernd zu normalisieren. Deshalb werden therapeutische Alternativen gesucht. Sie gehen in mehrere Richtungen:

- Implantation eines künstlichen, mechanischen Pankreas, das zumindest die Funktion der insulinsezernierenden sowie »glukosemessenden« β-Zelle nachahmen könnte (Reach 1989),
- allogene oder xenogene Transplantation isolierter Inseln als freies Transplantat oder mit Hilfe von Immunisolation (Bretzel et al. 2001),
- Pankreastransplantation (Groth 1989; Land et al. 1996; Sutherland 2001),
- Stammzell-, Progenitorzell- und Gentherapie (Halban et al. 2001; Soria et al. 2001) sowie
- Präventionsstrategien vor Ausbruch des Typ-1-Diabetes mellitus.

Nur die Pankreastransplantation kann derzeit auf Erfolge verweisen, die ihr einen festen Platz in der Therapie ausgewählter Typ-1-Diabetiker sichert (Gruessner u. Sutherland 2002).

17.1 Ziel der Pankreastransplantation

Die Pankreastransplantation ist wie die Nierentransplantation keine unmittelbar lebenserhaltende Maßnahme wie die Herz-, Lungen- oder Lebertransplantation. Sie soll vielmehr die schlechte psychosoziale Situation des Patienten mit diabetischen Komplikationen verbessern, die sekundären diabetischen Veränderungen (Mikroangiopathie, Neuropathie und Makroangiopathie) günstig beeinflussen und die hohe Morbidität und Mortalität bei Typ-1-Diabetikern reduzieren (Landgraf 1996). Darüber hinaus sollte die Pankreastransplantation langfristig zur Kostenreduktion beitragen (Land u. Landgraf 2001). Vorrangiges Ziel ist jedoch die Verbesserung der Lebensqualität der Menschen mit Typ-1-Diabetes mellitus, die trotz intensiver Bemühungen diabetische Komplikationen entwickeln und deren meist relativ junges Leben durch diese Krankheit extrem ungünstig belastet ist.

Im Hinblick darauf sollte der Zeitpunkt der Pankreastransplantation nicht zu spät gewählt werden. Ihr Erfolg ist durch vielfältige peri- und postoperative Komplikationen bei Diabetikern im höheren Lebensalter sowie bei schweren zerebralen und/oder kardiovaskulären Komplikationen deutlich vermindert. Die Pankreastransplantation kommt daher für diese Patienten meist nicht in Betracht bzw. bedarf hier einer besonders strengen Indikationsstellung (■ Tabelle 17.1).

Eine sehr frühe Indikationsstellung ist jedoch ebenfalls problematisch, da zum einen die Pankreastransplantation meist als Simultantransplantation von Niere und Pankreas durchgeführt wird, zum anderen eine sehr frühe Pankreastransplantation ohne dringliche Indikation nicht verantwortbar ist. Dies erklärt sich aus den Risiken einer chronischen Immunsuppression, dem Mangel an zuverlässigen Parametern für das Fortschreiten diabetischer Komplikationen, aus der Organknappheit von Nieren sowie der Konkurrenz um ein Nierentransplantat bei terminal niereninsuffizienten Patienten mit und ohne Diabetes.

Die **Simultantransplantation von Pankreas und Niere** ist derzeit das am häufigsten angewendete Verfahren (Gruessner u. Sutherland 2002; Landgraf 1994; Sutherland et al. 2001). Trotz Einführung moderner Immunsuppressiva (Kaufmann et al. 2002; Lo et al. 2001; McAlister et al. 2000), der Verbesserung der operativen Techniken und der postoperativen Nachsorge ist ein Trend zur alleinigen Pankreastransplantation derzeit nur in wenigen Zentren insbesondere in Nordamerika zu beobachten und ausgewählten, sehr erfahrenen Transplantationsteams vorbehalten.

Der Wunsch des Patienten nach Organersatz bei drohender Erblindung aufgrund einer proliferativen diabetischen Retinopathie auch ohne wesentliche Einschränkung der Nierenfunktion ist zwar verständlich, wird aber in letzter Zeit als Indikation in Frage gestellt. Hingegen werden ein extrem instabiler Diabetes (Brittle-Diabetes), eine schwere meist autonome Neuropathie, schwere Hypoglykämiewahrnehmungsstörungen oder eine schwere autonome Dysregulation heute als Indikation für eine singuläre Pankreastransplantation akzeptiert. Zudem gibt es zunehmend Berichte, dass auch insulinpflichtige terminal niereninsuffziente Typ-2-Diabetiker von einer Doppeltransplantation profitieren.

> **Eine Indikation für die kombinierte Pankreas- und Nierentransplantation ist die (prä-)terminale Niereninsuffizienz. Mögliche Indikationen für eine alleinige Pankreastransplantation sind ein extrem instabiler Diabetes, ein irreparabler Verlust der Hypoglykämiewahrnehmung und ein schweres diabetisches Spätsyndrom.**

17.2 Patientenauswahl

Die wichtigste Voraussetzung für eine erfolgreiche Pankreastransplantation ist die Kooperationsbereitschaft und -fähigkeit der in Betracht kommenden Patienten bei allen prä-, peri- und postoperativen diagnostischen und therapeutischen Maßnahmen. Die psychosoziale Situation des Kranken und die Stabilität des unmittelbaren persönlichen Umfeldes spielen zusätzlich eine wichtige Rolle. Die interdisziplinäre Beurteilung der Persönlichkeit und des körperlichen Zustandes des Kranken vor der Transplantation ist von großer Wichtigkeit.

Tabelle 17.1. Indikationen und Kontraindikationen der Pankreastransplantation

	Krankheitszustand	Transplantationsmodus
	Diabetes mellitus Typ 1	
Anerkannte Indikationen	(Prä)-terminale Niereninsuffizienz	Niere und Pankreas ode Pankreas nach Nierer
	Extrem instabiler Diabetes oder irreparabler Verlust der Hypoglykämiewahrnehmung	Pankreas alleine
Diskutierte Indikationen	Beginnende Nephropathie	Pankreas alleine
	Schwere Polyneuropathie	Pankreas alleine
	Schwere Diabetesprobleme nach Pankreatektomie	Pankreas alleine
	Diabetes mellitus Typ 2	
	(Prä)-terminale Niereninsuffizienz	Niere und Pankreas oder Pankreas nach Niere
Kontraindikationen	Patienten <18 und >50–55 (?) Jahre	
	Schwere Makroangiopathie (KHK, Zustand nach Myokardinfarkt)	
	Schwere Kardiomyopathie	
	Schwere respiratorische Insuffizienz	
	Aktive Infektionen	
	Psychiatrische Krankheiten	
	Drogen-und Alkoholabusus	
	Krebserkrankung (komplette Remission <5 Jahre)	
	Extreme Adipositas (BMI >30 kg/m^2)	
	Mangelnde Kooperationswilligkeit/-fähigkeit des Patienten	

Präoperative Diagnostik. Neben den üblichen Transplantationsvorbereitungen muss beim Diabetiker zusätzlich eine eingehende ophthalmologische und neurologische (autonomes und peripheres Nervensystem) Untersuchung durchgeführt werden. Diese ist nicht nur für die Indikationsstellung, sondern auch für die Beurteilung des weiteren Verlaufs der diabetischen Spätkomplikationen nach erfolgreicher Transplantation von Bedeutung. Darüber hinaus sind ein Gefäßstatus mit Dopplersonographie der hirnversorgenden Gefäße, eine Angiographie der Becken- und Beingefäße sowie eine Koronarangiographie erforderlich. Nur so ist eine klare Indikationsstellung und Abschätzung des Risikos bei den meist schwerkranken und dialysepflichtigen Patienten möglich. Eine hämodynamisch wirksame koronare Herzerkrankung ist so lange eine Kontraindikation, bis die Hämodynamik des/der betroffenen Gefäße(s) langfristig durch interventionelle kardiologische Maßnahmen (Dilatation, Rotablation, Stentimplantation und/oder Brachytherapie und/oder koronarer Bypass) verbessert wurde.

Operationstechnische Aspekte. Die Bauchspeicheldrüse hat eine hohe autodigestive Potenz, die eine Reihe technischer Probleme bei der Handhabung des exokrinen Systems des transplantierten Organs verursacht. Unterschiedliche Operationsverfahren wurden erprobt. So verwendete das Okklusionsverfahren (Land et al.1996; Landgraf 1994) bestimmte Polymere (Neopren oder Prolamin), die in den Ductus pancreaticus eines distalen Pankreassegments injiziert wurden, wo sie erhärteten und das gesamte Gangsystem auskleideten. Dies führt innerhalb von Monaten zu einer Atrophie und Fibrose des exokrinen Gewebes, ohne den Inselapparat funktionell wesentlich zu beeinträchtigen. Solche Transplantate können als funktionelle Inseltransplantate über Jahre oder Jahrzehnte voll funktionstüchtig bleiben. Die Operationstechnik der segmentalen Pankreastransplantation musste jedoch aufgrund einer Vielzahl von postoperativen lokalen Komplikationen (Abszess, Fistel, peripankreatische Flüssigkeit, infektionsbedingte Arrosionsblutung der Gefäßanastomosen u. a.) verlassen werden.

Physiologischere Verfahren sind Drainageoperationen (Becker et al. 2000; Groth 1989; Sutherland et al. 2001), bei denen der Pankreassaft des Transplantates durch Anlegen einer Pancreaticoduodenojejunostomie oder einer Pancreaticoduodenozystostomie abgeleitet wird. Diese Drainageverfahren berücksichtigen die Physiologie des transplantierten Organs, bedeuten jedoch für den Patienten einen größeren Eingriff mit potentiell großen akuten und chronischen Risiken. Bei der Pancreaticoduodenozystostomie besteht ein gewisser Vorteil darin, dass über die Messung von Amylase oder/und Lipase im Urin die Funktion des exokrinen Teils der transplantierten Drüse überwacht werden kann und damit möglicherweise frühzeitig eine Abstoßungsreaktion erkennbar wird. Diese Möglichkeit des Transplantatmonitoring ist insbesondere bei einer singulären Pankreastransplantation von Bedeutung. In letzter Zeit hat sich insbesondere bei der Doppeltransplantation von Niere und Bauchspeicheldrüse die Technik der Pancreaticoduodenojejunostomie weitgehend durchgesetzt (Abb. 17.1).

17.3 Pankreasspender

Als Pankreasspender kommen in den meisten Zentren nur primär Hirntote mit stabilem Kreislauf in Frage. Das Alter der Spender sollte in der Regel zwischen 15 und 40 Jahren liegen. In Ausnahmefällen kommen auch ältere Verstorbene mit normalem HbA1c als Pankreasspender in Frage. Die Insulinreserve des Pankreas bei älteren Menschen (>60 Jahre) ist jedoch deutlich geringer; es besteht zudem die Gefahr, dass eine Bauchspeicheldrüse von einem potentiellen Typ-2-Diabetiker transplantiert wird. Oberbauch- und Polytraumata mit Schocksymptomatik stellen meist eine Kontraindikation dar. Diese strengen Selektionskriterien und die Gewährleistung einer gewebeschonenden Explantation des Pankreas durch erfahrene Chirurgen sind einerseits wesentliche Voraussetzungen für eine erfolgreiche Pankreastransplantation, andererseits limitiert dieses Vorgehen die Anzahl verfügbarer geeigneter Organe (Gruessner u. Sutherland 2002).

HLA-Matching. Die immunologische Selektion erfolgt in den meisten Zentren nach den Kriterien der Blutgruppenkompatibilität sowie eines negativen Cross-Match. Insbesondere durch die Transplantatzuweisung über nationale und internationale Institutionen wie Eurotransplant wird in zunehmendem Maße Wert auf eine hohe HLA-Kompatibilität gelegt. Von größerer Bedeutung für ein langfristiges Pankreastransplantatüberleben sind jedoch die optimale Immunsuppression, die schonende Explantation des Pankreas, die Dauer der kalten Ischämiezeit und die Operationstechnik. Der Grad der HLA-B- und DR-Antigen-Übereinstimmung bestimmt dennoch zunehmend den Erfolg der Organtransplantation, wenn die oben genannten Faktoren bereits optimiert wurden (Gruessner u. Sutherland 2002).

> Als Pankreasspender kommen nur primär Hirntote mit stabilem Kreislauf in Frage. Gewebeschonende Explantation, die Dauer der kalten Ischämie sowie ein adäquates HLA-Matching entscheiden neben der Operationstechnik über den Erfolg einer Pankreastransplantation.

17.4 Betreuung von Pankreastransplantierten

Immunsuppression. Die spezielle Nachbehandlung nach Pankreastransplantation besteht wie bei anderen Organtransplantationen in der Verabreichung von immunsuppressiv wirksamen Medikamenten. Dafür existieren zahlreiche unterschiedliche Protokolle, wobei für die Pankreastransplantation eine Immunsuppression mit einem hohen immunsuppressiven Index gewählt werden sollte (Kaufmann et al. 2002; Lo et al. 2001; McAlister et al. 2000). Dies trifft nicht nur für die Induktionsphase, sondern auch für die Erhaltungsphase der immunsuppressiven Behandlung im Langzeitverlauf zu. Üblicherweise wird mit einer Vierfach-Induktionstherapie begonnen, wobei die Verabreichung von speziellen Antikörperseren nur noch intraoperativ und meist nur noch 4 Tage nach Transplantation erfolgt. In den letzten Jahren sind neuere Immunsuppressiva wie Myco-

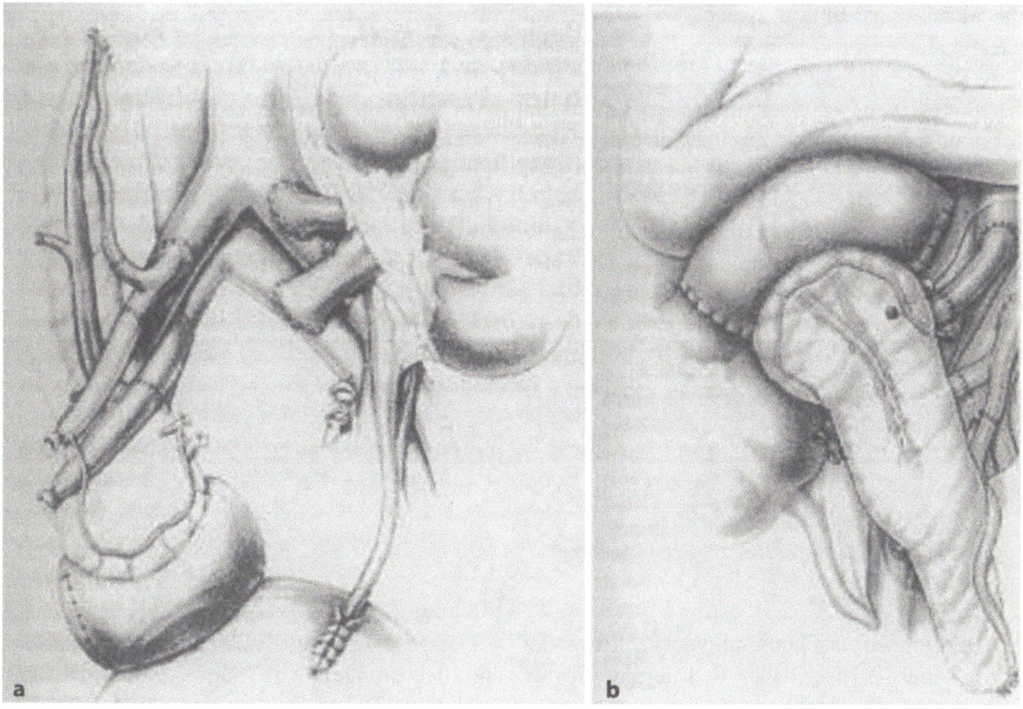

Abb. 17.1 a, b. Operationstechnik der Simultantransplantation von Niere und Pankreas. Gefäßanastomosen bilden die Aa. und Vv. iliacae communes des Empfängers mit den Gefäßen der Transplantate. Der Urin wird über den Spenderharnleiter, der Pankreassaft über das Spenderduodenum **a** in die Harnblase oder **b** in das Jejunum des Empfängers abgeleitet

phenolsäure (CellCept®) und Tacrolimus (Prograf®) in die Therapie einbezogen worden. Der wesentliche Vorteil gegenüber einer Therapie mit Ciclosporin ist die Reduktion der Abstoßungsreaktionen um bis zu 40% bei der Nierentransplantation. Weiterhin wird CellCept wie auch Prograf in der sog. Rescue-Therapie eingesetzt. Neben der Kombination von Ciclosporin und Mycophenolsäure hat sich bei der Pankreastransplantation auch die von Tacrolimus und Mycophenolsäure bewährt. Die früher übliche Dreifachkombination von Ciclosporin, Azathioprin und Glukokorticoiden wurde durch die Zweifachkombination von Tacrolimus und Mycophenolsäure abgelöst. In den ersten Monaten nach der Transplantation werden aus Sicherheitsgründen immer noch Glucokortikoide verwendet. Diese sollten jedoch innerhalb der ersten 6 Monate reduziert und schließlich abgesetzt werden.

Abstoßungsdiagnostik. Die Abstoßungsdiagnostik bei der Pankreastransplantation ist problematisch, da es dafür weder zuverlässige klinische noch biochemische Parameter gibt. Für eine Abstoßungsreaktion spricht, wenn bei Pancreaticoduodenozystostomie und Ableitung des exokrinen Pankreassaftes in die Blase die Ausscheidung von Amylase und/oder Lipase im Urin um 50% absinkt. Zusätzliche Möglichkeiten eines Transplantatmonitoring ergeben sich durch die Duplexsonographie sowie durch die (Angio-) Kernspintomographie und die selektive Angiographie des Transplantates. Der Versuch, durch Urinzytologie und/oder Transplantatbiopsie mit histologischer und immunzytologischer Aufarbeitung sichere Hinweise für eine immunologische Abstoßungsreaktion zu erhalten, war nicht erfolgreich.

> Bemerkenswert ist, dass die isolierte Abstoßung der Bauchspeicheldrüse nur sehr selten, die alleinige Abstoßung der Niere jedoch wesentlich häufiger stattfindet.

Bei Doppeltransplantation von Pankreas und Niere kann die Niere daher als Leitorgan für die immunologische Reaktion des Patienten angesehen werden. Dies ist insbesondere bei der Pancreaticoduodenojejunostomie von Bedeutung.

Die frühzeitige Erkennung einer Abstoßungsreaktion ist für den pankreastransplantierten Patienten durch tägliches Glukosemonitoring möglich, da schon diskrete Veränderungen der Nüchternblutglukose auf eine Verschlechterung der Transplantatfunktion hinweisen und als Alarmsignal dienen können. Den Ursachen der Blutglukoseerhöhung ist unmittelbar nachzugehen; ein Abwarten führt unabhängig von der Ursache nur allzu oft zu einem irreversiblen Transplantatverlust. Zu beachten ist, dass eine Funktionsverschlechterung des Transplantates – messbar an einer Erhöhung der Blutglukose – neben einer akuten Abstoßungsreaktion auch eine immunologische, infektiöse (bakteriell, viral) oder hämodynamische Genese haben kann.

Perioperative Komplikationen. Perioperative chirurgische Komplikationen sind Pankreatitis, Anastomoseninsuffizienz, Transplantatthrombose, Blutung, Abszess, hämorrhagische Zystitis und rezidivierende Harnwegsinfekte. Weiterhin sind lokale Infektionen und Wundkomplikationen zu nennen. Eine Gefäßthrombose (venös häufiger als arteriell) ist bei einem Organ mit nur geringer Durchblutung und Neigung zum Ödem wie dem transplantierten Pankreas besonders gefährlich und findet sich bei ca. 10% der Pankreastransplantationen. Schwerwiegende Infektionen im Sinne einer abszedierenden oder phlegmonösen Pankreatitis sind nur durch sofortige Entfernung des infizierten Transplantates zu beherrschen.

> Viele Komplikationen können durch eine sorgfältige Indikationsstellung für die Pankreastransplantation (Tabelle 17.1), durch optimale Organentnahme, durch eine gute perioperative Betreuung und durch erfahrene Transplantationsteams weitgehend vermieden werden. Pankreastransplantationen sollten nur in Transplantationszentren durchgeführt werden, die mindestens 15–20 derartige Eingriffe pro Jahr vornehmen.

Postoperative Betreuung. Vor Entlassung des transplantierten Patienten aus der stationären Betreuung hat ein Training in der Selbstkontrolle und Dokumentation von Blutglukose, Blutdruck, Flüssigkeitsbilanz und Körpertemperatur zu erfolgen. Diese Parameter müssen von pankreastransplantierten Patienten täglich gemessen und protokolliert werden. Darüber hinaus sind regelmäßige Kontrollen in einer Spezialambulanz mit besonderer Erfahrung in der Transplantationsmedizin, insbesondere der Pankreastransplantation notwendig. Dabei werden nicht nur die Organfunktionen und die Einstellung der Immunsuppression durch Messung der Blutspiegel der Immunsuppressiva überprüft, sondern auch die bereits vor der Transplantation existierenden diabetischen Folgekrankheiten überwacht. Ein engmaschiges Monitoring soll frühzeitig Fehler in der Immunsuppression, Abstoßungsreaktionen und lokale Komplikationen entdecken sowie diabetische Folgekrankheiten fachgerecht diagnostizieren und therapieren.

Erfolgreich pankreastransplantierte Patienten bedürfen einer ständigen Motivation zur Mitarbeit und einer intensiven Anbindung an das betreuende Team (medizinische und psychosoziale Betreuung). Die längerfristige Nachsorge der Transplantierten ist jedoch häufig schwierig, da mit der subjektiven Besserung des Allgemeinbefindens und der psychosozialen Rehabilitation manche Patienten die notwendige Selbstkontrolle und Dokumentation der gemessenen Werte sowie die konsequente Durchführung der Therapie vernachlässigen. Zudem regelt unser Gesundheitssystem die Nachsorge dieser komplex erkrankten Patienten nicht genügend, sodass viele nicht in spezialisierten Zentren betreut werden können.

Die Güte der postoperativen Betreuung entscheidet über das Schicksal eines Pankreastransplantats. Die Nachsorge der transplantierten Patienten hat daher in spezialisierten Zentren zu erfolgen.

17.5 Ergebnisse der Pankreastransplantation

Die in den letzten Jahren erzielten Ergebnisse der Pankreastransplantation haben sich deutlich verbessert (Tabelle 17.2; Gruessner u. Sutherland 2002; Sutherland et al.2001). Dies gilt nicht nur für das 1-Jahres-Überleben der transplantierten Patienten, sondern auch für das Organüberleben. Letzteres beträgt in Institutionen mit großer Erfahrung etwa 90% nach einem Jahr. Bei der Simultantransplantation von Niere und Pankreas liegt das 1-Jahres-Überleben des Nierentransplantates bei über 90%. Damit sind die Ergebnisse vergleichbar mit denen bei alleiniger Nierentransplantation diabetischer Patienten. Die simultan verpflanzte Bauchspeicheldrüse hat somit keinen negativen Einfluss auf die transplantierte Niere.

Auch nach erfolgreicher Nierentransplantation – die durch Lebendspende immer häufiger wird – gefährdet eine spätere zusätzliche Pankreastransplantation eines verstorbenen Spenders das Nierentransplantat nicht. Es ist jedoch zu betonen, dass die alleinige Transplantation des Pankreas und die zweizeitige Transplantation nach Nierenverpflanzung geringere Organüberlebensraten aufweisen.

17.5.1 Glukosehomöostase nach Pankreastransplantation

Trotz der chronischen Immunsuppression u. a. mit Glukokortikoiden, die zu Insulinresistenz führen,

Tabelle 17.2. 1-Jahres-Überleben von Patienten und Transplantat nach dem International Pancreas Transplant Registry

Art der Transplantation	Überleben (%) Patient	Pankreas	Niere
Simultan Niere und Pankreas	95	84	92
Pankreas nach Niere	95	77	–
Pankreas alleine	96	49–74[a]	–

[a]extremer Zentrumseffekt

und dem Einsatz von Calcineurininhibitoren wie Tacrolimus und Ciclosporin als potetiell β-zelltoxische Subtanzen führt eine erfolgreiche Pankreastransplantation nicht nur zur Unabhängigkeit von Insulin, sondern auch zur weitgehenden Normalisierung des Kohlenhydratstoffwechsels. Dies zeigen 24-h-Glukoseprofile, glykierte Proteine und Glukosebelastungen (Christiansen 1999; Bretzel et al. 2001; Landgraf 1996). Bei ca. 30–40% der erfolgreich transplantierten Diabetiker findet sich jedoch bei oraler Glukosetoleranztestung eine gestörte Glucoseutilisation, wenn auch meist mit normalem HbA1c. Die Bedeutung dieses Befundes im Hinblick auf das Fortschreiten oder die Stabilisierung diabetischer Folgekrankheiten ist unklar. Die unzureichende Glukoseverwertung kann prinzipiell durch eine periphere Insulinresistenz und/oder durch eine verminderte oder gestörte Insulinfreisetzung aus dem transplantierten Pankreas bedingt sein.

> Bei den meisten Patienten kommt es auch nach Jahren nicht zu einer Verschlechterung der Organfunktion, sofern innerhalb der ersten Monate im postoperativen Verlauf eine stabile Organfunktion erreicht wurde. Dies ist für die weitere Entwicklung der zum Zeitpunkt der Transplantation bestehenden sekundären diabetischen Komplikationen von großer Bedeutung.

Die normale **Glukosetoleranz** nach Pankreastransplantation geht häufig mit einer Hyperinsulinämie insbesondere im Fastenzustand einher. Die Ursachen dafür sind multifaktoriell, wobei von Bedeutung sein dürfte, dass die Drainage der Inselhormone in die Hauptzirkulation und nicht in die Portalvene erfolgt. Eine Pankreastransplantation normalisiert somit die periphere Glukoseaufnahme nicht vollständig, wohl aber die hepatische Gluconeogenese.

Ähnliches gilt auch für den basalen und insulinstimulierten Proteinstoffwechsel. Die Veränderungen der für das Fortschreiten der diabetischen Vaskulopathie wichtigen Parameter des Lipidstoffwechsels bleiben komplexer; die basale Lipidoxidation und die Supprimierbarkeit der freien Fettsäuren werden normalisiert, nicht aber das Lipid- und Lipoproteinprofil. Das atherogene Risiko bleibt somit auch nach erfolgreicher Pankreastransplantation weiterhin erhöht.

Die gestörte **Glukosegegenregulation**, die bei Typ-1-Diabetikern nach langer Krankheitsdauer ein großes Problem sein kann und zu einer erhöhten Morbidität und Mortalität führt, wird nach erfolgreicher Pankreastransplantation wesentlich verbessert. Die Glukagon- und die Katecholaminfreisetzung nehmen deutlich zu, werden jedoch meist nicht normalisiert. Ebenso bleibt die Freisetzung des pankreatischen Polypeptids gestört.

17.5.2 Präexistente diabetische Folgekrankheiten nach erfolgreicher Pankreastransplantation

Von entscheidender Bedeutung für den Patienten und von großem wissenschaftlichen Interesse ist der Verlauf diabetischer Komplikationen nach Pankreastransplantation. Die Interpretation der Befunde ist jedoch schwierig, da die meisten Pankreastransplantierten gleichzeitig eine Niere erhielten und somit sowohl die diabetischen als auch die urämisch bedingten Stoffwechselstörungen eliminiert werden. Mittlerweile gibt es jedoch Studien mit adäquaten Kontrollen, zudem ist die Anzahl der Patienten mit langjähriger Nachbeobachtung deutlich größer geworden (Landgraf 1996).

Retinopathie. Die Normalisierung des Glukosestoffwechsels verlangsamt die Progression einer diabetischen Retinopathie und stabilisiert eine präexistente Retinopathie. Nur in wenigen Fällen wurden Verschlechterungen der diabetischen Netzhautveränderungen beobachtet und zwar insbesondere bei Patienten mit frühen Stadien der Retinopathie sowie relativ frühzeitig nach Transplantation. Derartige Schäden sind einer Laserkoagulationsbehandlung zugänglich. Eine langfristige Normalisierung des diabetischen Stoffwechsels über mehr als 3–4 Jahre führt bei allen Patienten zu einer Stabilisierung der Retinopathie. Eine erfolgreiche Pankreastransplantation lässt somit nicht unbedingt einen unmittelbaren positiven Effekt auf die Retinopathie erwarten, hat aber eine günstige Langzeitwirkung auf das diabetische Auge. Größere prospektive kontrollierte Studien über den Verlauf der Retinopathie stehen nicht zur Verfügung, weil die meisten Patienten vor Transplantation bereits wegen einer schweren proliferativen Retinopathie eine panretinale Laserkoagulation erhielten. Es ist daher nicht zu erwarten, dass eine Normalisierung des Glukosestoffwechsels den Verlauf der Erkrankung ändert oder auf Dauer einen besseren Visus beschert.

> Ein wesentliches klinisches Problem ist die bei langfristiger Immunsuppression mit Glukokortikoiden zu beobachtende Entwicklung einer Katarakt, die bei einer großen Zahl von Patienten auftritt. Soweit immunologisch vertretbar, sollte daher auf Glukokortikoide verzichtet werden (Landgraf 1996).

Neuropathie. Die ursprüngliche Erwartung einer schnellen Rückbildung der diabetischen Neuropathie nach Transplantation musste in den letzten Jahren nach sorgfältig durchgeführten kontrollierten prospektiven Studien revidiert werden (Landgraf 1996; Navarro et al. 1996). Zum Zeitpunkt der Pankreastransplantation beträgt die Diabetesdauer im Mittel 22 Jahre, die Patienten wurden durchschnittlich bereits etwa 2 Jahre dialysiert. Somit bestehen in diesem Stadium der Erkrankung bereits mehrheitlich schwere komplexe (irreversible?) neurologische Störungen.

Während es bei alleiniger Nierentransplantation bei Diabetikern nach einer vorübergehenden Besserung in den ersten 2–3 Jahren im weiteren Verlauf zu einer progredienten Nervenfunktionsstörung kommt, haben prospektive Studien gezeigt, dass die periphere sensomotorische Polyneuropathie sich nach erfolgreicher Doppeltransplantation deutlich bessert. Dabei spielt neben der Beseitigung der Urämie bei terminal niereninsuffzienten Diabetikern die Normalisierung des Glukosestoffwechsels eine wichtige Rolle. Günstig beeinflusst werden dabei neuropathische Symptome wie Schmerzen, Krämpfe, Parästhesien und motorische Unruhe. Muskelkraft und Eigenreflexe bleiben hingegen weitgehend unbeeinflusst.

Neurophysiologische Untersuchungen zeigen, dass sowohl motorische als auch sensorische Nervenleitgeschwindigkeiten bei Pankreas- und Nierentransplantierten signifikant ansteigen, wobei der Grad der Nervenfunktionsstörung zum Zeitpunkt der Transplantation von enormer Wichtigkeit ist.

Im Gegensatz zu den positiven Entwicklungen bei der peripheren sensomotorischen Neuropathie ändert sich die autonome Dysfunktion des Nervensystems deutlich weniger. Es konnte jedoch gezeigt werden, dass sich die kardiale autonome Neuropathie langfristig bessert. Einzelbeobachtungen zeigen, dass sich die autonome Dysregulation, die gestörte Gegenregulation und die Magen- und Blasenentleerungsstörungen teilweise rückbilden.

Nephropathie. Eine Normalisierung des Glukosestoffwechsels durch Pankreastransplantation führt zur Prävention bzw. Rückbildung einer diabetischen Nephropathie (Fioretto et al. 1998; Landgraf 1996). Eine 10-jährige prospektive Studie mit seriellen Nierenbiopsien bei Typ-1-Diabetikern mit einer präexistenten Nephropathie im Stadium der Mikro- oder Makroalbuminurie zeigte 5 Jahre nach erfolgreicher Pankreastransplantation nur eine diskrete Verbesserung der histologischen und elektronenoptischen Charakteristika, 10 Jahre nach Transplantation war eine fast vollständige Normalisierung der Nierenfunktion und -morphologie nachzuweisen.

Mikrozirkulation. Die mit Hilfe nichtinvasiver Methoden wie Telethermographie, transkutaner Sauerstoffmessung, intravitaler Videokapillarmikroskopie und/oder Laserdoppler untersuchte periphere Mikrozirkulation wird durch die Pankreastransplantation günstig beeinflusst. Diese Änderungen werden nicht selten bald nach Pankreastransplantation beobachtet, sodass es sich wahrscheinlich nicht um morphologische, sondern um funktionelle Verbesserungen der Kapillarfunktion nach Normalisierung des Glukosestoffwechsels handelt (Landgraf 1996).

17.5.3 Überleben nach erfolgreicher Transplantation von Nieren und Pankreas

Das Risiko einer Organtransplantation mit der notwendigen chronischen Immunsuppression wird durch eine verringerte Morbidität und Mortalität aufgewogen(Becker et al. 2000; Navarro et al. 1996; Ojo et al. 2001; Secchi et al. 1996; Smets et al. 1999). Während die Prognose von Diabetikern an der Hämodialyse sehr schlecht ist, ist die Überlebenschance bei nierentransplantierten Diabetikern deutlich besser und bei Nieren- und Pankreastransplantierten mit 80% nach 13 Jahren am

Tabelle 17.3. Überlebensraten bei nieren- bzw. nieren- und pankreastranplantierten Patienten mit Typ-1-Diabetes

Jahre nach Tx	Niere allein (%)	Niere und Pankreas (%)	Autor/Jahr
10	15	70	Navarro 1996
8	60	80	Secchi 1998
10	20	80	Tyden 1999
13	35	80	Smets 1999
14	46	67[a]	Ojo 2001

[a] kein Überlebensbenefit bei Patienten >50 Jahre

besten (Tabelle 17.3). Die zu erwartende Lebenszeit beträgt in einer großen Studie aus den USA bei Patienten mit Hämodialyse im Mittel 8 Jahre, bei Nierenempfängern 12,9 Jahre und bei Nieren- und Pankreastransplantierten 23,4 Jahre.

17.5.4 Lebensqualität nach Pankreastransplantation

Ärztliches Handeln und so auch die Pankreastransplantation sollte zu einer Verbesserung der Lebensqualität der Patienten beitragen. Dies gilt auch für die psychosoziale Situation der meist schwerstkranken Diabetiker. Studien zur Lebensqualität sind aber auch aus sozioökonomischen Gründen außerordentlich wichtig. Die vorliegenden Querschnittsuntersuchungen und prospektive kontrollierte Studien zeigen, dass die Beseitigung der Urämie durch Nierentransplantation zwar den größten positiven Einfluss auf die Lebensqualität besitzt, dass aber die Normalisierung des diabetischen Stoffwechsels durch Simultantransplantation von Niere und Pankreas viele Bereiche des Lebens zusätzlich verbessert (Gross et al. 1998; Landgraf 1996; Piehlmeier et al. 1996). Dies gilt vor allem für verschiedene Aspekte des diabetischen Spätsyndroms (Übersicht 17.1).

Übersicht 17.1
Beeinflussung des diabetischen Spätsyndroms durch die Pankreas- und Nierentransplantation

- Prävention
  - Progressionshemmung der Nephropathie
- Verbesserung
  - Periphere Polyneuropathie
  - Periphere Mikrozirkulation
  - Autonome Neuropathie
  - Cheiroarthropathie
  - Morbidität
  - Lebensqualität
  - Mortalität
- Stabilisierung
  - Mikroangiopathie
  - Makroangiopathie
  - Neuropathie
  - Lebensqualität

17.6 Inselzelltransplantation

Die Reimplantation funktionierender Langerhans-Inseln ist eine der Optionen für eine kausale Therapie des Typ-1-Diabetes. Zur Verfügung stehen autologe, allogene oder evtl. xenogene Inseltransplantationen (Bretzel et al. 2001). Die bisherigen Bemühungen auf dem Gebiet der allogenen Inseltransplantation sind jedoch unbefriedigend, da bislang lediglich ein 1-Jahres-Überleben

Tabelle 17.4. 1-Jahres-Überleben von Inseltransplantaten (International Islet Transplant Registry)

Zeitraum	N	Transplantatfunktion (C-peptide ≥ 0,5 ng/ml)	Insulinunabhängigkeit
1990–1993	82	38%	9%
1994–1997	118	36%	8%
1998–1999	37	68%	14%
2001	?	100%[a]	>80%[a]

[a]neben der Edmonton-Gruppe haben auf internationalen Kongressen andere Gruppen über Erfolge in dieser Größenordnung berichtet

der Inseltransplantate von 26% und eine Insulinunabhängigkeit bei bis zu 14% der Patienten erreicht wird (Tabelle 17.4). Trotz dieser eher enttäuschenden Ergebnisse hat die Inselzelltransplantation bei Typ-1-Diabetikern in den letzten Jahren substantielle Fortschritte vorzuweisen und lässt im Rahmen des Edmonton-Protokolls wesentliche neue Entwicklungen erwarten (Shapiro et al. 2000). Die Grundlagen dafür sind eine Optimierung und Automatisierung der Inselisolierung, neue Protokolle der Immunsuppression sowie ein früheres »Anwachsen« der in die Pfortader injizierten allogenen Inseln.

Kernstück der neuen Entwicklung ist ein innovatives glukokortikoidfreies immunsuppressives Regime in Kombination mit der repetitiven Injektion frischpräparierter Inseln. Auf diese Weise wird dem Transplantatempfänger eine Inselzellmasse bereitgestellt, die ausreicht, um Insulinfreiheit zu garantieren (Secchi et al. 1996). Das Edmonton-Protokoll (Übersicht 17.2) wird jetzt in einer multinationalen, multizentrischen prospektiven Studie überprüft; das Ergebnis bleibt abzuwarten. Erste Berichte sind ermutigend und zeigen, dass das deutlich verbesserte Inseltransplantatüberleben über einen längeren Zeitraum (>1 Jahr) auch in anderen Zentren erreichbar ist und bei einem 1-Jahres-Transplantatüberleben von ca. 80% liegen soll.

Übersicht 17.2.
Edmonton-Protokoll für allogene Inseltransplantationen

- Dacluzimab 1 mg/kg alle 2 Wochen (5 Einzeldosen)
- Glucokortikoidfreie Immunosuppression:
  - Tacrolimus, »Talspiegel« von 3–6 ng/ml
  - Sirolimus, »Talspiegel« von 12–15 ng/ml für 3 Monate, danach 7–10 ng/ml
  - Ganciclovir, Pentamidine, Vitamine
- Frisch präparierte, nicht kultivier te Inseln in großer Zahl (10.000–12.000 Inseläquivalente/kgKG) ohne Verwendung von Xenoproteinen
- Konsekutive frisch präparierte Inselinjektionen bis zum Erreichen der Insulinunabhängigkeit

Für den Fall einer Inseltransplantation bleibt weiterhin die Notwendigkeit einer lebenslangen Immunsuppression und die Organknappheit problematisch, insbesondere dann, wenn für die Inselzelltransplantation mehr als eine Bauchspeicheldrüse benötigt wird. Ob man der Organknappheit durch xenogene Inseltransplantation z. B. von Inseln transgener Schweine begegnen kann, wird die Zukunft zeigen.

Stammzelltherapie. Große Hoffnungen wurden in letzter Zeit mit dem Konzept eines Inselzellersatzes durch insulinproduzierende Stammzellen sowie durch duktale und nichtduktale Progenitorzellen oder mit einer Gentherapie unter Verwendung adulter somatischer Zellen geweckt (Halban et al. 2001; Soria et al. 2001). Neueste tierexperimentelle Untersuchungen sind vielsprechend, zumal die Therapie mit autologen insulinproduzierenden und blutglukosemessenden Zellen möglicherweise eine chronische Immunsuppression unnötig macht. Der Beweis einer klinischen Umsetzbarkeit dieses Konzeptes muss jedoch erst erbracht werden.

17.7 Kernaussagen für die Praxis

Die Pankreastransplantation hat heute bei strenger Indikationsstellung einen festen Platz in der Behandlung von Typ-1-Diabetikern mit fortgeschrittenem Spätsyndrom.
Die Inseltransplantation hat sich mit neuen immunsuppressiven Protokollen und effizienteren Methoden der Inselisolierung und Inselaufarbeitung möglicherweise zu einer alternativen Technik entwickelt.
Die Heilung des Typ-1-Diabetes mellitus ist jedoch weiterhin ein ungelöstes Problem. Mögliche neue Strategien sind auf dem Gebiet der Gentherapie und durch Verwendung von adulten Stammzellen oder Progenitorzellen zu erwarten.

Literatur

Becker BN, Brazy PC, Becker YT et al (2000). Simultaneous pancreas-kidney transplantation reduces excess mortality in type 1 diabetic patients with end-stage renal disease. Kidney Int 57:2129–2135

Bretzel, RG, Brendel M, Eckhard M et al (2001) Islet transplantation: present clinical situation and future aspects. Exp Clin Endocrinol Diabetes 109 (Suppl 2): S384-S399

Christiansen E (1999) Metabolic consequences of successful simultaneous pancreas-kidney transplantation in humans. Diabetes Reviews 7:187

Fioretto P, Steffes MW, Sutherland DER et al (1998) Reversal of lesions of diabetic nephropathy after pancreas transplantation. N Engl J Med 339:69–75

Gross CR, Limwattananon C, Matthees BJ (1998) Quality of life after pancreas transplantation: a review. Clin Transplant 12: 351–361

Groth CG (ed) (1989) Pancreatic transplantation. WB Saunders, Philadelphia

Gruessner AC, Sutherland DER (2002) International Pancreas Transplant Registry. www.surg umn.edu/iptr

Halban PA, Kahn SE, Lernmark A, Rhodes CJ (2001) Gene and cell-replacement therapy in the treatment of type 1 diabetes. How high must the standards be set? Diabetes 50: 2181–2191

Kaufmann DB, Lebventhal JR, Koffron AJ et al (2002) A prospective study of rapid corticosteroid elimination in simultaneous pancreas-kidney transplantation: comparison of two maintenance immunosuppression protocols: tacrolimus/mycophenolate mofetil versus tacrolimus/sirolimus. Transplantation 73:169–177

Land W, Illner WD, Theodorakis J et al (1996) Typ-I-Diabetes: Heilung durch Pankreastransplantation. Der Bay Int 16:15

Land W, Landgraf R (2001) Zur Ökonomie der Pankreastransplantation bei Diabetikern. Transplantationsmedizin 13:77–79

Landgraf R, Abendroth D, Land W, Bolinder J (eds) (1991) Secondary complications and quality of life after successful pancreatic transplantation in Type I (insulin-dependent) diabetes mellitus. Diabetologia 34 (Suppl 1): 1–159

Landgraf R (1996) Impact of pancreas transplantation on diabetic secondary complications and quality of life. Diabetologia 39:1415–1424

Lo A, Stratta RJ, Alloway RR et al (2001) Initial clinical experience with interleukin-2 receptor antagonist induction in combination with tacrolimus, mycophenolate mofetil and steroids in simultaneous kidney-pancreas transplantation. Transplant Int 14:396–404

Mc Alister VC, Gao Z, Peltikian K et al (2000) Sirolimus-tacrolimus combination immunosupression. Lancet 355:376–377

Navarro X, Kennedy WR, Aeppli D, Sutherland DER (1996) Neuropathy and mortality in diabetes: influence of pancreas transplantation. Muscle Nerve 19:1009–1016

Ojo AO, Meier-Kriesche HU, Hanson JA et al (2001) The impact of simultaneous pancreas-kidney transplantation on long-term patient survival. Transplantation 71:82–90

Piehlmeier W, Bullinger M, Kirchberger I et al (1996) Evaluation of quality of life of patients with insulin-dependent diabetes mellitus before and after organ transplanttaion with the SF-36 health survey. Eur J Surg 162:933–940

Reach G (1989) Artificial or bioartificial systems for the totally automatic treatment of diabetes mellitus: the gap between the dream and the reality. Diab Nutr Metab 2:165

Ryan EA, Lakey JRT, Rajotte RV et al (2001) Clinical outcomes and insulin secretion after islet transplantation with the Edmonton protocol. Diabetes 50:710–719

Secchi A, Caldara R, DiCarlo V, Pozza G (1996) Mortality of cadaveric kidney transplantation versus combined kidney-pancreas transplantation in diabetic patients. Lancet 347:827

Shapiro AM, Lakey JR, Ryan EA et al (2000) Islet transplantation in seven patients with type 1 diabetes mellitus using a glucocorticoid-free immunesuppressive regimen, N Engl J Med 343:230-238

Smets YFC, Westendorp RGJ, van de Pijl JW et al (1999) Effect of simultaneous-kidney pancreas transplantation on mortality of patients with type 1 diabetes mellitus. Lancet 2: 1915–1919

17

Soria B, Skoudy A, Martin F (2001) From stem cells to beta cells: new strategies in cell therapy of diabetes mellitus. Diabetologia 44:407–415

Sutherland DER, Gruessner RW, Dunn DL et al (2001) Lessons learned from more than 1.000 pancreas transplants at a single institution. Ann Surg 233:463–501

Tyden G, Bolinder J, Solders G et al (1999). Improved survival in patients with insulin-dependent diabetes mellitus and end-stage diabetic nephropathy 10 years after combined pancreas and kidney transplantation. Transplantation 67: 645–648

Orale Antidiabetika

W. A. Scherbaum

18.1 Einführung

Orale Antidiabetika senken die Blutglukosekonzentration

- über eine Stimulierung der körpereigenen Insulinsekretion (insulinotrope Antidiabetika),
- durch Verbesserung der Insulinwirkung oder
- durch eine Verminderung der Glukoseresorption aus dem Darm (nichtinsulinotrope Antidiabetika).

Die Indikation für den Einsatz dieser Substanzen besteht immer dann, wenn es nicht gelingt, den Glukosestoffwechsel mit nichtmedikamentösen Maßnahmen ausreichend zu regulieren, und wenn keine Indikation zur primären Insulintherapie vorliegt.

Die Hauptindikation für den Einsatz oraler Antidiabetika ist der Typ-2-Diabetes. Die in diesem Kapitel wiedergegebenen Empfehlungen sind kompatibel mit den Leitlinien der Deutschen Diabetes-Gesellschaft (Häring et al. 2003). Die vorgeschlagenen therapeutischen Zielwerte sowie die empfohlene Stufentherapie sind in Kapitel 7, Tab. 7.4 und Abb. 7.4. angegeben.

18.2 Insulinotrope orale Antidiabetika

Die Behandlung mit insulinotropen Substanzen setzt eine noch vorhandene endogene Insulinproduktion voraus und beschränkt sich daher auf Typ-2-Diabetiker, insbesondere auf nichtadipöse Patienten oder auf Kontraindikationen gegen Metformin. Die Kombinationstherapie mit Metformin, anderen nichtinsulinotropen oralen Antidiabetika oder mit Insulin sind weitere mögliche Strategien.

Die insulinotropen oralen Antidiabetika stimulieren die Insulinsekretion über eine Hemmung ATP-empfindlicher Kaliumkanäle in der Plasmamembran der β-Zellen. Der β-zytotrope Effekt dieser Kaliumkanalhemmer tritt sowohl bei Hyper- als auch bei Normo- und Hypoglykämie ein und wird dosisabhängig in unterschiedlichem Ausmaß durch die Kohlenhydratzufuhr verstärkt.

18

18.2.1 Orale Antidiabetika vom Sulfonylharnstofftyp

Der insulinotrope Effekt der Sulfonylharnstoffe wird durch die Bindung an spezifische Rezeptoren in der Zellmembran intakter β-Zellen ausgelöst (Ashcroft 1996). Ihre Wirksamkeit ist nicht an die Anwesenheit von Glukose oder anderen insulinstimulierenden Ernährungsbestandteilen wie Proteinen oder Aminosäuren gebunden; die Wirksamkeit wird jedoch durch Glukose verstärkt.

> **Bei Einnahme von Sulfonylharnstoffpäparaten können durch Nahrungskarenz Hypoglykämien ausgelöst werden, die bei älteren Menschen protrahiert ablaufen und mit schweren neurologischen Defiziten einhergehen können.**

Die spezifische Wirkung der Sulfonylharnstoffe beruht auf einer Depolarisation der β-Zellen, die die Permeabilität der Zellmembran für Kalium verringert und eine Öffnung spannungsabhängiger Kalziumkanäle verursacht. Das Ergebnis ist ein erhöhter Kalziumeinstrom über die Zellmembran und konsekutiv eine Stimulation der Insulinfreisetzung.

Bei Typ-2-Diabetes kommt es ebenso wie bei Typ-1-Diabetes früh zu einem Verlust der ersten, schnellen Phase der Insulinsekretion. Diese Störung wird durch Sulfonylharnstoffpräparate nicht behoben; sie stimulieren vielmehr die zweite Phase der Insulinsekretion sowie gleichzeitig die Proinsulinsekretion. Hinweise auf eine mögliche kardiotoxische Wirkung von Sulfonylharnstoffen [UGDP-Studie, Feinglos u. Bethel 1999] wurden durch die UKPD-Studie (1998) an einem Kollektiv neu diagnostizierter Typ-2-Diabetiker nicht bestätigt.

Wirkungsmechanismus. Der Sulfonylharnstoffrezeptor (SUR-1) ist eine Untergruppierung des ATP-sensitiven Kaliumkanals mit Bindungsstellen für Sulfonylharnstoffe auf der zytoplasmatischen Seite der β-Zellmembran. Sulfonylharnstoffrezeptoren finden sich auch auf einer ganzen Reihe extrapankreatischer Gewebe wie z. B. auf den Kardiomyozyten, auf den glatten Muskelzellen und in Neuronen.

Unterschiedliche Wirkungen der einzelnen Sulfonylharnstoffe auf extrapankreatische Sulfonylharnstoffrezeptoren wurden beschrieben. So liegen Hinweise vor, dass Sulfonylharnstoffe die Insulinempfindlichkeit in Fettgewebe, Muskulatur und Leber steigern können. Diese Wirkung scheint in Fett- und Muskelzellen durch eine Stimulierung der Aufnahmerate von Glukose über eine Translokation des Glukosetransportmoleküls GLUT-4 in der äußeren Zellmembran vermittelt zu werden. Sulfonylharnstoffe erhöhen zudem die GLUT-4-Expression auf der Zelloberfläche und aktivieren die Glykogensynthase, das Schlüsselenzym der Glykogensynthese sowie die Glycerin-3-phosphatacyltransferase als Schlüsselenzym der Lipogenese in unterschiedlichem Maße. Diese Wirkungen sind bei verschiedenen Sulfonylharnstoffderivaten unterschiedlich stark ausgeprägt (Glimepirid > Glibenclamid > Tolbutamid; Müller et al. 1985). Diskutiert wird auch eine mögliche schädliche Wirkung von Glibenclamid auf kaliumabhängige ATP-Kanäle im Kardiomyozyten (Panten et al. 1996).

Dosierung, Wirkbeginn, Wirkdauer und Elimination der wichtigen zugelassenen Sulfonylharnstoffpräparate sind unterschiedlich (◘ Tabelle 18.1).

Klinische Pharmakologie. Die verschiedenen Sulfonylharnstoffpräparate unterscheiden sich bezüglich der notwendigen Dosierung, der Resorption, der Bindung an Plasmaproteine, des Wirkungseintritts, des Wirkungsmaximums, der Wirkdauer sowie der Inaktivierung und Ausscheidung.

Prototyp ist Glibenclamid, das nach 2–5 h seine maximale Wirkung entfaltet und über 15 h wirksam ist. Es wird in der Leber vollständig zu inaktiven Metaboliten abgebaut. Die Ausscheidung erfolgt zu 50% nahezu unverändert über die Niere. Glipizid, Gliclazid und Glisoxepid entwickeln schon nach 1–2 h ihre maximale Wirkung und haben eine Wirkdauer von 5–10 h; die Metabolisierung in der Leber und die Ausscheidung über die Niere ist ähnlich wie bei Glibenclamid.

Zwei Sulfonylharnstoffe sind besonders hervorzuheben:

- Gliquidon wird nur zu 5% über die Niere ausgeschieden und in der Leber zu 100% in inaktive Metaboliten verwandelt. Es eignet sich daher besonders für die Behandlung von Patienten mit leichter Niereninsuffizienz.
- Ein besonderes Wirkspektrum hat auch Glimepirid, dessen Wirkung schon nach 1 h ihr Maximum erreicht und über 12–24 h anhält. Glimepirid geht im Vergleich zu Glibenclamid mit einer geringeren Zahl von Hypoglykämien und mit einem geringeren Gewichtsanstieg einher (Martin et al. 2003).

◘ **Tabelle 18.1.** Angaben zur Pharmakokinetik wichtiger zugelassener Sulfonylharnstoffe

Substanz	Dosis/Tag (mg)	maximale Wirkung (h)	Wirkdauer (h)	Elimination	
				Metabolisierung durch die Leber	Ausscheidung über die Niere
Glibenclamid	1–10,5	2–5	15	vollständig zu inaktiven Metaboliten	50% nahezu unverändert
Glibornurid	25–75	2	12–24	100% inaktive Metaboliten	60–72%
Gliquidon	15–120	2–3	4–6	100% inaktive Metaboliten	5%
Gliclazid	40–160	1	6	99% inaktive Metaboliten	60–70% nahezu unverändert
Glimepirid	1–6	1	12–24	100% inaktive Metaboliten	58%

Anwendungsgebiete. Sulfonylharnstoffpräparate werden bei Patienten mit Typ-2-Diabetes und Diätversagen als orale Antidiabetika der ersten Wahl eingesetzt, wenn kein Übergewicht vorliegt und keine Kontraindikationen gegen Sulfonylharnstoffpräparate bestehen (▶ s. Kap. 7). Des Weiteren kommen sie zum Einsatz, wenn Patienten mit Typ-2-Diabetes allein mit Metformin die gewünschten Therapieziele nicht erreichen. Eine Kombinationstherapie von Sulfonylharnstoffpräparaten mit Insulin ist dann angezeigt, wenn durch die kombinierte Behandlung mit einem Sulfonylharnstoffpräparat und Metformin oder einem anderen oralen Antidiabetikum die Blutglukosezielwerte unter kontrollierten Bedingungen nicht erreicht werden – insbesondere wenn keine Adipositas vorliegt (▶ s. Kap. 16). Die Senkung des HbA1c-Wertes liegt abhängig vom Ausgangswert in der Größenordnung von 1–2%.

Kontraindikationen. Bei der Anwendung von Sulfionyharnstoffpräparaten sind folgende Kontraindikationen zu beachten:
- Typ-1-Diabetes,
- azidotische Stoffwechselentgleisung, Präkoma und Koma,
- Zustand nach Pankreatektomie,
- geplante oder bestehende Schwangerschaft sowie Stillzeit,
- schwere Leberfunktionsstörungen,
- schwere Nierenfunktionsstörungen,
- größere operative Eingriffe,
- schwere Unfälle und Infekte mit Postaggressionssyndrom,
- akute Porphyrie,
- Überempfindlichkeit gegen Sulfonylharnstoffe sowie gegen Sulfonamidchemotherapeutika, Sulfonamiddiuretika und Probenizid,
- Einnahme von Miconazol.

Unerwünschte Wirkungen und Unverträglichkeiten. Unter Behandlung mit Sulfonylharnstoffen können allergische Hauterscheinungen in Form von Exanthemen vorkommen. Diese treten meist in den ersten Behandlungswochen auf und verschwinden oft spontan. Dennoch wird geraten, das Präparat abzusetzen und nach Abklingen der Hautsymptome durch eine andere Substanzklasse (z. B. Glinide) zu ersetzen. Sehr selten werden unter Sulfonylharnstoffen Knochenmarkschädigungen beobachtet. Ein Leukozytenabfall und eine Thrombopenie sind äußerst selten und selbst bei Fortsetzen der Therapie reversibel; hepatotoxische Nebenwirkungen sind nicht bekannt.

Antabuseffekt (verminderte Alkoholtoleranz). Unter Gabe von Sulfonylharnstoffpräparaten kann es bei gleichzeitigem Alkoholgenuss zu Flusherscheinungen, Tachykardie, Übelkeit und Kopfschmerzen kommen. Diese Symptome beruhen auf einer Hemmung des Enzyms Acetaldehydehydrogenase mit einer konsekutiven Störung des Serotoninstoffwechsels.

Interaktionen mit Arzneimitteln. Die Einnahme anderer Medikamente kann zu einer Minderung (Barbiturate, Chlorpromazin und Saluretika vom Benzothiadiazintyp) oder Verstärkung (Salicylate, Phenylbutazon und Dicumarol; Antazida, H2-Rezeptorantagonisten, Omeprazol; Chloramphericol; Clofibrat; Fluxetine) der blutglukosesenkenden Wirkung von Sulfonylharnstoffpräparaten führen. Basis dieser Wirkung ist eine veränderte Halbwertzeit der oralen Antidiabetika.

18.2.2 Glinide (Repaglinid, Nateglinid)

Das Carbamoylmethyl-Benzoesäure (CMBA)-Derivat Repaglinid und das D-Phenylalaninderivat Nateglinid gehören zu chemisch unterschiedlichen Substanzgruppen. Da sie jedoch einen ähnlichen Effekt wie Sulfonylharnstoffe haben und über dieselbe Signalkaskade wirken, können sie als funktionelle Sulfonylharnstoffanaloga bezeichnet werden. Zu den Gliniden liegen bisher noch keine Endpunktstudien vor.

Wirkmechanismus. Sowohl Repaglinid als auch Nateglinid verursachen eine kurze kohlenhydratbezogene Ausschüttung von Insulin. Der Effekt ist ohne Nahrungszufuhr kaum nachweisbar. Dennoch können unter dem Einsatz von Gliniden dosisabhängig Hypoglykämien auftreten. Glinide wirken ebenso wie Sulfonylharnstoffpräparate über eine Hemmung ATP-empfindlicher Kaliumkanäle der β-Zellen.

Klinische Pharmakologie. Die orale Einnahme von Repaglinid (Dosis 0,5–3,0 mg zu den Hauptmahlzeiten, maximal 3-mal 4 mg pro Tag) und Nateglinid (Dosis 60–120 mg zu den Hauptmahlzeiten) führt zu einem maximalen Anstieg der Plasmakonzentration der Substanzen innerhalb von 1 bzw. 1,5 h. Die Halbwertszeit beträgt 1 bzw. 1,4 h. Die resultierende Plasmainsulinkonzentration steigt nach Zufuhr einer kohlenhydrathaltigen Mahlzeit binnen 15 min an und fällt nach etwa 4 bzw. 2 h auf den Ausgangswert zurück. Die antihyperglykämische Wirksamkeit von Gliniden liegt in der gleichen Größenordnung wie die von Sulfonylharnstoffen; je nach Ausgangswert beträgt die Senkung des HbA1c-Wertes 1–2%.

Anwendungsgebiete. Glinide können alternativ zu Sulfonylharnstoffpräparaten gegeben werden (Dunn u. Faulds 2000; De Luis et al. 2001). Dies gilt insbesondere dann, wenn Kontraindikationen gegen Sulfonylharnstoffe vorliegen oder wenn Patienten sehr unregelmäßig essen, sodass bei Einnahme langwirksamer Sulfonylharnstoffpräparate eine verstärkte Hypoglykämiegefahr besteht.

Kontraindikationen. Beim Einsatz von Repaglinid und Nateglinid sind folgende Kontraindikationen zu beachten:
- Typ-1-Diabetes
- azidotische Stoffwechselentgleisung, Präkoma und Koma,
- Zustand nach Pankreatektomie,
- schwere Lebererkrankungen,
- geplante größere Operation,
- schwere Unfälle und Infekte, bei denen mit einem Postaggressionssyndrom zu rechnen ist,
- geplante oder bestehende Schwangerschaft sowie Stillzeit,
- Überempfindlichkeit gegen Repaglinid bzw. Nateglinid.

18.3 Nichtinsulinotrope orale Antidiabetika

Die nichtinsulinotropen oralen Antidiabetika haben sehr unterschiedliche Wirkmechanismen. Auch die Indikationen zum Einsatz dieser Medikamente sind verschieden.

18.3.1 Biguanide

Metformin ist das einzige in Deutschland, Österreich und der Schweiz noch auf dem Markt befindliche Biguanid. Ein positiver Effekt von Metformin auf mikro- und makrovaskuläre Komplikationen ist gut belegt (UKPDS 1998). Zu den vielfältigen Wirkungen von Metformin (Cusi u. DeFronzo 1998) gehört neben einer leichten anorektischen Wirkung eine Verminderung der Insulinresistenz von Leber und Muskulatur. Zudem reduziert Metformin auch die Plasmakonzentration freier Fettsäuren, die Lipidoxidation und parallel dazu die hepatische Glukoseproduktion. Des Weiteren wurde eine Besserung der Endothelfunktion durch Metformin beobachtet (Mather et al. 2001).

Anwendungsgebiete. Die typische Indikation für die Behandlung mit Metformin sind Patienten mit Übergewicht und Typ-2-Diabetes, wenn die Blutglukosezielwerte durch nichtmedikamentöse Maßnahmen nicht erreicht werden. In diesem Fall ist Metformin als Monotherapie das Mittel der ersten Wahl (Anfangsdosierung 500–1000 mg nach dem Abendessen). Die Dosis kann in Abständen von 4–5 Tagen mit einer zusätzlichen Tablette nach dem Frühstück und evtl. nach dem Mittagessen bis auf maximal 3-mal 1000 mg pro Tag gesteigert werden.

Metformin ist jedoch auch bei normalgewichtigen Patienten wirksam und indiziert, wenn die Therapie mit einem Sulfonylharnstoffpräparat oder einem insulinsekretionssteigernden Medikament unter kontrollierten Bedingungen nicht zum Ziel führt. Die Senkung des HbA1c-Wertes liegt mit 1–2% in der gleichen Größenordnung wie bei Sulfonylharnstoffen.

Kontraindikationen. Unter Einnahme von Metformin müssen folgende Kontraindikationen beachtet werden:
- eingeschränkte Nierenfunktion ab Kreatinin ≥1,3 mg/dl,
- eingeschränkte Leberfunktion,
- Pankreatitis,
- Alkoholismus,
- konsumierende Erkrankungen,
- hypoxische Zustände mit schlechter Sauerstoffversorgung der Gewebe wie
  - Respiratorische Insuffizienz,
  - schwere Herzinsuffizienz,
  - Kreislaufschock,
- 24 h vor, während und bis 24 h nach einer größeren Operation,

- Abmagerungskuren mit <1.000 kcal täglich,
- Laktatazidose in der Anamnese.

> Ein hohes Lebensalter ist formal keine Kontraindikation gegen den Einsatz von Metformin; allerdings muss in diesem Fall mit Einschränkungen der Nierenfunktion auch bei scheinbar noch normalem Serumkreatininwert gerechnet werden. Des Weiteren können im hohen Lebensalter prärenale Ursachen einer Niereninsuffizienz wie Exsikkose z.B. bei Fieber und ungenügender Flüssigkeitszufuhr rasch zum Anstieg des Serumkreatinins und damit zur Kontraindikation gegen Metformin führen.

Unerwünschte Wirkungen und Unverträglichkeiten. Die gefürchtetste Nebenwirkung von Metformin ist die Laktatazidose. Unter Beachtung der Kontraindikationen ist dieses Risiko jedoch verschwindend gering. Unverträglichkeiten von Metformin manifestieren sich meist in Form von gastrointestinalen Beschwerden einschließlich Blähungen, Magendruck, Darmkrämpfen, Übelkeit und Durchfällen. Des Weiteren kann unter Metformin ein metallischer Mundgeschmack auftreten. Die bisweilen mit der Metformintherapie verbundene Inappetenz begünstigt die Gewichtsreduktion und ist selten so stark, dass sie zum Absetzen des Präparates zwingt.

18.3.2 α-Glukosidasehemmer

Der Prototyp der α-Glukosidasehemmer ist die Acarbose. Daneben ist auch Miglitol im Handel. Beide Medikamente hemmen die α-Glukosidasen in der Darmwand und damit den Abbau der Disaccharide und Oligosaccharide. Dieser Ansatz ist insbesondere in der Phase der postprandialen Hyperglykämie wirksam. Voraussetzung für die klinische Wirksamkeit von Acarbose ist der Verzehr einer stärkehaltigen Kost (komplexe Kohlenhydrate). Die α-Glukosidasehemmer führen über den oben beschriebenen Mechanismus, der auch das Nebenwirkungsprofil erklärt, letztlich zu einer Glättung des postprandialen Blutglukoseprofiles.

Für α-Glukosidasehammer liegen noch keine Endpunktstudien bezüglich ihres Effekts auf mikro- und makrovaskuläre Komplikationen vor. Allerdings wurde in der STOP-NIDDM-Studie gezeigt, dass Acarbose die Konversion von einer pathologischen Glukosebelastung zu einem Typ-2-Diabetes um etwa 30% reduzieren (Chiasson et al. 2002) und auch makrovaskuläre Komplikationen signifikant vermindern kann.

Klinische Pharmakologie. Die Gabe der α-Glukosidasehemmer (Acarbose, Miglitol) muss wegen gastrointestinaler Nebenwirkungen immer einschleichend erfolgen (Anfangsdosis 50 mg nach dem Frühstück) und kann in Abständen von 5–10 Tagen unter Beobachtung der Blutglukoseeffekte schrittweise sukzessiv auf maximal 3-mal 100 mg pro Tag gesteigert werden. Die antihyperglykämische Wirkung der α-Glukosidasehemmer ist etwas geringer als die von Sulfonylharnstoffen oder Metformin. Unter Behandlung von α-Glukosedasehemmern werden keine vermehrten Hypoglykämien beobachtet (Lebowitz 1998). Eine Kombination mit anderen oralen Antidiabetika und auch mit Insulin ist möglich.

Anwendungsgebiete. α-Glukosidasehemmer sind überwiegend bei Patienten mit ausgeprägten postprandialen Hyperglykämien indiziert. In der Reihenfolge des Einsatzes von oralen Antidiabetika sind sie aber als Mittel der zweiten Wahl zu betrachten (Garber et al. 1997).

Kontraindikationen. Schwere Nebenwirkungen sind unter α-Glukosidasehemmern nicht beobachtet worden. Dennoch sind Kontraindikationen wie folgt anzugeben:
- Schwere Niereninsuffizienz (Kreatininclearance <25 ml/min),
- chronisch entzündliche Darmerkrankungen sowie Hernien und spastisches Colon,
- Patienten <18 Jahre,
- Schwangerschaft.

Unerwünschte Wirkungen und Unverträglichkeiten. Die am meisten geklagten Nebenwirkungen sind Flatulenz, Blähungen, Durchfälle und Bauchschmerzen. Diese entstehen als Folge einer Vergärung von Kohlenhydraten im Dickdarm und sind meist Folge einer zu hohen Anfangsdosierung oder zu raschen Dosissteigerung.

> Zu beachten ist, dass bei der Gabe von α-Glukosidasehemmern und gleichzeitiger Behandlung mit hypoglykämiegefährdenden

Substanzen (Sulfonylharnstoffe, Glinide, Insulin) eine Hypoglykämie nicht mit Sacharose, sondern mit Glukose behandelt werden muss.

18.3.3 Glitazone

Glitazone gehören zur Gruppe der Thiazolidindione und werden wegen ihrer Wirkung im Sinne einer Erhöhung der Insulinempfindlichkeit der Gewebe auch als Sensitizer bezeichnet. Für Glitazone liegen bisher noch keine Endpunktstudien vor.

Wirkmechanismus. Die Glitazone Rosiglitazon und Pioglitazon wirken insbesondere über eine Bindung an den nukleären PPAR-γ-Rezeptor. Sie vermindern die Insulinresistenz am Fettgewebe, an der Muskulatur und zu einem geringen Teil auch an der Leber (Barman Balfour u. Plosker 1999; Chilcott et al. 2001). Die Behandlung mit Rosiglitazon wird mit 4 mg pro Tag eingeleitet. Der maximale Effekt ist erst nach 12 Wochen erreicht. Die Dosis kann bei unzureichendem Effekt auf 2-mal 4 mg oder 1-mal 8 mg pro Tag gesteigert werden.

Pioglitazon wird in einer Dosis von 15 oder 30 mg 1-mal täglich verabreicht. Die Zeitdauer bis zum Erreichen des maximalen Effektes beträgt ebenfalls 12 Wochen.

Anwendungsgebiete. Die Glitazone sind als Monotherapie und in Kombination mit anderen oralen Antidiabetika zugelassen. Sie können mit Metformin und bei dessen Unverträglichkeit mit einem Sulfonylharnstoffpräparat gegeben werden. Sie gelten als Mittel der zweiten Wahl, wenn auch die Wirksamkeit im Sinne einer Verbesserung der Insulinresistenz gut ist. Die Senkung des HbA1c-Wertes beträgt im Durchschnitt etwa 1%.

Rosiglitazon kann auch bei Patienten mit leichter bis mittelschwerer Niereninsuffizienz (Kreatininclearance >30 ml/min) ohne Dosisanpassung gegeben werden. Für Pioglitazon liegen bei Patienten mit Niereninsuffizienz keine ausreichenden Daten vor, sodass in diesem Fall die Anwendung nicht zu empfehlen ist.

Kontraindikationen. Rosiglitazon und Pioglitazon sind kontraindiziert bei:

- Leberfunktionsstörungen (Transaminasenanstieg über das Doppelte des oberen Normbereiches),
- Herzinsuffizienz (NYHA I bis IV),
- Insulintherapie,
- Schwangerschaft und Stillzeit,
- Anämie.

Unerwünschte Wirkungen und Unverträglichkeiten. Unter Einnahme von Glitazonen treten in 3–4% der Fälle Ödeme auf, möglicherweise auf der Basis einer Natriumretention. In einigen wenigen Fällen können die Ödeme sehr ausgeprägt sein. Des Weiteren kommt es gelegentlich zu Diarrhoen und Flatulenz. Zu beachten sind auch ein Abfall des Hämoglobin um 1–2 g/dl sowie eine Gewichtszunahme um 2–6 kg innerhalb von 2–5 Jahren.

Als günstiger Begleiteffekt wurde unter einer Behandlung mit Glitazonen ein Abfall der Plasmakonzentration freier Fettsäuren sowie der Triglyceride beobachtet. Des Weiteren kommt es zu einem leichten Anstieg des HDL-Cholesterins bei gleichbleibendem oder diskret ansteigendem LDL-Cholesterin im Serum.

> Glitazone sind Insulinsensitizer und Mittel der 2. Wahl. Ihr Wirkungsmechanismus ist pathogenetisch günstig aber komplex. Die klinischen Erfahrungen sind begrenzt.

18.4 Kombinationstherapie

Langzeitbeobachtungen bei Typ-2-Diabetes, insbesondere die UKPD-Studie haben gezeigt, dass im Langzeitverlauf der Erkrankung oft eine Aufstockung der antihyperglykämischen Therapie erforderlich ist, um die Zielwerte der Blutglukose zu erreichen. Dies kann zunächst durch eine Kombination oraler Antidiabetika, nach längerer Diabetesdauer auch durch Kombination mit Insulin und letztlich nur durch eine alleinige Insulintherapie erreicht werden (Wright 2002; ▶ s. Kap. 7). Auf diese Weise lässt sich mit einer intensivierten Insulintherapie die Prognose der Patienten deutlich bessern (HbA1c-Reduktion bis zu 2,3%), wie in der Kumamoto-Studie gezeigt werden konnte (Shichiri et al. 2000). Auch bei intensivmedizinisch behandelten Patienten mit Herzinfarkt hat sich eine Absenkung der Blutglukose durch Insulin in den Normbereich als vorteilhaft erwiesen (Malmberg 1997).

18.4.1 Kombination mehrerer oraler Antidiabetika

Kombinationen oraler Antidiabetika sind vielfach erprobt; dies gilt auch für Metformin und Sulfonylharnstoffe. Allerdings gibt es Hinweise dafür, dass diese Kombination mit einer erhöhten Langzeitmortalität verbunden ist (Olson et al. 2000).

In Anbetracht der vielfältigen Kombinationsmöglichkeiten oraler Antidiabetika hat es sich bewährt, bei Patienten, bei denen unter einer Monotherapie mit Metformin die Blutglukosezielwerte nicht erreicht werden, nach 3 Monaten entweder ein Sulfonylharnstoffpräparat oder ein Glinid als insulinotrope Substanz hinzuzugeben. Als Alternative kann auch Acarbose oder ein Glitazon in Kombination mit Metformin gegeben werden. Für die Entscheidung, welches Präparat in Frage kommt, ist die Abwägung der Kontraindikationen und des Nebenwirkungsprofils von Bedeutung. Zu beachten ist, dass Sulfonylharnstoffe und Glinide zu einer Gewichtszunahme führen, was bei Acarbose nicht der Fall ist. Für Glitazone gibt es ein größeres Spektrum von Kontraindikationen.

Bei Patienten, die primär mit einer Monotherapie mit einem Sulfonylharnstoffpräparat oder auch mit einem Glinid eingestellt waren, kommt als Kombinationspräparat zunächst Metformin in Frage. Daneben werden auch Glitazone oder α-Glucosidasehemmer als Kombinationspräparate eingesetzt.

> Viele Patienten mit Typ-2-Diabetes werden mit einer Kombination von drei oralen Antidiabetika, oft sogar in Maximaldosis behandelt. Diese Strategie ist jedoch nicht sinnvoll, zumal viele dieser Patienten dennoch die Blutglukosezielwerte nicht erreichen. Besser sollte man bei Versagen einer Kombinationstherapie mit zwei oralen Antidiabetika zu einer Kombinationstherapie mit Insulin übergehen (▶ s. Kap. 16).

18

18.4.2 Kombinationstherapie mit Insulin

Eine Kombinationstherapie von oralen Antidiabetika mit Insulin kommt in Frage, wenn bei einer Behandlung mit zwei oralen Antidiabetika unter kontrollierten Bedingungen die Blutglukosezielwerte nicht erreicht werden (Yki Järvinen 2001). Vor dem Einsatz von Insulin sollte man sich jedoch vergewissern, dass die nichtmedikamentösen Maßnahmen in Form von adäquater Ernährung, Gewichtsreduktion und körperlicher Betätigung ausgeschöpft worden sind.

Von uns wird empfohlen, anfangs zusätzlich zur bisherigen Therapie NPH-Insulin zur Nacht zu geben, bei normalgewichtigen Patienten beginnend mit 8 E, bei übergewichtigen Patienten mit 10 E und bei adipösen Patienten mit 12 E NPH-Insulin vor dem Schlafengehen. Bei täglicher Messung der Nüchternblutglukose wird die Insulindosis alle 3 Tage um 2 E erhöht, bis der Zielwert der Nüchternglukose von 120–130 mg/dl erreicht ist. Danach wird mit dem gleichen Algorithmus die Insulindosis zur Nacht nur noch um 1 E variiert und die Nüchternglukose so auf 110–130 mg/dl eingestellt. Darunter erfolgt eine Messung des Blutglukosetagesprofils mit Bestimmungen vor dem Frühstück, dem Mittagessen und dem Abendessen. Aus diesen Werten wird ersichtlich, ob die Gabe von NPH-Insulin zur Nacht und die Normalisierung der Nüchternblutglukose in Kombination mit der Anwendung von oralen Antidiabetika ausreicht, um die Blutglukosewerte auch über den Tag hinweg in den Zielbereich zu bringen. Falls dies nicht gelingt, wird anstelle von NPH das 24-h-wirksame Insulinanalog Glargin angewandt, das 1-mal pro Tag zu einer festgesetzten Zeit gegeben wird (Yki Järvinen et al. 2000). Erst wenn dieses Regime nicht erfolgreich ist, wird auf eine Insulinmonotherapie mit 2-mal täglicher Gabe von Mischinsulin oder auf eine intensivierte Insulintherapie umgestellt.

18.5 Kernaussagen für die Praxis

Orale Antidiabetika sind zu unterteilen in insulinotrope (Sulfonylharnstoffe, Glinide) und nichtinsulinotrope (Metformin, α-Glukosidaseinhibitoren, Glitazone) Medikamente. Die Indikation für ihre Anwendung ist überwiegend die Behandlung des Typ-2-Diabetes nach Ausschöpfen aller Möglichkeiten einer Diät und einer gesteigerten körperlichen Aktivität.

Der Einsatz oraler Antidiabetika bei der Therapie des Typ-2-Diabetes folgt einem Stufenplan. Dieser beginnt bei übergewichtigen Patienten mit Metformin, gefolgt von einem α-Glukosidasehemmer.
Mit Erschöpfung der spontanen Insulinsekretion sind insulinotrope Substanzen (Sulfonylharnstoffe und Glinide) zur Kontrolle der Hyperglykämie als Monotherapie oder zusätzlich einzusetzen. Die Kombination mehrerer oraler Antidiabetika ist oft zweckmäßig, muss allerdings der individuellen Situation des Patienten angepasst werden.
Die Kombination von Insulin mit oralen Antidiabetika ist in einer Übergangsphase zum absoluten Insulinmangel gerechtfertigt. Sie erfolgt anfangs mit der Injektion eines Langzeitinsulins zur Nacht (NPH-Insulin) oder zu einer festgelegten Tageszeit (Insulin Glargin) unter Beibehaltung der Einnahme von Insulinsekretagoga.

Literatur

Ashcroft FM (1996) Mechanism of the glycemic effects of sulfonylureas. Horm Metab Res 28: 456

Barman Balfour JA, Plosker GI (1999) Rosiglitazone. Drugs 57: 1–10

Chiasson JL, Gomis R, Hanefeld M et al (2002) Acarbose can prevent the progression of impaired glucose tolerance to type 2 diabetes mellitus. The STOP-NIDDM Trial. Lancet 359: 2072–2077

Chilcott J, Tappendenden P, Jones ML, Wright JP (2001) A systematic review of the clinical effectiveness of pioglitazone in the treatment of type 2 diabetes mellitus. Clin Ther 23: 1792–1923

Cusi K, DeFronzo RA (1998) Metformin: a review of its metabolic effects. Diabetes Reviews 6: 89–131

Dunn CJ, Faulds D (2000) Nateglinide Drugs 60: 607–615

De Luis DA, Aller R, Terroba C, Ovalle H et al (2001) Effect on repaglinide addition to NPH insulin monotherapy on glycemic control in patients with type 2 diabetes. Diabetes Care 24: 1844–1845

Feinglos M, Bethel M (1999) Therapy of type 2 diabetes, cardiovascular death and the UGPD. Am Heart J 138: 346–352

Garber A, Duncan T, Goodman A et al (1997) Efficacy of metformin in type-II diabetes: results of a double-blind, placebo-controlled, dose-response trial. Am J Med 102: 491–497

Häring HU, Joost HC, Laube H et al (2001) Antihyperglykämische Therapie des Diabetes mellitus Typ 2. Evidenzbasierte Diabetesleitlinien DDG. Hrg. Scherbaum WA., Landgraf R. Diabetes und Stoffwechsel 12 (Suppl. 2): 13-31

Klimt CR, Knatternd GL, Meinert CL et al (1970) The University Group Diabetes Program (UGDP I). A Study of the effects of hypoglycaemic effects on vascular complications in patients with adult onset diabetes. Diabetes 19 (Suppl 2): 789–830.

Lebowitz HE (1998) Alpha-glucosidase inhibitors as agents in the treatment of diabetes. Diab Res 6: 132–145

Malmberg K (1997) DIGAMI (Diabetes Mellitus Insulin Glucose Infusion in Acute Myocardial Infarction) Study Group. BMJ 314: 1512–1515

Mather KM, Verma S, Anderson TJ (2001) Improved endothelial function with metformin in type 2 diabetes mellitus. J Am Coll Cardiol 37: 1344–1350

Martin S, Kolb H, Beuth J et al (2003) Change in body weight of patients after 12 months of treatment with glimepiride or glibenclamide in type 2 diabetes: a multicenter retrolective cohort study. Diabetologia 46: 1611-1617

Müller G, Satoh Y, Geisen K (1995) Extrapancreatic effects of sulfonylurea – a comparison between glimepiride and conventional sulfonylureas. Diabet Res Clin Pract 28: 155

Ohkubo Y, Kishikawa H, Araki E et al (1995) Intensive insulin therapy prevents in Japanese patients with non-insulin-dependent diabetes mellitus: A randomised prospective 6-year study. Diabetes Res Clin Pract 28: 103–117

Olsson J, Lindberg G, Gottsäter M et al (2000) Increased mortality in Type II diabetec patients using sulphonylurea and metformin in combination: a population-based observational study. Diabetologia 43:558–560

Panthen U, Schwanstecher M, Schwanstecher C (1996) Sulfonylurea receptors and mechanism of sulfonylurea action. Exp Clin Endocrinol Diabetes 104: 1–9

Shichiri M, Kishikawa H, Ohkubo Y, Wake N (2000) Long-term results of the Kumamoto Study on optimal diabetes control in type 2 diabetic patients. Diabetes Care 23 (Suppl 2): B21-B29

UK Prospective Diabetes Study (UKPDS) Group (1998) Intensive blood-glucose control with sulfonylurea or insulin compared with conventional treatment and risk of complications in patients with type 2 diabetes. (UKPDS 33) Lancet 352: 837–853

UKPDS Group (1998) Effect of intensive blood-glucose control with metformin on complications in overweight patients with type 2 diabetes (UKPDS 34). Lancet 352: 854–865

Wright A, Burden ACF, Paisey RB et al (2002) Sulfonylurea inadequacy. Efficacy of addition of insulin over 6 years in patients with type 2 diabetes in the U.K. Prospective Diabetes Study (UPDS 57). Diabetes Care 25: 330–336

Yki-Järvinen H, Dressler A, Ziemen M (2000) HOE 901/3002 Study Group: Less nocturnal hypoglycemia and better post-dinner glucose control with bedtime insulin glargine compared with bedtime NPH insulin during insulin combination therapy in type 2 diabetes. HOE 901/3002 Study Group. Diabetes Care 23: 1130–1136

Yki-Järvinen H (2001) Combination therapies with insulin in type 2 diabetes. Diabetes Care 24: 758–767

Selbstkontrolle

W. Waldhäusl

19.1 Einführung

Der Diabetes mellitus ist eine chronische Stoffwechselerkrankung, die neben der ärztlichen Betreuung nach Möglichkeit auch einer ständigen Selbstüberwachung durch den Patienten im Intervall zwischen zwei Arztbesuchen bedarf. Zu fordern sind:

- tägliches Führen eines Diabetikertagebuchs,
- wöchentliche Bestimmung des Körpergewichts nackt bzw. leicht bekleidet morgens vor dem Frühstück,
- wöchentliche Durchführung der Fußhygiene (▶ s. Kap. 27),
- 1/4-jährliche Kontrolle der Fußpulse (▶ s. Kap. 32),
- Messung des Blutdrucks bei Hypertonie oder Blutdrucktherapie täglich, sonst monatlich (▶ s. Kap. 29),
- therapiegerechte Bestimmung der Harnglukose sowie therapieabhängig auch
- der Ketonkörper im Harn und
- der Blutglukose.

Die Ziele der Stoffwechselkontrolle durch den Patienten selbst sind die Sicherstellung einer unmittelbaren Behandlung von akuten hypo- und hyperglykämischen Stoffwechselentgleisungen sowie die langfristige Vermeidung und Progressionshemmung diabetischer Folgekrankheiten. Das Erlernen der Selbstüberwachung des Stoffwechsels durch den Patienten ist daher eine unverzichtbare Voraussetzung für jede rechtzeitige Intervention (American Diabetes Association 2003b; Mühlhauser et al. 1984; Shorr et al. 2000; Yeo et al. 1992). Die Umsetzung und praktische Anwendung muss allerdings abgestuft und therapiegerecht gehandhabt werden (Insulin > orale Antidiabetika >> Diät; Karter et al. 2001; Mühlhauser et al. 1984). Der therapeutische Wert regelmäßiger Blutglukoseselbstkontrollen, die die Messung des Harnzuckers weitgehend verdrängt haben, ist heute für Patienten mit Typ-1-Diabetes und insulinbehandelte Typ-2-Diabetiker unbestritten. Er wird aber bei oral behandelten Patienten mit Typ-2-Diabetes immer noch kontrovers diskutiert (Coster et al. 2000; Karter et al. 2001), wenn auch eingefordert (European Diabetes Policy Group 1999).

Ein wichtiger Bestandteil jeder Selbstüberwachung ist das Führen eines Diabetikertagebuches (s. Anhang), das alle vom Patienten selbst erhobenen Befunde und besonderen Ereignisse enthält. Der Aufwand für die metabolische Selbstüberwachung (Harnglukose, Ketonurie, Blutglukose) und damit auch die Protokollführung hängt von der Form und Schwere der Erkrankung, vom Therapieziel und der therapeutischen Strategie ab (■ Tabelle 19.1). Die Notwendigkeit einer verstärkten Stoffwechselselbstüberwachung besteht bei jeder Therapieumstellung und ist umso zwingender, je höher das gesteckte Therapieziel ist (American Diabetes Association 2003a,b; Mehnert u. Standl 1991).

Der Patient muss in alle erforderlichen Techniken der Selbstüberwachung eingewiesen und in der Anwendung durch praktische Übungen trainiert werden (Assal et al. 1985). Wichtig ist dabei die Unterscheidung zwischen der Selbstmessung z. B. von Glukose im Blut, die bei entsprechender Protokollierung eine wertvolle Grundlage für das Arzt-Patienten-Gespräch und der Selbstkontrolle darstellt. Dieser wichtige Begriff beinhaltet, dass der Patient aus der Blutglukosemessung selbst therapeutische Konsequenzen zieht und mit dem Ziel umsetzt, das aktuell verfehlte Therapieziel wieder zu erreichen. Bemerkenswerter Weise ist die Qualität der metabolischen Kontrolle und Selbstbetreuung bei 20- und 74-Jährigen und somit unabhängig vom Alter sehr ähnlich. Es werden mittlere HbA1c-Werte zwischen 7,27% und 7,64% erreicht (Shorr et al. 2000).

> **Selbstmessungen von Harnglukose, Harnazeton und Blutglukose durch den Patienten sind nur dann sinnvoll, wenn sie therapeutische Konsequenzen haben und der Patient die dafür erforderliche Ausbildung besitzt.**

19.2 Harnglukoseselbstmessung

Die gesunde Niere scheidet Glukose im Harn oberhalb der »Nierenschwelle« für Glukose bei Blutglukosewerten über 180 mg/dl aus. Dementsprechend ist mit einer Harnglukosebestimmung nur eine Blutglukoseerhöhung über 180 mg/dl, aber keine Hypoglykämie erkennbar. Wird sehr viel Harn ausgeschieden, so wird die Harnglukose verdünnt, was zu einer Fehleinschätzung der tatsächlichen Harnglukoseausscheidung (g/24h) führt. Die renale Glukoseschwelle ist von der glomerulären Funktion und damit vom Lebensalter

Tabelle 19.1. Techniken und Aufwand der Stoffwechselselbstüberwachung bei verschiedenen Formen und Indikationen der Diabetestherapie (s. Kap. 16, 17 und 18)

Therapieart	Therapieziel	Selbstmessungshäufigkeit Harnglukose	Ketonurie	Blutglukose
Insulintherapie (IT)				
Einfache Formen				
Kombinierte IT	Gute Kontrolle	(+)	+	+
Konventionelle IT	Komaprophylaxe	+	++	+
Aufwändige Formen				
Konventionell-intensivierte IT	Gute Kontrolle	obsolet	+	++
Funktionelle IT	Nahe-Normoglykämie	obsolet	+[a]	+++
Orale Antidiabetika				
Insulinsekretagoga [b]	Gute Kontrolle	(+)	+[a]	++
Biguanide	Nahe-Normoglykämie	(+)	+[a]	++
Glitazone,	Gute Kontrolle	(+)	+[a]	+
α-Glukosidasehemmuer	Gute Kontrolle	(+)	+[a]	+

[a] bei Fieber, [b] Sulfonylharnstoffe, Glinide

sowie dem Vorliegen einer Nephropathie abhängig. Bei Langzeitdiabetikern kann die Nierenschwelle für Glukose daher deutlich über 250 mg/dl liegen. Auch wenn die Genauigkeit der Stoffwechselüberwachung somit begrenzt ist, sind Harnglukosebestimmungen im Einzelfall nach wie vor für die Selbstkontrolle bei einfachen Formen der Insulintherapie oder bei einer Behandlung mit oralen Antidiabetika zur Komaprophylaxe geeignet. Dabei ist die Harnglukosemessung auch preiswert; sie kostet lediglich 1/5 einer Blutglukosemessung.

Die für die Bestimmung der Harnglukose verwendete Glukokinase/Peroxidasereaktion ist i. Allg. wenig störanfällig. Eine Verminderung der erhobenen Messwerte wird durch Ascorbinsäure, Salizylate und Ketonkörper verursacht. Anfälliger sind hingegen die Reduktionsverfahren wie z. B. das Benedikt-Reagens (Clinitest). Ihre Messwerte werden durch Antibiotika erhöht und durch erhöhte Konzentrationen von Kreatinin und Harnsäure zusätzlich verändert.

Die Selbstabschätzung des Harnglukosegehaltes erfolgt durch Eintauchen eines Harnglukoseteststreifens in den Harnstrahl. Günstig ist es, präprandiale Harnproben zu gewinnen, d. h. der Patient sollte 1–11/2 h vor dem Essen die Blase entleeren und anschließend den Glukosegehalt des in der folgenden Stunde gesammelten Harns überprüfen. Die Ablesung des mit Enzym imprägnierten Teststreifens z. B. Diabur 5000, s-Glukotest oder Diastix erfolgt 2 min nach dem Befeuchten durch Vergleich der Farbänderung mit der auf der Originalpackung angegebenen Farbskala.

Die für die Selbstmessung von Glukose (Tabelle 19.2) bzw. von Ketonkörpern im Harn zur Verfügung stehenden enzymimprägnierten Teststreifen sind luftdicht verschlossen und vor Feuchtigkeit geschützt aufzubewahren. Da die im Teststreifen enthaltenen Enzyme nur beschränkt haltbar sind, ist das Ablaufdatum der Teststreifenpackungen zu beachten.

Negative Harnglukosewerte finden sich bei normaler und erniedrigter Blutglukose sowie bei jedem unter der Nierenschwelle gelegenen Wert; 0,1–1% entsprechen einem geringen Überschreiten der Nierenschwelle, Werte über 2% einer sehr hohen Blutglukosekonzentration.

Tabelle 19.2. Enzymatische, visuell ablesbare Teststreifen für die Messung von Harnglukose und Ketonkörpern (Auswahl)

	Parameter
Bayer-Diagnostics	
Clinistix	Glukose
Diastix	Glukose
Ketostix	Ketonkörper
Keto-Diastix	Ketonkörper und Glukose
Roche	
Keto-Diabur-Test 5000	Ketonkörper und Glukose

Genaue Untersuchungen der Harnglukoseausscheidung zur Überwachung des Stoffwechsels verlangen das Entleeren der Blase vor Beginn der jeweiligen Sammelperiode. Sie sind v. a. bei konventioneller Insulintherapie und Typ-2-Diabetes sinnvoll, wenn die Nierenschwelle normal ist. Die Messung der Glukoseausscheidung im Harn erfolgt zweckmäßigerweise im:

- Spontanharn z. B. vor oder 2 h nach einer Mahlzeit,
- Sammelharn über unterschiedlich lange Perioden (z. B. vormittags, nachmittags und nachts) oder im
- Sammelharn über genau definierte Perioden (z. B. 12-stündlich von 6–18 h und 18–6 h oder 6-stündlich bzw. in 30-min-Perioden zur Beurteilung der Akutsituation).

19.3 Ketonkörper im Harn

Ketonkörper (Azeton) im Harn sind Anzeichen für eine Ketoazidose bei Insulinmangel und/oder für einen Hungerzustand mit vermehrtem Fett- und Eiweißabbau. Der Ketonkörpernachweis im Harn ist für die Überwachung der Diabeteseinstellung von großer Bedeutung. Die Messung durch den Patienten erfolgt gleichfalls enzymatisch mit Teststreifen (z. B. Ketostix, Keto-Diastix). Die Ablesung ist nach kurzem Eintauchen des Teststreifens in den Harnstrahl durch Vergleich mit einer Farbskala möglich.

Bei Verwendung von Natriumnitroprussid enthaltenden Teststreifen finden sich falsch-positive Ergebnisse unter der Einnahme von Sulfhydrylgruppen enthaltenden Medikamenten einschließlich Captopril.

Ketonkörper im Harn sollten v. a. bei zusätzlichen Erkrankungen (Fieber, Durchfällen und unklaren abdominellen Schmerzen) bestimmt werden sowie bei Blutglukosewerten >300 mg/dl. Für Träger von Insulinpumpen ist dies besonders wichtig, da bei technischem Versagen keine subkutane Insulinreserve und somit die Gefahr der raschen Entwicklung einer Ketoazidose besteht. Eine morgendliche Bestimmung der Harnketonkörper ist bei schwangeren Diabetikerinnen zweckmäßig.

19.4 Blutglukoseselbstmessung

Selbstüberwachung/Selbstkontrolle. Die Selbstüberwachung der Blutglukose hat die Diabetestherapie revolutioniert und ist heute eine Selbstverständlichkeit.

Sie ist nützlich für die systematische Überwachung der Diabeteseinstellung sowie für das Verständnis der Auswirkungen unterschiedlicher Ernährung und körperlicher Belastung auf den Stoffwechsel unter Alltagsbedingungen und bei akuten Erkrankungen. Indikationen für eine Blutglukoseselbstkontrolle sind:

- alle Formen der Insulintherapie,
- instabile Diabetiker mit deutlicher Hypo- und Hyperglykämieneigung,
- irreführende Harnzuckerwerte bei abnormer Nierenschwelle für Glukose,
- Diabetes bei Kindern und gebrechlichen älteren Menschen,
- alle Formen des Gestationsdiabetes und
- alle Diabetiker, die eine normnahe Einstellung anstreben (European Diabetes Policy Group 1999).

Die Häufigkeit der Blutglukoseselbstmessung wird dabei von der Art der Diabetestherapie bestimmt (Insulintherapie >> Therapie mit oralen Antidiabetika). Die Blutglukosemessung kann dem Patienten Sicherheit geben, weil er Hypo- und Hyperglykämien erkennen und durch richtige therapeutische Entscheidungen den Tagesablauf freier gestalten kann.

Die Zeitpunkte für die Messung der Blutglukose durch den Patienten und die angestrebten Zielbereiche hängen von der gewählten Behandlungsform ab (■ Tabelle 19.3). Dabei gilt, dass die Zahl der täglich erforderlichen Blutglukosemessungen mit der Qualität der angestrebten Stoffwechselkontrolle zunimmt und bei Insulintherapie (Diabetes mellitus Typ 1 und insulinpflichtiger Typ-2-Diabetes) größer ist als bei einer Therapie mit oralen Antidiabetika (Diabetes mellitus Typ 2). Für metabolisch gut geführte Typ-2-Diabetiker, die mit oralen Antidiabetika behandelt werden, ist eine 1-mal tägliche Blutglukosemessung 1 h nach dem Frühstück (Zielwert <160 mg/dl) zweckmäßig und ausreichend.

Von Bedeutung ist, dass der Mittelwert der mehrfach täglich gemessenen Blutglukose mit dem aktuellen Wert des HbA1c, einer glykierten Fraktion des Hämoglobins die zur Kontrolle der metabolischen Kontrolle über längere

■ Tabelle 19.3. Blutglukoseselbstmessung: Zielbereiche und Meß-Zeitpunkte in Abhängigkeit von der Form der Diabetesbehandlung

Therapieform	Blutglukoseselbstmessung (Zeitpunkte)	Zielbereich (mg/dl)	Bemerkungen/Ziel
Orale Antidiabetika	1–2 h nach dem Frühstück	≤160	postprandiale Einstellung
	bei Hypoglykämieverdacht	>80	Schutz vor Überdosierung
	Nüchtern/vor dem Frühstück	80–126	Basisinformation
Insulintherapie (IT)			
Einfache Therapieformen			
Kombinationstherapie	Nüchtern/vor dem Frühstück	80–126	Basisinformation
	bei Hypoglykämieneigung	>100	Schutz vor Überinsulinisierung
	bei Unsicherheit	80–180	
konventionelle IT	Nüchtern/vor dem Frühstück	80–126	Basisinformation
	bei Unsicherheit	80–180	Schutz vor extremen Abweichungen
Aufwändige Therapieformen			
konventionell-intensivierte IT (ICT)	Spätabends	110–126	Schutz vor nächtlichen Hypoglykämien
	Nüchtern	80–126	Basisinformation
	1–2 h nach dem Frühstück	≤160	postprandiale Einstellung
	bei Unsicherheit	80–180	Schutz vor extremen Abweichungen
funktionelle IT (FIT, mindestens 4 Messungen /Tag)	Spätabends	110–126	Schutz vor nächtlichen Hypoglykämien
	Nüchtern	80–126	Basisinformation
	1–2 h nach der Mahlzeit	≤160	postprandiale Einstellung
	bei Unsicherheit	80–180	Dynamische Information
FIT bei Gravidität (mindestens 6 Messungen /Tag)	Spätabends	110–126	Schutz vor nächtlichen Hypoglykämien
	vor jeder Mahlzeit	80–126	Basisinformation
	1–2 h nach der Mahlzeit	≤160	postprandiale Einstellung
	bei Unsicherheit	≤160	aktuelle Informatio

Tabelle 19.4. Beziehung zwischen mittlerer täglicher Blutglukosekonzentration (mg/dl) und HbA1c (%) (nach Rohlfing et al, 2002)

HbA1c (%)	Mittlere tägliche Blutglukose (mg/dl)
12,0	345
11,0	310
10,0	275
9,0	240
8,0	205
Optimaler therapeutischer Zielbereich	
7,0	170
6,0	135
5,0	100
4,0	65

Zeitabschnitte herangezogen wird, korreliert (Tabelle 19.4)

Nachteile der Blutglukoseselbstmessung sind die damit verbundene(n)

- Unannehmlichkeit der evtl. mehrfach täglichen Eigenverletzung,
- Kosten,
- mögliche Frustration bei therapeutischem Misserfolg,
- Belästigung durch die immer mitzuführenden Utensilien,
- Gefahr von Fehlentscheidungen bei technischem Versagen des verwendeten Geräts (Teststreifen, Glukometer).

Blutglukosemessung. Die Messung der Blutglukose erfolgt enzymatisch (GOD-PAP-Methode, Glukosedehydrogenase, Hexokinase/Glukose-6P-Dehydrogenase) und erlaubt die genaueste Beurteilung der Stoffwechselsituation. Diese Art der Überwachung ist heute dem Diabetiker durch Entwicklung enzymatischer Teststreifen unmittelbar zugänglich. Die Blutglukoseselbstmessung kann somit bei allen Behandlungsformen des Diabetes mellitus, insbesondere bei Diabetes mellitus Typ 1 zur laufenden Korrektur der Therapie durch den Patienten (Selbstkontrolle) eingesetzt werden (American Diabetes Association 2003; Coster 2000). Voraussetzung sind allerdings eine gewisse Geschicklichkeit, praktische Intelligenz und eine entsprechende Schulung in der Anwendung von Blutglukoseteststreifen und Messgeräten sowie in der Interpretation der Messwerte.

Blut gewinnt man nach Waschen der Hände aus der Fingerbeere durch Einstechen mit einer dünnen Einmalnadel (0,45 mal 13 mm) etwa 3–4 mm neben dem Fingernagelrand, nicht in der Mitte der Fingerbeere. Eine Reinigung der Haut mit Alkohol trocknet die Haut aus und ist nicht erforderlich. Alternativ können Stichautomaten wie Accu-Check, Softclix, Penlet oder Microlet als Stechhilfen verwendet werden. Unzweckmäßig, weil schmerzhaft, sind Blutlanzetten.

Der gewonnene Bluttropfen muss bei >18°C luftblasenfrei auf das Reaktionsfeld des Teststreifens aufgetragen werden; er wird nach Ablauf der Einwirkungszeit von 1 min mit einem Tupfer abgewischt (Hämoglucotest 20–800 R) oder vorsichtig abgetupft (Visidex II-Teststreifen, Bayer-Diagnostika) und nach einer weiteren Minute abgelesen. Die meisten Teststreifen trennen die Blutzellen primär ab und messen in Wirklichkeit Plasmaglukose. Die erhobenen Messwerte sind in ein Protokollbuch (Diabetestagebuch) einzutragen und dienen als Grundlage für Korrekturmaßnahmen durch den Patienten bzw. als Unterlage für die Beratung durch den Arzt (s. Abschn. 16.6.3).

> **Manche für die Blutgewinnung an alternativen Blutentnahmestellen (Unter- und Oberarm, Beine) zugelassenen Systeme arbeiten vollautomatisch mit einem Vakuumsystem (z. B. Soft Sense). Sie haben jedoch den Nachteil, etwas niedrigere Blutglukosewerte zu messen als in den aus der Fingerbeere gewonnenen Blutproben. Zudem findet sich ein Nachhinken der Messwerte, was bei Hypo- und Hyperglykämien ein Problem darstellen kann.**

Die für die Blutglukosemessung verfügbaren, mit glukosespezifischen Enzymen imprägnierten Teststreifen erlauben z. T. sowohl eine semiquantitative Ablesung mit dem Auge als auch eine quantitative mit einem Messgerät (Reflektometer). Die meisten dieser kolorimetrischen Verfahren beruhen auf der Glukoseoxidasereaktion:

$$\text{Glukose} + O_2 \xrightarrow{\text{Glukoseoxidase}} \text{Glukonsäure} + H_2O_2$$

Das generierte H_2O_2 reagiert sekundär mit einem reduzierten Farbstoff und wandelt diesen proportional in oxydierte Farbe um. Diese wird

Tabelle 19.5. Blutglukosemessgeräte, Teststreifen und Stechhilfen für die Blutglukoseselbstmessung (Auswahl)

Gerätename (Hersteller) Messbereich (Blutglukose)	Teststreifen (Anmerkung)	Messdauer	Gerätebeschreibung Gerätegröße (mm: L×B×T)	Speicherkapazität (Messwerte)	Stechhilfe	Bemerkungen
La Roche						
Accu-Chek Active[a] 10-600 mg/dl	Accu-Chek Active	5 s	115×40×22	200 (mit Datum und Uhrzeit)	Accu-Chek	PC-kompatibel
Accu-Chek Compact[b] 10-600 mg/dl	Accu-Chek Compact Glukosetest - streifen	15 s	103×52×31	100 (mit Datum und Uhrzeit)	Softclix (beigepackt)	PC-kompatibel 17 Messstreifen-im Gerät integriert
Lifescan, Johnson & Johnson						
One Touch Ultra [b] 20-600 mg/dl	One Touch Ultra	5 s	79×57×19	150 (mit Datum und Uhrzeit)	Penlet II (beigepackt)	Geringe Blutmenge; Blutabnahme auch am Unterarm möglich
Gluco Touch [a] 0-500 mg/dl	Gluco Touch	30 s	89×61×20	150 (mit Datum und Uhrzeit)		Besonders für sehbehinderte ältere Patienten geeignet, einfache Bedienung
One Touch II Talk 0-600 mg/dl	One Touch Ultra	45 s	120×60×27	250 (mit Datum und Uhrzeit)		Für Blinde: Messdaten können abgehört werden
Bayer						
Ascensia Esprit 2 [b] 10-600 mg/dl	Ascensia Gluco Disc	30 s	80×66×26	100 (mit Datum und Uhrzeit)	Microlet (beigepackt)	Diskette mit 10 Teststreifen
Ascensia Elite[b] 20-600 mg/dl	Ascensia Elite Sensor	30 s	85×54×13	20		
Certek						
Gluki Plus 20-600 mg/dl	Ascensia Elite	30 s	120×64×22	20	Stechhilfen aller Firmen möglich	Für Blinde: Messdaten können abgehört werden
Medisense						
Precision Xtra[b] 20-500 mg/dl	Precision Xtra Plus	20 s (für Blutglucose), 30 s (für Ketonkörper)	99×56×22	450	Autolancet	PC-kompatibel, zusätzliche Bestimmung von Ketonkörpern möglich

▼

Fortsetzung Tabelle 19.5.

Gerätename (Hersteller) Messbereich (mg/dl)	Teststreifen (Anmerkung)	Messdauer	Gerätebeschreibung Gerätegröße (mm: L×B×T)	Speicherkapazität (Messwerte)	Stechhilfe	Bemerkungen
Soft Sense 20-450 mg/dl	Soft Sense	20 s	135×90×40	450	BD-Microfine Lanzetten 30G	vollautomatische Blutglukosebestimmung am Unterarm möglich
Menarini Glucocard Memory[b] 20-600 mg/dl	Glucocard	30 s	54×83×14	120 (mit Datum und Uhrzeit)	Glucoject Plus 2	PC-kompatibel

[a] kolorimetrisches, [b] elektrochemisches Verfahren

somit zum Maß der oxydierten Glukosemenge. Der kolorimetrische Messvorgang bedarf jeweils der Eichung, entsprechende Eichlösungen sind den kommerziell erhältlichen Testkits beigepackt. In der Regel ist das visuelle Ablesen des Teststreifens mit dem Auge ausreichend. Dies gilt ohne Einschränkungen für Tageslicht und Tageslichtlampen, nicht aber für Kunstlicht, das das Ableseergebnis verfälschen kann.

Amperometrische Messverfahren bedienen sich in Verbindung mit Glukoseoxidase der Ferrocinium-Ferrocen-Reaktion und messen die bei der enzymatischen Reaktion entstehenden Potenzialdifferenzen. Die amperometrische Blutglukosebestimmung hat den Nachteil, dass sie keine Möglichkeit einer optischen Kontrolle des Messergebnisses mit dem Auge bietet.

Blutglukosemessgeräte. Bei der Verordnung eines Blutglukosemessgerätes (Tabelle 19.5) ist auf die Besonderheiten des Patienten und die Bequemlichkeit der Handhabung des Gerätes zu achten. Dazu gehören Memoryfunktionen mit der Möglichkeit einer PC-Koppelung, große Displays zum besseren Ablesen bei Sehbehinderung oder Glukometer mit Sprechfunktion für Blinde. Dies ist bei der Auswahl des Gerätes zu berücksichtigen. Entscheidend für die Richtigkeit der Bestimmung ist das Training des Patienten in der richtigen Handhabung seines Messgerätes. Der Variationskoeffizient für Einzelmessungen bei einer Blutglukosekonzentration von 250 mg/dl beträgt etwa 10%.

Die Zuverlässigkeit der individuellen Blutglukoseselbstmessung durch den Patienten muss vom Arzt durch Vergleichsmessungen überprüft werden. Bei dieser Qualitätskontrolle ist zu beachten, dass die Glukosekonzentration in Vollblut (z. B. Kapillarblut aus der Fingerbeere) um 10–15% niedriger ist als in reinem Plasma oder Serum. Der Grund dafür sind die roten Blutkörperchen im Vollblut. Viele Teststreifen filtrieren allerdings die zellulären Blutelemente ab, sodass meist Plasmaglukose (+15%) und nicht Blutglukose gemessen wird.

> Bei der Beurteilung von Messwerten ist zu beachten, dass die Blutglukosemessung in venösem Blut nur im Nüchternzustand mit jener im Kapillarblut identisch ist, aber 2 h nach einer Mahlzeit um etwa 10–15% niedriger liegt, weil postprandial insulinabhängig Glukose durch die Muskulatur aufgenommen wird.

Blutglukosesensoren. Mit Fortschreiten der technischen Entwicklung werden in einigen Jahren auch in der Alltagspraxis verwendbare Glukosesensoren zur Verfügung stehen, die eine kontinuierliche Überwachung der Blutglukose erlauben. Die Messzeit ist heute noch mit 72 h limitiert und erlaubt nur die Überwachung von Blutglukoseabweichungen ober- und unterhalb eines vorgegebenen Zielbereiches. Die Messgeräte der Zukunft sollen wesentlich genauer und häufiger, als dies heute möglich ist, Hypo- und Hyperglykämien anzeigen und die Möglichkeiten der Stoffwechselkontrolle entscheidend verbessern (Cheyne u. Kerr 2002).

Messungen im Krankheitsfall. Bei Krankheiten (Fieber, Operation, Unfall) oder bei Therapieänderungen ist die Zahl der Blutglukosemessungen pro Tag zu erhöhen. Bei Typ-1-Diabetes sind zusätzlich Ketonkörper im Harn zu messen. Einfache Regeln sind in diesem Fall:

- 4-stündliche Blutglukosemessung,
- 4-stündliche Bestimmung der Harnketonkörper,
- Erhöhung der Insulindosis um 10–20%,
- ausreichende Flüssigkeitszufuhr sowie
- Telefonkontakt mit dem betreuenden Arzt.

19.5 Kernaussagen für die Praxis

Die Blutglukosemessung hat heute die Harnzuckermessung weitgehend verdrängt, aber nicht überflüssig gemacht.
Die Blutglukoseselbstmessung besitzt größte Bedeutung für Patienten mit Diabetes mellitus Typ 1 und für insulinbehandelte Typ-2-Diabetiker. Dies gilt vor allem dann, wenn die gemessenen Werte eine unmittelbare therapeutische Konsequenz haben (Korrektur der Blutglukose bzw. der Insulindosis). Wird der gemessene Wert ohne unmittelbare Konsequenz lediglich notiert, kann ein solches Protokoll als eine wichtige Unterlage für das nächste Beratungsgespräch mit dem Arzt oder dem Diabetesteam dienen. Dabei können in den Aufzeichnungen systematische Therapiefehler identifiziert und als Entscheidungshilfe für die Therapieanpassung verwendet werden.
Bei mit oralen Antidiabetika behandelten Typ-2-Diabetikern wird der Stellenwert der Blutglukoseselbstmessung noch kontrovers diskutiert; die metabolische Kontrolle ist dementsprechend meist nur suboptimal (HbA1c <7% bei 38,3% der 65- bis 75-Jährigen; Shorr et al. 2000). Die Therapiesteuerung erfolgt bei diesen Patienten i. Allg. nicht durch Blutglukoseselbstmessungen, sondern langfristig durch Gewichtsnormalisierung und die 3-monatliche Messung des HbA1c-Wertes. Wird eine normnahe Einstellung angestrebt, ist eine Blutglukoseselbstbestimmung jedoch unverzichtbar.
Eine wichtige Indikation für die Blutglukoseselbstmessung bei Typ-2-Diabetes ist die Erkennung und Vermeidung von Hypoglykämien bei Sulfonylharnstofftherapie. Auch wird die individuelle Sicherheit älterer Patienten durch den Nachweis einer normnahen Blutglukose besser gewährleistet als durch die alleinige Erfassung des HbA1c. Der Blutglukosemessung kommt somit auch in den verschiedenen Stadien des Typ-2-Diabetes eine wichtige Überwachungsfunktion zu.

Literatur

American Diabetes Association (2003a) Clinical Practice Recommendations. Diabetes Care 26 (Suppl 1)

American Diabetes Association (2003b) Tests of glycaemia in Diabetes. Diabetes Care 26 (Suppl 1): S106-S108

Assal JP, Mühlhauser I, Pernet A et al (1985) Patient education as the basis for diabetes care in clinical practice and research. Diabetologia 28: 602–613

Cheyne E, Kerr D (2002) Making 'sense' of diabetes: using a continuous glucose sensor in clinical practice. Diabetes/Metabolism 18 (Suppl 1): S43-S48

Coster S, Gulliford MC, Seed PT et al (2000) Self-monitoring in Type 2 diabetes mellitus: a meta-analysis. Diabet Med 17: 755–61

European Diabetes Policy Group (1999) A desktop guide to type 2 diabetes mellitus. Diabetic Medicine 16: 716–730

Karter AJ, Ackerson LM, Darbinian JA et al (2001) Self-monitoring of blood glucose levels and glycemic control: the Northern California Kaiser Permanente Diabetes registry. Am J Med 111: 1–9

Mehnert H, Standl E (1991) Handbuch für Diabetiker, 5. Aufl, Trias, Stuttgart

Mühlhauser I, Broermann C, Bartels H et al (1984) Qualitätskontrolle der Blutzuckerselbstmessung bei unausgewählten Typ 1-Diabetikern: Bedeutung der Patientenschulung. Dtsch Med Wochenschr 109: 1553–1557

Rohlfing CL, Wiedmeyer HM, Little RR, et al (2002) Defining the relationship between plasma glucose and HbA(1c): analysis of glucose profiles ans HbA(1c) in the Diabetes Control an Complications Trial. Diabetes Care 25: 275–278

Shorr RI, Franse LV, Resnick HE et al (2000) Glycemic control of older adults with Type 2 diabetes: Findings from the third National Health and Nutrition Examination Survey, 1988–1994. J Am Geriatric Soc 48: 264–267

Yeo PPB, Thai AC, Cohen M (1992) Self-monitoring of blood glucose. In: Alberti KGMM, DeFronzo R, Keen H, Zimmet P (eds) International Textbook of Diabetes Mellitus. Wiley, New York, pp 971–984

Akute Stoffwechselstörungen

Coma diabeticum: ketoazidotisch und hyperosmolal; Laktatazidose

W. Waldhäusl

20.1 Einführung

Das diabetische Koma ist die schwerste Form der diabetischen Stoffwechselentgleisung. Zwei Formen werden unterschieden: das ketoazidotische (KACD) und das nichtketoazidotische Coma diabeticum (NKACD). Ersteres ist die Folge eines absoluten Insulinmangels, dem meist ein Diabetes mellitus Typ 1 zugrunde liegt. Das nichtketoazidotische Koma findet sich bei Diabetes mellitus Typ 2 und ist mit schwerstem Flüssigkeitsverlust bei hochgradiger Insulinresistenz und noch teilweise erhaltener Insulinsekretion verbunden. Ketoazidosen mit noch erhaltenem Bewusstsein können nahtlos in einen komatösen Zustand übergehen. Die Begriffe Ketoazidose und Koma werden deshalb fälschlicherweise oft synonym gebraucht. Sie sind jedoch nicht deckungsgleich und beschreiben einerseits metabolische, andererseits aber neurologische Veränderungen.

Unbehandelt führt ein diabetisches Koma unweigerlich zum Tod. Soweit es nicht bei Erstmanifestation des Diabetes vorliegt, ist seine Entstehung oft die Folge von interkurrenten Infektionen, einem mangelhaften Informationsstand des Patienten über die absolute Notwendigkeit seiner Therapie oder einer zu geringen Bereitschaft zur Blutglukoseselbstkontrolle und therapeutischen Mitarbeit. Die regionale Inzidenz dieser schwersten diabetischen Entgleisung ist unterschiedlich und dort besonders hoch, wo der Ausbildungsstand der Patienten, aber auch der Ärzte unzureichend ist oder ein Mangel an diagnostischen und therapeutischen Ressourcen besteht. Dies gilt insbesondere für Regionen außerhalb des Einfluss- und Ausbildungsbereiches diabetologischer Zentren.

Jedes Koma bedarf einer intensivmedizinischen Betreuung. Diese erfolgt überwiegend in pädiatrischen Abteilungen (▶ s. Kap. 11) oder auf internistischen Intensivstationen. Die Mortalität des diabetischen Komas betrug in den letzten Jahrzehnten unverändert etwa 5–29% (◘ Tabelle 20.1). Bei diabetischen Kindern ist das ketoazidotische Koma nach wie vor die häufigste Todesursache. Hauptursachen für sein Auftreten sind die Manifestation eines Typ-1-Diabetes (Manifestationskoma) und die Unterbrechung der lebenswichtigen Insulinzufuhr. Prognostisch ungünstig ist die zusätzliche Entwicklung eines Multiorganversagens (Oschatz et al. 1999). Ein übersehener erhöhter Insulinbedarf z. B. bei Sepsis oder thyreotoxischer Krise spielt seltener eine Rolle.

Das nichtketoazidotische, hyperosmolale diabetische Koma ist für 10–20% aller hyperglykämiebedingten Komata verantwortlich. Es findet sich überwiegend bei älteren Menschen mit Typ-2-Diabetes. Auslösend sind meist interkurrente Erkrankungen und durch Saluretika bedingte Dehydratationszustände bei zusätzlich unzureichender Behandlung mit oralen Antidiabetika oder Insulin.

Die gefährliche Laktatazidose stellt eine schwere, primär nichtdiabetische Stoffwechselentgleisung dar.

> Bei bekanntem Diabetes mellitus hängt die Häufigkeit des ohne Behandlung fatal verlaufenden Coma diabeticum vom Grad der Schulung und der therapeutischen Mitarbeit der Patienten ab.

20.2 Ketoazidotisches Coma diabeticum

Pathophysiologie

Die schwere Hyperglykämie und Ketoazidose eines ketoazidotischen diabetischen Komas entwickeln sich bei Typ-1-Diabetes auf der Basis eines absoluten Insulinmangels. Ursachen dafür sind ein Verlust der endogenen Insulinsekretion oder die Unterbrechung der Insulinzufuhr bei insulinabhängigem Diabetes. Stress, Infektion, Myokardinfarkt, Verbrennungen und Dehydratation können bei limitierter Insulinverfügbarkeit zusätzlich Insulinresistenz und damit ein Coma diabeticum auslösen. Die begleitende Ausschüttung von Stresshormonen (Cortisol, Katecholamine, Wachstumshormon und Glukagon) erhöht die Insulinresistenz und den Insulinbedarf (Waldhäusl et al. 1979).

Die **metabolische Wirkung der Stresshormone** ist bei Insulinmangel erhöht und am größten für Adrenalin, geringer für Wachstumshormon und am geringsten für Cortisol. Ihre Wirkung erhöht die hepatische Glukoseproduktion und vermindert die Insulinwirksamkeit. Der durch osmotische Diurese infolge Hyperglykämie ausgelöste Flüssigkeitsverlust beträgt bis zu 150 ml je kg Körpergewicht. Der sich daraus ergebende Anstieg der Serumosmolalität bis auf >350 mosmol/kg H_2O verstärkt die Insulinresistenz und damit auch die Hyperglykämie.

Tabelle 20.1. Sterblichkeit bei Coma diabeticum in verschiedenen Behandlungszentren, 1992–1998

Zentrum	Patienten (N)	Mittleres Alter (Jahre)	Mittlere Blutglukose (mmol/l)	Mortalität (N)	(%)
Joslin Clinic					
1923–1965	1173	29	29	85	7
1966	43	28	33	2	5
USA u. Europa (20 Zentren)					
1965–1976	2530	19	-	174	7
New York, Bronx NC Hospital					
1976–1982	203 (89)	18–89	>17 (>34)	33 (9)	16 (10)
Zürich, Kantonspital					
1960–1970	33	–	–	12	36
1975–1978	22	–	–	3	14
Basel, Kantonspital					
1968–1973	58 (28)	51 (70)	47,8 (51,7)	13 (11)	22 (39)
1973–1978	44 (33)	51 (69)	51,3 (63,1)	6 (5)	14 (15)
Wien, I. Med. Klinik					
1971–1978	33 (9)	48±3	35±1	8 (1)	24 (11)
1979–1988	33 (7)	45±4	42±3	2 (1)	5 (14)
Notfallaufnahme AKH, Wien					
1994–1998	21	42	48,7	6	29

Angaben in Klammern: hyperosmolales, nichtketoazidotisches Coma diabeticum
Umrechnung mmol/l x 18 = mg/dl Blutglukose

Insulinmangel und Insulinresistenz behindern die Glukoseaufnahme in die Gewebe, erhöhen die Glukoseproduktion durch die Leber und enthemmen die Lipolyse. Die daraus resultierende Zunahme der Plasmakonzentration freier Fettsäuren begünstigt die Ketonkörperbildung (β-Hydroxybutyrat, Azetazetat und Azeton, normal < 0,2 mmol/l) und eine erhöhte hepatische Triglyzeridproduktion mit konsekutiv überhöhter Serumtriglyzeridkonzentration. Der Wegfall der Insulinwirkung verstärkt auch den Eiweißabbau, der bei maximalem Metabolismus der Aminosäuren die Bildung von 54 g Glukose und 15 g Ketonkörpern je 100 g Protein ermöglicht. Die Summe dieser Faktoren trägt zur Überschwemmung des Organismus mit β-Hydroxybutyrat und Azetacetat und damit zur Entstehung der Ketoazidose bei. Die damit verbundene Anhäufung saurer Valenzen (Ketoazidose = β-Hydroxybutyrat und Ketonkörper >3 mmol/l) führt zu Hyperventilation (Kußmaul-Atmung), Hyperkaliämie und Hypotonie infolge Gefäßdilatation. In der Blutgasanalyse findet sich ein erniedrigtes pH (bis 6,9) und pCO_2 bei meist normalem pO_2. Die Anionenlücke ist infolge der angehäuften organischen Säuren erhöht.

Häufig besteht bei diabetischer Ketoazidose auch eine Hypochlorämie. Die daraus resultierende hypochlorämische Alkalose kann als ein Kompensationsmechanismus der metabolischen Azidose sowie der erhöhten Osmolalität aufgefasst werden (Funk et al. 2003).

Der absolute **Verlust an Bicarbonat,** das bei diabetischer Ketoazidose stets vermindert ist, ist gering, da Laktat und Ketosäuren bei ausreichender Insulintherapie zu Bicarbonat metabolisiert werden. Der Bicarbonatverlust wird auch dadurch begrenzt, dass Säuren bevorzugt renal als NH_4-Salze ausgeschieden werden.

Bei diabetischer Ketoazidose ist eine enge wechselseitige Abhängigkeit von Stoffwechsel und Nierenfunktion zu beachten, da nur ausreichend mit Flüssigkeit versorgte Nieren überschüssige Glukosemengen ausscheiden und damit das Ausmaß der Hyperglykämie eindämmen können. Diese Fähigkeit der Niere geht mit zunehmender Dehydratation verloren. Das Ergebnis ist eine Verstärkung des Blutglukoseanstieges und damit auch der osmotischen Diurese sowie der Dehydratation.

Eine hochgradige metabolische Azidose kann die Leistung des Herzmuskels beeinträchtigen (▶ s. Kap. 28), die rheologischen Bedingungen der Mikrozirkulation durch Anstieg des Hämatokrits verschlechtern und in Verbindung mit dem intrazellulären K^+-Verlust einen paralytischen Ileus sowie eine Gastroparese hervorrufen. Weitere klinische Komplikationen im Verlauf und während der Behandlung einer diabetischen Ketoazidose sind Blutdruckabfall, Oligo-Anurie, Aspirationspneumonie, kardiale Arrhythmien durch Elektrolytstörungen, Sepsis und hyperchlorämische Azidose nach exzessiver Zufuhr physiologischer Kochsalzlösung (◻ Tabelle 20.2).

Eine Bewusstseinstrübung kann infolge Zunahme der Osmolalität bei Dehydratation und verminderter O_2-Versorgung des Gehirns bei gestörter Mikrozirkulation eintreten. Zusätzlich dürfte die erhöhte Konzentration von Natrium und Chlorid im Liquor cerebrospinalis für das Auftreten eines neurologisch manifesten Coma diabeticum mitverantwortlich sein. Die zelluläre Kaliumaufnahme durch therapeutische Insulinzufuhr kann zudem eine den Patienten gefährdende Hypokaliämie auslösen. Andererseits wird die Entwicklung eines Hirnödems bei Übertherapie und zu rascher Normalisierung der Osmolalität begünstigt.

Klinik

Die Diagnose einer diabetischen Ketoazidose ist einfach: kennzeichnend sind Hyperglykämie, Ketose und Azidose. Die typischen klinischen Symptome sind Erbrechen (70%), Durst (55%), Polyurie (40%), Gewichtsverlust (20%), Bauchschmerzen (15%) und allgemeine Schwäche (20%). Zudem finden sich Azetongeruch (Geruch nach fauligen Äpfeln), vertiefte (Kußmaul-) Atmung, Rötung des Gesichtes infolge Vasodilatation, eine ausgetrocknete Mundhöhle, weiche Bulbi und allgemeine Dehydratation infolge schwerer Flüssigkeitsverluste bei anamnestisch erhebbarer Polydipsie (◻ Tabelle 20.3). Die das ketoazidotische Coma diabeticum charakterisierende Trübung des Bewusstseins findet sich bei etwa 1/3 der Patienten mit schwerster Ketoazidose. Die Bewusstseinstrübung nimmt mit der Osmolalität des Serums, d. h. mit dem Grad der intrazellulären Dehydratation zu und reicht von Benommenheit bis zu tiefer Bewusstlosigkeit (Schade et al. 1981).

◻ Tabelle 20.2. Klinische Symptome bei Coma diabeticum

Klinisches Symptom	Ursachen
Hypotonie	Dehydratation
Oligurie, Anurie	Dehydratation
Aspirationspneumonie	Erbrechen, Aspiration bei Bewusstlosigkeit
Hypokaliämie (auch als Therapiefolge)	Erbrechen, Insulinzufuhr ohne Kaliumersatz
Gastroparese	Metabolische Azidose, Hypokaliämie
Paralytischer Ileus	Metabolische Azidose, Hypokaliämie
Herzrhythmusstörungen	Hypo-, Hyperkaliämie
Bewusstseinstrübung (Koma)	Verminderte O_2-Versorgung infolge gestörter Mikrozirkulation, erhöhte Osmolalität
Hirnödem	Überwässerung, zu rasche Blutglukosenormalisierung
Druckulzera	Zentralisation des Kreislaufs, lokale Dauerdruckbelastung

Tabelle 20.3. Wichtige klinische Symptome des ketoazidotischen (KACD) und nichtketoazidotischen (NKACD) Coma diabeticum

Symptom	KACD	NKACD
Anamnese	<1 bis mehrere Tage	mehrere Tage
Dehydration	+	++
Weiche Bulbi	+	++
Trockene Mundhöhle	+	++
Abhebbare Hautfalten	+	++
Muskelkrämpfe	+	++
Polyurie (primär)	+	++
Anurie (sekundär)	+	++
Flüssigkeitsverlust	++	+++
Elektrolytverlust	+	++
Ketoazidose	+++	±
Kußmaul-Atmung	+++	±
Azetongeruch	+++	-
Gewichtsverlust	++	+++
Blutdruckabfall	++	+++
Neurologische Ausfälle	+	+++
Bewusstseinstrübung	+	+++
Muskeltonus abgeschwächt	-	+
Reflexausfälle	-	-

Hauptursachen sind die Manifestation eines Typ-1-Diabetes (Manifestationskoma), das fälschliche Absetzen der Insulininjektion durch den Patienten wegen verminderter Nahrungsaufnahme (z. B. bei Gastroenteritis mit Nausea und Erbrechen) oder technische Mängel bei Insulinpumpen. Auslösende, aber nicht ursächliche Faktoren für die Entstehung eines Coma diabeticum sind u. a. interkurrente Infekte, Stress, Unfälle, Myokardinfarkt und zerebrovaskulärer Insult. Häufig findet sich eine Leukozytose, diese ist jedoch nicht notwendigerweise Ausdruck einer Infektion oder Sepsis, sondern auch des somatischen Stresses. Hochgradig ketoazidotische Patienten sind auch bei Vorliegen einer Infektion meist norm- oder hypotherm. Häufiger findet sich Fieber hingegen bei nichtketoazidotischem Koma.

Neben den klinischen Symptomen bestehen bei Coma diabeticum ausgeprägte, im EKG erkennbare Elektrolytverschiebungen mit einer Hyperkaliämie in der Frühphase infolge Insulinmangel und Azidose (im EKG spitze, hohe, schmalbasige T-Zacken). Später kann sich durch renale und intestinale Kaliumverluste sowie therapeutisch durch Volumenexpansion und Insulinzufuhr mit konsekutiver Korrektur der Azidose eine Hypokaliämie etablieren (im EKG ST-Depression und positive U-Wellen). Bei schwerem Flüssigkeitsverlust finden sich zudem eine arterielle Hypotonie und Muskelschmerzen, die sich als Wadenkrämpfe und – sofern die Muskulatur der Bauchdecke betroffen ist – als Pseudoperitonitis diabetica manifestieren können (**cave:** Fehldiagnose Appendizitis). Bei 4–19% der Patienten treten arterielle oder venöse Thrombosen auf.

Die Bestätigung der klinischen Verdachtsdiagnose erfolgt durch die Bestimmung von Glukose und Ketonkörpern in Blut und Harn. Ergänzende Serumbefunde umfassen Natrium, Kalium, Chlorid, Kalzium, Phosphat, BUN, Kreatinin, Osmolalität, Blutgase, pH und Blutbild. Eine Schätzung der Serumosmolalität (Osm) und des Anionendefizits (Anion-Gap, Anionenlücke) ergibt sich aus:

$$\text{Osm (mOsmol/kg} \cdot \text{H}_2\text{O)} = 2(\text{Na}^+ + \text{K}^+)\text{mmol/l} + \frac{\text{Blutglukose (mg/dl)}}{18} + \frac{\text{BUN (mg/dl)}}{2{,}8}$$

(Normalbereich: 280-300 mosmol/kg · H_2O)

$$\text{Anionedefizit (mmol/l)} = [\text{Na}^+ + \text{K}^+]\ \text{mmol/l} - [\text{Cl}^- + \text{HCO}_3^-]\text{mmol/l}$$

(Normalbereich 12 – 16 mmol/l)

Die möglichen Elektrolyt- und Flüssigkeitsverluste sind beträchtlich und bei nichtketoazidotischer Entgleisung wesentlich stärker als im Falle einer schweren Ketoazidose (Tabelle 20.4). Stets ist zu beachten, dass die Plasmakonzentrationen von Natrium und Kalium nicht das ganze Ausmaß des Elektrolytverlustes widerspiegeln, da sie keine Auskunft über den intrazellulären Elektrolytverlust geben können. Bei einem erwachsenen Patienten mit 70 kg Körpergewicht sind Flüssigkeitsverluste bis über 10 l (15% des Körpergewichtes) möglich. Die Schätzung des Wasserdefizits kann nach der Formel

$$0{,}6 \cdot \text{Körpergewicht (kg)} \cdot \left(1 - \frac{140}{P_{Na^+}}\right)$$

erfolgen, wobei P_{Na} für die Plasmanatriumkonzentration (mmol/l) steht (Feig u. McCurdy 1977).

> Wasser- und Elektrolytverlust sowie metabolische Azidose sind die lebensbedrohlichen Folgen des hochgradigen Insulinmangels.

Therapie

Hauptziele der Therapie bei der schweren diabetischen Ketoazidose sind die Normalisierung der Flüssigkeitsbilanz, des Elektrolythaushaltes, der Hyperglykämie und der Ketoazidose sowie begleitend eine ausreichende Insulinsubstitution. Wichtig ist die langsame und vorsichtige Normalisierung des gestörten Metabolismus. Zu rasche Änderungen der Plasmaosmolalität führen zur Ausbildung steiler osmotischer Gradienten zwischen intra- und extrazerebralem Kompartiment (Dysäquilibriumsyndrom) und begünstigen damit das Auftreten eines Hirnödems durch »isotone Wasserintoxikation« (Feig u. McCurdy 1977). Diese Gefahr entsteht durch zu schnelle Rehydratation (Senkung der Osmolalität >3 mmol/l/h) oder zu rasches Absenken der Blutglukose (>54 mg/dl/h) und ist unbedingt zu vermeiden, zumal die Behandlung eines einmal etablierten Hirnödems oft erfolglos bleibt.

> Eine gezielte Behandlung allfälliger, die schwere Stoffwechselentgleisung auslösender Faktoren (fieberhafte Erkrankungen) ist zusätzlich erforderlich.

Die Akutversorgung einer schweren diabetischen Ketoazidose (Übersicht 20.1) erfolgt grundsätzlich im Krankenhaus. Bei langen Transportwegen ist jedoch bereits vorher die bestehende intravasale Hypovolämie durch i. v.-Infusion einer körperwarmen physiologischen Kochsalzlösung (1.000 ml in der 1. Stunde) mit Insulinzusatz (20 E Altinsulin) zu bekämpfen.

Zweckmäßigerweise erfolgt die Rehydratation mit hypotoner Flüssigkeit, die entsprechend den Vorschlägen von Butler (1950) Natrium und Chlorid im physiologischen Verhältnis von 1,4: 1 enthalten sollte. Die Verluste von Kalium, Magnesium, Kalzium und Phosphat sind auszugleichen. Die Verwendung einer standardisierten Vollelektrolytlösung (Übersicht 20.1), die bei einer Gesamtosmolalität von 218 mosmol/kg 25 mmol Kalium je Liter sowie 25 mmol Malat als Gegenion und zum Abpuffern der Wasserstoffionen enthält, hat sich bewährt. Die Infusionsrate des Flüssigkeitsersatzes sollte anhand des zentralvenösen Drucks gesteuert werden. Ist keine standardisierte Vollelektrolytlösung verfügbar, kann bei intakter Nierenfunktion physiologische (isotone) Kochsalzlö-

Tabelle 20.4. Elektrolyt- und Flüssigkeitsverlust bei Coma diabeticum. (Foster u. McGarry 1983, Schade et al. 1981)

	Verlust/kgKG	Mittlerer Gesamtverlust KACD	NKACD	Hauptquelle des Verlustes
Natrium	5,0–13,0 mmol	500 mmol	800 mmol	extrazellulär
Chlorid	5,0–7,0 mmol	400 mmol	500 mmol	extrazellulär
Kalium	4,0–10,0 mmol	500 mmol	700 mmol	intrazellular
Phosphat	0,5–4,0 mmol	100 mmol	200 mmol	intrazellulär
Wasser	100–150 ml	5–7 l	7–9 l	extrazellulär 1/3, intrazellulär 2/3

KACD ketoazidotisches Coma diabeticum, **NKACD** nichtketoazidotisches Coma diabeticum

sung mit Kaliumzusatz (20 mmol/l, bei Serumkalium <<3,3 mmol/l 40 mmol/l) verwendet werden.

Bikarbonat als Kalium- oder Natriumsalz ist bei Verwendung einer standardisierten Vollelektrolytlösung nicht erforderlich, da in diesem Fall Malat als H^+-Ionenakzeptor dient. Da eine wirksame Insulintherapie die Ketogenese durch Hemmung der Lipolyse per se vermindert, erübrigt sich eine Bikarbonatmedikation für alle Patienten mit pH >6,9. Erst unter diesem Wert ist $NaHCO_3$ zu verabreichen, um den pH-Wert auf >7,0 anzuheben. Der individuelle Bikarbonatbedarf (mmol) wird nach der Formel

kg Körpergewicht · 0,3 · negativem Basenüberschuss

geschätzt.

Zu bedenken ist, dass klinisch relevante Bikarbonatmengen eine paradoxe Azidose im Zentralnervensystem auslösen, dessen O_2-Versorgung vermindern und die Bewusstseinslage verschlechtern können. Die Ursache für dieses Verhalten ist die Blut-Hirn-Schranke, die von CO_2 passiert werden kann. Gegen die Verwendung von Bikarbonat spricht auch – abgesehen von der Tatsache, dass Insulin, sobald seine Wirkung einsetzt, an sich die Ketoazidose vermindert – die Beobachtung, dass jede rasche Korrektur der Azidose das Entstehen einer Hypokaliämie begünstigt. Zudem erhöhen therapeutische Bikarbonatdosen die osmolale Belastung des Kranken und verstärken damit die intrazelluläre Dehydratation.

Übersicht 20.1.
Richtlinien zur Behandlung der schweren diabetischen Ketoazidose (mod. nach Waldhäusl et al. 1984)

- **Akutversorgung außerhalb des Krankenhauses** mit 1.000 ml Kochsalzlösung (0,9%) in der 1. Stunde i.v. plus 20 E Normalinsulin
  Bei verzögerter stationärer Aufnahme (>2 h): Flüssigkeitssubstitution (0,9%ige Kochsalzlösung 500 ml/h in fallender Dosierung), i.v.-Insulinfusion (5 E/h), Kaliumersatz (10 mmol/h)
- **Intensivtherapie im Krankenhaus**
  - Flüssigkeitsersatz durch standardisierte hypotone (218 mmol/kg H_2O) Vollelektrolytlösung (KADC-Lösung, Fa. Leopold, Graz):

Natrium	90 mmol/l	Chlorid	65 mmol/l
Kalium	25 mmol/l[a]	$H_2PO_4^-$	10 mmol/l
Magnesium	1,5 mmol/l	Malat	23 mmol/l
Kalzium	1,0 mmol/l	Glukonat	2 mmol/l

[a] Bei Serumkalium >6,5 mmol/l: 0,45%ige Kochsalzlösung bis K^+~5,5 mmol/l; bei Serumkalium ~3,0 mmol/l: zusätzlich 25 mmol Kaliummalat/l bis K^+>4,0 mmol/l. Anschließend standardisierte Infusionslösung

Alternativ kann bei Fehlen einer standardisierten Infusionslösung eine 0,45%ige Kochsalzlösung mit Zusatz von Glukose-1-Phosphat (10 mmol/l), Magnesium (1,5 mmol/l) und Kaliumchlorid (20–40 mmol/l) bzw. bei intakter Nierenfunktion eine 0,9%ige (isotone) Kochsalzlösung mit Kaliumzusatz (20 mmol/l) als Flüssigkeitsersatz verwendet werden.

  - Einstellung der Infusionsrate nach der Höhe des zentralen Venendruckes (ZVD):

ZVD (cm H_2O)	Infusionsrate (ml/h)
0	1000
0–3	500
4–8	250
9–12	100
>12	0

▼

- Insulinersatz (anfangs wegen Resorptionsstörung nie subkutan): Initialbolus 10–20 E i. v. plus Insulininfusion 4–8 E/h (0,1 E/kgKG) bis zur Beherrschung der Ketoazidose und Erreichen einer Blutglukose von 10 mmol/l (180 mg/dl). Cave: Insulin darf erst nach Anheben des Serumkaliums auf 5,0 mmol/l zugeführt werden, da anderenfalls die Hypokaliämie verstärkt wird.

Insulindosis (E/h)	4	6	8
Blutglukose (mg/dl)	<250	250–320	>>320
(mmol/l)	<14	14–18	>>18

- Kontrollparameter: Blutglukose, Serumnatrium, -kalium und pH 2-stündlich. Registrierung der kumulativen Flüssigkeitsbilanz
- Blutglukosesenkung maximal 54 mg/dl/h (3 mmol/l/h)
- Beibehalten der Insulininfusion und hypotonen Rehydratation bis zum Erreichen einer Blutglukose von 10 mmol/l. Danach Umstellen auf 5%ige Glukoselösung i. v. und Kaliumersatz p. o. (z. B. als Fruchtsaft) sowie Therapie mit Intermediärinsulin und Normalinsulin s. c. (▶ s. Kap. 16)
- Individuelle Zusatzmaßnahmen: Dokumentation des Koma-Score, Magensonde bei Gastroparese, Blasenkatheterisierung, Behandlung von komaauslösenden Begleiterkrankungen (Infektionen etc.)
- Um neuerlichen Stoffwechselkatastrophen vorzubeugen, Information des Patienten über die Gefahren der Dehydratation, sowie die Notwendigkeit von regelmäßiger Blutglukoseselbstkontrollen und einer strukturierten Diabetesschulung.

Tabelle 20.5. Therapieassoziierte Komplikationen bei Coma diabeticum

Ursache	Komplikation
Exzessive Zufuhr von NaCl	Hyperchlorämische Azidose
Insulinüberschuss	Hypoglykämie
zu rasches Absenken der Osmolalität	Hirnödem
Bikarbonatüberdosierung	ZNS-Azidose
zu rasche Insulinzufuhr, zu geringer Kaliumersatz	Hypokaliämie
zu geringer Phosphatersatz, gestörte Nierenfunktion	Phosphatdepletion
zu hohe Phosphatzufuhr	Hypokalziämie
zu hohe Flüssigkeitszufuhr	Lungenödem

Die diabetische Ketoazidose ist zudem durch eine Vielzahl von möglichen therapieassoziierten Komplikationen gefährdet (Tabelle 20.5). Dazu gehören u. a. die hyperchlorämische Azidose, die sich aus exzessiver Kochsalzzufuhr und positiver Flüssigkeitsbilanz von 5–7 Litern bei Oligo-Anurie ergeben kann, ebenso wie eine Verstärkung der zellulären Dehydratation durch Natriumretention als Folge des die Hypovolämie begleitenden hochgradigen sekundären Aldosteronismus. Die Kennzeichen der hyperchlorämischen Azidose sind niedrige Standardbikarbonatkonzentration, erniedrigter pH-Wert, negativer Basenüberschuss, normale Anionenlücke und eine erhöhte Serumchloridkonzentration. Die Normalisierung erfolgt mit Erholung der Nierenfunktion.

Name: .... Größe: ....cm Gewicht: ....kg									
Uhrzeit	Erstbefund								
Überwachung									
Bewusstsein (*W* wach, *S* schläfrig, *St* stuporös, *C* comatös)									
Temperatur (°C)									
Puls/min									
Respiration/Tiefe (*T* tief, *F* flach, *N* normal)									
Blutdruck (mm Hg)									
Blutglukose (mg/dl)									
Harn-"Ketonkörper" (+,–)									
Serum-Na^+ (mmol/l)									
Serum-Cl^- (mmol/l)									
Serum-HCO_3^- (mmol/l)									
Serum-BUN (mg/dl)									
Serumosmolalität (mosmol/kg H_2O)									
- gemessen									
- berechnet									
"Anionenlücke" (mmol/l)									
- berechnet									
pH venös (V), arteriell (A)									
pO_2 (mm Hg)									
pCO_2 (mm Hg)									
Therapie (letzte Stunde)									
Insulin (E/h i.v./s.c.									
KACD-Lösung (ml)									
0,45% NaCl (ml)									
0,9% NaCl (ml)									
5% Dextrose (ml)									
KCl (mmol)									
PO_4^{2-} (mmol)									
Bilanz (Periode)									
Harn (ml)									
Flüssigkeitsbilanz (ml)									

Abb. 20.1. Kontrollblatt für die Überwachung, Therapie und Bilanz von Patienten mit Coma diabeticum. Kontrollintervall zu Beginn 2-stündlich (KACD Standardisierte Vollelektrolytlösung)

Kasuistik

Ein 25-jähriger Mann wird von seinem Bruder hochgradig geschwächt, in somnolentem Zustand auf dem Boden liegend gefunden und in die Notfallabteilung eines Schwerpunktspitals gebracht. Fremdanamnestisch leidet der junge Mann seit seinem 16. Lebensjahr an einem Typ-1-Diabetes mellitus. Bei einer Diät von 14 BE/Tag erfolgte die Insulinsubstitution seit der Erstmanifestation vor 9 Jahren mit NPH-Insulin (28–0–12 E/Tag). Der Patient besitzt zwar Harnteststreifen (Glukose, Ketonkörper), verwendet diese jedoch sehr selten. Hausärztliche Kontrollen erfolgten bisher etwa 2-mal jährlich. Seit 3–4 Tagen bestehen eine Diarrhoe sowie Übelkeit und Appetitlosigkeit, worauf 2 Tage lang die Insulinzufuhr unterbrochen wurde.

Wichtige Aufnahmebefunde:
Status
- Exsikkose, Somnolenz, ASR und PSR seitengleich auslösbar,
- Hyperventilation (Atemfrequenz 35/min),
- Azetongeruch,
- Temperatur 35,8°C,
- Pupillen isocor, Lichtreaktion träge,
- RR 110/70 mmHg, HF 90/min., periphere Pulse tastbar,
- Bauchdecke schmerzhaft, mäßig gespannt, bei tieferer Palpation eindeutig druckdolent (Abwehrspannung),
- Gewicht 78 kg, Größe 180 cm.

Akutbefunde

Blut	Blutglukose 362 mg/dl CK 75 E/l BUN 19 mg/dl Kreatinin 1,8 mg/dl Osmolalität 312 mosm/kg H_2O Normotest® >130%	K^+ 4,5 mmol/l Na^+ 127 mmol/l Cl^- 90 mmol/l PO_4^- 0,5 mmol/l Anionenlücke 27,8 mmol/l (normal 12–16 mmol/l)	Leukozyten 13.700/mm³ Hb 15,7 g/dl Hkt 47% Thrombozyten 344.000/mm³
Harn	600 ml (Katheterisierung) Ketonkörper ++++ Glukose +++ Sediment o. B.	Harn-Osm 693 mosm/kg·H_2O Na^+ 98 mmol/l K^+ 54 mmol/l	
Blutgase	pH 7,09 pCO_2 12,1 mmHg pO_2 135 mmHg	BE -22,8 mmol/l SBC 13,7 mmol/l	

EKG: Sinusrhythmus, 90/min., unauffällige ST-Strecken und T-Zacken.

Verlauf

Zeit	Aufnahme	2.00	3.00	4.00	6.00	10.00	14.00	16.00 (h)
Bewusstsein	somnolent							orientiert
Temperatur (°C)	35,8	36,2	36,4	36,0	36,0	36,1		36,2
Puls/min	90	91		70		75		78
RR (mmHg)	110/70	105/80	110/85	120/65	115/70	120/70		120/70
Respiration (n/min)	35	27	26	25	23	18		15

Zeit Bewusstsein	Aufnahme somnolent	2.00	3.00	4.00	6.00	10.00	14.00	16.00 (h) orientiert
ZVD (cm H_2O)	1	2	3	5	4	3		4
Blutglukose (mg/dl)	362	318	310	302	292	239		196
Harn-Ketonkörper	+++	+++	++	+	+	–		–
Natrium (mmol/l)	127	126		128		128		131
Kalium (mmol/l)	4,5	5,3	5,2	4,4	4,3	4,4		3,2
Chlorid (mmol/l)	90	91		94		96		96
BUN (mg/dl)	19	20		18		14		13
Kreatinin (mg/dl	1,8	1,6		1,6		1,3		1,3
Osmolalität (mosm/kg H_2O)	312	313	314	315	308	297		298
pH (arteriell)	7,09	7,15		7,13		7,28	7,25	7,39
PaO_2 (mmHg)	135	95		132		105	122	115
$PaCO_2$ (mmHg)	12,1	12,4		12,0		22,5	19,3	23,3
HCO_2 (mmol/l)	13,7	12,5		8,1		14,5	13,0	18,8
BE (mmol/l)	-22,8	-21,4	-21,3	-21,6	-18,0	-13,4	-16,0	-8,0

Therapie (ml/h und mmol/h beziehen sich auf die letzte Stunde des jeweiligen Zeitabschnittes)

Insulin (i. v. E/h)	[Bolus 10 E]	4	3	2	2	6 s.c.	–	8 s.c.
KADC (ml/h)	1000	500	250	250	100	50	50	50
0,45% NaCl (ml/h)	–	–	–	–	–	–	–	–
0,9% NaCl (ml/h)	–	250	250	250	150	150	150	0
5% Dextrose (ml/h)	–	–	–	–	100	100	100	100
K^+ (mmol/h)	–	20	20	20	20	20	20	20
PO_4^- (mmol/h)	–	–	–	–	–	–	–	–
Ernährung p. o. (BE)	–	–	–	–	2	–	4	
Flüssigkeit p.o. (Tee, ml/h)		–	–	–	–	400	200	250
Harn (ml/h)	450	320	245	210	190	280	250	230
Flüssigkeitsbilanz (ml/h)	+550	+430	+255	+290	+160	+420	+250	+170

Die mit der Flüssigkeitstherapie gleichzeitig zu beginnende intravenöse Insulinzufuhr (20 E als Initialbolus, anschließend 5–6 E/h) darf bei Hypokaliämie wegen der Gefahr ihrer Verstärkung erst nach Anhebung der Serumkaliumkonzentration auf 4,5 mmol/l einsetzen. Kann Insulin nicht i.v. verabreicht werden, so sind zweistündliche i.m.-Dosen von 12–16 E von vergleichbarer Wirksamkeit.

Ein adäquater Flüssigkeits- und Elektrolytersatz ist bei schwerer Ketoazidose lebensrettend und bahnt bei schrittweiser Normalisierung der Osmolalität der Insulinwirkung durch Verminderung der Insulinresistenz den Weg.

Protokollführung. Das Anlegen eines standardisierten Datenblattes (Abb 20.1) ist für die Beurteilung und Steuerung des Therapieerfolges unbedingt erforderlich. Wichtige, anfangs 2-stündlich zu erhebende Befunde sind:

- Blutglukose,
- Serumelektrolyte: Na^+, K^+, Cl^+, HCO_3^-, PO_4^-,
- Serumkreatinin, BUN,
- Plasmaketonkörper,
- Blut-pH, Basenexzess, pCO_2,
- Osmolalität (Serum),
- Harnvolumen, Glukose und Ketonkörper im Harn, Sediment,
- Elektrokardiogramm (U-Wellen),
- Blutdruck und Puls,
- Körpertemperatur.

Kommentar zur Kasuistik I

Folgende Probleme entstanden hier im Rahmen eines Präcoma diabeticum:

- Ketoazidotische Entgleisung eines Typ-1-Diabetes nach unterlassener Insulinzufuhr bei gastrointestinalem Infekt (Gastroenteritis) mit
- Hyperglykämie
- Exsikkose durch renalen Flüssigkeitsverlust und Erbrechen,
- Elektrolytverlust,
- Somnolenz
- Pseudoperitonitis diabetica,
- metabolischer Azidose (respiratorisch teilweise kompensiert),
- erhöhter Anionenlücke (im wesentlichen Ausdruck von erhöhtem Laktat, Pyruvat, Ketonkörpern und anderen nicht gemessenen Anionen) sowie
- stressbedingter Leukozytose.

Mitursache war der Wissensmangel des Patienten über die Notwendigkeit einer regelmäßigen Insulingabe und die Möglichkeiten einer intensivierten Insulinsubstitution (7 s. Kap 16).

Therapie und klinischer Verlauf: Die Aufnahme erfolgte wegen Ketoazidose bei Typ-1-Diabetes (pH 7,09, P_aCO_2 12,1 mmHg, BG 22,8 mmol/l, SBC 13,7 mmol/l). Unter adäquater Rehydrierung und Elektrolytsubstitution mit hypotoner Elektrolytlösung (KADC, s. Übersicht 20.1) sowie wegen Hyponatriämie und Hypochloridämie auch mit 0,9%igem Natriumchlorid und Gabe von Normalinsulin fiel die Blutglukose binnen 16 h auf 196 mg/dl ab. Therapie und Monitoring erfolgten über einen zentralen Venenkatheter. Am 2. Tag der Therapie wurde auf orale Nahrungszufuhr (Diät mit 15 BE/Tag, 3–2–4–2–3–1 BE) sowie eine subkutane Therapie mit Verzögerungsinsulin (Lantus 16–0–10 E) und Normalinsulin (6–6–4 E) zu den Hauptmahlzeiten umgestellt.

Nach Stabilisierung der Stoffwechselsituation wurde Kontakt zu einer diabetologischen Abteilung aufgenommen, um den Patienten bezüglich Blutglukoseselbstkontrolle, Insulindosisselbstanpassung und krankheitsgerechter Ernährung auszubilden. Auf diese Weise soll das Informationsdefizit beseitigt und der Patient auf die Handhabung einer funktionellen Insulintherapie vorbereitet werden (▶ s. Kap. 16).

20.3 Hyperosmolales, nichtketoazidotisches Coma diabeticum

Pathophysiologie

Das hyperosmolale, nichtketoazidotische Coma diabeticum wird begleitet von massiver intravaskulärer Volumendepletion, schwerer zellulärer Dehydration, erhöhtem Hämatokrit und einer hochgradig gestörten Mikrozirkulation. Blutglukosekonzentrationen bis 4800 mg/dl wurden beschrieben. Die Folgen der Hyperosmolalität sind eine Verminderung der endogenen Insulinsekretion, eine Verschlechterung der Insulinwirksamkeit, eine verminderte Freisetzung von freien Fettsäuren aus dem Fettgewebe und eine extreme intra- und extrazelluläre Dehydratation.

Klinik

Diese Veränderungen bedeuten eine lebensbedrohliche metabolische Komplikation des Typ-2-Diabetes. Sie sind für ca. 10–20% aller hyperglykämiebedingten Komata verantwortlich und charakterisiert durch Blutglukosekonzentration >500 mg/dl, Serumosmolalität >350 mosmol/l, pH >7,3 und Standardbicarbonat >15 mmol/l. Das nichtketoazidotische Koma unterscheidet sich damit deutlich von der Ketoazidose und der Laktatazidose (▶ Tabelle 20.6). Klinisch bestehen hochgradiger Durst, Dehydratation, Benommenheit bis zu Bewusstlosigkeit (Prävalenz ca. 40%), Oligurie und eine prärenale Urämie infolge Volumendepletion.

Das nichtketoazidotische Koma ist mit einem stressbedingten Anstieg insulinantagonistischer Hormone verbunden, der sich nach adäquater Rehydratation zurückbildet. Erste neurologische Zeichen treten bei einer Serumosmolalität von 320 mosmol/kg H_2O auf und erreichen schwerere Ausmaße bei über 350 mosmol/kg H_2O.

Auslösend für das Entstehen einer hyperosmolalen Hyperglykämie sind oft Infektionen (gramnegative Pneumonien, akute Viruserkrankungen), Urämie sowie gestörtes Durstempfinden bei älteren Patienten oder hochgradige Flüssigkeitsverluste aus anderer Ursache (Durchfälle, Peritonealdialyse, Diuretika, Glukokortikoide).

Ursächlich kommen auch schwerste Verbrennungen in Betracht, die v. a. bei Kindern durch den begleitenden Flüssigkeitsverlust eine hochgradige Insulinresistenz und Hyperglykämie auslösen können. Das klinische Bild dieser Sonderform der Hyperglykämie ist durch eine extreme Dehydratation bei gleichzeitigem Fehlen einer schweren Ketoazidose charakterisiert. Zusätzlich findet sich in diesem Fall neben einem hochgradigen Elektrolytverlust (▶ Tabelle 20.4) auch ein beträchtlicher Verlust an Kalzium (50–100 mmol) und Magnesium (25–50 mmol) sowie eine deutliche Erhöhung der Serumnatriumkonzentration bis auf 190 mmol/l. Das Krankheitsbild der verbrennungsbedingten Hyperglykämie normalisiert sich nach ausreichendem Flüssigkeits- und Elektrolytersatz ohne Insulinzufuhr.

> Das wesentliche Symptom der hyperosmolalen, nichtketoazidotischen Hyperglykämie ist eine hypertone Dehydratation, bei der der schwere Wasserverlust den Elektrolytverlust übersteigt.

Tabelle 20.6. Laborbefunde bei diabetsassoziierten Komata

	Ketoazidose	NAKCD	Laktatazidose
Blutglukose	erhöht	stark erhöht	normal/niedrig
Ketose	stark erhöht	fehlend/gering	fehlend/gering
Azidose	stark erhöht	fehlend/gering	stark erhöht
Osmolalität	erhöht	stark erhöht	normal
Anionenlücke	>30 mmol/l	>30 mmol/l	>30 mmol/l
Exzesslaktat	gering	fehlt	erhöht

NAKCD nichtketoazidotisches Koma

Therapie

Die Therapie des nichtketoazidotischen Komas folgt mit einigen Besonderheiten dem Protokoll des ketoazidotischen Komas und verlangt den sofortigen Ersatz von Flüssigkeit und Elektrolyten durch Infusion einer 0,45%igen Kochsalzlösung (bei K^+ <3,5 mmol/l Kaliumzusatz 20 mmol/l, maximal 1–2 l) oder besser einer hypoosmolalen Vollelektrolytlösung (Übersicht 20.1). Bei einem Serumnatriumwert >150 mmol/l sollte vorübergehend 5%ige Glukoselösung in Betracht bezogen werden. Der Flüssigkeitsbedarf ist um 2–4 l größer als bei der diabetischen Ketoazidose. Insulin wird bei Therapiebeginn zunächst vorenthalten, solange während des Flüssigkeitsersatzes die Blutglukosekonzentration um maximal 54 mg/dl (3 mmol/l) je Stunde abfällt. Ist dies nicht mehr der Fall, wird nach einem i. v.-Insulinbolus von 12 E mit einer kontinuierlichen Insulininfusion von 6 E/h begonnen.

Große Sorgfalt ist darauf zu verwenden, eine zu rasche Korrektur des hyperosmolalen Zustandes zu vermeiden (Adrogue 2000). Nur so lässt sich die Ausbildung steiler osmotischer Gradienten (Dysäquilibriumsyndrom) verhindern und die Gefahr eines Hirnödems vermindern (Mortalitätsrisiko 75%). Zu beachten ist der bei nichtketoazidotischem Koma etwas höhere Kaliumbedarf.

Das nichtketoazidotische Koma betrifft vorwiegend ältere Menschen, bei denen eine Flüssigkeitsüberlastung des kardiovaskulären Systems besonders sorgfältig zu vermeiden ist. Wesentlich ist auch hier die Steuerung des Flüssigkeitsersatzes anhand des Zentralvenendruckes (Übersicht 20.1), da bei zu raschem Volumenersatz und Überschreiten eines Zentralvenendruckes von 12 cm ein Lungenödem auftreten kann. Gefährdet sind insbesondere anurische Patienten, solange die Nierenfunktion nicht wieder hergestellt ist. Begleitende Infekte (Pneumonie 40–60%, Harnwegsinfekt ~15%) sind entsprechend zu behandeln. In Anbetracht der bei nichtketoazidotischem Koma erhöhten Gefahr arterieller und venöser Thrombosen ist eine niedrig dosierte Heparintherapie (500–800 E/h i. v.) in jedem Fall erforderlich.

Im Unterschied zu ketoazidotischen Patienten ist es bei nichtketoazidotischem hyperosmolalem Coma diabeticum durchaus möglich, dass die Patienten nach Normalisierung der Hyperglykämie mit oralen Antidiabetika weiterbehandelt werden können und keiner Insulintherapie bedürfen (Kitabchi u. Murphy 1988).

20.4 Laktatazidose

Pathophysiologie

Die Laktatazidose ist eine metabolische Azidose ohne wesentliche Ketose und ohne Hyperglykämie (Tabelle 20.6). Im gemischten internistisch-chirurgischen klinischen Krankengut ist die Anzahl der Laktatazidosen bei Nichtdiabetikern ähnlich groß wie bei Diabetikern. Da letztere nur einen Bruchteil der Patienten ausmachen, tritt sie bei Diabetikern relativ häufiger auf. Es handelt sich aber nicht um die direkte Folge einer unzureichenden Insulinwirkung. Vielmehr spielen die gesteigerte Laktatproduktion und/oder eine Laktatverwertungsstörung aufgrund verschiedener Ursachen eine pathogenetische Rolle (Übersicht 20.2).

So führt z. B. eine Hypoxie durch Steigerung der Glykolyse zu vermehrter Laktatbildung. Gleichzeitig hemmt sie die Laktatverwertung durch Oxidation, eine Störung, die bei Diabetes mellitus durch die Hemmung der Pyruvatdehydrogenase noch verstärkt wird. Hypoxie hemmt auch die Umwandlung von Laktat zu Glukose in der Leber. Da die Kapazität der Leber zur Glukoneogenese aus Laktat normalerweise sehr groß ist, spielt dieser Mechanismus aber nur eine Rolle, wenn die Leberfunktion durch Leberzellschädigung oder pharmakologisch durch eine überhöhte Metformindosis deutlich eingeschränkt ist.

Übersicht 20.2. Auslösende Faktoren der Laktatazidose

- Kardiale Insuffizienz
- Hypovolämischer, kardiogener Schock
- Septischer Schock
- Pankreatitis
- Pulmonale Insuffizienz
- Hypoxämie
- Niereninsuffizienz
- Leberinsuffizienz
- Alkoholmissbrauch
- Fastenkuren
- Metformin (Biguanide)

Klinik

Die Vorlaufstrecke der Laktatazidose ist anamnestisch kurz. Das klinische Bild wird durch die unspezifischen Symptome der metabolischen Azidose beherrscht. Im Vordergrund der Symptomatik stehen Nausea, akutes Abdomen, Durchfall, Muskelschmerz und Hypothermie sowie Verwirrtheit, Müdigkeit und Unruhe. Die Atmung ist beschleunigt, jedoch besteht keine Exsikkose. Laborchemisch ist die Laktatazidose durch eine fast normale Blutglukose, eine Azidose (pH <7,25) bei fehlender Ketose und durch eine hohe Plasmalaktatkonzentration (>8 mmol/l) gekennzeichnet (◻ Tabelle 20.6). Die Prognose der seltenen Erkrankung ist schlecht, die Letalität beträgt 40–100% (Althoff et al. 1978). Eine Einteilung in folgende zwei Typen hat sich eingebürgert:

Eine **Typ-A-Laktatazidose** findet sich bei hypovolämischem, septischem und kardiogenem Schock sowie bei schwerer Hypoxämie. Prädisponierend sind eine Nieren- und Leberinsuffizienz, eine Pankreatitis, aber auch eine kardiopulmonale Insuffizienz.

Als **Typ-B-Laktatazidose** wird die metabolische Laktatazidose nach Biguanidintoxikation bezeichnet; ihr liegt keine primär gestörte Sauerstoffversorgung mit Laktatverwertungsstörung, sondern eine Leberintoxikation zu Grunde. Dazu kommt eine Störung der renalen Elimination saurer Valenzen durch Hemmung der renalen Ammoniogenese (Rooth u. Bondman 1973). Verstärkend auf die Entwicklung einer Laktatazidose wirken Hypoxie bei respiratorischer und kardialer Insuffizienz, Schock und Alkoholmissbrauch.

Therapie

Die Laktatazidose ist ein dringlicher Notfall. Ihre Behandlung muss sehr rasch eingeleitet werden. Bei der Typ-A-Laktatazidose steht die Beseitigung der auslösenden Faktoren im Vordergrund: Beseitigung des Schocks, Gabe von Sauerstoff, Bicarbonat, Volumensubstitution, ggf. Infusion von Glukose mit Insulin. Bei der Typ-B-Laktatazidose haben diese Maßnahmen additiven Charakter. Im Vordergrund steht die aktive Entgiftung mittels Hämodialyse, ggf. unterstützt durch forcierte Diurese und Magensaftabsaugung. Bestehende Begleiterkrankungen sind zu behandeln.

20.5 Nachsorge

Nach Beherrschung der metabolischen Notsituation eines Coma diabeticum ist der Patient stets über die Möglichkeiten der Vermeidung dieser schwersten metabolischen Entgleisung zu unterrichten. Dabei ist auf die Notwendigkeit einer regelmäßigen Blutglukoseselbstkontrolle hinzuweisen und die Einbindung des Patienten in die Therapie seiner Erkrankung sicherzustellen. Eine strukturierte Diabetesschulung für Typ-1- bzw. Typ-2-Diabetiker ist durchzuführen. Die Gefahren einer Dehydratation durch Diuretika und anderer auslösender Faktoren einer Ketoazidose bzw. einer hyperosmolalen nichtketotischen Form der Hyperglykämie sind aufzuzeigen.

> Ausreichender Flüssigkeits- und Elektrolytersatz ist lebensrettend für Patienten mit hyperosmolaler nichtketotischer Hyperglykämie (nichtketotisches hyperosmolales Coma diabeticum). In der Anfangsphase der Therapie kommt Insulin nur eine beigeordnete Bedeutung zu.

20.6 Kernaussagen für die Praxis

Das diabetische Koma ist eine lebensbedrohliche Stoffwechselentgleisung. Es bedarf einer sorgfältigen Behandlung durch adäquaten Flüssigkeits- und Elektrolytersatz. Begleitend ist Insulin zu substituieren. Auf die Gefahr einer insulinbedingten Hypokaliämie und eines durch zu rasche Normalisierung der Osmolalität ausgelösten Dysäquilibriumsyndroms mit Hirnödem ist zu achten. Die Normalisierung der Blutglukose sollte daher langsam (bis zu 54 mg/dl bzw. 3 mmol/ pro Stunde) erfolgen. Auslösende Begleiterkrankungen wie Infektionen sind entsprechend zu behandeln. Die mit 5–29% stark variable Mortalität der Patienten mit Coma diabeticum hängt von der Dauer der unbehandelten Vorphase ab, aber auch von dem Wissen und der Erfahrung des behandelnden Arztes zu den pathophysiologischen Zusammenhängen. Die Nachbehandlung des genesenen Patienten muss eine situationsgerechte ergänzende Diabetesschulung zur Vermeidung eines neuerlichen Komas mit einplanen.

Literatur

Adrogue HJ, Madia NE (2000) Hypernatremia. N Engl J Med 342: 1493–1499

Althoff PH, Faßbinder W, Neubauer M et al (1978) Hämodialyse bei der Behandlung der biguanidinduzierten Laktatazidose. Dtsch med Wschr 103: 61–68

Butler AM (1950) Diabetic Coma. N Engl J Med 243: 648–659

Feig PU, McCurdy DK (1977) The Hypertonic state. N Engl J Med 297: 1444–1454

Foster DW, McGarry JD (1983) The metabolic derangements and treatment of diabetic ketoacidosis. N Engl J Med 509: 159–169

Funk GC, Bauer E, Oschatz E et al (2003) Compensatory hypochloraemic alkalosis in diabetic ketoacidosis. Diabetologia 46: 871–873

Kitabchi AE, Murphy MB (1988) Diabetic ketoacidosis and hyperosmolar hyperglycaemic nonketotic coma. Med Clin N Amer 72: 1545–1563

Oschatz E, Müllner M, Herkner H, Laggner AN (1999) Multiple organ failure and prognosis in adult patients with diabetic ketoacidosis. Wien.Klin.Wschr. 111: 590–595

Rooth G, Bondman U (1973) Renal response to acid load after phenformin. Brit med J IV: 256–257

Schade D, Eaton RP, Alberti KGMM, Johnston D (1981) Diabetic Coma, ketoacidotic and hyperosmolar. Univ of New Mexico Press, Albuquerque

Waldhäusl W, Kleinberger G, Bratusch-Marrain P, Komjati M (1984) Pathophysiologie und Therapie der diabetischen Ketoazidose und des nicht-ketoazidotischen, hyperosmolalen Coma diabeticum. Wien klin Wschr 96: 309–319

Waldhäusl W, Kleinberger G, Korn A et al (1979) Severe hyperglycemia: Effects of rehydration on endocrine derangements and blood glucose concentration. Diabetes 28: 577–584

Hypoglykämie bei Diabetes mellitus

K. Federlin

21.1 Definition und Diagnose

Der untere Blutglukosewert, der die Grenze zwischen Normo- und Hypoglykämie repräsentiert, ist nur ungefähr festgelegt. Für den Stoffwechselgesunden wird als Grenzwert nach zwölfstündigem Fasten morgens nüchtern 50 mg/dl für Männer und 40 mg/dl für Frauen angesehen (Althoff et al. 1984). Allerdings können Personen, die an niedrige Blutglukosewerte gewöhnt sind, z. B. Patienten mit Insulinom, aber auch etwa 30% der stoffwechselgesunden Personen diese Werte unterschreiten, ohne typische Hypoglykämiesymptome aufzuweisen. Zerebral vorgeschädigte Patienten oder Diabetiker mit chronischer hyperglykämischer Entgleisung zeigen dagegen entsprechende Symptome schon bei einer Blutglukose von etwa 70 mg/dl. Das Auftreten von Symptomen bei Hypoglykämie hängt somit nicht nur von der aktuellen Blutglukosekonzentration ab, sondern auch von der Höhe der vorausgegangenen Werte, von der Schnelligkeit des Glukoseabfalls und der Dauer der Hypoglykämie sowie der Effektivität gegenregulatorischer Mechanismen.

Klinisch kann unterteilt werden in eine

- asymptomatische Hypoglykämie,
- leichte symptomatische Hypoglykämie mit vorhandenen Warnzeichen und der Möglichkeit der Eigenbehandlung durch den Patienten,
- schwere symptomatische Hypoglykämie mit der Notwendigkeit von Fremdhilfe.

Die DCCT, die wichtigste und größte endpunktbezogene Studie zur Therapie des Typ-1-Diabetes (DCCT Research Group 1993), definiert die Hypoglykämie als ein Ereignis, das anfallsartig oder in Form eines Komas eintritt, mit einem Verwirrtheitszustand, irrationalem oder unkontrolliertem Verhalten oder anderen Symptomen wie Schwitzen, Palpitationen, Hunger oder Sehstörungen einhergeht sowie durch

- einen Blutglukosewert unter 50 mg/dl,
- die Besserung des Zustandes durch gezielte Behandlung oder
- Prodromalsymptome einer Hypoglykämie, die dem Patienten erinnerlich bleiben,

gekennzeichnet ist.

Differenzialdiagnose. Die Diagnose »Hypoglykämie« ist auch bei deutlichen klinischen Hinweisen nur durch eine korrekte Blutglukosemessung zu stellen. Hierzu reichen die von entsprechend ausgebildeten Patienten benutzbaren Teststreifen aus, sofern mögliche Fehlerquellen bedacht werden. Dazu gehören u. a. ein hoher Hämatokrit, der falsch niedrige, und ein niedriger Hämatokrit, der falsch hohe Blutglukosewerte ergibt.

Bei bekanntem Diabetes sollte bei Hypoglykämieverdacht und gestörter Bewusstseinslage stets auch differenzialdiagnostisch an die Möglichkeit einer Epilepsie sowie einer zerebralen Schädigung infolge einer Hypertonie oder eines hirnischämischen Prozesses gedacht werden.

> Auch bei scheinbar eindeutigen Symptomen einer Hypoglykämie ist eine Blutglukosemessung unverzichtbar. Nur so kann die Differenzialdiagnose eingeengt werden, da zerebrale Krankheitsbilder anderer Ursache durchaus ein ähnliches klinisches Bild hervorrufen können. Indirekt beweisend für das Vorliegen einer Hypoglykämie ist die rasche Besserung der Symptome durch Glukosegabe.

21.2 Pathophysiologie

Unter physiologischen Bedingungen ist die Blutglukosekonzentration beim Menschen das Resultat glukoseproduzierender und -verbrauchender Prozesse. Während der Anstieg der Blutglukose die Insulinsekretion stimuliert und die Metabolisierung von Glukose begünstigt, ist der Abfall der Blutglukose mit einer vielfältigen hormonellen Gegenregulation verbunden. Die durch exogenes Insulin oder Insulinsekretagoga induzierte Blutglukosesenkung wird von einer Reduktion der freien Fettsäuren, der β-Hydroxybuttersäure sowie des Serumkaliums begleitet. Weiterhin findet sich reaktiv auf den Blutglukoseabfall im Plasma ein Anstieg von Adrenalin, Noradrenalin, zyklischem AMP sowie von Glukagon, pankreatischem Polypeptid, Cortisol, ACTH, Vasopressin, Prolaktin, STH und β-Endorphin (Abb. 21.1).

Der hypoglykämiebedingte Anstieg von Adrenalin steigert in der Leber den Glykogenabbau und im Muskel den Abbau von Glukose zu Laktat, das in der Leber anschließend zu Glukose resynthetisiert wird. Zudem supprimiert die α-agonistische Wirkung der Katecholamine eine ggf. noch vorhandene endogene Insulinsekretion. Glukagon hingegen verstärkt synergistisch die

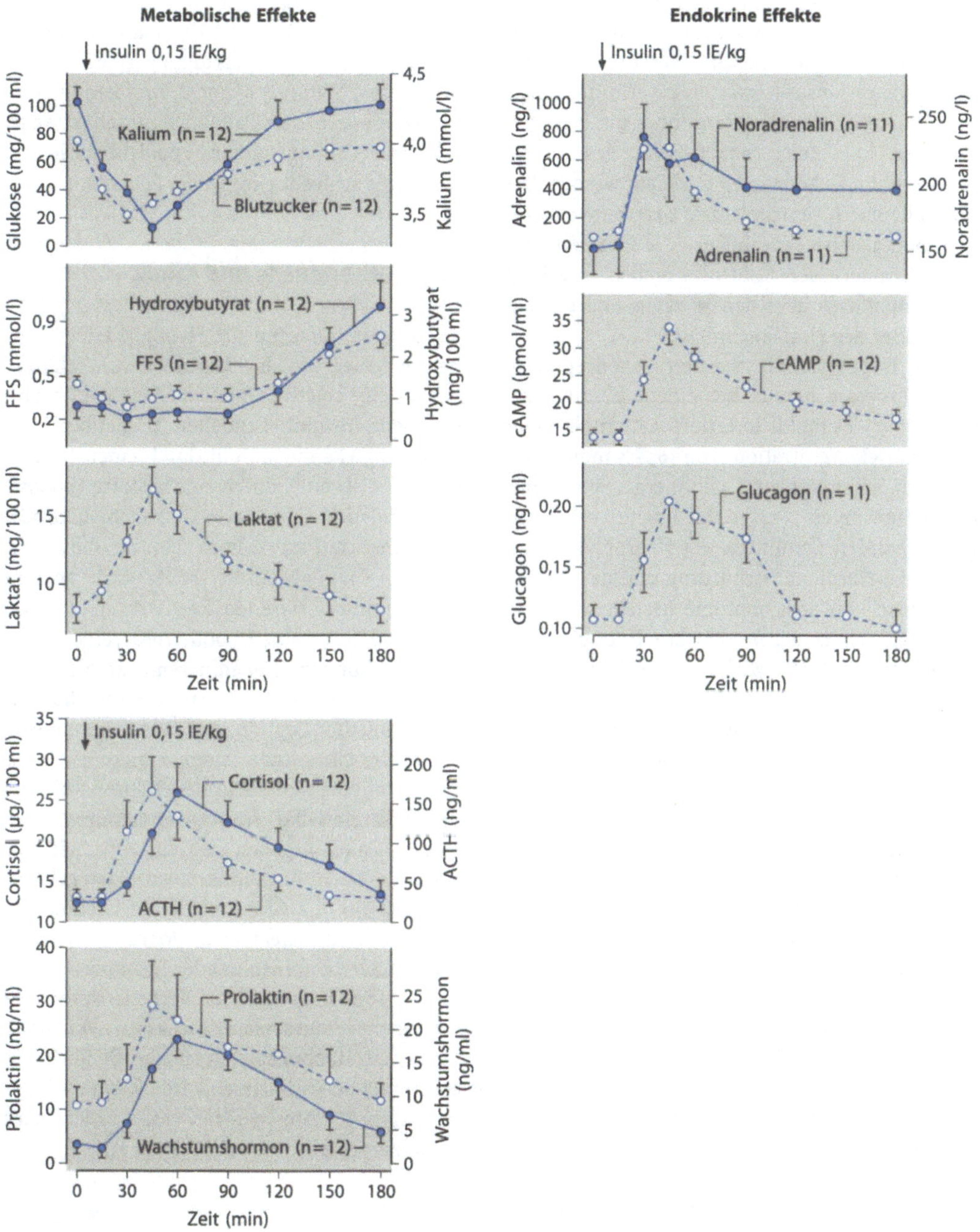

Abb. 21.1. Metabolische und endokrine Effekte bei insulininduzierter Hypoglykämie. (Nach Rosak CH et al. 1980) FFS: freie Fettsäuren

metabolischen Katecholamineffekte. Seine Sekretion wird durch niedrige Plasmakonzentrationen an freien Fettsäuren (FFS) stimuliert. Die Freisetzung der z. T. katabol wirkenden, blutglukosesteigernden Hypophysenhormone ACTH und STH ist wahrscheinlich β-adrenerg bedingt.

Insulin und seine gegenregulatorischen Hormone Glukagon, Katecholamine und Wachstumshormon unterliegen einer **zentralnervösen, hypothalamischen Kontrolle,** die durch sympathische und parasympathische Nervenfasern und deren Neurotransmittersysteme vermittelt wird. Die komplexe Steuerung kann über die Inselzellgefäße direkt an den α- bzw. β-Zellen des Pankreas oder indirekt hormonell wirksam werden. Die Kontrolle durch ventromediale bzw. ventrolaterale Hypothalamuskerngebiete – die ihrerseits unter zentralnervöser Kontrolle stehen – erfolgt parasympathisch über den N. vagus und sympathisch über den N. splanchnicus.

Bei Hypoglykämie werden **gegenregulatorische Prozesse** bereits bei einem Blutglukosewert von 75–65 mg/dl induziert. Unterhalb einer Blutglukosekonzentration von 65–55 mg/dl finden sich adrenerge und cholinerge Symptome, bei Werten unter 55–45 mg/dl kognitive Störungen und andere Symptome der Neuroglykopenie. Durch die Hormonausschüttung und das Auftreten klinischer Warnsymptome besteht somit ein doppelter Schutz gegen schwere Hypoglykämien (White 1994). Die wichtigste Vorkehrung gegen einen Blutglukoseabfall ist – wenn möglich – jedoch die reduzierte Verfügbarkeit von Insulin.

Unter den die Gegenregulation beeinflussenden Hormonen gilt eine gewisse Hierarchie (Cryer u. Gerich 1990), in der dem **Glukagon** die Hauptrolle und dem **Adrenalin** eine Nebenrolle zukommt. Letztere gewinnt mit abnehmender Glukagonsekretion an Bedeutung. Bei Patienten mit langdauerndem Diabetes nehmen allerdings die autonom-adrenergen Warnsymptome ab, sodass unter diesen Bedingungen neuroglykopenische Symptome in den Vordergrund rücken können. **Wachstumshormon und Cortisol** spielen für die akute Gegenregulation bei Hypoglykämie keine Rolle, da ihre Wirkung wesentlich später einsetzt, wohl aber für den Blutglukoseanstieg nach prolongierter Hypoglykämie. Bei schwerer Hypoglykämie dürfte vor allem die Autoregulation der Blutglukosekonzentration durch eine verstärkte hepatische Glukoseproduktion von Bedeutung sein.

Eine wesentliche Ergänzung der gegenregulatorischen Mechanismen ist die Fähigkeit des Gehirns, sich an sehr niedrige wie auch an sehr hohe Blutglukosewerte anpassen zu können. Dies gelingt durch eine vermehrte Glukoseaufnahme bei niedrigen und eine reduzierte bei hohen Blutglukosekonzentrationen. Der nach Hypoglykämie zu beobachtende Laktatanstieg reduziert die Gegenregulation und stellt Laktat als Ersatzsubstrat der Gehirnversorgung zur Verfügung (»brain function rescue«; Maran et al. 1993). Dies kann jedoch nicht verhindern, dass Patienten mit sehr strenger Diabeteseinstellung stärker hypoglykämiegefährdet sind als schlecht eingestellte Patienten.

21.3 Pathogenese und Klinik

Die häufigste Ursache für Hypoglykämien sind Therapiefehler wie das Auslassen von Mahlzeiten oder eine relative Überdosierung von Insulin. Bei einem insulinbehandelten Diabetiker kann eine Hypoglykämie sowohl durch einen Insulinüberschuss als auch durch eine gestörte Glukosegegenregulation (reduzierte Glukagon- und/oder Adrenalinsekretion) bedingt sein. Bei schwer erklärlichen Hypoglykämien sollte auch an eine mögliche interferierende Zweiterkrankung gedacht werden wie eine Hypothyreose, eine primäre oder sekundäre Nebenniereninsuffizienz, ein paraneoplastisches Syndrom mit Ausschüttung insulinähnlicher Peptide sowie eine Niereninsuffizienz oder chronische Lebererkrankung. Ob bei einer autonomen diabetischen Neuropathie das Hypoglykämierisiko erhöht ist, ist umstritten. Weitere Risiken ergeben sich aus verschiedenen medikamentösen Begleittherapien. Dazu gehören Pharmaka die die Gegenregulation beeinflussen wie nicht kardioselektive β-Blocker, sowie Dosierungsfehler von Insulin oder Insulinsekretagoga (Althoff et al. 1984). Auch Verhaltensprobleme (ungeregelter Tagesablauf, Auslassen von Mahlzeiten) und Alkohol spielen eine große Rolle. Die Gefährdung durch letzteren wird oft unterschätzt, zumal Hypoglykämien meist erst Stunden nach Alkoholzufuhr eintreten (Übersicht 21.1).

Übersicht 21.1.
Begünstigende Faktoren einer Hypoglykämie bei der Diabetesbehandlung mit Insulin oder Insulinsekretagoga.

- Allgemeine Faktoren:
  - zu geringe Nahrungszufuhr infolge ausgelassener Mahlzeit wegen Infektionen, Erbrechen, Übelkeit, ungeregeltem Tagesablauf oder Alkoholabusus

- verbesserter Kohlenhydrattoleranz nach Gewichtsreduktion
- schwere autonome Neuropathie mit verminderter sympathikoadrenerger Warnsymptomatik
- Versiegen der Sekretion von Glukagon und Katecholaminen
- Bei Insulinbehandlung
  - falsches »Timing«, der Mahlzeit bezogen auf die vorangegangene Insulininjektion
  - verstärkte körperliche Aktivität ohne rechtzeitige Reduktion der Insulindosis und/oder vermehrte Kohlenhydratzufuhr
  - falsche Wahl des Insulinpräparates (z. B. zu hoher Anteil an Normalinsulin)
  - überhöhte Insulindosis infolge falscher Bemessung, ungenügendem Aufschütteln von Insulinsuspensionen, Verwechslung von U100- mit U40-Insulin
  - verringerte Insulinelimination bei Niereninsuffizienz
  - unsystematischer Wechsel der Injektionsstellen
  - beschleunigte Insulinresorption durch Wärmeeinfluss (Dusche, Sauna etc.)
  - Remissionsphase mit erniedrigtem Insulinbedarf
  - Insulinpräparatewechsel ohne entsprechende Abstimmung mit der Nahrungszufuhr
  - normnahe (zu strenge) Blutglukoseeinstellung
- Bei oraler Therapie
  - zu hohe Dosis von Sulfonylharnstoffen, Gliniden oder Insulin
  - kumulierende Sulfonylharnstoffkonzentration infolge verlängerter Halbwertszeit bei gestörter renaler oder hepatischer Elimination
  - Erhöhung der Sulfonylharnstoffkonzentration durch Verdrängung aus der Eiweißbindung oder verminderte Clearance bei gleichzeitiger Therapie mit Salicylat, Phenylbutazon, Probenecid, Sulfonamiden, Monoaminoxidasehemmern, Chloramphenicol oder Cumarinderivaten

Aus der zentralnervösen Steuerung und autonomen Innervation der hormonsezernierenden Pankreaszellen wird abgeleitet, dass eine autonome Neuropathie die Glukagonsekretion zusätzlich negativ beeinflussen könnte. Diesbezüglich liegen jedoch nur widersprüchliche klinische Beobachtungen vor.

21.3.1 Symptomatik

Die klinischen Symptome einer Hypoglykämie (Tabelle 21.1) sind Folge des Glukosemangels im Gewebe und der reaktiv auf den Blutglukose-

Tabelle 21.1. Klinische Symptome bei Hypoglykämie

Allgemeinsyndrom	Sympathoadrenerg		Neuroglykopenisch	
Generelles Unwohlsein Übelkeit Kopfschmerz	Ohnmachtsgefühl Schwäche Blässe Zittrigkeit Nervosität Ängstlichkeit	Reizbarkeit Hunger Herzklopfen Tachykardie Schwitzen	Verschwommenes Sehen Doppelbilder Euphorie Lethargie Konzentrationsschwäche Gedächtnisstörungen Schwindel	Affektionsstörungen Motorische Koordinationsstörung Sensibilitätsstörung Lähmungen seltsames Verhalten verwaschene Sprache Verwirrtheit Bewusstseinstrübung Koma

abfall ausgeschütteten Hormone (Smith 1985; Teuscher u. Berger 1987). Unterschieden werden sympathoadrenerge Symptome infolge der zentralen Aktivierung des autonomen Nervensystems (Herzklopfen, Tachykardie, Zittrigkeit, Nervosität, Hunger) und neuroglykopenische Symptome, die sich aus dem direkten Effekt des Glukosemangels auf höhere Hirnfunktionen ergeben (Konzentrationsschwäche, Gedächtnisstörungen, Verwirrtheit, Schwindel, verwaschene Sprache, unkoordiniertes Verhalten, Schläfrigkeit). Beide Symptomkomplexe überlagern sich häufig. Autonome Symptome treten schon unterhalb einer Blutglukose von 65 bzw. 55 mg/dl auf. Sie werden bei weiterem Abfall zunehmend von neuroglykopenischen Zeichen begleitet. Als dritter Symptomkomplex findet sich oft ein Zustand allgemeinen Unwohlseins mit Übelkeit und Kopfschmerzen, der von den ersten beiden Symptomgruppen abgegrenzt wird (Deary et al. 1993).

Bei Kindern tritt etwa die Hälfte der Hypoglykämien nachts zwischen 0.00 und 3.00 Uhr auf. Ursache dafür ist ihre hohe körperliche Aktivität und/oder Sport nachmittags nach der Schule. Bei Kindern können auch Aggressivität und gesteigerte Streitlust typische neuroglykopenische Symptome sein.

Generell reagiert das Großhirn auf Hypoglykämien am empfindlichsten, während die Stammhirnfunktionen, d. h. das Herz-Kreislauf- und Atemzentrum am längsten funktionsfähig bleiben. Es kommt jedoch häufig bereits zu vegetativen Symptomen, bevor die Blutglukosekonzentration so weit absinkt, dass die Gehirnzellen einer Neuroglykopenie ausgesetzt sind. Viele Diabetiker reagieren daher bereits mit autonomen Symptomen, wenn ein rascher Blutglukoseabfall (z. B. von 350 auf 150 mg/dl) innerhalb kürzerer Zeit eintritt, also die Steilheit des Blutglukosegradienten die Symptome auslöst. Die aktuelle Blutglukose kann dabei noch deutlich über der Norm liegen.

Für die normalerweise durch einen langsamen Blutglukoseabfall entstehende Hypoglykämie dient als grobe Richtlinie, dass bei Werten zwischen 65 und 55 mg/dl leichte autonome Reaktionen auftreten, bei 50 mg/dl und weiterem Absinken jedoch zunehmend die Neuroglykopenie im Vordergrund steht. Sinkt die Blutglukose deutlich unter 40 mg/dl, kommt es oft zu Krampfanfällen und zum hypoglykämischen Koma. Hält letzteres länger an, droht der dauernde Verlust von Großhirnfunktionen.

> Ein Charakteristikum der Hypoglykämie ist die Vielfalt ihrer Symptome. Daher ist auch bei unspezifischer Symptomatik stets eine Blutglukosemessung durchzuführen. Individuell reagieren Patienten bei Blutglukoseabfall meist mit einem jeweils ähnlichen Symptommuster.

21.3.2 Hypoglykämie und Diabetesdauer

Die Diabetesdauer und die Gegenregulationsmöglichkeiten bei Hypoglykämie sind eng miteinander verknüpft. So ist die Gegenregulation nach Ausbruch der Erkrankung zunächst noch normal und bleibt umso besser erhalten, je früher eine gute Stoffwechseleinstellung gelingt und je besser eine C-Peptid-Restsekretion erhalten werden kann.

Die Bedeutung der langen Diabetesdauer für die Inzidenz von Hypoglykämien und ihre Wahrnehmung ist nicht völlig geklärt. Typisch ist, dass die autonom-adrenergen Warnsignale abgeschwächt werden oder zuletzt fehlen können. Der Patient wird somit unmittelbar mit neuroglykopenischen Symptomen konfrontiert, was die Gefahr des Auftretens schwerer Hypoglykämien erhöht. Für die Mehrzahl der Patienten mit sehr langer Diabetesdauer bleiben die gegenregulatorischen Mechanismen einschließlich der autonomen Warnsymptomatik jedoch langfristig intakt.

> Die Wahrscheinlichkeit für Hypoglykämien steigt bei langer Diabetesdauer und bei zwanghafter Anvisierung der Blutglukosekonzentration an den Normalbereich.

21.3.3 Hypoglykämierisiko bei Typ-1-Diabetes

Die Tatsache, dass manche Diabetiker häufiger zu schweren Hypoglykämien neigen als andere, wird als Clusterphänomen bezeichnet. Betroffen sind meist Patienten mit intensivierter Insulintherapie, bei denen eine normnahe Einstellung der Blutglukose erreicht wurde und Blutglukoseänderungen und damit auch Blutglukoseabfälle pro Zeiteinheit langsamer erfolgen. In Studien zu diesem sog. Clusterphänomen haben sich drei Erklärungsmöglichkeiten herauskristallisiert.

Defekte Glukosegegenregulation. Bei gestörter Glukosegegenregulation als Folge wiederholter schwerer Hypoglykämien findet sich bei induzierter Absenkung der Blutglukose weder eine ausreichende Glukagon- noch eine entsprechende Adrenalin-, Cortisol- oder STH-Sekretion (Boden et al. 1981). Dabei ist jedoch der Anstieg der Plasmakonzentration von Glukagon nach Infusion von Arginin und jener von Adrenalin nach körperlicher Belastung normal. Eine derart defekte Glukosegegenregulation geht mit einem 25fach gesteigerten Risiko für schwere Hypoglykämien bei intensivierter Insulintherapie einher (White et al. 1983). Die Gegenregulation bei Hypoglykämie ist geschlechtsabhängig unterschiedlich und bei Frauen bezüglich der Katecholaminausschüttung geringer als bei Männern. Wichtig ist, dass eine autonome Neuropathie an sich keine Ursache für eine defekte Gegenregulation darstellt.

Die einer gestörten Gegenregulation zugrunde liegenden Mechanismen sind nicht völlig geklärt. Diskutiert werden u. a. ein partieller Untergang der α-Zellen der Langerhans-Inseln und eine fibrosebedingte Nebennierenmarkinsuffizienz als Ursache des Adrenalinmangels (Bolli 1999). Gegen diese Annahmen spricht allerdings die Wiedergewinnung einer normalen Gegenregulation durch eine länger dauernde Verbesserung der Blutglukoseeinstellung mit Vermeidung von Hypoglykämien. Die gleichzeitige Unterdrückung neuroglykopenischer Symptome wird hingegen als Folge einer zerebralen »Anpassung« an vorausgegangene, evtl. unbemerkte Hypoglykämien aufgefasst. Erwähnenswert ist in diesem Zusammenhang, dass das kognitive Defizit bei schlecht kontrollierten Diabetikern sowohl der Ausschüttung gegenregulatorischer Hormone als auch der Wahrnehmung von Symptomen vorangeht (Ziegler et al. 1992).

Hypoglycaemia unawareness. Bei gestörter Wahrnehmung von Hypogykämien ist die Blutglukoseschwelle für die Ausschüttung gegenregulatorischer Hormone, speziell von Adrenalin, soweit abgesenkt, dass Neuroglykopenie und kognitive Dysfunktionen auftreten, ohne dass sympathische Warnsymptome vorangingen.

Dieses Phänomen ist seit Beginn der Insulintherapie, aber auch von Insulinompatienten mit spontaner Hypoglykämie bekannt. Es kann, muss aber nicht mit einer erniedrigten Adrenalinkonzentration korrelieren. Die DCCT-Studie zeigte, dass 80% der schweren Hypoglykämien während des Tages ohne Warnsymptome ablaufen, wobei nächtliche Hypoglykämien bahnend wirken. Mit der Dauer der Erkrankung und der Häufigkeit schwerer Hypoglykämien steigt die Wahrscheinlichkeit, hypoglykämische Symptome nicht rechtzeitig zu bemerken. Die Annahme, dass dieses Phänomen mit dem Auftreten einer autonomen Neuropathie korreliert, ließ sich allerdings nicht bei allen Patienten zeigen (Federlin et al. 1991). Manche Patienten können nach mehrwöchigen Phasen ohne Hypoglykämieepisoden die Fähigkeit zu ihrer Wahrnehmung wiedergewinnen. Möglicherweise kann auch Kaffeegenuss die Intensität der Warnsymptomatik einer Hypoglykämie in gewissen Grenzen steigern (Watson et al. 2000).

> Dem Erkennen nächtlicher Hypoglykämien ist größte Aufmerksamkeit zu widmen. Durch wiederholte schwere Hypoglykämien kann eine Störung der Hypoglykämiewahrnehmung induziert werden.

Veränderte Blutglukoseschwelle. Im Gegensatz zu Stoffwechselgesunden, bei denen Hypoglykämiesymptome im allgemeinen bei einer Blutglukosekonzentration von etwa 50 mg/dl auftreten, gibt es bei Diabetespatienten keinen exakten Grenzwert. Bei schlechter Diabeteseinstellung treten hypoglykämische Symptome bereits bei deutlich höherer Blutglukosekonzentration auf, bei normnaher Blutglukoseeinstellung häufig jedoch erst bei 40–30 mg/dl (Amiel et al. 1988; Cryer u. Gerich 1990).

21.3.4 Somogyi-Phänomen

Lange Zeit galt die vor 50 Jahren von Somogyi formulierte Hypothese, morgendliche Hyperglykämien seien die Folge einer vermehrten nächtlichen Sekretion gegenregulatorischer Hormone bei medikamentös induzierter Hypoglykämie. Diese Erklärung hat heute ihre Bedeutung weitgehend verloren, da viele Patienten trotz nächtlicher Hypoglykämien am folgenden Morgen keine Hyperglykämie aufwiesen (Boden et al. 1981). Morgendliche Hyperglykämien (nüchtern oder postprandial) sind meist die Folge einer unzureichenden Insulinzufuhr bei zu niedriger abendlicher Insulindosis, falscher Injektionszeit oder falscher Insulinwahl. Zusätzlich kommt ein erhöhter morgendlicher Insulinbedarf als Folge einer verstärkten nächtlichen Sekretion gegenregulatorischer Hormone zum Tragen (Dawn-Phänomen).

21.4 Vermeidung von Hypoglykämien

An erster Stelle bei der Vermeidung von Hypoglykämien im Rahmen der Diabetestherapie steht die Ausschaltung auslösender Ursachen. Falls man längerfristig auch milde hypoglykämische Zustände verhindern kann, reduziert sich nicht nur die Wahrscheinlichkeit von Hypoglykämieepisoden, sondern verbessert sich auch deren Wahrnehmung durch den Patienten.

Für die Vermeidung hypoglykämischer Reaktionen spielt bei Therapie mit Insulin und β-zytotropen Substanzen neben der Vermeidung zu hoher Medikamentendosierungen auch die bedarfsangepasste Nahrungszufuhr eine wichtige Rolle, z. B. die Berücksichtigung des erhöhten Glukoseverbrauches nach körperlicher Belastung. Die damit einhergehende Verbesserung der Wahrnehmungsschwelle für Hypoglykämien kann durch ein spezielles Wahrnehmungstraining zusätzlich unterstützt werden.

21.4.1 Hypoglykämien durch β-zytotrope Substanzen

Hypoglykämien durch β-zytotrope Substanzen (Sulfonylharnstoffe, Glinide) treten vor allem bei übergewichtigen Typ-2-Diabetikern mit noch erhaltener, ausreichender Insulinreserve auf, unter denen etliche oft nur einer diätetischen Behandlung bedürfen. Die Häufigkeit und Schwere derartiger Hypoglykämien nach der Einnahme β-zytotroper Substanzen ist dosisabhängig. Sie wird durch allgemeine und medikamentöse Risikofaktoren verstärkt (Übersicht 21.1 und 21.2) und ist am höchsten bei Insulintherapie (Tabelle 21.2). Eine sorgfältige Medikamentenanamnese ist somit bei allen mit Sulfonylharnstoffen und Gliniden behandelten Patienten unverzichtbar.

Übersicht 21.2.
Zu Hypoglykämien prädisponierende Faktoren. (DCCT Research Group 1993)

- lange Diabetesdauer (fehlende Restsekretion nicht nur von Insulin, sondern auch von Glukagon)
- hohe Insulindosen
- Sulfonylharnstoffe mit besonders langer Wirkungsdauer
- höheres Lebensalter
- reduzierte Nahrungszufuhr
- autonome Neuropathie mit Gastroparese
- Schlafstörungen, Schlafmittelgebrauch
- vorausgegangene Hypoglykämie
- chronische Nieren- bzw. Leberinsuffizienz
- Herzerkrankungen
- Alkoholkonsum in größeren Mengen
- Medikamente wie Salicylate, Sulfonamide, Fibrate, H_2-Blocker, nichtkardioselektive β-Blocker und Tetrazykline
- Verlust der subjektiven Hypoglykämiewahrnehmung (»hypoglycaemia unawareness«)

Die Angaben zur Häufigkeit von Hypoglykämien schwanken stark zwischen verschiedenen Autoren und Regionen, wobei diese Divergenzen

Tabelle 21.2. Mittlere Häufigkeit hypoglykämischer Episoden während einer 10-jährigen konventionellen oder intensivierten Behandlung mit oralen Antidiabetika oder Insulin. (UK Prospktive Diabetes Study Group, UKPDS 33, 1998)

	Schwere Hypoglykämie (%/Jahr)	Hypoglykämien insgesamt (%/Jahr)
Chlorpropamid	0,4	11,0
Glibenclamid	0,6	17,7
Insulin	2,3	36,5
Diät	0,1	1,2

auch auf unterschiedlichen Definitionen beruhen. So wurde von 19 Hypoglykämien/1000 Patientenjahren in den USA, von 0,38/1000 in der Schweiz und 0,19/1000 Behandlungsjahren in Schweden berichtet (Lebovicz 1990).

Der inzwischen in die Therapie des Typ-2-Diabetes eingeführte Sulfonylharnstoff der dritten Generation Glimepirid bewirkt eine deutlich geringere Insulinsekretionssteigerung als Glibenclamid. Dies verringert die Gefahr einer Überdosierung und damit auch einer Hypoglykämie. In einer entsprechenden Vergleichsstudie an 1700 Patienten traten dementsprechend während einer Beobachtungsdauer von 4 Jahren unter Glibenclamid 38, unter Glimepirid jedoch nur 6 Fälle mit schwerer Hypoglykämie auf. Die Inzidenz sonstiger hypoglykämischer Episoden betrug für Glimepirid 0,86/1000 und für Glibenclamid 5,6/1000 Personenjahre (Holstein et al. 2001).

Auch die neu in die Therapie eingeführten, schnell und kurz wirksamen insulinotropen »Glinide« (Repaglinid und Nateglinid) können Hypoglykämien verursachen. Diese sind jedoch im Gegensatz zu sulfonylharnstoffbedingten Hypoglykämien weniger häufig und meist von mildem Charakter (Wolfenbüttel et al. 1993). Aufgrund der kurzen Wirksamkeit und der kohlenhydratabhängigen Insulinausschüttung bei Einnahme von Gliniden ist das Auslassen einer Mahlzeit mit einem deutlich geringeren Hypoglykämierisiko verbunden als bei Therapie mit Sulfonylharnstoffen.

Bei schweren, durch Sulfonylharnstoffe bedingten Hypoglykämien ist sicherheitshalber eine Klinikaufnahme anzuraten, da derartige Hypoglykämien nicht nur sehr lange anhalten, sondern auch längerfristig rezidivieren können. Patienten mit deutlicher Sulfonylharnstoffüberdosierung bedürfen einer Überwachung über 24-36 Stunden.

21.4.2 Insulinbedingte Hypoglykämien

Von größerer Bedeutung sind Hypoglykämien unter Insulingabe, insbesondere bei Typ-1-Diabetes und intensivierter Insulintherapie mit dem Ziel einer normnahen Blutglukoseeinstellung, wie sie zur Vermeidung von diabetischen Spätkomplikationen erforderlich ist. Verlässliche Angaben für leichte bis mittelschwere Hypoglykämien sind jedoch schwer zu erhalten, da milde Episoden oft wieder vergessen und nächtliche Hypoglykämien oft nicht erkannt werden. Bei Anwendung des Kriteriums »erforderliche Fremdhilfe« ergeben sich für zahlreiche europäische Länder Hinweise, dass ca. 20–30% der Patienten mit konventioneller Insulintherapie einmal pro Jahr eine schwere Hypoglykämie erleben. In nordeuropäischen Ländern werden 1,0–1,6 Episoden pro Patient und Jahr festgestellt. Dies ist mehr als bei der DCCT-Studie, welche allerdings schwere Hypoglykämien ohne Warnsymptome in ihren Untersuchungen ausschloss (White 1994; The Diabetes Control and Complication Trial Research Group 1991).

Die Angaben über die Häufigkeit schwerer Hypoglykämien bei intensiviert behandelten Typ-1-Diabetikern schwanken erheblich und reichen von 0,05–0,5 Fällen pro Patient und Jahr. Dabei darf man allerdings davon ausgehen, dass gut ausgebildete Patienten mit täglich mehrfacher Blutglukoseselbstkontrolle und flexiblen Therapieschemata weniger Hypoglykämien aufweisen als solche mit unzureichender Ausbildung und starrem Therapieschema. Manche Zentren mit strukturiertem Therapie- und Schulungsangebot berichten daher nicht über eine erhöhte Hypoglykämiehäufigkeit bei Basis-Bolus-Therapie (funktionelle Insulintherapie; The Düsseldorf Study Group 1990), während andere 0,15 Fälle schwerer Hypoglykämien je Patient und Jahr angeben.

> **Prinzipiell ist das Risiko für schwere Hypoglykämien umso höher, je strikter die Blutglukosekontrolle gehandhabt wird und je tiefer der angestrebte HbA1c-Wert ist.**

Nächtliche Hypoglykämien sind häufig durch falsche Insulinwahl bezüglich Dosis oder Injektionszeit bedingt. Wird ein NPH-Insulin am Abend zu früh gespritzt, so kann es zum Zeitpunkt hoher Insulinempfindlichkeit um Mitternacht zur Hypoglykämie kommen. Der richtige Zeitpunkt für die Injektion des abendlichen NPH-Insulin liegt bei 21–23 Uhr und muss individuell herausgefunden werden.

Humaninsulin. Die in den ersten Jahren nach Einführung des Humaninsulins geäußerte Befürchtung, spezieseigenes Insulin würde zu häufigen und schweren Hypoglykämien prädisponieren, hat sich nicht bewahrheitet und muss nachträglich als temporäres Umstellungsphänomen von tierischem auf menschliches Insulin erklärt werden. Menschliches Insulin ist lipophiler als Schweineinsulin und wird daher geringfügig rascher absorbiert, was auch für eine minimal veränderte Aufnahme im ZNS verantwortlich sein könnte. Dementsprechend wurde bei gesunden Personen eine geringe, aber signifikante Differenz bestimmter neurophysiologischer Reaktionen bei Hypoglykämien unter beiden Insulinarten gefunden (Bern et al. 1990). Größere Feldstudien mit Diabetikern, die einen Verlust der Hypoglykämiewahrnehmung nach dem Transfer auf Humaninsulin angegeben hatten, erbrachten jedoch keinen Hinweis auf eine unterschiedliche Wirkung von tierischem Insulin und Humaninsulin (Maran et al. 1993).

Insulinanaloga. Kurz wirksame Insulinanaloga (Insulin Lispro, Insulin Aspart) sind aufgrund ihrer besonderen Pharmakokinetik unmittelbar vor einer Mahlzeit zu injizieren. Sie verbessern damit die Lebensqualität der Patienten im Tagesablauf, haben allerdings auch bei richtiger Anwendung keinen Einfluss auf die Hypoglykämiehäufigkeit (Bolli et al. 1999).

Lang wirksame Insulinanaloga (Insulin Glargin, Detemir) erweitern durch ihre spezielle Pharmakokinetik den therapeutischen Ansatz und ermöglichen damit, bei der Therapieplanung verstärkt auf die Lebensgewohnheiten des Patienten einzugehen. Bei Anwendung von Insulin Glargin treten sowohl bei Typ-1- als auch bei Typ-2-Diabetikern seltener nächtliche Hypoglykämien auf wie bei Verwendung von NPH als Basalinsulin.

> Therapiebedingte Hypoglykämien können vermieden werden, wenn die Insulindosis rechtzeitig an veränderte Tages- oder Lebenssituationen angepasst wird. Bei Hypoglykämien durch β-zytotrope Substanzen ist bei übergewichtigen Patienten die Indikation zu überdenken.

Sekundärerkrankungen. Kommt es bei Diabetikern zu schweren Hypoglykämien im Anschluss an bereits zuvor sinkenden Insulinbedarf, so ist unter anderem an einen Cortisolmangel infolge hypophysärer oder adrenaler Erkrankung zu denken. Die in diesem Fall erforderliche Steroidsubstitution behebt das Hypoglykämierisiko. Auch chronische Lebererkrankungen, Niereninsuffizienz, Alkoholkonsum, maligne Tumoren und eine Hypoglycaemia factitia (Selbstschädigung durch Insulininjektion oder Einnahme β-zytotroper Medikamente) kommen als Ursache bzw. Verstärkungsfaktor von Hypoglykämien bei Diabetikern in Frage.

21.5 Behandlung von Hypoglykämien

Leichte Hypoglykämien. Durch Zufuhr rasch resorbierbarer Kohlenhydrate (z. B. Traubenzucker, Dextroenergentafel zusammen mit Flüssigkeit) oder durch zuckerhaltige Fruchtsäfte sind leichte Hypoglykämien zu beheben. In jedem Falle muss der Bewusstseinszustand des Patienten berücksichtigt werden. Eine orale Zufuhr von Kohlenhydraten setzt voraus, dass der Patient noch in der Lage ist zu schlucken und höchstens eine leichte Benommenheit besteht, die die Einnahme nicht behindert. Mit 20 g Glukose lässt sich bei mäßiger Hypoglykämie ein kurzfristiger Anstieg der Blutglukose um 30–40 mg/dl erreichen. Nimmt ein Diabetiker zur »Glättung« seines postprandialen Blutglukoseprofils Glukosidasehemmer, dürfen zur Behebung oder Vorbeugung eines hypoglykämischen Zustandes nur Monosaccharide benutzt werden. Bei schwerer Gastroparese ist eine Glukagoninjektion (1 mg s. c. oder i. m.) zu bevorzugen, da auch die Resorption von Monosacchariden nicht ausreichend gewährleistet ist. Ob die ergriffenen Maßnahmen ausreichen, hängt von der aktuellen Verfügbarkeit von Insulin, d. h. von der zuvor injizierten Insulinmenge bzw. der Dosis des eingenommenen Insulinsekretagons ab. Dies ist von dem Patienten selbst bzw. von beteiligten Angehörigen durch Blutglukoseselbstbestimmung zu überprüfen und zu berücksichtigen.

Schwere Hypoglykämien. Ist das Bewusstsein des Patienten stärker eingeschränkt oder besteht eine Bewusstlosigkeit, muss möglichst unverzüglich Glukose intravenös gegeben werden (z. B. 15 bis 20 g, d. h. 75 bis 100 ml einer 20%igen Glukoselösung). Die Glukosegabe ist zu wiederholen, wenn der Patient nicht erwacht und die Hypoglykämie weiterbesteht. Nach dem Aufwachen des Patienten kann die intravenöse Glukosezufuhr ggf. durch orale Glukoseeinnahme ergänzt werden.

Ist bei der Behandlung Fremdhilfe nötig, kann auch die Injektion von 1 mg Glukagon die Blutglukose vorübergehend anheben. Angehörige sollten daher in dieser Maßnahme geschult sein. Es ist jedoch zu bedenken, dass bei fehlendem Glykogen in der Leber (vorausgegangene starke langfristige körperliche Belastung, Alkoholkonsum ohne Nahrungsaufnahme) die Gabe von Glukagon erfolglos bleibt, da seine Wirkung auf der Aktivierung der hepatischen Glykogenolyse beruht. Sie reicht auch dann nicht aus, wenn die Hypoglykämie bereits weit fortgeschritten ist. In solchen Fällen ist die intravenöse Glukosezufuhr unbedingt erforderlich. Ist sie nicht durchführbar, sollte versucht werden, eine Traubenzuckertablette zur Resorption in die Backentaschen zwischen Zähne und Wangenschleimhaut einzulegen. In jedem Falle ist der Patient entsprechend zu überwachen und so zu lagern, dass eine Aspiration verhindert wird (Seitenlage, freie Atemwege), bis der Notarzt eingetroffen ist. Eine Klinikeinweisung ist bei älteren Patienten angezeigt und auch, wenn bei wiederholter Glukosegabe ein jüngerer Patient nicht erwacht. Hier muss eine schwere Hirnschädigung, möglicherweise ein Hirnödem, angenommen werden. Dies kann gelegentlich durch Steroide (hochdosiert intravenös) oder Induktion einer osmotischen Diurese beeinflusst werden. Ein Computertomogramm trägt zur Diagnostik bei (Frier 1991).

21.6 Kernaussagen für die Praxis

Hypoglykämien gehen bei ausreichender Wahrnehmungsfähigkeit des Patienten mit typischen sympathoadrenergen (Schwitzen, Tachykardie, Angst) und neuroglykopenischen (kognitive Störungen) Symptomen einher. Die Objektivierung der Diagnose Hypoglykämie erfolgt durch die Blutglukosemessung. Ursachen von Hypoglykämien sind in der Regel die Überdosierung von Insulin oder β-zytotropen Substanzen (Sulfonylharnstoffe, Glinide) bzw. ein Ungleichgewicht zwischen Insulinverfügbarkeit und Nahrungszufuhr. Der Verlust der Hypoglykämiewahrnehmung (»hypoglycaemia unawareness«) ist die Folge einer schlechten Stoffwechselführung mit zahlreichen Hypoglykämien bzw. eines zu tief angesetzten Blutglukosewertes als Therapieziel. Die Vermeidung von Hypoglykämien bedarf einer sorgfältigen Patientenausbildung bezüglich der Abstimmung von Insulin- und Nahrungszufuhr bzw. körperlicher Aktivität.

Literatur

Althoff PH, Mehnert H, Schöffling K (1984) Akute Komplikationen (Hypoglykämie, Koma, Lactazidose, alkoholische Ketoazidose). In: Mehnert H, Schöffling K (Hrsg) Diabetologie in Klinik und Praxis. Thieme, Stuttgart, S 336

Amiel SA, Sherwin RS, Simonson DC, Tamborlane WV (1988) Effect of intensive insulin therapy on glycemic thresholds for counterregulatory hormone release. Diabetes 37: 901–907

Bern W, Lieb K, Kerner W et al (1990) Differential effects of human and porc insulin induced-hypoglycemia on neuronal functions in humans. Diabetes 39: 1091–1098

Boden B, Reichhard GA jr, Hoeldtke RD et al (1981) Severe insulin-induced hypoglycemia associated with deficiencies in the release of counterregulatory hormones. N Eng J Med 305: 1200–1205

Bolli GB (1999) How to ameliorate the problem of hypoglycemia in intensive as well as non-intensive treatment of type 1 diabetes. Diabetes Care 22 (Suppl. 2): B43–52

Bolli GB, DiMarchi RD, Park GD et al (1999) Insulin analogues and their potential in the management of diabetes mellitus. Diabetologia 42: 1151–1167

Cryer PE, Gerich JE (1990) Hypoglycemia in insulin dependent diabetes mellitus: insulin excess and defective glucose counterregulation. In: Rifkin H, Porte D jr (eds) Ellenberg und Rifkin's diabetes mellitus. Elsevier, New York, S 526

DCCT Research Group (1993) The effect of intensive treatment of diabetes in the development and progression of long-term complications in insulin-dependent diabetes mellitus. The Diabetes Control and Complications Trial Research Group. N Engl J Med 329: 977–987

Deary JJ, Hepburn DA, MacLeod KM, Frier BM (1993) Partitioning the symptoms of hypoglycaemia using multi-sample confirmatory factor analysis. Diabetologia 36: 771–777

Frier BM (1991) Hypoglycemia and diabetes mellitus. In: Pickup JC, Williams G (eds) Textbook of Diabetes. Blackwell, London, S 495–506

Federlin K, Keen H, Mehnert H (eds) (1991) International symposium on hypoglycemia and human insulin. Thieme, Stuttgart

Holstein A, Plaschke A, Egberts EH (2001) Lower incidence of severe hypoglycemia in patients with type 2 diabetes treated with Glimepiride vs Glibenclamide. Diabetes Metab Res Rev 17: 467–473

Maran A, Crepaldi C, Trupiani S et al (2002): Brain function rescue effect of lactate following hypoglycaemia is not an adaption process in both normal and type I diabetic subjects. Diabetologia 43: 733–741

Maran A, Lomas J, Archibald H et al (1993) Double-blind clinical and laboratory study of hypoglycemia with human and porcine insulin in diabetic patients reporting hypoglycemia unawareness after transfer to human insulin. BMJ 306: 167–171

Lebovicz HE (1990) Oral hypoglycemic agents. In: Rifkin H, Porte D jr (eds) Ellenberg und Rifkin's diabetes mellitus. Elsevier, S 554

Rosak CH, Brecht H, Althoff P et al (1980) Insulin-induced hypoglycaemia in men. In: Andreani D, Lefévre PJ, Marks V (eds) Current views on hypoglycemia and glucagon. Serono Symposia 30, Academic Press, New York, pp 475–477

Smith RJ (1985) Hypoglycemia. In: Marble A, Krall LB, Bradley RF, Christlieb AR, Soeldner JS (eds) Joslin's Diabetes mellitus. Lea & Febiger, Philadelphia, p 867

Teuscher A, Berger WG (1987) Human unawareness in diabetics transferred from beef/porcine insulin to human insulin. Lancet II: 382–385

UK Prospective Diabetes Study (UKPDS) Group (1998) Intensive blood glucose control with sulfonylureas or insulin compared with conventional treatment and risk of complications in patients with type 2 diabetes (UKPDS 33). Lancet 352: 837–853

White NH, Skor DA, Dryer PE et al (1983) Identification of type-I-diabetic patients at increased risk for hypoglycemia during intensive therapy. N Engl J Med 308: 485–491

White NH (1994) Epidemiology of severe hypoglycaemia in the diabetes control and complication trial. Diabetes Spectrum 7: 234–241

Wolfenbuttel BH, Nijst L, Sets JP et al (1993) Effects of a new oral hypoglycaemic agent, repaglinide, on metabolic control in sulfonylurea-treated patients with NIDDM. Eur J Clin Pharmacol 45: 113–116

The Diabetes Control and Complications Trial Research Group (1991) Epidemiology of severe hypoglycemia in the diabetes control and complication trial. Am J Med 90: 450–459

The Düsseldorf Study Group (1990) Comparison of continuous subcutaneous insulin infusion and intensified conventional therapy in the treatment of type-I-diabetes: A two year randomized study. Diab Nutr Metab 3: 203–213

Watson JM, Jenkins EJE, Hamilton P et al (2000) Influence of coffeine on the frequency and perception of hypoglycemia in free-living patients with type 1 diabetes. Diabetes Care 23: 455–459

Ziegler D, Hübinger A, Mühlen H, Gries FA (1992) Effects of previous glycaemic control on the onset and magnitude of cognitive dysfunction during hypoglycaemia in type I (insulin dependent) diabetic patients. Diabetologia 35: 828–834

Begleit- und Folgekrankheiten

Biochemie der Folgeerkrankungen bei Diabetes mellitus

P. Rösen

Die chronische Hyperglykämie ist die wesentliche Ursache für mikrovaskuläre und eine Mitursache für makrovaskuläre Gefäßschäden bei Diabetes mellitus. Ein eindeutiger Zusammenhang mit dem Ausmaß der Hyperglykämie besteht bei Typ-1- und bei Typ-2-Diabetes jedoch nur für die Ausbildung mikrovaskulärer Defekte. Diese betreffen die Retina, die Glomerula der Niere sowie die peripheren Nerven und tragen damit wesentlich zur Entwicklung von diabetischer Retinopathie, Nephropathie und Neuropathie bei. Eine gute Stoffwechseleinstellung vermindert vor allem das Risiko für die Entwicklung und Progression der diabetischen Retinopathie und Nephropathie (The Diabetes Control and Complication Trial Research Group 1993; UK Prospektive Diabetes Study Group 1998). Parallel dazu ist der Diabetes mit einer vorzeitig und beschleunigt verlaufenden Atherosklerose assoziiert. Die makrovaskulären Veränderungen bevorzugen die Arterien des Herzens, des Gehirns und der unteren Extremitäten. Daraus resultiert ein erhöhtes kardiovaskuläres Risiko und ein vermehrtes Auftreten zerebrovaskulärer und peripherer arterieller Durchblutungsstörungen (Haffner et al. 1998; Rösen et al. 2001).

> Vaskuläre Schäden treten typischerweise nur in solchen Geweben und Gefäßstrukturen auf, deren Glukoseaufnahme nicht durch Insulin reguliert wird.

Dies gilt in erster Linie für Nervenzellen, Mesangialzellen, glatte Muskelzellen, Perizyten und Endothelzellen. Diese Zellen nehmen Glukose aus dem Blut entsprechend dem vorherrschenden Konzentrationsgradienten über Glukosetransporter, vor allem GLUT-1 auf. Die intrazelluläre Glukosekonzentration folgt dabei zeitlich verzögert den Blutglukoseschwankungen. Der Prozess der Glukoseverarbeitung wird durch das Ausmaß der Glukosephosphorylierung durch Hexokinase und Phosphofruktokinase limitiert, sodass es zur Akkumulation freier Glukose, aber auch von Glukose-6-Phosphat in den betreffenden Zellen kommen kann. Die intrazelluläre Anreicherung dieser beiden Metaboliten führt dazu, dass bei Hyperglykämie ein nicht unerheblicher Teil der zellulär aufgenommenen Glukose nicht durch Glykolyse zu Laktat und Pyruvat umgesetzt, sondern über andere Stoffwechselwege verarbeitet wird, die bei Normoglykämie nur von geringer Bedeutung sind. Dazu gehören:

- der Polyolstoffwechsel,
- die intrazelluläre Bildung von Advanced Glycation Endproducts (AGE),
- die Aktivierung der Proteinkinase C und
- der erhöhte Umsatz von Glukose über den Hexosaminstoffwechselweg.

Diese Prozesse verändern die charakteristischen Eigenschaften und Leistungen der betroffenen Gefäßzellen in relevanter Weise (Brownlee 2001; Rösen et al. 2001). Bisher ist nicht bekannt, welcher Mechanismus für die einzelnen vaskulären Defekte verantwortlich ist. Wahrscheinlich bildet die Störung verschiedener untereinander verknüpfter zellulärer Mechanismen die Basis für das jeweilige klinische Krankheitsbild (Bierhaus et al. 1997; Brownlee 2001; Idris et al. 2001; Rösen et al. 2001).

22.1 Hypothesen zur Entstehung diabetischer Folgeerkrankungen

22.1.1 Polyolstoffwechsel

Die Aldosereduktase (Aldol-NADPH-Oxidoreduktase, EC 1.1.1.21) ist das geschwindigkeitsbestimmende Enzym des Polyolstoffwechsels im Zytosol(■ Abb. 22.1; Brownlee 2001; Williamson et al. 1993). Es reduziert NADPH-abhängig eine große Anzahl von Carbonylverbindungen einschließlich der Glukose, jedoch infolge einer niedrigen Affinität für Glukose nicht bei Normoglykämie. Erst mit steigender Glukosekonzentration im Blut und intrazellulär gewinnt die Sorbitolbildung aus Glukose unter Verbrauch von NADPH an Bedeutung. Bei Hyperglykämie setzt dieser Stoffwechselweg in der Linse des Kaninchens bis zu 33%, im menschlichen Erythrozyten bis zu 11% der verfügbaren Glukose um.

Die Mechanismen, über die ein vermehrter Glukoseumsatz durch den Polyolstoffwechsel Gefäßschädigungen verursacht, sind bisher nicht eindeutig geklärt. Die folgenden Überlegungen werden diskutiert.

Sorbitol vermittelter osmotischer Stress. Gegen diese Annahme spricht, dass die Sorbitolkonzentration in diabetischen Gefäßen und Nerven nach experimentellen Befunden wesentlich

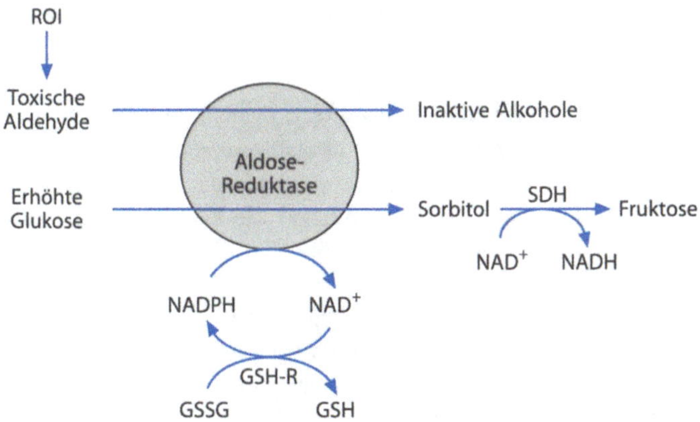

Abb. 22.1. Umsetzung von Glukose durch den Polyolstoffwechsel **ROI** Reactive Oxygen Intermediate, **SDH** Sorbitol-Dehydrogenase, **GSH-R** Glutathionreduktase, **GSH** Glutathion

geringer ist als zur Ausübung eines osmotischen Stresses notwendig.

Verminderte (Na^+/K^+)-ATPase-Aktivität. Neuere Befunde legen eine hyperglykämieabhängige Aktivierung einer der Isoformen der Proteinkinase C und damit der Phospholipase A2 nahe. Als Folge werden vermehrt Inhibitoren der (Na^+/K^+)-ATPase wie Arachidonsäure und PGE2 gebildet (Xia et al. 1995). Die ursprüngliche Annahme, dass die bei aktiviertem Polyolstoffwechsel verminderte Synthese von Phosphoinositolen die (Na^+/K^+)-ATPase-Aktivität bei Diabetes reduziert, ist unbewiesen.

Zunahme des zytosolischen NADH/NAD. Eine Verringerung des zytosolischen NADH/NAD-Verhältnisses würde zur Hemmung der Glyceroaldehydphosphat-Dehydrogenase (GAPDH) und damit zur vermehrten Bildung von Triosephosphaten führen (Williamson et al. 1993). Die Folge wäre eine vermehrte Bildung von Methylglyoxal, einer Vorstufe von Advanced Glycation Endproducts (AGE) und von Diacylgylcerinen (DAG). Intrazelluläre AGE können zur Gefäßschädigung beitragen, indem sie die Eigenschaften von intrazellulären, glykierten Proteinen verändern – z. B. die wachstumsfördernden Wirkungen von Fibroblastenwachstumsfaktor – oder in vaskulären Zellen die Bildung reaktiver Sauerstoffintermediate (ROI, oxidativer Stress) induzieren. DAG sind hingegen potente Aktivatoren der Proteinkinase C (PKC). In Übereinstimmung mit dieser Hypothese ist in Endothelzellen unter hyperglykämischen Bedingungen tatsächlich das NADH/NAD-Verhältnis erhöht. Dies ist aber möglicherweise nicht auf eine beschleunigte Reduktion, wie ursprünglich vermutet, sondern eher auf einen vermehrten Verbrauch von NAD zurückzuführen, da Hyperglykämie und ROI die Poly(ADP)ribose-Polymerase (PARP) aktivieren, die unter Verbrauch von NAD DNA-Schäden repariert (Soriano et al. 2001).

Reduktion von Glukose zu Sorbitol verbraucht NADPH. Da NADPH zur Regeneration von Glutathion (GSH) benötigt wird, würde eine Verminderung der NADPH-Konzentration die antioxidative Kapazität der Zelle vermindern und parallel den lokal wirksamen oxidativen Stress erhöhen. Verminderte GSH-Konzentrationen wurden in Endothelzellen, Thrombozyten, Erythrozyten und anderen Zellen als Folge der Hyperglykämie beschrieben. Bemerkenswert ist, dass Diabetes und Hyperglykämie in experimentellen Untersuchungen an homozygoten Aldosereduktase-knockout-Mäusen – ohne eigene Aldosereduktase – weder die GSH-Konzentration im Nervengewebe vermindern noch zu Störungen der Nervenleitgeschwindigkeit führen.

22.1.2 Bildung von Advanced Glycation Endproducts (AGE)

In Gegenwart hoher Glukosekonzentrationen reagieren primäre Amine in Proteinen in einer nichtenzymatischen Reaktion mit reduzierenden Zuckern zu Schiff'schen Basen (Abb. 22.2; Baynes u. Thorpe 1999; Bierhaus et al. 1997; Brownlee 2001; Vlassara 1997). Die spontane Umlagerung dieser Reaktionsprodukte sowie nachfolgende

Eliminierungs- und Umlagerungsreaktionen führen zur Bildung von AGE. Gut charakterisiert ist hierbei Carboxymethyllysin.

Während ursprünglich angenommen wurde, dass AGE nur in einer nichtenzymatischen Reaktion aus Glukose und extrazellulären Proteinen entstehen, ist heute belegt, dass nicht nur reduzierende Zucker wie Glukose, sondern allgemein reaktive Dicarbonylverbindungen AGE bilden können. Ihre Bildung erfolgt sowohl extrazellulär wie z. B. die Glykolisierung von Hämoglobin (HbA1c) als auch intrazellulär an Phospholipiden und Nukleinsäuren, was auf eine außerordentliche Vielfalt von AGE mit der Möglichkeit unterschiedlicher Auswirkungen im Organismus hinweist. Dabei verläuft die Bildung von AGE aus Glukose langsamer als aus Dicarbonylverbindungen, die intrazellulär aus Glukose entstehen wie etwa Glyoxal, Methylglyoxal und 3-Deoxyglukoson. Hohe Konzentrationen an AGE werden bei Diabetes in den Gefäßen der Retina, der Nierenglomeruli, aber auch anderer Strombahnen beobachtet.

Die folgenden vier AGE-abhängigen Mechanismen scheinen für die Pathogenese mikro- und makrovaskulärer Gefäßkomplikationen von Bedeutung zu sein.

Glykierungsbedingte Veränderungen der Funktion intrazellulärer Proteine. Ein typisches Beispiel sind die veränderten wachstumsfördernden Eigenschaften des basischen Fibroblasten-Wachstumsfaktors (b-FGF; Giardino 1994).

Veränderungen der vaskulären Basalmembran und der Matrixproteine. Crosslinking von Kollagenen und anderen Matrixproteinen durch AGE vermindert die Elastizität der Arterienwand und erhöht den Flüssigkeitsaustausch über die Gefäßwand. AGE-Bildung auf Kollagen IV verändert das Netzwerk von Matrixproteinen innerhalb der Gefäßwand und hemmt die Bindung nichtkollagener Proteine. Es beeinträchtigt zudem die Fähigkeit von Laminin, zu polymerisieren sowie Kollagen IV und Heparansulphatproteoglykane zu binden. AGE interferieren aber nicht nur mit Matrixproteinen, sondern beeinträchtigen auch die Interaktion der Gefäßmatrix mit vaskulären Zellen. Dies verstärkt u. a. die Adhäsion von Endothelzellen an die Kollagenmatrix und stört das Wachstum von Nervenzellen.

Bildung von reaktiven Sauerstoffintermediaten (ROI) und Aktivierung des Transkriptionsfaktors NFκB. Diese Reaktion verändert als Folge der Hyperglykämie die Genexpression und damit die funktionellen Eigenschaften vaskulärer Zellen und korpuskulärer Blutelemente (Collins u. Cybulsky 2001; Du et al. 1999). Die Folge ist eine chronische, subklinische Entzündung, die die Bildung und Progression atherosklerotischer Läsionen beschleunigt. Diese Prozesse könnten für die erhöhte Neigung diabetischer Patienten zu

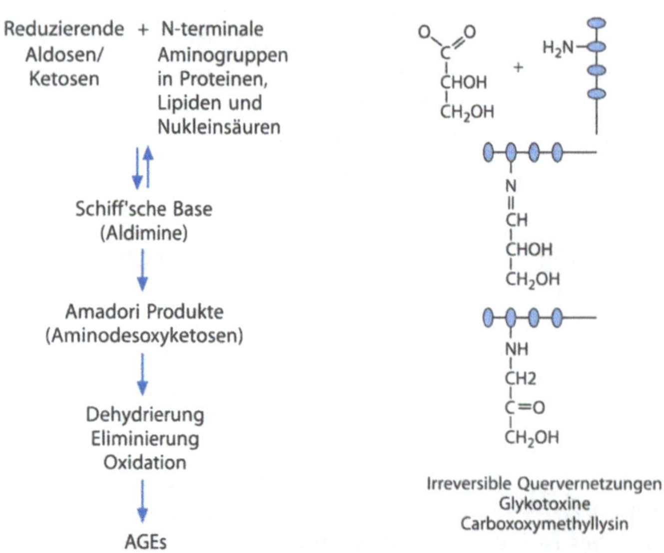

Abb. 22.2. Bildung von Advanced Glycation Endproducts (AGEs) durch Vernetzung von Aldosen und Aminogruppen

atherosklerotischen Gefäßschäden verantwortlich sein.

AGE-mediierte Aktivierung spezifischer Rezeptoren. Isoliert und beschrieben wurden AGE-R1 (Ost-4) auf Monozyten und Nervenzellen, AGE-R2 (Synonym 80-KW) auf Monozyten und Makrophagen, auf Endothel-, Mesangial- und Nervenzellen sowie auf T-Lymphozyten und Fibroblasten und AGE-R3 (Synonyme Galectin-3, GBP-35) auf Endothelzellen, Monozyten, Makrophagen und T-Lymphozyten. RAGE (Rezeptor für AGE), ein 35-kD-Protein, das auf Endothelzellen, aber auch auf Blutzellen, glatten Muskelzellen und Neuronen vorkommt, ist ein multifunktionaler Rezeptor (Amphoterin, Amyloid-β-Peptid und Proteine der S-100-Familie), während Laktoferrin von Endothelzellen und Monozyten exprimiert wird und als Makrophagen-Scavenger-Rezeptor wirkt (Baynes u. Thorpe 1999; Brownlee 2001; Vlassara 1997).

> Die Bedeutung von AGE in der Pathogenese vaskulärer Komplikationen ist u. a. daran erkennbar, dass AGE-Inhibitoren funktionelle und strukturelle Veränderungen, wie sie charakteristischerweise bei Diabetes in der Retina, in der Niere und in Nerven auftreten, verhindern können. Zudem wurde klinisch gezeigt, dass Aminoguanidin – einer der ersten Inhibitoren der Bildung von AGE – bei Typ-1-Diabetikern die Proteinausscheidung vermindern und die Progression der Nephropathie verlangsamen kann.

22.1.3 Aktivierung der Proteinkinase C (PKC)

Der Umsatz von Glukose über die Glykolyse ist ein wichtiger Stoffwechselweg (Igarashi u. Michel 2001; Koya u. King 1998). Bei Hyperglykämie wirkt dabei die Reaktion der Glycerinaldehydphosphat-Dehydrogenase (GAPDH) limitierend, sodass Triosephosphate in den Zellen akkumulieren. Durch Reduktion und schrittweise Acylierung mit Fettsäuren entstehen hieraus Diacylgylcerin (DAG), die der Speicherung von Fettsäuren dienen und die Proteinkinase C aktivieren (Abb. 22.3). Die Gruppe der Proteinkinasen besitzt wenigstens 11 Isoformen, von den 9 durch DAG kalziumabhängig aktiviert werden. Zusätzlich können Proteinkinasen C aber auch indirekt durch Kopplung an den AGE-Rezeptor oder durch direkte Einwirkung von ROI aktiviert werden. Eine derartige Aktivierung der Proteinkinase findet sich bei Hyperglykämie und Diabetes mellitus in vaskulären Zellen der Retina, der Glomeruli, aber auch der großen Blutgefäße und im Herz. Dabei werden durch die Aktivierung der Proteinkinase C Funktion und Struktur vaskulärer Zellen entscheidend verändert.

Regulation der Stickstoffmonoxidsynthase. Als Ursache der defekten endothelabhängigen Regulation der Vasomotion wird eine Phosphorylierung der endothelialen Stickstoffmonoxidsynthase (ecNOS) am Threonin 495 durch eine PKC vermutet, sodass die Aktivierbarkeit und damit die Synthese von NO bei Diabetes reduziert wird. Zugleich wird die insulinabhängige Aktivierung von

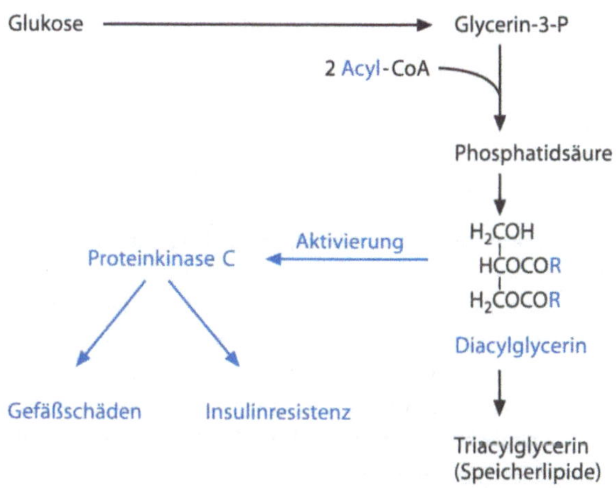

Abb. 22.3. Synthese von Diacylglycerin als Aktivator der Proteinkinase C

ecNOS durch eine PKC-abhängige Phosphorylierung antagonisiert, wodurch bereits in frühen Stadien des Diabetes mellitus eine endotheliale Dysfunktion ausgelöst werden könnte.

Erhöhung der Gefäßpermeabilität. Hierfür scheint im wesentlichen die PKC-α von Bedeutung zu sein. Eine ähnliche permeabilitätssteigernde Wirkung findet sich auch bei Freisetzung von VEGF (»vascular endothelial growth factor«), dessen Synthese gleichfalls PKC-abhängig reguliert wird. VEGF wirkt stark angiogenetisch und erhöht deutlich den Stoff- und Wasseraustausch über die Gefäßwand.

Synthese und Akkumulation von Matrixproteinen. PKC erhöht die Synthese und Freisetzung von TGF-β (»transforming growth factor β«) sowie von Fibronektin und Kollagen IV, die beide von Bedeutung für die Mesangialexpansion sind.

Veränderungen der Genexpression. Die hyperglykämieabhängige Aktivierung der PKC ist zudem an der Aktivierung und Translokation des Transkriptionsfakors NFκB beteiligt, der die Synthese und Expression proinflammtorischer Zytokine und Adhäsionsproteine reguliert. Durch die vermehrte Synthese von PAI-1 (»plasminogen activator inhibitor protein 1«) greift die Aktivierung der PKC auch in die Regulation der Fibrinolyse ein. Zellbiologische Untersuchungen lassen vermuten, dass auch die Translokation und möglicherweise die Expression einzelner Teilkomponenten verschiedener Formen der NAD(P)-Oxidase durch die PKC gesteuert werden. Dies dürfte bei Hyperglykämie durch Generation von ROI oxidativen Stress auslösen.

Da spezifische Inhibitoren von PKC-βII sowohl die Perfusion der Retina als auch die glomeruläre Filtrationsrate verbessern, könnte der Aktivierung dieser PKC-Isoform besondere Bedeutung für die bei diabetischer Retino- und Nephropathie zu beobachtenden mikrovaskulären Prozesse zukommen. An nichtinsulinpflichtigen diabetischen (db/db)-Ratten wurde nach Verabreichung von PKC-βII-Inhibitoren auch eine Hemmung der glomerulären mesangialen Expansion beobachtet. Ob auch die vermehrte Synthese und Expression von Endothelin-1, die über eine PKC abhängige Aktivierung der MAP-Kinase (mikrotubulusassoziiertes Protein) erfolgt, durch die PKC-βII vermittelt wird oder ob hier andere Isoformen beteiligt sind, ist offen.

Die klinische Bedeutung der glukosebedingten Aktivierung verschiedener PKC-Formen ergibt sich aus der beobachteten Protektion von Retina, Niere und vaskulärer Strombahn durch PKC-βII-Inhibitoren, durch Vitamin E oder Thioctsäure. Sie aktivieren die DAG-Kinase und beschleunigen dadurch den Metabolismus von DAG und verhindern somit die Aktivierung der PKC.

22.1.4 Hexosaminstoffwechsel

Glukose wird nach Aufnahme in die Zelle phosphoryliert und zu Fruktose-6-Phosphat umgesetzt (Abb. 22.4; Brownlee 2001; Du et al. 2000). Bei hoher Blutglukosekonzentration wird Fruktose-6-Phosphat aber nicht nur im Rahmen der Glykolyse verstoffwechselt, sondern auch vermehrt als Substrat für die Synthese von UDP-N-Acetylglucosamin, das für die Synthese von o-verknüpften Glykoproteinen und Proteoglykanen notwendig ist, herangezogen. Eine vermehrte Synthese von N-Acetylglucosamin dürfte zudem die o-Glykosilierung von Transkriptionsfaktoren

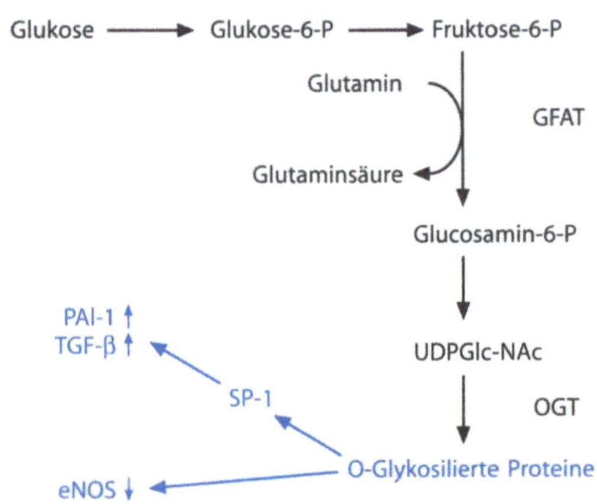

Abb. 22.4. Umsetzung von Glukose über den Hexosaminstoffwechselweg und Bildung O-glykosilierter Proteine **PAI-1** Plasminogenaktivator-Inhibitor, **TGF-ß** Transforming Growth Factor ß. **ecNOS** endotheliale Stickstoffmonoxidsynthase, **GFAT** Glutamin-Fruktose-6-Phosphat-Amidotransferase, **OGT** 0-N-Acetylglucosamintransferase, **SPI** Transkriptionsfaktor **SP-1**, **UDP-GlcNAc** Uridindiphosphat-N-Acetylglucosamin

wie z. B. von SP-1 begünstigen. Inwieweit dieser Prozess mit der Phosphorylierung von Serin- und Threoninresten im SP-1-Protein konkurriert, die beide für die Aktivität dieses Transkriptionsfaktors von Bedeutung sind, ist nicht bekannt.

Da die o-Glykosilierung von Serin und Threonin die Phosphorylierung und damit die Aktivierung von SP-1 blockiert, verhindert die Hemmung der N-Acetylglucosamin-Synthese durch einen Inhibitor der geschwindigkeitbestimmenden Glutamin-Fruktose-6-Phosphat-Amidotransferase (GFAT) die hyperglykämieabhängige Aktivierung von SP-1 und damit die Synthese von TGF-α und TGF-β. Dies ist potentiell von klinischer Bedeutung, da die beiden Wachstumsfaktoren für die Proliferation und Expansion der glomerulären Mesangialzellen entscheidend sind. Ähnliches gilt für PAI-1, das die Fibrinolyse bei Diabetikern verzögert. Bemerkenswert ist, dass die Hemmung der GFAT die Entwicklung einer hyperglykämie- und fettsäureinduzierten Insulinresistenz blockiert. Zusätzlich werden durch Glykosilierung auch nukleäre und zytosolische Proteine modifiziert. Dies gilt u. a. für die endotheliale NO-Synthase an Serin 1177 (Brownlee 2001; Du et al. 2000), die mit der Phosphorylierung durch die Akt-Kinase kompetiert und zur Entwicklung der endothelialen Dysfunktion beitragen dürfte, die auch als Prädiktor des kardiovaskulären Risikos gilt (Schächinger et al. 2000).

22.1.5 Oxidativer Stress als Ursache der zellulären Aktivierung?

Die durch Hyperglykämie ausgelösten zellulären Prozesse beeinflussen sich wechselseitig (◻ Abb. 22.5). Die Folge ist eine Aktivierung molekularer Effektorsysteme durch ein komplexes Zusammenspiel verschiedener Stoffwechselprozesse, die die vaskuläre Homoöstase nachhaltig beeinträchtigen und strukturelle Anpassungsprozesse erforderlich machen. Bisher ist noch unklar, inwieweit die durch die Hyperglykämie in Gang gesetzten Aktivierungsvorgänge eine gemeinsame Ursache in der Signalkaskade haben (Baynes u. Thorpe 1999; Brownlee 2001; Du et al. 1999; Rösen et al. 2001). Zwei Hypothesen werden in diesem Zusammenhang diskutiert.

ROI als gemeinsame Ursache der Aktivierung vaskulärer Zellen (»unifying hypothesis«). Diese Hypothese geht davon aus, dass eine Hyperglykämie die Bildung von ROI beschleunigt und diese durch erhöhten »oxidativen Stress« die GAPDH, ein Schlüsselenzym der Glykolysekette, hemmen (Brownlee 2001). Dadurch entsteht ein Rückstau glykolytischer Mediatoren (Glukose, Glukose-6-Phosphat, Fruktose-6-Phosphat und Triosephosphate) oberhalb der GAPDH, der den Umsatz von Glukose zu Laktat und Pyruvat hemmt. Die Folge ist eine Aktivie-

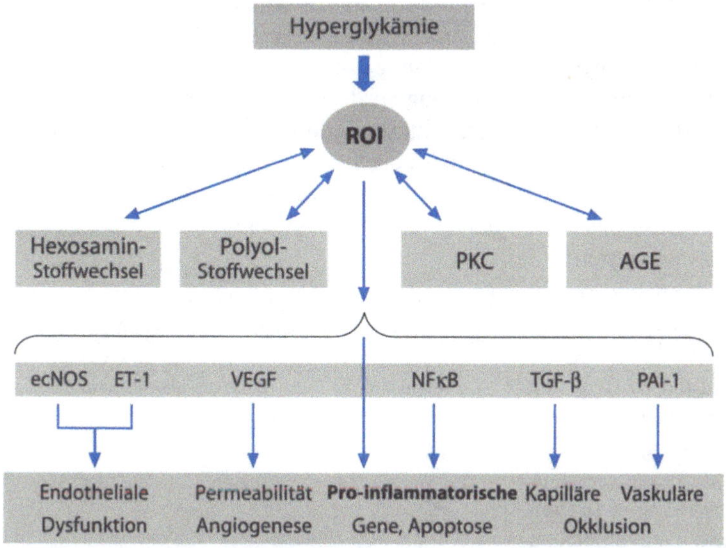

◻ **Abb. 22.5.** Durch Hyperglykämie aktivierte Effektorsysteme und ihre Wirkungen auf das Gefäßsystem. **VEGF** Vascular endothelial growth factor, **TgF-ß** Transforming growth factor-ß, **ET-1** Endothelin-1, **PAI-1** Plasminogen-activator-inhibitor-1

rung des Polyolstoffwechsels, ein vermehrter Umsatz von Fructose-6-Phosphat über den Hexosaminstoffwechselweg, die Aktivierung spezifischer Isoformen der PKC und eine vermehrte Bildung von AGE. Diese Hypothese versteht die hyperglykämiemediierte Generation von ROI als initiales Ereignis, das letztlich zur endothelialen Dysfunktion und damit langfristig zur diabetischen Angiopathie führt (Spitaler u. Graier 2002).

ROI als intrazelluläre Mediatoren der Schädigung vaskulärer Zellen. Zusätzlich zu den genannten biochemischen Veränderungen schädigen ROI das vaskuläre Endothel auch durch eine Verminderung der Bioverfügbarkeit von NO und Hemmung der ecNOS-Aktivität (Abb. 22.6). Dadurch gehen wichtige gefäßprotektive Mechanismen (antithrombotische, antiproliferative und antiinflammatorische Wirkungen sowie die Vasodilatation) verloren. Parallel dazu induzieren ROI die Expression von Adhäsionsproteinen (VCAM-1, ICAM-1 und E-Selektin), aktivieren Metalloproteinasen und verstärken die Lipidperoxidation. Daraus resultiert eine Zunahme proinflammatorischer und proatherosklerotischer Wirkungen, aber auch von Apoptose und Proliferation der Gefäßzellen.

Die Auswirkungen von oxidativem Stress werden durch die Aktivierung des redoxsensitiven Transkriptionsfaktors NFκB vermittelt, dessen Expression durch Insulin begünstigt wird (Stehouwer et al. 2002). NFκB verstärkt die Freisetzung proinflammatorischer Mediatoren (VCAM-1, ICAM-1 und verschiedene Selektine) sowie von Zytokinen und Chemokinen (MCP-1, TNF-α, IL-1β, IL-6). Dies ist experimentell (Du et al. 1999; Stehouwer et al. 2002) und ex vivo (Hofmann et al. 1998) an Monozyten diabetischer Patienten belegt. Die resultierende proinflammatorische Konstellation aktiviert T-Lymphozyten und Monozyten sowie die Adhäsion und Transmigration von Blutzellen (Monozyten, Thrombozyten) an bzw. durch die Gefäßwand und begünstigt zudem die Proliferation glatter Muskelzellen.

Aus diesen Beobachtungen und dem Nachweis einer Korrelation zwischen der Aktivierung von NFκB einerseits sowie der Konzentration von HbA1c und AGE, der Freisetzung von Thrombomodulin und der Albuminurie andererseits, wurde ein kausaler Zusammenhang zwischen der Aktivierung von NFκB und dem Entstehen

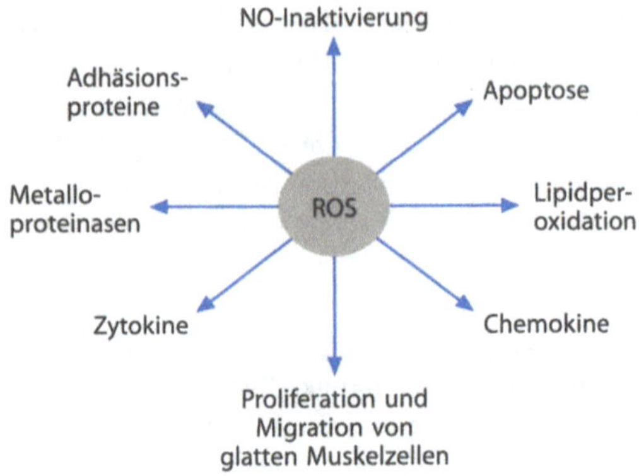

Abb. 22.6. Reaktive Sauerstoffradikale (ROS) und ihre Wirkungen auf das Gefäßsystem

einer endothelialen Dysfunktion abgeleitet. Diese Hypothese einer proinflammatorischen Aktivierung des Gefäßsystems bei Diabetes wird durch die bei dieser Erkrankung zu beobachtende Erhöhung des C-reaktiven Proteins (CRP) unterstützt (Stehouwer et al. 2002).

Untersuchungen an Endothelzellen und Gefäßen streptozotocin-diabetischer Tiere lassen vermuten, dass die Aktivierung von NAD(P)H-Oxidasen bei Diabetes die Bildung von ROI über die Aktivierung des Polyolstoffwechsels und der PKC sowie über die Bildung von AGE im Sinne einer positiven Rückkoppelung verstärkt (Abb. 22.7; Du et al. 1999).

Die daraus resultierende vermehrte Bildung von ROI bei Diabetes reduziert die Verfügbarkeit von NO und die damit verbundenen vasoprotektiven Wirkungen (antiadhäsiv, antiproliferativ, antiinflammatorisch, vasodilatierend). Diese Entwicklung wird durch die Aktivierung von NFκB verstärkt. Die dadurch bedingten proinflammatorischen Folgen begünstigen konsekutiv die Entstehung einer endothelialen Dysfunktion sowie von Gefäßschäden (Schmidt u. Stern 2000).

Die endotheliale Dysfunktion und ihre Begleitreaktionen stellen frühe Ereignisse bei Diabetes mellitus dar, deren Vorbeugung und Behandlung in Anbetracht des damit verbundenen kardiovaskulären Risikos von großer Bedeutung sind (Schmidt u. Stern 2000).

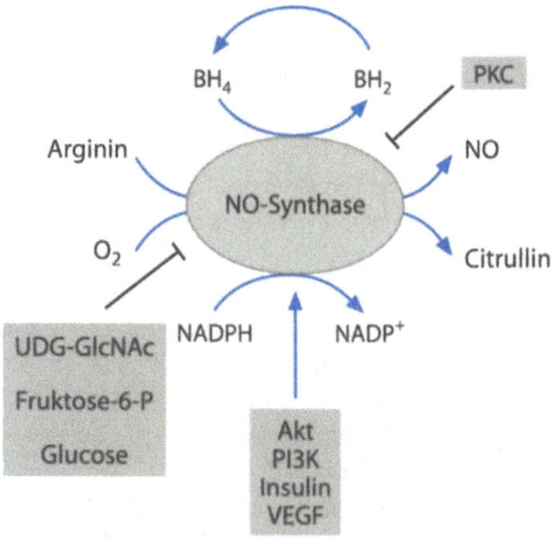

Abb. 22.7. Synthese von Stickstoffmonoxid durch die endotheliale NO-Synthase
Akt Akt-Kinase, **PI3K** Phosphoinositol-3-Kinase, **VEGF** Vascular Endothelial Growth Factor, **UDP-GlcNAc** Uridindiphosphat-N-Acetylglucosamin, $\mathbf{BH_4}$ Tetrahydrobiopterin, $\mathbf{BH_2}$ Dihydrobiopterin, **PKC** Proteinkinase C

22.2 Kernaussagen für die Praxis

Die Generation von ROI (»reactive oxygen intermediates«, reaktive Sauerstoffprodukte) bei Diabetes kann als gesichert gelten.
Diese initiale Generation von ROS ist in der Lage, weitere ROS-generierende Systeme und eine Kaskade von Mechanismen und Reaktionen zu aktivieren wie die Bildung von AGE-Produkten, die Aktivierung der PKC und des Sorbitolstoffwechsels, die Synthese von O-glykosilierten Proteinen und die oxidative Modifikation von Lipiden und DNA.
Dieses komplexe Netzwerk von Folgen des oxidativen Stresses ist zusammen mit weiteren Faktoren wie der chronischen Aktivierung des Immunsystems und den strukturellen Veränderungen von Gefäßproteinen durch extrazellulär gebildete AGE-Produkte maßgeblich für das Entstehen von mikro- und makrovaskulären Komplikationen im Diabetes mellitus verantwortlich.
Trotz Vorliegens einer genetischen Prädisposition ist aber es durchaus möglich, die Entwicklung des Diabetes mellitus mit seinen fatalen Folgen für das Gefäßsystem und damit für die Lebensqualität und -erwartung zu vermeiden oder doch zu verlangsamen.
Dazu gehört allerdings die Bereitschaft, den gesamten Lebensstil zu verändern: die Essgewohnheiten in Richtung einer fettarmen, gemüse- und obstreichen (mikronährstoffreichen) Ernährung umzustellen, den Bewegungsmangel durch körperliche Aktivität zu ersetzen und Formen der Stressbewältigung zu erlernen.
Gegebenenfalls müssen pharmakologische Interventionen hinzutreten, um eine optimale Stoffwechseleinstellung zu erreichen und weitere Risikofaktoren für das Gefäßsystem wie die Hypertonie und Dyslipidämie auszuschalten. Alle Maßnahmen begrenzen den oxidativen Stress und sind dadurch in der Lage, eine entscheidende Ursache für die Entwicklung von Gefäßkomplikationen bei Diabetes zu beseitigen.

Literatur

Baynes JW, Thorpe SR (1999) Role of oxidative stress in diabetic complications: a new perspective on an old paradigm. Diabetes 48: 1–9

Bierhaus AT, Illmer M, Kasper T et al (1997) Advanced glycation end product (AGE)-mediated induction of tissue factor in cultured endothelial cells is dependent on RAGE. Circulation 96: 2262–2271

Brownlee M (2001) Biochemistry and molecular cell biology of diabetic complications. Nature 414: 813–820

Collins T, Cybulsky M (2001) NFκB: pivotal mediator or innocent bystander in atherogenesis? J Clin Invest 107: 255–264

Du X, Stocklauser-Färber K, Rösen P (1999) Generation of reactive oxygen intermediates, activation of NFκB, and induction of apoptosis in human endothelial cells by Glukose: role of nitric oxide synthase? Free Radic Biol Med 27: 752–763

Du XL, Edelstein D, Rossetti L et al (2000) Hyperglycemia-induced mitochondrial superoxide overproduction activates the hexosamine pathway and induces plasminogen activator inhibitor-1 expression by increasing Spl glycosylation. Proc Nat Acad Sci USA 97: 12222–12226

Soriano FG, Virag L, Jagtap P et al (2001) Diabetic endothelial dysfunction: the role of poly(ADP-ribose) polymerase activation. Nat Med 7: 108–113

Giardino I, Edelstein D, Brownlee M (1994) Nonenzymatic glycosylation in vitro and in bovine endothelial cells alters basic fibroblast growth factor activity. A model for intracellular glycosylation in diabetes. J Clin Invest 94: 110–117

Haffner SM, Lehto S, Ronnemaa T et al (1998) Mortality from coronary heart disease in subjects with type 2 diabetes and in nondiabetic subjects with and without prior myocardial infarction. N Engl J Med 339:229-234

Hofmann MA, Schiekofer S, Kanitz M et al (1998) Insufficient glycemic control increases nuclear factor κB binding activity in peripheral blood mononuclear cells isolated from patients with type 1 diabetes. Diabetes Care 21:1310–1316

Idris I, Gray S, Donnelly R (2001) Proteinkinase C activation: isozyme-specific effects on-metabolism and cardiovascular complications in diabetes. Diabetologia 44:659–673

Igarashi J, Michel T (2001) More sweetness than light? A search for the causes – if diabetic vasculopathy. J Clin Invest 108: 1425–1427

Koya D, King GL (1998) Proteinkinase C activation and the development of diabetic complications. Diabetes 47:859–866

Nishikawa T, Edelstein D, Du XL et al 2000) Normalizing mitochondrial superoxide production blocks three pathways of hyperglycaemic damage. Nature 404:787–790

Rösen P, Nawroth PP, King G et al (2001) The role of oxidative stress in the onset and progression of diabetes and its complications: a summary of a Congress Series sponsored by UNESCO MCBN, the American Diabetes Association and the German Diabetes Society. Diabetes Metab Res Rev 17: 189–212

Schächinger V, Britten MB, Zeiher AM (2000) Prognostic impact of coronary vasodilator dysfunction on adverse long-term outcome of coronary heart disease. Circulation 101: 1899–1906

Schmidt AM, Stern DM (2000) Hyperinsulinemia and vascular dysfunction: the role of nuclear factor κB, yet again. Circ Res 87:722–724

Spitaler MM, Graier WF (2002) Vascular targets of redox signalling in diabetes mellitus. Diabetologia 45:476–494

Stehouwer CD, Gall MA, Twisk JW et al (2002) Increased urinary albumin excretion, endothelial dysfunction, and chronic low-grade inflammation in type 2 diabetes: progressive, interrelated, and independently associated with risk of death. Diabetes 51:1157–1165

The Diabetes Control and Complications Trial Research Group (1993) The effect of intensive treatment of diabetes on the development and progression of long-term complications in insulin-dependent diabetes mellitus. N Engl J Med 329: 977–986

UK Prospective Diabetes Study (UKPDS) Group (1998) Effect of intensive blood-Glukose control with metformin on complications in overweight patients with type 2 diabetes (UKPDS 34). Lancet 352:854–865

Vlassara H (1997) Recent progress in advanced glycation end products and diabetic cornplications. Diabetes 46 (Suppl): S19–25

Williamson JR, Chang K, Frangos M et al (1993) Hyperglycemic pseudohypoxia and diabetic complications. Diabetes 42: 801–813

Xia P, Kramer RM, King GL (1995) Identification of the mechanism for the inhibition of Na^+/K^+-adenosine triphosphatase by hyperglycemia involving activation of protein kinase C and cytosolic phospholipase A2. J Clin Invest 96: 733–740

Yan SD, Schmidt AM, Anderson GM et al (1994) Enhanced cellular oxidant stress by the interaction of advanced glycation end products with their receptor binding proteins. J Biol Chem 269:9889–9897

Endotheliale Dysfunktion

Sabina Baumgartner-Parzer, W. Waldhäusl

In der Pathogenese der diabetischen Nephropathie, Neuropathie sowie der Mikro- und Makroangiopathie kommt der »endothelialen Dysfunktion« eine wesentliche Bedeutung zu (Baumgartner-Parzer u. Waldhäusl 2001; Cosentino u. Lüscher 1998; Pinkney et al. 1997; Tooke u. Goh 1998). Grundlage dafür ist ein diabetisches bzw. prädiabetisches Milieu, das durch Hyperglykämie, Insulinresistenz, Dyslipidämie, glykoxidierte Proteine und Lipoproteine, inflammatorische Zytokine und eine gesteigerte Menge freier Radikale gekennzeichnet ist. Es führt zu morphologischen und funktionellen Veränderungen des vaskulären Endothels, von denen – wenn überhaupt – nur die funktionellen reversibel sind (Di Mario u. Pugliese 2001).

Die metabolischen, das Endothel modulierenden Einflussgrößen sind vielfältig (Abb. 23.1). Ihre Auswirkungen auf die Gefäßphysiologie und den Gesamtorganismus werden teilweise noch immer unterschätzt. Von Bedeutung ist aber auch die Wechselwirkung zwischen dem Endothel und den im Blut zirkulierenden Zellen (Leukozyten, Thrombozyten), die bei Diabetes mellitus und Insulinresistenz durch vermehrte Aggregation und Adhäsion erhöhte Scherkräfte auslösen und dadurch die Entstehung einer endothelialen Dysfunktion begünstigen.

Funktioneller Ausdruck der »endothelialen Dysfunktion« ist die paradoxe segmentale Vasokonstriktion erkrankter Arterien nach Gabe von Acetylcholin, das bei gesunden Gefäßen durch Freisetzung von Stickoxid (NO) vasodilatorisch wirkt. Dieser Verlust der endothelabhängigen Vasodilatation findet sich nicht nur bei atherosklerotisch veränderten Gefäßen, sondern auch bei angiographisch (noch) unveränderten Arterien von Risikopersonen mit Bluthochdruck, Diabetes oder Hypercholesterinämie (Taylor 2001).

23.1 Physiologie des vaskulären Endothels

Das Kapillaren und Blutgefäße auskleidende Endothel umfasst eine Oberfläche von mehr als 1000 m²; es ist regional spezialisiert. Dies gilt für die Permeabilität von Makromolekülen, die Reaktivität gegenüber externen Faktoren sowie für die Biosynthese und/oder die Sekretion von Rezeptoren, Peptiden, Proteinen und Wachstumsfaktoren. Die endothelialen Sekretionsprodukte haben sehr unterschiedliche Aufgaben. Sie kontrollieren Gefäßtonus, Gerinnung, Fibrinolyse, Thrombozyten- und Leukozytenadhäsion, extrazelluläre Matrix, Apoptose und Angiogenese und beeinflussen dadurch auch umliegende Zellsysteme wie glatte Muskelzellen oder Leukozyten. Ohne auf die einzelnen sezernierten Substanzen einzugehen, mag eine Übersicht (Tabelle 23.1) einen Eindruck der Vielfalt endothelabhängiger Prozesse vermitteln.

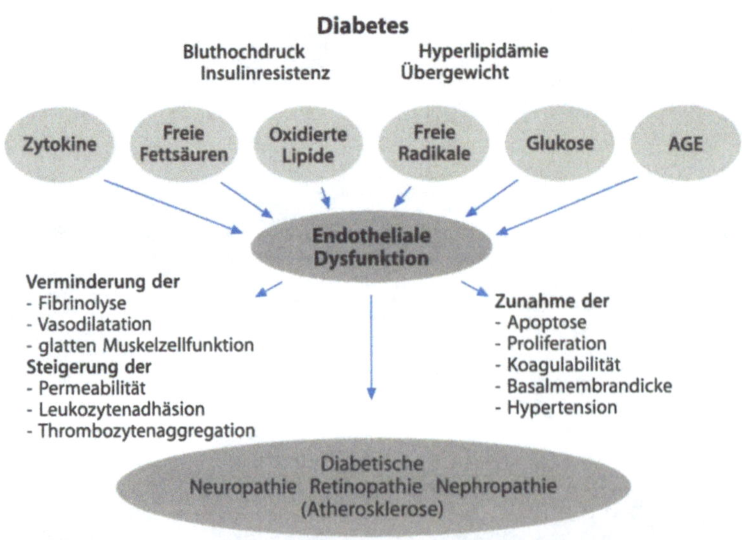

Abb. 23.1. Endotheliale Dysfunktion als Folge von Diabetes, Hypertonie, Hyperlipidämie, Übergewicht und Insulinresistenz

Die Barrierefunktion des vaskulären Endothels zwischen Blut und subendothelialem Raum wird somit durch zahlreiche autokrine, parakrine, endokrine und hämostaseologische Aktivitäten ergänzt und erweitert. Diese regulieren u. a. das Wachstum, die Proliferation und das Absterben vaskulärer Zellen. Zudem wird angenommen, dass das Endothel nicht nur die Versorgung umliegender Gewebe, sondern auch deren Insulinempfindlichkeit beeinflusst. Es ist offensichtlich, dass jede Schädigung des vaskulären Endothels eine Vielzahl biologisch wichtiger Funktionen beeinträchtigen kann.

> Das vaskuläre Endothel ist ein den ganzen Körper durchdringendes Organ. Es hat eine Vielzahl biologisch relevanter Funktionen (Homöostase, Vasotonus, Hämostase, Fibrinolyse, Barrierefunktion, Leukozytenadhäsion und -transmigration).
> Jede Schädigung des vaskulären Endothels durch Diabetes und damit assoziierte metabolische Veränderungen resultiert in endothelialer Dysfunktion, die als ein Initialereignis der diabetischen Angiopathie angesehen werden muss.

Vasotonus und vasoaktive Moleküle

Vasodilatatoren. Vaskuläres Endothel reagiert auf den Vasodilatator Acetylcholin mit einer Relaxation glatter Muskelzellen. Sie ist durch die lokale Freisetzung von NO (Stickoxid, EDRF – »endothelium derived relaxing factor«) bedingt, das den stärksten endogenen Vasodilatator darstellt und auch entzündungshemmende Eigenschaften besitzt. Die Aufrechterhaltung der Balance zwischen Vasokonstriktoren (Endothelin-1, Prostaglandin H2 und Thromboxan A2) und Dilatatoren (Insulin, NO, Prostazyklin und EDHF – »endothelium derived hyperpolarizing factor«) ist eine der wichtigsten Aufgaben des vaskulären Endothels, da dadurch der periphere Gefäßwiderstand entscheidend mitbestimmt wird.

Viele, wenn auch nicht alle Studien an Diabetikern sowie an Personen mit gestörter Glukosetoleranz und Insulinresistenz belegen eine verminderte endothelabhängige Vasodilatation von großen Arterien und Widerstandsgefäßen (Steinberg u. Baron 2002). Ursache dafür dürfte eine verminderte NO-Bioverfügbarkeit sein, die mit zunehmender Diabetesdauer weiter abnimmt (Pieper 1998; Pieper et al. 1998). Als Ursachen dafür gelten:

Tabelle 23.1. Sekretionsprodukte, Rezeptoren und wichtige Komponenten der extrazellulären Matrix von Endothelzellen

Vasoaktive Moleküle	
– Vasodilatatoren	EDRF (NO), EDHF, Prostazyklin (PGI2), natriuretisches Peptid, Adrenomedullin
– Vasokonstriktoren	Endothelin-1, Angiotensin II, Thromboxan, Prostaglandin H2
Wachstumsfaktoren	bFGF, IGF-1, TGF-α, PDGF
Gerinnungsfaktoren	vWF, Thrombomodulin, PAI, tPA, tissue factor
Extrazelluläre Matrix	Kollagen, Fibronektin, Laminin, Osteopontin, Matrixmetalloproteinasen
Adhäsionsmoleküle	Integrine, Selektine, Cadherine, Immunglobulin-Superfamilie
Rezeptoren	
– endokrin	Insulin, Östrogen, Progesteron, Trijodthyronin, Serotonin, natriuretisches Peptid, Vasopressin, Angiotensin II, Adrenomedullin
– parakrin	Endothelin-1, Bradykinin, Substance P, Thromboxan, Angiotensin II
– für Zytokine und Wachstumsfaktoren	TNF-α, Interleukin-1 (IL-1), VEGF, Adenosin, Histamin

- verminderte Synthese oder Freisetzung von NO,
- gesteigerte Inaktivierung von NO durch sauerstoffabhängige freie Radikale, oxidiertes LDL oder AGE (»advanced glycation endproducts«),
- Transportbarrieren durch eine verdickte Basalmembran,
- verstärkte Freisetzung vasokonstriktorischer Moleküle,
- Störung der Signaltransduktion, z. B. durch verminderte Expression inhibitorischer G-Proteine oder eine gesteigerte Aktivierung der Proteinkinase C (Idris et al.; ▸ s. Kap. 22).

Die Freisetzung des auch antioxidativ wirkenden Vasodilatators NO erfolgt durch das membranständige Enzym NO-Synthase aus L-Arginin nach Aktivierung durch Scherkräfte, Thrombin, Serotonin, Bradykinin, Substanz P, Vasopressin und Noradrenalin. Sie alle aktivieren den Kalziumeinstrom in Endothelzellen, Calmodulin und letztendlich die endotheliale NO-Synthase.

NO ist zudem ein potenter Inhibitor der Plättchenaggregation, der Zelladhäsion (Takahashi et al. 1996) und der Proliferation glatter Muskelzellen. Eine verminderte NO-Bioverfügbarkeit ist mit einem Anstieg von Superoxidanionen, einer verminderten antiproliferativen Wirkung und verstärkten Freisetzung von prokoagulatorischen Faktoren sowie von Mitogenen aus Thrombozyten (wie PDGF) verbunden. Sie könnte somit ein Remodeling der Gefäßwand bewirken und thrombotische Ereignisse provozieren (Lopes-Virella u. Virella 1996).

Vasokonstriktoren. Der mit Diabetes assoziierten verminderten Freisetzung von NO und Prostaglandin steht ein verstärktes vasokonstriktorisches Potential gegenüber. Dazu gehören Endothelin-1 (ET-1), das als einziges Molekül der »Endothelinfamilie« von vaskulären Endothelzellen produziert wird. Dieser stärkste endogene Vasokonstriktor wirkt über an G-Protein gekoppelte Rezeptoren (ETA mit den Liganden ET-1, ET-2 und ETB mit den Liganden ET-1, ET-2 und ET-3). ET-1 besitzt transient eine vasodilatatorische, ETB-mediierte und langanhaltend eine vasokonstriktorische, durch ETA und ETB mediierte Wirkung in glatten Muskelzellen. Die regionale Verteilung der Endothelinrezeptoren beeinflusst nicht nur den vaskulären Tonus, sondern aufgrund der mitogenen Wirkung von Endothelin auch das Wachstum vaskulärer Zellen.

Endothelin-1 wird zu über 70% abluminal in Richtung der glatten Muskelzellen der Lamina muscularis sezerniert (Wagner et al. 1992), wo es über die entsprechenden Rezeptoren vasokonstriktorisch wirkt.

Obwohl Endothelin primär parakrin wirkt, wurden Korrelationen zwischen der ET-1-Plasmakonzentration und vaskulären Erkrankungen beobachtet (Hopfner u. Gopalakrishnan 1999). Die bei Diabetikern beschriebenen erhöhten, verminderten oder unveränderten Endothelin-1-Plasmawerte müssen jedoch aufgrund hoher unspezifischer Kreuzreaktionen und aus anderen analytischen Gründen mit Vorsicht interpretiert werden (Baumgartner-Parzer u. Waldhäusl 2001).

Zu beachten ist, dass NO und ET-1 nicht nur den Vasotonus steuern, sondern auch die Proliferation, Adhäsionsmolekülexpression und Apoptose des Endothels beeinflussen.

> Die endotheliale Dysfunktion bei Diabetes mellitus ist durch eine gestörte Vasodilatation gekennzeichnet. Ursachen dafür sind eine gesteigerte Produktion vasokonstriktorischer Substanzen (Endothelin, Thromboxan) und eine verminderte Bioverfügbarkeit des endogenen Vasodilatators NO (EDRF – »endothelium derived relaxing factor«), der nicht nur vasodilatatorisch, sondern auch antioxidativ, antiproliferativ und antiadhäsiv wirkt.

23.2 Messung der vaskulären Reaktivität

Für die Messung der endothelialen Dysfunktion stehen verschiedene Methoden zur Verfügung. Dazu gehören die Erfassung der Plasmakonzentration von Surrogatparametern sowie der endothelabhängigen und -unabhängigen Reaktivität der Blutgefäße.

Surrogatparameter. Als Surrogatparameter der Endothelaktivierung oder der endothelialen Dysfunktion gelten endothelabhängige Zytokine, vasoaktive endotheliale Moleküle sowie Adhäsionsmoleküle (▫ Tabelle 23.2).

Klinische Messverfahren. Die endothelabhängige und -unabhängige Reaktivität von Blutge-

Tabelle 23.2. Veränderungen der Endothelfunktion bei Diabetes mellitus

Endothelaktivierung	Endotheldysfunktion
PKC-βII	↓ NO
↑ Angiotensin II, ET-1	↓ PGI_2
↑ PGF-2α, TGF-β, VEGF	
↑ v.Willebrand-Faktor	
↑ ICAM-1	
↑ VCAM-1	
↑ E-Selectin	
↑ Thromboxan	↓ Thrombomodulin
↑ PAI-1	↓ tPA

fäßen kann nichtinvasiv mittels Ultraschall (7–13 MHz), Laserdoppler und/ oder Plethysmographie oder invasiv in den Gefäßen bestimmt werden (Chaudhuri 2002). Zur Verfügung stehen die Messungen

- der flussabhängigen Dilatation (FMD, »flow mediated dilation«) in Prozent des vorbestehenden Durchmessers der A. brachialis 2–5 cm oberhalb der fossa cubitalis 60 s nach der Lösung einer mindestens 50 mmHg erreichenden suprasystolischen Stauung am Unterarm über 5 min (Balletshofer et al. 2003). Ursache der zu beobachtenden Gefäßdilatation ist eine strömungsabhängige Zunahme der Scherkräfte am vaskuären Endothel mit konsekutiv vermehrter Freisetzung von NO,
- des Durchflusses im Unterarm mittels venöser Verschlussplethysmographie nach intraarterieller Gabe von Acetylcholin oder Glycerolnitrat,
- der Hautdurchblutung mittels Laserdoppler nach iontophoretischer Applikation von Acetylcholin,
- der Dilatation von Handvenen mittels Plethysmographie nach Applikation von Acetylcholin.

Störfaktoren für die Messung der flussabhängigen Dilatation und die Interpretation der Ergebnisse sind die Raumtemperatur, die Tageszeit, Genussmittel aller Art (Kaffee, Tee, Nikotin) und vasoaktive Medikamente (ACE-Hemmer, β-Blocker etc.).

Die Endothelabhängigkeit der Dilatation kann durch Blockade der NO-Wirkung mittels N-Monomethyl-2-Arginin (L-NMMA) nachgewiesen werden, während die nicht endothelabhängige Dilatation nach sublingualer Verabreichung eines Nitropräparates erfasst werden kann.

Mit Hilfe dieser Verfahren sieht man bei Patienten mit Typ-1-Diabetes eine beeinträchtigte endothelabhängige Vasodilatation in den Widerstandsgefäßen des Unterarms, im Stromgebiet der A. brachialis sowie in der Mikrozirkulation. Diese Befunde korrelieren mit der Qualität der Stoffwechselkontrolle (Blutglukose, LDL-Cholesterol, Gesamt-Cholesterin, Homozystein), der Dauer der Erkrankung und dem Ausmaß der Mikroalbuminurie. Nach Senkung der Plasmakonzentration von Glukose, Gesamtcholesterin und LDL, aber auch nach Gabe von Folat wurde eine Besserung der endothelabhängigen Vasodilatation beobachtet.

> **Eine gleichartige Beeinträchtigung der endothelabhängigen arteriellen Vasodilatation findet sich bei Patienten mit metabolischem Syndrom, Typ-2-Diabetes sowie bei ihren noch normoglykämischen Verwandten ersten Grades und bei Patienten mit Übergewicht.**

Den Störungen der endothelabhängigen Durchblutung in der A. brachialis (FMD) entsprechen jene der Koronararterien (prädiktiver Wert 95%). Sie finden sich bei Diabetikern früher als bei gefäßkranken Nichtdiabetikern.

23.3 Gerinnung

Die endotheliale Dysfunktion des Diabetikers wird von einer veränderten Synthese und Freisetzung prokoagulatorischer und antikoagulatorischer Substanzen begleitet (Cosentino u. Lüscher 1998; Di Mario u. Pugliese 2001). Es resultiert ein prokoagulatorischer Zustand mit verminderter Fibrinolyse.

Eine erhöhte Plasmakonzentration von Fibrinogen und eine beeinträchtigte Degradierung seines Glykosylierungsproduktes durch Plasmin sowie der zugunsten des Inhibitors verschobene Quotient tPA (Gewebsplasminogen-Aktivator)/ PAI (Plasminogenaktivator-Inhibitor) begünstigen ebenso wie aktivierte Thrombozyten die Koagulabilität zusätzlich (▶ s. Kap. 31).

23.4 Extrazelluläre Matrix und Adhäsionsmoleküle

Extrazelluläre Matrix. Das vaskuläre Endothel besitzt gegenüber Makromolekülen und Zellen eine Barrierefunktion, die durch eine funktionell intakte Basalmembran, die extrazelluläre Matrix, unterstützt wird. Ihre Hauptkomponenten sind Kollagen, Fibronektin, Laminin, Thrombospondin, Tenascin und Osteopontin. Diese interagieren über Integrine mit benachbarten Zellen (Baumgartner-Parzer u. Waldhäusl 2001). Ein Hauptbindungspartner ist Fibronektin, das auch bei migrierenden Zellen und bei vaskulärem Remodeling als Substrat dient.

Charakteristischerweise findet sich bei Diabetikern eine verstärkte Ablagerung von Komponenten der extrazellulären Matrix in der Basalmembran aller Gefäßgebiete, vor allem in den Kapillaren von Niere und Retina (Lorenzi u. Gerhardinger 2001). Die vermehrte Verfügbarkeit von extrazellulärer Matrix, z. B. von Fibronektin, führt, gekoppelt mit einer erhöhten Integrinexpression, zu einer gesteigerten Adhäsion von migrierenden Zellen und stimuliert die Endothelzellproliferation. Pathophysiologisch relevant für die beschriebenen Abläufe ist die Hyperglykämie. Sie stimuliert die endotheliale Synthese von Komponenten der extrazellulären Matrix und moduliert ihre Funktionsweise sowie proteolytische Degradierbarkeit u. a. durch nichtenzymatische Glykierung.

Adhäsionsmoleküle. Die an der Oberfläche der Endothelzellen lokalisierten Adhäsionsmoleküle vermitteln den Kontakt mit spezifischen Liganden der im Blutstrom an der Gefäßwand entlanggleitenden Leukozyten und Monozyten. Die begleitende »Adhäsion« von Leukozyten an das vaskuläre Endothel ist ein schrittweiser Prozess. Er wird von einem abgestimmten Zusammenspiel von Selektinen, Integrinen und Molekülen der Immunglobulinsuperfamilie, die ihrerseits von Zytokinen und Chemokinen getriggert werden, begleitet. Die Abfolge der in die transendotheliale Zellmigration eingebundenen Rearran-

Tabelle 23.3. Endotheliale Adhäsionsmoleküle und korrespondierende Liganden/Rezeptoren

Molekül	Superfamilie	Liganden/Receptoren
ICAM-1, CD 54	Immunglobulin	LFA-1, (CD 18/11a), MAC-1, CD 43 Rhinovirus, Pl. falciparum infizierte Erythrozyten
ICAM-2	Immunglobulin	ß2- und α-Integrine, LFA 1
VCAM-1	Immunglobulin	Integrin α4β1 (VLA-4), α4β7
PECAM-1, CD 31	Immunglobulin	Homophile Bindung
LFA-3, CD 58	Immunglobulin	CD 2
Cell-CAM 105	Immunglobulin	Calmodulin
E-Selectin, ELAM-1	Selektin	Sialyl-Lewis
P-Selectin, CD 62P	Selektin	Sialyl-Lewis
Integrin α6ß4	Integrin	Laminin
α**vß3,** CD 51, CD 61	Integrin	Vitronektin, Fibrinogen, vWF, Thrombospondin, Fibronektin, Kollagen
VLA-2, α2ß1	Integrin	Kollagen
VE-Cadherin	Cadherin	Homophile Bindung
GP Ib	„leucine rich repeat family"	vWF, Thrombin
CD 36	Orphan	Thrombospondin

gements der Adhäsionsmolekülexpression (PECAM, Occludin, Connexin, Integrine, Cadherine) ist komplex und bislang nur teilweise charakterisiert (Imhof u. Dunon 1997).

Die Plasmakonzentration von Adhäsionsmolekülen (Tabelle 23.3) ist bei Diabetikern erhöht. Dafür werden vor allem die Hyperglykämie, AGE-Produkte und assoziierte metabolische Faktoren verantwortlich gemacht (Fasching et al. 1996). Dies gilt vor allem für die Immunglobulin-Superfamile (ICAM-1, VCAM-1, PECAM-1) und die Selektinfamilie (ELAM-1, P-Selektin). Ihre erhöhten Plasmakonzentrationen reflektieren nicht nur die erhöhte Synthese und Bindung an Zelloberflächen, sondern auch die vermehrte Ablösung durch Proteasen (»shedding«).

Ebenso wie bei anderen Indikatoren (vWF, Zytokinen wie TNF-α, IL-6 sowie C-reaktivem Protein) werden gesteigerte Plasmakonzentrationen von Adhäsionsmolekülen auch als Indikatoren einer endothelialen Schädigung bzw. Dysfunktion interpretiert (El Hadd et al. 1999).

> Die endotheliale Dysfunktion bei Diabetes mellitus ist charakterisiert durch eine
> - gesteigerte Produktion und verminderte proteolytische Degradierbarkeit der extrazellulären Matrix und ihrer Einzelkomponenten,
> - Verdickung der Basalmembran in allen Gefäßgebieten einschließlich Niere und Retina,
> - erhöhte Plasmakonzentration löslicher Adhäsionsmoleküle,
> - erhöhte Oberflächenexpression von Adhäsionsmolekülen an Endothelzellen mit entsprechender Begünstigung der Adhäsion und Transmigration von Leukozyten.
>
> Inwieweit zirkulierende Adhäsionsmoleküle neben ihrer Rolle als Surrogatmarker auch biologisch relevante Funktionen haben ist ungewiss.

23.5 Endothelrelevante biochemische Veränderungen

Die Ausprägung diabetischer Folgekrankheiten hängt vom Ausmaß der Hyperglykämie und der begleitenden metabolischen Veränderungen ab (Di Mario u. Pugliese 2001). Dazu gehören die Aktivierung der Proteinkinase C und des Sorbitolstoffwechsels, die Bildung von Endprodukten der enzymatischen Glykierung (AGE, »advanced glycation end products«) sowie Veränderungen des Redoxpotentials. Dementsprechend wurde gezeigt, dass eine gute Blutglukosekontrolle die Entstehung und Progression mikrovaskulärer Komplikationen hemmt (s. Kap. 22).

Proteinkinase C (PKC). PKC ist eine Familie von 12 multifunktionalen Isoenzymen, die durch Ca^{2+}, Diacylglycerol und Phosphatidylserin aktiviert werden (Idris et al. 2001). Auf der Basis unterschiedlicher Struktur- und Aktivierungsmechanismen werden »klassische«, »neue« und »atypische« Isoformen unterschieden, die gewebsspezifisch exprimiert werden. Die durch Glukose induzierte De-novo-Synthese von Diacylglycerol und die kontinuierliche isozymselektive PKC-Aktivierung (z. B. PKC-ß) werden als Schlüsselprozesse der Mikro- und Makroangiopathie angesehen. So werden u. a. die erhöhte Produktion von Endothelin-1 und von Komponenten der extrazellulären Matrix sowie die gesteigerte Adhäsion von Monozyten an das vaskuläre Endothel auf PKC- bzw. PKC/NFκB-abhängige Mechanismen zurückgeführt. Desgleichen dürften der PKC-mediierten Phosphorylierung von Zytoskelettproteinen und Adhäsionsmolekülen sowie der Modulation der NO-Synthase maßgebliche Rollen bei der durch Hyperglykämie bedingten Hyperpermeabilität des vaskulären Endothels zukommen.

Sorbitolstoffwechsel. Intrazellulär überhöhte Glukosekonzentrationen begünstigen die Sorbitbildung durch Aktivierung der Aldosereduktase. Die dadurch bedingte Akkumulation von Sorbit und Fruktose reicht aber nicht aus, die diabetesassoziierten vaskulären und neuropathischen Veränderungen zu erklären.

Nichtenzymatische Glykierung. Untrennbar mit der Hyperglykämie verbunden sind Endprodukte der nichtenzymatischen Glykierung (AGE), die die Struktur und biologische Funktion von Proteinen, Lipiden und Nukleinsäuren verändern (s. Kap. 22). Diese Veränderungen resultieren in endothelialer Dysfunktion und begünstigen die Entstehung der diabetischen Mikroangiopathie in renalen Glomeruli, eine Verdickung der Basalmembran und die Entwicklung der Atherosklerose.

Die Interaktion von AGE-Produkten mit spezifischen, bei Diabetes verstärkt auf vaskulären

Zellen exprimierten Rezeptoren (RAGE, AGE-R1, AGE-R2, AGE-R3 bzw. Galectin) führt an Endothelzellen in vitro zu oxidativem Stress. Daran beteiligt sind p21ras- und MAP-Kinase-enthaltende Signalketten sowie dadurch bedingt eine verstärkte Aktivierung des redoxsensitiven Transkriptionsfaktors NFκB. Das Ergebnis ist eine Erhöhung der Produktion von Endothelin-1, VCAM-1, TF und Thrombomodulin sowie eine verminderte intrazelluläre Verfügbarkeit von Antioxidantien. Im Terminalstadium ist bei diabetischen Spätkomplikationen die Plasmakonzentration von AGE bis zu 100-fach, die AGE-Konzentration in »fatty streaks«, Makrophagen und glatten Muskelzellen ebenfalls deutlich, wenn auch weniger stark erhöht.

> Die pathophysiologische Wirkung der Hyperglykämie beruht auf einer gesteigerten
> - Aktivierung der Proteinkinase C,
> - Bildung von Produkten der nichtenzymatischen Glykierung (AGE),
> - Veränderungen des Redoxpotentials,
> - Bildung von Sorbitol (in vaskulärem Gewebe nur von untergeordneter Bedeutung).

23.6 Oxidativer Stress

Dem »Sauerstoffparadoxon« entsprechend sind höhere Organismen sauerstoffabhängig, aber auch O_2-gefährdet. Diese »Schattenseite« des Sauerstoffes ist chemisch bedingt, da Sauerstoff infolge ungepaarter Elektronen in der äußeren Valenzschale zu einem freien (Bi-) Radikal wird.

Neben dem Superoxidanion werden noch andere freie Radikale wie das Hydroxylradikal HO• und die Lipidradikale NO•, LO•, LOO••, aber auch Nichtradikale wie Wasserstoffperoxid H_2O_2, $HOCl^-$ oder $ONOO^-$, das aus $O_2^{\bullet -}$ und $NO^{\bullet}$ entsteht, in der Gruppe der ROS (»reactive oxygen species«) zusammengefasst.

Oxidativer Stress beschreibt einen Zustand, in dem die körpereigenen antioxidativen und Reparaturmechanismen nicht ausreichen, oxidative Schädigungen zu verhindern. Ein solcher, durch hohe ROS-Konzentrationen bedingter Zustand modifiziert nicht nur chemisch Lipide, Kohlenhydrate und DNA, sondern verändert in den meisten Fällen auch deren Funktion (pathologischer oxidativer Stress). Diese Veränderungen sind u. a. auch endothelrelevant (Spitaler u. Graier 2002).

Klinisch dürfte einer gesteigerten Produktion von ROS bzw. einem verminderten antioxidativen Potential bei Hyperglykämie große Bedeutung für die Entstehung von Endothelschäden im Rahmen des diabetischen Spätsyndroms zukommen. Wesentliche Ursachen dafür sind
- die Autooxidation von D-Glukose,
- die Glykierung von Proteinen und Lipoproteinen sowie
- die Bildung von AGE bzw. deren Interaktion mit RAGE.

Relevante vaskuläre Zielstrukturen von ROS sind u. a. »small G-proteins« (Rho, Rac, CDC42), das Zytoskelett, Kinasen (PKC, Serin/Threonin-Proteinkinasen wie MAPKs oder Akt-Kinase), Matrixmetalloproteinasen (MMPs), Ionenkanäle und sog. »Redoxsensitive Transkriptionsfaktoren« wie NFκB, AP-1 etc. (Baynes u. Thorpe 1999; Spitaler u. Graier 2002). Antioxidantien wie Glutathion, Na-Acetylcystein oder α-Liponsäure können in vitro und auch tierexperimentell unterschiedliche diabetesassoziierte Phänomene (hyperglykämieinduzierte Apoptose, reduzierter kapillärer Blutfluss oder gesteigerte Plasmakonzentration von Adhäsionsmolekülen) normalisieren. Die klinische Bedeutung der Manipulation derartiger Surrogatmarker für die endotheliale Dysfunktion bleibt jedoch offen.

> Diabetes mellitus ist gekennzeichnet durch eine z. T. durch Hyperglykämie bedingte erhöhte Bildung von freien Radikalen und oxidativem Stress sowie die Verminderung des antioxidativen Potenials. Die klinische Bedeutung der Beeinflussung von Surrogatmarkern durch Glukose für das Endothel ist jedoch unklar.

23.7 Apoptose

Apoptose ist eine wichtige Form des programmierten Zelltodes und wird als aktiver Zelltod dem »zufälligen« Zelltod, der Nekrose, gegenübergestellt (Baumgartner-Parzer 1996; Rössig et al. 2001). Der apoptotische Prozess ist charakterisiert durch ein Schrumpfen der Zelle, ein »blebbing« (Kräuseln) der Zellmembran, eine Kondensation des Chromatins und eine Fragmentierung der DNA. Zytokine, ROS und das proatherogene diabetische Milieu aktivieren das vaskuläre Endothel und wirken proapoptotisch. Dieser Prozess ist u. a. für mikrovaskuläre (diabetische Retinopathie) als auch für makrovaskuläre (Atherosklerose) Gefäßschäden bei Diabetes mellitus von pathophysiologischer Relevanz.

Neben der Hyperglykämie (Lorenzi u. Gerhardinger 2001) besitzen auch andere atherogene Risikofaktoren – wie oxidiertes und glykiertes LDL, erhöhte Konzentrationen an freien Fettsäuren, Homocystein und TNF-α – proapoptotische Wirkungen an Endothelzellen (Abb. 23.2). Auch hohe NO-Konzentrationen dürften über die Bildung von Peroxynitrit proapoptotisch und gefäßschädigend wirken. Umgekehrt können »vasoprotektive« Faktoren wie Antioxidantien, laminarer Fluss oder physiologische Konzentrationen von NO die Apoptose in Endothelzellen inhibieren.

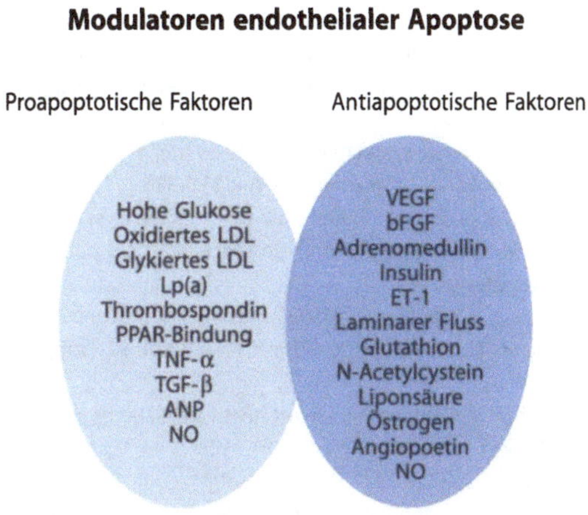

Abb. 23.2. Modulation der endothelialen Apoptose durch pro- und antiapoptotische Faktoren

Atherosklerotische Gefäßregionen zeigen eine gesteigerte endotheliale Apoptose sowie einen erhöhten Endothelzellturnover. Der Apoptose von Endothelzellen dürfte auch eine entscheidende Rolle bei der Ruptur atherosklerotischer Plaques zukommen; sie kann dadurch zur Thrombusbildung beitragen (► s. Kap. 21).

In retinalen Gefäßen bei Diabetikern wurde eine gesteigerte Apoptoserate von Perizyten und Endothelzellen beobachtet (Lorenzi u. Gerhardinger 2001). Der folgende Perizytenausfall (»pericyte drop out«) und eine begleitende regionale Ischämie, die als eigentliche Ursache für die Freisetzung von Wachstumsfaktoren (VEGF, IGF) und die damit verbundene Angiogenese (proliferative Retinopathie) angesehen wird, sind die Basis für die Entwicklung einer diabetischen Retinopathie (► s. Kap. 24).

> Die Apoptose, eine Form des programmierten Zelltodes, ist für die diabetische Angiopathie von pathophysiologischer Relevanz. Retinale Gefäße von Diabetikern und atherosklerotische Plaques weisen erhöhte Apoptoseraten vaskulärer Zellen auf.

23.8 Kernaussagen für die Praxis

Die mit Diabetes assoziierte endotheliale Dysfunktion ist facettenreich und geht mit funktionellen Veränderungen des Gefäßendothels einher. Sie ist gekennzeichnet durch eine verminderte endothelgesteuerte arterielle Dilatation, eine erhöhte Permeabilität der Gefäßwand und einen präkoagulatorischen Zustand. Diese Defektsituation wird von zahlreichen biochemischen Veränderungen begleitet, die möglicherweise als Surrogatmarker einer endothelialen Dysfunktion dienen können. Dazu gehören erhöhte Plasmakonzentrationen von Adhäsionsmolekülen (ICAM-1, VCAM-1, PECAM-1) sowie von Zytokinen (TNF-α, IL-6) und C-reaktivem Protein.

Die Charakterisierung der zugrundeliegenden molekularen Mechanismen ist jedoch nach wie vor lückenhaft. Das gilt auch für verfügbare therapeutische Ansätze, die im wesentlichen auf eine Verminderung des oxidativen Stresses durch Antioxidantien, die Inaktivierung einzelner PKC-Isoenzyme sowie die Hemmung der nichtenzymatischen Glykierung und der Aldosereduktase abzielen. Keinem dieser experimentellen Ansätze war jedoch bisher ein entscheidender therapeutischer Erfolg beschieden.

Literatur

Balletshofer BM, Rittig K, Stock J, Häring HU (2003) Indikatoren einer beginnenden Atherosklerose: Erfassung der endothelialen Dysfunktion mittels hochauflösendem Ultraschall. Ultraschall in Med 24: 153–161

23

Baumgartner-Parzer S, Waldhäusl W (2001) The endothelium as metabolic and endocrine organ: its relation with insulin resistance. Exp Clin Endocrinol Diabetes 109, Suppl 2: 166–179

Baumgartner-Parzer SM (1996): Apoptose – der programmierte Zelltod. Wien Klin Wochenschr 108: 311–320

Baynes JW, Thorpe SR (1999) Role of oxidative stress in diabetic complications: a new perspective an old paradigm. Diabetes 48: 1–9

Cosentino F, Lüscher TF (1998) Endothelial dysfunction in diabetes mellitus. J Cardiovasc Pharmacol. 32 (Suppl 3): S54–61

Chaudhuri A (2002) Vascular reactivity in diabetes mellitus. Current Diabetes Reports 2: 305–310

Di Mario U, Pugliese G (2001) 15th Golgi lecture: From hyperglycemia to the dysregulation of vascular remodelling in diabetes. Diabetologia 44: 674–692

El Hadd TA, Kennedy G, Hill A et al (1999) Abnormal markers of endothelial cell activation and oxidative stress in children, adolescents and young adults with type-1-diabetes with no clinical vascular disease. Diabetes Metab Rev 15: 405–411

Fasching P, Veitl M, Rohac M et al (1996) Elevated concentrations of circulating adhesion molecules and their association with microvascular complications in insulin-dependent diabetes mellitus (IDDM). J Clin Endocrinol Metab 81: 4313–4317

Ferri C, Pittoni V, Piccoli A et al (1995) Insulin stimulates endothelin-1 secretion from human endothelial cells and modulates its circulating levels in vivo. J Clin Endocrinol Metab 80: 829–835

Hopfner RL, Gopalakrishnan V (1999) Endothelin: emerging role in diabetic vascular complications. Diabetologia 42: 1383–1394

Idris I, Gray S, Donnelly R (2001) Proteinkinase C activation: isozyme-specific effects on metabolism and cardiovascular complications in diabetes. Diabetologia 44: 659–673

Imhof BA, Dunon D (1997) Basic mechanism of leukocyte migration. Horm Metabol Res 29: 614–621

Lopes-Virella MF, Virella G (1996) Cytokines, modified lipoproteins and arteriosclerosis in Diabetes. Diabetes 45 (Suppl 3): S40–44

Lorenzi M, Gerhardinger C (2001) Early cellular and molecular changes induced by diabetes in the retina. Diabetologia 44: 791–804

Pieper G (1998) Review of alterations in endothelial nitric oxide production in diabetes. Hypertension 31: 1047–1060

Pieper GM, Dembny K, Siebeneich W (1998) Long-term treatment in vivo with NOX-101, a scavenger of nitric oxide, prevents diabetes-induced endothelial dysfunction. Diabetologia 41: 1220–1226

Pinkney JH, Stehouwer CDA, Coppack SW, Yudkin JS (1997) Endothelial dysfunction: Cause of the insulin resistance syndrome. Diabetes 46 (Suppl 2):S9–12

Rössig L, Dimmeler S, Zeiher AM (2001) Apoptosis in the vascular wall and atherosclerosis. Basic Research in Cardiology 96: 11–22

Spitaler MM, Graier WF (2002) Vascular targets of redox signalling in diabetes mellitus. Diabetologia 45: 476–494

Steinberg HO, Baron AD (2002) Vascular function, insulin resistance and fatty acids. Diabetologia 45: 623–624

Takahashi M, Ikeda U, Masuyama JI et al (1996) Nitric oxide attenuates adhesion molecule expression in human endothelial cells. Cytokine 8: 817–821

Taylor AA (2001) Pathophysiology of hypertension and endothelial dysfunction in patients with diabetes mellitus. Endocrinol Metab Clin North Am 30: 983–997

Tooke JE, Goh KL (1998) Endotheliopathy precedes type-2-diabetes. Diabetes Care 21: 2047–2048

Wagner OF, Christ G, Wojta J et al (1992) Polar secretion of endothelin-1 by cultured endothelial cells. J Biol Chem 267: 16066–16068

Diabetes und Auge

M. Stur

Häufige Begleiter des Diabetes mellitus sind Augenkomplikationen. Sie präsentieren sich als

- reversible funktionelle Sehverschlechterung infolge einer osmotisch bedingten Änderung des Brechungsindex der Augenlinse bei stärkeren Konzentrationsschwankungen der Blutglukose,
- diabetische Retinopathie,
- diabetische Katarakt oder als
- primäres bzw. sekundäres Glaukom.

24.1 Diabetische Retinopathie

Die diabetische Retinopathie ist eine mikrovaskuläre Erkrankung der Retina und nach wie vor für 80% der Erblindungen bei Diabetikern verantwortlich. Dies gilt auch für die entwickelten Länder. Die diabetische Retinopathie bleibt klinisch lange Zeit symptomlos. Sie tritt bei Typ-1-Diabetikern scheinbar später im Krankheitsverlauf auf als bei Typ-2-Diabetikern, erreicht aber häufiger ein proliferatives Stadium. Für ihre Entstehung kommt neben der Hyperglykämie auch der Hypertonie (The Diabetes Control and Complikation Trial Research Group 1995, UK Prospektive Diabetes StudyGroup 1998a,b) eine besondere Rolle zu. Irreversible Sehverschlechterungen infolge einer diabetischen Makulopathie finden sich hingegen häufiger bei Typ-2- als bei Typ-1-Diabetikern. Die Prävalenz der diabetischen Retinopathie kann bei schlechter metabolischer Kontrolle 15–20 Jahre nach Krankheitsbeginn 95%, die der Makulopathie 15% erreichen. Bei Typ-2-Diabetes findet sich jedoch bereits bei Diagnosestellung bei 20% der Patienten eine diabetische Retinopathie, deren Häufigkeit mit dem Alter der Patienten sowie der Krankheitsdauer weiter zunimmt und regelmäßige Funduskontrollen unverzichtbar macht.

Wichtig ist der Nachweis der Diabetic Retinopathy Study (DRS), dass eine panretinale Photokoagulation mit Xenon- oder Argon-Laser die Erblindungsrate bei proliferativer diabetischer Retinopathie um 50% reduzieren kann (The Diabetes Retinopathy Study Research Group 1976). Seit 1976 ist daher die Laserkoagulation das Mittel der Wahl zur Behandlung der proliferativen diabetischen Retinopathie. In ähnlicher Weise wurde in der ETDR-Studie (Early Treatment of Diabetic Retinopathy Study) multizentrisch die Effizienz einer frühzeitig durchgeführten Photokoagulation nachgewiesen. Dies gilt vor allem für die rechtzeitige Laserkoagulation eines Netzhautödems im Bereich der Makula, die den Visusverlust deutlich vermindert. Zudem wurde gezeigt, dass eine milde, lockere panretinale Photokoagulation die Progredienz einer schweren nichtproliferativen Retinopathie statistisch, nicht jedoch im Einzelfall deutlich reduziert (Early Treatment Diabetic Retinopathy Study Research Group 1991a). Dies gilt auch für die Behandlung persistierender Glaskörperblutungen mittels Vitrektomie (The Diabetic Retinopathy Vitrectomy Study Research Group 1990).

> **Hyperglykämie und Hypertonie sind die Hauptverursacher der diabetischen Retinopathie. Ihrer Früherkennung kommt große Bedeutung zu, da nur eine rechtzeitige und ausreichende Laserbehandlung das mit einer fortgeschrittenen diabetischen Retinopathie verbundene Erblindungsrisiko um 50% reduziert.**

24.1.1 Epidemiologie

Zuverlässige Daten über die Inzidenz und Prävalenz der diabetischen Retinopathie wurden durch die Wisconsin Epidemiologic Study of Diabetes Retinopathy (WESDR) mit Hilfe der 7-Felder-Stereofundusphotographie erhoben. Dabei zeigten

- 20% aller Typ-1-Diabetiker nach 5 Jahren und 100% nach 20 Jahren Diabetesdauer eine diabetische Retinopathie. Eine proliferative Retinopathie fand sich hingegen bei 40–60% aller Patienten mit einer Diabetesdauer von 20–30 Jahren. Der Schweregrad der diabetischen Retinopathie korrelierte mit der Diabetesdauer, dem HbA1c, der Proteinurie und dem diastolischen Blutdruck (Klein et al. 1984a).
- 20% der Typ-2-Diabetiker schon zum Zeitpunkt der Diagnosestellung des Diabetes eine Retinopathie. Dies weist darauf hin, dass Typ-2-Diabetiker entweder schon lange vor der Diagnose erkrankt sind (wahrscheinlich) oder dass auch eine prädiabetische pathologische Glukosetoleranz eine Retinopathie auslösen kann (weniger wahrscheinlich). Die Häufigkeit einer diabetischen Retinopathie stieg nach 20-jähriger Erkrankung auf 75% bei nichtinsulinbehandelten Patienten und bis 85% bei insulinbehandelten Patienten. Eine proliferative di-

abetische Retinopathie zeigte sich aber nur bei 15% der nichtinsulinbehandelten und bei 25% der insulinbehandelten Typ-2-Diabetiker. Der Schweregrad der Retinopathie korrelierte mit den gleichen Parametern wie bei Typ-1-Diabetikern und zusätzlich mit einem jüngeren Alter bei Diabetesmanifestation, der Dauer einer Insulintherapie und einem niedrigererem Körpergewicht (Klein et al. 1984b).

- Typ-1- und Typ-2-Diabetiker gleich häufig eine diabetische Makulopathie, die jedoch bei Typ-2-Diabetikern 4-mal häufiger zu einer bleibenden Visusreduktion führte (Klein et al. 1984c). Dabei hat die trockene Makulopathie eine schlechtere Prognose als die feuchte.

Zudem wurde beobachtet, dass eine optimale Diabeteseinstellung bei niedrigem Blutdruck und normaler Nierenfunktion das Auftreten einer Retinopathie verzögert (Klein et al. 1998) und eine durch intensivierte Insulintherapie optimierte Stoffwechsellage nicht nur die Inzidenz der Retinopathie um 76% reduziert, sondern bei 47% der Patienten auch die Progredienz einer nichtproliferativen Retinopathie verlangsamen kann (The Diabetes Control and Complication Trial Research Group 1995). Prinzipiell gleichartige Beobachtungen wurden auch bei Typ 2 Diabetikern gemacht (UK Prospektive Diabetes Study Group 1998b). Zudem wurde die Beobachtung bestätigt, dass eine zu rasche Absenkung des HbA1c eine diabetische Retinopathie – wenn auch meist vorübergehend – verschlechtern kann (Early worsening of diabetic retinopathy in the Diabetes Control and Complication Trial 1998). Diese Beobachtungen unterstreichen die Bedeutung einer optimalen Diabetestherapie ab Krankheitsbeginn.

Die diabetische Retinopathie ist bei Typ-2-Diabetes häufig schon bei Diagnosestellung nachweisbar, jedoch bei Typ-1-Diabetes erst nach mehrjährigem Krankheitsverlauf. Der Schweregrad der diabetischen Retinopathie korreliert jeweils mit Diabeteseinstellung, Diabetesdauer, Blutdruck, Neuropathie und Nephropathie.

24.1.2 Pathophysiologie

Die diabetische Retinopathie verläuft ebenso wie die Makulopathie lange Zeit klinisch symptomlos und beginnt mit einer Degeneration der Perizyten. Dadurch entstehen an den Kapillarwänden sackartige Ausweitungen, die sog. »Mikroaneurysmen«. Später finden sich aufgrund der Schädigung der Kapillarendothelien ein Ödem der Netzhaut, intraretinale Blutungen und Lipidablagerungen (»harte Exsudate«; Antcliff u. Marshall et al. 1999). Bei fortschreitender Schädigung treten fokale und diffuse Kapillarverschlüsse auf (Early Treatment Diabetic Retinopathy Study Research Group 1991b). Im peripapillären Bereich entstehen bei fokalen Kapillarverschlüssen deutlich sichtbare Mikroinfarkte in der Nervenfaserschicht, die wegen ihres Aussehens als »weiche Exsudate« oder »Cotton-wool-Herde« bezeichnet werden.

Ist ein Großteil der Netzhaut von Kapillarausfällen betroffen, so werden – durch Produktion angiogenetischer Substanzen in hypoxämischen Netzhautarealen – epiretinale und epipapilläre Gefäßneubildungen induziert. Letztere können Blutungen in den Glaskörperraum verursachen und eine plötzliche Sehverschlechterung auslösen (Chiarelli et al. 2000; Vinores et al. 1997). Die fortschreitende Proliferation der Gefäßneubildungen erzeugt schließlich durch Schrumpfung eine Traktionsablatio, die unbehandelt zur Erblindung führt (Moss et al. 1988). Die Ischämie kann Gefäßneubildungen nicht nur im Bereich der Netzhaut, sondern auch an der Iris hervorrufen und dadurch die Entstehung eines Sekundärglaukoms begünstigen. Diese fortgeschrittene Form der diabetischen Augenerkrankung findet sich vor allem bei Patienten mit längerfristiger unbefriedigender Stoffwechselkontrolle und ist meist mit anderen diabetischen Folgeerkrankungen assoziiert (Parving et al. 1988; Rand et al. 1985). Eine normnahe Stoffwechselkontrolle, die Senkung eines erhöhten Blutdruckes und der Nikotinverzicht sind wirksame Maßnahmen, um das Auftreten einer Retinopathie und deren Progression zu verhindern oder zu verzögern (Klein et al. 1998; The Diabetes Control and Complikation Trial Research Group 1995; UK Prospektive Diabetes Study Group 1998a).

24.1.3 Klassifikation

Basis der Klassifikation der Netzhautveränderungen bei diabetischer Retinopathie ist die Verwendung einer standardisierten Untersuchungstechnik, der Stereofundusphotographie genau definierter Netzhautareale (N=7), die anhand von Referenzbildern standardisiert ausgewertet werden (»Airlie House«-Klassifikation).

Für wissenschaftliche Studien wird eine detaillierte Stadieneinteilung verwendet (Tabelle 24.1; Early Treatment Diabetic Retinopathy Study Research Group 1991b). Für die klinische Praxis ist hingegen eine vereinfachte Stadieneinteilung ausreichend (Tabelle 24.2).

> Die diabetische Retinopathie verläuft in typischen Stadien. Die Perfusionsstörungen in der Netzhautperipherie führen zu Vasoproliferationen, während die Makulopathie vor allem durch ein Netzhautödem mit Lipidablagerungen gekennzeichnet ist.

Tabelle 24.1. Stadieneinteilung der diabetischen Retinopathie: AIRLIE House Klassifikation.

Stadium 10	Keine Retinopathie
Stadium 15	Nur Punktblutungen
Stadium 20	Nur Mikroaneurysmen (MA) und/oder Punktblutungen oder vereinzelte weiche Exsudate ohne Mikroaneurysmen
Stadium 35	MA und ein oder mehrere intraretinale Blutungen, harte Exsudate (= intraretinale Lipidablagerungen), fragliche weiche Exsudate, fragliche intraretinale mikrovaskuläre Anomalien (IRMA) mit Hypertrophie von Kapillaren am Rande fokaler Kapillarausfälle, fragliche Veneneinschnürungen, erkennbare Venenschleifen
Stadium 43	MA und deutlich erkennbare weiche Exsudate (= Mikroinfarkte der inneren Netzhautschichten) oder deutlich erkennbare IRMA
Stadium 47	wie 43, aber zusätzlich ein oder mehrere deutlich erkennbare weiche Exsudate (= Mikroinfarkte der inneren Netzhautschichten) und/oder deutlich erkennbare IRMA und/oder Veneneinschnürungen, aber weniger als im Stadium 53
Stadium 53	MA und intraretinale Blutungen mehr als Stadium 20, deutlich erkennbare Venenschleifen in 2 Quadranten und/oder IRMAs in der mittleren Peripherie in allen 4 Quadranten und mehr als Stadium 35 in mindestens 2 Quadranten
Stadium 61	epiretinale Fibrose, beginnende epiretinale Proliferationen
Stadium 65	beginnende Vasoproliferationen auf der Papille oder weniger als ein Papillendurchmesser (PD) von der Papille entfernt und/oder epiretinale Vasoproliferationen und/oder Glaskörperblutungen, aber weniger als Stadium 70
Stadium 71	DRS-HRC („diabetic retinopathy study high risk characteristics") sind charakterisiert durch eine oder mehrere epiretinale Vasoproliferationen, die größer als ein halber PD sind, und gleichzeitige Glaskörperblutungen sowie durch Vasoproliferationen auf der Papille oder weniger als 1 PD von der Papille entfernt, mit oder ohne Glaskörperblutung
Stadium 75	ausgeprägte epipapilläre Proliferationen mit präretinalen und/oder intravitrealen Blutungen
Stadium 81	fortgeschrittene proliferative diabetische Retinopathie, Retina teilweise nicht beurteilbar, Makula anliegend
Stadium 85	fortgeschrittene proliferative Retinopathie, Retina am hinteren Pol nicht beurteilbar oder Makula abgehoben
Stadium 90	Augen, deren Retinopathie nicht beurteilt werden kann, weil eine dichte Glaskörperblutung, eine Phthisis bulbi oder ein Zustand nach Enukleation wegen Komplikationen im Rahmen einer diabetischen Retinopathie vorliegt

24.1.4 Früherkennung und Untersuchungsmethoden

Die Genauigkeit der Klassifikation einer diabetischen Retinopathie, die prinzipiell bei erweiterter Pupille erfolgen sollte, hängt von der verwendeten Untersuchungsmethode ab (Übersicht 24.1). Methoden ohne Photodokumentation haben den Nachteil, dass sie von der Erfahrung und dem Aufmerksamkeitsgrad des Untersuchers abhängen (Kinyoun et al. 1989).

Während für die wissenschaftliche Dokumentation die 7-Felder-Stereofundusphotographie die Methode der Wahl ist, eignet sich für die Screeninguntersuchung der Augen bei Diabetikern sowohl die direkte Ophthalmoskopie (Übersicht 24.1) als auch die 45°-Weitwinkelfundusphotographie (Henricson et al. 1996). Wird dabei eine diabetische Retinopathie gefunden, sollte vom Augenarzt zur Stadieneinteilung an der Spaltlampe biomikroskopiert werden. Die weiteren Kontrollabstände hängen vom Ausmaß der festgestellten Retinopathie ab. Wenn der Verdacht auf eine proliferative Retinopathie besteht (kleine Glaskörperblutungen, ausgeprägte präproliferative Veränderungen), biomikroskopisch aber noch keine Proliferationen gefunden werden, ist eine Fluoreszenzangiographie indiziert. Dies gilt auch, wenn bei der biomikroskopischen Untersuchung ein Netzhautödem im Bereich der Makula gefunden wird (Tabelle 24.2).

Die Fluoreszenzangiographie ist eine invasive Untersuchungsmethode. Sie sollte nicht routinemäßig, sondern nur bei schwerer nichtpro-

Tabelle 24.2. Klinisches Bild, Stadieneinteilung der diabetischen Retinopathie und notwendige Kontrollintervalle (nach Hammes et al. 2000)

1.0	**Diabetische Retinopathie**	**Kontrollintervall**
1.1	Nichtproliferativ (Airlie-House-Stadium 15–53) **mild** (Mikroaneurysmen) **mäßig** (Mikroaneurysmen, vereinzelt intraretinale Blutungen, perlschnurartige Venen) **schwer** (früher präproliferativ), „4-2-1"-Regel (zahlreiche Mikroaneurysmen in 4 Quadranten oder neue perlschnurartige Venen in 2 Quadranten oder intraretinale mikrovaskuläre Anomalien (IRMA) in einem Quadranten). LASER: mild panretinal	 1 Jahr 6 Monate 3 Monate
1.2	Proliferativ (Airlie-House-Stadium 61–85), LASER: vollständig panretinal – Papillennahe Proliferation – Papillenferne Proliferation – Präretinale Blutung – Traktionsbedingte Netzhautablösung	3 Monate
2.0	**Diabetische Makulopathie** – Erkennung nur binokular biomikroskopisch/stereoskopisch möglich	
2.1	Fokales Makulaödem, LASER: fokal – Umschriebenes Ödem, kombiniert mit intraretinalen Blutungen und harter Exsudaten – Potentiell visusbedrohend, wenn die Veränderungen ganz oder teilweise innerhalb eines Papillendurchmesser von der Foveola liegen.	3 Monate
2.2	Diffuses Makulaödem, Laser gitterförmig – Ödem und harte Exsudate am hinteren Augenpol mit deutlicher Leckage, Visus meist deutlich vermindert	3 Monate
2.3	Ischämische Makulapathie, Laser nur im Einzelfall – Ausgedehnter Perfusionsausfall des Kapillarnetzes um die Fovea mit schlechter Visusprognose, nur fluoreszenzangiographisch zu diagnostizieren	6 Monate

liferativer Retinopathie und/oder diabetischer Makulopathie eingesetzt werden (The Diabetes Control and Complication Trial Research Group 1987), da sie in Abhängigkeit von der Zahl der Untersuchungen zu einer allergischen Reaktion führen kann. Eine exakte Beurteilung des Makulaödems bedarf der biomikroskopischen Ophthalmoskopie.

Für das effiziente Screening von Diabetikern gelten folgende Empfehlungen (Tabelle 24.2):

- Typ-1-Diabetes mellitus: ab dem 5. Erkrankungsjahr oder ab dem 11. Lebensjahr mindestens einmal jährlich, bei pathologischem Befund häufiger.
- Bei Schwangerschaft: wenn möglich vor der Konzeption, sonst spätestens bei Erstdiagnose, anschließend alle 3 Monate präpartal; bei vorbestehender Retinopathie monatlich oder befundgerecht in kürzeren Intervallen.
- Typ-2-Diabetes mellitus: bei Diagnosestellung, dann mindestens einmal jährlich, bei pathologischem Befund in Abstimmung mit dem Augenarzt häufiger. In Anbetracht der großen Patientenzahl und Kosten wird bei fehlender Retinopathie ein 3-jähriges Kontrollintervall diskutiert (Vijan et al. 2000).

> In Anbetracht der großen Patientenzahl wäre es wünschenswert – dies ist in der Regel jedoch nicht der Fall –, dass jeder praktische Arzt und Internist nach entsprechender Ausbildung imstande ist, den Augenhintergrund von Diabetikern im Vorfeld ophthalmoskopisch zu untersuchen. Die genaue Stadieneinteilung und die Durchführung der Lasertherapie ist jedoch in jedem Fall Aufgabe des Augenarztes.

Die in Übersicht 24.1 skizzierte Abfolge der Untersuchungen gewährleistet eine ausreichende Kontrolle bei hoher Sicherheit und in Anbetracht der großen Patientenzahl vertretbarem Arbeitsaufwand.

Übersicht 24.1.
Vorgangsweise der Fundusuntersuchung mit dem direkten Augenspiegel

- Nach Ausschluss eines erhöhten Augeninnendruckes Erweiterung der Pupille mit Tropicamid 1% Augentropfen; vorher Visus klinisch orientierend testen
- Der Untersucher hält den Augenspiegel vor das rechte Auge, um das rechte Patientenauge zu untersuchen, und vor das linke Auge für das linke Patientenauge
- Aufsuchen der Papille; das Bild durch Drehen am Linsenrad scharfstellen, evtl. zur Kontraststeigerung Rotfrei-Filter verwenden, an der Papille Farbe, Randschärfe, Exkavation und Gefäße beurteilen
- Zirkuläres Absuchen der mittleren Peripherie zur Fahndung nach Mikroaneurysmen, Blutungen, harten und weichen Exsudaten, Veneneinschnürungen, mikrovaskulären Veränderungen und Neovaskularisationen; den Patienten dazu das Auge entsprechend bewegen lassen (nach oben = obere Peripherie, zur Nase = nasale Peripherie etc.)
- Beurteilung der Makula nach den Kriterien Oberflächenreflex, Gefäße und Pigmentepithel
- Bei pathologischem Befund unbedingt Überweisung zum Augenarzt!

24.1.5 Laserkoagulation

Eine rechtzeitig und korrekt durchgeführte Laserkoagulation kann eine Sehverschlechterung aufgrund einer diabetischen Retinopathie signifikant verzögern und das Erblindungsrisiko deutlich reduzieren. Da die Laserkoagulation aber nicht ohne Nebenwirkungen ist, sollte sie nur nach exakter Indikationsstellung durchgeführt werden (Early Treatment Diabetic Retinopathy Study Research Group 1987). Die folgenden drei Techniken stehen zur Verfügung.

Panretinale Koagulation. Bei schwerer nichtproliferativer oder präproliferativer Retinopathie kann eine lockere panretinale Koagulation der peripheren Netzhaut mit 2 Koagulatdurchmesser Abstand durchgeführt werden. Bei proliferativer Retinopathie sollten 40% der Netzhautfläche durch vollständige, dichte, aber nichtkonfluierende Koagulation der mittleren Peripherie bis zum Äquator ausgeschaltet werden.

Fokale Koagulation. Bei fokalem Netzhautödem im Bereich der Makula werden nach einer Fluoreszenzangiographie gezielt leckende Mikroaneurysmen und Kapillaren koaguliert.

Gitterförmige perifoveoläre Koagulation. Bei diffusem Makulaödem wird das ödematöse Areal locker und zart gitterförmig koaguliert, wobei die Foveola ausgespart bleibt.

Für den Wirkungsmechanismus der Laserkoagulation werden verschiedene Erklärungen herangezogen. Dazu gehören die Obliteration hyperpermeabler Mikroaneurysmen durch fokale Koagulation sowie die Regeneration des Pigmentepithels durch gitterförmige Koagulation und die bessere Drainage des Netzhautödems. Die panretinale Koagulation reduziert anscheinend einerseits das Volumen des hypoxämischen Netzhautgewebes, anderseits atrophiert aber auch die Aderhaut im Koagulatbereich. Wichtig dürfte in diesem Zusammenhang auch die Freisetzung antivasoproliferativer Substanzen (»pigment epithelial derived factor«, PEDF) durch die Pigmentepithelproliferationen im Narbenbereich sein (Ogata et al. 2001).

Die Unsicherheit über den genauen Wirkungsmechanismus der Laserkoagulation engt die Indikationstellung (Early Treatment Diabetic Retinopathy Study Research Group 1987; The Diabetic Retinopathy Study Research Group 1976) ein. Bei Vasoproliferationen ist eine vollständige panretinale Laserkoagulation indiziert. Stadien ohne Vasoproliferationen, jedoch mit ausgedehnten Kapillarausfällen können zunächst mit einer lockeren panretinalen Koagulation behandelt werden. Entsprechende Nachkontrollen und ergänzende Nachbehandlungen sind bei Progredienz der Proliferationen erforderlich.

Bei deutlich verdickter, ödematöser Netzhaut im Bereich der Makula ist eine fokale oder gitterförmige Laserkoagulation indiziert. Die Prognose ist gut, wenn die perifoveolären Kapillaren noch perfundiert sind und der Visus besser als 0,2 ist, jedoch deutlich reduziert, wenn die perifoveolären Kapillaren bereits teilweise oder komplett obliteriert sind und der Visus schlechter als 0,2 ist.

Kasuistik

Ein 49-jähriger Typ-1-Diabetiker wird zur Begutachtung zugewiesen. Am rechten Auge ist der Visus durch eine frische Glaskörperblutung massiv reduziert, am linken Auge normal (1,0). Im Fundus des linken Auges findet sich eine fortgeschrittene Retinopathie mit epiretinalen Proliferationen und einer massiven fokal-exsudativen Makulopathie (◘ Abb. 24.1).

Der Patient, der bisher nur 2-mal täglich eine fixe Insulindosis injizierte, wird einerseits dem Internisten zur Einschulung für eine intensivierte Insulintherapie überwiesen und andererseits mit Laserkoagulation behandelt. Zunächst wird eine Fluoreszenzangiographie durchgeführt (◘ Abb. 24.2). Dann erfolgt bds. eine panretinale Laserkoagulation der mittleren Peripherie (je 2000 Koagulate in 4 Sitzungen) und eine gezielte perifoveoläre Laserkoagulation der Makulopathie am linken Auge.

Bei einer Kontrolluntersuchung zwei Jahre später beträgt der Visus am rechten Auge 0,08, liegt am linken Auge jedoch stabil bei 1,0. Am rechten Auge finden sich keine Glaskörperblutungen mehr, die Makula ist aber durch Lipdablagerungen zerstört. Am linken Auge zeigt sich ein stabiles Narbenstadium (◘ Abb. 24.3). Das HbA1c beträgt 6,0%

Kommentar zur Kasuistik

Die Behandlung der diabetischen Retinopathie erfordert die Zusammenarbeit zwischen Ophthalmologen und Internisten. Eine erfolgreiche Laserbehandlung motiviert Patienten häufig zu einer besseren Compliance bezüglich der erforderlichen guten Stoffwechselführung.

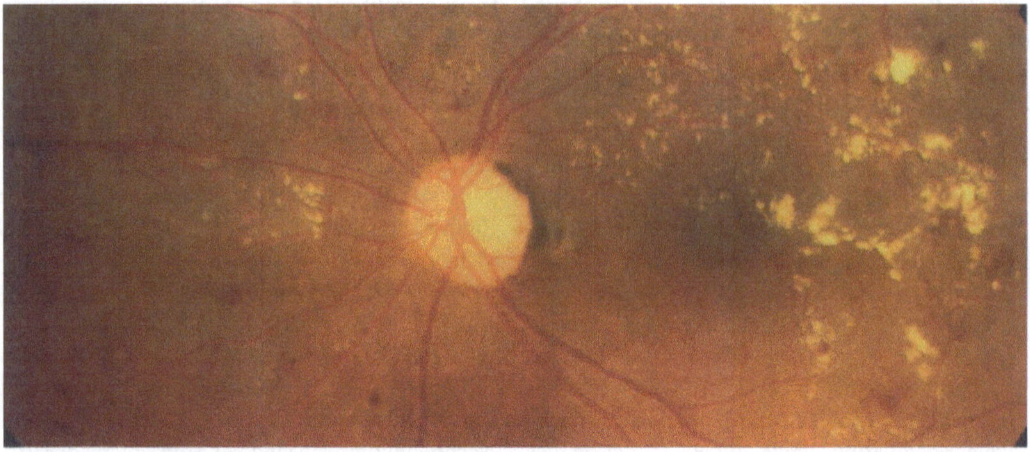

Abb. 24.1. Farbfundusbild einer proliferativen diabetischen Retinopathie mit fokal-exsudativer Makulopathie. Es finden sich kleine epiretinale Proliferationen und Mikroaneurysmen sowie intraretinale Blutungen und massive Lipidablagerungen (Circinata-Atolle)

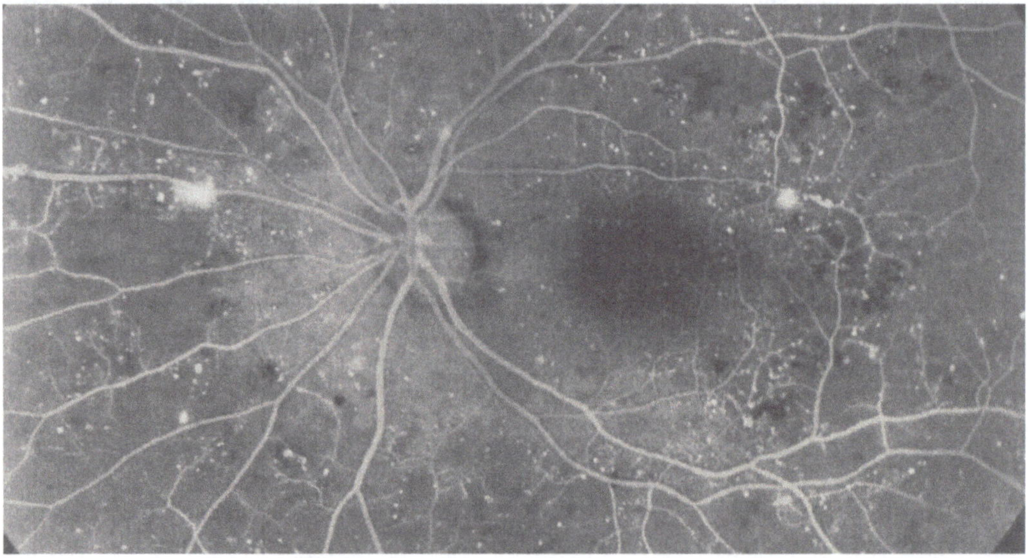

Abb. 24.2. Im Angiogramm des Fundus zeigen sich die Mikroaneurysmen (von Abb. 24.1) als kleine, helle Punkte. Die Proliferationen weisen einen deutlichen Farbstoffaustritt auf. Durch diffuse Kapillarausfälle ist die Hintergundfluoreszenz in der mittleren Peripherie deutlich schwächer als peripapillär und perifoveolär

Eine rein ischämische Makulopathie ohne Netzhautödem sollte ebenso wie das Endstadium der exsudativen Makulopathie, das meist aus einer großen zentralen fibrovaskulären Narbe besteht, nicht gelasert werden.

> **Die Laserkoagulation der diabetischen Retinopathie ist nur in gut definierten Stadien indiziert. Eine rechtzeitig und ausreichend durchgeführte Laserkoagulation bewahrt den Diabetiker jedoch vor der Erblindung, vor allem bei gleichzeitiger Optimierung der Stoffwechseleinstellung.**

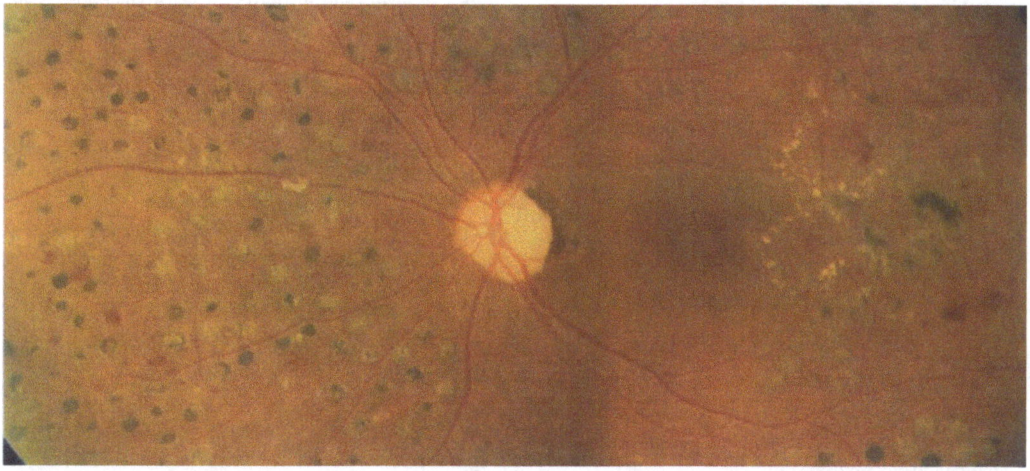

Abb. 24.3. Zustand 2 Jahre nach gitterförmiger perifoveolärer und panretinaler Laserkoagulation des in Abbildung 24.1 und 24.2 gezeigten Fundus. Die Lipidablagerungen sind bis auf kleine Reste verschwunden, die Proliferationen partiell fibrosiert. Die Lasernarben sind deutlich erkennbar, sie sind perifoveolär kleiner als in der mittleren Peripherie

24.2 Katarakt und Glaukom

Katarakt. Diabetes mellitus begünstigt die Entstehung einer Linsentrübung (Katarakt). Dementsprechend findet sich eine Katarakt häufiger bei Diabetikern und tritt bei diesen früher auf als bei nichtdiabetischen Personen. Zudem entwickelt sich eine Katarakt häufiger und früher bei Patienten mit progredienter Retinopathie als bei solchen ohne Retinopathie. Wird eine Kataraktoperation durchgeführt, kann eine vorhandene diabetische Retinopathie eine zunehmende Progredienz im Vergleich zum nichtoperierten Partnerauge entwickeln, ohne dass die Art der durchgeführten Operation darauf einen Einfluss hätte. Die Prognose einer Kataraktoperation ist bei Patienten mit guter Stoffwechselkontrolle besser als bei solchen mit schlechter Stoffwechselführung und besonders ungünstig, wenn bei schlechter Diabeteseinstellung bereits eine Nephropathie besteht (Henricsson et al. 1996).

Glaukom. Das primäre Offenwinkelglaukom tritt bei Diabetikern nicht öfter auf als bei Nichtdiabetikern (Ellis et al. 2000). Zudem hat ein Diabetes keinen Einfluss auf den Verlauf eines Glaukoms. Andererseits kann bei fortgeschrittener diabetischer Retinopathie, insbesondere nach Vitrektomie und/oder Kataraktoperation mit postoperativer Kapsulotomie, eine Rubeosis iridis und in der Folge ein Neovaskularisationsglaukom auftreten (Wand et al. 1990). Die Therapie der Rubeosis iridis besteht in einer Koagulation der peripheren Retina mit Laser- oder Kryokoagulation. Sollten diese Maßnahmen den Augendruck nicht ausreichend senken, muss entweder eine Koagulation des Ziliarkörpers oder die Implantation eines drucksenkenden Ventils erfolgen, wodurch jedoch die Prognose für die Erhaltung eines brauchbaren Visus deutlich verschlechtert wird.

24.3 Kernaussagen für die Praxis

Bedrohliche Folgezustände des Diabetes mellitus am Auge sind Retinopathie, Katarakt und Glaukom. Schwere Formen der diabetischen Retinopathie finden sich sowohl bei Typ-1- und Typ-2-Diabetes, wobei bei letzterem ggf. eine Hypertonie deutlich verstärkend wirkt. Entscheidend für die rechtzeitige Laserbehandlung der potentiell das Sehvermögen gefährdenden proliferativen Retinopathie und Makulopathie ist die regelmäßige Überwachung des Augenfundus der Patienten. Dies verlangt im Interesse des Patienten eine enge Zusammenarbeit des betreuenden Arztes mit dem Ophthalmologen.

24

Literatur

Antcliff R, Marshall J (1999) The pathogenesis of edema in diabetic maculopathy. Semin Ophthalmol 14: 223–232

Chiarelli F, Santilli F, Mohn A (2000) Role of Growth Factors in the Development of Diabetic Complications. Horm Res 53: 53–67

Ellis J, Evans J, Ruta D et al (2000) Glaucoma incidence in an unselected cohort of diabetic patients: is diabetes mellitus a risk factor for glaucoma? DARTS/MEMO collaboration. Diabetes Audit and Research in Tayside Study. Medicines Monitoring Unit. Br J Ophthalmol 84: 1218–1224

Early Treatment Diabetic Retinopathy Study Research Group (1987) Treatment techniques and clinical guidelines for photocoagulation of diabetic macular edema. Early Treatment Diabetic Retinopathy Study Report Number 2. Ophthalmology 94: 761–774

Early Treatment Diabetic Retinopathy Study Research Group (1991a) Early photocoagulation for diabetic retinopathy. ETDRS report number 9. Ophthalmology 98 (Suppl 5): 766–785

Early Treatment Diabetic Retinopathy Study Research Group (1991b) Fluorescein angiographic risk factors for progression of diabetic retinopathy. ETDRS report number 13. Ophthalmology 98 (Suppl 5): 834–840

Early worsening of diabetic retinopathy in the Diabetes Control and Complications Trial (1998) Arch Ophthalmol 116: 874–886

Hammes HP, Bertram B, Bornfeld N et al (2000) Diagnostik, Therapie und Verlaufskontrolle der diabetischen Retinopathie und Makulopathie. In: Scherbaum WA, Lauterbach KW, Renner R (Hrsg) Evidenzbasierte Diabetes-Leitlinien DDG, 1. Aufl., Deutsche Diabetesgesellschaft

Henricsson M., Heijl A, Janzon L (1996) Diabetic retinopathy before and after cataract surgery. Br J Ophthalmol 80: 789–793

Kinyoun J, Barton F, Fisher M et al (1989) Detection of diabetic macular edema. Ophthalmoscopy versus photography – Early Treatment Diabetic Retinopathy Study Report Number 5. Ophthalmology 96: 746–750

Klein R, Klein BE, Moss SE et al (1984a) The Wisconsin epidemiologic study of diabetic retinopathy. II. Prevalence and risk of diabetic retinopathy when age at diagnosis is less than 30 years. Arch Ophthalmol 102: 520–526

Klein R, Klein BE, Moss SE et al (1984b) The Wisconsin epidemiologic study of diabetic retinopathy. III. Prevalence and risk of diabetic retinopathy when age at diagnosis is 30 or more years. Arch Ophthalmol 102: 527–532

Klein R., Klein BE, Moss SE et al (1984c) The Wisconsin epidemiologic study of diabetic retinopathy. IV. Diabetic macular edema. Ophthalmology 91: 1464–1474

Klein R., Klein BE, Moss SE, Cruickshanks KJ (1998) The Wisconsin epidemiologic study of diabetic retinopathy. XVII. The 14-year incidence and progression of diabetic retinopathy and associated risk factors in type 1 diabetes. Ophthalmology 105: 1801–1815

Moss SE, Klein R, Klein BE (1988) The incidence of vision loss in a diabetic population. Ophthalmology 95: 1340–1348

Ogata N, Tombran-Tink J, Jo N et al (2001) Upregulation of pigment epithelium-derived factor after laser photocoagulation. Am J Ophthalmol 132: 427–429

Parving HH, Hommel E, Mathiesen E et al (1988) Prevalence of microalbuminuria, arterial hypertension, retinopathy and neuropathy in patients with insulin dependent diabetes. Br Med J (Clin Res) 296: 156–160

Rand LI, Prud'homme GJ, Ederer F, Canner PL (1985) Factors influencing the development of visual loss in advanced diabetic retinopathy. Diabetic Retinopathy Study (DRS) Report No. 10. Invest Ophthalmol Vis Sci 26: 983–991

The Diabetes Control and Complications Trial Research Group (1987) Color photography vs fluorescein angiography in the detection of diabetic retinopathy in the diabetes control and complications trial. Arch Ophthalmol 105: 1344–1351

The Diabetes Control and Complications Trial Research Group (1995). Progression of retinopathy with intensive versus conventional treatment in the Diabetes Control and Complications Trial. Ophthalmology 102: 647–661

The Diabetic Retinopathy Study Research Group (1976) Preliminary report on effects of photocoagulation therapy. Am J Ophthalmol 81: 383–396

The Diabetic Retinopathy Vitrectomy Study Research Group (1990) Early vitrectomy for severe vitreous hemorrhage in diabetic retinopathy. Four-year results of a randomized trial: Diabetic Retinopathy Study Report 5. Arch Ophthalmol 108: 958–964

UK Prospective Diabetes Study Group (1998a) Intensive blood-glucose control with sulfonylureas or insulin compared with conventional treatment and risk of complications in patients with type 2 diabetes (UKPDS 33). Lancet 352: 837–853

UK Prospective Diabetes Study Group (1998b) Tight blood pressure control and risk of macrovascular and microvascular complications in type 2 diabetes (UKPDS 38). BMJ 317: 703–713

Vijan S, Hofer TP, Hayward RA (2000) Cost-utility analysis of screening intervals for diabetic retinopathy in patients with type 2 diabetes melliuts. JAMA 283: 889–896

Vinores S, Youssri A, Luna J et al (1997) Upregulation of vascular endothelial growth factor in ischemic and non-ischemic human and experimental retinal disease. Histol Histopathol 12: 99–109

Wand M., Madigan J, Gaudio A, Sorokanich S (1990) Neovascular glaucoma following pars plana vitrectomy for complications of diabetic retinopathy. Ophthalmic Surg 21: 113–118

Diabetische Nephropathie

R. Dikow, E. Ritz

25

25.1 Pathogenese und Verlauf

Die diabetische Nephropathie ist ein durch Bluthochdruck, Proteinurie und fortschreitende Niereninsuffizienz gekennzeichnetes Syndrom (Ritz u. Orth 1999). Die Entwicklung einer diabetischen Nephropathie ist eine gravierende, die Lebenserwartung des diabetischen Patienten begrenzende Komplikation, wobei der Patient sowohl durch das Risiko der Niereninsuffizienz als auch durch die begleitende hohe kardiovaskuläre Mortalität bedroht ist. Das renale Risiko ist bei Typ-1-und Typ-2-Diabetikern gleich hoch. Da in den letzten Jahren die Lebenserwartung von Diabetikern mit Nephropathie kontinuierlich zugenommen hat, erreicht ein immer größerer Prozentsatz älterer Typ-2-Diabetiker das Stadium der terminalen Niereninsuffizienz. Gegenwärtig liegt bei etwa 50% aller zur Nierenersatztherapie in Deutschland aufgenommenen Patienten ein Diabetes vor (Ritz et al. 1999; Schwenger et al. 2001).

Im Verlauf der diabetischen Nephropathie lassen sich mehrere aufeinanderfolgende Stadien unterscheiden (▫ Tabelle 25.1). Voraussetzung für die Entstehung der Nephropathie ist eine lang anhaltende Hyperglykämie, die zum Anstieg des intraglomerulären Drucks, zur vermehrten glomerulären Filtration, zu Endothelzelldysfunktion und im Rahmen der Mikroangiopathie zur Verdickung der Basalmembran führt. Bei 30–40% der Patienten kommt es aus nicht geklärten Gründen zusätzlich zum Umbau des Glomerulum im Sinne einer Kimmelstiel-Wilson-Glomerulosklerose und zum fortschreitenden Nierenfunktionsverlust.

Zu Beginn ist wahrscheinlich durch Verminderung des Heparansulfatbestandes die Zahl der glomerulären Negativladungen vermindert. Die dadurch bedingte Abnahme der elektrostatischen Abstoßung erklärt den Übertritt von polyanionischem Albumin in den Urin. In fortgeschrittenen Stadien kommt es zur Verkleinerung der filtrierenden Oberfläche und zu vermehrter Porosität der Membran mit unselektiver Proteinurie, bei der auch höhermolekulare Serumproteine in das Filtrat übertreten. Die glomeruläre Schädigung wird durch die Erhöhung des glomerulären Drucks verstärkt (glomeruläre Hypertonie). Ursache dafür sind die Vasodilatation der präglomerulären Gefäße und der damit verbundene geringere Druckabfall über die präglomeruläre Gefäßstrecke. Der Übertritt von Serumprotein in das glomeruläre Filtrat und die Tubulusflüssigkeit trägt wesentlich zur Nierenschädigung bei, da vermehrte Eiweißrückresorption und Eiweißspeicherung in den Tubuluszellen Entzündungsvorgänge auslösen (Mogensen 1999).

Während für das Auftreten der Nephropathie in erster Linie die Hyperglykämie und eine schlech-

▫ **Tabelle 25.1.** Stadien der diabetischen Nephropathie mit typischer Befundkonstellation. (Hasslacher et al. 2000)

Stadium	Glomerulumfiltrat	Albuminausscheidung	Blutdruck	Zeitverlauf (Jahre nach Diagnose)
1. Hyperfunktion	gesteigert	erhöht	normal	bei Diabetes-Beginn
2. (klinische) Latenz	hochnormal	normal	normal	-
3. Mikroalbuminurie (beginnende Nephropathie)	im Normbereich abfallend	30–300 mg/24 h	im Normalbereich ansteigend	5–15
4. Makroalbuminurie/ Proteinurie (klinisch manifeste Nephropathie)	im Normbereich abfallend	>300 mg/24 h	erhöht	10–15
5. Niereninsuffizienz	erniedrigt	massiv	erhöht	15–30

te Stoffwechseleinstellung verantwortlich sind, ist der fortschreitende Nierenfunktionsverlust in späteren Stadien auf die Erhöhung des systemischen Blutdrucks und die vermehrte Schädigung der Niere (Tubuli) durch die Proteinurie zurückzuführen.

25.2 Diagnostik

25.2.1 Mikroalbuminurie und Proteinurie

Frühestes Zeichen der diabetischen Nephropathie ist eine geringgradig erhöhte selektive Ausscheidung von Albumin im Urin, die nur durch hochsensitive Verfahren nachweisbar ist. In der Vergangenheit standen hierfür lediglich Radioimmunoassays oder ELISA zur Verfügung. Neuerdings sind geeignete Teststreifensysteme kommerziell verfügbar.

> Hinzuweisen ist auf die hohe spontane Variabilität der Albuminausscheidung. Die Diagnose einer Mikroalbuminurie bedarf daher der Bestätigung durch mindestens zwei im Abstand von 2–4 Wochen gemessene Urinproben mit Albuminkonzentrationen im Mikroalbuminuriebereich (Hasslacher et al. 2000).

Störfaktoren mit reversibler Erhöhung der Albuminurie sind schlechte Blutglukoseeinstellung, körperliche Anstrengung, Harnwegsinfekte, unkontrollierte Blutdruckerhöhung, Herzinsuffizienz, akute fieberhafte Erkrankungen und operative Eingriffe.

Bei Diabetikern ohne bekannte Nephropathie sollte der Urin mindestens einmal jährlich auf Albumin untersucht werden, bei Typ-1-Diabetikern 5 Jahre nach Diagnosestellung beginnend, bei Typ-2-Diabetikern bereits mit der Diagnosestellung. Nach Feststellung einer Mikroalbuminurie sollte 2- bis 4-mal jährlich das Serumkreatinin, ggf. die Kreatininclearance und die Urinalbuminausscheidung bestimmt werden.

Die Bestimmung der Albuminausscheidung erfolgt am besten im Morgenharn. Die diagnostischen Grenzwerte wurden im 24-h-Sammelurin definiert.

Mit zunehmender Störung der glomerulären Filterfunktion nimmt die Albuminurie progredient zu und übersteigt 200 µg/min, etwa 300 mg/24 h entsprechend. Eine Albuminurie dieses Ausmaßes ist auch durch konventionelle Teststreifen feststellbar. In diesem fortgeschrittenen Stadium verliert die Eiweißausscheidung im Urin den Charakter der selektiven Albuminurie. Es kommt zum Übertritt weiterer Serumproteine in den Urin (nichtselektive Proteinurie), was für die Routinediagnostik jedoch ohne Bedeutung ist.

25.2.2 Blutdruckmessung (▶ s. Kap. 29)

Bereits im Stadium der Mikroalbuminurie wird eine Zunahme des Blutdrucks beobachtet, anfangs vor allem der nächtlichen Blutdruckwerte, später auch des Blutdrucks unter Belastung. Bei Typ-1-Diabetikern erfolgt der Anstieg in der Regel im Bereich normotensiver Blutdruckwerte. Erst im weiteren Verlauf wird der Bereich normaler Blutdruckwerte (130/85 mmHg) bzw. hochnormaler Blutdruckwerte (130–140/85–90 mmHg) überschritten. Demgegenüber ist der Blutdruck bei Typ-2-Diabetikern häufig schon vor dem Auftreten einer Mikroalbuminurie erhöht.

Die limitierte Aussagekraft der ärztlichen Blutdruckmessung in der Sprechstunde wird zunehmend erkannt. Im Regelfall ist die Blutdruckselbstmessung durch den Patienten unerlässlich. In Zukunft wird auch die ambulante kontinuierliche Blutdruckmessung über 24 h – vor allem zur Überprüfung der nächtlichen Blutdruckwerte – eine zunehmende Rolle spielen. Bei Patienten mit ausgeprägter Polyneuropathie sollte in regelmäßigen Abständen auch der Blutdruck im Stehen (orthostatische Hypotonie) überprüft werden. Bei stark übergewichtigen Patienten ist auf die Wahl einer ausreichenden Manschettenbreite zu achten (bei einem Oberarmumfang über 32 cm Manschettenbreite 18 cm), um die Messung falsch-hoher Blutdruckwerte zu vermeiden.

25.2.3 Weitere Untersuchungen

Die Nierenfunktionsverschlechterung, d.h. die Verminderung der glomerulären Filtrationsrate, ist durch Bestimmung harnpflichtiger Substanzen im Serum erfassbar. Trotz bekannter Fehlerquellen wird dafür in der Regel auf die Bestimmung des Serumkreatinins zurückgegriffen. Dabei ist zu beachten, dass bei Personen mit geringer Muskelmasse der Serumkreatininwert falsch-niedrig liegt und bei Zufuhr von gekochtem Fleisch vorübergehend ansteigt. Insbesondere bei der Beurteilung des therapeutischen Erfolges während des Verzehrs proteinbeschränkter Diäten ist dies zu berücksichtigen.

Die wesentlichen Untersuchungen bei beginnender und manifester diabetischer Nephropathie sind:

- der Mikroalbuminurienachweis (Teststreifen) und die quantitative Bestimmung der Albuminausscheidung im Urin (RIA, ELISA; 1/4-jährlich),
- bei Albuminausscheidung >500 mg/Tag die Bestimmung der 24 h-Eiweißausscheidung im Urin mit Biuret,
- die Bestimmung harnpflichtiger Substanzen im Serum (jährlich, falls erhöht 1/4-jährlich),
- die Blutdruckmessung (Selbstmessung, Messung in der Sprechstunde bei jeder ärztlichen Visite, ggf. 24 h-Blutdruckmessung).

Ferner sollten – je nach klinischem Befund – folgende Untersuchungen durchgeführt werden:

- EKG, ggf. Belastungs-EKG, Dopplersonographie der Halsgefäße sowie bei klinischem Verdacht gezielte Suche nach Manifestationen der Makroangiopathie wie einer arteriellen Verschlusskrankheit und Nierenarterienstenose,
- Fundusuntersuchung (Retinopathie),
- neurologische Untersuchung (Neuropathie, aus nephrologischer Sicht auf erektile Dysfunktion und Zystopathie infolge Detrusorlähmung achten),
- Urinsediment und -kultur (Harnwegsinfekt).

> Die wichtigsten Frühzeichen der diabetischen Nephropathie sind das Auftreten einer Mikroalbuminurie und der Anstieg des Blutdrucks.

25.3 Prävention und Progressionshemmung

Die wichtigsten Maßnahmen zur Prävention der diabetischen Nephropathie sind:

- die Optimierung der Blutglukoseeinstellung,
- die Optimierung der Blutdruckeinstellung unter frühzeitiger und konsequenter antihypertensiver Therapie,
- eine Reduktion der Proteinurie durch Blutdrucksenkung und Blockade des Renin-Angiotensin-Systems,
- die Normalisierung der Eiweißzufuhr,
- ein Nikotinverzicht,
- die Vermeidung zusätzlicher Nierenschädigungen (Kontrastmittelgabe, nichtsteroidale Antirheumatika, zu hohe Dosierung von Diuretika).

25.3.1 Kontrolle der Blutglukose

Dem Auftreten einer diabetischen Nephropathie liegt eine deutliche genetische Prädisposition zugrunde (familiäre Häufung). Für Manifestation und Fortschreiten der Nephropathie sind jedoch auch therapeutisch zugängliche Faktoren verantwortlich, initial vor allem die Hyperglykämie, in späteren Stadien in erster Linie die Hypertonie.

Eine gute Blutglukoseeinstellung hat für die Prävention der diabetischen Nephropathie bei Typ-1- (The Diabetes Control and Complication Trial Research Group 1993) und Typ-2-Diabetes (Shichiri et al. 2000; UK Prospektive Diabetes Study Group 1998) eine herausragende Bedeutung. In zahlreichen retrospektiven Untersuchungen wurde gefunden, dass metabolisch gut eingestellte Diabetiker seltener eine Nephropathie entwickeln als schlecht eingestellte. Liegt bereits eine Mikroalbuminurie vor, so ist prospektiv bei intensivierter Insulintherapie ein geringeres Fortschreiten der Mikroalbuminurie und weniger häufig ein Übergang in eine manifeste Nephropathie gesichert. Unbehandelt erreichen Diabetiker mit einer Mikroalbuminurie binnen 10 Jahren in 80% das Stadium der manifesten Proteinurie. Daher sollte besonders nach Auftreten einer Mikroalbuminurie eine möglichst optimale Blutglukoseeinstellung angestrebt werden.

Mit dem Auftreten einer persistierenden Proteinurie scheint ein Wendepunkt in der Entwicklung der Nephropathie erreicht zu sein, da in diesem Stadium die Nierenfunktion rasch und kontinuierlich abnimmt. Selbst eine normnahe Stoffwechseleinstellung kann die Proteinurie nach heutigem Wissensstand nicht mehr völlig beseitigen. Eine schlechte Stoffwechseleinstellung beschleunigt jedoch die Progression der Nephropathie. Deshalb ist auch in diesem Stadium eine gute Blutglukoseeinstellung wünschenswert. Sie wird allerdings durch ein größeres Hypoglykämierisiko erkauft, das in erster Linie auf eine Verlängerung der Insulinhalbwertszeit zurückzuführen ist. Selbst bei terminaler Niereninsuffizienz ist die Stoffwechselkontrolle noch von Bedeutung, da zwischen Blutglukosekontrolle und Patientenüberleben eine klare Beziehung besteht.

Durch Carbamylierung, d. h. durch Umsetzung mit dem aus Harnstoff entstehenden Zyanat, wird bei Niereninsuffizienz Hämoglobin in carbamyliertes Hämoglobin umgewandelt. Dieses reichert sich vorzugsweise in den Fraktionen HbA_{1a} und HbA_{1b} an, sodass falsch-hohe Messwerte resultieren. In der HbA_{1c}-Fraktion ist diese Verfälschung weniger ausgeprägt, da sie nur einen geringen Anteil an carbamyliertem Hämoglobin enthält.

> **Eine normnahe Blutglukoseeinstellung ist für die Prävention der Nephropathie entscheidend und in allen Stadien der Nephropathie für eine Reduktion ihrer weiteren Progression von Nutzen.**

25.3.2 Blutdruckkontrolle

Bei Typ-1-Diabetikern beginnt der Blutdruck erst nach Auftreten einer Mikroalbuminurie langsam zu steigen, zunächst vor allem nachts. Im Gegensatz hierzu liegt bei Typ-2-Diabetikern bei 60–80% der Patienten bereits zum Zeitpunkt der Diagnosestellung ein erhöhter Blutdruck vor.

Das Fortschreiten der Albuminurie und der Nierenfunktionsverlust bei manifester Nephropathie erfolgt umso rascher, je höher der Blutdruck ist. Der überragende Einfluss des arteriellen Blutdrucks auf den Nierenfunktionsverlauf ist dadurch zu erklären, dass bei Diabetes die präglomeruläre Gefäßstrecke vasodilatiert und die renale Autoregulation aufgehoben ist, sodass ein höherer Anteil des systemischen Blutdrucks in das Glomerulum fortgeleitet wird. Es kommt somit zur glomerulär-kapillären Hypertonie, deren Intensität von der Höhe des systemischen Blutdrucks abhängig ist.

In kontrollierten Untersuchungen wurde gezeigt, dass die medikamentöse Normalisierung des Blutdrucks den renalen Funktionsverlust (Abnahme der GFR) bei Typ-1 (Lewis et al. 1993) und Typ-2-Diabetes (Brenner et al. 2001; Lewis et al. 2001) verzögert. In frühen Untersuchungen wurde dies für die Behandlung mit β-Blockern, Hydralazin und Furosemid belegt. Es ist heute gesichert, dass bei gleicher Blutdrucksenkung ACE-Hemmer bzw. Angiotensinrezeptorblocker im Vergleich zu anderen Antihypertensiva die Progression der Niereninsuffizienz noch stärker verzögern, d. h. über die Blutdrucksenkung hinaus renoprotektive Eigenschaften besitzen (Lewis et al. 2001; Abb. 25.1).

Zur **Prävention der Nephropathie** wird eine therapeutische Intervention bereits in den frühesten Stadien, d. h. bei noch normotensiven, aber bereits mikroalbuminurischen Typ-1- oder Typ-2-Diabetikern empfohlen. Da selbst im Bereich normotensiver Blutdruckwerte eine Beziehung zwischen Blutdruck und Progredienz resp. kardiovaskulären Komplikationen nachweisbar ist, erscheint folgendes Vorgehen sinnvoll:

- Dokumentation des Blutdruckverlaufs durch regelmäßige Kontrollen (inkl. Selbstmessung),
- antihypertensive Behandlung, sobald der Blutdruck die durch Voruntersuchungen bekann-

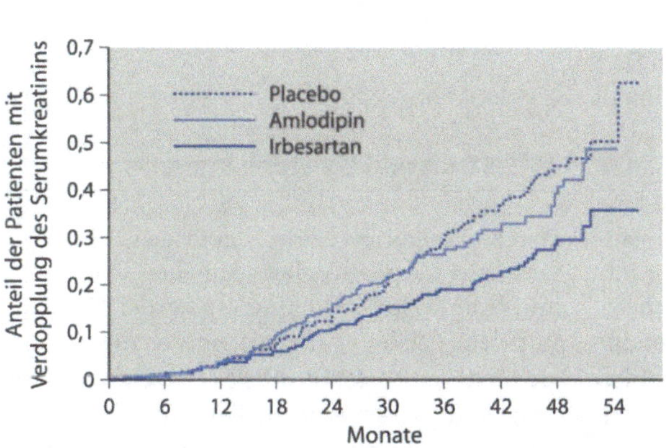

Abb. 25.1. Progression der Niereninsuffizienz bei Typ-2-Diabetikern bei Behandlung mit Angiotensinrezeptorblocker (Irbesartan), Kalziumantagonisten (Amlodipin) und Placebo. Gezeigt ist der Anteil der Patienten, bei denen sich im Beobachtungszeitraum die Serumkreatininwerte verdoppelten, d. h. die Filtrationsrate sich halbierte. (Lewis et al. 2001)

ten Ausgangswerte bei wiederholten Messungen reproduzierbar überschreitet,

- Einleitung einer antihypertensiven Behandlung, sobald eine Mikroalbuminurie vorliegt, selbst bei Blutdruckwerten im normotensiven Bereich. Bei dieser Indikation sind ACE-Hemmer bzw. Angiotensinrezeptorblocker Mittel der ersten Wahl (Parving et al. 2001).

Als **Therapieziel** für die Behandlung von Diabetikern ohne Folgeerkrankungen werden Blutdruckwerte von <130/80 mmHg angegeben. Bei Patienten mit Mikroalbuminurie werden Zielwerte von <125/75 mmHg, bei Proteinurie von <120/70 mmHg empfohlen. Sinnvoller ist die Empfehlung, den Blutdruck so weit abzusenken, wie dies vom Patienten ohne Nebenwirkungen toleriert wird.

Gegen eine derart intensive Behandlung wurde eingewandt, dass nach epidemiologischen Studien bei Blutdruckwerten unter 80 mmHg diastolisch eine höhere kardiovaskuläre Mortalität beobachtet wird (J-Kurve). Dies hat sich jedoch in gut kontrollierten, prospektiv angelegten Endpunktstudien nicht bestätigt. Allerdings sollte die Blutdrucksenkung, speziell bei älteren Typ-2-Diabetikern, wegen der gestörten Endothelfunktion und damit beeinträchtigten Autoregulation nur langsam und vorsichtig unter Beobachtung des Patienten erfolgen, speziell wenn makroangiopathische Komplikationen (KHK, Carotisstenose) bekannt sind.

Die medikamentöse Therapie sollte durch nichtmedikamentöse Maßnahmen ergänzt werden. Dies gilt besonders für die Gewichtsreduktion bei übergewichtigen Typ-2-Diabetikern. Diese muss allerdings in fortgeschrittenen Stadien der Niereninsuffizienz wegen des begleitenden Katabolismus behutsam erfolgen. Diabetiker neigen zur Kochsalzretention, vor allem aufgrund der antinatriuretischen Wirkung von Insulin. Daher ist eine diätetische Kochsalzbeschränkung auf maximal 6 g Kochsalz/Tag (Bereich 80–130 mmol Natrium/Tag) sinnvoll.

Eine wichtige Komplikation im Spätstadium der diabetischen Nephropathie ist die Neigung zu orthostatischer Hypotonie, vor allem bei Patienten mit schwerer Polyneuropathie und gestörtem Baroreflex. Die Neigung wird durch Hypovolämie infolge überschießender Diuretikatherapie aggraviert, wobei im Liegen oft hohe Blutdruckwerte (»supine hypertension«), im Stehen jedoch niedrige Blutdruckwerte (»orthostatic hypotension«) beobachtet werden. In der Praxis muss man sich daher oft mit einer suboptimalen Einstellung der systolischen Hypertonie zufrieden geben. Es ist empfehlenswert, bei orthostatischer Hypotonie die Hauptdosis der Antihypertensiva vor dem Zubettgehen einzunehmen und in halbsitzender Körperhaltung zu schlafen.

Die tierexperimentell beobachtete wichtige Rolle des Renin-Angiotensin-Systems für die Progredienz der diabetischen Nephropathie und die nephrotoxische Wirkung der Proteinurie weisen den antiproteinurisch wirkenden ACE-Hemmern bzw. Angiotensinrezeptorblockern eine wichtige Rolle für die Progressionsverzögerung bei diabetischer Nephropathie zu, zumal diese Pharmaka ein deutlich besseres Nebenwirkungsprofil haben als alternative Antihypertensiva (▶ s. Kap. 29, ◘ Tabelle 29.2). Bei korrekter Handhabung, d. h. unter Kontrolle von Serumkreatinin und Serumkalium, sind von Konversionsenzymhemmern abgesehen von einem Reizhusten (in ca. 7% der Fälle) und dem seltenen Auftreten eines angioneurotischen Ödems keine gravierenden Nebenwirkungen zu erwarten. Bei eingeschränkter Nierenfunktion sollten bei Therapiebeginn in jedem Fall Serumkreatinin und Serumkalium überprüft werden.

> Zu Beginn der Hochdrucktherapie können bei leichter Blutdruckerhöhung auch nichtmedikamentöse Maßnahmen ausreichend sein. Wird eine Pharmakotherapie erforderlich, sind ACE-Hemmer und Angiotensinrezeptorblocker Mittel der ersten Wahl.
> Ergänzend sind wegen der Neigung des Diabetikers zur Natriumretention zunächst niedirg dosiert Diuretika einzusetzen. Wertvolle ergänzende Antihypertensiva sind Kalziumantagonisten und wegen ihrer kardioprotektiven Eigenschaften sowie bei koronarer Herzkrankheit oder Herzinsuffizienz kardioselektive β-Blocker.

25.3.3 Diät und Eiweißbilanzierung

Durch Einhaltung einer niedrigen Eiweißzufuhr von 0,6 g/kgKG/Tag kann bei Diabetikern im Stadium der Albuminurie oder der Niereninsuffizienz (Zeller et al. 1991) eine verzögerte Progression der Niereninsuffizienz erreicht werden. Aufgrund tierexperimenteller Untersuchungen erscheint es besonders sinnvoll, die Zufuhr tierischen Eiweißes zu vermindern, was in der Praxis eine weitgehend vegetarische Kostform bedeutet. Da jedoch bei eingeschränkter Nierenfunktion die Gefahr des Katabolismus enorm gesteigert ist, ist ein Unterschreiten der von den Ernährungsgesellschaften für die Normalbevölkerung empfohlenen normalen Proteinzufuhr (0,8 g/kgKG/Tag) nicht zu empfehlen (Hasslacher et al. 2000). Von einer Modifizierung der Eiweißzufuhr ist kein Erfolg mehr zu erwarten, wenn das Serumkreatinin bereits Werte von 3–5 mg/dl überschritten hat.

25.3.4 Nikotinverzicht

Bei Zigarettenrauchern ist das Risiko des Auftretens und vor allem auch des Fortschreitens einer diabetischen Nephropathie stark erhöht. Deswegen sollte jeder Diabetiker zur Beendigung des Zigarettenkonsums angehalten werden. Dies dient nicht nur der Vermeidung kardiovaskulärer Zwischenfälle, sondern auch der Beeinflussung der Nephropathie sowie einer evtl. bestehenden Retinopathie.

Kasuistik

Patientin G. M., geboren 1950. Insulinpflichtiger Typ-1-Diabetes, bekannt seit 1968. Proteinurie erstmals 1978 dokumentiert, Blutdruckwerte über 140/90 mmHg, wahrscheinlich erstmals 1979 festgestellt. Antihypertensive Behandlung zunächst mit Modenol 2 × 1, später Beloc 1 × 1 und Chlorothiazid 1 × 1 Tbl. Blutdruckwerte bei Selbstmessung zwischen 130/80 und 190/105 mmHg schwankend. 1985 erstmals Serumkreatinin über 1,5 mg/dl protokolliert.

1986 Laserbehandlung wegen präproliferativer Retinopathie. Anfang 1987 mehrere Hypoglykämieepisoden unter Protaphan 30–0–14 E und Actrapid nach Bedarf bei einer Diät mit 15 BE, was eine Reduktion der Insulindosis um 20% erforderte. Vorstellung in der Nierenambulanz Oktober 1987 (19. Krankheitsjahr) mit Serumkreatinin 4,8 mg/dl (endogene Kreatininclearance 25 ml/min) bei schlechter Blutdruckeinstellung trotz medikamentöser Vierfachtherapie (Lasix 2 × 80 mg, Enalapril 20 mg/Tag, Catapresan Depot 0–0–1, Minipress 2 mg 1–0–0), außerdem Proteinurie im nephrotischen Bereich (4,2 g/24 h).

Die Umstellung auf proteinbeschränkte Kost (0,8 g/kg/Tag) blieb ohne Einfluss auf das rasche Fortschreiten der Niereninsuffizienz. Daher Anlage einer subkutanen AV-Fistel (Cimino). Dialysebeginn Januar 1989. An der Hämodialyse während der Ultrafiltration zum Erreichen des sog. »Trockengewichts« zahlreiche Episoden von Blutdruckabfällen unter 100 mmHg systolisch. Nach Dialysebeginn Zunahme von Appetit und Körpergewicht (um 4 kg von 68 auf 72 kg). Dezember 1989 Kadavernierentransplantation bei HLA-Identität. Postoperative Behandlung mit Antilymphozytenglobulin (ATG), nach Diuresebeginn am 2. Tag Cyclosporin A (Erhaltungsdosis 100 mg/Tag), Methylprednisolon (Erhaltungsdosis 8 mg jeden 2. Tag) und Azathioprin 50 mg täglich. Bisher keine Abstoßungsreaktion.

Kommentar zur Kasuistik

Der Fall illustriert eindrucksvoll einige typische Besonderheiten der diabetischen Nephropathie. Nach mehr als 10-jähriger Diabetesdauer trat eine Proteinurie, Hypertonie und rasch fortschreitende Niereninsuffizienz auf. Die begleitende proliferative Retinopathie musste im Präterminalstadium durch 1/4-jährliche Fundusuntersuchungen überwacht und ggf. therapiert werden. Von Seiten der Blutglukosekontrolle sind die Verminderung des Insulinbedarfs im Frühstadium der Niereninsuffizienz und die oft ausgeprägte Tendenz zu Katabolismus und Gewichtsabnahme bemerkenswert. Gegenüber der Hämodialyse oder CAPD ist mit einer Transplantation die beste medizinische Rehabilitation des terminal niereninsuffizienten Diabetikers zu erreichen. Aus heutiger Sicht ist bei Typ-1-Diabetikern die kombinierte Pankreas-Nieren-Transplantation in Erwägung zu ziehen.

25.3.5 Vermeidung zusätzlicher Nierenschädigungen

Bei vorgeschädigter Nierenfunktion (große Proteinurie oder Serumkreatininerhöhung) wird unter dem Einfluss zusätzlicher Noxen häufig eine akute Verschlechterung der Nierenfunktion (»acute on chronic renal failure«) gesehen, z. B. nach Gabe von Röntgenkontrastmitteln, nichtsteroidalen Entzündungshemmern, hochdosierten Diuretika und bei Kombination von ACE-Hemmern bzw. Angiotensinrezeptorblockern mit Diuretika. Derartigen Zusatzschädigungen ist vorzubeugen.

25.4 Ausgewählte klinische Probleme des niereninsuffizienten Diabetikers

Retinopathie (▶ s. Kap. 24). Bei niereninsuffizienten Typ-1-Diabetikern liegt meistens (bei Typ-2-Diabetes seltener) eine oft schon proliferative Retinopathie vor. Das gleichzeitige Vorkommen beider Manifestationsformen der Mikroangiopathie erklärt sich aus der gemeinsamen Abhängigkeit von der Stoffwechseleinstellung und der Diabetesdauer sowie der Progressionsbeschleunigung durch Hypertonie.

Diabetischer Fuß (▶ s. Kap. 27). 20% aller niereninsuffizienten Diabetiker müssen wegen eines diabetischen Fußes amputiert werden. Bei ihrer Behandlung muss die Dosierung von Antibiotika infolge eingeschränkter Ausscheidung an die Nierenfunktion angepasst werden. Bei der angiographischen Abklärung ist zudem bei proteinurischen Diabetikern darauf zu achten, dass Kontrastmittel ein akutes Nierenversagen hervorrufen können (s. u.). Wenn alternative Verfahren (MRT-Angiographie) nicht zur Verfügung stehen, sollte daher die Kontrastmitteldosis niedrig gehalten werden und der Patient durch adäquate Flüssigkeitszufuhr (isotone Kochsalzlösung 1000–2000 ml/24 h i. v.) und temporäre Unterbrechung der Diuretika- und ACE-Hemmertherapie vorbereitet werden.

Koronare Herzkrankheit. Die Haupttodesursache des niereninsuffizienten Diabetikers ist die koronare Herzkrankheit. Bei Patienten mit diabetischer Polyneuropathie, die sich häufig mit einer urämischen Polyneuropathie überlagert, fehlt häufig (30%) die Schmerzwahrnehmung bei myokardialer Ischämie. Bei klinischen Hinweisen auf eine koronare Herzkrankheit (ungeklärte Herzinsuffizienz, EKG-Veränderungen, Angina pectoris) ist eine Koronarangiographie angezeigt (*cave*: akutes Nierenversagen als Risiko der Kontrastmittelgabe). Belastungs-EKG und Thalliumszintigraphie sind meist wenig hilfreich, da oft bereits diffuse Veränderungen des Myokards aufgrund stummer Ischämien vorliegen und die Belastbarkeit der Patienten wegen Polyneuropathie, Anämie und Kachexie limitiert ist. Auch bei Diabetikern mit fortgeschrittener Nephropathie sind eine perkutane transluminale Arteriendilatation (PTCA, möglichst mit Stenteinlage) bzw. eine koronarchirurgische Korrektur (Bypassoperation) möglich. Die perioperative Betreuung setzt jedoch eine enge interdisziplinäre Zusammenarbeit voraus. Nicht zu vergessen ist die Sekundärprophylaxe mit Reduktion der Risikofaktoren (Rauchen, Dyslipidämie). Aufgrund ihres günstigen Effekts auf das kardiale Risiko empfehlen manche Experten für jeden Diabetiker die Behandlung mit Statinen (▶ s. Kap. 30). Bei Einsatz von Fibraten ist bei Diabetikern mit Niereninsuffizienz auf eine Kumulation und die Gefahr der Rhabdomyolyse zu achten.

Regeln für die Untersuchung mit Röntgenkontrastmitteln. Ist bei Patienten mit diabetischer Nephropathie eine Untersuchung unter Verwendung von Röntgenkontrastmitteln erforderlich (Angiographie, Angioplastie etc.), steigt das Risiko einer zusätzlichen Nierenschädigung abhängig vom Ausmaß der renalen Vorschädigung und der verabreichten Kontrastmittelmenge. Dieses Risiko lässt sich durch ausreichende Flüssigkeitszufuhr (1.000 – 2.000 ml physiologischer Kochsalzlösung pro 24 h sowohl vor als auch nach der Kontrastmittelbehandlung) deutlich verringern.

25.5 Stoffwechselkontrolle bei Niereninsuffizienz

Einstellung der Blutglukose

Insulinbedarf. Die Niereninsuffizienz ist mit einer Insulinresistenz, d. h. einer Verminderung der insulinabhängigen Glukoseaufnahme in die

Skelettmuskulatur, verbunden. Sie führt zu einer Steigerung des Insulinbedarfs. Parallel dazu wird bei Niereninsuffizienz der Insulinabbau verzögert (Insulin wird zu 1/3 über die Niere und zu 2/3 in Leber und Muskulatur über eine Bindung an den Insulinrezeptor eliminiert) und dadurch der Insulinbedarf vermindert. Das Gleichgewicht zwischen diesen beiden Faktoren bestimmt den tatsächlichen Insulinbedarf. Seine Abschätzung wird zusätzlich durch Störfaktoren wie Katabolismus, verminderte Nahrungsaufnahme infolge Anorexie und verminderte körperliche Aktivität erschwert.

> **Der individuelle Insulinbedarf ist daher bei Niereninsuffizienz nicht exakt vorhersagbar, sodass im Zweifelsfall engmaschige Blutglukosekontrollen erforderlich sind.**

Orale Antidiabetika (▶ s. Kap. 18). Die meisten Sulfonylharnstoffe (bzw. ihre z. T. aktiven Metabolite) werden über die Niere ausgeschieden, sodass es bei Niereninsuffizienz zur Kumulation kommen kann. Da gleichzeitig die Insulinhalbwertszeit verlängert ist, erhöht dies die Gefahr schwerer, oft Tage anhaltender Hypoglykämieepisoden. Lediglich Gliquidon (Glurenorm) wird nur zu 5% renal eliminiert. Glinide und Thiazolidone kumulieren nicht bei Niereninsuffizienz.

Hypoglykämie (▶ s. Kap. 21). Die wichtigsten Ursachen der bei Niereninsuffizienz häufigen hypoglykämischen Episoden sind die verlängerte Insulinhalbwertszeit – das gilt für exogenes wie auch endogenes Insulin – und die Kumulation fast aller oraler Antidiabetika vom Sulfonylharnstofftyp. Weitere mögliche Faktoren sind die Kumulation nierengängiger β-Blocker, Unterernährung infolge urämischer Anorexie sowie die Hemmung der Glukoneogenese durch Sepsis oder Alkohol.

Ernährung

Diabetiker wie Gesunde bedürfen einer täglichen Eiweißzufuhr von 0,8 g/kgKG/Tag, wobei aus Gründen der Nephroprotektion der Anteil tierischen Eiweißes im Vergleich zum Durchschnittsverbrauch in Deutschland vermindert werden sollte. Hierdurch wird gleichzeitig auch die Fettzufuhr eingeschränkt. Wird der Eiweißanteil reduziert, ohne dass ausgleichend der Anteil der Kohlenhydrate und der ungesättigten Fettsäuren erhöht wird, besteht immer die Gefahr, dass die notwendige Kalorienzufuhr nicht mehr gewährleistet wird. Daher macht eine diätetische Eiweißrestriktion in der Regel eine gleichzeitige Anhebung des Kohlenhydratanteils auf etwa 60% der zugeführten Gesamtenergie notwendig.

Bei übergewichtigen Diabetikern ist stets eine Gewichtsreduktion nicht nur zur Verbesserung der Insulinresistenz, sondern auch zur Behandlung der Hypertonie und zur Verminderung der Progression der Niereninsuffizienz angezeigt. Diese Maßnahme sollte dem Patienten allerdings im Präterminalstadium der Niereninsuffizienz (etwa ab Serumkreatininwerten von 4–5 mg/dl) nicht mehr empfohlen werden, da durch Fasten der Hyperkatabolismus des niereninsuffizienten Diabetikers aggraviert und die Kachexie bei präterminal niereninsuffizienten Diabetikern weiter verstärkt wird.

Lipidstoffwechsel (▶ s. Kap. 30)

Niereninsuffizienz führt beim Typ-2-Diabetiker – wie auch beim Nichtdiabetiker – zu einer Dyslipidämie, die durch Verminderung von HDL und Akkumulation von (besonders atherogenem) β-VLDL gekennzeichnet ist. Das Gesamtcholesterin ist hierbei meist normal. Es ist anzunehmen, dass das Hinzutreten der urämiebedingten Lipidstoffwechselstörung die diabetesbedingte Lipidstoffwechselstörung aggraviert. Neben diätetischen Maßnahmen (Reduktion der Zufuhr von gesättigten Fettsäuren und Cholesterin, Erhöhung des Anteils einfach- und mehrfachgesättigter Fettsäuren; Kalorienbeschränkung mit Gewichtsnormalisierung) ist daher häufig eine medikamentöse Intervention notwendig.

Bei Verwendung von Clofibrinsäurederivaten ist jedoch bei Nierenfunktionseinschränkung die Akkumulation mit dem Risiko der Rhabdomyolyse zu beachten. Bei Einsatz von Statinen (HMG-CoA-Reduktaseinhibitoren), die über nichtrenale Abbauwege eliminiert werden, ist eine Interaktion mit Fibraten und nach Nierentransplantation mit Cyclosporin A zu berücksichtigen. Dies erfordert die Überwachung der Muskelenzyme und ggf. eine Dosisreduktion der verwendeten Lipidsenker.

25.6 Behandlungsoptionen im Endstadium der Niereninsuffizienz

Eine Nierenersatztherapie bei Diabetikern ist zu empfehlen, wenn die glomeruläre Filtration, abgeschätzt anhand der endogenen Kreatininclearance, etwa 15% des Normwerts beträgt. Die Serumkreatininkonzentration ist als Anhaltspunkt sehr unzuverlässig, da sie bei geringer Muskelmasse das Ausmaß der Nierenfunktionseinschränkung unterschätzt. Die Messung der endogenen Kreatininclearance ist daher zu empfehlen. Die Indikationsstellung zur Nierenersatztherapie darf jedoch nicht allein von der glomerulären Filtrationsrate abhängig gemacht werden. Häufig zwingen Überwässerung, rezidivierende Episoden von Lungenödem und Erbrechen (kombinierte Folge von Niereninsuffizienz und Gastroparese) sowie eine Kachexie zu frühzeitigem Beginn der Nierenersatztherapie.

Für die Behandlung der Niereninsuffizienz stehen folgende Verfahren zur Verfügung: Hämodialyse, kontinuierliche ambulante Peritonealdialyse (CAPD) sowie Nierentransplantation oder kombinierte Pankreas-Nieren-Transplantation. Zweifelsohne bietet die Transplantation die beste medizinische Rehabilitation.

Für den optimalen Rehabilitationserfolg sind die frühzeitige Einschaltung des Nephrologen in den Behandlungsplan (Schwenger et al. 2001) und die rechtzeitige Anlage eines Gefäßzugangs (AV-Fistel) von großer Bedeutung. Der Gefäßzugang sollte mehrere Monate vor dem geplanten Behandlungsbeginn angelegt werden.

Die kontinuierliche ambulante Peritonaldialyse (CAPD) ist bei noch vorhandener Restfunktion der Eigennieren eine der Hämodialyse gleichwertige Methode. Allerdings ist ihre Effizienz bei Patienten mit höherem Körpergewicht nach Versagen der Restdiurese ungenügend. Der Vorteil der CAPD liegt vor allem darin, dass kein Gefäßzugang erforderlich ist und somit eine subkutane AV-Fistel vermieden werden kann, deren Anlage bei Diabetikern nicht selten schwierig ist. Ein weiterer Vorteil ist der schonende Flüssigkeitsentzug, der hypotensive Episoden und das Auftreten einer medikamentenpflichtigen Hypertonie vermeidet. Nachteile sind das Peritonitisrisiko, die positive Kalorienbilanz infolge der für den osmotischen Wasserentzug erforderlichen hohen Glukosekonzentration in der Dialyseflüssigkeit und die ständige Inanspruchnahme des Patienten durch die notwendige Selbstbehandlung. Der Versuch, durch intraperitoneale Insulingabe die physiologische intraportale Insulinsekretion zu imitieren, ist nur mit Einschränkungen erfolgreich, da der Abtransport intraperitonealen Insulins überwiegend über den Ductus thoracicus erfolgt.

> **Bei Kontraindikationen gegen eine Transplantation und vor allem bei älteren Diabetikern ist die Hämodialyse die definitive Dauermaßnahme.**

Häufige Probleme dabei sind die Tendenz zu hypotensiven Episoden während der Ultrafiltration infolge Kreislaufdysregulation bei autonomer diabetischer Polyneuropathie und bei Kardiomyopathie mit gestörter linksventrikulärer Compliance, die Gefahr der Thrombosierung der AV-Fistel, die Infektion des Gefäßzuganges, Blutdruckkrisen bei Hypervolämie sowie die Hyperkaliämie bei Hyperglykämie (osmotisch bedingte Zellschrumpfung mit Kaliumübertritt in den Extrazellulärraum).

> **Sowohl bei CAPD als auch bei Hämodialyse ist die kardiovaskuläre Mortalität exzessiv hoch. Die 5-Jahres-Überlebensraten der Typ-2-Diabetiker liegen derzeit in Deutschland bei etwa 5–10%, der Typ-1-Diabetiker bei etwa 20–30%.**

Die Ergebnisse der Nierentransplantation wurden in den letzten Jahren kontinuierlich verbessert, insbesondere nach Einführung von Cyclosporin A, das eine Reduktion der Steroiddosis ermöglichte. Die wichtigste Todesursache nach Transplantation ist der kardiale Tod infolge koronarer Herzkrankheit. Eine KHK ist vor jeder Transplantation auszuschließen. Obwohl die Mortalität des transplantierten Diabetikers höher ist als die des Nichtdiabetikers, ist die Verbesserung des relativen Sterberisikos (d. h. des Risikos nach Transplantation im Vergleich zum Risiko auf Warteliste für Nierentransplantation) bei Diabetikern wesentlich günstiger, d. h. sie profitieren für das Überleben mehr von der Transplantation als Nichtdiabetiker. Dies gilt vor allem für die kombinierte Nieren-Pankreas-Transplantation bei Typ-1-Diabetikern; hier wurden Überlebensraten gesehen, die der bei Nichtdiabetikern vergleichbar sind (▣ Abb. 25.2 und ▣ 25.3).

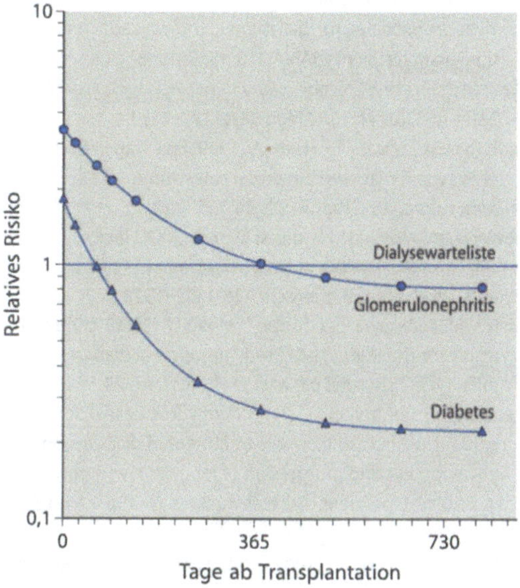

Abb. 25.2. Überlebenschancen (relatives Absterberisiko) nach Nierentransplantation bzw. kombinierter Nieren-Pankreas-Transplantation bzw. bei Leichennierentransplantatempfängern mit Glomerulonephritis oder Diabetes. Beachte: Diabetiker haben bereits wenige Monate nach Transplantation ein geringeres relatives Absterberisiko als bei Verbleib auf der Warteliste; diese Risikoverminderung ist wesentlich ausgeprägter als bei Patienten mit Glomerulonephritis. (Nach Port 1993)

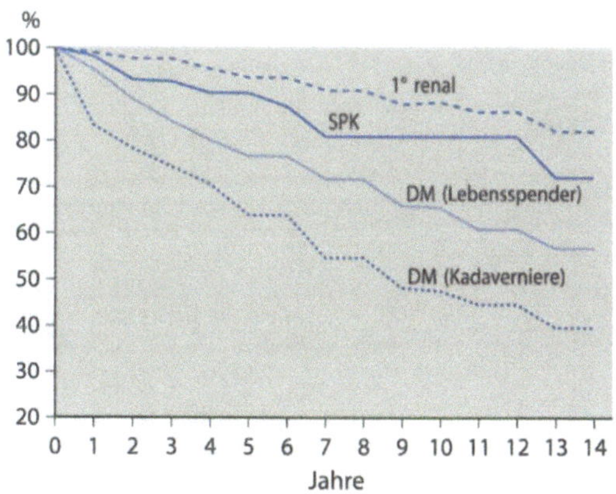

Abb. 25.3. Überlebenschancen von Diabetikern nach Nierentransplantation bzw. simultaner Nieren-Pankreas-Transplantation („simultaneous pancreas kidney", SPK). Bei SPK ist die Überlebensrate deutlich besser als bei Diabetikern (DM) mit isolierter Transplantation einer Lebendspenderniere oder einer Leichenniere. Der Erfolg einer SPK nähert sich der Überlebensrate nichtdiabetischer Patienten nach Ersttransplantation einer Kadaverniere (1°renal) an. (Nach Becker 2000)

Die diabetische Nephropathie ist die prognostisch gravierendste mikrovaskuläre Folgeerkrankung und die häufigste Ursache der Niereninsuffizienz bei Diabetes. Ihr Auftreten und Fortschreiten wird durch Faktoren beeinflusst, die einer Therapie durch bessere Stoffwechseleinstellung, Blutdrucksenkung, Nikotinentzug und diätetische Eiweißzufuhr zugänglich sind. Zu ihrer Behandlung stehen Hämodialyse, CAPD, Nierentransplantation und kombinierte Nieren-Pankreas-Transplantation zur Verfügung.

25.7 Kernaussagen für die Praxis

Bei der klinischen Betreuung von Diabetikern mit Niereninsuffizienz ist die systematische Beantwortung wichtiger Fragen von außerordentlicher Bedeutung. Dazu gehören die Fragen nach:

- der Ursache des Nierenversagens und seiner Reversibilität (Kontrastmittel, Konversionsenzymhemmer, Harnwegsinfekt, Detrusorparese, Herzinsuffizienz),
- einer bestehenden Hypervolämie oder Hypovolämie,
- einer koronaren Herzkrankheit mit evtl. Indikation zu PTCA oder Bypass,
- der Notwendigkeit und Durchführbarkeit der Anlage eines Gefäßzugangs (AV-Fistel),
- dem Erfolg einer antihypertensiven Behandlung,
- orthostatischen Blutdruckabfällen,
- dem Ernährungszustand,
- Hypoglykämieepisoden,
- der Durchführung der notwendigen fachophthalmologischen Kontrollen und evtl. einer Laserbehandlung,
- diabetischen Fußveränderungen (ischämischer bzw. neuropathischer Fuß, Ulzera, Infektionen),
- einem Harnwegsinfekt oder einer Harntransportstörung (Uricult, Blasen- und Nierensonographie).

Literatur

Becker BN, Brazy PC, Becker YT et al (2000) Simultaneous pancreas-kidney transplantation reduces excess mortality in type 1 diabetic patients with end-stage renal disease. Kidney Intern 57: 2129–2135

Brenner BM, Cooper ME, De Zeeuw D, et al (2001) Effects of losartan on renal and cardiovascular outcomes in patients with type 2 diabetes and nephropathy. N Engl J Med 345: 861–869

Hasslacher C, Gandjour A, Redaelli M et al (2000) Diagnose, Therapie und Verlaufskontrolle der diabetischen Nephropathie. In: Evidenzbasierte Diabetesleitlinien DDG. Scherbaum WA, Lauterbach KW, Renner R (Hrsg), 1. Aufl, Deutsche Diabetesgesellschaft

Lewis EJ, Hunsicker LG, Bain RP, Rohde RD (1993) The effect of angiotensin-converting-enzyme inhibition on diabetic nephropathy. N Engl J Med 329: 1456–1462

Lewis EJ, Hunsicker LG, Clarke WR et al (2001) Renoprotective effect of the angiotensin-receptor antagonist irbesartan in patients with nephropathy due to type 2 diabetes. N Engl J Med 345: 851–860

Mogensen CE (1999) Microalbuminuria, blood pressure and diabetic renal disease: origin and development of ideas. Diabetologia 42: 263–285

Parving HH, Lehnert H, Bröchner-Mortensen JB et al (2001) The effect of irbesartan on the development of diabetic nephropathy in patients with type 2 diabetes. N Engl J Med 345: 870–878

Port FK, Wolfe RA, Mauger EA et al (1993) Comparison of survival probabilities for dialysis patients vs cadaveric renal transplant recipients. JAMA 270: 1339–1343

Ritz E, Orth SR (1999) Nephropathy in patients with type 2 diabetes mellitus. N Engl J Med 341: 1127–1133

Ritz E, Rychlik I, Locatelli F, Halimi S (1999) End-stage renal failure in type 2 diabetes: a medical catastrophe of worldwide dimensions. Am J Kidney Dis 34: 795–808

Schwenger V, Müssig C, Hergesell O et al (2001) Incidence and clinical characteristics of renal insufficiency in diabetic patients. Dtsch Med Wochenschr 126: 1322–1326

Shichiri M, Kishikawa H, Ohkubo Y, Wake N (2000) Long-term results of the Kumamoto Study on optimal diabetes control in type 2 diabetic patients. Diabetes Care 23: S21–29

The Diabetes Control and Complications Trial Research Group (1993) The effect of intensive treatment of diabetes on the development and progression of long-term complications in insulin-dependent diabetes mellitus. N Engl J Med 329: 977–986

UK Prospective Diabetes Study Group (1998) Tight blood pressure control and risk of macrovascular and microvascular complications in type 2 diabetes (UKPDS 38). BMJ 317: 703–713

Zeller K, Whittacker E, Sullivan L et al (1991) Effects of restricting dietary protein and the progression of renal failure in patients with insulin-dependent diabetes mellitus. N Engl J Med 24: 78–84

Diabetische Neuropathie

D. Ziegler, F. A. Gries

Die Prävalenz der diabetischen distal-symmetrischen sensiblen oder sensomotorischen Polyneuropathie erreicht 25–30%, ihre Inzidenz beträgt ca. 2% pro Jahr (Shaw u. Zimmet 1999). Sie geht mit teils quälender Schmerzsymptomatik, mit erheblichen physischen Ausfällen wie Sensibilitätsstörungen bis hin zur Ataxie und mit funktionellen Einbußen wie reduzierter Gehfähigkeit einher (◻ Abb. 26.1). Subjektive neuropathische Symptome (Schmerzen, Parästhesien, Dysästhesien und Taubheitsgefühl) finden sich bei ca. 20% der Diabetiker, bevorzugt distal in den unteren Extremitäten. Neuropathische Schmerzen beeinträchtigen nachhaltig die Lebensqualität, insbesondere weil sie Schlafstörungen verursachen und die Leistungsfähigkeit herabsetzen (Galer et al. 2000). Objektive Marker der diabetischen Polyneuropathie wie herabgesetzte Nervenleitgeschwindigkeit (NLG) und Vibrationswahrnehmung sind unabhängige Prädiktoren einer erhöhten Mortalität (Coppini et al. 2000; Forsblom et al. 1998). Neuropathische Defizite wie Sensibilitätsstörungen (Reduktion bzw. Verlust der Schmerz-, Temperatur-, Berührungs-, Druck- oder Vibrationsempfindung) und fehlende Muskeleigenreflexe sind Risikofaktoren für die Entstehung von neuropathischen Fußulzera. Sie sind ein wesentlicher Grund für die bei Diabetikern erhöhte Frequenz von Krankenhausaufenthalten, Pflegebedürftigkeit, Arbeitsunfähigkeit und Amputationen an den unteren Extremitäten. Die diabetische Polyneuropathie macht den Diabetiker somit zum Hochrisikopatienten.

Dies gilt auch für die Beteiligung des autonomen Nervensystems, die durch orthostatische Hypotonie, Stuhlinkontinenz oder Blasenlähmung sowie eine erektile Dysfunktion gleichfalls die Prognose des Diabetikers verschlechtert. Die kardiovaskuläre autonome diabetische Neuropathie hat zudem eine erhöhte Sterblichkeit im Rahmen eines stummen Myokardinfarkts zur Folge.

> **Etwa jeder vierte Diabetiker ist von der distal-symmetrischen diabetischen Polyneuropathie betroffen. Diese beeinträchtigt durch Funktionsdefizite, oft quälende Symptome sowie das diabetische Fußsyndrom die Arbeitsfähigkeit, Lebensqualität und Lebenserwartung.**
> **Ebenso häufig ist die autonome diabetische Neuropathie, die vor allem durch kardiovaskuläre**

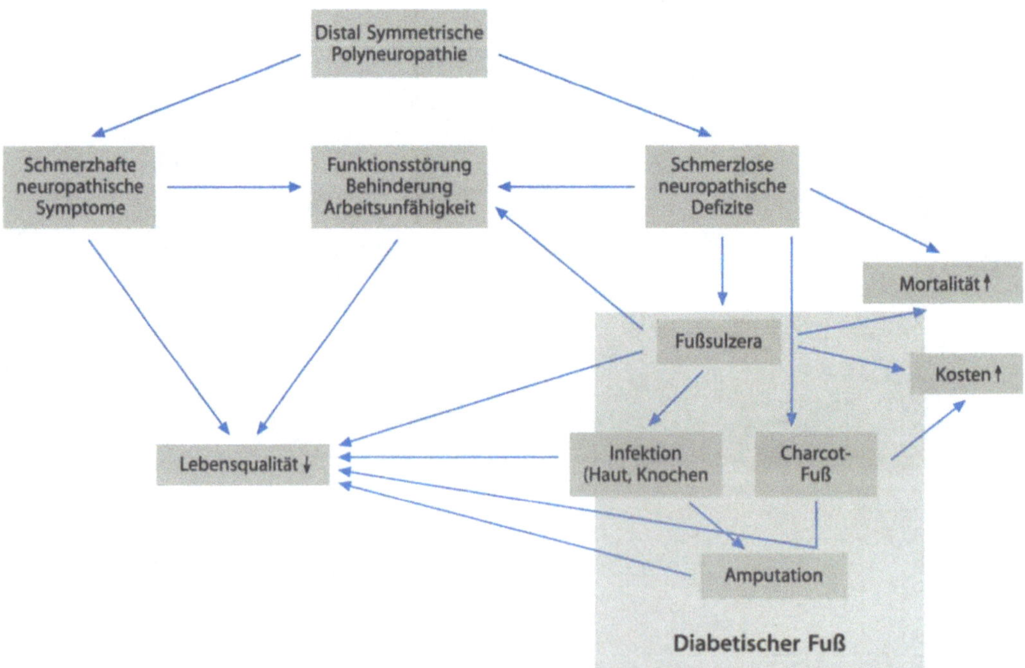

◻ **Abb. 26.1.** Klinische Bedeutung der distal-symmetrischen Polyneuropathie (DSP)

Störungen, stumme Myokardischämien, viszerale Paresen, Inkontinenzen und erektile Dysfunktion die Lebensqualität und Lebenserwartung eingeschränkt.

26.1 Klinische Bilder und Diagnostik

26.1.1 Sensomotorische Neuropathie

Eine allgemein akzeptierte Klassifizierung der diabetischen Neuropathie hat sich bislang wegen der verschiedenen, sich teils überlappenden klinischen Bilder nicht durchsetzen können. Verschiedene Klassifikationsvorschläge, die die Heterogenität und Ätiopathogenese der diabetischen Neuropathien berücksichtigen, liegen vor (Sima et al. 1997; Übersicht 26.1).

Übersicht 26.1.
Klassifikation der diabetischen Neuropathie (Nach Sima et al. 1997)

a **Rasch reversibel**
- Hyperglykämische Neuropathie

b **Persisitierende symmetrische Polyneuropathien**
- Distal somatisch sensorisch/motorisch mit überwiegender Beteiligung der großkalibrigen Fasern
- Autonom
- Small-fibre-Neuropathie

c **Fokale und multifokale Neuropathien**
- Kranial
- Thorakoabdominale Radikulopathien
- Fokal an den Extremitäten
- Proximal
- Kompressions- und Engpassneuropathien

Die häufigste Form der diabetischen Neuropathie ist die **sensible symmetrische distale Neuropathie.** Sie beginnt schleichend und verläuft ohne Intervention chronisch progredient. Sie manifestiert sich bevorzugt in den distalen Abschnitten der unteren Extremitäten, offensichtlich weil längere Axone vulnerabler sind (längenbezogene Verteilung). Seltener betrifft sie auch die oberen Extremitäten (strumpf- bzw. handschuhförmige Verteilung). Die typischen Symptome wie Schmerzen, Parästhesien, Dysästhesien (schmerzhafte Parästhesien) und Taubheitsgefühl breiten sich in der Regel von distal (Zehen, Füße, Unterschenkel) nach proximal aus. Häufig werden die Schmerzen als brennend (»burning feet«), bohrend, einschießend, krampfartig oder stechend (lanzinierend) typisiert. Charakteristisch ist die nächtliche Exazerbation der Beschwerden unter Bettruhe sowie ihre Besserung beim Gehen. Gelegentlich bestehen gleichzeitig evozierte Schmerzen mit Hyperalgesie und Allodynie (Schmerz bei Berührung).

Klinisch fallen abgeschwächte oder fehlende Muskeleigenreflexe, Atrophien der kleinen Fußmuskeln, sensible Ataxie mit Gang- und Standunsicherheit, Pallhypästhesie, Sensibilitätsstörungen und eine herabgesetzte Thermästhesie, Algesie und Nervenleitgeschwindigkeit auf. Häufig liegt sowohl eine Beteiligung der langsam leitenden, kleinkalibrigen Aδ- und C-Fasern als auch der schnell leitenden großkalibrigen Aα- und Aβ-Fasern vor. Eine Funktionsstörung der kleinen Nervenfasern kann sich bereits frühzeitig isoliert im Sinne einer «Small-fibre-Neuropathie" durch reduzierte Thermästhesie mit bzw. auch ohne Schmerzen manifestieren. Defizite der Temperatur-, Schmerz-, Bewegungs- oder Berührungssensibilität sind von größter klinischer Bedeutung, da sie den Weg zu neuropathisch bedingten Fußkomplikationen (neuropathisches Ulkus, Ödem, Osteoarthropathie wie der sog. Charcot-Fuß, Mediasklerose, Osteomyelitis) bis hin zur Amputation ebnen (▶ s. Kap. 27). Mit fortschreitender Neuropathie kann der Sensibilitätsverlust auch die medianen Partien des Unterbauchs betreffen und sich schließlich nach lateral ausbreiten.

Die **akute schmerzhafte Neuropathie** ist selten und stellt möglicherweise eine eigenständige Subentität der neuropathischen Kachexie dar. Sie tritt mit anhaltenden brennenden Schmerzen insbesondere der Fußsohlen (»Gehen wie auf heißem Sand«) mit nächtlicher Exazerbation auf. Weitere charakteristische Symptome sind die kutane Hyperästhesie gegenüber Kontakt mit Kleidung oder Bettlaken sowie die Überreaktion gegenüber taktilen (Allodynie) und schmerzhaften Stimuli (Hyperalgesie). Gleichzeitig bestehen ein teilweise dramatischer Gewichtsverlust und eine depressive Verstimmung. Eine Assoziation mit Anorexia nervosa wurde beobachtet.

Eine Besonderheit ist das akute Auftreten einer sensorischen Neuropathie mit distal ausgeprägten Parästhesien und Schmerzen nach Einleitung der Insulintherapie (Insulinneuritis nach Caravati). Möglicherweise spielen hier, ähnlich wie bei der transienten Progression der Retinopathie, gehäufte Hypoglykämien eine pathogenetische Rolle. Histologisch ist neben einem Verlust der kleinen Nervenfasern eine deutliche regenerative Aktivität nachweisbar. Die Schmerzen nehmen bei normnaher Blutglukoseeinstellung ohne Hypoglykämien im Verlauf von Wochen oder wenigen Monaten langsam ab.

Relativ selten sind **fokale und multifokale Neuropathien** mit asymmetrischen Ausfällen einzelner oder mehrerer Hirnnerven wie z. B. des N. oculomotorius (kraniale Neuropathie), thorakoabdominaler Nervenwurzeln (Mononeuropathie des Stammes, Synonyme: trunkale Mononeuropathie, Radikulopathie, thorakoabdominale Neuropathie) und peripherer Nerven (z. B. N. medianus, N. peronaeus).

In diese Kategorie gehören auch die Syndrome der proximalen motorischen Neuropathie (Synonyme: lumbosakrale Plexusneuropathie, femorale Neuropathie, diabetische Amyotrophie, Bruns-Garland-Syndrom) mit akut (über 1–2 Tage) oder subakut (über eine bis mehrere Wochen) plötzlich auftretenden heftigen, in der Tiefe empfundenen, anhaltenden, manchmal brennenden Schmerzen sowie Paresen (insbesondere M. quadriceps, M. iliopsoas und Adduktoren). Histologisch finden sich bei proximaler motorischer Neuropathie oft ausgeprägte ischämische Nervenläsionen mit Vaskulitis und inflammatorischer Infiltration von mononukleären Zellen sowie T-Zellen vom Typ CD8+ (diabetische inflammatorische Vaskulopathie). Sie tritt vorwiegend bei Typ-2-Diabetikern auf und ist schwer von einer proximalen Neuropathie oder Mononeuritis multiplex abzugrenzen. Hiervon zu trennen ist die demyelinisierende Neuropathie ohne vaskuläre Inflammation. Sie ist vorwiegend bei Typ-1-Diabetikern anzutreffen und klinisch von einer chronisch-inflammatorischen demyelinisierenden Polyneuropathie nicht zu unterscheiden (Krendel et al. 1995).

Die sensomotorischen diabetischen Neuropathien treten unter verschiedenen klinischen Bildern auf. Am häufigsten ist die distale symmetrische sensible Neuropathie. Ihre schwerwiegendste Komplikation ist das diabetische Fußsyndrom mit hohem Amputationsrisiko.

26.1.2 Autonome diabetische Neuropathie

Die autonome diabetische Neuropathie manifestiert sich durch mannigfaltige Funktionsstörungen (Tabelle 26.1). Ihr wesentlicher Einfluss auf die Morbidität und Mortalität des Diabetikers wird zunehmend erkannt. Unterschieden werden eine subklinische Form, die nur durch Tests diagnostiziert werden kann, und eine klinische autonome diabetische Neuropathie, die mit Symptomen oder klinischen Zeichen einhergeht.

Von Bedeutung ist die **kardiovaskuläre autonome Neuropathie.** Sie wird mit Hilfe von autonomen Funktionstests nachgewiesen; ihre Prävalenz beträgt ca. 25% bei Typ-1- und ca. 35% bei Typ-2-Diabetikern. Die Mortalitätsrate beträgt bei Diabetikern mit kardiovaskulärer autonomer Neuropathie innerhalb von 5 Jahren etwa 30%, ohne jedoch nur 13%. Als mögliche Ursache hierfür wird eine Prädisposition für maligne ventrikuläre Arrhythmien und Verlängerung der QT-Dauer diskutiert. Auch schmerzarme Myokardischämien, Belastungsintoleranz und plötzlicher Herztod können eine Rolle spielen. Die Indikation zur Diagnostik mittels autonomer Funktionstests bzw. 24-h-Messung der Herzfrequenzvariabilität besteht bei orthostatischer Hypotonie, unklaren Schwindelzuständen, Synkopen, unklaren Tachykardien, peripherer Neuropathie oder anderen Organmanifestationen der autonomen diabetischen Neuropathie sowie präoperativ zur Risikoeinschätzung (Ziegler 1999).

Die häufigste Störung im **Gastrointestinaltrakt** ist die Gastroparese. Typische gastrointestinale Leitsymptome sind Übelkeit, Völlegefühl, frühes Sättigungsgefühl, Erbrechen und epigastrische Schmerzen. Sie sind jedoch auch bei Nichtdiabetikern häufig anzutreffen und können andererseits bei Patienten mit autonomer diabetischer Neuropathie fehlen, wenn auch die afferenten viszeralen Nervenfasern im Gastrointestinaltrakt geschädigt sind (Rathmann u. Ziegler 1994). Hinweisend kann eine instabile Diabeteseinstellung mit postprandialen Hypoglykämien sein. Die **diabetische Diarrhoe** ist durch inter-

■ Tabelle 26.1. Klinische Manifestationen der autonomen diabetischen Neuropathie

Organsystem	Symptom/Befund
Kardiovaskuläres System	Ruhetachykardie Abnahme der Herzfrequenzvariabilität Abnahme bzw. Fehlen der zirkadianen Frequenz- und Blutdruckrhythmik Schmerzarme bzw. schmerzlose Myokardischämien bzw. -infarkte Orthostatische Hypotonie Belastungsintoleranz Perioperative kardiovaskuläre Instabilität Plötzlicher Tod Maligne Arrhythmien
Respiratorisches System	Herabgesetzter Atemantrieb gegenüber Hyperkapnie bzw. Hypoxämie Schlafapnoe Atemstillstand
Gastrointestinaltrakt	Störungen der Ösophagusmotilität Diabetische Gastropathie (Gastroparese) Gallenblasenatonie Diabetische Enteropathie (Diarrhoe) Hypomotiliät des Kolons (Obstipation) Anorektale Dysfunktion (Inkontinenz)
Urogenitaltrakt	Diabetische Zystopathie (Blasenentleerungsstörung) Erektile Dysfunktion Retrograde Ejakulation Sexuelle Funktionsstörungen der Frau
Thermoregulation	Störungen der Sudomotoren (distale Hypo- bzw. Anhidrose, gustatorisches Schwitzen) Störungen der Vasomotoren (Vasodilatation, arteriovenöse Shunts, Ödem)
Pupillenmotorik	Pupillenreflexstörungen Verminderte Dunkeladaptation
Neuroendokrines System	Hypoglykämieassoziierte autonome Dysfunktion (Reduktion bzw. Fehlen der hormonellen Gegenregulation und der Hypoglykämiewahrnehmung) Verminderte Katecholaminsekretion unter Orthostase und körperlicher Belastung

mittierende, wässrige und voluminöse Stühle charakterisiert. Sie treten teils nachts auf und gehen gelegentlich mit Tenesmen oder Inkontinenz sowie häufiger mit Steatorrhoe einher. Der Verlauf ist oft episodisch, wobei die über Tage bis Wochen andauernden Phasen durch normalen Stuhlgang oder Obstipation unterbrochen sind. Als pathogenetische Mechanismen werden außer der autonomen Neuropathie auch bakterieller Überwuchs und exokrine Pankreasinsuffizienz diskutiert (Valdovinos et al. 1993).

Des Weiteren ist der Diabetes mellitus die häufigste Ursache für eine **erektile Dysfunktion,** die bei fast jedem zweiten Mann mit Diabetes im Alter von über 60 Jahren anzutreffen ist. Risikofaktoren sind eine längere Diabetesdauer, eine unzureichende Diabeteseinstellung, eine Mikro- bzw. Makroangiopathie und Rauchen

(Stief u. Ziegler 2003). Weitere Symptome der urogenitalen autonomen Neuropathie sind eine Verminderung oder der Verlust des Hodenschmerzes, selten auch eine retrograde Ejakulation oder Anejakulation. Sexualprobleme bei Diabetikerinnen sind eine Abnahme der vaginalen Lubrikation, Vaginitis, Libidoverlust und Orgasmusstörungen sowie auch Schwierigkeiten bei der perimenstruellen Diabeteseinstellung.

Die **diabetische Zystopathie** ist eine neurogene Funktionsstörung des M. detrusor. Frühe Stadien sind durch abnehmende Miktionsfrequenz ohne weitere Symptome gekennzeichnet. In fortgeschrittenen Stadien bestehen Harnträufeln und Überlaufinkontinenz bei einem Restharn über 150 ml und einer Blasengesamtkapazität von über 1 Liter.

> Die autonome diabetische Neuropathie kann alle vegetativen Funktionen betreffen und stellt ein wesentliches Mortalitätsrisiko dar. Häufig und besonders belastend sind die autonome Neuropathie des kardiovaskulären Systems mit orthostatischer Hypotonie, Belastungsintoleranz, stummen Myokardischämien und plötzlichem Herztod, des Urogenitaltraktes mit erektiler Dysfunktion und Sexualstörungen der Frau sowie des Gastrointestinaltraktes mit Gastroparese und entsprechender Stoffwechsellabilität.

26.2 Diagnostik

Peripheres Nervensystem. Die Diagnostik der peripheren diabetischen Neuropathie stützt sich auf:
- die Anamnese,
- die klinische Untersuchung,
- die elektrophysiologische Diagnostik und
- quantitative sensorische Tests.

Die klinisch-neurologische Basisuntersuchung, die jeder Arzt durchführen kann, umfasst vor allem die Fußinspektion auf trophische Störungen und die semiquantitative Untersuchung der Sensibilität, z. B. mit Semmes-Weinstein-Monofilament (Berührung), Tiptherm (Temperatur), Stimmgabel (Vibration), Nadel (Schmerz), sowie des Lagesinns und der Motorik (Gradeinteilung: normal=0, abgeschwächt um 25%=1, 50%=2, 75%=3, 100%=4) und der Muskeleigenreflexe (vorhanden oder fehlend).

Bei der Untersuchung der Vibrationsschwelle am medialen Malleolus mit Hilfe der kalibrierten Stimmgabel sind Werte unterhalb von 6/8 Skalenteilen (Alter <40 Jahre) bzw. 5/8 Skalenteilen (Alter >40 Jahre) als pathologisch anzusehen. Für das Großzehengrundgelenk gelten die gleichen Grenzwerte für die Altersgruppen von <30 bzw. >30 Jahren. Die neurologische Untersuchung sollte unter Verwendung von einfachen Scores (s. Anhang) für neuropathische Symptome (Neuropathie-Symptomscore, NSS) und neuropathische Defizite (Neuropathie-Defizitscore, NDS) bei jedem Diabetespatienten mindestens einmal im Jahr vorgenommen werden (Haslbeck et al. 2000). Sie kann jedoch nur relativ fortgeschrittene Stadien der Neuropathie erfassen. Die einer Therapie besser zugänglichen Frühstadien können nur unter Einsatz apparativer Methoden (z. B. Bestimmung der Warm- und Kaltschwelle) nachgewiesen werden.

Bei folgenden Befunden sollte differenzialdiagnostisch an eine andere Ätiologie gedacht und eine weitergehende neurologische Abklärung (neurologisch-fachärztlich, Diabeteszentrum) veranlasst werden:
- ausgeprägte Asymmetrie der neurologischen Ausfälle,
- vorwiegend motorische Ausfälle, Mononeuropathie, Hirnnervenstörung,
- rasche Entwicklung bzw. Progression neuropathischer Störungen,
- Progression der Neuropathie trotz optimaler Diabeteseinstellung,
- Beginn der Symptomatik an den oberen Extremitäten,
- Familienanamnese einer Neuropathie nichtdiabetischer Genese und
- durch klinische Untersuchung nicht gesicherte Diagnose.

Differenzialdiagnostisch sind vor allem Neuropathien bei Alkoholabusus, Urämie, Hypothyreose, B12-Anämie, peripherer AVK und als Nebenwirkung von Medikamenten abzugrenzen.

Elektrophysiologische Untersuchungen, die objektiv sind und eine hohe Sensitivität und Reproduzierbarkeit besitzen (motorische und sensible Nervenleitgeschwindigkeit, Aktionspotentiale), werden zur Erfassung der Funktion großkalibriger myelinisierter Fasern eingesetzt.

Quantitative sensorische Tests mit Messungen der Wahrnehmungsschwellen für Druck/

Berührung, Vibration, elektrischen Strom, Kälte, Wärme, Hitze- und Kälteschmerz sowie mechanischen Schmerz dienen der Bestimmung der absoluten sensorischen Schwelle. Diese nichtinvasiven Tests erlauben bei hoher Sensitivität eine genaue Kontrolle der Stimulusintensität sowie die Differenzierung des relativen Defizits der klein- und großkalibrigen Fasern. Quantitative sensorische Tests sind jedoch apparativ relativ aufwändig und daher nur in spezialisierten Zentren verfügbar.

Kardiovaskuläres System. Frühestes Zeichen der kardiovaskulären autonomen diabetischen Neuropathie ist eine Verminderung der Herzfrequenzvariabilität (HRV) bzw. der respiratorischen Sinusarrhythmie. Diagnostisch erfasst werden der Variationskoeffizient der RR-Intervalle und die Spektralanalyse im Niederfrequenz- und Mittelfrequenzband in Ruhe, der »mean circular resultant« (Vektoranalyse) bzw. Expiration/Inspiration-Quotient* unter tiefer Respiration, der Maximum/Minimum-(30:15)-Quotient* und der Valsalva-Quotient* (bei fortgeschrittener Retinopathie kontraindiziert) sowie die systolische Blutdruckreaktion nach aktivem Aufstehen im Orthostasetest*. Die kardiovaskuläre autonome Neuropathie wird im Vergleich mit altersabhängigen Normgrenzwerten durch das Vorhandensein von mindestens 3 von 7 möglichen pathologischen Befunden definiert; zwei abnorme Befunde gelten als grenzwertig. Falls zur Diagnostik kein Computersystem zur Verfügung steht, sollten die mit einem Sternchen (*) versehenen vier Parameter bestimmt werden (Ziegler u. Gries 1994). Sie können auf einfache Weise mit jedem konventionellen EKG- bzw. Blutdruckgerät mit Hilfe einer Stoppuhr binnen je 1 Minute erfasst werden. Eine kardiovaskuläre autonome diabetische Neuropathie wird in diesem Falle bei mindestens zwei abnormen Befunden diagnostiziert. Diese Definition erlaubt in der Praxis eine zuverlässige Aussage über das Ausmaß der Erkrankung. Die Diagnose kann alternativ auch mit Hilfe des Langzeit-EKG (24-h-HRV) gestellt werden (Haslbeck et al. 2002; Ziegler 1999).

Zu berücksichtigende interferierende Störfaktoren für die Untersuchung sind: koronare Herzkrankheit, Myokardinfarkt während der letzten 12 Monate, Herzinsuffizienz, Kardiomyopathie, arterielle Hypertonie, Alkoholismus, schwere Lebererkrankungen und Niereninsuffizienz sowie Medikamente, die zur Herabsetzung der Herzfrequenzvariabilität führen. Dazu gehören u. a. trizyklische Antidepressiva, Antiarrhythmika und Clonidin. Einen günstigen Einfluss auf die parasympathische Funktion zeigen u.a. ACE-Hemmer, AT1-Rezeptorblocker, β-Blocker und Digoxin.

Gastrointestinale Neuropathie. (Übersicht 26.2). In der Praxis hat sich in letzter Zeit als preiswerte und einfach durchführbare Alternative zur Magenentleerungsszintigraphie der ^{13}C-Oktansäure-Atemtest etabliert, der die Resorption stabil markierter Oktansäure aus dem Darmtrakt nach hepatischer Oxidation als $^{13}CO_2$-Konzentrationsverlauf in der Ausatemluft misst. Dieser Befund korreliert gut mit der szintigraphisch gemessenen Magenentleerungszeit (Ziegler et al. 1996).

Übersicht 26.2.
Diagnostik bei diabetischer Gastroparese

- **Standardmethoden**
  - Magenentleerungsszintigraphie (^{99m}Tc, ^{111}In, »Goldstandard«)
  - ^{13}C-Oktansäure-Atemtest (solide Speisen)
  - ^{13}C-Acetat-Atemtest (Flüssigkeiten)
  - Endoskopie (Differenzialdiagnose)
- **Weitere Methoden**
  - Sonographie (Antrumfläche, Kontraktionen)
  - Röntgendichte Marker
  - Magnetresonanztomographie
  - Duplexsonographie (transpylorisches Flussverhalten)
  - Elektrogastrographie (gastrale Rhythmik)
  - Manometrie (motorische Aktivität)

Schwieriger ist die Diagnose der diabetischen Diarrhoe, die als Ausschlussdiagnose nur stufenweise diagnostiziert werden kann (Abb. 26.2).

Das Leitsymptom bei Colonbeteiligung ist die Obstipation. Sie findet sich bei ca. 20% der Typ-2-Diabetiker. Das Ausmaß der diagnostischen Abklärung unterscheidet sich nicht wesentlich von dem Vorgehen bei Nichtdiabetikern (Tabelle 26.2).

Urogenitaltrakt. Die diagnostische Abklärung der Zystopathie umfasst die sonographische Untersuchung des Blasenvolumens vor und nach Miktion, die Uroflowmetrie zur Differenzierung zwischen diabetischer Zystopathie und mechanisch bedingten Entleerungsstörungen (z. B. Prostatahyperplasie) und die Zystomanometrie zur Beurteilung der Blasensensibilität und -motorik (Stief u. Ziegler 2003).

Die Diagnostik der erektilen Dysfunktion erfolgt stufenweise. Es ist sinnvoll, vor dem aufwändigen Ausschluss vaskulärer Ursachen einen The-

Tabelle 26.2. Diagnostik bei diabetesassoziierter Obstipation

Untersucher	Diagnostik	Diagnose
Hausarzt	Inspektion	Ausschluss lokaler Prozesse
	Digitale Untersuchung	
	Funktionelle Proktoskopie	
Facharzt	Colontransitzeitbestimmung (röntgendichte Marker)	
	Normale Transitzeit (TZ)	Obstipation bei normaler TZ
	Langsamer Transit	Obstipation bei langer TZ[a]
	Defäkationsstörung	Obstipation bei Defäkationsstörung
	Anorektale Manometrie	Sensibilitätsstörung[a]
	Defäkographie	Rektozele etc.

[a] diabetesspezifisch

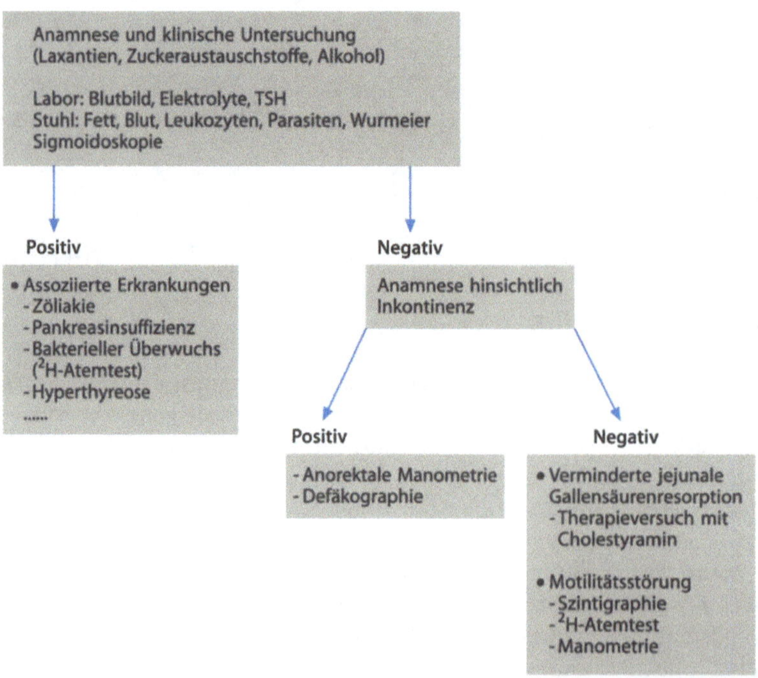

Abb. 26.2. Diagnostisches Vorgehen bei Verdacht auf diabetische Diarrhoe

rapieversuch einzuleiten (Übersicht 26.3). Die Sexualprobleme von Diabetikerinnen erfordern eine fachgynäkologische Untersuchung.

Übersicht 26.3.
Diagnostischer Stufenplan bei erektiler Dysfunktion

- Stufe 1
  - Allgemeine Sexualanamnese
  - Körperliche Untersuchung; relevante Laborparameter
  - Aufklärung über Therapieoptionen
- Stufe 2
  - Therapieversuch mit Sildenafil, Vardenafil oder Tadalafil
- Stufe 3
  - Pharmakodoppler- bzw. Duplexsonographie der Penisarterien

> Der Hausarzt und das Diabetesteam spielen die Schlüsselrollen bei der Diagnostik der diabetischen Neuropathien. Sie können jedenfalls den Verdacht entkräften oder bestätigen. Eine endgültige Diagnose bleibt ggf. Diabeteszentren bzw. Fachärzten vorbehalten.

26.3 Therapie

Kausale Therapie. Der primäre Ansatz zu einer kausalen Therapie der diabetischen Neuropathien ist die Ausschaltung des ätiologischen Faktors Hyperglykämie durch möglichst normnahe Stoffwechseleinstellung (Tabelle 26.3). So wurde gezeigt (DCCT, Oslo- und Stockholm-Studie), dass eine langfristige normnahe Blutglukoseeinstellung bei Typ-1-Diabetikern das Risiko einer peripheren bzw. kardialen autonomen Neuropathie reduziert. Eine Besserung der Nervenleitgeschwindigkeit beobachtete man aber nur nach mehrjähriger Euglykämie nach Pankreastransplantation. Bei Typ-2-Diabetes ist die Datenlage nicht eindeutig (UKPD-, Kumamoto- und Steno-Typ-2-Studie). Mögliche Ursachen dafür sind, dass auch moderne Formen der Diabetestherapie in der Regel keine Normoglykämie erreichen und dass bei Typ-2-Diabetes ein multifaktorieller, holistischer Therapieeinsatz erforderlich ist.

Pathogenetisch begründete Therapieansätze. Diese Therapiekonzepte wurden aus tierexperimentellen Untersuchungen zur Pathogenese der diabetischen Neuropathie heraus entwickelt. Ihre Basis sind die

- Hemmung des Polyolstoffwechselweges durch Aldosereduktaseinhibitoren,
- Korrektur der Veränderungen im Metabolismus von essentiellen Fettsäuren und Prostanoiden durch Substitution von γ-Linolensäure,
- Reduktion der Bildung freier Sauerstoffradikale durch Antioxidantien (α-Liponsäure),
- Hemmung der Proteinkinase Cβ durch einen PKC-β-Inhibitor (Ruboxistaurin),
- Verbesserung des reduzierten endoneuralen Blutflusses und der begleitenden Hypoxie durch Vasodilatoren (ACE-Hemmer),
- Hemmung der nichtenzymatischen Glykosylierung und der Bildung von «advanced glycosylation end products" (AGE) durch Aminoguanidin,
- Unterstützung des Neurotrophismus durch Nervenwachstumsfaktoren (NGF; Ziegler 1998).

Mit Ausnahme der antioxidativen Therapie mit α-Liponsäure (Thioctsäure) steht derzeit keiner der angeführten therapeutischen Ansätze im klinischen Alltag zur Verfügung (Tabelle 26.3). Thioctsäure verbessert (Metaanalyse von 4 kontrollierten Studien, 1258 Patienten) bei Gabe von 600 mg/Tag i. v. über 3 Wochen die neuropathischen Symptome (Schmerzen, Brennen, Parästhesien und Taubheitsgefühl) und Defizite wie Sensibilitätssstörungen, die Herzfrequenzvariabilität nach 4 Monaten (800 mg/Tag oral) sowie neuropathische Defizite nach 6 Monaten (1800 mg/Tag; Ziegler et al. 1999, 2004).

Bezüglich der anderen Substanzen weisen Phase-II-Studien auf günstige Effekte des PKC-β-Inhibitors Ruboxistaurin auf neuropathische Symptome und Defizite nach 1 Jahr, von ACE-Hemmern (Trandolapril und Quinapril) auf die Nervenleitgeschwindigkeit bzw. die Herzfrequenzvariabilität nach 12 bzw. 6 Monaten und von γ-Linolensäure auf neuropathische Defizite nach 1 Jahr hin.

> Die Prophylaxe und kausale Therapie der diabetischen Neuropathie besteht in der langfristig normnahen Blutglukoseeinstellung. Im Gegensatz dazu zielt die symptomatische Schmerztherapie

(s.u.) lediglich auf Schmerzlinderung, ohne den neuropathischen Prozess zu beeinflussen oder zu verbessern.

Symptomorientierte Therapie. Die symptomatische schmerzhafte diabetische Polyneuropathie ist oft schwer beeinflussbar, weshalb ein stufenweises Vorgehen angezeigt ist (Tabelle 26.3). Dazu bieten sich zunächst trizyklische Antidepressiva an, wobei Amitriptylin als Mittel der Wahl gilt. Alternativ kann auch Desipramin, das geringer sedativ wirkt und weniger anticholinerge Nebenwirkungen besitzt, eingesetzt werden. Die Wirkung von Amitriptylin ist bei Patienten mit und ohne Depression vergleichbar und tritt unabhängig von einer gleichzeitigen Stimmungsaufhellung auf. Der Wirkungsbeginn ist rascher als bei der Behandlung der Depression (McQuay u. Moore 1997). Alternativ können die selektiven Serotoninwiederaufnahmehemmer Paroxetin oder Citalopram eingesetzt werden (Sindrup u. Jensen 2000). Die Vorteile dieser Substanzen sind ein im Vergleich mit trizyklischen Antidepressiva günstigeres Nebenwirkungsprofil und ein geringeres Mortalitätsrisiko bei Überdosierung. Des Weiteren steht Gabapentin zur Verfügung (Backonja et al. 1998), ein strukturelles Analogon zur γ-Aminobuttersäure. Das Opio-

Tabelle 26.3. Stufentherapie der symptomatischen diabetischen Polyneuropathie

Stufe/Therapieform	Substanz/Maßnahme	Tagesdosis
I. Nahe-Normoglykämie	Diät, Insulin, orale Antidiabetika	Individuelle Anpassung (Ziel: HbA1c <6,5%)
II. Pathogenetisch begründbare Therapie	α-Liponsäure	600 mg als Infusion i.v. (3 Wochen) 1200–1800 mg p.o.
III. Symptomatische Schmerztherapie	**Trizyklische Antidepressiva)**	
	Amitriptylin	(10--)25–150 mg
	Desipramin[a]	(10--)25–150 mg
	Imipramin	(10--)25–150 mg
	Clomipramin	(10--)25–150 mg
III. Schmerztherapie (alternativ)	**Selektive Serotonin-Reuptake-Inhibitoren**	
	Citaloprama	40 mg
	Paroxetina	40 mg
	Antikonvulsiva	
	Gabapentin	900–2700 mg
	Carbamazepin	200–800 mg
	Sonstige	
	Tramadol	50–400 mg (20--160 Tr.)
	Capsaicin 0,075%[a]	4 × topisch (Dauer: max. 8 Wochen)
IV. Therapierefraktäre Schmerzen	**Starke Opioide**	
	Oxycodon	10–120 mg
V. Physikalische Therapie (ergänzend)	Elektrische Rückenmarksstimulation (ESCS) TENS, Krankengymnastik, Balneo- und Entspannungstherapie psychologische Unterstützung Akupunktur	

ESCS Electrical spinal cord stimulation; **TENS** Transkutane elektrische Nervenstimulation
[a] nicht zugelassen zur Therapie neuropathischer Schmerzen

id Tramadol kann vor allem in der Akutbehandlung neuropathischer Schmerzen eingesetzt werden (Harati et al. 1998).

> Die symptomatische Therapie der schmerzhaften diabetischen Neuropathien ist mit Nebenwirkungen behaftet, die bei möglichst guter Schmerzlinderung minimal zu halten sind.

Ziel einer medikamentösen Behandlung der **orthostatischen Hypotonie** ist eine Blutdrucksteigerung im Stehen bei gleichzeitiger Vermeidung eines deutlichen Blutdruckanstiegs im Liegen (Tabelle 26.4). Diese Problematik findet sich insbesondere bei Patienten mit arterieller Hypertonie im Rahmen einer diabetischen Nephropathie und wird durch die komplexe Pathogenese der orthostatischen Hypotonie zusätzlich erschwert. Der erste therapeutische Schritt ist das Ausschöpfen physikalischer Maßnahmen (elastische Kompressionsstrumpfhosen, vorsichtiges körperliches Training, Schlafen mit erhöhtem Oberkörper, langsames Aufstehen nach Bettruhe). Auch das Kreuzen der Beine im Stehen und eine hockende Position können unmittelbar zu einer Besserung der orthostatischen Symptomatik führen. Diuretika oder Psychopharmaka sind in diesem Zusammenhang zu meiden (Ziegler 1999).

Medikamentös hat sich der α1-Rezeptorenagonist Midodrin als effektiv erwiesen (Jankovic et al. 1993). Die Substanz begünstigt bei relativ langer Wirkdauer die Vasokonstriktion der Arteriolen und der venösen Kapazitätsgefäße ohne direkte kardiale oder zentralnervöse Effekte. Hilfreich sind auch die Zufuhr von Kochsalz (2–6 g/die) und die Begünstigung der Natrium- und Flüssigkeitsretention durch Fludrocortison (**cave:** periphere Ödeme, Herzinsuffizienz, Hypertonie, Hypokaliämie). Vereinzelt wurde auch über Erfolge einer 6- bis 9-wöchigen Behandlung mit Erythropoietin bei Diabetikern mit reduziertem Hämatokrit, die nicht hinreichend auf Fludrocortison ansprachen, berichtet (Ziegler 1994).

Ein Problem bei der **diabetischen Gastroparese** ist insbesondere bei Typ-1-Diabetikern die Begünstigung einer schwer steuerbaren postprandialen Hypoglykämie. Nützlich ist es in diesem Fall, den Anteil flüssiger Kohlenhydrate in der Kost zu erhöhen und einen hohen Fettanteil zu vermeiden. Das Spritz-Ess-Intervall ist der Schwere der Magenentleerungsstörung anzupassen und zu verkürzen, wobei ggf. das Normalinsulin erst postprandial verabreicht werden sollte. Rasch wirksame Insulinanaloga (Insulin Lispro oder Aspart) sind nicht zu empfehlen.

Therapieversuche mit prokinetisch wirksamen Substanzen (Metoclopramid, Domperidon,

Tabelle 26.4. Medikamentöse Therapie von orthostatischer Hypotonie und diabetischer Gastroparese

Substanz	Wirkmechanismus	Tagesdosis
Orthostatische Hypotonie		
Midodrin	Kontraktion der Arteriolen und Kapazitätsgefäße (α1-adrenerger Agonist)	3×2,5–10 mg p.o.
Fludrocortison	Anstieg des zirkulierenden Volumens Zunahme der α-Rezeptoren	0,1–0,3 mg p.o.
Erythropoietin	Steigerung der Erythrozytenmasse	3×50 IE/kgKG/Woche s.c.
Diabetische Gastroparese		
Metoclopramid	Zentraler Dopaminantagonist Azetylcholinfreisetzung aus dem Plexus myentericus	3–4×10 mg
Domperidon	Peripherer Dopaminantagonist	3×20 mg
Erythromycin	Macrolidantibiotikum, Motilinrezeptoragonist	3×250 mg

Erythromycin) sind möglich, werden aber gelegentlich durch Toleranzentwicklung behindert. Die motilinähnliche Stimulation der Peristaltik durch Erythromycin, einem Makrolidantibiotikum, wird durch unerwünschte Nebenwirkungen wie Hautreaktionen, abdominelle Krämpfe und Diarrhoen limitiert und gilt bei therapieresistenten symptomatischen Patienten als Ultima ratio. Um die Nebenwirkungen zu verringern, wurden Erythromycinanaloga (sog. Motilide) synthetisiert. Sie stehen jedoch bislang klinisch nicht zur Verfügung (Rathmann u. Ziegler 1994).

Die Behandlung der **diabetischen Diarrhoe** mit Antidiarrhoika kann enttäuschend sein. Erfolgversprechender ist bei bakteriellem Überwuchs eine intermittierende Therapie über 1–2 Wochen mit dem Breitspektrumantibiotikum Doxycyclin oder mit Ampicillin. Wenn ein Erfolg ausbleibt, kann allenfalls der α-adrenerge Agonist Clonidin versucht werden. Bei Obstipation können neben ballaststoffreicher Kost osmotisch wirksame Laxantien oder Lactulose verabreicht werden (Haslbeck et al. 2002).

Patienten mit **neuropathischer Harnentleerungsstörung** sollten tagsüber in 3- bis 4-stündigen Intervallen durch manuelle suprapubische Druckerhöhungen eine Miktion hervorrufen. Medikamentös können Parasympathomimetika wie Carbachol die Blasenentleerung erleichtern; ihre Wirkung ist jedoch häufig begrenzt. Zur Reduktion des urethralen Widerstandes dienen α-Rezeptorenblocker wie Prazosin. Im Extremfall sind eine suprapubische Harnableitung, eine intermittierende transurethrale Katheterisierung oder eine chirurgische Intervention wie die Blasenhalsresektion erforderlich (Stief u. Ziegler 2003).

Zur Behandlung der **erektilen Dysfunktion** stehen pharmakotherapeutische, mechanische und chirurgische Maßnahmen zur Verfügung (Tabelle 26.5). Die Therapie der Wahl ist die Anwendung von Phosphodiesterase-5-Inhibitoren (Sildenafil, Vardenafil und Tadalfil). Ihre Erfolgsrate liegt bei einer Behandlungsdauer von 12 Wochen bei ca. 60–70%, die Nebenwirkungsraten bei 5–15% (Boulton et al. 2001). Als Kontraindikationen gelten eine gleichzeitige Therapie mit Nitraten bzw. NO-Donatoren, schwere Herz-Kreislauf-Erkrankungen (schwere Herzinsuffizienz, Myokardinfarkt oder Schlaganfall innerhalb der letzten 6 Monate), schwere Leberinsuffizienz, erbliche degenerative Retinaerkrankungen und

Tabelle 26.5. Stufenschema zur Therapie der erektilen Dysfunktion

Basismanagement	**Behandlung/Prävention der Risikofaktoren und des Diabetes**	
	Sexualberatung	
Pharmakotherapie		Dosisbereich
Therapie der Wahl	Sildenafil (Viagra®) Vardenafil (Levitra®) Tadalafil (Cialis®)	50–100 mg 10–20 mg 10–20 mg
Orale Therapie ineffektiv/ kontraindiziert	Schwellkörper-Autoinjektionstherapie (SKAT) mit: – Alprostadil (Caverject®) – Papaverin/Phentolamin (Androskat®) – Thymoxamin (Erecnos®) – VIP/Phentolamin (Invicorp®) – Papaverin/Phentolamin/Alprostadil (Trimix®) Alprostadil transurethral (MUSE)	 2,5–20 µg i.c. 10–20 mg i.c. 500–1000 µg t.u.
Mechanische und chirurgische Maßnahmen		
falls Pharmakotherapie ineffektiv/kontraindiziert	Vakuumpumpen (ErecAid®) Arterielle/venöse Rekonstruktion Penisimplantate	

arterielle Hypotonie mit RR <90/50 mmHg. Die Einnahme von Apomorphin zeigt bei Männern mit Diabetes lediglich eine marginale Wirkung.

Ist die orale Therapie ineffektiv, kommen alternativ die Schwellkörper-Autoinjektionstherapie (SKAT) mit Prostaglandin E1 (Alprostadil; 2,5–20 μg intrakavernös) oder die transurethrale Verabreichung von Alprostadil (250–1000 μg) mit Hilfe eines stäbchenförmigen Einmalapplikators (MUSE, »medical urethral system for erection«) in Betracht, wobei die Erfolgsraten mit SKAT deutlich höher sind als mit MUSE.

SKAT verhilft in 86% der Fälle subjektiv zu einer zufriedenstellenden sexuellen Aktivität. Nebenwirkungen unter 6-monatiger Therapie umfassen leichte Schmerzen am Penis (50%), Hämatome bzw. Ekchymosen (8%), verlängerte Erektion (4–6 h, 5%), Priapismus (>6 h, 1%), Penisödem (2%) und Fibrosierung (2%). Nebenwirkungen von MUSE sind Penisschmerz (32%), Brennen in der Harnröhre (12%), geringe Harnröhrenblutung (5%) und Hodenschmerz (5%). Eine Alternative zur Pharmakotherapie besteht in der Anwendung von Vakuumpumpen (z. B. ErecAid-System). Bei Infertilität infolge retrograder Ejakulation kommt die künstliche Insemination der Partnerin in Betracht (Ziegler 2002).

Zur Behandlung des **gustatorischen Schwitzens** wurde 0,5%ige Glykopyrrolatcreme (jeden 2. Tag auf betroffene Stellen) empfohlen (Shaw et al. 1997). Clonidin in niedriger Dosierung (3×75 μg) kann ebenfalls versucht werden. **Neuropathische Ödeme** werden mit Diuretika behandelt.

Ein ernstes Risiko für Patienten mit autonomer Neuropathie ist das Ausbleiben der hormonellen Gegenregulation bei Hypoglykämie, verbunden mit dem Verlust der Frühwarnsymptome (»hypoglycaemia unawareness«). In solchen Fällen sind die Zielwerte der präprandialen Blutglukose über 120 mg/dl anzuheben (▶ s. Kap. 21).

> **Die medikamentöse Behandlung der symptomatischen autonomen Neuropathie ist schwierig. Mittel der Wahl sind Midodrin bei orthostatischer Hypotonie, Prokinetika (Metoclopramid, Domperidon) bei Gastroparese, Breitspektrumantibiotika bei diabetischer Diarrhoe und Phosphodiesterase-5-Hemmer bei erektiler Dysfunktion. Eine sorgfältige Nutzen-Risiko-Abwägung dient der dauerhaften Sicherstellung der Lebensqualität der Betroffenen.**

Vermeidung von Risikofaktoren und Komplikationen. Unzureichende Stoffwechseleinstellung, Dyslipidämie, Hypertonie, chronischer Alkoholabusus und Rauchen sind beeinflussbare Risikofaktoren für die Ausbildung und Progression der Neuropathien (Haslbeck et al. 2000, 2002). Die Information des Patienten über die Verhütung neuropathieassoziierter Komplikationen wie Fußulzera ist obligat. Prospektive Untersuchungen zeigen, dass das Ziel einer nachhaltigen Senkung der Amputationsraten wegen diabetischer Fußkomplikationen durch konsequente Betreuung der betroffenen Patienten in spezialisierten Diabetes-Fußsprechstunden bei sachgemäßer Fußpflege zu erreichen ist (▶ s. Kap. 27).

26.4 Kernaussagen für die Praxis

> **Die diabetische Neuropathie ist eine sehr häufige Komplikation des Diabetes mellitus (Prävalenz etwa 30%). Ihre Entwicklung korreliert zur Diabetesdauer und zur Güte der Stoffwechseleinstellung. Sie kann sensible, motorische und autonome Nerven betreffen und tritt dementsprechend unter zahlreichen unterschiedlichen klinischen Krankheitsbildern auf. Am häufigsten ist die distale symmetrische sensible oder sensomotorische Polyneuropathie. Sehr häufig sind autonome Neuropathien des kardiovaskulären, des urogenitalen und des gastrointestinalen Systems.**
> **Diabetische Neuropathien beeinträchtigen nicht nur durch vielfältige und oft quälende Beschwerden die Lebensqualität, sondern bestimmen auch wesentlich die Prognose. Sie stellen ein hohes Risiko dar für Leistungseinbußen, Arbeitsunfähigkeit, Amputationen, Stoffwechsellabilität, Herzinfarkte (häufig symptomarm), Inkontinenz, erektile Dysfunktion, Pflegebedürftigkeit und deutlich erhöhte Mortalität.**
> **Die Frühdiagnose der diabetischen Neuropathie ist möglich und schafft die Chance zur Prophylaxe und frühen Therapie. Dabei**

spielt die streng normnahe Diabeteseinstellung und multifaktorielle Risikointervention eine entscheidende Rolle. Dem Hausarzt bzw. dem Diabetesteam kommt bei der Früherkennung eine Schlüsselrolle zu. Die Beiziehung von Fachärzten ist fallweise zu entscheiden.
Die Therapie der diabetischen Neuropathie ist zeitaufwändig und agiert

- kausal mit dem Ziel einer normnahen Blutglukose,
- pathogenetisch begründet,
- symptomorientiert und
- präventiv durch Vermeidung von Risikofaktoren.

Ihr Erfolg hängt vom Stadium der Neuropathie ab. Die Diagnose ist daher frühzeitig zu stellen, um potentiell irreversible Stadien und schwerwiegende Komplikationen frühzeitig zu verhindern.

Literatur

Backonja M, Beydoun A, Edwards KR et al (1998) Gabapentin for the symptomatic treatment of painful neuropathy in patients with diabetes mellitus. JAMA 280: 1831–1836

Boulton AJM, Selam JL, Sweeney M, Ziegler D (2001) Sildenafil citrate for the treatment of erectile dysfunction in men with type II diabetes mellitus. Diabetologia 44: 1296–1301

Coppini DV, Bowtell PA, Weng C et al (2000) Showing neuropathy is related to increased mortality in diabetic patients – a survival analysis using an accelerated failure time model. J Clin Epidemiol 53: 519–523

Forsblom CM, Sane T, Groop PH et al (1998) Risk factors for mortality in Type II (non-insulin-dependent) diabetes: evidence of a role for neuropathy and a protective effect of HLA-DR4. Diabetologia 4: 1253–1262

Galer BS, Gianas A, Jensen MP (2000) Painful diabetic neuropathy: epidemiology, pain description, and quality of life. Diabetes Res Clin Pract 47: 123–128

Harati Y, Gooch C, Swenson M et al (1998) Double-blind randomized trial of tramadol for the treatment of the pain of diabetic neuropathy. Neurology 50: 1842–1846

Haslbeck M, Redaelli M, Parandeh-Shab F et al (2000) Diagnostik, Therapie und Verlaufskontrolle der sensomotorischen diabetischen Neuropathien. In: Scherbaum WA, Lauterbach KW, Renner R (Hrsg) Evidenzbasierte Diabetes-Leitlinien DDG. Deutsche Diabetesgesellschaft, 1. Aufl, S1–42

Haslbeck M, Luft D, Neundörfer B et al (2002) Deutsche evidenzbasierte Diabetes-Leitlinie. Diagnose und Therapie der autonomen diabetischen Neuropathien. In: Scherbaum WA, Landgraf R (Hrsg) Evidenzbasierte Diabetes-Leitlinie DDG. Deutsche Diabetesgesellschaft, 1. Aufl, S1–86

Jankovic J, Gilden JL, Hiner BC et al (1993) Neurogenic orthostatic hypotension: a double blind, placebo-controlled study with midodrine. Am J Med 95: 38–48

Krendel DA, Costigan DA, Hopkins LC (1995) Successful treatment of neuropathies in patients with diabetes mellitus. Arch Neurol 52: 1053–1061

McQuay HJ, Moore RA (1997): Using numerial results from systematic reviews in clinical practice. Ann Intern Med 126: 712–720

Proceedings of a consensus development conference on standardized measures in diabetic neuropathy (1992) Diabetes Care 15 (Suppl 3): 1080–1107

Rathmann W, Ziegler D (1994) Aktuelle Aspekte zur Pathogenese, Diagnostik und Therapie der diabetischen Gastroparese. Diab Stoffw 3: 417–421

Shaw JE, Abbott CA, Tindle K et al (1997) A randomized controlled trial of topical glycopyrrolate, the first specific treatment for diabetic gustatory sweating. Diabetologia 40: 299–301

Shaw JE, Zimmet PZ (1999) The epidemiology of diabetic neuropathy. Diabetes Rev 7: 245–252

Sima AAF, Thomas PK, Ishii D, Vinik A (1997) Diabetic neuropathies. Diabetologia 40: B74–77

Sindrup SH, Jensen TS (2000) Pharmacologic treatment of pain in polyneuropathy. Neurology 55: 915–920

Stief CG, Ziegler D (2003) Urogenital System. In: Gries FA, Cameron NE, Low PA, Ziegler D (eds) Textbook of diabetic neuropathy. Thieme, Stuttgart, pp 262–274

Valdovinos MA, Camilleri M, Zimmerman BR (1993) Chronic diarrhea in diabetes mellitus: mechanisms and an approach to diagnosis and treatment. Mayo Clin Proc 68: 691–702

Ziegler D, Nowak H, Kempler P et al (2004) Treatment of symptomatic diabetic polyneuropathy with the antioxidant α-lipoic acid: a meta-analysis. Diabetic Med 21: 114–121

Ziegler D (1998) Pathogenese der diabetischen Neuropathie. Diab Stoffw 7: 251–266

Ziegler D (1999) Cardiovascular autonomic neuropathy: clinical manifestations and measurement. Diabetes Rev 7: 342–357

Ziegler D (2002) Management of erectile dysfunction in diabetic patients. Diabetes Nutr Metabolism 15: 58–65

Ziegler D, Gries FA (1994) Diagnostik und Therapie der kardiovaskulären autonomen diabetischen Neuropathie. Diab Stoffw 3: 22–31

Ziegler D, Schadewaldt P, Pour Mirza A et al (1996) ^{13}C-Octanoic acid breath test for non-invasive assessment of gastric emptying in diabetic patients: validation and relationship to gastric symptoms and cardiovascular autonomic function. Diabetologia 39: 823–830

Ziegler D, Reljanovic M, Mehnert H, Gries FA (1999) α-Lipoic acid in the treatment of diabetic polyneuropathy in Germany: current evidence from clinical trials. Exp Clin Endocrinol Diabetes 107: 421–430

Das diabetische Fußsyndrom

W. A. Scherbaum, G. Friese

27.1 Einleitung

Das diabetische Fußsyndrom ist ein gefürchtetes Problem bei der Versorgung von Diabetikern, das häufig zu Amputationen der unteren Extremitäten und damit zu einer erheblichen Beeinträchtigung der Patienten sowie zu hohen Krankheitskosten führt. Von Bedeutung ist, dass ein Großteil der anfallenden Amputationen durch eine bessere diabetologische Versorgung verhindert werden könnte. Die Inzidenz der Amputationen binnen 5 Jahren zu halbieren war dementsprechend ein wesentliches Anliegen der St.-Vincent-Deklaration (Diabetes Care and Research in Europe 1990). Von diesem Ziel sind wir jedoch weit entfernt (Trautner et al. 2001).

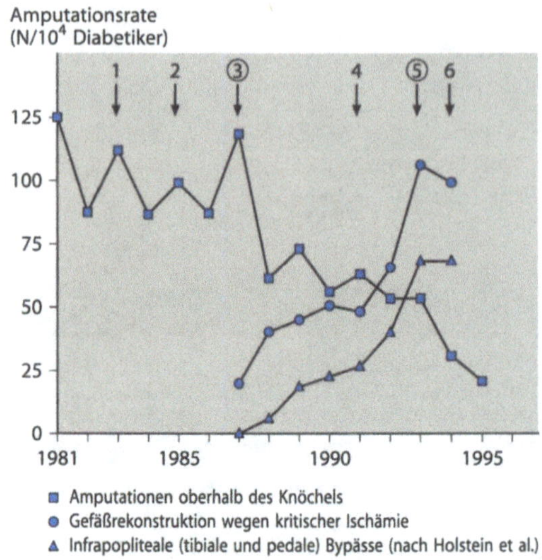

Abb. 27.1. Reduktion der Amputationsrate bei Diabetikern in Kopenhagen durch arterielle Revaskularisation unterhalb des Knies (Pfeil 3) und durch Einrichtung einer Diabetes-Fußambulanz (Pfeil 5). Die Einführung der Gefäßchirurgie als Subspezialität (Pfeil 1), die Einrichtung einer Klinik für Gefäßchirurgie (Pfeil 2), die postoperative Ultraschallüberwachung der Bypässe (Pfeil 4) und die Übertragung der Gefäßchirurgie in andere Kliniken hatten keinen Einfluss auf die Amputationsrate. (Holstein et al. 2000)

27.2 Epidemiologie

Die aktuelle und anamnestische Häufigkeit eines diabetischen Fußsyndroms wird in Großbritannien populationsbasiert auf 7,4% aller Diabetiker (Walters et al. 1992) und in den USA auf 15% geschätzt (Reiber et al. 1998). Die jährliche Neuerkrankungsrate eines diabetischen Fußsyndroms beträgt nach Daten aus Schweden 3,6% (Henriksson et al. 2000) und ist bei Diabetikern mit Neuropathie mit 7,2% besonders hoch (Abbott et al. 1998).

Die Amputationsrate an den unteren Extremitäten ist bei Diabetikern gegenüber Nichtdiabetikern um das 20- bis 50-fache erhöht, wobei 90% aller Amputationen der unteren Extremitäten Typ-2-Diabetiker betreffen. Die damit assoziierte perioperative Mortalität hängt entscheidend von der Amputationshöhe ab und liegt nach Zehenamputation bei etwa 3% sowie nach Unter- oder Oberschenkelamputation bei mehr als 20%. Daher wäre bereits eine Verschiebung von Major- zu Minoramputationen als Erfolg zu betrachten. Dies gelang in Schweden durch Veränderung der Versorgungsstruktur mit der Einführung von speziellen gefäßchirurgischen Kliniken und Fußkliniken (Larsson et al. 1995; Abb. 27.1).

Angaben aus 2 Regionen in Süddeutschland und aus dem Raum Leverkusen ergeben hochgerechnet, dass in Deutschland etwa 29.000 Amputationen pro Jahr bei Diabetikern durchgeführt werden (Trautner et al. 2001). Zu demselben Ergebnis kommt das wissenschaftliche Institut der Allgemeinen Ortskrankenkassen (WidO), das mit Hilfe einer bundesweiten Datenbasis der Operationsstatistiken unter 44.252 Amputierten 29.000 Diabetiker identifizierte, wovon bei 27.000 die Amputation eindeutig auf ein diabetisches Fußsyndrom zurückzuführen war (Heller et al. 2004).

Die mit Amputationen verbundenen funktionellen Einschränkungen bedeuten eine deutliche Herabsetzung der Lebensqualität (Peters et al. 2001) und verursachen erhebliche Kosten (Internationale AG über den diabetischen Fuß 1999) nicht nur durch die vorangehende Diagnostik und Therapie, sondern auch infolge Arbeitsausfall und häufiger Frühberentung. Es überrascht daher nicht, wenn nach den Daten der CODE-2-Studie die Gesamtkosten für Patienten mit Typ-2-Diabetes erheblich höher sind als bisher angenommen. Verantwortlich dafür sind in erster Linie diabetische Komplikationen und Folgeerkrankungen sowie das diabetische Fußsyndrom (Liebl et al. 2001).

27.3 Pathogenese

Die prädisponierenden und auslösenden Faktoren für die Entstehung von Fußulcera sind vielfältig (Boulton 2000). Prädisponierende Faktoren sind meist eine periphere diabetische Neuropathie (▶ s. Kap. 26), manchmal kombiniert mit einer Ischämie. Auslösender Faktor für ein Ulkus sind aber oft schlecht passende Schuhe. Sehstörungen und allgemeine Gebrechlichkeit begünstigen zusätzlich Traumen der Haut.

Bei diabetischer Neuropathie wird die Berührungsempfindung an den Füßen herabgesetzt, die Innervation der kleinen Fußmuskeln gestört sowie die vasomotorische Kontrolle der Fußdurchblutung beeinträchtigt. Daher wird bei jedem Ulkus im Rahmen eines diabetischen Fußsyndroms ein Circulus vitiosus in Gang gesetzt, der zu einer weiteren Verschlechterung der Befunde führt. Fremdkörper im Schuh können dazu den Anstoß geben und schwere, infolge der sensorischen Polyneuropathie unbemerkte Verletzungen auslösen.

Eine beeinträchtigte Innervation der Fußmuskeln, die normalerweise das Muskelspiel bei der physiologischen Belastung des Fußes reguliert und damit auch das Fußskelett entlastet, findet sich bei motorischer Neuropathie. Sie bedingt Fehlbelastungen, die sich infolge lokaler Druckerhöhung in Hyperkeratosen zeigen und später auch zur Entwicklung von Ulcera führen können.

Bei autonomer diabetischer Neuropathie sind die Vasomotoren- und die Endothelfunktion gestört, die physiologischerweise die regionale arterielle Blutverteilung regeln. Das Ergebnis ist eine Störung der Mikrozirkulation, die selbst bei normal tastbaren Fußpulsen eine regionale Minderdurchblutung auslösen kann. Sie kann bei diabetischem Fußsyndrom durch eine begleitende Makroangiopathie (pAVK; ▶ s. Kap. 32) weiter verstärkt werden. Eine vermehrte Verletzbarkeit der Haut ergibt sich zudem aus dem Verlust der Sudomotoren und der begleitenden Anhidrose.

Metabolische Kontrolle. Eine gute Blutglukoseeinstellung ist die Grundvoraussetzung für einen günstigen Heilungsverlauf beim akuten diabetischen Fußsyndrom, das infolge Immobilisierung und Infektionen häufig mit einer Entgleisung der Blutglukose einhergeht. Die erforderliche Neueinstellung mit eventueller Umstellung auf Insulin bzw. Intensivierung des Behandlungsregimes folgt den allgemeinen Regeln der antihyperglykämischen Behandlung (▶ s. Kap. 16, 18 und 19).

27.4 Klassifikation, Diagnostik und Therapie

Klassifikation. Die Klassifikation des diabetischen Fußsyndroms ist entscheidend für die Therapieplanung und verwendet entweder die Einteilung nach Wagner (1981), die insbesondere die Ausdehnung einer Läsion berücksichtigt (◻ Abb. 27.2), oder jene nach Armstrong et al. (1998), die auch eine ggf. vorhandene Infektion und die Durchblutung mitbeurteilt. Die Klassifikation nach Armstrong unterscheidet:
- Stadium A: ohne Infektion und Ischämie,
- Stadium B: mit Infektion,
- Stadium C: mit Ischämie,
- Stadium D: mit Infektion und Ischämie.

0	1	2	3	4	5
Prä- oder postulcerative Läsion	Oberflächliche Wunde	Wunde bis Ebene von Sehne oder Kapsel	Wunde bis Ebene von Knochen oder Gelenk	Nekrose von Fußteilen	Nekrose des gesamten Fußes

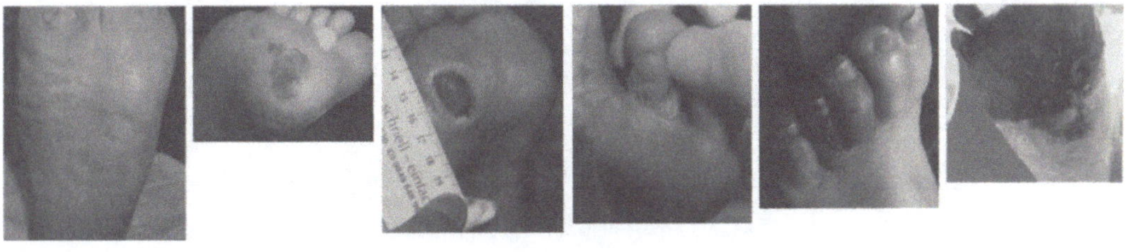

◻ **Abb. 27.2.** Klassifikation des Diabetischen Fußsyndroms nach Wagner (1981)

Allgemeines. Bei der Planung von Diagnostik und Therapie sowie der Festlegung der Therapieziele sind bezüglich der Gesamtprognose auch die Komorbiditäten zu berücksichtigen. Entscheidend für den Therapieerfolg sind daher neben einer entsprechenden Stoffwechselkontrolle die gezielte

- Infektionsbehandlung,
- Wundbehandlung,
- mechanische Entlastung,
- vaskuläre Diagnostik und Therapie (Edmonds et al. 1986).

Zu vermeiden sind Fußbäder wegen der Gefahr einer Keimaszension sowie aggressive dermatologische Substanzen (H_2O_2, Ethacridin, Brillantgrün, Tannine, Mercurochrom und Kaliumpermanat) und Puder aller Art.

27.4.1 Infektionsbehandlung

Jedes Fußulkus, das sich nicht in Abheilung befindet, bedarf einer mikrobiologischen Diagnostik und bei bestehender Infektion einer antibiotischen Behandlung. Therapeutisch steht am Anfang stets eine sorgfältige Wundreinigung (Débridement mit Skalpell oder scharfem Löffel bzw. enzymatisch oder mechanisch durch Wischdesinfektion). Diese Vorgehensweise ist bei moderaten Infektionen, klassifiziert als Armstrong-Stadium B oder Wagner-Stadium 2 durch eine antibiotische Behandlung zu ergänzen. Bei nicht vorbehandelten Wunden finden sich in der Regel Staphylokokken, Streptokokken und Enterokokken, bei antibiotisch vorbehandelten Wunden hingegen zusätzlich auch gramnegative Keime. Für die Behandlung zweckmäßig sind die Kombination eines Aminopenicillins mit einem Penicillinaseinhibitor bzw. eines Quinolons mit Metronidazol oder Clindamycin. Bei einem methicillinresistenten Staphylococcus aureus (MRSA) müssen Vancomycin, Teicoplanin oder Linezolid angewandt werden (Wagner et al. 2001).

Bei Osteomyelitis ist Clindamycin wegen seiner guten Knochengängigkeit vorzuziehen, wobei in schweren Fällen die Resektion des infizierten Knochens notwendig werden kann. Für die Bevorzugung einer intravenösen antibiotischen Therapie gegenüber einer oralen Therapie gibt es keine guten Daten. Bei stadiengerechter Antibiotikatherapie (◘ Tabelle 27.1) muss der Erfolg spätestens 4 Tage nach Beginn der antibiotischen Therapie beurteilt und ggf. das Antibiotikaregime nach Resistogramm gewechselt werden. Bei ossärer Beteiligung sind für die Beurteilung des Erfolgs Zeitspannen von 2 bis 5 Monaten in Betracht zu ziehen.

27.4.2 Wundbehandlung

Die Wundreinigung einschließlich Abtragung von nekrotischem Gewebe und Exsudaten sowie das Débridement sind die ersten Maßnahmen beim

◘ **Tabelle 27.1.** Stadiengerechte Antibiotikatherapie beim Diabetischen Fußsyndrom. (Nach Lipsky u. Berendt 2000)

Schweregrad	Empirisches Antibiotikaregime
Keine Infektion	Keine Behandlung
Milde Infektion	Flucloxacillin 4 × 500–1000 mg/Tag Cefalexin 3 × 500 mg/Tag Clindamycin 4 × 300 mg/Tag
Moderate Infektion	Amoxicillin/Clavulansäure 3 × 625 mg/Tag Clindamycin 4 × 300 mg/Tag und Ciprofloxacin 2 × 500 mg/Tag Cefuroxim 2 × 1,5 g i.v./Tag (ggf. plus Metronidazol 2 × 500 mg i.v./Tag, alternativ 2 × 400 mg p.o./Tag)
Schwere Infektion	Cefuroxim 2 × 1,5 g i.v./Tag, Metronidazol 2 × 500 mg i.v./Tag und Gentamycin 5 mg/kgKG/Tag (gewöhnlich für 24 h) Meropenem 3 × 500 mg/Tag Piperacillin/Tazobactam 3 × 4,5 g /Tag

diabetischen Fußsyndrom. Erst durch die Präparation des Wundbettes kann sich der Untersucher einen Eindruck über das Ausmaß des Befundes verschaffen, da nur eine konsequente Abtragung von Kallus und Detritus die tatsächliche Ausdehnung ersichtlich und eine Klassifikation des Defektes möglich macht. Auch für die mikrobiologische Untersuchung sind Abstriche vom Wundgrund zu entnehmen, da eventuelle Oberflächenabstriche diagnostisch untauglich sind.

Das Débridement kann mit Enzym, Hydrogel und Hydrocolloid unterstützt werden. Gute Erfahrungen liegen mit dem Einsatz von Maden vor, die nicht nur Fibrinbeläge selektiv beseitigen, sondern auch eine bakterizide Wirkung entfalten. Häufig ist eine kleine Wundchirurgie erforderlich. In speziellen Fällen, insbesondere bei größeren Gewebsdefekten und sauberen, nicht oder nicht mehr infizierten Wunden kann auch eine Vakuumtherapie granulationsanregend sein (◘ Abb. 27.3).

27.4.3 Mechanische Entlastung

Die Druckentlastung ist ein Grundprinzip der Behandlung des diabetischen Fußsyndroms, ohne die ein diabetisches Fußulkus nicht heilen kann. Im akuten Stadium ist beim komplizierten Fußsyndrom die Immobilisierung im Bett oder Rollstuhl erforderlich. Bei leichteren Formen oder im Verlauf der Behandlung kann eine breite Palette von Methoden der Druckentlastung angewandt werden. Dazu gehören Unterarmgehstützen, Vorfußentlastungsschuhe, Fersenentlastungsschuhe, Vollkontaktgips, Zwei-Schalen-Entlastungsorthesen, Kontakt-Casts u. a.

In der Nachsorge nach Abheilung des Fußulkus muss eine konsequente Prophylaxe betrieben werden, die geeignetes, angepasstes Schuhwerk und eine Schulung der Betroffenen mit einschließt. Rezidive sind meist durch Mängel bei der Entlastung begründet. Auf der anderen Seite werden oft unnötigerweise teure und unbequeme Maßschuhe verordnet, obwohl geeignete Einlagen denselben Effekt erzielen würden.

Die AG Fuß der Deutschen Diabetes-Gesellschaft hat 6 Stadien definiert, denen eine jeweils entsprechende Schuhversorgung zuzuordnen ist (◘ Tabelle 27.2). Dies trägt den medizinischen und ökonomischen Notwendigkeiten Rechnung.

◘ Tabelle 27.2. Schuhversorgung beim Diabetischen Fußsyndrom (nach den Empfehlungen der AG Fuß der Deutschen Diabetes-Gesellschaft). Beurteilung adäquat/nicht adäquat nach Versorgungsmodus und Passform

Kategorie	Diabetes mellitus	Empfohlene Versorgung
Ia	ohne PNP/pAVK	Konfektionsschuhe
Ib	mit Fußdeformität	orthopädische Einlagen, Schuhzurichtungen
IIa	mit PNP/pAVK	geeigneter[a] konfektionierter Schutzschuh
IIb	mit Fußdeformität	geeigneter[a] konfektionierter Schutzschuh, individuelle diabetesadaptierte Fußbettung, Maßschuhe
III	wie II, Zustand nach Ulkus	Schuhversorgung wie II
IV	wie II mit hochgradiger Deformität oder DNOAP	Maßschuh, Orthese, Innenschuh
V	Zustand nach Fußteilamputation	Versorgung wie IV plus Prothesen
VI	Akute Läsion	Entlastungsschuhe, Entlastungsorthesen, TCC etc.

DNOAP diabetische neuropathische Osteoarthropathie, **TCC** „total contact cast"
[a] genügend Zehenraum, ausreichende Breite, Fehlen von Nähten im Vorderschuh, weiches Leder, herausnehmbare Fußbettung mit Weichpolsterung, Reduktion von Druckspitzen um mindestens 30% im Metatarsalbereich, keine harten Vorderkappen

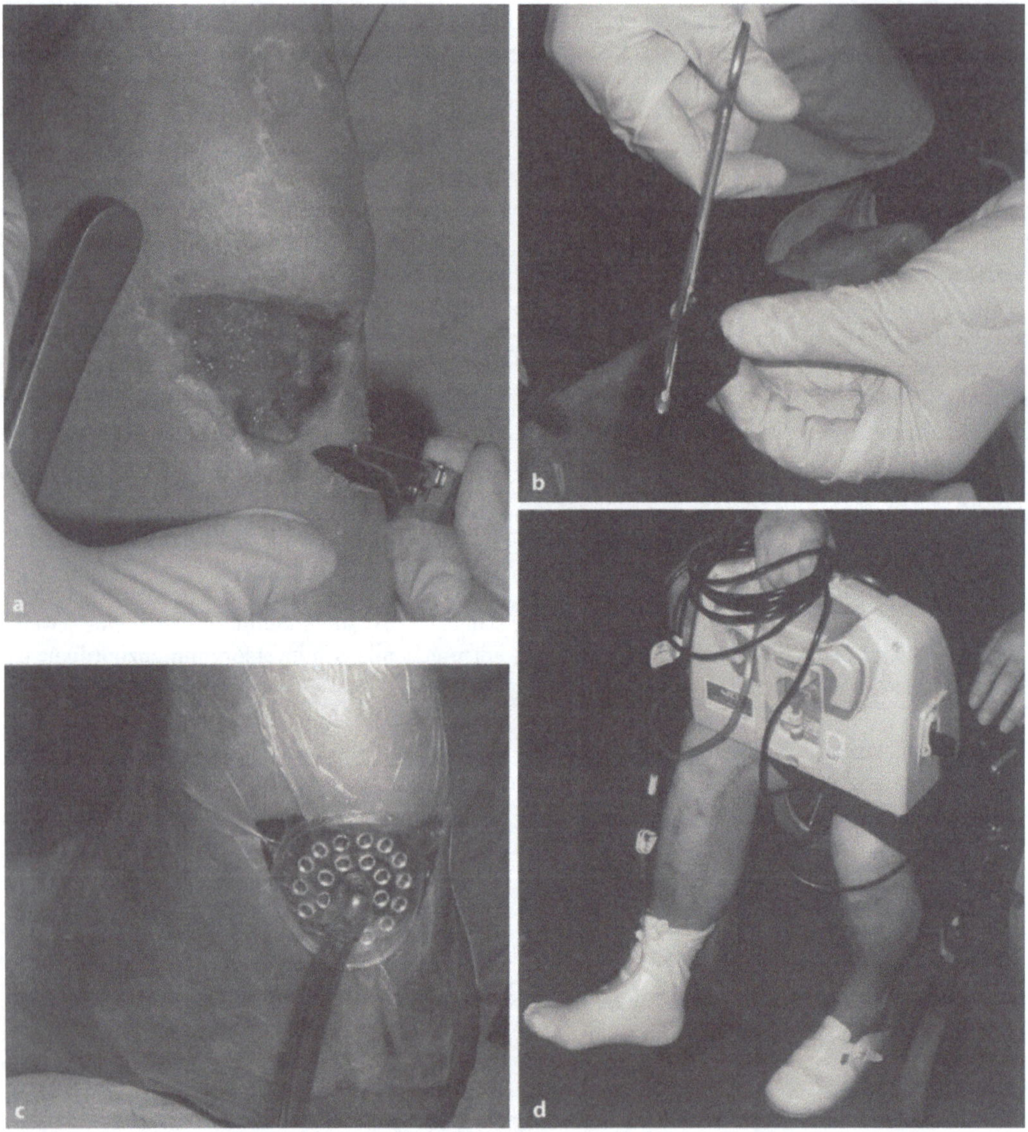

Abb. 27.3. a-d Anwendung der Vakuumpumpe bei einem Patienten mit diabetischem Fußsyndrom und tiefem Wunddefekt, **a** tiefes Ulkus lateral des MFK 5, **b** Zubereitung des Polyurethanschwammes mit Anpassung an die Wundtiefe und -größe, **c** aufgesetzter Vakuumsaugkopf nach Fixation des Schwammes mittels Klebefolie, **d** angelegte Vakuumpumpe mit mobilem Patienten im Rollstuhl

27.4.4 Vaskuläre Diagnostik und Therapie

Eine gute Durchblutung ist eine Grundvoraussetzung für die Heilung diabetischer Fußulcera. Die Diagnose einer evtl. bestehenden peripheren arteriellen Verschlusskrankheit hat daher bei Behandlung eines diabetischen Fußsyndroms größte Priorität. Hinweise für eine pAVK sind ein Knöchel/Unterarm-Druckindex von unter 0,8, ein systolischer Zehendruck von weniger als 30 mmHg und eine abnorme Wellenform in der Duplexsonographie. In diesen Fällen muss eine weiterführende angiologische Untersuchung unter Einbeziehung des interventionellen An-

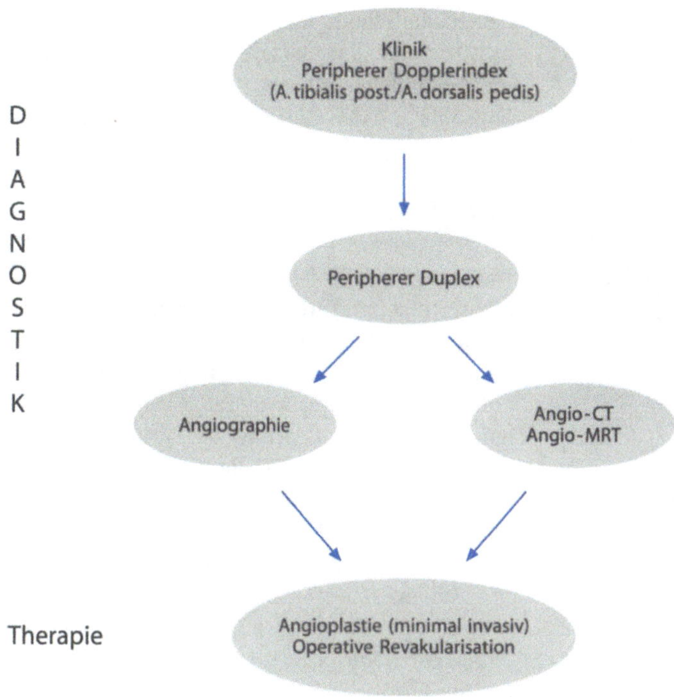

Abb. 27.4. Angiologische Diagnostik und Therapie beim diabetischen Fußsyndrom

giologen und des Gefäßchirurgen erfolgen (s. Kap. 32). In jedem Fall ist bei der Indikationsstellung für die Angiographie mit jodhaltigen Röntgenkontrastmitteln die erhöhte Gefahr einer Nierenschädigung in Betracht zu ziehen. Dies gilt speziell für Patienten mit diabetischer Nephropathie. Ggf. ist einer MR-Angiographie der Vorzug zu geben. Angioplastische Eingriffe, Bypasschirurgie und Thrombolyse sollten je nach Bedarf eingesetzt werden (Akbari u. LoGerfo 1999). Die verbesserten Möglichkeiten für eine distale Bypasschirurgie mit Anschluss an die Fußgefäße sollten genutzt werden (Abb. 27.4).

27.5 Charcot-Fuß

Der Charcot–Fuß (Synonyma: Charcot-Arthropathie, Neuroosteoarthropathie und diabetische neuropathische Osteoarthropathie) ist eine Sonderform des diabetischen Fußsyndroms, die ausgelöst durch eine Neuropathie mit Veränderungen des Fußskelettes einhergeht. Ursächlich spielt wahrscheinlich eine kontinuierliche Fehlbelastung des Fußes die dominierende Rolle. Sie führt zu einer chronischen Reizung und statischen Überlastung des Fußes mit lokaler Hyperperfusion sowie repetitiven Mikro- und Makrotraumen. Das Ergebnis ist eine fortschreitende Zerstörung von Weichteil- und Knochenstrukturen mit charakteristischem Verlauf.

Die Klassifikation nach Sanders unterscheidet die Stadien des Charcot-Fußes nach der Lokalisation (Übersicht 27.1). Die diabetische Osteoarthropathie kann jedoch auch wie bei Levin (1993) nach qualitativen Veränderungen klassifiziert werden (Übersicht 27.2).

Übersicht 27.1.
Stadieneinteilung der diabetischen Osteoarthropathie nach Sanders

- I Interphalangealgelenke, Phalangen, Metatarsophalangealgelenke, Metatarsalia
- II Tarsometatarsalgelenke
- III Naviculocuneiformgelenk, Talonaviculargelenk, Calcaneocuboidalgelenk
- IV Sprunggelenk
- V Calcaneus

Übersicht 27.2.
Stadieneinteilung der diabetischen Osteoarthropathie nach Levin (1993)

- I akutes Stadium mit gerötetem, geschwollenem und überwärmtem Fuß (Röntgen ggf. noch normal)
- II Knochen und Gelenkveränderungen, Frakturen
- III Fußdeformität ggf. mit Plattfuß, später Wiegefuß durch Frakturen und Gelenkzerstörungen
- IV zusätzliche plantare Fußläsion

Das klinische Bild des Charcot–Fußes imponiert entweder akut oder chronisch und verläuft evtl. mit akuten Schüben. Befallen sind meist das Lisfranc- Gelenk (zwischen Fußwurzel- und Mittelfußknochen), die Zehengrundgelenke oder seltener die Sprunggelenke. Überwärmung, Rötung und Schwellung (Stadium I nach Levin) führen immer wieder zu Fehldiagnosen im Sinne chronischer orthopädischer Krankheitsbilder. Schmerzen können infolge der sensiblen Neuropathie fehlen. Die Kernspintomographie zeigt in Stadium I ein intraossäres Ödem. Erst im Stadium II finden sich radiologisch erkennbare Knochenveränderungen bis hin zu Osteolysen, Frakturen, Knochenfragmentierungen, Gelenkdestruktionen und Fehlstellungen. Das Stadium III zeigt weder Weichteilödem noch Hautrötung oder Überwärmung, wohl aber irreversible Knochenveränderungen und Fehlstellungen. Letztere erhöhen die Gefahr für akute Rezidive bereits abgeheilter Plantarulcera.

> Die Therapie des Charcot-Fußes muss interdisziplinär erfolgen.

Am wichtigsten ist die komplette Druckentlastung, entweder durch einen Rollstuhl oder ggf. durch einen Unterschenkelgips in Form von Casts, um auf diese Weise eine Ruhigstellung über mehrere Monate sicherzustellen. Der stufenweise Aufbau der Belastung erfolgt am besten über eine dynamische Unterschenkelorthese und Teilentlastung mit Krücken u. a. in Zusammenarbeit mit dem Orthopäden. Gegebenenfalls sind operative Maßnahmen einschließlich einer Umstellungsosteotomie erforderlich. Im chronischen Stadium helfen Maßschuhe mit hohem Schaft und angepasster Sohle, um plantare Druckspitzen zu vermeiden und den statischen Druck auf die gesamte Fußsohle und den Unterschenkel zu verteilen.

27.6 Prävention

Das oberste Ziel ist die Vermeidung diabetischer Fußkomplikationen. Die primäre Prävention kann nur durch eine breite Aufklärung der Patienten über die Notwendigkeit der Fußpflege und anderer Vorsorgemaßnahmen sowie über eine entsprechende Aufklärung der primär betreuenden Ärzte gelingen. Wichtig ist aber auch die Sicherstellung einer langfristig guten Blutglukoseeinstellung, da dadurch mikrovaskuläre Komplikationen und diabetische Neuropathie in ihrer Progredienz gehemmt werden können.

Hat sich allerdings einmal eine diabetische Fußläsion etabliert, so besteht ein hohes Risiko für ein Rezidiv (Abbott et al. 2002). In dieser Phase ist die Reduktion von Druckstellen am Fuß von entscheidender Bedeutung, was eine entsprechende Schuhversorgung und Schulung der Patienten voraussetzt.

> Wichtig sind vor allem eine adäquate Fußpflege sowie die regelmäßige Selbstinspektion der Füße durch den Patienten. Es hat sich gezeigt, dass dadurch eine eindrucksvolle Reduktion des Risikos für Rezidivulcera und Amputationen erreicht werden kann (Malone et al. 1989).

37.7 Prognose des diabetischen Fußsyndroms

Die Prognose des diabetischen Fußsyndroms ist abhängig von der Qualität der Versorgung und bei Majoramputationen von der Einbindung spezialisierter Fußzentren. Entscheidend für die Qualität der Versorgung sind die Abheilung von Ulcera und die positive Beeinflussung der Lebensqualität. Die Erfolgsrate für die Abheilung eines diabetischen Fußsyndroms beträgt im Rahmen der primären Behandlung 62%, während 22% erst nach einer Revaskularisation abheilen und 16% der Patienten noch vor Abheilung des Ulkus versterben (Apelqvist et al. 1993, n = 558). Für die erzielte Heilungsrate sind die Ausdehnung und Tiefe der lokalen Infektion und das Ausmaß der vaskulären Veränderungen entscheidend. Rein neuropathische Ulcera haben hingegen meist eine gute Prognose und heilen bei adäquater Behandlung in 25–50% der Fälle binnen 4 Wochen und in 60–90% der Fälle binnen 12 Wochen ab.

Die Lebensqualität und die Gesamtprognose quoad vitam von Patienten mit diabetischem Fußsyndrom wird häufig auch vom Ausmaß der begleitenden diabetischen Folgeerkrankungen wie z. B. dem Schweregrad der diabetischen Nephropathie und einer generalisierten Makroangiopathie bestimmt (Vileikyte 2001). Dies muss bei der Planung der Behandlung unbedingt mitberücksichtigt werden.

27.8 Kernaussagen für die Praxis

> **Die Vermeidung eines diabetischen Fußsyndroms gelingt durch die gute Schulung von Patienten und Hausärzten. Die Behandlung verlangt hingegen eine integrative interdisziplinäre Versorgung des Patienten unter Einbeziehung einer Fußambulanz bzw. eines Fußzentrums, das das komplette Management der Behandlung und die Überführung des Patienten in die Nachsorge mit dem Ziel übernimmt, Majoramputationen zu vermeiden und Ulcera möglichst rasch zur Abheilung zu bringen.**

Literatur

Abbott CA, Vileikyte L, Williamson et al (1998) Multicenter study. Diab Care 21: 1071–1075

Abbott CA, Carrington AL, Ashe H et al (2002) The North West Diabetes Foot Care Study: incidence of, and risk factors for, new diabetic foot ulceration in a community-based cohort. Diabet Med 19: 377–384

Akbari CM, LoGerfo FW (1999) Diabetes and peripheral vascular disease. J Vasc Surg 30: 373–384

Apelqvist J, Larsson J, Agardh CD (1993) Long-term prognosis for diabetic patients with foot ulcers. J Intern Med 233: 485–491

Armstrong DG, Lavery LA, Harkless LB (1998) Validation of a diabetic wound classification system. Diab Care 21: 855–859

Boulton AJM (2000) The pathway to ulceration: aetiopathogenesis. In: Boulton AJM, Connor H, Cavanagh PR (eds) The foot in diabetes. Wiley and Sons, Chichester, pp19–31

Diabetes Care and Research in Europe (1990) The St. Vincent Declaration. Diabet Med 7: 360–362

Edmonds ME, Blundell MP, Morris ME et al (1986) Improved survival of the diabetic foot: the role of a specialised foot clinic. Quart J Med 232: 763

Gough A, Clapperton M, Rolando N et al (1997) Randomised placebo-controlled trial of granulocyte-colony stimulating factor in diabetic foot ulceration. Lancet 350: 855–859

Heller G, Günter C, Schellschmidt H (2004) Wie häufig sind diabetisch bedingte Amputationen unterer Extremitäten in Deutschland? Eine Analyse auf der Basis von Routinedaten. Dtsch med Wschr im Druck.

Henriksson F, Agardh CD, Berne C et al (2000) Direct medical costs for patients with type 2 diabetes in Sweden. J Intern Med 248: 397–496

Holstein P, Ellitsgaard N, Olsen BB et al (2000) Decreasing incidence of major amputation in people with diabetes. Diabetologia 43: 844–847

Internationale AG über den diabetischen Fuß (1999) Internationaler Konsensus über den diabetischen Fuß. Kirchheim, Mainz, S 30–34

Larsson J, Apfelquist J, Agardh CD, Stenström A (1995) Decreasing incidence of major amputation in diabetic patients: a consequence of a multidisciplinary foot care team approach. Diabet Med 12: 770–776

Levin ME (1993) Pathogenesis and management of diabetic foot lesions. In: The diabetic foot. 5th ed. Levin ME, O'Neal MW, Bowker JH, (eds) Mosby, St. Louis pp17–60

Liebl A, Neiß A, Spannheimer A et al (2001) Kosten des Typ 2 Diabetes in Deutschland, Ergebnisse der CODE-2 Studie. Dtsch med Wschr 126: 585–589

Lipsky BA, Berendt AR (2000) Principles and practice of antibiotic therapy of diabetic foot infection. Diabet Metab Res Rev 16 (suppl): 42–46

Malone JM, Snyder M, Anderson G et al (1989) Preventions of amputation by diabetic education. Amer J Surg 158: 520–524

Peters EJG, Childs MR, Wunderlich RP et al (2001) Functional Status of persons with diabetes-related lower-extremity amputations. Diab Care 24: 1799–1804

Reiber GE, Lipsky BA, Gibbons GW (1998) The burden of diabetic foot ulcers. Am J Surg 176: S5–10

Trautner C, Giani G, Haastert B et al (2001) Unchanged incidence of lower-limb amputations in a German city, 1990–1998. Diab Care 24: 855–859

Vileikyte L (2001) Diabetic foot ulcers: a quality of life issue. Diabetes Metab Res Rev 17: 246–249

Wagner A, Reike H, Angelkort B et al (2001) Highly resistant pathogens in patients with diabetic foot syndrome with special reference to methicillin-resistant Staphylococcus aureus infections. Dtsch med Wschr 126: 1353–1356

Wagner FW (1981) The dysvascular foot: a system for diagnosis and treatment. Foot and Ankle 2: 64–122

Walters DP, Gatling W, Mullee MA et al (1992) The distribution and severity of diabetic foot disease: a community study with comparison to non-diabetic group. Diabet Med 9: 354–358

Diabetische Herzerkrankung

S. Gasic

28.1 Epidemiologie

Das kardiovaskuläre Risiko bei Diabetes mellitus ist 3- bis 5-mal höher als bei Nichtdiabetikern; stumme myokardiale Ischämien treten bei Diabetikern 2-mal häufiger auf. Die hohe Inzidenz der koronaren Herzkrankheit ist unabhängig von zusätzlichen Risikofaktoren wie Hyperlipidämie, Hypertonie oder Nikotinkonsum mit einer höheren kumulativen Mortalität verbunden. Der chronischen Hyperglykämie kommt in diesem Zusammenhang eine unabhängige prädiktive Bedeutung für die Inzidenz kardiovaskulärer Ereignisse und ihrer Komplikationen zu (The Diabetes Control and Complication Trial Research Group 1995; UK Prospektive Diabetes Study Group 1998a,b). Parallel dazu findet sich bei Diabetikern eine deutlich geringere Überlebensrate nach Reperfusionsmaßnahmen als bei Nichtdiabetikern (Kannel et al. 1979; Stamler et al. 1993). Dies gilt auch für die überproportionale Häufigkeit der myokardialen Insuffizienz nach Myokardinfarkt, die unabhängig von der Infarktgröße mit einer höheren Mortalität assoziiert ist und die durch eine intensivierte Insulintherapie deutlich gesenkt werden kann.

28.2 Pathogenese

Der eingebürgerte Begriff »Diabetisches Herz« beschreibt ein komplexes klinisches Syndrom mit Veränderungen der koronaren Gefäße (Makro- und Mikroangiopathie), des Myokardstoffwechsels, der plasmatischen Gerinnung, der Fibrinolyse sowie der Gefäßendothel- und der Thrombozytenfunktion. Das klinische Bild zeigt neben den Folgen der Minderdurchblutung auch eine autonome kardiale Neuropathie, eine Dyslipoproteinämie und arterielle Hypertonie. Das Zusammenwirken der genannten Störungen begünstigt die Entstehung einer Myokardinsuffizienz sowie einer diabetischen Kardiomyopathie (Gasic u. Waldhäusl 2000).

Koronare Herzkrankheit/ Makroangiopathie. Die Makroangiopathie der epikardialen Arterien tritt bei Diabetikern frühzeitiger auf und schreitet rascher fort als bei Nichtdiabetikern. Sie zeigt bei quantitativer Angiographie häufig diffuse und distal lokalisierte Arterienveränderungen, die durch Mehrgefäßerkrankung, Herzwandaneurysmen sowie eine hohe Prävalenz multipler Stenosen mit hoher Restenoserate nach PTCA bzw. Stentimplantation gekennzeichnet ist (Übersicht 28.1). Zudem ist die Mortalität nach Myokardinfarkt bei Diabetes unabhängig von Alter, Geschlecht und Infarktgröße 5-mal höher als bei Nichtdiabetikern (Stamler et al. 1993). Das Risiko für eine koronare Herzkrankheit bei Diabetikern wird durch eine adäquate Blutdruckkontrolle deutlich gemindert (UK Prospektive Study Group 1998b).

Übersicht 28.1.
Besonderheiten des diabetischen Herzens

- Akzelerierte Atherosklerose (Makroangiopathie) mittlerer und großer epikardialer Gefäße
- Mikroangiopathie
- Erhöhtes Myokardinfarkt- und Reinfarktrisiko
- Gehäuft stumme Myokardinfarkte
- Erhöhte Mortalität nach Myokardinfarkt
- Erhöhte Restenoserate nach PTCA oder Stentimplantation
- Gleiche Infarkthäufigkeit bei beiden Geschlechtern
- Hohe Prävalenz der Myokardinsuffizienz (Myokardiopathie)
- Hohe Inzidenz von Herzwandaneurysmen nach Myokardinfarkt
- Erhöhte Häufigkeit von Herzrhythmus- und Erregungsleitungsstörungen
- Diabetische kardiale autonome Neuropathie
- Zeichen der linksventrikulären Belastung
- Verminderte linksventrikuläre Auswurffraktion
- Verminderte diastolische Relaxation

Mikroangiopathie. Die charakteristischen strukturellen Veränderungen in den kleinsten intramuralen Arteriolen korrelieren im Unterschied zur Makroangiopathie eng mit dem Ausmaß der diabetischen Stoffwechselstörung und mit der Diabetesdauer. Es finden sich irreguläre Schwankungen des Gefäßlumens, Gefäßstümpfe, mangelhaft ausgebildetete Kollateralgefäße und Mikroaneurysmen. Histopathologisch auffällig sind Verdickungen der Basalmembran und der Myointima sowie eine interstitielle Bindegewebsvermehrung. Die Vermehrung und Vernetzung der extrazellulären Matrixproteine (Typ-IV-Kollagen, Laminin, Fibronektin) beeinträchtigt zudem die Elastizität und Filtrationseigenschaften der Basalmembran (Monnier et al. 1996). Die mit einer Natriumretention einhergehende Vaskulopathie wird von einer Verdickung der Intima- und Mediaschichten begleitet (Mulvany 1984). Die biochemischen Veränderungen und Schäden an den Endothelzellen sind diabetesspezifisch (▶ s. Kap. 23). Als Folge der Mikroangiopathie des Herzens finden sich Perfusionsstörungen und eine relative Hypoxie subendokardialer Myokardschichten. Dies begünstigt das Auftreten von Stenokardien, Herzrhythmusstörungen sowie von diastolischen Relaxations- und systolischen Kontraktionsstörungen.

Kardiale autonome diabetische Neuropa-

Diabetesassoziierte Störungen des Myokardstoffwechsels sind wesentlicher Bestandteil einer komplexen, bei Optimierung der metabolischen Einstellung jedoch teilweise reversiblen Myokarddysfunktion. Die bevorzugten Stoffwechselsubstrate des Myokards sind freie Fettsäuren im Nüchternzustand, Glukose nach Mahlzeiten sowie freie Fettsäuren und Laktat bei Muskelarbeit.

Während das Myokard bei Gesunden seinen Energiebedarf zu etwa 60% aus freien Fettsäuren, zu 30% aus Glukose und zu 10% aus Laktat deckt, geschieht dies bei Diabetes mellitus vermehrt durch freie Fettsäuren, Triglyzeride und Ketonkörper (◘ Abb. 28.1). Bei einem Überangebot an freien Fettsäuren wird deren β-Oxidation jedoch durch die Menge des verfügbaren Coenzym-A und/oder der Carnitin-Acyltransferase begrenzt. Das bedingt eine vermehrte Veresterung von freien Fettsäuren zu Triglyzeriden und deren intramyokardiale Akkumulation. Parallel dazu wird die β-Oxidation freier Fettsäuren bei Diabetes durch einen relativen Mangel an L-Carnitin limitiert. Dieses wirkt als Kofaktor für den Acylgruppentransport durch die innermitochondriale Membran in die Mitochondrienmatrix, ermöglicht so die oxidative Metabolisierung aktivierter Fettsäuren und verhindert eine Akkumulation von Lipidmetaboliten. Dazu kommt, dass auch Mikroangiopathie und relative regionale Myokardhypoxie bei Diabetes die β-Oxidation behindern, ohne dass wie bei Gesunden eine kurzfristige kompensatorische Steigerung der Glykolyse bei Diabetes möglich wäre.

Die regionale Ischämie des diabetischen Herzens vermindert die oxidative Glukoseutilisation und fördert durch Anhäufung freier Fettsäuren und ihrer Metaboliten (Acylcarnitin) die Entstehung einer Insulinresistenz. Dies steigert den anaeroben Glukoseabbau und depletiert die für die strukturelle und funktionelle (Ionenpumpen) Erhaltung der Myokardzelle unentbehrlichen intramyokardialen Glykogenspeicher. Die relative regionale Hypoxie beeinträchtigt auch die oxidative Utilisation von Laktat und Ketonkörpern (◘ Abb. 28.2).

Zusätzliche kardiale Stoffwechseldefekte betreffen

- die Eiweißsynthese des Myokards,
- die Zunahme der nichtenzymatischen Glykosylierung myokardialer Proteine,
- den verminderten Ca^{++}-Einstrom in die Zelle und in subzelluläre Organellen (Sarkolemma, sarkoplasmatisches Retikulum, Mitochondrien und Myofibrillen) sowie die Reduktion des calmodulinabhängigen Ca^{++}-Transportes,
- den Myoinositolverlust bzw. die Störung des Myoinositoltransportes in die Zelle, was die Aktivität der Na^{+}-Pumpe und des Na^{+}/Ca^{++}-Austausches vermindert und eine intrazelluläre Ca^{++}-Akkumulation mit Beeinträchtigung der Kontraktilität bedingt,
- die Magnesiumdepletion des Myokards.

Die chronische Hyperglykämie beeinträchtigt die myokardiale Funktion und bewirkt eine zunehmende diastolische Relaxations- bzw. systolische Kontraktilitätsstörung des Myokards. Die Folge ist eine myokardiale Insuffizienz, bei der die diastolische Dysfunktion frühzeitig auftritt und der systolischen Störung um ca. 10 Jahre vorausgeht (Raev 1994).

> **Das hohe kardiovaskuläre Risiko bei Diabetes mellitus beruht wesentlich auf einer metabolisch bedingten Herzinsuffizienz.**

Diabetische Myokardstoffwechselstörungen.

thie. Die Neuropathie des diabetischen Herzens manifestiert sich durch Störungen der parasympathischen, sympathischen und sensiblen Nervenfunktionen (▶ s. Kap. 26; Standl u. Schnell 2000). Etwa 50% der neu diagnostizierten Typ-1-

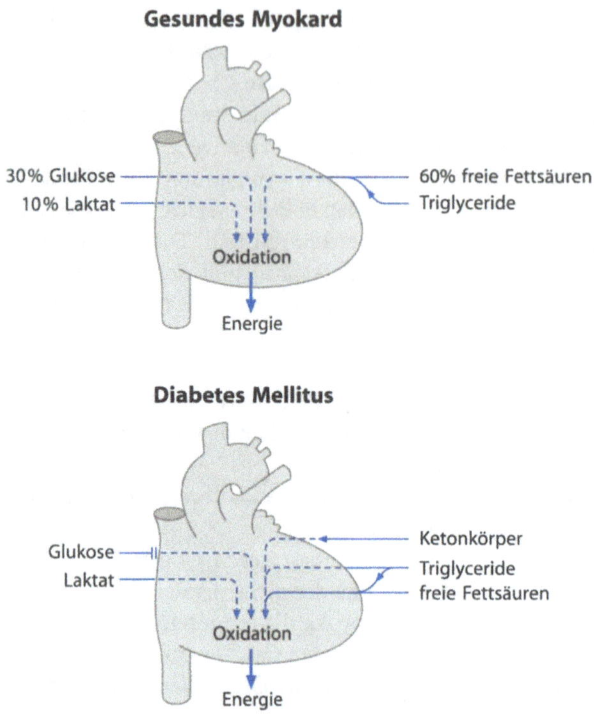

Abb. 28.1. Myokardiale energiebereitstellende Substrate bei Gesunden und bei Diabetes mellitus

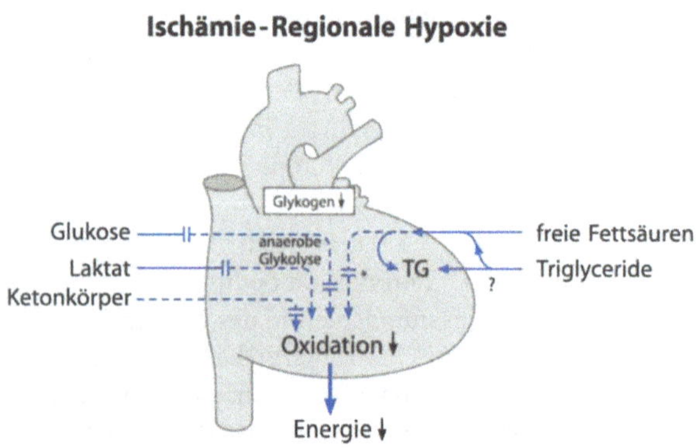

Abb. 28.2. Energiebereitstellende Substrate bei Diabetes mellitus unter Ischämiebedingungen TG Triglyceride, * Carnitinmangel

Diabetiker und bis zu 50% aller Typ-2-Diabetiker weisen eine ausgeprägte sympathische Dysfunktion auf. Daraus resultieren:

- eine frühzeitig verminderte Herzfrequenzvariabilität verbunden mit einer erhöhten Ruheherzfrequenz als Folge einer Dysfunktion der parasympathischen Innervation,
- eine orthostatische Dysfunktion aufgrund einer Sympathikusfehlfunktion mit unzureichender neurovaskulärer und neurohumoraler orthostatischer Gegenregulation,
- eine Belastungsintoleranz, da bei körperlicher Belastung die Sympathikus- und Parasympathikusdysfunktion zu einem belastungsinadäquaten Blutdruck- und Herzfrequenzanstieg führt; die Basis dafür ist eine verminderte Barorezeptorenfunktion, eine unzureichende Vasokonstriktion im Splanchnikusgefäßgebiet sowie eine mangelhafte Freisetzung von Noradrenalin und Cortisol,
- Herzrhythmus- und Erregungsleitungsstörungen infolge verminderter Vagusfunktion,
- stumme myokardiale Ischämien durch Ausfall des Warnsymptoms Schmerz.

Kardiale adrenerge efferente Signale spielen bei der Regulation des myokardialen Blutflusses

Tabelle 28.1. Herzrhythmusstörungen bei Diabetes mellitus

EKG-Diagnostik	Prädisponierende Faktoren	Relatives Risiko
QT-Verlängerung	Hypertonie	2-fach
SA-Block	Linksventrikuläre Hypertrophie	3-fach
AV-Block	Diabetes	–
Ventrikuläre Extrasystolen	Koronare Herzkrankheit	2-fach
Vorhofflimmern	Herzinsuffizienz	1,5-fach

eine wichtige Rolle; so vermindert die Sympathikusdysfunktion die NO-Bildung und den myokardialen Blutfluss sowie die Funktionsfähigkeit des noch gesunden Myokards nach Myokardinfarkt. Damit wird das Auftreten von Herzrhythmusstörungen begünstigt (Tabelle 28.1).

> Das Mortalitätsrisiko von Patienten mit Sympathikusdysfunktion und kardiovaskulärer autonomer Neuropathie ist etwa 5-fach erhöht. Parallel dazu finden sich ein infolge verminderter NO-Produktion verminderter myokardialer Blutfluss sowie eine Herzinsuffizienz und Herzrhythmusstörungen.

Hämostasestörungen und endotheliale Dysfunktion. Das Thromboembolierisiko bei Diabetes mellitus resultiert aus verstärkter plasmatischer Gerinnung, verminderter Fibrinolyse, Thrombozytenaktivierung und einer verminderten antithrombotischen bzw. gesteigerten prothrombotischen Endothelfunktion (▶ s. Kap. 31). Diese Effekte (Lorenzi u. Cagliero 1991; Nagi et al. 1996) werden von der vorherrschenden Blutglukosekonzentration entscheidend mitbeeinflusst.

Eine Hyperglykämie verstärkt zudem die Synthese von Adhäsionsproteinen am Endothel (Fasching et al. 1996) und stimuliert die Thromboplastinfreisetzung im Gewebe. Außerdem wird die Endothelregenerationsfähigkeit verzögert, die Apoptose der Endothelzellen vermehrt und die Freisetzung von Angiotensin II und Endothelin-1 begünstigt (▶ s. Kap. 23). Die Summe der angesprochenen Defekte trägt nicht nur zur linksventrikulären Funktionsstörung bei, sondern bedingt auch ein erhöhtes Risiko für arterielle Thromben und Infarkte.

Dyslipoproteinämie. Das erhöhte Koronarrisiko des diabetischen Patienten ist nicht zuletzt auch auf die diabetische Dyslipoproteinämie zurückzuführen. Dazu gehören erhöhte Triglyzerid-, LDL-Cholesterin- und ApoB-C-E-Fraktionen sowie verminderte Plasmakonzentrationen von HDL-Cholesterin, ApoAI und ApoAII (Fontbonne et al. 1989; Koschinsky u. Bünting 1994). Diese Konstellation findet sich bei etwa 50% aller Typ-2-Diabetiker und bei mangelhaft kontrollierten Typ-1-Diabetikern (▶ s. Kap 30). Ein eigenständiger atherogener Risikofaktor ist das Lipoprotein(a). Es hemmt die Fibrinolyse und korreliert mit dem Fortschreiten der koronaren Herzkrankheit (Bucala 1997; Ruiz et al. 1994).

> Durch aktivierte Hämostase besteht ein erhöhtes Thromboserisiko. Die Dyslipoproteinämie begünstigt die Atherogenese.

Arterielle Hypertonie. Die Prävalenz der arteriellen Hypertonie ist bei Diabetikern (▶ s. Kap. 29) etwa doppelt so hoch wie bei altersentsprechenden nichtdiabetischen Personen. Parallel dazu ist bei hypertonen Diabetikern das Risiko einer koronaren Herzkrankheit, eines Herzinfarktes und einer Herzinsuffizienz sowie die kardiovaskuläre Mortalität bis zu 5-fach erhöht. Bei einem diastolischen Blutdruck von über 105 mmHg verdoppelt sich das relative Risiko einer koronaren Herzkrankheit (MacMahon et al. 1990), während eine adäquate Blutdrucksenkung das koronare Risiko um 14% abzusenken vermag (Collins et al. 1990; UK Prospektive Diabetes Study Group 1998c; ▶ s. Kap. 29).

> Die erhöhte Prävalenz der arteriellen Hypertonie bei Typ-2-Diabetes bereits zu Beginn der

Erkrankung macht eine möglichst frühzeitige Erfassung und Korrektur vordringlich (UK Prospektive Diabetes Study Group 1998c).

Zu beachten ist die neuropathiebedingte Aufhebung der zirkadianen Blutdruckschwankung mit einer physiologischen nächtlichen Blutdruckabsenkung, die unabhängig von zusätzlichen Risikofaktoren ein 5-fach erhöhtes kardiovaskuläres Risiko und ein bis zu 8-fach häufigeres Auftreten von zerebralen Insulten bedingt. Als therapeutischer Zielbereich ist bei diabetischen Patienten ein Blutdruck zwischen 120/70 und 130/80 mmHg anzustreben, wobei maximal 25% der gemessenen Werte >135/85 mmHg liegen sollten. Um dies zu erreichen, sollten die Patienten möglichst frühzeitig zur Blutdruckselbstkontrolle motiviert werden (▶ s. Kap. 29).

28

Basisuntersuchungen für die Erfassung kardialer Störungen wie Herzrhythmus- und Erregungsüberleitungsstörungen sowie stummer Ischämien mittels ST-Streckenanalyse sind EKG und 24-h-Langzeit-EKG.

Ergänzende Funktionstests zur Beurteilung des Blutdruckes sind:

- isometrische Belastung (Hand-grip-Test),
- Orthostasetest über 5 min,
- Fahrrad- oder Laufbandergometrie und
- 24-h-Blutdruckmonitoring.

Der Nachweis einer Koronarbelastungsinsuffizienz bzw. Myokardperfusionsstörung erfolgt durch Fahrrad- bzw. Laufbandergometrie, Myokardszintigraphie, Positronenemissionstomographie (PET) oder Koronarangiographie. Der Erfassung von Störungen der diastolischen Relaxation und in weiterer Folge auch der systolischen Funktion dienen die Echokardiographie und Radionuclidcineangiographie. Zur Diagnostik der diabetischen autonomen kardialen Neuropathie ▶ siehe Kapitel 26.

28.3 Therapie kardialer Erkrankungen bei Diabetes

Der Diabetiker bedarf nicht nur der Optimierung der Stoffwechseleinstellung (Blutglukose, Lipide), sondern auch einer sorgfältigen kardiologischen Betreuung. Besonderes Augenmerk ist dabei der langfristigen Sicherstellung eines normalen Blutdruckes (RR ≤ 135/85 mmHg) und dem Gefäßschutz durch Acetylsalicylsäure sowie bei Plasma-LDL-Konzentrationen von über 100 mg/dl der Lipidsenkung durch Statine zu widmen.

Stoffwechseleinstellung. Grundvoraussetzung für die Prävention und Progressionshemmung der diabetischen Herzkrankheit ist eine rechtzeitige möglichst normnahe Stoffwechseleinstellung (Zielwerte siehe ◘ Tabelle 7.4 und 16.3). Zusätzlich sind nach Möglichkeit alle weiteren Risikofaktoren (erhöhtes Körpergewicht, Nikotin, Alkohol) abzubauen. Zahlreiche Untersuchungen zeigen eine unabhängige prädiktive Bedeutung von Hyperglykämie (HbA1c) und Plasmalipiden für die Inzidenz der koronaren Herzkrankheit und der Myokardinsuffizienz.

Mikroalbuminurie und diabetische Herzkrankheit. Der frühzeitigen Feststellung und Behandlung einer persistierenden Mikroalbuminurie (30–300 mg/24 h oder 20–200 µg/min) kommt große klinische Bedeutung zu, da diese häufig mit einer linksventrikulären Hypertrophie bzw. Funktionsstörung verbunden ist. Die Mikroalbuminurie ist ein unabhängiger Risikofaktor für kardiovaskuläre Todesfälle. Untersuchungen auf Mikroalbuminurie sollen daher mindestens in Intervallen von 6 Monaten erfolgen. Da die systemische Hypertonie mit der Mikroalbuminurie korreliert, ist letztere ein guter klinischer Parameter zur Langzeitsteuerung der individuellen Blutdrucksenkung.

Koronare Herzkrankheit. Die Therapie einer bereits manifesten koronaren Herzkrankheit erfordert bei Diabetikern wie bei nichtdiabetischen Patienten eine individuelle Indikationsstellung hinsichtlich Bypasschirurgie bzw. PTCA. Die diabetesassoziierte Häufigkeit von stummen Ischämien sollte zu einer gezielten Diagnostik (ST-Streckenanalyse) Anlass geben. Es besteht ein direkter Zusammenhang zwischen der kumulativen Dauer stummer Ischämien und der Inzidenz von Myokardinfarkten bzw. der kardiovaskulären Mortalität. Zudem wurde nachgewiesen, dass eine konservative Therapie mit langwirksamen Kalziumantagonisten, Nitraten und β-Blockern bei richtiger Indikationsstellung ebenso wie Revaskularisationsmaßnahmen die Häufigkeit und Dauer stummer Ischämien zu reduzieren vermag.

Konservative Therapiestrategien des akuten Koronarsyndroms, wie die thrombolytische Therapie des Myokardinfarktes und die interventionellen Maßnahmen mit PTCA, Stentimplantation und Bypasschirurgie zeigen bei Diabetikern im Vergleich zu nichtdiabetischen Patienten weniger überzeugende mittelfristige Erfolge (5 Jahre). Dies ist an einer höheren Inzidenz von Restenosen (2-faches relatives Risiko) und Myokardinfarkten sowie an einer reduzierten Überlebensrate erkennbar. Als Ursachen werden die endotheliale Dysfunktion und eine Prädisposition für Intimahyperplasie angenommen.

> Das ungünstigere Ergebnis von kardialen Reperfusionsmaßnahmen (Revaskularisation) zeigt den besonderen Stellenwert der nichtinvasiven Primär- und Sekundärprävention der koronaren Herzkrankheit bei Diabetikern. Eine entscheidende Bedeutung haben hier die Thrombozytenaggregationshemmer (Acetylsalicylsäure, Dipyridamol, Ticlopidin, Clopidogrel).

Glykoprotein-IIb/IIIa-Fibrinogenrezeptorantagonisten (GP IIb/IIIa). Dieses sehr wirksame, thrombozytenaggregationshemmende Therapieprinzip hat bei Diabetikern zur Vermeidung von Reokklusionen nach Intervention mittels PTCA und Stentimplantation erhebliche Bedeutung gewonnen. Dies gilt für die intravenöse Gabe von Abciximab, Tirofiban oder Eptifibatide, die das mittel- bis langfristige Risiko eines Gefäßverschlusses nach perkutaner Angioplastie deutlich senken. GP-IIb/IIIa-Fibrinogenrezeptorantagonisten sollten jedoch bei diabetischen Patienten bereits vor der interventionellen Therapie verabreicht werden und dürften auch bei der Behandlung akuter Myokardinfarkte in Kombination mit einer Thrombolyse zweckmäßig sein.

Die protektive Wirkung intravenös verabreichter GP-IIb/IIIa-Rezeptorantagonisten konnte bisher für oral verfügbare Substanzen gleicher Art nicht gesichert werden.

Diabetische Kardiomyopathie. Für die konservative Therapie der diabetischen Kardiomyopathie bedeutet die Einführung der ACE-Hemmer sowie der Angiotensinrezeptorblocker (AT1-Blocker) einen wesentlichen Fortschritt. Die vielfältigen Wirkungen dieser beiden Substanzgruppen (Übersicht 28.2) senken vorteilhaft die herzinsuffizienzbedingte Mortalität nach Myokardinfarkt. In jüngster Zeit wird auch eine kombinierte Anwendung beider Substanzgruppen für die Therapie der myokardialen Insuffizienz empfohlen. Außerdem ist ein günstiger Effekt von Diuretika (insbesondere Chlortalidon) und Aldosteronantagonisten belegt.

Übersicht 28.2.
Wirkungen von ACE-Hemmern und AT1-Rezeptor-Blockern bei diabetischer Kardiomyopathie

- Blutdrucksenkung (Verminderung der ANG-II-Bildung bzw. Blockade der ANG-II-Wirkung, Steigerung der NO-Bildung)
- Erhöhung des Herzschlagvolumens (Senkung der Vor- und Nachlast)
- Verbesserung der diastolischen Relaxation
- Rückbildung der Myokardhypertrophie
- Verbesserte Dilatation großer arterieller Gefäße
- Proliferationshemmung (Gefäßendothel und -muskulatur)
- Blutflussumverteilung zugunsten minderperfundierter Regionen
- Suppression der zentralen und peripheren Sympathikusaktivität
- Reduktion der Mikroalbuminurie (unabhängig von der antihypertensiven Wirkung)

Autonome kardiale Neuropathie. Bis zu 70% aller Diabetiker weisen frühzeitig eine Beeinträchtigung der autonomen Herzfunktion auf (► s. Kap 26). Für die Prävention der autonomen kardiovaskulären Neuropathie ist eine normnahe Einstellung der Blutglukose von besonderer Bedeutung.

Dies bewirkt bei Typ-1-Diabetikern eine teilweise Rückbildung der kardialen adrenergen Dysfunktion (Schnell et al. 1997). Therapieansätze mit α-Liponsäure werden klinisch geprüft (Ziegler et al. 1997).

Hämostasestörungen/Endotheldysfunktion. Diabetische Hämostasestörungen sowie die begleitende Endotheldysfunktion können zum Teil durch ACE-Hemmer, Lipidsenker und Thrombozytenfunktionshemmer günstig beeinflusst werden (▶ s. Kap. 31). Enalapril und Lovastatin senken die PAI-1-Plasmakonzentrationen, Fosinopril vermindert die Konzentration der zirkulierenden VCAM-1 (»vascular cell adhaesion molecule 1«). Auch hier kommt einer normnahen Blutglukoseeinstellung besondere Bedeutung zu.

Dyslipoproteinämie. Angesichts der frühzeitig auftretenden Makroangiopathie des Diabetikers sind die Zielwerte der lipidsenkenden Therapie wie bei Sekundärprävention nach Myokardinfarkt zu definieren (▶ s. Kap. 30).

Die klinischen Vorteile einer lipidsenkenden Therapie mit HMG-CoA-Reduktaseinhibitoren (Statinen) in der Sekundärprävention des Myokardinfarktes wurden durch die Ergebnisse der »Scandinavian Simvastatin Survival Study (4 S-Studie)« sowie der »Cholesterol and Recurrent Events Study« belegt. Zudem konnte eine erfolgreiche Primärprävention des Myokardinfarktes durch Pravastatin nachgewiesen werden. (▶ s. Kap. 30)

Herzrhythmusstörungen. Herzrhythmusstörungen sind meist ein Teilsymptom der zugrundeliegenden diabetischen Herzkrankheit. Ihre Therapie bedarf der sorgfältigen individuellen Abwägung. Dabei ist zu prüfen, ob allein durch eine adäquate Behandlung der Grundkrankheit, etwa einer Myokardinsuffizienz oder Hypertonie, die Rhythmusstörung beseitigt werden kann. Antiarrhythmika der Klasse I, die z. T. stark negativ inotrop wirken, sind nur mit Einschränkung erlaubt. Die Substanzen der Klasse II (β-Blocker) sind bei Diabetes mellitus insbesondere bei KHK nach Myokardinfarkt indiziert. Dabei sollten nur kardioselektive β Blocker eingesetzt werden (◘ Tabelle 28.2).

28.3.1 Einfluss der Insulintherapie

Bei der Behandlung der linksventrikulären Funktionsstörung kommt den vielfältigen Wirkungen von Insulin auf das diabetische Herz große Bedeutung zu, da es sowohl die endothelabhängige als auch die endothelunabhängige Vasodilatation großer Arterien begünstigt, die Plasmakonzentration von VLDL, LDL und Apo-B-Lipoprotein senkt sowie die Lipolyse hemmt. Eine Insulintherapie mit normnaher Blutglukoseeinstellung verbessert daher die linksventrikuläre Myokardfunktion, normalisiert zum Teil die sympathische Innervation und erhöht möglicherweise die koronare Blutflussreserve des diabetischen Herzens durch Verbesserung der endothelialen NO-Bildung.

Bei regionaler Ischämie verstärkt Insulin die Glykolyse und begünstigt den Aufbau von intramyokardialen Glykogenspeichern, vermindert aber die Plasmakonzentration der freien Fettsäuren und damit den myokardialen O_2-Bedarf. Diese Effekte verbessern die linksventrikuläre Funktion.

Insulintherapie bei akutem Myokardinfarkt. Die günstige Wirkung von Glukose-In-

◘ **Tabelle 28.2.** Einteilung der Antiarrhythmika nach Vaughan-Williams

Klasse	Wirkungsmechanismus	Substanzbeispiele
Ia	Lokalanästhetika Hemmung des Na^+-Einstroms	Chinidin Ajmalin, Disopyramid
Ib	Lokalanästhetika Hemmung des Na^+-Einstroms	Lidocain Mexiletin
Ic	Lokalanästhetika Hemmung des Na^+-Einstroms	Propafenon Flecainid
II	β-Blocker	Atenolol, Metoprolol
III	Hemmung des K^+-Ausstroms während der Repolarisation	Amiodaron Sotalol
IV	Ca^{2+}-Antagonisten	Diltiazem, Verapamil, Gallopamil

sulin-Kalium-Infusionen bei akutem Myokardinfarkt und die damit verbundene Senkung der Mortalitätsrate um 28% wurde mehrfach und auch in einer Metaanalyse nachgewiesen (Malmberg 1997). Die Erfolge der Reperfusionsmedizin führten jedoch zur Vernachlässigung des metabolischen Myokardschutzes diabetischer Herzen, insbesondere nach akutem Myokardinfarkt, obwohl bekannt ist, dass eine Therapie mit Glukose-Insulin-Kalium-Infusionen die Funktionsfähigkeit des Myokards verbessert und seine Erholung nach Bypassoperationen beschleunigt. Basis für diese Wirkung könnte eine günstige Beeinflussung von Entzündungsprozessen durch Insulin sein (Chaudhuri et al. 2004)

Zu betonen ist daher, dass eine hochdosierte Glukose-Insulin-Kalium-Infusion (ca. 5 E Insulin/h) während der ersten 24 h nach einem akuten Myokardinfarkt, insbesondere bei zusätzlicher Reperfusionstherapie das Mortalitätsrisiko um 66% senkt (ECLA-Studie, Estudios Cardiologicos Latinoamerica).

In diesem Sinn zeigte auch die DIGAMI-Studie (Malmberg 1997), eine randomisierte placebokontrollierte Langzeitbeobachtung an 620 diabetischen Patienten mit akutem Myokardinfarkt, den günstigen Effekt von Glukose-Insulin Kalium-Infusionen. Die Gabe von ≥5 E Insulin/h im Akutstadium, gefolgt von einer subkutanen Insulintherapie für 3 Monate, bewirkte eine Senkung des relativen Mortalitätsrisikos um 29% nach 1 Jahr bzw. um 28% nach 3,4 Jahren. Dieser Effekt war am ausgeprägtesten (relative Mortalitätssenkung um 51%) bei Patienten, die vor dem Myokardinfarkt nicht insulinpflichtig waren und ein relativ niedriges Gesamtrisiko (Alter <70 Jahre, keine Herzinsuffizienz, kein vorausgegangener Infarkt) aufwiesen (Malmberg 1997). Als besonders vorteilhaft erwies sich auch hier die Kombination von Thrombolyse und metabolischem Myokardschutz.

> **Bei akutem Myokardinfarkt ist der metabolische Myokardschutz ebenso wichtig wie die Reperfusionstherapie. Vom metabolischen Schutz profitieren insbesondere jene Patienten, bei denen zudem Reperfusionsmaßnahmen durchgeführt werden konnten.**

Diesen Befunden entsprechend ergaben prospektive Langzeitstudien (DCCT, UKPDS), das einer sorgfältigen metabolischen Kontrolle eine entscheidende Bedeutung bei der Primärprävention der diabetischen Herzkrankheit zukommt (Standl u. Schnell 2000; The Diabetes Control and Complication Trial Research Group 1995)

28.3.2 Metformin in der Behandlung des diabetischen Herzens

Metformin bewirkt entsprechend der UKPD- Studie (UK Prospektive Diabetes Study Group 1998b) bei Typ-2-Diabetikern eine 32%ige Risikoreduktion für diabetesbezogene, kardiovaskuläre Komplikationen sowie eine 42%ige Verringerung der diabetesbedingten Todesfälle. Metformin scheint somit intrinsische vasoprotektive Eigenschaften zu besitzen (Wiernsperger 2000) und wirksamer zu sein als eine Insulin- oder Sulfonylharnstofftherapie. Bei Diabetikern nach Myokardinfarkt reduziert Metformin über mehrere Jahre zudem die Reinfarktrate.

Experimentelle und klinische Befunde sprechen dafür, dass die vasoprotektiven und günstigen hämodynamischen bzw. hämorrheologischen Effekte von Metformin unabhängig von seiner blutglukosesenkenden Wirkung sind. Mögliche Komponenten dafür sind eine antiischämische sowie eine antiproliferative und thrombozytenaggregationshemmende Wirkung. Dazu kommt eine Begünstigung der Fibrinolyse durch Reduktion der PAI-1-Bildung, eine Hemmung der Aktivität von Gerinnungsfaktor XIII und der Bildung von Peroxiden und AGE-Proteinen (Wiernsperger 2000).

28.4 Kernaussagen für die Praxis

> **Das kardiovaskuläre Risiko bei Diabetes mellitus ist 3- bis 5-mal höher als bei Nichtdiabetikern und im wesentlichen Folge einer metabolisch bedingten Myokarddysfunktion.**
> **Entscheidende präventive bzw. progressionshemmende Maßnahmen sind:**
> - **eine frühzeitige, möglichst normnahe Stoffwechseleinstellung sowie der Abbau aller weiteren Risikofaktoren,**
>
> ▼

- die frühzeitige Behandlung einer persistierenden Mikroalbuminurie,
- eine möglichst frühzeitige Korrektur der arteriellen Hypertonie mit Zielwert <135/85 mmHg,
- eine frühe Diagnose und Behandlung (ACE-Hemmer, AT1-Blocker, normnahe Stoffwechseleinstellung) der diastolischen und systolischen Dysfunktion sowie der autonomen kardialen Neuropathie,
- die Diagnose und Behandlung der koronaren Herzerkrankung sowie diabetesassoziierter stummer Ischämien (Kalziumantagonisten, Nitrate und kardioselektive β-Blocker),
- ein Gefäßschutz mit Thrombozytenaggregationshemmern (Acetylsalicylsäure, Dipyridamol, Ticlopidin, Clopidogrel) sowie
- der Einsatz von Metformin bei adipösen Typ-2-Diabetikern.

Die Therapie des akuten Koronarsyndroms zeigt bei Diabetikern weniger überzeugende 5-Jahreserfolge als bei nichtdiabetischen Personen. Der Primär- und Sekundärprävention der koronaren Herzkrankheit kommt daher eine entscheidende Bedeutung zu.
Bei akutem Myokardsyndrom ist zudem der metabolische Myokardschutz (Glukose-Insulin-Kalium-Infusion, normnahe Stoffwechseleinstellung) nahezu ebenso wichtig wie die Myokardreperfusion.

28

Literatur

Bucala R (1997); Lipid and lipoprotein modification by advanced glycosylation end-products: role in atherosclerosis. Exp Physiol 82: 327–337

Chaudhuri A, Janicke D, Wilson MF et al (2004); Anti-inflammatory and profibrinolytic effect of insulin in acute ST-segment-elevation myocardial infarction. Circulation 109: 849-854

Collins R, Peto R, MacMahon S et al (1990); Blood pressure, stroke and coronary heart disease. Part 2: Short-term reduction in blood pressure overview of randomized drug trials in their epidemilogical context. Lancet: 827–838

Fasching P, Veitl M, Rohac M et al (1996) Elevated concentrations of circulating adhesionmolecules and their association with microvascular complications in insulin-dependent diabetes mellitus. J Clin Endocrinol Metab 81: 4313–4317

Fontbonne A, Eschwege E, Cambien F et al (1989), Hypertriglyceridaemia as a risk factor of coronary heart disease mortality in subjects with impaired glucose tolerance or diabetes results from the 11-year follow-up of the Paris Prospective Study. Diabetologia 32: 300–304

Gasic S, Waldhäusl W (2000) Diabetes mellitus und koronare Herzkrankheit. J Kardiol 7, 407–415

Kannel WWB, McGee MD, McGee DL (1979) Diabetes and cardiovascular risk factors. The Framingham study. Circulation 59: 8–13

Koschinsky T, Bünting CE (1994) Multiple Modifikationen von Lipoproteinen bei Diabetes mellitus. Diab Stoffw 3: 429–435

Lorenzi M, Cagliero E (1991); Pathobiology of endothelial and other vascular cells in diabetes mellitus. Diabetes 40: 653–659

MacMahon S, Peto R, Cutler J et al (1990) Blood pressure, stroke and coronary heart disease. Part 1. Prolonged differences in blood pressure: prospective observational studies corrected for Lancet 335: 765–774

Malmberg K (1997) for the DIGAMI Study Group. Prospective randomised study of intensive insulin treatment on long term survival after acute myocardial infarction in patients with diabetes mellitus. BMJ 314: 1512–1515

Monnier VM, Glomb M, Eglawish A, Sell DR (1996) The mechanism of collagen cross-linking in diabetes: a puzzle nearing resolution. Diabetes 45 (Suppl 3): S67–72

Mulvany MJ (1984) Pathophysiology of vascular smooth muscle in hypertension. J Hypertens 2 (Suppl 3): 413–420

Nagi DK, Mohamed A, Jain SK et al (1996) Plasminogen Activator Inhibitor (PAI-1) activity is elevated in Asian and Caucasian subjects with non-insulin-dependent (type 2) diabetes but not in those with impaired glucose tolerance (IGT) or non-diabetic Asians. Diabetes Med 13: 59–64

Raev DC (1994) Which left ventricular function is impaired earlier in the evolution of diabetic cardiomyopathy? Diab Care 17: 633–639

Ruiz J, Thillet J, Huby T et al (1994) Association of elevated lipoprotein (a) levels and coronary heart disease in NIDDM patients. Relationship with apolipoprotein(a) phenotypes. Diabetologia 37: 585–591

Schnell O, Muhr D, Dresel S et al (1997) Partial restoration of scintigraphically assessed cardiac sympathetic denervation in newly diagnosed patients with insulin-dependent (type 1) diabetes mellitus at one-year follow up. Diabetic Medicine 14: 57–62

Stamler J, Vaccaro O, Neaton JD, Wentworth D (1993) Diabetes other risk factors and 12-yr cardiovascular mortality for men screened in the Multiple Risk Factor Intervention Trial. Diab Care 16: 434–444

Standl E, Schnell O (2000) A new look at the heart in diabetes mellitus: from ailing to failing. Diabetologia 43: 1455–1469

The Diabetes Control and Complications Trial Research Group (1995) Effect of intensive diabetes management on macrovascular events and risk factors in the Diabetes Control and Complication Trial. Am J Cardiol 75: 894–903

UK Prospective Diabetes Study Group (1998a) Intensive blood-glucose control with sulphonylureas or insulin compared with conventional treatment and risk of complications in patients with type 2 diabetes (UKPDS 33). Lancet 352: 837–853

UK Prospective Diabetes Study Group (1998b) Effect of intensive blood-glucose control with metformin on complications in overweight patients with type 2 diabetes (UKPDS 34). Lancet 352:854–865

UK Prospective Diabetes Study Group (1998c) Tight blood pressure control and risk of macrovascular and microvascular complications in type 2 diabetes: UKPDS 38. BMJ 317:703–726

Wiernsperger F (2000) Metformin: intrinsic vasculoprotective Properties. Diabetes Technology u. Therapeutics 2: 259–272

Ziegler D, Gries FA (1994) Diagnostik und Therapie der kardiovaskulären autonomen Neuropathie. Diabetes Stoffwechsel 3:22–31

Ziegler D, Schatz H, Conrad F et al (1997) Effects of treatment with the antioxidant alpha-lipoic acid on cardiac autonomic neuropathy in NIDDM patients. A 4-month randomized controlled multicenter trial (DEKAN Study). Diabetes Care 20(3):369–373

Hypertonie bei Diabetes mellitus

S. Gasic, Michaela Bayerle-Eder

29.1 Epidemiologie

Die Prävalenz der arteriellen Hypertonie ist bei Diabetikern etwa doppelt so hoch wie bei altersentsprechenden Nichtdiabetikern. 50% aller Diabetiker im Alter von 50 Jahren sind auch Hypertoniker.

Bei Typ-1-Diabetikern mit einer Diabetesdauer von unter 10 Jahren entspricht die Prävalenz der (essentiellen) Hypertonie unter Berücksichtigung von Alter, Geschlecht und Gewicht etwa jener von Nichtdiabetikern. Mit Auftreten einer Mikroalbuminurie leiden jedoch bereits 21%, bei Makroalbuminurie 82% der Typ-1-Diabetiker an einer Hypertonie. Bei Typ-2-Diabetikern findet sich hingegen auch ohne Nephropathie eine 2- bis 3fach erhöhte Hypertonieprävalenz; bei Vorliegen einer Makroalbuminurie haben sogar 70% der Betroffenen eine Hypertonie. Gleichfalls höher ist die Prävalenz renovaskulärer Hypertonieformen bei Diabetikern (allgemeine Bevölkerung 0,5–5%).

Bei Diabetikern mit Hypertonie ist das begleitende Risiko einer Makro- und Mikroangiopathie, eines zerebralen Insultes, eines Herzinfarktes sowie einer Herz- oder Niereninsuffizienz gegenüber Nichtdiabetikern 3- bis 5fach, die kardiovaskuläre Mortalität bis zu 7fach und bei Vorliegen einer Nephropathie sogar bis 37fach erhöht. Die Blutdruckerhöhung ist der ausschlaggebende prognostische Faktor für den weiteren Verlauf einer diabetischen Nephropathie. Das Ausmaß einer arteriellen Hypertonie ist auch maßgeblich für die Inzidenz der koronaren Herzkrankheit und zerebraler Insulte. Das relative Risiko einer koronaren Herzkrankheit steigt ab einem diastolischen Blutdruck von 105 mmHg auf das doppelte; das relative Risiko für einen Apoplex ist sogar 4fach erhöht (MacMahon et al. 1990).

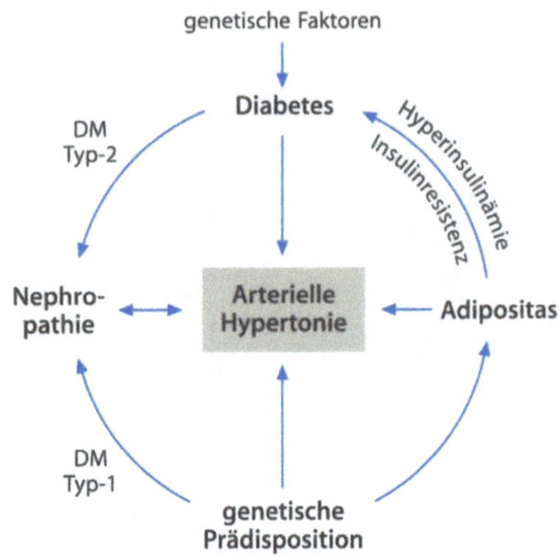

Abb. 29.1. Pathogenese der arteriellen Hypertonie bei Diabetes mellitus. (Mod. nach Weidmann u. Ferrari 1991)

29.2 Pathogenese

Die Pathophysiologie der Hypertonie bei Diabetes mellitus ist charakterisiert durch eine genetische Disposition und das Zusammenwirken von Diabetes, Nephropathie und Adipositas (Abb. 29.1).

Bei Typ-1-Diabetikern mit einer Krankheitsdauer unter 10 Jahren ist die arterielle Hypertonie meist essentiell und das Zusammentreffen der beiden Krankheitsbilder eher zufällig. Erst bei längerer Diabetesdauer muss die arterielle Hypertonie oft einer diabetischen Nephropathie ursächlich zugeordnet werden (Mathiesen et al. 1990).

Bei Typ-2-Diabetikern besteht die arterielle Hypertonie im Rahmen eines metabolischen Syndroms oft schon vor der Diabetesmanifestation (▶ s. Kap. 8). In der weiteren Folge ist bei diesen Patienten jedoch die Nephropathie maßgeblich an der Entwicklung und dem Verlauf der Hypertonie beteiligt.

Charakteristische Merkmale der diabetesassoziierten Hypertonie sind eine frühzeitig auftretende strukturelle und funktionelle Vaskulopathie sowie eine exzessive Vermehrung des gesamten austauschbaren Körpernatriums und damit auch des extravasalen Flüssigkeitsvolumens.

Eine frühzeitige vaskuläre Hypertrophie und Hyperplasie der Intima- und Mediaschichten vermindert die Compliance der Blutgefäße. Diese Proliferationsvorgänge scheinen ein primärer pathogenetischer Mechanismus zu sein. Sie verbinden sich beim Diabetiker mit einer funktionellen Hyperreaktivität der Gefäße auf Noradrenalin und Angiotensin (Weidmann et al. 1987) sowie einer verminderten NO-vermittelten Vasodilatation (Don et al. 1990). Die resultierende vasokonstriktive Hyperaktivität der Gefäßmuskulatur bei Diabetes mellitus dürfte auch Folge einer intrazellulären Kalziumakkumulation bzw. Magnesiumdepletion sein. Die diabetische Vaskulopathie führt zu einer Hyperperfusion und Hypertension in den Nierenglomeruli, die von einer persistierenden Albuminurie begleitet werden kann.

Als Ursache der bei diabetischer Hypertonie zu beobachtenden exzessiven Natriumretention werden verschiedene Pathomechanismen diskutiert:

- eine insulinabhängige (Angiotensin-II-vermittelte) renale Natriumrückresorption in den proximalen und distalen Tubuli, vor allem bei Typ-2-Diabetikern (Weidmann u. Ferrari 1991),
- ein vermehrter renaler Natrium-Glukose-Kotransport in den proximalen Tubuli,
- eine verringerte tubuläre Wirkung des atrialen natriuretischen Peptids sowie
- eine Natrium- und Wasserverschiebung in den extravasalen Raum (Weidmann et al. 1987; Weidmann u. Ferrari 1991).

Dazu kommen noch Veränderungen der Endothelfunktion einschließlich einer gestörten Bereitstellung von NO, Prostaglandinen und vasoaktiven Polypeptiden (Abb. 29.2).

29.3 Klinische Blutdruckdiagnostik

Die klinisch-diagnostische Abklärung der Hypertonie erfolgt bei Diabetikern nach den gleichen Grundsätzen wie bei Nichtdiabetikern. Dabei sollte die erste Messung des Blutdrucks an beiden Armen im Liegen und nach dem Aufstehen erfolgen, um vaskulär bedingte Seitenunterschiede und hypertone oder hypotone orthostatische Blutdruckregulationsstörungen zu erkennen. Zusätzliche Informationen werden durch ergänzende Belastungstests erhalten.

Blutdruckselbstmessung. Die Blutdruckselbstmessung dient der Therapiekontrolle bei Hypertonie unter Alltagsbedingungen. Zudem kann auf diese Weise eine Sprechstundenhypertonie (»Weißkittelhochdruck«) ausgeschlossen werden, deren Häufigkeit auf etwa 20–30% geschätzt wird. Patienten mit dieser Funktionsstörung zeigen erhöhte Ruheblutdruckwerte nur bei einer Messung in der ärztlichen Praxis, die vom Patienten selbst gemessenen Werte liegen hingegen im Normbereich.

> Eine Blutdruckselbstmessung ermöglicht, Blutdruckschwankungen zu erfassen, die bei Diabetikern beträchtlich sein können und mit der Höhe des Blutdruckes bzw. dem Alter des Patienten zunehmen.

Der mittlere normale Blutdruck des Gesunden beträgt ≤130/80 mmHg (Nesto u. Phillips 1986), wobei im Tagesintervall mindestens 75% der Einzelmessungen unter 140/90 mm Hg liegen müssen. Pathologisch erhöhte Blutdruckwerte werden als Hypertonie bezeichnet und in die Stadien I – III unterteilt (Tabelle 29.1). Neu ist die rezente Einführung eines prähypertensiven Stadiums (RR systolisch 120–139 mmHg, RR diastolisch 80–89 mmHg). Seine Basis ist die Beobachtung, dass Personen mit diesen Blutdruckwerten ein doppelt

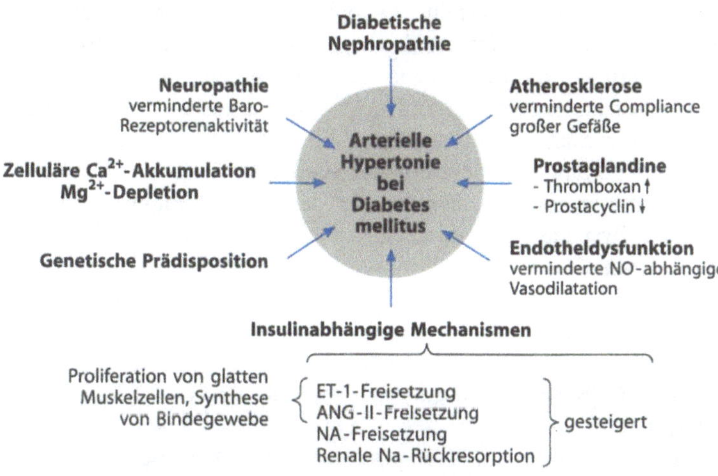

Abb. 29.2. Pathophysiologische Mechanismen der arteriellen Hypertonie bei Diabetes mellitus **ET-1** Endothelin 1, **Ang II** Angiotensin II, **NA** Noradrenalin

Tabelle 29.1. Klassifikation des Bluthochdruckes (Joint National Committee)

	systolisch (mmHg)	diastolisch (mmHg)
Stadium 1	140–159	90–99
Stadium 2	160–179	100–109
Stadium 3	>180	>110

so hohes Risiko haben, eine Hypertonie zu entwickeln, wie solche mit niedrigerem Blutdruck (JNC, 7. Report 2003).

Orthostasetest. Die Prävalenz der hypotonen orthostatischen Dysregulation bei Diabetes mellitus beträgt bis zu 12% (Krolewski et al. 1985). Sie besteht meist auf dem Boden einer diabetischen autonomen Neuropathie und nimmt mit dem Alter des Patienten und der Diabetesdauer zu. Die Diagnose erfolgt durch Blutdruckmessung im Liegen und nach dem Aufstehen. Bei der orthostatischen Belastung werden Blutdruck und Pulsfrequenz im Abstand von jeweils 1 min über 5 min gemessen. Als pathologisch gilt eine systolische Blutdrucksenkung ≥10 mmHg und/oder eine mangelhafte Herzfrequenzerhöhung (<10/min) während der Orthostase.

Isometrische Belastung (»hand grip test«). Dieser Test wird mit 30% der maximalen Kraft über 5 min mit einem entsprechendem Dynamometer oder mittels einer zusammengerollten Blutdruckmanschette durchgeführt. Nach Feststellung der maximalen Druckkraft wird der Patient gebeten, mit 30% dieser maximalen Kraft 5 min lang das Dynamometer bzw. die Blutdruckmanschette zusammenzudrücken. Ein Blutdruckanstieg über 160/95 mmHg während dieser isometrischen Belastung weist auch bei einem normalen Ruheblutdruck auf eine hypertone Dysregulation hin und erlaubt somit deren frühzeitige Diagnose.

Fahrrad- oder Laufbandergometrie. Diese Untersuchung dient der Feststellung einer belastungsbedingten hypertonen Dysregulation. Bei einem Blutdruckanstieg über 230/95 mmHg unter individueller Ausbelastung des Patienten darf auch bei normalen Ruheblutdruckwerten eine hypertone Dysregulation angenommen werden. Ein solches während einer Ergometrie erhobenes Blutdruckverhalten hat als Verlaufsparameter der Wirksamkeit einer medikamentösen antihypertensiven Therapie individuelle Aussagekraft. Hingegen ist die prognostische Bedeutung einer belastungsinduzierten hypertonen Blutdruckfehlregulation umstritten und hat für die Beurteilung des kardiovaskulären Mortalitätsrisikos keine Vorteile gegenüber der Messung des Ruheblutdrucks.

24-h-Blutdruckmonitoring. Eine vollautomatische ambulante Blutdruckmessung über 24 h dient dem Ausschluss einer »Weißkittelhypertonie« und korreliert gut mit dem Ausmaß von Zielorganschäden wie etwa einer diabetischen Nephropathie, Retinopathie oder linksventrikulären Hypertrophie (Hansen et al. 1992). Bei Gesunden liegen die Tagesmittelwerte unter 130/80 mmHg. Die nächtlichen Blutdruckwerte sind um ca. 10–15% niedriger als die Tageswerte.

Die zirkadiane Blutdruckvariabilität kann bei Diabetikern aufgehoben sein. Die Nachtabsenkung beträgt dann weniger als 10%. Ursache ist wahrscheinlich eine autonome diabetische Neuropathie mit Parasympathikusdysfunktion und relativ erhöhtem Sympathikotonus.

Die Aufhebung der zirkadianen Blutdruckvariabilität hat erhebliche klinische Bedeutung, da bei Hypertonikern ohne nächtlichen Blutdruckabfall unabhängig von sonstigen Risikofaktoren (linksventrikulärer Hypertrophie, Hypercholesterinämie oder Nikotinabusus) eine bis zu 8-mal höhere Apoplexrate besteht. Bei Diabetes und Hypertonie steigt das kardiovaskuläre Risiko auf das 20fache an, wenn eine Inversion der zirkadianen Blutdruckvariabilität mit nächtlichem Blutdruckanstieg vorliegt. Erhöhte nächtliche Blutdruckwerte korrelieren mit der Dauer des Diabetes, dem Ausmaß der Mikroalbuminurie und der diabetischen Nephropathie (Hansen et al. 1995).

> Das 24-h-Blutdruckmonitoring zeichnet sich durch eine hohe Reproduzierbarkeit aus. Die intraindividuelle Variabilität der Messungen liegt lediglich bei 2–5%, sodass für die Beurteilung der zirkadianen Blutdruckvariabilität eine einzige 24-h-Blutdruckmessung ausreicht (Hansen et al. 1995).

Das nächtliche Blutdruckverhalten sollte zur Beurteilung des Erfolges einer medikamentösen Blutdrucktherapie herangezogen werden, da besonders bei schwer einzustellenden Patienten auch die Wiederherstellung der nächtlichen Blutdruckabsenkung sichergestellt werden muss.

29.4 Organbezogene Diagnostik

Herz

Als Folge der arteriellen Hypertonie treten insbesondere bei Diabetikern sekundäre Zielorganschädigungen auf (Übersicht 29.1). Für die Betreuung hypertoner Diabetiker sind daher neben der funktionellen Blutdruckdiagnostik auch gezielte organbezogene Funktionsuntersuchungen von Bedeutung. Dazu gehört u. a. die Erfassung einer linksventrikulären Hypertrophie, wobei mit der Zunahme der linksventrikulären Muskelmasse die kardiovaskuläre Morbidität und Mortalität deutlich ansteigen (Levy et al. 1990). Die Linksherzhypertrophie ist mit einer Zunahme asymptomatischer (stummer) Myokardischämien (Nesto u. Phillips 1986) und linksventrikulärer Funktionsstörungen verbunden.

Übersicht 29.1. Klinische Klassifikation der Hypertonie und Organschäden (WHO)

- Stadium I
  - keine Organschäden
- Stadium II
  - linksventrikuläre Hypertrophie
  - Proteinurie
  - Serumkreatinin 1,2–2,0 mg/dl
  - Gefäßplaques
  - Engstellung der Netzhautarterien
- Stadium III
  - Stenokardien
  - Myokardinfarkt, transitorische Ischämieattacken
  - periphere arterielle Verschlusskrankheit
  - Herzinsuffizienz
  - Niereninsuffizienz
  - Enzephalopathie
  - Netzhautblutung oder Netzhautödem

Diastolische Dysfunktion. Der klinische Stellenwert der diastolischen Dysfunktion ist bei Diabetes mellitus groß, zumal diese Funktionsstörung rund 10 Jahre früher als eine systolische Dysfunktion auftritt. Ihre Prävalenz ist bei Diabetikern etwa 2-mal so hoch wie die der systolischen Dysfunktion (Raev 1994). Eine diastolische Füllungsstörung bedeutet eine unzureichende Füllung des linken Ventrikels mit Rückstau des Blutes in den kleinen Kreislauf und entsprechender klinischer Symptomatik (Belastungsdyspnoe). Die diastolische Relaxationsstörung führt in weiterer Folge zu einer Minderperfusion subendokardialer Myokardschichten und sekundär zusätzlich zu einer systolischen Funktionsstörung.

> Die Abklärung der diastolischen Dysfunktion erfolgt mittels Echokardiographie. Primär diastolische Störungen werden mit ACE-Hemmern oder Angiotensin-Rezeptorblockern, nicht jedoch mit Diuretika oder Digitalispräparaten behandelt (Zusman 1993).

Linksventrikuläre Funktionsstörungen. Untersuchungen in Hinblick auf linksventrikuläre Funktionsstörungen sollten bei hypertonen Diabetikern einmal jährlich durchgeführt werden. Dies bedarf der Mitarbeit spezialisierter Kreislauflaboratorien mit Erfahrung in der Durchführung von Dopplerechokardiographie oder Radionuklidangiographie (▶ s. Kap. 28).

Herzrhythmusstörungen. Herzrhythmusstörungen finden sich bei Diabetes mellitus bis 3-mal häufiger als bei Nichtdiabetikern. Ihre Diagnostik erfolgt mittels 24-h- oder 48-h-EKG-Registrierung. Die Beurteilung des Erfolges medikamentöser Maßnahmen kann jedoch auch mit einem 24-h-EKG problematisch sein, da Herzrhythmusstörungen einer sehr hohen Tagesvariabilität unterliegen, sodass zur Beurteilung eines Therapieeffektes mehrere Langzeitregistrierungen erforderlich sein können.

Nieren

Das Auftreten und die Progression der diabetischen Nephropathie korrelieren sowohl bei Typ-1- als auch bei Typ-2-Diabetes mit der Höhe des Blutdruckes und gehen mit einem erhöhten kardiovaskulären Risiko einher (Jensen et al. 1987; Mattlock et al. 1992). Der frühzeitigen Erfassung einer Mikroalbuminurie (30–300 mg/24 h oder 20–200 µg/min) und ihres Verlaufs (3- bis 6-monatliche Kontrollen) kommt daher eine große Bedeutung zu, zumal sie bei optimaler Stoffwechselkontrolle und Blutdruckeinstellung potentiell reversibel ist.

> **Die Mikroalbuminurie korreliert mit dem systemischen Blutdruck und ist ein wertvoller Parameter in Hinblick auf das erforderliche Ausmaß der individuellen Blutdrucksenkung.**

Auge

Die Hypertonie korreliert eng mit dem Risiko für Auftreten und Progression einer diabetischen Retinopathie (Klein 1987; Klein et al. 1992). Insbesondere bei einer Kombination von Hypertonie und langer Diabetesdauer ist daher der Stoffwechseleinstellung, der Blutdruckkontrolle und der Überwachung einer etwaigen Retinopathie große Aufmerksamkeit zu widmen (▶ s. Kap. 24).

29

29.5 Therapie

Die Blutdruckzielwerte bei hypertonen Diabetikern sollten bei guter Verträglichkeit unter 130/80 mmHg, bei persistierender Mikroalbuminurie unter 120/80 mmHg liegen.

Zahlreiche Interventionsstudien haben gezeigt, dass eine aggressive Blutdrucksenkung die kardiovaskuläre Mortalität und Morbidität entscheidend vermindert (s. Abschn. 29.5). Dazu sind allgemeine Therapiemaßnahmen, körperliches Training und medikamentöse Maßnahmen erforderlich.

Allgemeine Therapiemaßnahmen

Zu nennen sind in diesem Zusammenhang sowohl Änderungen der Ernährung als auch des Lebensstils.

Maßnahme	empfohlene Zufuhr/Tag
Kochsalzrestriktion	<5 g
Fettreduktion	<80 g
Eiweißrestriktion	<0,8 g/kgKG
Ballaststoffe	>40 g
Alkoholrestriktion	
Nikotinkarenz	

Körperliches Training

Die Bewegungstherapie verbessert die Stoffwechselsituation und senkt den Blutdruck. Dementsprechend wird durch körperliche Belastung im Ausmaß von 70–80% der maximalen Sauerstoffaufnahmefähigkeit (VO2 max) für die Dauer von 30–60 min 4- bis 5-mal pro Woche nicht nur ein deutlicher Trainingseffekt erzielt, sondern auch die Blutdruckregulation verbessert (Barnard et al. 1994).

Falls durch eine Bewegungstherapie (▶ s. Kap. 14 und 15) und allgemeine Maßnahmen nach etwa 12 Wochen keine ausreichende Blutdrucksenkung erreicht werden kann, muss eine medikamentöse Therapie eingeleitet werden.

Medikamentöse Therapie

Die Behandlung der Hypertonie erfolgt bei Diabetes anfangs in Form einer Monotherapie. Folgende Antihypertensiva stehen dafür aufgrund positiver Studiendaten zur Verfügung:
- AT1-Rezeptorblocker,
- ACE-Hemmer,
- kardioselektive β-Blocker,
- Diuretika sowie
- langwirksame Kalziumagonisten.

Das für den individuellen diabetischen Patienten geeignete Antihypertensivum (▶ Tabelle 29.2) sollte unter Berücksichtigung folgender Gesichtspunkte ausgewählt werden:
- renoprotektive Wirkung,
- kardioprotektive Wirkung,
- Begleiterkrankungen (besonders bei Typ-2-Diabetikern zu beachten)
- unerwünschte Wirkungen, Nebenwirkungen und Kontraindikationen.

ACE-Hemmer. Für die Behandlung der Hypertonie bei Diabetes mellitus hat sich die Kombination von ACE-Hemmern mit niedrig dosierten Diuretika bewährt. ACE-Hemmer wirken natiuretisch und antiproliferativ, sodass sie sowohl der Gefäßhypertrophie als auch der linksventrikulären Hypertrophie entgegenwirken. Zudem wirken sie im Sinne einer Sekundärprävention und Verbesserung der Ventrikelfunktion kardioprotektiv (Ball et al. 1994).

> **Die antiproteinurische nephroprotektive Wirkung der ACE-Hemmer beruht nicht nur auf der Senkung des systemischen Blutdruckes, sondern auch des**

intraglomerulären Kapillardruckes und ist dadurch anderen Antihypertensiva überlegen. Günstig ist außerdem die antiproliferative Wirkung an Endothel, Basalmembran und Mesangium des Glomerulumapparates.

Der Einsatz von ACE-Hemmern ist auch bei Patienten mit eingeschränkter Nierenfunktion möglich, allerdings mit möglichst niedriger Initialdosierung, wobei ein Kreatininanstieg um etwa 25% toleriert werden darf. Bei Bestehen einer einseitigen, funktionell wirksamen Nierenarterienstenose können ACE-Hemmer solange eingesetzt werden, wie die Senkung der glomerulären Filtrationsrate auf der stenosierten Seite durch deren kompensatorische Erhöhung auf der gesunden Seite ausgeglichen wird und das Kreatinin nur wenig ansteigt. Engmaschige Kontrollen des Serumkreatinins sind jedoch erforderlich. Bei vorgeschädigter kontralateraler Niere ist unter Therapie mit ACE-Hemmern ein initialer Kreatininanstieg möglich; dieser ist aber im Verlaufe der Behandlung vielfach rückläufig. Bei beidseitigen Nierenarterienstenosen besteht hingegen wegen der Gefahr eines Serumkreatininanstieges eine weitgehende Kontraindikation für ACE-Hemmer.

AT1-Rezeptorblocker. Bei Unverträglichkeit von ACE-Hemmern wegen Reizhusten können Angiotensin-1-Rezeptorblocker als Alternative bei weitgehend identischem Wirkprofil eingesetzt werden. Die renoprotektive Wirkung dieser Substanzgruppe ist bei Typ-2-Diabetes durch Langzeitstudien belegt und jener von Kalziumantagonisten überlegen (Brenner et al. 2001; Lewis et al. 2001).

Eine Kombinationstherapie mit ACE-Hemmern und AT1-Rezeptorblockern ist sehr gut wirksam und dürfte sowohl hinsichtlich der Blutdrucksenkung als auch der Beeinflussung der Mikroalbuminurie anderen Antihypertensiva überlegen sein (Mogensen et al. 2000).

β-Blocker. Wirksamkeit und günstige Langzeiteffekte kardioselektiver β1-Rezeptorenblocker sind bei Diabetes mellitus gut belegt (UK Prospektive Diabetes Study Group 1998). Nichtkardio-

Tabelle 29.2. Nebenwirkungsprofile und Stoffwechseleffekte verschiedener Antihypertensiva

Diuretika (Thiazide)	Insulinsensitivität ↓ (Hemmung des Glukose-Carriers) K^+ ↓, Glukosetoleranz ↓ Triglyceride ↑, HDL ↓
β-Rezeptorblocker	Insulinsensitivität ↓ Insulinfreisetzung ↓ (β2-Rezeptoren) Glukosehomöostase ↓ Cholesterin ↑, HDL ↓ (β1+β2-Rezeptoren) Triglyceride ↓
ACE-Hemmer	Insulinsensivitität ↑ postprandiale Blutglukose ↓ Lipoprotein(a), Lipoprotein A-I ↓ Natriurese
AT-1-Rezeptorblocker	Stoffwechselneutral
Ca-Antagonisten	Stoffwechselneutral
α1-Rezeptorblocker	Insulinsensitivität ↑ Triglyceride ↓, Cholesterin ↓, Apolipoprotein B ↓ Na-Retention
Indapamid	Stoffwechselneutral relativ K^+-sparend
Zentrale α2A/Imidazolin-Rezeptoragonisten	Insulinsensitivität ↑

selektive β-Blocker sollten bei Diabetes mellitus wegen der negativen metabolischen Begleiteffekte nicht angewandt werden. β-Blocker sind bei Asthma kontraindiziert.

Diuretika. Diuretika (Schleifendiuretika und Thiazide) sind aufgrund ihrer metabolischen Nebenwirkungen potentiell problematisch. Sie eignen sich bei niedriger Dosierung gut zur Kombinationstherapie mit ACE-Hemmern oder AT1-Rezeptorblockern. Als alternative Therapiemöglichkeit bietet sich das hinsichtlich des Lipid- bzw. Kohlehydratstoffwechsels neutrale Diuretikum Indapamid an. Für Patienten mit fortgeschrittener Niereninsuffizienz kommen nur noch Schleifendiuretika in Frage.

Kalziumantagonisten. Kalziumantagonisten sind wegen ihrer Stoffwechselneutralität bei hypertonen Diabetikern gut anzuwenden und bei den meisten diabetischen Begleiterkrankungen sicher einsetzbar. Diese Substanzgruppe wirkt durch Dilatation des Vas afferens und efferens ebenfalls antiproteinurisch. Der intraglomeruläre Druck wird im Unterschied zu ACE-Hemmern nicht wesentlich gesenkt. Zur antihypertensiven Therapie bei Diabetikern geeignet sind die langwirksamen Dihydropyridinderivate der 2. Generation (Amlodipin, Nitrendipin), nicht jedoch Nifedipin, da letzteres durch eine selektive Dilatation des Vas afferens den intraglomerulären Druck erhöhen bzw. die Proteinurie verstärken kann.

α-1-Rezeptorblocker und zentrale α-2A/Imidazolin-Agonisten sind bei Diabetes mellitus nur als Alternativsubstanzen der 3. Wahl zu betrachten.

Kombinationstherapie. Grundsätzlich ist eine Kombinationstherapie dann sinnvoll, wenn der Zielblutdruck nicht durch eine Monotherapie in niedriger bis mittlerer Dosierung zu erreichen ist. Bei zunehmender Blutdruckhöhe, insbesondere bei Patienten mit diabetischer Nephropathie, ist nicht selten die Kombination von drei oder mehr antihypertensiven Substanzen erforderlich.

29.6 Ergebnisse von Langzeitstudien

Blutdruckzielwerte. Die kardiovaskuläre Mortalität von Typ-2-Diabetikern mit einem systolischen Blutdruck über 150 mmHg ist doppelt so hoch ist wie die von Patienten mit Blutdruckwerten um 130 mmHg (MRFIT-Studie). Als optimaler diastolischer Blutdruck wurde in der HOT-Studie (18.790 Patienten) in randomisierten, mit dem Kalziumantagonisten Felodipin behandelten unterschiedlichen Zielblutdruckgruppen (<90, <85, <80 mm Hg diastolisch) ein Wert von 80 mmHg bestimmt, der mit 51% die niedrigste Inzidenz an kardiovaskulären Ereignissen aufwies.

In der EUCLID-Studie (530 Typ-1-Diabetiker) konnte selbst bei normotonen Patienten eine begleitende Mikroalbuminurie um fast 50% verringert werden. Dieselbe nephroprotektive Wirkung wurde auch für AT1-Rezeptorblocker nachgewiesen (CALM-Studie; IDNT). Aus diesen Studien wurde abgeleitet, dass jeder Diabetiker mit Hypertonie als Hochrisikopatient einzustufen und ein Zielblutdruck unter 130/80 mmHg anzustreben ist, um eine maximale Progessionshemmung für vaskuläre Spätschäden zu erreichen.

> Als Blutdruckzielwert gilt bei Diabetikern
> - mit Mikroalbuminurie <120/80 mmHg,
> - ohne Mikroalbuminurie <130/80 mmHg.
>
> Eine Therapie mit ACE-Hemmern oder AT1-Rezeptorblockern vermindert auch bei normotensiven Typ-1-Diabetikern die Mikroalbuminurie.

Eine Metaanalyse antihypertensiver Studien an Typ-2-Diabetikern zeigte, dass ACE-Hemmer trotz vergleichbarer Blutdrucksenkung anderen Antihypertensiva bezüglich der Risikoreduktion eines akuten Myokardinfarkts und sonstiger kardiovaskulärer Ereignisse meist überlegen sind. Ausgenommen von dieser Regel sind β-Blocker, die in der UKPD-Studie vergleichbare blutdrucksenkende Ergebnisse erzielten wie ACE-Hemmer (UK Prospektive Diabetes Study Group 1998).

Wichtige Arbeiten zeigen, dass das kardiovaskuläre Risiko von Diabetikern durch eine antihypertensive Therapie meist deutlicher gesenkt wird als bei Nichtdiabetikern (Tabelle 29.3). Einer intensivierten antihypertensiven Therapie kommt somit bei Diabetikern größte Bedeutung zu.

In diesem Sinn wurde in der UKPD-Studie (1148 hypertensive Diabetiker) gezeigt, dass die intensivierte Blutdrucksenkung einer weniger strikten Vorgangsweise bezüglich Reduktion kardiovaskulärer Ereignisse deutlich überlegen ist und bereits eine Senkung des Blutdrucks um nur 10 mm Hg systolisch und 5 mm Hg diastolisch deutlichere Effekte erzielt als eine Verminderung des HbA1c um 0,9% (Tabelle 29.4). Die diabetesbezogene und kardiovaskuläre Mortalität nimmt dabei zwischen 32% und 60% ab. Ähnliches gilt auch für das Schlaganfallsrisiko, das mit einer Kombination von Perdinopril und Indapamid um 43% gesenkt werden konnte (Progress Collaborative Group 2001). Dabei wurden mit einem β1-Blocker gleich gute Ergebnisse erzielt wie mit einem ACE-Hemmer (UK Prospektive Diabetes Study Group 1998).

Vergleich von Therapie versus Placebo. Zahlreiche placebokontrollierte Studien untermauern die o. a. Ergebnisse. Dazu gehört die SHEP-Studie (Vergleich von Chlorthalidon vs. Placebo), in der bei gleicher Blutdrucksenkung die Gesamtrisikoreduktion bei Diabetikern (n = 583) doppelt so hoch war wie bei Nichtdiabetikern (n = 4149). Dies gilt auch für die SYST-EUR-Studie, in der ältere Diabetiker (n = 492) mit Nitrendipin oder Placebo behandelt wurden und eine Reduktion der kardiovaskulären Ereignisse um 69% und der zerebralen Insulte um 73% beobachtet wurde. Auch hier zeigten Diabetiker eine größere Reduktion der kardiovaskulären Ereignisse als Nichtdiabetiker.

Die HOPE-Studie (Ramipril vs. Placebo; 3577 Patienten mit Diabetes mellitus, t = 4,5 Jahre) ergab bei einem Ausgangsblutdruck von 142/80 mm Hg bereits bei einer nur geringen Senkung des systolischen und diastolischen Blutdrucks um 3 bzw. 1 mmHg gegenüber Placebo eine beträchtliche Risikoreduktion für kardiovaskuläre Ereignisse. ACE-Hemmer scheinen somit bei bestimmten Hochrisikogruppen – möglicherweise aufgrund pleiotroper Effekte – wirksamer zu sein als andere Antihypertensiva. Ein ähnlich positiver Effekt wurde auch für AT1-Rezeptorblocker bezüglich der Progressionshemmung einer vorbestehenden Nephropathie (RENAAL, n= 1715) beobachtet (Brenner et al. 2001; Lewis et al. 2001).

Tabelle 29.3. Ergebnisse verschiedener randomisierter, placebo[a]-kontrollierter Studien zur Blutdrucksenkung bei Diabetes mellitus

Studie	Patientenzahl (Diabetiker/ Nichtdiabetiker)	Dauer (J)	Therapie	Risikoreduktion vs. Placebo
SHEP	583/4149	5	Chlorthalidon, zusätzlich evtl. Atenolol oder/ und Reserpin	34% (kardiovaskulär)
SYST-EUR	492/4203	2	Nitrendipin, zusätzlich evtl. Enalapril oder/und Hydrochlorothiazid	69% (kardiovaskulär)
HOPE	3.577/9.541	4,5	Ramipril	25% (kardiovaskulär) 34% (neu diagnostizierter Diabetes)
RENAAL	1.513	3,4	Losartan	28% (Nierenversagen)
IDNT	1.715	2,6	Irbesartan Amlodipin	23% 0% (Nierenversagen)
UKPDS	1.148	8,4	Captopril Atenolol	24% (Tod) 44% (Schlaganfall) 37% (Mikrovaskuläre Defekte)

[a] meist zusätzlich eingenommen mit konventioneller Blutdrucktherapie

Tabelle 29.4. Auswirkungen einer Reduktion des systolischen Blutdrucks bei Diabetikern um 10 mmHg. (UK Prospektive Diabetes Study Group 1998)

	Risikoreduktion um
Diabetesbezogene Folgeerkrankungen	24%
Diabetesbezogene Todesfälle	32%
Zerebrale Insulte	44%
Herzinsuffizienz	56%
Mikrovaskuläre Erkrankungen	37%
Progression der Retinopathie	37%

Vergleich antihypertensiver Substanzen. Bei Vergleich der antihypertensiven Wirkung von Captopril und Atenolol über 8,4 Jahre in der UKPD-Studie an 1148 Patienten zeigte sich weder bezüglich der Reduktion der kardiovaskulären Ereignisse noch der Senkung des Blutdrucks ein Unterschied (UK Prospektive Diabetes Study Group 1998).

Die STOP-Hypertension-2-Studie zeigte, dass unter ACE-Hemmertherapie deutlich weniger Herzinfarkte auftreten als unter der Gabe von Kalziumantagonisten (12,8 vs. 16,7 pro 1000 Patienten). Parallel war die Inzidenz der Herzinsuffizienz unter ACE-Hemmern und die Inzidenz zerebraler Insulte unter Kalziumantagonisten deutlich geringer.

Eine Subanalyse der CAPPP-Studie (572 Diabetiker) ergab, dass Captopril auch bei schlechter metabolischer Kontrolle besser als ein β-Blocker oder ein Diuretikum geeignet ist, kardiovaskulären Ereignissen vorzubeugen (relatives Risiko für Myokardinfarkt = 0,34, $p<0{,}002$). Hingegen zeigte die NORDIL-Studie (727 Diabetiker), dass eine antihypertensive Therapie mit Diltiazem in der Prävention von Schlaganfällen und kardiovaskulären Ereignissen genauso effektiv ist wie eine Behandlung mit Diuretika und β-Blockern. Analog zeigt auch die INSIGHT-Studie für Nifedipin und die Diuretika Hydrochlorothiazid oder Amilorid sowohl bezüglich des Ausmaßes der Blutdrucksenkung als auch der Reduktion des zerebrovaskulären und kardiovaskulären Risikos vergleichbare Ergebnisse.

29.7 Kernaussagen für die Praxis

Die therapeutische Reduktion des Blutdrucks vermindert bei Diabetikern entscheidend die Häufigkeit und/oder Progression diabetischer Folgeerkrankungen, diabetesbezogener Todesfälle, zerebraler Insulte, der Herzinsuffizienz sowie mikrovaskulärer Folgeerkrankungen einschließlich der Retinopathie. Jede Unterlassung einer adäquaten Blutdrucksenkung ist daher als Kunstfehler zu betrachten.

Die Senkung des Blutdrucks hat bei Diabetes mellitus oberste Priorität und ist wichtiger als die Auswahl des Medikaments. Da Patienten mit Diabetes oft schlechter auf eine antihypertensive Therapie ansprechen als Nichtdiabetiker, muss – um das angegebene Blutdruckziel (<130/80 mmHg) zu erreichen – bei Diabetikern bis zu 4-mal häufiger eine 2fach- und 2-mal häufiger eine 3fach-Kombination von Antihypertensiva verabreicht werden (INSIGHT 2003).

Die Therapie der Hypertonie bei Diabetikern wird heute mehrheitlich mit ACE-Hemmern und AT1-Rezeptorblockern begonnen. Doch ist offensichtlich, dass jede Blutdrucksenkung zu einer vergleichbaren Verminderung hypertonieassoziierter Risken führt. Dies gilt vor allem für die Verwendung von β-Blockern.

Vorteilhaft ist oft eine niedrigdosierte Kombination von Diuretika (Chlorthalidon) mit einer anderen Substanzklasse, da auf diese Weise der bei Hypertonie und Diabetes häufig vermehrten Flüssigkeitsretention entgegengewirkt werden kann. Sinnvoll erscheint auch die Kombination von ACE-Hemmern und AT1-Rezeptorblockern.

Akronyme klinischer Langzeitstudien

ALLHAT Davis BR, Cutler JA, Gordon DJ, Furberg CD, Wright JT Jr, Cushman WC, Grimm RH, LaRosa J, Whelton PK, Perry HM,

Alderman MH, Ford CE, Oparil S, Francis C, Proschan M, Pressel S, Black HR, Hawkins CM (1996) Rationale and design for the Antihypertensive and Lipid Lowering Treatment to Prevent Heart Attack Trial (ALLHAT). ALLHAT Research Group. Am J Hypertens 19: 342–360

CALM Mogensen CE, Neldam S, Tikkanen I, Oren S, Viskoper R, Watts RW, Cooper ME (2000) Randomised controlled trial of dual blockade of renin-angiotensin system in patients with hypertension, microalbuminuria, and non-insulin dependent diabetes: the candesartan and lisinopril microalbuminuria (CALM) study. BMJ 321: 1440–1444

CAPPP Niskanen L, Hedner T, Hansson L, Lanke J, NiklasonA; CAPPP Study Group(2001) Reduced cardiovascular morbidity and mortality in hypertensive diabetic patients on first-line therapy with an ACE inhibitor compared with a diuretic/beta-blocker-based treatment regimen: a subanalysis of the Captopril Prevention Project. Diabetes Care 24:2091–2096

EUCLID Penno G, Chaturvedi N, Talmud PJ, Cotroneo P, Manto A, Nannipieri M, Luong LA, Fuller JH (1998) Effect of angiotensin-converting enzyme (ACE) gene polymorphism on progression of renal disease and the influence of ACE inhibition in IDDM patients: findings from the EUCLID Randomized Controlled Trial. EURODIAB Controlled Trial of Lisinopril in IDDM. Diabetes 47: 1507–1511

HOPE Gerstein HC (2002) Reduction of cardiovascular events and microvascular complications in diabetes with ACE inhibitor treatment: HOPE and MICRO-HOPE. Diabetes Metab Res Rev 18 (Suppl 3): S82–85

HOT Lopes AA, Andrade J, Noblat AC, Silveira MA (2001) Reduction in diastolic blood pressure and cardiovascular mortality in nondiabetic hypertensive patients. A reanalysis of the HOT study. Arq Bras Cardiol 77: 132–137

IDNT Lewis EJ, Hunsicker LG, Clarke WR, Berl T, Pohl MA, Lewis JB, Ritz E, Atkins RC, Rohde R, Raz I (2001) Renoprotective effect of the angiotensin-receptor antagonist irbesartan in patients with nephropathy due to type 2 diabetes. N Engl J Med 345: 851–860

INSIGHT Mancia G, Brown M, Castaigne A, de Leeuw P, PalmerCR, Rosenthal T, Wagener G, Ruilope LM, INSIGHT (2003) Outcomes with nifedipine GITS or Co-amilozide in hypertensive diabetics and nondiabetics in Intervention as a Goal in Hypertension (INSIGHT). Hypertension 41: 431–436

MRFIT Domanski M, Mitchell G, Pfeffer M, Neaton JD, Norman J, Svendsen K, Grimm R, Cohen J, Stamler J, MRFIT Research Group (2002) Pulse pressure and cardiovascular disease-related mortality: follow-up study of the Multiple Risk Factor Intervention Trial (MRFIT). JAMA 287: 2677–2683

NORDIL Hansson L, Hedner T, Lund-Johansen P, Kjeldsen SE, Lindholm LH, Syvertsen JO, Lanke J, de Faire U, Dahlof B, Karlberg BE (2000) Randomised trial of effects of calcium antagonists compared with diuretics and beta-blockers on cardiovascular morbidity and mortality in hypertension: the Nordic Diltiazem (NORDIL) study. Lancet 356: 359–365

PROGRESS Chalmers J, Neal B, MacMahon S (2000) PROGRESS Management Committee PROGRESS (Perindopril Protection Against Recurrent Stroke Study): regional characteristics of the study population at baseline. PROGRESS Management Committee. J Hypertens (Suppl) 18: S13–19

RENAAL Brenner BM, Cooper ME, de Zeeuw D, Keane WF, Mitch WE, Parving HH, Remuzzi G, Snapinn SM, Zhang Z, Shahinfar S; RENAAL Study Investigators (2001) Effects of losartan on renal and cardiovascular outcomes in patients with type 2 diabetes and nephropathy. N Engl J Med 345: 861–869

SHEP Curb JD, Pressel SL, Cutler JA, Savage PJ, Applegate WB, Black H, Camel G, Davis BR, Frost PH, Gonzalez N, Guthrie G, Oberman A, Rutan GH, Stam-

	ler J (1996) Effect of diuretic-based antihypertensive treatment on cardiovascular disease risk in older diabetic patients with isolated systolic hypertension. Systolic Hypertension in the Elderly Program Cooperative Research Group. JAMA 276: 1886–1892, Erratum in: JAMA 1997; 277(17): 1356
STOP 2	Lindholm LH, Hansson L, Ekbom T, Dahlof B, Lanke J, Linjer E, Schersten B, Wester PO, Hedner T, de Faire U (2000) Comparison of antihypertensive treatments in preventing cardiovascular events in elderly diabetic patients: results from the Swedish Trial in Old Patients with Hypertension-2. STOP Hypertension-2 Study Group. J Hypertens 18: 1671–1675
SYST-EUR	Tuomilehto J, Rastenyte D, Birkenhager WH, Thijs L, Antikainen R, Bulpitt CJ, Fletcher AE, Forette F, Goldhaber A, Palatini P, Sarti C, Fagard R (1999) Effects of calcium-channel blockade in older patients with diabetes and systolic hypertension. Systolic Hypertension in Europe Trial Investigators. N Engl J Med 340: 677–684
UKPDS	UK Prospective Diabetes Study Group (1998) Efficacy of atenolol and captopril in reducing risk of macrovascular and microvascular complications in type 2 diabetes (UKPDS 39). BMJ 317: 713–720

Literatur

Ball SG, Hall AS, Murray GD (1994) ACE inhibition, atherosklerosis and myokardial infarction – The Aire study in practice. Europ Heart J 115 (Suppl BH): 20–25

Barnard RJ, Jung T, Inkeles SB (1994) Diet and exercise in the treatment of NIDDM. The need for early emphasis. Diabetes Care 17 (12): 1469–1472

Brenner B.M, Cooper E., de Zeeuw D et al for the Renaal study investigators (2001) Effects of losartan on renal and cardiovascular outcomes in patients with type 2 diabetes and nephropathy. N Engl J Med 345: 861–869

Don BR, Sechi LA, Schamblean M (1990) Dietary protein modulates glomerular cGMP via endothelial derived relaxing factor. A possible mediator of glomerular hyperfiltration (abst) J Am Soc Nephrol 1: 441

Hansen KW, Christensen CK, Andersen PH et al (1992) Ambulatory blood pressure in microalbuminuric type I diabetic patients. Kidney Int 41: 847–854

Hansen KW, Poulsen PL, Christiansen JS, Mogensen CE (1995) Determinants of 24-h blood pressure in IDDM patients. Diabetes Care 18: 529–535

Ischikawa I (1996) Will angiotensin II receptor antagonists be renoprotective in humans? Kidney Int 50: 684–692

Jensen T, Borch-Johnsen K, Kofoed-Enevoldsen A, Dekkert T (1987) Coronary heart disease in young type 1 (insulin-dependent) diabetic patients with and without diabetic nephropathy: incidence and risk factors. Diabetologia 30: 144–148

Joint National Committee (JNC) on prevention, detection, evaluation and treatment of high blood pressure (1997) The sixth report. Arch Intern Med 157: 2413–2446

Joint National Committee (JNC) 7. Report (2003) JAMA 289: 2560–2572

Klein R (1987) The epidemiology of diabetic retinopathy: findings from the Wisconsin epidemiologic study of diabetic retinopathy. Int Opthalmol Clin 27: 230–238

Klein R, Klein BEK, Moss SE (1992) Epidemiology of prolferative diabetic retinopathy. Diabetes Care 15: 12–16

Krolewski AS, Warram JH, Cupples A et al (1985) Hypertension, orthostatic hypotension and microvascular complications of diabetes. J Chronic Dis 38: 319–326

Levy D, Garrison RJ, Savage DD et al (1990) Prognostic implications of echocardiographically determined left ventricular mass in the Framingham heart study. N Engl J Med 322: 1561–1566

Lewis EJ, Hunsicker LG, Clarke WR et al (2001) for the collaborative study group. Renoprotective effect of the angiotensin-receptor antagonist irbesartan in patients with nephropathy due to type 2 diabetes. N Engl J Med 345: 851–860

MacMahon S, Peto R, Cutler J et al (1990) Blood pressure, stroke and coronary heart disease Part 1. Prolonged differences in blood pressure: prospective observational studies corrected for the regression dilution. Lancet 335: 765–774

Mathiesen ER, Ronn B, Jensen T et al (1990) Relationship between blood pressure and urinary albumin excretion in development of microalbuminuria. Diabetes 39: 245–249

Mattlock MB, Morrish NJ, Viberti GC et al (1992) Prospective study of microalbuminuria as predictor of mortality in NIDDM. Diabetes 41: 736–741

Mogensen CE, Neldam S, Tikkanen I et al for the CALM study group (2000) Randomised controlled trial of dual blockade of renin-angiotensin system in patients with hypertension, microalbuminuria, and non-insulin dependent diabetes: the candesartan and lisinopril micoalbuminuria (CALM) study. BMJ 321: 1440–1444

Nesto RW, Phillips RT (1986) Asymptomatic myocardial ischemia in diabetic patients. Am J Med 80: 40–47

Progress Collaborative Group (2001) Randomised trial of a perindopril-based blood-pressure-lowering regimen among 6105 individuals with previous stroke or transient ischaemic attack. Lancet 358: 1033–1041

Raev DC (1994) Which left ventricular function is impaired earlier in the evolution of diabetic cardiomyopathy? An echocardiographic study of young type 1 diabetic patients. Diabetes Care 17: 633–639

Tse WY, Kendall M (1994) Is there a role for beta-blockers in hypertensive diabetic patients. Diabetic Medicine 11: 137–144

UK Prospective Diabetes Study Group (1998) Tight blood pressure control and risk of macrovascular and microvascular complications in type 2 diabetes. (UKPDS 38) BMJ 317: 703–726

Weidmann P, Beretta-Piccoli C, Trost BN (1987) Pressor factors and responsiveness in hypertension accompanying diabetes mellitus. Hypertension 7 (Suppl II): 33–42

Weidmann P, Ferrari P (1991) Hypertension in the diabetic: central role of sodium. Diabetes Care 14: 220–232

Zusman RM (1993) Fosinopril and cardiac performance. Rev Contemp Pharmacother 4: 25–34

Dyslipoproteinämie

J. R. Patsch, C. F. Ebenbichler

30.1 Epidemiologie

Diabetes mellitus ist mit einem 2- bis 4fach gesteigerten kardiovaskulären Risiko assoziiert. In einer großen finnischen Studie an 1373 nichtdiabetischen und 1059 diabetischen Patienten, hauptsächlich mit Typ-2-Diabetes, über 7 Jahre zeigte sich in der nichtdiabetischen Gruppe ein Herzinfarktrisiko von 3,5%, während die Diabetiker ein solches von 18,8% hatten (Haffner et al.1998). Bei Patienten mit bereits vorbestehendem Infarkt erhöhte sich das Reinfarktrisiko auf 20,2% für Nichtdiabetiker und auf 45,0% für Diabetiker. Diese Studie zeigt, dass der Nichtdiabetiker mit einem überstandenen Herzinfarkt ein gleich hohes Infarktrisiko hat wie ein Diabetiker ohne Herzinfarkt. Diese und andere Studien begründen das Rationale für eine aggressiv lipidsenkende Therapie bei Diabetikern auf LDL-Cholesterinzielwerte, die jenen von Nichtdiabetikern in der Sekundärprophylaxe entsprechen.

30

Die an 8013 Patienten durchgeführte OASIS (Organization to Assess Strategies for Ischemic Syndrom)-Studie bestätigte das hohe kardiovaskuläre Risiko von Diabetikern (n=1718) durch den Nachweis einer gleich großen 2-Jahresmortalität und Morbidität bei diabetischen Patienten ohne bekannte koronare Herzerkrankung wie bei nichtdiabetischen Patienten mit einer bekannten koronaren Herzerkrankung und instabiler Angina pectoris (Malmberg et al. 2000).

Die UKPDS untersuchte die Wertigkeit der Risikofaktoren bei der Entstehung der koronaren Herzerkrankung bei 3055 Typ-2-Diabetikern über einen Zeitraum von 7,9 Jahren (Turner et al.1998) und zeigte eine klare Assoziation von koronarer Herzerkrankung mit erhöhtem LDL-Cholesterin (1. Stelle, relatives Risiko 2,26), niedrigem HDL-Cholesterin (2. Stelle, relatives Risiko 1,55), erhöhtem HbA1c (3. Stelle, relatives Risiko 1,52), systolischem Blutdruck und Rauchen. Insgesamt belegen diese Befunde die große klinische Bedeutung der diabetischen Dyslipidämie für die koronare Herzerkrankung.

In der DCCT (1995) verminderte eine strikte glykämische Einstellung mittels intensivierter Insulintherapie die kardialen und kombinierten makrovaskulären Endpunkte um 78% bzw. 42% gegenüber konventionell behandelten Typ-1-Diabetikern. Parallel fanden sich bei intensiv therapierten, d. h. auf niedrigere glykämische Zielwerte eingestellten Typ-1-Diabetikern niedrigere Serumkonzentrationen von Gesamtcholesterin, LDL-Cholesterin und Triglyzeriden als in der konventionell behandelten Gruppe.

Typischerweise zeigen auch prädiabetische Patienten eine Hyperlipidämie – mit erhöhten Serumtriglyzeriden sowie niedrigem HDL-Cholesterin – und ein erhöhtes kardiovaskuläres Risiko. In der San Antonio Heart Study wurden 1734 nichtdiabetische Patienten untersucht, von denen in der Beobachtungszeit von 7 Jahren 195 zu einem Typ-2-Diabetes konvertierten (Haffner 2000). Hier zeigte sich, dass insulinresistente Patienten, aber nicht solche mit einem Insulinsekretiondefekt ein atherogenes Lipidprofil hatten.

Generell zeigen Typ-2-Diabetiker auch bei guter glykämischer Kontrolle höhere Serumtriglyzeridkonzentrationen als Nichtdiabetiker. Dementsprechend fand sich in der Diabetes Intervention Study (DIS) bei 11,3% der Typ-2-Diabetiker eine Hypertriglyzeridämie von mehr als 200 mg/dl im Vergleich zu nur 3,4% in der Normalbevölkerung (Hanefeld et al. 1997). In der PROCAM Studie wiesen 36,5% der Diabetiker und 21,2% der Nichtdiabetiker eine Hypertriglyzeridämie auf (Assmann et al. 1988). Parallel bestand eine gleichfalls charakteristische HDL-Cholesterinverminderung (HDL-Cholesterin<35 mg/dl; DIS bei 12,6%, PROCAM-Studie 30%).

30.2 Pathogenese

Bei **Typ-1-Diabetikern** besteht ein klarer Zusammenhang zwischen Insulinmangel, Hyperglykämie und Lipoproteinmetabolismus. Der glykämisch schlecht eingestellte Typ-1-Diabetiker zeigt typischerweise Ketoazidose, Hypertriglyzeridämie und niedriges HDL-Cholesterin. Dies ist erklärlich durch die komplexe Wirkung des Insulinmangels auf den Lipidstoffwechsel.

Bei gut eingestellten Typ-1-Diabetikern entsprechen die Durchschnittswerte für Cholesterin, Triglyzeride und HDL-Cholesterin jenen der Normalbevölkerung. Bei optimaler Insulintherapie und der daraus resultierenden peripheren Hyperinsulinämie mit Steigerung der Lipoproteinlipaseaktivität finden sich häufig sogar besonders günstige Lipidwerte mit erniedrigten Triglyzeriden, nüchtern und postprandial, sowie entsprechend erhöhtem HDL-Cholesterin (Foger et al. 1994).

Bei **Typ-2-Diabetikern** führen die defekte Insulinwirkung und die evtl. zusätzlich vorliegende Adipositas zu einer charakteristischen diabetischen Dyslipidämie, bestehend aus vermehrten triglyzeridreichen Lipoproteinen, einer überhöhten postprandialen Lipämie und entsprechend verminderten HDL-Lipoproteinen und kleinen, dichten LDL-Partikeln (Ebenbichler et al. 1995). Im Gegensatz zur Situation bei Typ-1-Diabetes lässt sich diese Dyslipoproteinämie durch eine gute glykämische Kontrolle meist nicht vollkommen korrigieren, wenngleich sie sich mit Insulinbehandlung deutlich bessert (Geltner et al. 2002).

Ursächlich verantwortlich dürften dafür die reduzierte Insulinwirkung sowie die Folgen der Hyperglykämie sein. Insbesondere bei Diabetes mit Adipositas könnten weitere metabolische Veränderungen wie erhöhte Serumkonzentrationen freier Fettsäuren eine diabetische Dyslipidämie verursachen (Goldberg 2001).

> **!** **Die diabetische Dyslipidämie findet sich bereits im frühen Stadium der Insulinresistenz, also bei noch unauffälligen Blutglukosewerten.**

Ähnliche Charakteristika wie bei der diabetischen Dyslipidämie finden sich auch bei der mit Adipositas assoziierten Dyslipidämie. Diese Veränderungen sind durch Gewichtsreduktion reversibel. Des Weiteren verbessern Insulinsensitizer die Insulinwirkung in den peripheren Geweben und damit auch das Lipidprofil; sie erhöhen das HDL-Cholesterin, hemmen die VLDL-Produktion in der Leber sowie die Lipolyse im Fettgewebe. Die diabetische Dyslipidämie bei metabolischem Syndrom und Typ-2-Diabetes ist eher Folge einer mangelnden Insulinwirkung sowie der Kombination von Adipositas und Insulinresistenz als der Hyperglykämie an sich.

Pathophysiologische Vorgänge bei der Entstehung der diabetischen Dyslipidämie sind:

- mangelnde Insulinwirkung auf das Fettgewebe mit verminderter Hemmung der triglyzeridspaltenden, hormonsensitiven Lipase (HL),
- daraus resultierend eine vermehrte Freisetzung von freien Fettsäuren aus dem Fettgewebe,
- eine vermehrte Synthese von VLDL-Lipoproteinen in der Leber aufgrund mangelnder Inhibition durch Insulin und eines erhöhten Fettsäureangebotes,
- ein verminderter Abbau von VLDL durch verminderte Aktivität der Lipoproteinlipase (LPL) am Gefäßendothel,
- eine Erhöhung der Masse und Aktivität des Cholesterinestertransferproteins (CETP) als Produkt der Leber und des Fettgewebes und
- daraus resultierend ein Abfall des HDL-Cholesterins und Bildung kleiner, dichter LDL-Partikel.

Die Freisetzung von Speichertriglyzeriden aus den Fettdepots benötigt die Spaltung der Triglyzeride in freie Fettsäuren und Monoazylglyzerol durch die hormonsensitive Lipase (HSL). Die dadurch verfügbar werdenden freien Fettsäuren (FFS) und Monoazylglyzerol sind durch die Plasmamembran transferierbar. Die FFS werden in der Leber weiter zu VLDL-Lipoproteinen verstoffwechselt. Die für die Bereitstellung der Substrate verantwortliche hormonsensitive Lipase (HSL) wird durch Insulin inhibiert. Ursache dafür ist eine verminderte Phosphorylierung und Behinderung der Assoziation der HSL mit den Fettdroplets.

Die Produktion von Apolipoprotein B (ApoB), dem Hauptapoprotein der VLDL-Partikel, ist bei Diabetikern gesteigert. Überschüssiges ApoB, an das durch die Wirkung des mikrosomalen Transferproteins (MTP) kein Lipid gebunden wird, wird in der Leber nach seiner Translation degradiert. Dieser Degradationsprozess wird durch die Bindung von Lipiden an ApoB reduziert, weswegen bei Diabetikern mit gesteigerter Triglyzeridsynthese vermehrt VLDL-Partikel gebildet und sezerniert werden.

Die Lipoproteinlipase (LPL), das Hauptenzym für die Spaltung von Chylomikronen- und VLDL-Triglyzeriden in Glyzerol und FFS im Gefäßbett, wird vom Fettgewebe und von Muskelzellen synthetisiert und an die luminale Seite des Endothels transferiert. Bei Typ-2-Diabetikern ist die LPL-Aktivität vermindert, wird aber durch akute und chronische Insulintherapie stimuliert.

Das Cholesterinestertransferprotein (CETP), das in Leber und Fettgewebe produziert wird, findet sich vermehrt bei Typ-2-Diabetes. Es katalysiert den Transfer von Cholesterinestern von den

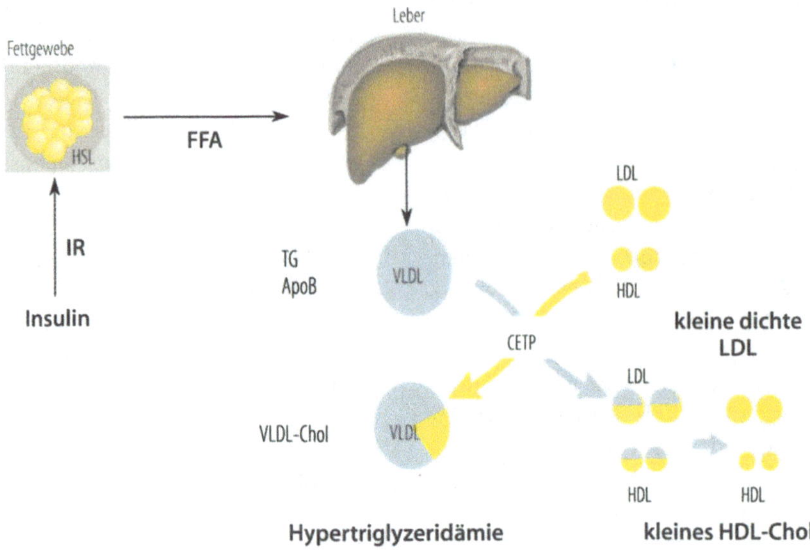

Abb. 30. 1. **Am Beginn der pathophysiologischen Kaskade steht die Insulinresistenz (IR) des Fettgewebes.** Die mangelnde Insulinwirkung auf das Fettgewebe führt zu verminderter Hemmung der triglyzeridspaltenden, hormonsensitiven Lipase (HSL). Daraus resultiert die vermehrte Freisetzung freier Fettsäuren (FFA)aus dem Fettgewebe und ihr erhöhter Flux zur Leber mit der Folge einer vermehrten hepatischen Produktion von triglyzeridreichen Lipoproteinen (VLDL; TG Trigyzeride; ApoB Apolipoprotein B). Dieser steht infolge einer verminderten Aktivität der Lipoproteinlipase am Gefäßendothel ein gestörter Abbau von VLDL gegenüber. Die daraus resultierende diabetische Hypertriglyzeridämie wirkt sich ihrerseits auf die Zusammensetzung und Größe der LDL- und HDL-Partikel aus. Mediator dieser Wirkung ist das Cholesterinestertransferprotein (CETP), das Triglyzeride aus VLDL reziprok gegen Cholesterinester (Chol) aus LDL und HDL austauscht. Dabei wird durch Verlust der Triglyzeride mittels Lipasen die Größe von LDL und HDL reduziert und die Bildung kleiner, dichter Pattern-B-LDL-Partikel und charakteristischer kleiner HDL3-Partikel begünstigt

cholesterinreichen Lipoproteinen LDL und HDL in die triglyzeridreichen Lipoproteine (Chylomikronen und VLDL) sowie von Triglyzeriden in cholesterinesterreiche Lipoproteine. Nach Hydrolyse des Triglyzeridanteils der nun triglyzeridangereicherten, cholesterinesterverarmten HDL und LDL entstehen kleinere Partikel, also kleine HDL3 mit niedrigem HDL-Cholesterinanteil und die kleinen, dichten LDL-Partikel (Abb. 30.1).

30.3 Klinik

Typ-1-Diabetes. Das Versiegen der Insulinsekretion bis zum absoluten Insulinmangel führt zum Verlust jeglicher Hemmung der hormonsensitiven Lipase und bedingt einen vermehrten Flux von freien Fettsäuren zur Leber sowie eine vermehrte VLDL-Produktion bei gleichzeitig verminderter LPL-Expression in Fett- und Muskelzelle. Die Folge ist ein Anstieg der freien Fettsäuren, der VLDL- und Chylomikronenfraktion sowie der Serumtriglyzeridkonzentration auf über 1000 mg/dl. Klinisch können dabei eruptive Xanthome (»Xanthoma diabeticorum«) auftreten (Abb. 30.2a,b), die sich nach adäquater Insulintherapie zurückbilden.

Merke
Die klinisch gefürchtetste Komplikation ist die Entwicklung einer hypertriglyzeridämischen Pankreatitis, die differenzialdiagnostisch oft nur schwer von einer Pseudoperitonitis diabetica abgrenzbar ist.

Eine adäquate Therapie des Typ-1-Diabetes mit Insulin bessert die Dyslipidämie und normalisiert die Plasmalipidkonzentrationen weitgehend.

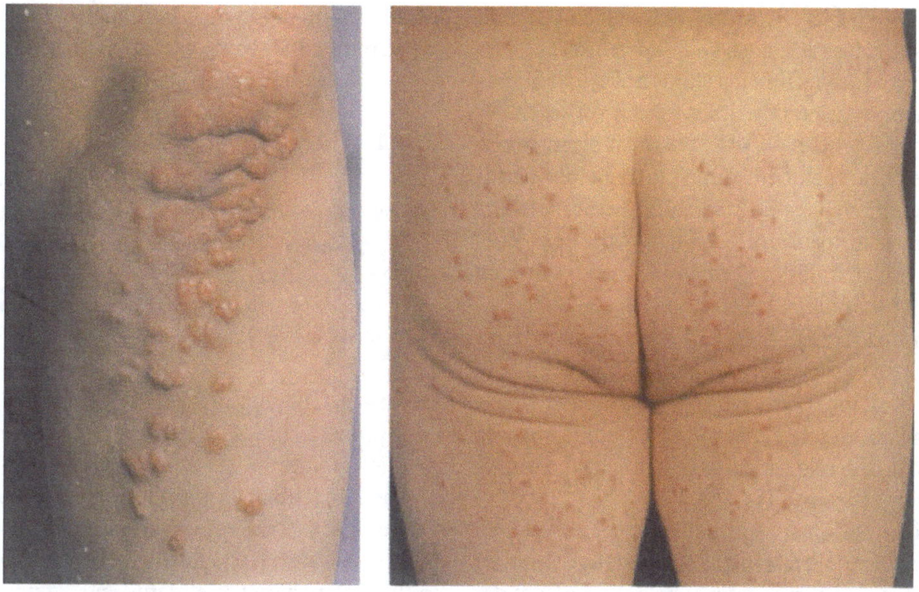

Abb. 30. 2. Xanthoma diabeticorum bei einem Patienten mit Typ-1-Diabetes und schwerer Stoffwechselentgleisung; a Streckseite des Ellenbogens, b Gesäß

Typ-2-Diabetes. Die Insulinresistenz, die Hyperglykämie per se und die durch die Adipositas bedingten metabolischen Veränderungen verursachen die diabetische Dyslipidämie des adipösen Typ-2-Diabetikers. Die begleitende Hypertriglyzeridämie führt bei extremer Ausprägung zu eruptiven Xanthomen und zur hypertriglyzeridämischen Pankreatitis. Mildere Formen von Hypertriglyzeridämie und Dyslipoproteinämie sind häufig mit den makroangiopathischen Begleitschäden des Typ-2-Diabetes assoziiert.

Diabetes mellitus und zusätzliche primäre Störungen des Lipidstoffwechsels. Eine diabetische Dyslipidämie kann auch mit primären Formen der Hyperlipidämie – wie z. B. der familiären kombinierten Hyperlipidämie und der familiären Hypercholesterinämie – kombiniert sein. Eine solche Hyperlipidämie ist als diabetesunabhängig zu betrachten und entsprechend zu behandeln. Subtilere Defekte im Lipidstoffwechsel (z. B. ApoE-Isoformen) können die für den Typ-2-Diabetes typische diabetische Dyslipidämie aggravieren.

Diabetisches Chylomikronämiesyndrom. Das Chylomikronämiesyndrom ist durch sehr hohe Triglyzeridwerte (>2000 mg/dl), fakultativ eruptive Xanthome und das Auftreten einer hypertriglyzeridämischen Pankreatitis gekennzeichnet. Ursächlich kommen ein unbehandelter Diabetes mit einer familiären kombinierten Hyperlipidämie oder den Lipidstoffwechsel verschlechternde Medikamente sowie Alkoholabusus in Frage. Die erste therapeutische Maßnahme ist in diesem Fall die Optimierung der Insulinbehandlung, gefolgt vom Absetzen der verursachenden Medikamente und ggf. die Gabe von Fibraten, Omega-3-Fettsäuren oder auch von Nikotinsäurederivaten.

30.4 Therapie

30.4.1 Rationale der Lipidsenkung

Epidemiologische und medikamentöse Interventionsstudien zeigen auf, dass die Behandlung der diabetischen Dyslipidämie zur Senkung des kardiovaskulären Risikos bei Diabetikern notwendig ist.

Aus den Ergebnissen der großen Lipidsenkerstudien kann durch Subgruppenanalysen abgeleitet werden, dass Diabetiker mehr von einer Lipidsenkung profitieren als Nichtdiabetiker (Betteridge 2001). Diese Aussage wird jedoch dadurch relativiert, dass z. Z. noch keine spezifisch bei Diabetikern durchgeführten Endpunktstudien zur Primärprävention mit Lipidsenkern vorliegen.

In der **Sekundärprävention** zeigen große Studien hingegen den klaren Nutzen einer Lipidsenkung für Diabetiker. So zeigt die Scandinavian Simvastatin Survival Studie (4S), die 4444 Patienten mit manifester koronarer Herzerkrankung und Hyperlipidämie einschloss, für die Subgruppe der 202 diabetischen Patienten eine niedrigere Inzidenz an kardiovaskulären Ereignissen (Pyörälä et al. 1997). Das relative Risiko nach einem Beobachtungszeitraum von 5,4 Jahren betrug dabei für die mit Simvastatin behandelte Gruppe 0,45 verglichen mit Placebo.

Diese Resultate wurden auch bei Patienten mit gestörter Nüchternglukose bestätigt (Haffner et al. 1999), wo Simvastatin gleichfalls die Zahl der kardiovaskulären Ereignisse verminderte. Die an 4159 Patienten mit manifester koronarer Herzerkrankung und durchschnittlichem Lipidprofil durchgeführte CARE (Cholesterol and Recurrent Events)-Studie bestätigte diese Ergebnisse. Dabei konnten in der Patientengruppe (Diabetes n = 586, gestörte Nüchternglukose n = 342 Patienten) wohl die kardiovaskulären Ereignisse um 23–25% gesenkt (Goldberg et al. 1998), nicht aber das Risiko der Diabetiker jenem der Nichtdiabetiker angeglichen werden.

Ähnliche Aussagen finden sich in der Helsinki Heart Studie (HHS), wo Gemfibrozil koronare Ereignisse bei Diabetikern ohne früheren Herzinfarkt verringerte (Frick et al. 1987). Bei dem Veterans Affairs High-Density Lipoprotein Cholesterol Intervention Trial (VA-HIT) konnte gleichfalls bei Diabetikern ohne vorangegangenem Herzinfarkt durch Behandlung mit Fibrat eine Verminderung der kardiovaskulären Ereignisse um 24% erreicht werden (Rubins et al. 1999).

In der **Primärprävention** wurde gleichfalls der Nutzen einer Lipidsenkung gezeigt und bei Patienten mit Hypercholesterinämie bzw. mit Lipidprofilen nahe jener der Durchschnittsbevölkerung eine Senkung der kardiovaskulären Ereignisrate nachgewiesen. Dies gilt auch für die Heart Protection Study (HPS: 20.530 Patienten, davon 3982 mit Diabetes ohne Vorgeschichte eines kardiovaskulären Ereignisses) in der sich nach einem Beobachtungszeitraum von 5,5 Jahren für die mit Simvastatin behandelte Gruppe eine Risikoreduktion von 24% gegenüber Placebo ergab (Group HPSC 2002).

30.4.2 Therapeutische Zielwerte

> **!** Obwohl die diabetische Dyslipidämie alle Lipoproteinklassen verändert, gilt als primäres Therapieziel, das Cholesterin in den triglyzeridreichen Lipoproteinen (Chylomikronen, Remnants und VLDL) und in den LDL zu senken.

Als das 2. Therapieziel gilt die Steigerung des HDL-Cholesterins, als 3. Ziel die Senkung erhöhter Triglyzeride.

Die Empfehlungen der internationalen Diabetes- und Atheroskleroseorganisationen sind bezüglich der zu erreichenden Zielwerte nicht einheitlich. Dies hängt v. a. damit zusammen, dass das kardiovaskuläre Risiko mit der Erhöhung der Lipidwerte kontinuierlich ansteigt, sodass Werte jenseits des Zielkorridors z. T. arbiträr im Konsens von Gruppen festgelegt wurden. Als primäre Zielparameter für das LDL-Cholesterin sind < 115 und < 100 mg/dl angegeben worden. Bei den anderen Zielparametern differieren die Empfehlungen gleichfalls: für HDL-Cholesterin von 40–46 mg/dl bzw. 55 mg/dl für Frauen, für Triglyzeride von 200–150 mg/dl (Tabelle 30.1).

Neu eingeführt wurde von dem ATP III-NCEP (Adult Treatment Panel III National Cholesterol Education Program) der Begriff des Nicht-HDL-Cholesterin (=Gesamtcholesterin minus HDL-Cholesterin). Dieser Begriff erscheint uns für Diabetiker besonders geeignet, da er nicht nur das LDL-Cholesterin, sondern das beim Diabetiker primär erhöhte Cholesterin der triglyzeridreichen Lipoproteine und deren Remnants, die das primäre Ziel der lipidsenkenden Therapie beim Diabetiker darstellen, beinhaltet. Zielwert des Nicht-HDL-Cholesterins ist weniger als 130 mg/dl (Wood et al. 1998).

30.4.3 Ernährung und Sport

Von sämtlichen großen Diabetesgesellschaften wird eine therapeutische Lebensstilintervention empfohlen. Im Zentrum stehen Ernährungsumstellung, Gewichtsreduktion und vermehrte

Tabelle 30.1. Lipidzielwerte (in mg/dl) bei Typ-2-Diabetikern. (Nach Wood et al. 1998; Expert Panel 2001; ADA 2002; European Diabetes Policy Group 1999)

	EAS	ATP III	ADA	IDF NAT. VERS. LL
LDL-Cholesterin	<115	<100	<100	<115
HDL-Cholesterin	>40	>40	Männer >45 Frauen >55	>46
Triglyzeride	<180	<200	<150	<150
Nicht-HDL-Cholesterin	–	<130	–	–

EAS European Atherosclerosis Society; *ATP III* Adult Treatment Panel III; *ADA* American Diabetes Association; *IDF* International Diabetes Federation; *NAT. VERS. LL* Nationale Versicherungs-Leitlinien

körperliche Aktivität. So wird die Plasmatriglyzeridkonzentration durch eine verminderte Produktion und verbesserten Abbau der Lipoproteine sowie durch eine Erhöhung der Insulinsensitivität von Muskel und Fettgewebe reduziert und dadurch das Plasma-HDL-Cholesterin vermehrt. In der Ernährung sollte dazu der Anteil der gesättigten Fette vermindert, jener der Kohlenhydrate und der einfach ungesättigten Fettsäuren aber vermehrt werden.

! Bei ausgeprägter Erhöhung der Triglyzeridspiegel im Rahmen eines metabolischen Syndroms kann durch eine Ernährungsumstellung und Alkoholkarenz meist schon nach wenigen Tagen ein eindrucksvoller Abfall der Serumtriglyzeridspiegel beobachtet werden.

Typischerweise sollte mit der therapeutischen Lebensstilintervention das LDL-Cholesterin um etwa 15–25 mg/dl, d. h. 10–15% des Ausgangswertes, vermindert werden. Weicht der LDL-Wert um mehr als 25 mg/dl vom LDL-Zielwert ab, ist eine pharmakologische Therapie zu beginnen. Durch regelmäßige körperliche Aktivität ist auch ein Anstieg des HDL-Cholesterins zu erreichen, der sich aber meist erst nach vielen Wochen einstellt.

30.4.4 Lipoproteinmodifikation durch antidiabetische Substanzen

Eine Verbesserung der diabetischen Stoffwechsellage senkt die Plasmatriglyzeridkonzentration und erhöht die HDL-Fraktion. Parallel dazu ändert sich die qualitative Zusammensetzung der HDL- und LDL-Partikel durch Vermehrung der jeweils größeren Subfraktion auf Kosten der kleineren, d. h. Zunahme des Anteils an HDL_2 und großen LDL-Partikeln auf Kosten von HDL_3 und kleinen, dichten LDL. Thiazolidindione senken die Triglyzeride durch eine fibratähnliche Wirkung, steigern die HDL-Fraktion und senken unterschiedlich das LDL-Cholesterin. Bei optimaler glykämischer Einstellung kann die Senkung des LDL-Cholesterins 10–15% erreichen.

30.4.5 Pharmakologische Therapie

HMG-CoA-Reduktaseinhibitoren (Statine). Statine hemmen das Schlüsselenzym der Cholesterinbiosynthese in der Leber (3-Hydroxy-3-Methylglutaryl-Coenzym-A-Reduktase). Dies resultiert in einer vermehrten Expression hepatischer LDL-Rezeptoren und damit in einer erhöhten LDL-Clearance durch die Leber mit begleitendem Abfall des Serum-LDL-Cholesterins. Dieser beträgt dosisabhängig 18–55% für LDL und 7–30% für Triglyzeride bei gleichzeitiger Erhöhung der Konzentration von HDL-Cholesterin um 5–15%. Als Nebenwirkungen können Myopathien mit Muskelschmerzen und erhöhten Muskelenzymwerten auftreten, die letztlich in eine potenziell lebensbedrohliche Rhabdomyolyse mit begleitendem Nierenversagen münden können.

! **Merke**

Jeder Anstieg der Kreatinkinase (CK) im Serum verlangt den sofortigen Abbruch der Therapie, da jede Fortsetzung in ein schwerstes Krankheitsbild mit Myoglobulinurie und Niereninsuffizienz münden kann.

Insbesondere in Anbetracht des Marktrückzuges von Cerivastatin sollten Statine mit guter Datenlage und einem niedrigen Risiko der Myopathie bevorzugt werden (Tabelle 30.2). Als absolute **Kontraindikation** für die Verwendung von

Tabelle 30.2. Fatale Rhabdomyolysen und Anzahl der Verschreibungen seit Zulassung der entsprechenden Statine in den USA. (Nach Staffa et al. 2002)

	Lovastatin	Pravastatin	Simvastatin	Fluvastatin	Atorvastatin	Cerivastatin	Total
Zulassung	1987	1991	1991	1993	1996	1997	
Tödliche Rhabdomyolysen	19	3	14	0	6	31	73
Verschreibungen (in Mio.)	99,197	81,364	116,145	37,392	140,360	9,815	484,273
Tödliche Rhabdomyolysen je 1 Mio. Verschreibungen	0,19	0,04	0,12	0,00	0,04	3,16	0,15

Statinen gilt das Vorhandensein einer Lebererkrankung mit Überschreitung des oberen Normwertes der Transaminasen um das 3fache. Vorsicht ist zudem angezeigt bei der Verwendung von Substanzen, die für ihren Abbau das gleiche Cytochrom-P450-Isoenzym benutzen wie das therapeutisch verwendete Statin. Statine sind abends zu verabreichen und einschleichend zu dosieren, bis der angestrebte Zielwert des LDL-Cholesterins erreicht ist.

Fibrate. Fibrate binden in der Leberzelle an den Peroxisome-α Proliferator-Activated Receptor-α (PPAR-α), nachdem PPAR-α mit dem Retinoid-X-Rezeptor (RXR) ein Heterodimer gebildet hat. Dieser Komplex assoziiert mit dem entsprechenden Responsive-Element im Promoter der betroffenen Gene. So modifizieren Fibrate die Expression der Apolipoproteine AI, AII, und CIII sowie der Lipoproteinlipase und des Fettsäuretransporterproteins. Je nach Ausgangswert senken Fibrate die Plasmatriglyzeridkonzentration um 20–50% und heben die des HDL-Cholesterins um 10–20% an. Das LDL-Cholesterin wird öfters nach einer transienten Erhöhung in Abhängigkeit vom initialen Triglyzeridspiegel um 5–20% gesenkt. Als Nebenwirkungen treten Dyspepsie, Gallensteine und Myopathien auf. Als Kontraindikationen gelten schwere renale oder hepatische Erkrankungen. Die Dosierung des jeweiligen Fibrates erfolgt einschleichend. Bei Kombination mit Statinen ist ein gehäuftes Auftreten von Myopathien zu erwarten und dementsprechend eine regelmäßige Überwachung der Kreatinkinase erforderlich. Nur wenn diese gesichert ist, kann die Kombinationstherapie begonnen werden. Typisch für statinbedingte Myopathien sind ziehende Schmerzen der proximalen Extremitätenmuskulatur und im Beckengürtel.

Gallensäureaustauschharze (Resine). Colestyramin und Colestipol binden Gallensäuren im Austausch gegen Chloridionen. Die Bindung ist irreversibel, temperatur- und pH-unabhängig. Dadurch werden Gallensäuren dem enterohepatischen Kreislauf entzogen und mit dem Stuhl ausgeschieden. Kompensatorisch erhöht die Leber die Aktivität der Cholesterin-7α-Hydroxylase, dem Schlüsselenzym in der Konversion von Cholesterin zu Gallensäuren, und der HMG-CoA-Reduktase, dem zentralen Enzym der Cholesterinsynthese. Außerdem wird die Expression der LDL-Rezeptoren vermehrt.

Resine reduzieren durch diesen Mechanismus das LDL-Cholesterin um 15–30%, steigern das HDL-Cholesterin um 3–5%, und evtl. die Triglyzeride. Die LDL-senkende Wirkung von Resinen wird jedoch nach einigen Wochen durch kompensatorische Mechanismen um die Hälfte vermindert. Nebenwirkungen sind häufig und meist gastrointestinaler Natur. Grundsätzlich ist mit der Verminderung der Resorption von Medikamenten (z. B. Propranolol, Furosemid, Tetrazykline, Gemfibrozil u. a.), von fettlöslichen Vitaminen (A,D,E,K) sowie von Folsäure zu rechnen. Ein entsprechender Abstand zur Einnahme anderer Medikamente sollte daher eingehalten werden. **Kontraindikationen** für die Gabe von Resinen sind eine mangelhafte Fettverdauung, Dysbetalipoproteinämie, erhöhte Triglyzeride (>400 mg/dl), peptische Ulzera und entzündliche Darmerkrankungen. Bisher liegen keine Endpunktstudien zur Wirksamkeit der Resine bei Diabetes mellitus vor.

Niacin (Niacin, Acipimox). Nikotinsäure hemmt die Lipolyse im peripheren Fettgewebe und vermindert damit den Zustrom von freien Fettsäuren zur Leber mit der Folge einer verminderten VLDL-Synthese und VLDL-Sekretion. Mit Ausnahme der Chylomikronämie (Typ-I-Hyperlipidämie nach Fredrickson) kann Nikotinsäure bei allen anderen Hyperlipidämien eingesetzt werden. Niacin ist das potenteste Medikament zur Steigerung von HDL-Cholesterin (15–35%), vermindert aber auch die Serumtriglyzeride (20–50%) und das LDL-Cholesterin (5–25%). Damit verändert Niacin das Lipidprofil äußerst günstig und hat einen deutlich positiven Effekt auf Morbidität und Mortalität. Allerdings kann Niacin bei Diabetikern die glykämische Stoffwechsellage verschlechtern, sodass eine Intensivierung der antidiabetischen Medikation notwendig wird. Der Einsatz von Niacin wird durch reversible Nebenwirkungen, wie Flushsymptomatik, gastrointestinale Beschwerden und Herzrhythmusstörungen limitiert.

Ezetimibe. Ezetimibe (Dosierung: 10 mg/Tag; LDL-Senkung 15–20%) beinhaltet ein neues Wirkprinzip. Es inhibiert selektiv die intestinale Resorption von Cholesterin und analoger Phytosterine. Bei Kombinationstherapie von Ezetimibe und Statinen wird der LDL-Spiegel zusätzlich zur Statinwirkung um etwa 20–25% gesenkt. Potenzielle Nebenwirkungen sind Kopfschmerzen, Bauchschmerzen und Diarrhö.

Omega-3-Fettsäuren. Hohe Dosen (3–12 g/Tag) senken die Serumtriglyzeride durch eine Verminderung der hepatischen Sekretion von triglyzeridreichen Lipoproteinen. Omega-3-Fettsäuren sind damit eine interessante Alternative bzw. Supplementierung für Fibrate und Nikotinsäure in der Behandlung der Hypertriglyzeridämie, insbesondere beim Diabetiker.

Kombinationstherapie. Die Kombination der angeführten Therapieformen der diabetischen Dyslipidämie erlaubt eine Steigerung der hypolipidämischen Wirkung ohne Verstärkung der Nebenwirkungen. Statine, Resine, Niacin, Ezetimibe und Omega-3-Fettsäuren sind uneingeschränkt kombinierbar. Die Kombination von Statin und Fibrat wäre für die diabetische Dyslipidämie prinzipiell sinnvoll, ist jedoch wegen der gesteigerten Inzidenz von Myopathien nur mit großer Vorsicht und engmaschigen Laborkontrollen, insbesondere der Muskelparameter, anzuwenden.

30.5 Kernaussagen für die Praxis

Die Makrovaskulopathie ist die Haupttodesursache des Typ-2-Diabetikers. Eine der Hauptursachen für das hohe makrovaskuläre Risiko ist die diabetische Dyslipidämie.
Die Subgruppenanalysen der großen Lipidsenkerstudien zeigen den Nutzen einer intensiven Lipidsenkung bei Typ-2-Diabetikern, der größer ist als der bei Nichtdiabetikern.
Intensive Lipidsenkung auf die angegebenen Grenzwerte vermindert das makrovaskuläre Risiko des Diabetikers, wenn auch nicht auf das Niveau der Nichtdiabetiker. Entsprechende, z. Z. noch nicht abgeschlossene Studien werden zeigen, inwieweit durch Einstellung auf noch niedrigere Plasmalipidzielwerte, diese Differenz ausgeglichen werden kann.

Literatur

ADA, American Diabetes Association (2002) Management of dyslipidemic adults. Diabetes Care 23:S 74–577

Assmann G, Schulte H (1988) The Prospective Cardiovascular Münster (PROCAM) study, prevalence of hyperlipidemia in persons with hypertension and/or diabetes mellitus and the relationship to coronary heart disease. Am Heart J 116:1713–1724

Betteridge DJ (2001) Lipid-lowering trials in diabetes. Curr Opin Lipidol 12:619–623

DCCTRG, The Diabetes Control and Complications Trial Research Group (1995) Effect of intensive diabetes management on macrovascular events and risk factors in the Diabetes Control and Complications Trial. Am J Cardiol 75:894–903

Ebenbichler C, Kirchmair R, Egger C, Patsch JR (1995) Postprandial lipemia and atherosclerosis. Curr Opinion Lipidol 6:286–290

European Diabetes Policy Group (1999) A desktop guide to diabetes mellitus. Diabetic Medicine 16:716–730

Expert Panel (2001) Executive summary of the 3rd report of the National Cholesterol Education Programm (NCEP). JAMA 285:2486–2497

Foger B, Königsrainer A, Palos G et al. (1994) Effect of pancreas transplantation on lipoprotein lipase, postprandial lipemia, and HDL cholesterol. Transplantation 58:899–904

Frick MH, Elo O, Haapa K et al. (1987) Helsinki heart study: primary-prevention trial with gemfibrozil in middle-aged men with dyslipidemia. Safety of treatment, changes of risk factors, and incidence of coronary heart disease. N Engl J Med 317:1237–1245

Geltner C, Lechleitner M, Foger B et al. (2002) Insulin improves fasting and postprandial lipemia in type 2 diabetes. Eur J Intern Med 13:256–263

Goldberg IJ (2001) Clinical review 124. Diabetic dyslipidemia: causes and consequences. J Clin Endocrinol Metab 86: 965–971

Goldberg RB, Mellies MJ, Sacks FM et al. (1998) Cardiovascular events and their reduction with pravastatin in diabetic and glucose-intolerant myocardial infarction survivors with average cholesterol levels: subgroup analyses in the cholesterol and recurrent events (CARE) trial. The Care Investigators. Circulation 98:2513–2519

Group HPSC (2002) MRC/BHF Heart Protection Study of cholesterol lowering with simvastatin in 20,536 high-risk individuals: a randomised placebo-controlled trial. Lancet 360:7–22

Haffner SM, Lehto S, Ronnemaa T et al. (1998) Mortality from coronary heart disease in subjects with type 2 diabetes and in nondiabetic subjects with and without prior myocardial infarction. N Engl J Med 339:229–234

Haffner SM, Alexander CM, Cook TJ et al. (1999) Reduced coronary events in simvastatin-treated patients with coronary heart disease and diabetes or impaired fasting glucose levels: subgroup analyses in the Scandinavian Simvastatin Survival Study. Arch Intern Med 159:2661–2667

Haffner SM, Mykkanen L, Festa A et al. (2000) Insulin-resistant prediabetic subjects have more atherogenic risk factors than insulin-sensitive prediabetic subjects: implications for preventing coronary heart disease during the prediabetic state. Circulation 101:975–980

Hanefeld M, Schmechel H, Schwanebeck U, Lindner J (1997) Predictors of coronary heart disease and death in NIDDM: the Diabetes Intervention Study experience. Diabetologia 40 (Suppl 2):S123–S124

Malmberg K, Yusuf S, Gerstein HC et al. (2000) Impact of diabetes on long-term prognosis in patients with unstable angina and non-Q-wave myocardial infarction: results of the OASIS (Organization to Assess Strategies for Ischemic Syndromes) Registry. Circulation 102:1014–1019

Patsch W, Gotto AM Jr, Patsch JR (1986) Effects of insulin on lipoprotein secretion in rat hepatocyte cultures. The role of the insulin receptor. J Biol Chem 261:9603–9606

Pyörälä K, Pedersen TR, Kjekshus J et al. (1997) Cholesterol lowering with simvastatin improves prognosis of diabetic patients with coronary heart disease. A subgroup analysis of the Scandinavian Simvastatin Survival Study (4S). Diabetes Care 20:614–620

Rubins HB, Robins SJ, Collins D et al. (1999) Gemfibrozil for the secondary prevention of coronary heart disease in men with low levels of high-density lipoprotein cholesterol. Veterans Affairs High-Density Lipoprotein Cholesterol Intervention Trial Study Group. N Engl J Med 341:410–418

Staffa JA, Chang J, Green L et al. (2002) Cerivastatin and reports of fatal rhabdomyolysis. NEJM 346:540

Turner RC, Millns H, Neil HA et al. (1998) Risk factors for coronary artery disease in non-insulin dependent diabetes mellitus: United Kingdom Prospective Diabetes Study (UKPDS: 23). BMJ 316:823–828

Wood D, De Backer G, Faergeman O, Graham I, Mancia G, Pyörälä K et al. (1998) Prevention of coronary heart disease in clinical practice: Recommendations of the 2nd joint task force of Europe and other societies on coronary prevention. Atherosclerosis 140:199

30

Gerinnungsstörungen

D. Tschöpe

31.1 Klinische Bedeutung

Die Mehrzahl der Patienten mit Diabetes mellitus verstirbt an akuten thrombotischen Komplikationen bereits lädierter Koronararterien. Die Grundlage dieser akuten ischämischen Ereignisse bildet bei Diabetes mellitus neben der sich beschleunigt entwickelnden Atherosklerose eine sekundäre funktionelle Hyperkoagulabilität (Gries et al. 1993; Yamada et al. 2000). Störungen der Blutgerinnung betreffen in zunehmendem Maß Diabetikerinnen und haben überragende Bedeutung für die klinische Prognose, da bei Diabetikern der Myokardinfarkt mit einer höheren Letalität verbunden ist als bei Nichtdiabetikern (Diabetes Epidemiology Research International Mortality Study Group 1991). Sie resultiert aus der Kombination von fortgeschrittenen, durch Mikroangiopathie bedingten Einschränkungen der Koronarreserve mit überschießenden hämostaseologischen Ischämiemechanismen (Jacoby u. Nesto 1992). Dies führt zu einer höheren Komplikationsrate nach angiologisch-kardiologischen Interventionen wie Thrombolyse, Bypassanlage und koronarer Angioplastie (Kip et al. 1996).

31.2 Pathophysiologie

Blutgerinnung

Vier Komponenten bestimmen das System der Blutgerinnung:
- die plasmatische Gerinnung,
- die Fibrinolyse,
- das Plättchensystem und
- das Gefäßwandendothel.

Eine Hauptaufgabe ist die adäquate Blutstillung bei Verletzung bei gleichzeitiger Vermeidung einer überschießenden Gerinnungsaktivität. Während die plasmatische Gerinnung und Fibrinolyse im Wesentlichen die Substrate der autoreaktiven enzymatischen Gerinnungs- und Fibrinolysekaskade beinhalten, steuert der zelluläre Anteil das bedarfsgerechte Zusammenspiel zwischen Pro- und Antikoagulationsfaktoren sowie zwischen pro- und antifibrinolytischen Faktoren der plasmatischen Gerinnung am Ort der Gerinnungsaktivierung.

Die gesteigerte Gerinnungsneigung im Sinne eines »präthrombotischen Zustandes« bei Diabetes gründet auf einer plasmatischen Hyperkoagulabilität bei gleichzeitiger Hypofibrinolyse. Zudem liegt ein Verlust der endothelialen Thromboseresistenz bei gesteigerter Thrombogenität der subendothelialen Matrix und einer Hyperreaktivität der Thrombozyten vor (Carr 2001; Gries et al. 1993; Ostermann u. van de Loo 1986).

Zelluläre und plasmatische Gerinnung sind eng miteinander verbunden. Die Gerinnungsaktivierung erfolgt über eine enzymatische Kaskade, deren einzelne Komponenten an Zellmembranen lokalisiert sind. Das bedeutet, dass nicht die Erhöhung der Konzentration der plasmatischen Faktoren, sondern deren lokale Aktivierung für eine regelrechte Blutgerinnung erforderlich ist.

Bei Diabetes mellitus finden sich neben einer »sekundären« Gerinnungsaktivierung durch die Hyperglykämie und dem damit verbundenen »oxidativen Stress« (Giugliano et al. 1996) primäre Veränderungen der involvierten Zelltypen, die unmittelbare Auswirkungen auf das Gerinnungssystem haben. Dies gilt auch für funktionelle postprandiale Veränderungen, die gleichfalls die Gerinnung aktivieren und so die Ausbildung eines Thrombus begünstigen können (Knöbl et al. 1995; Meigs et al. 2000; Osende et al. 2001).

Plasmatische Hyperkoagulabilität

Bei Diabetes ist die intravasale Thrombinbildung durch eine erhöhte Verfügbarkeit und Aktivierung prokoagulatorischer Faktoren (Faktor VII, VIIIc, X, Fibrinogen und Thromboplastin) begünstigt (▪ Abb. 31.1). Parallel dazu ist die Aktivität der antikoagulatorischen Faktoren (Antithrombin, Thrombomodulin bzw. Protein C/S) reduziert (Carr 2001; Gries et al. 1993; Ostermann u. van de Loo 1986). Für Fibrinogen sowie für Faktor VIIa und Faktor VIII-Ag ist eine kardiovaskuläre Risikoassoziation in der Allgemeinbevölkerung und bei Diabetikern beschrieben (Kannel et al. 1990). Dies gilt bei Typ-2-Diabetes auch für den 455G/A-Polymorphismus des Gens für die β-Kette des Fibrinogenmoleküls. Die in der Allgemeinbevölkerung beschriebene kardiovaskuläre Risikoassoziation für eine genomische Variation des Fibrinogenrezeptors (GPIIB/IIIA) auf Blutplättchen (PIA1/PIA2-Polymorphismus) dürfte bei Diabetikern quantitativ und qualitativ verändert sein (Tschöpe et al. 1996), was zu einer gesteigerten Fibrinogen-GPIIB/IIIA-Rezeptorinteraktion beitragen könnte.

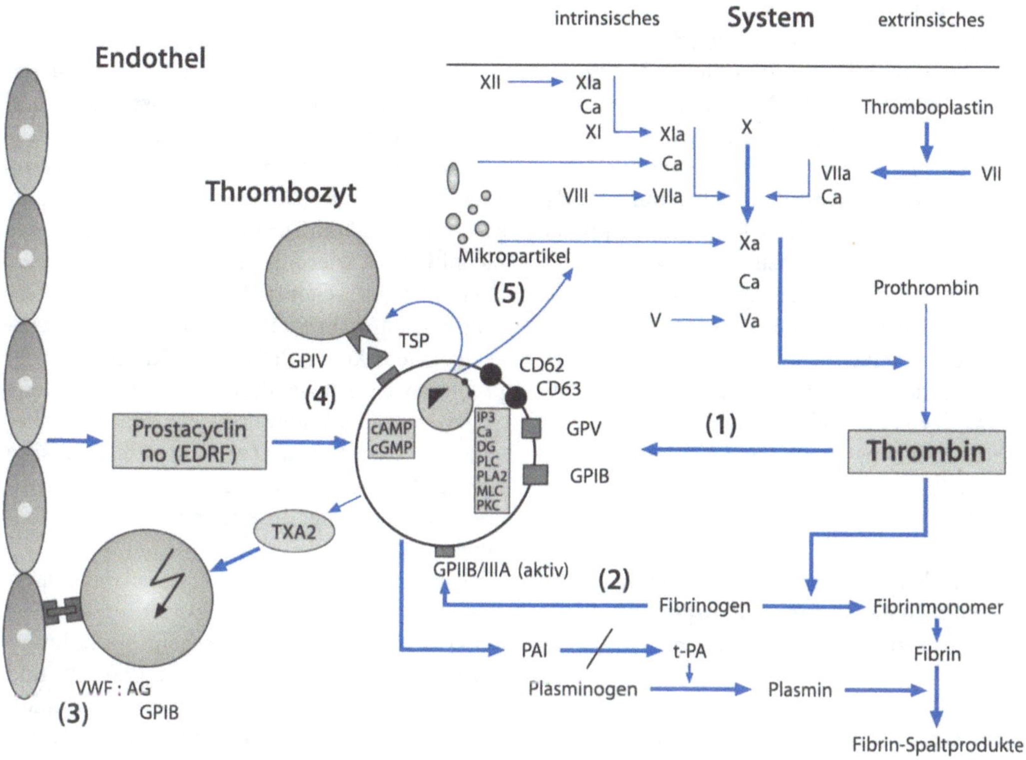

Abb. 31.1. Faktoren der plasmatischen Gerinnung, der Fibrinolyse sowie des zellulären Gerinnungssystems mit den Abweichungen bei Diabetes mellitus.
(**1**) Jede Aktivierung verändert die sterische Organisation der Thrombozytenmembran, dies gilt besonders für die bei Diabetes erhöhte Thrombinbildung. (**2**) und (**3**) Die Bindung von löslichem Fibrinogen an seinen aktivierten Rezeptor (GPIIB/IIIA) und des von-Willebrand-Faktors an den thrombozytären GPIB-Komplex sind für die initiale Interaktion von Adhäsionsmolekülen an Endothelzellen verantwortlich. (**4**) Die Fusion intrathrombozytärer Granula mit der Außenmembran aktiviert die Thrombozyten und führt zur Freisetzung von Plättchenfaktor-4, PAI-1, Fibrinogen, Thrombospondin, aber auch mitogener Stoffe wie PDGF (Platelet devided growth factor). Die Folge ist eine Quervernetzung des weißen Initialthrombus und die Stimulation der Proliferation der Gefäßwand. Die konsekutive Induktion der Thromboxanbildung verstärkt die lokale Thrombozytenaggregation und wirkt vasokonstriktiv. Diese Reaktionen finden bei Diabetikern überschießend statt. (**5**) Abspaltung von Membranfragmenten (Mikropartikel) und Bildung katalytischer Oberflächen für aktivierte Gerinnungsproteasen (Faktor VIIIa, Xa) mit Aktivierung der plasmatischen Gerinnung und Begünstigung der Bildung eines Verschlussthrombus.

Plasmatische Hypofibrinolyse

Die abgeschwächte fibrinolytische Reserve im Blut des Diabetikers resultiert vor allem aus einer Zunahme antifibrinolytischer Faktoren und dürfte in einem besonderen Zusammenhang zu vaskulären Endpunkten stehen. Besonders auffällig ist die durchgängige Erhöhung des Plasminogenaktivator-Inhibitors (PAI-1), während der Gewebetyp-Plasminogenaktivator vermindert synthetisiert werden dürfte (Gough u. Grant 1991). Klinisch wichtig ist auch die bei Typ-1-Diabetes mit zunehmender mikro- und makroangiopathischer Schädigung eingeschränkte endotheliale fibrinolytische Reserve sowie die Erhöhung der plasmatischen PAI-1-Aktivität bei Typ-2-Diabetes. Dieser antifibrinolytische Faktor besitzt

Bedeutung für die kardiovaskuläre Mortalität und kann auch den Erfolg fibrinolytischer therapeutischer Interventionen negativ beeinflussen.

Die genetische Disposition des PAI-1-Promotor-Gens und der hepatischen PAI-1-Synthese, die durch Insulin und IGF-1 stimuliert wird, dürfte eng mit Parametern des metabolischen Syndroms wie der Serumtriglyceridkonzentration und der Höhe der antifibrinolytischen PAI-1-Aktivität korrelieren. Der Hyperinsulinämie könnte folglich eine negative Rolle im Sinne einer Verminderung der plasmatischen Fibrinolyse zukommen. Dementsprechend begünstigt die bei Typ-2-Diabetes, besonders bei gleichzeitig bestehender Adipositas, vermehrte Bildung von PAI-1 die lokale Thrombusbildung vor allem im arteriellen System (Knöbl et al. 1995; Meigs et al. 2000).

Bei der zellulär mediierten Blutgerinnung kommt den Blutplättchen, den Leukozyten und den Endothelzellen eine besondere Bedeutung zu (◘ Abb. 31.2).

31

Thrombozyten. Blutplättchen sind kernlose Abschnürungen von Megakaryozyten im Knochenmark. Sie können ihre Konstitution nicht aktiv regulieren und unterliegen daher passiv dem bei Diabetes mellitus stark proaggregatorisch veränderten Milieu. Vermehrte Thromboxanbildung, erhöhte Glykoproteinrezeptorexpression, vermehrter Gehalt an Speicherproteinen und ein erhöhtes Thrombozytenvolumen repräsentieren überwiegend primärkonstitutive Veränderungen der megakaryozytären Thrombopoese (»diabetische Thrombozytopathie«; Tschöpe et al. 1996).

Thrombozyten sind als »first responsive elements« für die Kontinuität des Blutstroms entlang dem Gefäßwandendothel vor allem im arteriellen Kompartiment verantwortlich. Ihre Aktivierung ist Ausdruck eines Ungleichgewichts zwischen stimulatorischen und inhibitorischen Agonisten, das bei Diabetes durch eine Vielzahl von Faktoren (z. B. endogen glykierte Proteine, exogene Belastung mit Glykierungsprodukten) zugunsten der Aggregation verschoben ist (Buenting et al. 2001; Sobol u. Watala 2000; Tschöpe et al. 1996). Dabei dürfte der bei adipösen Diabetikern überhöhten Plasmaleptinkonzentration durch Verstärkung der funktionellen Aggregationsantwort auf bekannte Agonisten wie ADP eine besondere Rolle bei der Etablierung einer präthrombotischen Diathese zukommen (Masanori et al. 1999).

Derart aktivierte Thrombozyten exprimieren Adhäsionsmoleküle, die dazu führen, dass u. a. Fibrinogen an den aktivierten Glykoprotein-IIB/IIIA-Komplex gebunden wird (◘ Abb. 31.2). Parallel dazu wird der Prostanoidstoffwechsel induziert und verstärkt Thromboxan A2 gebildet, das die initiale Aktivierung weiter verstärkt und darüber hinaus vasokonstriktiv wirkt. Die Entleerung intrathrombozytärer Organellen (α-Granula, Plättchenfaktor 4, PDGF oder TGF-β) verstärkt proliferative Gefäßwandprozesse. Die Abspaltung aktivierter Membranfragmente (Mikropartikel, »platelet dust«) generiert zudem katalytische Oberflächen für aktivierte Gerinnungsproteinasen und begünstigt die intravasale Thrombinbildung zusätzlich.

Die bei Diabetikern überschießende plättchenvermittelte Gerinnungsaktivierung wird bei Typ-2-Diabetes durch eine erhöhte intrathrombozytäre PAI-1-Konzentration aggraviert und begünstigt die lokale Thrombogenese, die infolge einer hohen lokalen antifibrinolytischen Aktivität zur Ausbildung besonders rigider Thromben führt. Dies gilt vor allem für die Bildung eines Okklusivthrombus bei Vorliegen eines pathologischen Gefäßwandsubstrates.

> **Aktivierte Blutplättchen wirken verstärkt bei Diabetes prothrombotisch und proinflammatorisch und dienen dadurch als Thromboseauslöser, als Beschleuniger der Atherosklerose und als Kapillaremboli. Dies gilt vor allem für große aktivierte Thrombozyten, die bei Diabetikern vermehrt mit weißen Blutzellen interagieren (Tschöpe et al. 1996, 1997).**

Leukozyten. Auf aktivierten Thrombozyten exprimierte Adhäsionsmoleküle (P-Selektin, ICAM-2, PECAM-1 bzw. gebundenes Fibrinogen) bedingen eine Mitaktivierung von Leukozyten und begünstigen eine Reperfusionsschädigung durch Freisetzung proinflammatorischer Chemokine (z. B. IL-6; Tschöpe et al. 1997). Dementsprechend findet sich in epidemiologischen Endpunktstudien eine hohe unabhängige Risikoassoziation mit der Gesamtleukozytenzahl des Blutes.

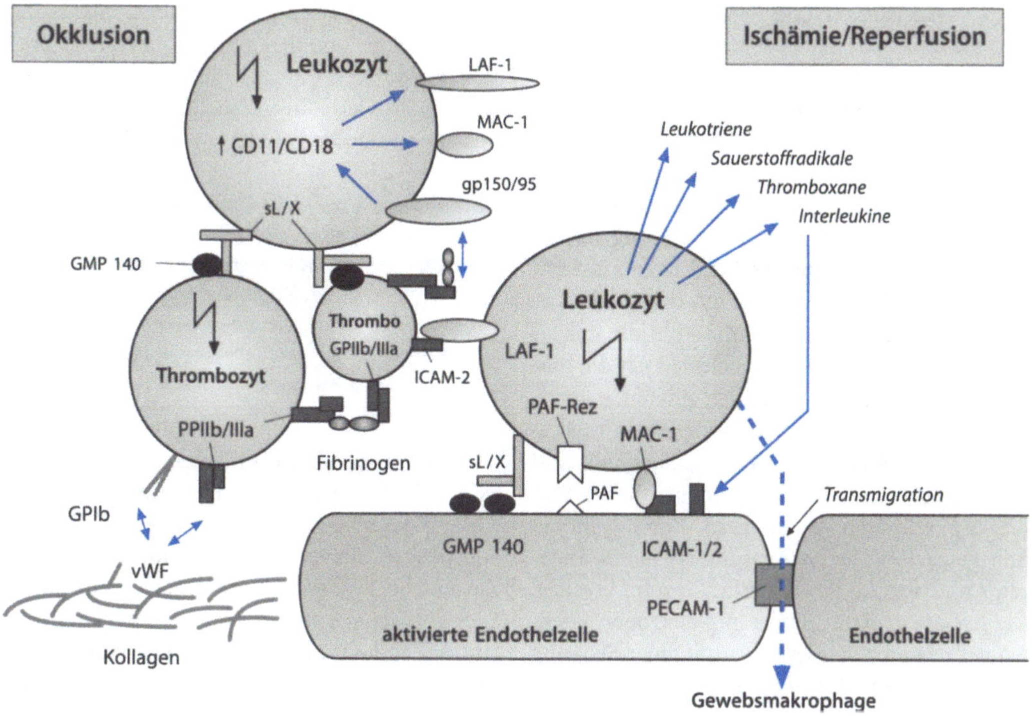

Abb. 31.2. Interaktion und molekulare Schnittstellen zwischen Thrombozyten, Leukozyten und Endothelzellen. (Nach Tschöpe 1997)

Endothelzellen. Das Endothel hat eine zentrale Rolle bei der Regulation des Blutflusses und bildet mit Leukozyten und Thrombozyten eine untrennbare funktionelle Einheit (▸ s. Kap. 23). Es wirkt lokal als antikoagulative Barriere und produziert den Gewebetyp-Plasminogenaktivator (t-PA). Dieser aktiviert Plasmin und beschleunigt damit die lokale Thrombolyse. Die Endotheloberfläche exprimiert Thrombomodulin, einen hochaffinen Thrombinrezeptor, der thrombinabhängig Protein C aktiviert, das seinerseits die aktivierten Faktoren Va und VIIIa inhibiert. Zusätzlich synthetisiert das Endothel Protein S, einen Kofaktor der Protein-C-Aktivierung (Stern et al. 1991).

Die bei Diabetes zu beobachtenden Veränderungen der Endothelfunktion betreffen die funktionelle Anpassung des Blutflusses und die Thromboseresistenz. Die derart verminderte antikoagulatorische und fibrinolytische Reserve erhöht nicht nur die Wechselwirkung zwischen Blutzellen und der Gefäßwand, sondern ermöglicht bei Diabetes eine akzelerierte Form der Atherosklerose (Silva et al. 1995). Das Spektrum der Veränderungen in der Gefäßstrombahn reicht dabei von normaler Endothelfunktion über den Zustand der endothelialen Dysfunktion (funktionelle Atherosklerose) bis zur manifesten atherosklerotischen Läsion mit Verlust der endothelialen Oberfläche.

> **Es ist davon auszugehen, dass eine Hyperglykämie durch gesteigerte Bildung von »advanced glycation endproducts« (AGE) die antithrombotischen Eigenschaften des Endothels vermindert, lange bevor morphologische Läsionen erkennbar sind.**

Entsprechend finden sich bei Diabetikern (Typ 1 und 2) erhöhte Plasmakonzentrationen endothelspezifischer Adhäsionsmoleküle. Die Veränderungen gehen einer pathologisch veränderten Organfunktion wie z. B. einer Mikroalbuminurie voraus und sind mit einer ungünstigen kardiovaskulären Prognose assoziiert (Stehouwer et al. 1995).

31.3 Therapeutische Ansätze

Eine normnahe Blutglukoseeinstellung normalisiert nicht alle Aspekte des präthrombotischen Zustandes bei Diabetikern (Abb. 31.3), sondern im Wesentlichen nur die tissuefactor-abhängige extrinsische Gerinnungsaktivierung sowie die plättchenabhängige Thromboxanbildung (Osende et al. 2001). Dementsprechend haben intensivierte Behandlungsstrategien mit dem Ziel einer langdauernden Normoglykämie wohl die mikroangiopathische Morbidität, nicht jedoch die makrovaskuläre Mortalität deutlich gesenkt.

Eine günstige Beeinflussung makrovaskulärer Studienendpunkte wie Schlaganfall und Gesamtmortalität wurde in der UKPDS-Studie bei adipösen Diabetikern durch Metformin gegenüber der Standardtherapie mit anderen Antidiabetika einschließlich Insulin erreicht. Die Erklärung dafür dürfte in pleiotropen Effekten auf das Fibrinolysesystem mit einer Senkung der Plasma-PAI-1-Konzentration liegen, was eine therapeutische Neugewichtung von Glukosekontrolle und Gerinnungseffekten nahe legt (Tschöpe 2001). Ob die Normalisierung postprandialer Blutglukosespitzen bereits im Stadium der gestörten Glukosetoleranz über den beschriebenen Effekt auf die postprandiale Gerinnungsaktivierung und die endotheliale Dysfunktion klinisch wirksam ist, ist derzeit offen.

Der Einfluss von Insulin auf den präthrombotischen Zustand bei Diabetikern wird widersprüchlich beurteilt. Dies gilt für das aktivierungsabhängige Signalverhalten von Thrombozyten, die negative Wirkung von Insulin auf die Synthese von Plasminogenaktivator-Inhibitor-1 bei Patienten mit metabolischem Syndrom und Insulinresistenz sowie für die Bedeutung der Plasmakonzentration endothelspezifischer Adhäsionsmoleküle und deren thrombozytäre Expression, die durch normnahe Blutglukoseeinstellung bzw. intensivierte Insulintherapie nicht günstig beeinflusst werden konnte.

> Therapeutisch wichtig sind jedenfalls die Vermeidung lebensstilabhängiger Risikofaktoren (Rauchen) und die Verstärkung schützender Verhaltensmuster (Ernährungsmodulation und körperliche Aktivierung), von denen eine günstige Beeinflussung von zellulären und plasmatischen Gerinnungsfaktoren nachgewiesen ist.

Dazu gehört auch die therapeutische Triglycerid- und Cholesterinsenkung sowie die Normalisierung des qualitativen Lipoproteinmusters, wovon positive Effekte auf den präthrombotischen Zustand bei Diabetikern erwartet werden können. Dies gilt weniger für antioxidative Behandlungsstrategien, die trotz der bei Diabetes vermehrten Bildung reaktiver Sauerstoffmoleküle (»oxidativer Stress«) in großen klinischen Studien (HOPE, Heart Protection Study) keine überzeugende Wirkung zeigten. Zur Differentialtherapie der Thrombozytenaggregation ▶ s. Kap. 32 und 33.

> Wichtig für Typ-2-Diabetiker ist die Hemmung der Thrombozytenaggregation (Patrono u. Davi 1993; Roffi et al. 2002; Rolka et al. 2001), die sich günstig auf klinische Endpunkte sowohl im Bereich der Makro- als auch der Mikrozirkulation auswirkt. Das bedeutet, dass angesichts der präthrombotischen Deregulierung des Hämostasesystems der präventive Einsatz solcher Substanzen bei Typ-2-Diabetes möglichst früh erfolgen sollte.

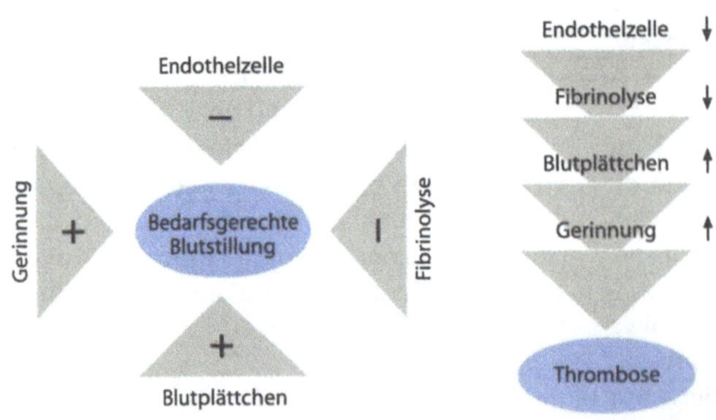

Abb. 31.3. Systematik des präthrombotischen Zustandes bei Diabetes mellitus

31.4 Kernaussagen für die Praxis

Der präthrombotische Zustand des Diabetikers beruht auf einer gesteigerten Thrombinbildung, einer verminderten Fibrinolyse, der endothelialen Dysfunktion und einer thrombozytären Hyperreaktivität. Diese Defekte werden durch eine »normnahe« Stoffwechselkontrolle nur teilweise neutralisiert.

Klinisch wichtig sind langfristige Allgemeinmaßnahmen (Nikotinkarenz, körperliche Bewegung und Ernährungsmodulation) und eine Pharmakotherapie mit Thrombozytenfunktionshemmern (»low dose«-Acetylsalicylsäure, Thienopyridine).

Kurzfristig profitieren Diabetiker in der Akutsituation des Koronarverschlusses deutlicher als Nichtdiabetiker von parenteraler Fibrinolyse und Plättchenhemmung mit Glykoprotein-IIb/IIIa-Rezeptorantagonisten.

Literatur

Buenting CE, Koschinsky T, Schwippert B et al (2001) Food Advanced glycation endproducts induce activation of platelets by increasing expression of receptors for AGE. Diabetologia 44 (Suppl 1): 123

Carr ME (2001) Diabetes mellitus: a hypercoagulable state. J Diabetes Complications 15: 44–54

Diabetes Epidemiology Research International Mortality Study Group (1991) International evaluation of cause-specific mortality and IDDM. Diabetes Care 14: 55–60

Giugliano D, Ceriello A, Paolisso G (1996) Oxidative stress and diabetic vascular complications. Diabetes Care 19: 257–267

Gough SC, Grant PJ (1991) The fibrinolytic system in diabetes mellitus. Diabet Med 8: 898–905

Gries FA, Petersen-Braun M, Tschoepe D, van de Loo J (1993) Haemostasis and diabetic angiopathy. Pathophysiology and Therapeutic Concepts. Thieme Verlag, Stuttgart

Jacoby RM, Nesto RW (1992) Acute myocardial infarction in the diabetic patient: pathophysiology, clinical course and prognosis. J Am Coll Cardiol 20: 736–744

Kannel WB, D'Agostino RB, Wilson PW et al (1990) Diabetes, fibrinogen, and risk of cardiovascular disease: the Framingham experience. Am Heart J 120: 672–676

Kip KE, Faxxon DP, Detre KM et al for the NHLBI PTCA Registry. (1996) Coronary angioplasty in diabetic patients. The National Heart, Lung and Blood Institute percutaneous transluminal coronary angioplasty registry. Circulation 94: 1818–1825

Knöbl P, Schernthaner G, Schnack C et al (1995) Haemostatic abnormalities persist despite glycaemic improvement by insulin therapy in lean type 2 diabetic patients. Thromb Haemost 73: 165–166

Masanori N, Toshihiko Y, Noriko S, Ikuro M (1999) Leptin promotes aggregation of human platelets via the long form of its receptor. Diabetes 48: 426–429

Meigs JB, Mittleman MA, Nathan DM et al (2000) Hyperinsulinemia, hyperglycemia and impaired hemostasis: Framingham Offspring Study. JAMA 283: 221–228

Osende JI, Badimon JJ, Fuster V et al (2001) Blood thrombogenicity in type-2 diabetes mellitus patients is associated with glycemic control. J Am Coll Cardiol 38: 1307–1312

Ostermann H, van de Loo J (1986) Factors of the hemostatic system in diabetic patients. A survey of controlled studies. Haemostasis 16: 386–416

Patrono C, Davi G (1993) Antiplatelet agents in the prevention of diabetic vascular complications. Diab Metab Rev 9: 177–188

Roffi M, Chew DP, Mukherjee D et al (2002) Platelet glycoprotein IIb/IIIa inhibitors reduce mortality in diabetic patients with non-ST-segment-elevation acute coronary syndromes. Circulation 104: 2767–2771

Rolka DB, Fagot-Campagna A, Venkat Narayan KM (2001) Aspirin use among adults with diabetes. Estimates from the Third National Health and Nutrition Examination Survey. Diab Care 24: 197–201

Silva JA, Escobar A, Collins TJ et al (1995) Unstable Angina. A comparison of angioscopic findings between diabetic and nondiabetic patients. Circulation 92: 1731–1736

Sobol AB, Watala C (2000) The role of platelets in diabetes-related vascular complications. Diabetes Res Clin Pract 50: 1–16

Stehouwer CD, Fischer HR, van Kuijk AW et al (1995) Endothelial dysfunction precedes the development of microalbuminuria in IDDM. Diabetes 44: 561–564

Stern DM, Esposito C, Gerlach H et al (1991) Endothelium and regulation of coagulation. Diabetes Care 14: 160–166

Tschöpe D (2001) Metformin und Gerinnungssystem. In: Mehnert H (Hrsg) Metformin in der Diabetestherapie. Uni-Med Verlag AG Bremen

Tschoepe D, Lampeter EF, Schwippert B (1996) Megakaryocytes and platelets in diabetes mellitus. Hämostaseologie 16: 144–150

Tschoepe D, Rauch U, Schwippert B (1997) Platelet-Leukocyte-Cross-Talk. In: Baumgartner-Parzer S, TschoepeD (Hrsg) Role of adhesion molecules in diabetes mellitus. Horm Metab Res Suppl 29: 631–635

Yamada T, Sato A, Nishimori T et al (2000) Importance of hypercoagulability over hyperglycemia for vascular complications in type-2 diabetes. Diabetes Res Clin Pract 49: 23–31

Periphere arterielle Verschlusskrankheit bei Diabetes mellitus

H. Ehringer, M. E. Gschwandtner, Andrea Willfort-Ehringer

32.1 Definition und Epidemiologie

Definition. Die Arteriosklerose des Diabetikers wird als Makroangiopathie bezeichnet. Sie erfasst alle arteriellen Gefäße, ist aber vorwiegend distal lokalisiert und führt dort zu ausgeprägten disseminierten Veränderungen. Die periphere arterielle Verschlusskrankheit (PAVK) umfasst stenosierende und okkludierende Veränderungen der peripheren Arterien mit Ausnahme der Koronarien (▶ s. Kap. 28) und der Hirnarterien (▶ s. Kap. 33). Die Komplikationen der Makroangiopathie sind heute die hauptsächlichen Todesursachen bei Diabetikern.

Epidemiologie. Die Angaben über Prävalenz und Inzidenz sind bei der PAVK in besonderem Maße von der verwendeten Methodik abhängig. Nur ein Viertel dieser Patienten weisen Symptome auf (Criqui et al. 1992), bei der KHK sind es hingegen drei Viertel (Widmer u. Stähelin 1981). Das Kriterium einer Claudicatio intermittens in der Anamnese unterschätzt daher die Häufigkeit der PAVK bei weitem. Dies ist von Bedeutung, da auch Patienten mit asymptomatischer PAVK ein stark erhöhtes Risiko für ischämische Ereignisse an Herz und Gehirn haben und eine entsprechend erhöhte Mortalität aufweisen (Widmer u. Stähelin 1981). Die klinische Untersuchung und die nichtinvasive apparative Diagnostik ergibt ein realeres Bild. Danach ist die Prävalenz der PAVK deutlich altersabhängig; sie liegt in der 3. Lebensdekade bei etwa 0,5%, in der 4. bei 1,3% und steigt ab dem 65. Lebensjahr auf 6–7% an (TransAtlantic Inter-Society Consensus 2000; ◘ Abb. 32.1).

In der Allgemeinbevölkerung sind Männer deutlich häufiger von einer PAVK betroffen als Frauen. Die Inzidenz der Claudicatio intermittens liegt bis zum 54. Lebensjahr bei 0,2–0,45% und steigt ab dem 55. bzw. 65. Lebensjahr auf 0,6 bzw. 0,7% an. Da die zugrunde liegende Arteriosklerose eine systemische Gefäßerkrankung ist, überrascht nicht, dass Extremitäten-, Koronar- und Gehirnarterien jeweils mit hoher Koinzidenz ebenfalls betroffen sind, wie die CAPRIE-Studie (1996) gezeigt hat. Männer überwogen dort im Verhältnis 3:1; etwa 41% der Patienten mit Claudicatio hatten zusätzlich eine KHK oder eine zerebrale Gefäßsklerose, bei 8,6% waren alle 3 Regionen betroffen (◘ Abb. 32.2).

32.1.1 Todesursachen

PAVK. Die Prognose der Patienten mit einer PAVK wird quoad vitam von der vaskulären Komorbidität und deren Progression bestimmt. Bei über 40-jährigen Personen sterben im Vergleich zur Allgemeinbevölkerung 75% vs. ca. 50% an vas-

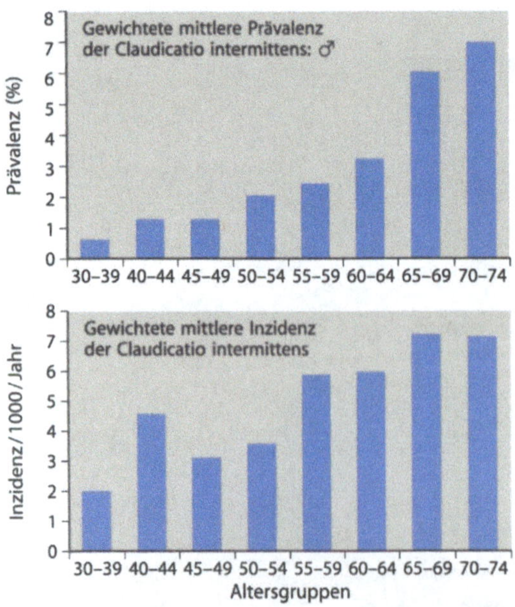

◘ **Abb. 32.1.** Gewichtete Prävalenz (7 Studien) und Inzidenz (5 Studien) der PAVK in großen bevölkerungsbasierten Studien. (Mod. nach TransAtlantic Inter-Society Consensus 2000)

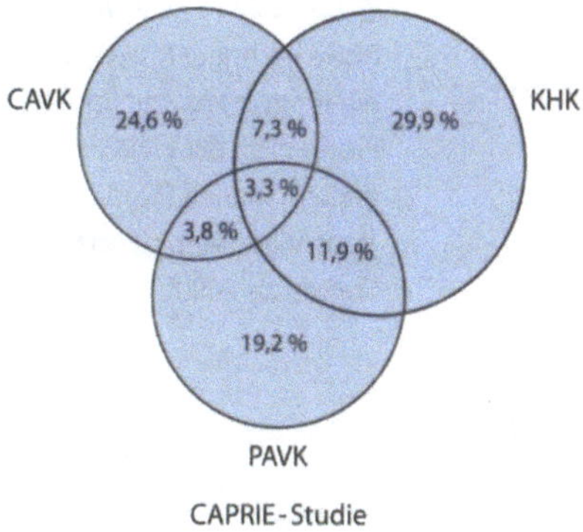

Abb. 32.2. Häufigkeitsverteilung und Koinzidenz vaskulärer Manifestationen in der CAPRIE Studie. (**C**lopidogrel vs. **A**spirin in **P**atients at **R**isk for **I**schemic **E**vents, CAPRIE Steering Committee 1996)

PAVK periphere arterielle Verschlusskrankheit, **CAVK** zerebrale arterielle Verschlusskrankheit, **KHK** koronare Herzkrankheit

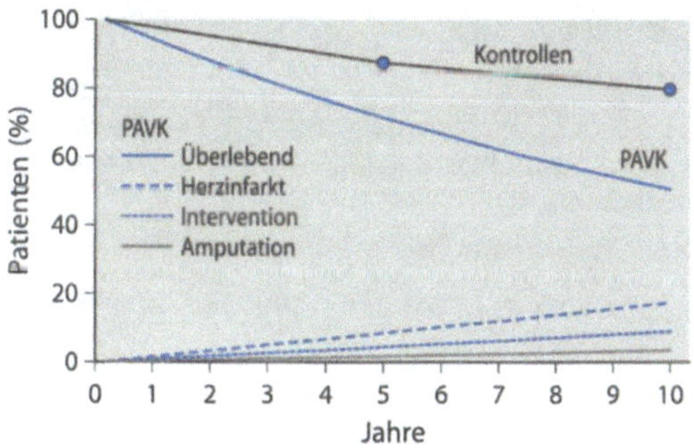

Abb. 32.3. Erhöhte Mortalität von PAVK Patienten (Vergleich zu Kontrollen) und Inzidenz von nichttödlichem Herzinfarkt sowie Notwendigkeit einer Intervention und Amputation. (Mod. nach Ouriel 2001)

kulären, 55% vs. 35% an koronaren, 11% vs. 4% an zerebrovaskulären, 9% vs. 12% an sonstigen vaskulären und nur 25% vs. 48% an nichtvaskulären Ursachen. Das relative Risiko bei PAVK-Patienten ist für das Kriterium Tod allgemein 3,1fach, für kardiovaskulären Tod 5,9fach erhöht und überdies vom Schweregrad der PAVK abhängig bzw. invers mit dem Dopplerindex korreliert (Criqui et al. 1992; Widmer u. Stähelin 1981). Für Patienten mit symptomatischer PAVK und schlechtem Kompensationsgrad ist das Mortalitätsrisiko 15fach erhöht (Abb. 32.3). Das erhöhte Risiko betrifft in etwas geringerem Ausmaß auch asymptomatische PAVK-Patienten (Criqui et al. 1992; Widmer u. Stähelin 1981).

Diabetes mellitus. Die Todesursachen haben sich bei Typ-1-Diabetes vom Coma diabeticum in 100% der Fälle in der Vorinsulinära auf vaskuläre Ursachen bei gut 75% verschoben. Ein Blick auf die alten Daten der Joslin-Klinik, Boston (Tabelle 32.1) zeigt den großen Unterschied im zeitlichen Auftreten der Mikroangiopathie und Makroangiopathie zwischen Typ-1- (Alter bei Diagnose <20 Jahre) und Typ-2-Diabetes (Alter bei Diagnose 40–59 bzw. >60 Jahre; Marks u. Krall 1971).

Bei Typ-1-Diabetes dominieren in der 2. bzw. 3. Krankheitsdekade die mikroangiopathischen (Nephropathie 55% bzw. 46%) und erst in der 4. Dekade die makrovaskulären Todesursachen (56% mit 46% kardialer und 9% zerebraler Ursache, Nephropathie 22%). Es besteht kein Unterschied zwischen Männern und Frauen.

Bei Typ-2-Diabetes ist die Makroangiopathie schon in der ersten Krankheitsdekade in Abhängigkeit vom Alter bei der Manifestation mit 62% bzw. 69% die führende Todesursache, davon 52% bzw. 51% kardial bedingt. Je höher das Alter bei Diabetesmanifestation ist, desto weniger spielt die Krankheitsdauer eine Rolle. Stets ist aber die kardiale Makroangiopathie die Haupttodesursache, gefolgt von der zerebralen Makroangiopathie. Die PAVK selbst spielt hingegen als Todesursache nur eine untergeordnete Rolle.

32.1.2 Risikofaktoren

Die bedeutendsten Risikofaktoren (Abb. 32.4) für Inzidenz bzw. lokale Progression der PAVK sind der kumulative Zigarettenkonsum, männliches Geschlecht, Alter, Diabetes mellitus, Hochdruck und Hypercholesterinämie bzw. Hyperlipidämie (▶ s. Kap. 29). Ein nicht übermäßiger Alkoholkonsum ist anscheinend ein gewisser Schutzfaktor. Bei Koexistenz mehrerer Risikofaktoren erhöht sich das Risiko fast exponentiell (Widmer u. Stähelin 1981). Dies erklärt auch die besonders ungünstige Situation beim metabolischen Syndrom. Die integrale Gefäßwirksamkeit der verschiedenen Risikofaktoren ist sehr früh durch eine gestörte Endothelfunktion erfassbar (▶ s. Kap. 8, 22 und 23).

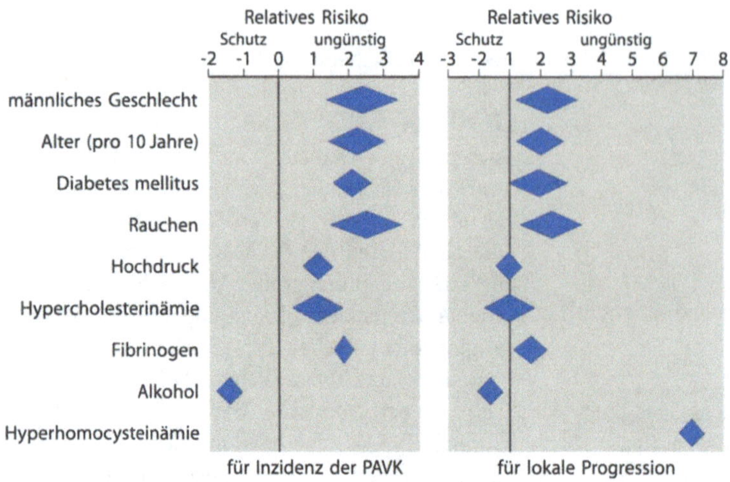

Abb. 32.4. Relatives Risiko wichtiger Risikofaktoren für Inzidenz und lokale Progression der PAVK in großen Studien. (Mod. nach TransAtlantic Inter-Society Consensus 2000)

Tabelle 32.1. Haupttodesursachen von 9214 Diabetikern in Prozent aller Ursachen: nach Alter bei Manifestation und Erkrankungsdauer (Joslin Clinic 1956–1968)

Todesursache (%)	Alter <20				Alter 20–39				Alter 40–59				Alter ≥60			
Krankheitsdauer (Jahre)	*<10*	*10–19*	*20–29*	*30+*	*<10*	*10–19*	*20–29*	*30+*	*<10*	*10–19*	*20–29*	*30+*	*<10*	*10–19*	*20–29*	*30+*
Makrovaskulär	13	16	29	56	30	51	66	74	62	73	75	73	69	75	74	75
– kardial	3	15	23	46	23	44	58	61	52	58	57	49	51	52	46	75
– zerebral	10	2	5	9	2	5	7	9	8	12	15	19	14	18	17	–
– andere	–	–	1	1	5	2	1	3	2	3	3	5	4	5	11	–
Mikrovaskulär	8	61	55	25	8	26	16	6	4	6	5	3	3	2	4	25
– Nephropathie	5	55	46	22	3	17	10	4	1	3	2	–	1	1	1	–
– andere	3	6	9	2	5	9	6	2	3	2	3	3	2	2	2	25
Diabetisches Koma	28	4	1	2	3	2	–	2	–	1	1	1	–	1	–	–
Andere Ursachen	51	18	15	17	58	21	18	18	34	20	19	23	27	22	23	–
Alle Ursachen	100	100	100	100	100	100	100	100	100	100	100	100	100	100	100	100

32.2 Makroangiopathie (PAVK) bei Diabetes mellitus

32.2.1 Inzidenz

Bei Diabetikern ist das relative Risiko einer Makroangiopathie (Kannel u. McGee 1979) in allen Lokalisationen deutlich erhöht (◘ Tabelle 32.2) und besonders ausgeprägt für eine Claudicatio intermittens (Männer 5-, Frauen 9fach) und einen Gehirninfarkt (Männer 3-, Frauen 5,5fach). Die diabetesbedingte Risikosteigerung für eine KHK ist weniger ausgeprägt (Männer 2-, Frauen 3,5fach), jedoch wegen der absoluten Häufigkeit und quoad vitam bedeutsam. Bei Frauen ist die Risikosteigerung 1,5- bis 2-mal höher als bei Männern, wodurch sie ihren sonst bestehenden relativen »Gefäßschutz« verlieren. Ein Teil dieser Risikosteigerung ist offenbar durch allgemeine Risikofaktoren bedingt (s. Kolonne B und A in Tabelle 32.2), es bleibt aber ein diabetesspezifisches Risiko (Kolonne C) für alle Lokalisationen, am ausgeprägtesten für eine PAVK bei Frauen. Bei Diabetes mellitus wird die altersabhängige Zunahme der Inzidenz der PAVK noch erhöht; die Makroangiopathie tritt 10 Jahre früher auf als bei Nichtdiabetikern (Brand et al. 1989).

Bei Typ-1-Diabetikern nimmt die Häufigkeit der PAVK vom peripheren Verschlusstyp mit der Diabetesdauer zu. Bei den viel häufigeren Typ-2-Diabetikern sind ausgeprägte kardiovaskuläre Risikofaktoren sowie die PAVK – z. T. auch proximal – meist schon zum Zeitpunkt der Diagnosestellung vorhanden. Ein Zusammenhang mit der Diabetesdauer ist nicht erkennbar (Alexander u. Cachovan 1977).

> Die Makroangiopathie stellt bei Diabetikern die häufigste chronische Komplikation dar und ist die Haupttodesursache (Herz, Hirn).
> Die durch den Diabetes bedingte Risikosteigerung ist für die Claudicatio intermittens besonders hoch und bei Frauen stärker ausgeprägt als bei Männern.

32.2.2 Pathogenese

Zwischen der Makroangiopathie bei Diabetes mellitus und der Arteriosklerose bei Nichtdiabetikern konnten weder histologisch noch histochemisch Unterschiede gezeigt werden. Die Mönckeberg-Mediasklerose ist zwar häufig, aber nicht spezifisch für Diabetes. Wahrscheinlich handelt es sich um eine zeitlich vorverlegte, rascher progrediente Form der Arteriosklerose mit dezidierten klinischen Besonderheiten (Übersicht 32.1). Neben den auch bei Diabetikern wirksamen allgemeinen vaskulären Risikofaktoren sind weitere diabetesspezifische Ursachen des Exzessrisikos zu diskutieren (◘ Tabelle 32.2).

◘ **Tabelle 32.2.** Durchschnittliche jährliche Inzidenz vaskulärer Ereignisse pro 1000 Personen in der Gesamtpopulation, relatives Risiko bei Diabetikern (Framingham-Studie über 20 Jahre; Kannel u. McGee 1979)

Männer/Frauen	Gesamtpopulation Inzidenz/1000 Altersgruppen (Jahre) 45–54	55–64	65–74	Diabetiker Relatives Risiko A	B	C
Kardiovaskuläre Erkrankung	12,8/4,6	26,2/13,6	30,3/23,4	2,48/3,72	2,15/2,79	2,11/2,03
Kardiovaskulärer Tod	4,1/1,4	11,7/4,0	17,1/11,6	2,60/7,2	2,10/4,90	1,70/3,30
Kardiale Dekompensation	1,8/0,8	4,3/2,7	8,2/6,8	2,78/7,68	2,20/5,37	1,70/3,75
Claudicatio intermittens	1,8/0,6	5,1/1,9	6,3/3,8	4,72/8,87	4,16/6,42	3,95/4,99
Gehirnschlag	1,0/0,6	2,0/1,8	5,2/5,5	3,34/5,57	2,65/3,76	2,18/2,17
Koronare Herzkrankheit	9,9/3,1	20,8/9,5	20,4/14,5	1,93/3,57	1,70/2,66	1,66/2,06

A unangepasstes relatives Risiko
B relatives Risiko, angepasst nach Alter
C relatives Risiko, angepasst nach Alter, RR_{syst}, Blutdruck, Rauchen, Cholesterin, Hypertrophie des linken Ventrikels (EKG)

Übersicht 32.1.
Besonderheiten der PAVK bei Diabetes mellitus

- 3- bis 4-mal höhere Inzidenz (bei Frauen und bei Männern fast gleich), Auftreten um 10 Jahre früher
- Bevorzugter Befall der peripheren Gefäßabschnitte (Peripherer/Unterschenkelverschlusstyp), Bevorzugung der unteren Extremität mit 96% vor der oberen (4%), diffuse unregelmäßige Stenosierungen und Okklusionen.
- 4- bis 5-mal höhere Inzidenz von ischämischen Fußläsionen. Gangrän häufig als Initialsymptom, Neigung zu feuchter, infizierter, rasch progredienter Gangrän
- Auffallende Resistenzschwäche des Gewebes gegenüber Infektionen
- Geringere Bedeutung der typischen Symptomatik mit Wadenclaudicatio und Kältegefühl als Frühsymptomen
- Allgemeine Risikofaktoren einer Arteriosklerose bei Typ-2-Diabetes meist schon bei Diagnosestellung, bei Typ-1 erst im Spätstadium vorhanden: Ausdehnung der diffusen Läsionen nach proximal, häufig A. profunda femoris betroffen
- Gleichzeitig bestehende Mikroangiopathie und Neuropathie
- Höhere Inzidenz einer Mediasklerose bzw. einer verminderten Komprimierbarkeit der Arterien (Probleme bei der Druckmessung am Knöchel)
- 2- bis 3-mal häufigere Generalisierung der Gefäßerkrankung; gleichzeitiger Befall von Koronarien und Hirnarterien vermindert die Lebenserwartung

32

In großen Interventionsstudien wurden die diabetesassoziierten makro- und mikrovaskulären Komplikationen durch Senkung der Glukosewerte bzw. des HbA1c im Vergleich zur bisher üblichen Therapie deutlich vermindert. Dieser sowohl bei Typ-1- (DCCT) als auch bei Typ-2-Diabetes (UKPDS) gezeigte Trend untermauert die pathogenetische Bedeutung der Hyperglykämie (Birrer 2001); die Komplikationsrate ist direkt mit dem erzielten HbA1c korreliert. Sie wurde durch eine 1%ige Senkung des HbA1c um 21% reduziert und war am geringsten bei HbA1c <6,0 (Stratton et al. 2000). Offenbar hat die Hyperglykämie einen direkten toxischen Einfluss auf die Gefäßwand (▶ s. Kapitel 22 und 23). Ursachen dafür sind wahrscheinlich eine Anhäufung von irreversiblen Glykosilierungsendprodukten (»advanced glycosilation end products«, AGE) und die begleitende Endotheldysfunktion (Brownlee et al. 1988).

32.2.3 Klinik

Die Einteilung der 4 klinischen Schweregrade der PAVK nach Fontaine/Ratschow unterscheidet sich geringfügig von der im angelsächsischen Raum überwiegend verbreiteten Einteilung nach Rutherford (Tabelle 32.3). Drei Viertel der Patienten mit peripherer Verschlusskrankheit gehören zum asymptomatischen Stadium I, weisen jedoch schon eine erhöhte Mortalität auf.

Die Stadien II und III werden nach der Schwere der Claudicatio und des Ruheschmerzes jeweils in die Substadien a und b unterteilt.

Die chronische kritische Extremitätenischämie ist definiert durch einen Ruheschmerz über mindestens 2 Wochen, die Notwendigkeit einer Analgetikatherapie und/oder durch ein ischämisches Ulcus einerseits und einen Knöchel- bzw. Zehendruck von <50 bzw. <30 mmHg andererseits (Second European Consensus 1981). Es handelt sich also um ein striktes Stadium III/IV mit funktioneller Definition der ischämischen Genese. Den klinischen Verschlusstypen entsprechen unterschiedliche Verschluss- und Beschwerdelokalisationen (Tabelle 32.4) sowie verschiedene Differenzialdiagnosen.

Die PAVK beginnt bei Nichtdiabetikern meist proximal (Hauptlokalisation A. femoralis) und segmental. Ihre klinische Manifestation erfolgt meist als Claudicatio intermittens; erst in der Folge treten Ruheschmerz und Nekrosen auf. Demgegenüber ist das typische angiographische Bild der Makroangiopathie bei Diabetes mellitus (Abb. 32.5) durch einen z. T. multilokulären Befall der Unterschenkel- und Vorfußarterien charakterisiert, während die proximalen Arterien frei sind. Bei einem Teil der Patienten mit distaler Gangrän und tastbaren Fußpulsen liegt nicht eine reine Mikroangiopathie vor, sondern eine distale Makroangiopathie mit Stenosen und Verschlüssen der

Aa. metatarsales und digitales propriae (Alexander u. Cachovan 1977). Bei Diabetikern findet sich zudem bei PAVK häufig eine funktionelle oder röntgenologisch erkennbare Mediasklerose.

Gangrän

Im Vergleich zu Nichtdiabetikern ist bei Diabetikern die Inzidenz einer Gangrän 4- bis 5-mal höher und von einer 15- bis 30-mal höheren Ampu-

Tabelle 32.3. Klinische Stadien der PAVK

Fontaine/Ratschow Stadium	Symptome	Rutherford Grad	Kategorie	Symptome
Stadium I	asymptomatisch	0	0	asymptomatisch
Stadium II	Claudicatio intermittens (CI) (Belastungssymptome)			
– IIa	leichte CI, kaum Behinderung	I	1	»mild claudication« [a]
– IIb	CI, Beruf/Lebensstil behindert	I I	2 3	»moderate claudication« [a] »severe claudication« [a]
Stadium III	Ischämischer Ruheschmerz (Symptome in Ruhe, bes. im Liegen, Besserung bei Beintieflagerung)	II	4	»ischemic rest pain« [a]
– IIIa	nicht ständiger Ruheschmerz			
– IIIb	ständiger Ruheschmerz, Analgetika			
Stadium IV	Nekrose, Gangrän, arterielles Ulkus (Gewebsnekrose)			
– IVa	kleine Nekrosen, ohne Komplikation	III	5	»minor tissue loss«
– IVb	umfangreiche Nekrose, Gangrän	III	6	»major tissue loss«

Chronische kritische Extremitätenischämie (CKEI; chronic critical limb ischemia, CCLI): ≥ 2 Wochen Ruheschmerz mit der Notwendigkeit einer Analgetikagabe und/oder ischämisches Ulkus/Nekrose, Knöchel- bzw. Zehendruck <50 bzw. <30 mmHg [a] Schmerzen können bei peripherer diabetischer Neuropathie stark abgeschwächt sein oder fehlen

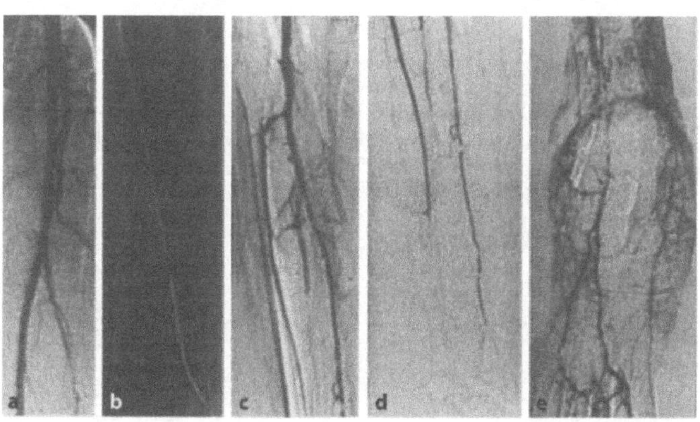

Abb. 32.5. a-d Diabetische Makroangiopathie: Angiogramm eines 53jährigen Typ-2-Diabetikers. Multilokulärer Befall der Unterschenkel- und Vorfußarterien mit **c** Okklusion der A. tibialis anterior, **d** mehrfachen Stenosen und schließlich Verschluss der A. fibularis und tibialis posterior, **e** Stenosen und Okklusionen der A. dorsalis pedis, des Plantarbogens und der Metatarsalarterien, **a,b** die proximalen Gefäße waren frei

tationsrate gefolgt. Die Mortalität ist insbesondere nach Amputation erhöht. Revisionen und Nachamputationen sind um 1/3 häufiger erforderlich. Ursache dafür sind Infektionen infolge einer Resistenzschwäche, die bei peripherer Verschlusslokalisation ungünstige Kollateralisation sowie eine begleitende Mikroangio-/Neuropathie. Ausgangspunkt für eine Gangrän sind oft kleine Läsionen nach Bagatelltraumen (Tabelle 32.5). Aus ihnen kann sich bei Nichtbeachtung (gefordert ist die tägliche Selbstinspektion) eine durch bakterielle und mykotische Mischinfektion komplizierte Läsion und eine rasch fortschreitende »heiße Gangrän« einer Zehe mit Vorfußödem an Fußsohle bzw. -rücken, geröteter hyperthermer Randzone und üblem Geruch entwickeln (Abb. 32.6).

Das klinische Bild der diabetischen Makroangiopathie ist durch Multimorbidität gekennzeichnet. Sie tritt etwa 10 Jahre früher auf als die Arteriosklerose des Nichtdiabetikers und ist bei Frauen und Männern nahezu gleich häufig. Der multilokuläre diffuse Befall peripherer Gefäßabschnitte ist typisch.
Eine Gangrän tritt 3- bis 5-mal häufiger auf als bei Nichtdiabetikern und neigt zu rascher Ausdehnung durch Infektion.

32.3 Diagnostik

Für das therapeutische Vorgehen ist es wesentlich, die schweren Stadien III und IV bzw. die chronische kritische Ischämie und ggf. eine Claudicatio mit erheblicher Beeinträchtigung des Wohlbefindens (Stadium IIb) in Hinblick auf die Möglichkeit einer Gefäßrekonstruktion abzuklären und von der leichten Claudicatio (Stadium IIa bzw. Stadium I) zu differenzieren.

Tabelle 32.4. PAVK der unteren (ca. 90%) und der oberen Extremität (ca. 10%): Verschlusstypen, Häufigkeit, Lokalisation von Verschlüssen, Stenosen und Schmerzsymptomatik

Verschlusstyp	Häufigkeit	Verschluss-lokalisation	Schmerzlokalisation (Claudicatio-Typ)	häufige Fehl- bzw. Differenzialdiagnosen
Beckentyp	ca. 30% [a]	Aorta abdominalis A. ilica communis A. iliaca externa	Gesäß Gesäß Oberschenkel	Hüftgelenkserkrankung Ischias Wirbelsäulen-beschwerden
Oberschenkeltyp	ca. 50% [a]	A. femoralis	Waden	neurologische Beschwerden
		A. poplitea	Waden	Wirbelsäulen-beschwerden
peripherer Typ (Bein)	ca. 20% [a]	A. tibialis anterior A. tibialis posterior A. fibularis	Fußsohle	Neuropathie statische Beschwerden
		Vorfußarterien	Zehen	
Schulter-Arm Typ		Armarterien	Arm-, Handbereich	Wirbelsäulen-beschwerden neural bedingt
peripherer bzw. akraler Typ (Arm)		Handarterien	Kälte, Schmerz im Hand- und Fingerbereich, Blässe, Zyanose	Differenzialdiagnose M. Raynaud
Mehretagenverschlüsse		mehr als eine eine Etage umfassend	von der proximalen Etage nach distal	

[a] Prozent im Bereich der unteren Extremität

Die detaillierte Anamnese gibt Aufschluss über den Schweregrad, die wahrscheinliche Lokalisation (Tabelle 32.4), die Entwicklung, Dauer und Ausdehnung (Prognose) der Verschlusskrankheit (Abb. 32.2).

Die klinische Untersuchung beurteilt Nekrosen/Gangrän und andere trophische Störungen, objektiviert die Lokalisation des proximalen Stromhindernisses und differenziert nach Stenose (Strömungsgeräusch über A. carotis, A. subclavia, A. brachialis/cubitalis, Aorta abdominalis, A. iliaca, Leiste, Verlauf der A. femoralis, A. poplitea) und Verschluss (Pulspalpation über Leiste, A. poplitea, A. tibialis posterior, A. dorsalis pedis, A. radialis/ulnaris, A. cubitalis, A. brachialis/axillaris, A. carotis). Übelriechendes Wundsekret sowie Schwellung und Rötung signalisieren eine Infektion. Die Relation von Spontan- und Druckschmerz zum objektiven Befund sowie die Berührungs- und Vibrationssensibilität geben eine orientierende Auskunft über das Ausmaß der Neuropathie. Stenosegeräusche nach Belastung weisen auf frühe Veränderungen und ggf. auf die Möglichkeit und Lokalisation einer Katheterrekanalisation hin.

32.3.1 Apparative Untersuchung

Die apparative Untersuchung besitzt einen hohen Stellenwert bei Durchblutungsstörungen, da sie erlaubt, den Gefäßstatus zu objektivieren. Die Messung des **systolischen Arteriendruckes** erfolgt mit einer Druckmanschette; das Einsetzen des Blutflusses in der Arterie bei Ablassen des Druckes wird mit einer Doppler-Ultraschallsonde bestimmt. Der gemessene Druck bezieht sich auf die Lage der Druckmanschette und nicht auf die Lokalisation der Dopplersonde über der Arterie. Der distale Arteriendruck wird zum Druck der A. brachialis (ohne Stromhindernis das Maß des normalen Systemdrucks, jeweils beidseitige Messung) in Beziehung gesetzt.

Beim Diabetiker ist der **systolische Knöcheldruck** wegen der häufig vorliegenden Mediasklerose oft unzuverlässig. Deshalb wird die **Zehendruckmessung** zum Vergleich mit dem Brachialisdruck bevorzugt. Das Ergebnis wird als absoluter Druck (mmHg), Druckdifferenz bzw. als Druckquotient Zehen-(Knöchel)/Arm-Druck-Index (ZAI bzw. KAI), auch »Dopplerindex« angegeben. Eine Verminderung um ≥10 mmHg bzw. ein Quotient <0,9 ist pathologisch (Alexander u. Cachovan 1977; Second European Consensus 1991; TransAtlantic Inter-Society Consensus 2000) und korreliert mit dem klinischen Stadium (Abb. 32.7).

Für die Prognose des Beines sind die absoluten Knöchel- oder Zehendruckwerte (mmHg) aussagekräftiger. Ein ischämischer Ruheschmerz gilt

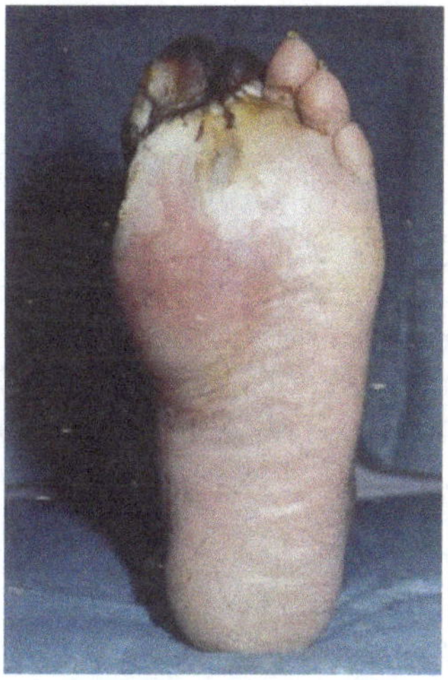

Abb. 32.6. 69-jähriger Typ-2-Diabetiker: Typische stinkende diabetische Gangrän der Zehen I und II links mit plantarer Phlegmone. Rötung und gelbe Verfärbung (Eiter) der Haut im Bereich der planta pedis mit Schwellung und Druckschmerz

Tabelle 32.5. Diabetische Gangrän: Ursachen und häufige Lokalisation/Eintrittspforte von Bakterien

Ischämische Nekrosen Druck durch ungeeigentes Schuhwerk	Akren dorsaler Gelenksbereich der (Krallen-) Zehen, Knöchelbereich Fersenbereich
Fissuren, Infektion	Ferse, Fußrand
Zehennagelbereich	eingewachsene Zehennägel Pedikür-Verletzungen
Interdigitalmykosen, kleine Wunden sonstige Verletzungen, Traumen verschiedener Art	meist zwischen Strahl 4 und 5 z. B. barfuß gehen, Reißnägel, Scherben etc.

als gesichert bei einem Knöcheldruck <40 mm Hg, was einem Zehendruck <30 mmHg entspricht (Second European Consensus 1991; TransAtlantic Inter-Society Consensus 2000). Bei einem Zehendruck <20 mm Hg bestehen ohne Gefäßrekonstruktion kaum Heilungschancen.

Mit kontinuierlichen Dopplerultraschallsonden kann zusätzlich zur Druckmessung das Flussverhalten in einzelnen Arterien beurteilt werden. Normal ist ein »Pendelfluss« bzw. ein mehrgipfeliges Signal (◘ Abb. 32.8 und 32.12d); die systolische Spitzenflussgeschwindigkeit ist im Bereich von Stenosen beschleunigt (◘ Abb. 32.12a) und poststenotisch vermindert, jeweils mit Verlust des Pendelflussverhaltens. Ein Quotient der Spitzenflussgeschwindigkeit in der Stenose zu jener vor der Stenose von >2,5 spricht für einen Stenosegrad von ≥50%.

Die Oszillographie (Registrierung der Druck-Volumen-Pulskurve) ermöglicht eine brauchbare rasche Orientierung über die Durchblutung der vier Extremitäten ohne Quantifizierung (◘ Abb. 32.9). Sie ist weitgehend unabhängig vom Vorliegen einer Mediasklerose, was bei Diabetikern bedeutsam ist.

Bei einer Indikation zur Gefäßrekonstruktion erfolgt die morphologische Abklärung der Lokalisation und Ausdehnung von Stenosen bzw. Verschlüssen nichtinvasiv oder invasiv.

Nichtinvasive Verfahren. Die farbkodierte Duplexultraschalluntersuchung informiert atraumatisch und preisgünstig über die Art (hämodynamisch wirksame/nicht wirksame Stenose oder Verschluss), Lokalisation und Ausdehnung von Stromhindernissen (im femoro-poplitealen Segment sehr gut, aorto-iliacal bei Adipositas eingeschränkt und nicht exakt genug im Unterschenkelbereich; Abb. 32.8; Mulligan et al. 1991; Neuerburg-Heusler u. Hennerici 1999). Dies erlaubt bereits eine weiterführende Therapieplanung in Hinblick auf eine evtl. Intervention.

Die MR-Angiographie gibt ohne Nierenbelastung schonend eine Übersicht über größere Stromgebiete von der Aorta bis zum Vorfuß (Mulligan et al. 1991). Sie ist allerdings erheblich kostenintensiver und bei Schrittmacherpatienten, Trägern von Gelenksendoprothesen sowie Unverträglichkeit für MR-Kontrastmittel nicht möglich.

Invasive Verfahren. Die digitale Subtraktionsangiographie (DSA) mittels Kathetertechnik gilt als Goldstandard der morphologischen Beurteilung der Arterien (Martin u. Fiebach 1994). Sie ist jedoch invasiv (Arterienpunktion, Schleuse, Komplikationen) und verlangt eine Kontrastmittelapplikation (Unverträglichkeit von Röntgenkontrastmittel bzw. von Jod), was bei vorgeschädigter Niere des Diabetikers sehr problematisch sein kann. Apparative Mikrozirkulationsuntersuchungen wie die Kapillarmikroskopie ohne und mit Fluorescein (Nachweis der erhöhten Durchlässigkeit der Kapillaren für Fluorescein beim Diabetiker als Ausdruck der peripheren Mikroangiopathie), die transkutane Sauerstoffdruckmessung und der Laserdoppler können in Speziallaboratorien wertvolle Zusatzinformationen bringen (Bollinger u. Fagrell 1990).

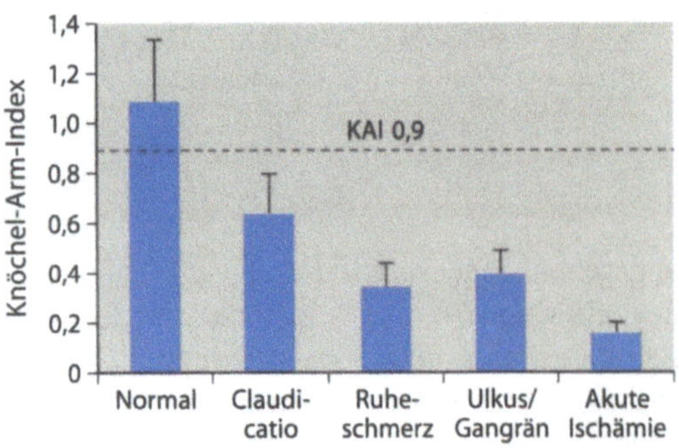

◘ **Abb. 32.7.** Repräsentative Knöchel-Arm-Indices (KAI) bei verschiedenen klinischen Stadien der PAVK (KAI 0,9: angenommener Grenzwert zur PAVK; mod. nach Ouriel 2001)

> **Anamnese und klinische Untersuchung erlauben die Verdachtsdiagnose PAVK. Die Doppler-Ultraschall-Druckmessung objektiviert den Kompensationsgrad. Mit Farbduplex, MR-Angiographie und Angiographie werden die Möglichkeiten einer Gefäßrekonstruktion abgeklärt.**

32.4 Therapie der PAVK

Die auf die Extremität bezogene Therapie richtet sich im Wesentlichen nach dem Schweregrad (klinisches Stadium) und der Verschlusslokalisation bzw. -kombination. Wesentliche Therapieziele für die Patienten sind:

- die Optimierung des Lebensstils sowie die Abklärung und Optimierung des Risikoprofils,
- die Verbesserung der lokalen Funktion und Durchblutung sowie Erhaltung der Extremität,
- die Bekämpfung der Infektion insbesondere bei diabetischer Gangrän,
- die Erfassung der vaskulären (KHK, CAVK, Niere etc.) und nichtvaskulären Komorbidität, um so der Rangordnung der Therapie gerecht zu werden.

Klinisch folgt das konkrete therapeutische Vorgehen bei PAVK einem klaren Algorithmus in Bezug auf lokale und allgemeine Maßnahmen (Abb. 32.10).

32.4.1 Langzeitprävention

Die umfassende Langzeitprävention ist die Grundlage der Therapie bei PAVK-Patienten in allen Stadien. Die dazu notwendigen Maßnahmen (Übersicht 32.2) zielen auf die Hemmung der lokalen und vor allem der systemischen Progression der Arteriosklerose ab (Antiplatelet Trialists' Collaboration 1994; CAPRIE Steering Committee 1996; Minar et al. 1995; Second European Consensus 1991; Staessen et al. 2000; TransAtlantic Inter-Society Consensus 2000). Die Art der Aggregationshemmung (▶ s. Kap. 31) berücksichtigt dabei die klinisch führende Lokalisation (Übersicht 32.2).

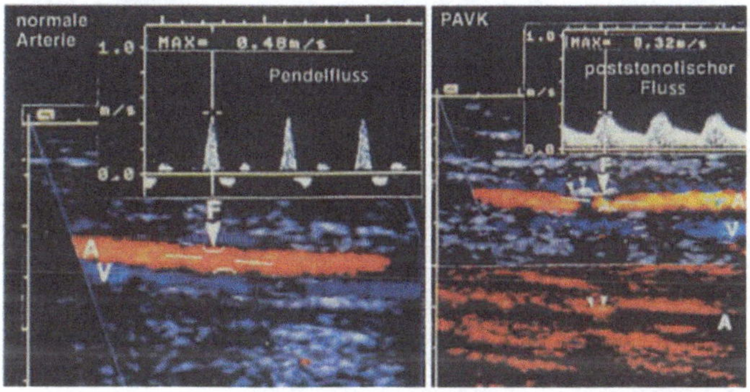

a b

Abb. 32.8. a, b Farbkodiertes Flussbild im Farbduplexultraschall und Fast-Fourier-Analyse des Flusses **a** einer gesunden Arterie mit guter Durchströmung und Pendelfluss (v max 0,48 m/s) und **b** bei PAVK. In diesem Fall ist der Farbfluss im Bereich der Plaques unterbrochen (Pfeile), distal besteht ein poststenotischer Fluss (reduziertes Maximum verspätet erreicht, kein Pendelfluss). Darunter ist jeweils das B-Bild dargestellt
A Arterie, V Vene, F Ort der Frequenzanalyse

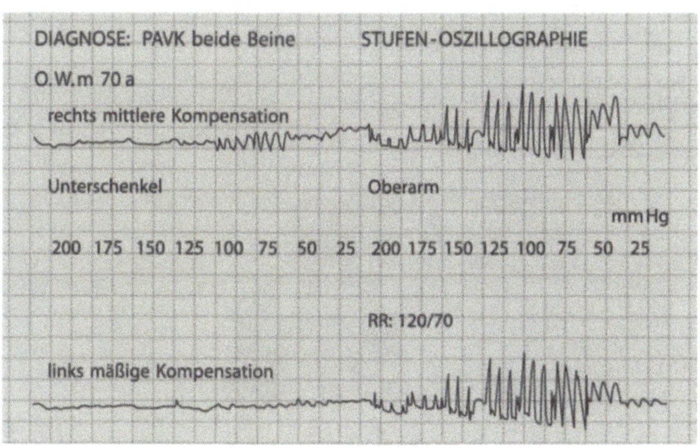

Abb. 32.9. Originalregistrierung eines Druckstufen-Oszillogramms (nach Gesenius und Keller): Die als Referenz dienenden normalen Oszillationen beider Oberarme sind symmetrisch, spitz und am höchsten etwa beim mittleren Arteriendruck. Bei PAVK beider Beine sind die Oszillationen in Abhängigkeit vom Kompensationsgrad höhenreduziert mit verzögertem Druckmaximum

Übersicht 32.2.
Langzeitprävention bei PAVK (primär und sekundär)

- **Optimierung des Lebensstils**
  - Fettarme Diabetes Kost, Gemüse, Fischmahlzeiten
  - Reichlich körperliche Bewegung, Ausdauertraining
  - Beendigung des Nikotinkonsums
  - Wenig Alkohol, ggf. Wein
- **Optimierung der Diabeteseinstellung**
- **Optimierung sonstiger vaskulärer Risikofaktoren**
  - Cholesterin (LDL <100), Triglyceride, Homocystein, Lipoprotein (a)
  - Einstellung der Hypertonie (Staessen et al. 2001)
- **Plättchenaktive Therapie mit Acetylsalicylsäure (ASS; Aspirin® 50–100 mg/Tag)**
  - Standard bei PAVK, KHK und zerebrovaskulärer Gefäßsklerose (Antiplatelet Trialists' Collaboration 1994)
  - nach Katheterdilatation (PTA; Minar et al. 1995)
  - nach Gefäßchirurgie

  Dipyridamol 200 mg + ASS 25 mg (Asasantin® 2-mal/Tag)
  - bei TIA unter ASS

  Clopidogrel 75 mg (Plavix®)
  - bei Unverträglichkeit von ASS
  - bei Progression unter ASS
  - bei TIA unter ASS
  - nach Stent
  - nach Gefäßchirugie
- **Antikoagulation** (Cumarin als Standard, evtl. niedermolekulares Heparin)
  - bei kardiogener oder sonstiger Embolisation bzw. zur Prävention (Vitien, Vorhofflimmern, Herzklappenchirurgie)
  - nach Bypass
  - bei Vorliegen kritischer Stenosen mit relevanter Lokalisation (PAVK, KHK z. B. bei instabiler Angina pectoris, CAVK)

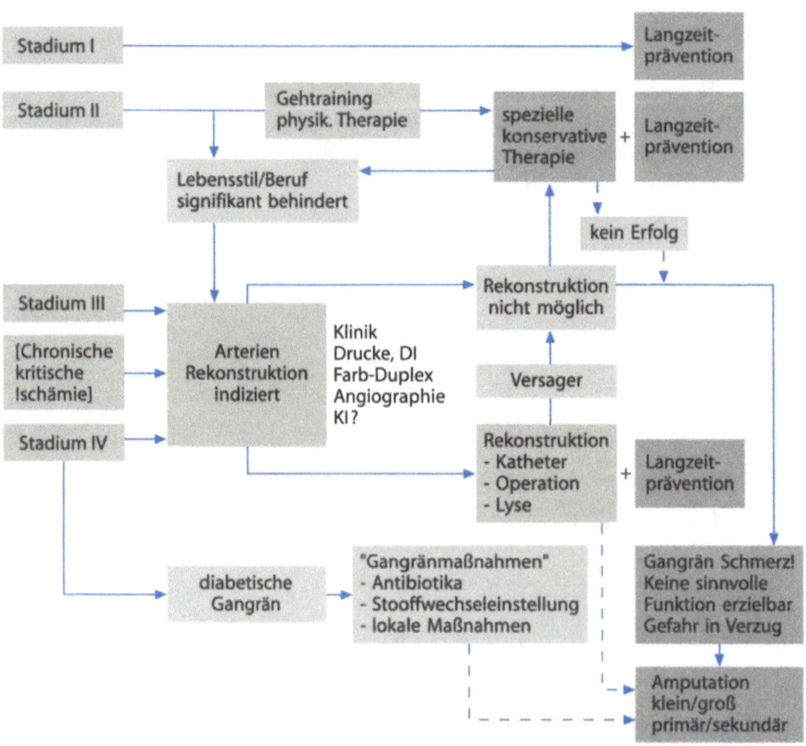

Abb. 32.10. Therapeutisches Vorgehen bei PAVK (Flussdiagramm)

32.4.2 Konservative Therapie

Gehtraining und physikalische Therapie sind die Grundlage der Therapie im Stadium II. Die Verbesserung der Gehleistung (und der allgemeinen Fitness) gelingt am besten bei gutem Kompensationsgrad. Eine isolierte infrainguinale PAVK (z. B. Femoralistyp) spricht besser an als der Becken- oder Mehretagentyp. Zurückhaltung mit forciertem Training ist bei Stadium III und IV wegen der Gefahr ungünstiger Blutumverteilungsphänomene angesagt.

Eine spezielle konservative Therapie ist die **zusätzliche Pharmakotherapie** (Übersicht 32.3). Sie zielt einerseits auf Beseitigung des Ruheschmerzes und Heilung ischämischer Läsionen ab, falls eine Arterienrekonstruktion nicht möglich ist, andererseits wird damit eine Verbesserung der Gehstrecke zusätzlich zum Gehtraining bei Claudicatio intermittens angestrebt. Bei der chronisch-kritischen Extremitätenischämie liegen positive prospektive Studien und größere Erfahrungen nur mit i. v.- bzw. i. a.-Infusionen von Prostanoiden vor (Second European Consensus 1991; TransAtlantic Inter-Society Consensus 2000). Dies gilt ausdrücklich auch für Diabetiker. Basis dieses Vorgehens ist die Verbesserung der Mikrozirkulation in ischämischen Ulcera (Gschwandtner et al. 1999).

Übersicht 32.3.
Spezielle Pharmakotherapie bei PAVK

- i.v.-Infusionen von Prostanoiden im Stadium III und IV bzw. bei chronisch-kritischer Extremitätenischämie
  - Alprostadil (Prostavasin®) 40 µg/250 ml 0,9%iges NaCl/2 h 2-mal/Tag über 3–4 Wochen
  - Iloprost (Ilomedin®) 0,5–2,0 ng/kgKG/min über 6 Stunden 1-mal/Tag über 3–4 Wochen
- Vasoaktive Medikamente als Begleittherapie zum Gehtraining
  - Pentoxifyllin, Naftidrofuril, Buflomedil, Propionyl-1-Carnitin, Cilostazol (vereinzelt mit interessanten Zusatzwirkungen wie günstigem Einfluss auf die Haemorheologie)
- Hämodilution
  - Senkung der Blutviskosität und Steigerung der Gehstrecke
- Senkung von Fibrinogen (Senkung der Blutviskosität)
  - Apherese, Urokinasethrombolyse
  - Medikamente, die erhöhtes Fibrinogen senken (u. a. Bezafibrat, Pentoxifyllin)
  - energische Bekämpfung der Entzündung
- Geninduzierte Angiogenese (z. B. Vascular Endothelial Growth Factor bei chronisch-kritischer Extremitätenischämie Stadium III und IV)

Die Möglichkeit einer induzierten Angiogenese mittels Vascular Endothelial Growth Factor (ph VEGF165) wurde bei wenigen Patienten mit chronisch-kritischer Extremitätenischämie sorgfältig untersucht (Baumgartner et al. 1998). Eine günstige Wirkung bei ischämischer oder diabetischer Neuropathie wurde berichtet. Eine Bestätigung durch prospektive Studien und insbesondere ein Vergleich mit Prostanoiden stehen noch aus.

Für die Behandlung der stabilen Claudicatio intermittens werden zusätzlich zur Basistherapie im Bedarfsfall die Hämodilution und vasoaktive Medikamente eingesetzt.

Die **Hämodilution** besteht aus einer Kombination von Aderlass und i. v.-Volumenersatz (Verhältnis meist 1:2) mit HAES 10% (Hydroxyaethylstärke) (Ernst et al. 1987; Kiesewetter et al. 1992). Damit wurde prospektiv in einer placebokontrollierten Studie nach 3-wöchiger Hämodilution eine Senkung des Hämatokrits und der Blutviskosität sowie eine Zunahme der Ruhedurchblutung und der schmerzfreien Gehstrecke erzielt. Eine Reihe **vasoaktiver Medikamente** bewirkten in prospektiven placebokontrollierten Studien als Zusatz zum Gehtraining kleinere, jedoch deutliche Steigerungen der Gehstrecke. (Übersicht 32.3)

32.4.3 Arterienrekonstruktion

Eine Arterienrekonstruktion ist prinzipiell im Stadium III und IV bzw. bei chronisch-kritischer Extremitätenischämie (Erhalt der Extremität) sowie selektiv im Stadium IIb (Behinderung von Arbeit und Lebensstil) indiziert. Begonnen wird jeweils mit der Rekonstruktion der proximalsten betroffenen Etage. Katheterrekanalisation, chirurgische Arterienrekonstruktion und Thrombolyse stehen zur Verfügung und werden auch kombiniert. Das Erfahrungsspektrum des jeweiligen Zentrums ist entscheidend. So kann bei intensiver konservativer Therapie bei Patienten mit schwerer Extremitätenischämie (N=190, davon 50% Diabetiker) aufgrund der Verschlusslokalisation in 18% auf eine Arterienrekonstruktion verzichtet werden. Bei 82% ist eine Rekonstruktion (Katheterrekanalisation, Gefäßchirurgie, lokale und systemische Thrombolyse) erforderlich, während bei 6,8% eine Unter- oder Oberschenkelamputation unvermeidlich ist (Letalität 1%; Abb. 32.11).

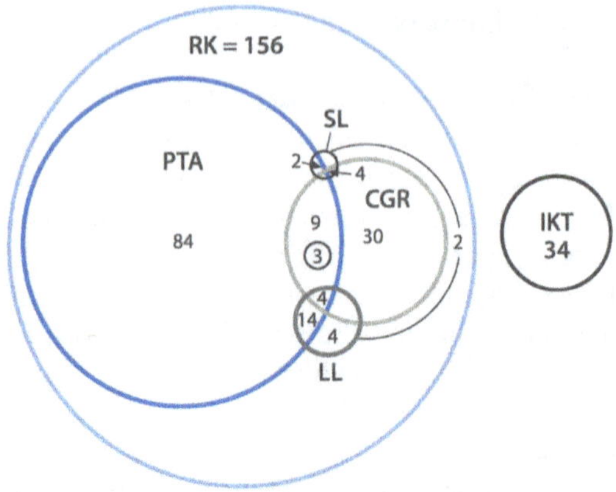

Abb. 32.11. Häufigkeit und Kombination des therapeutischen Vorgehens bei 190 konsekutiven Patienten mit schwerer chronischer Extremitätenischämie (schwarzer Kreis: keine Rekonstruktion; hellblauer Kreis: Arterienrekonstruktion, gesamt n = 156. Überlappende Kreissegmente symbolisieren die Kombination der entsprechenden Therapiearten. Die Größe der Kreise und die darin enthaltenen Zahlen geben die absolute Häufigkeit wieder. Mod. nach Gschwandtner et al. 1999)

IKT intensive konservative Therapie, PTA perkutane transluminale Angioplastie, CGR chirurgische Gefäßrekonstruktion, SL systemische Lyse, LL lokale Lyse

Katheterrekanalisation und endovaskuläre Therapie

Neben der klassischen PTA nach Grüntzig stehen u. a. die lokale Thrombolyse (Hess et al. 1987), die transluminale Atherektomie, die Laser-PTA und die Implantation von Stents zur Verfügung (Mahler 1990; TransAtlantic Inter-Society Consensus 2000). Der Eingriff erfolgt in Lokalanästhesie meist von den Leistenarterien aus. Das Prinzip der normalerweise angiographisch geführten PTA wird hier unter Duplexführung gezeigt (Katzenschlager et al. 1996; Abb. 32.12).

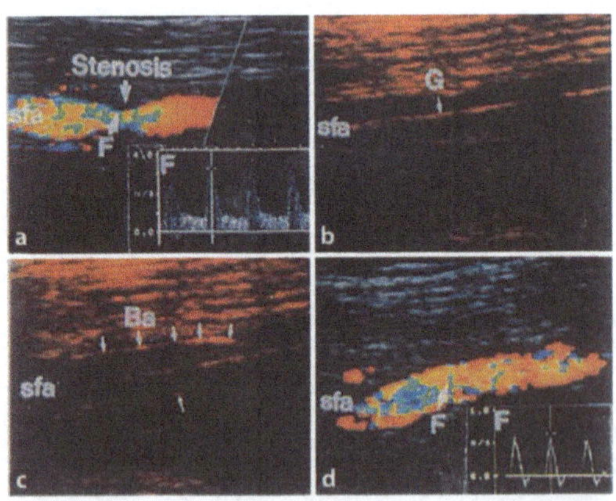

Abb. 32.12.a-d Farbduplexgeführte PTA einer Stenose der A. femoralis, **a** Stenose vor der Intervention im Längsschnitt im Farbflussmodus (Lumeneinengung, Stenoseflusscharakteristik bei F mit Spitzenfluss bis 3,7 m/s und fehlender Pendelflusskomponente), **b** der Führungsdraht (G) hat die Stenose passiert (B-Modus, Lumen schwarz), **c** der gefüllte Ballon (Ba, Pfeile) dehnt die Stenose (sfa „superficial femoral artery"), **d** nach erfolgreicher Dehnung Stenose im Farbfluss beseitigt, normaler Pendelfluss (max. 0,5 m/s). (Nach Katzenschlager et al. 1996)

Als Indikation zur PTA gelten:

- Stenosen der Aorta, A. iliaca, A. femoralis, A. poplitea und ggf. kurze Stenosen der Unterschenkelarterien,
- kurze Verschlüsse (bis ca. 10 cm) der A. femoralis, A. poplitea und ggf. der A. iliaca,
- bei kritischer Ischämie in ausgewählten Fällen auch längere Verschlüsse im femoropoplitealen und im Unterschenkelbereich.

Als **Indikation zur lokalen Lyse** gelten längere bzw. frischere Verschlüsse im femoropoplitealen Bereich, auch wenn diese die Trifurkation der Unterschenkelarterien einschließen (Hess et al. 1987). Die Sekundärprävention nach PTA erfolgt mit Azetylsalicylsäure oder Clopidogrel, nach lokaler Lyse mit oraler Antikoagulation.

Der Prozentsatz der primär technisch erfolgreichen PTA beträgt im Iliakalbereich für Stenosen ca. 95% und für Okklusionen ca. 70%, im Femoropoplitealbereich für Stenosen 95% und für Okklusionen 75–90% (Mahler 1990; TransAtlantic Inter-Society Consensus 2000). Die kumulative Durchgängigkeit der Arterien in allen Stadien beträgt durchschnittlich nach PTA iliakal bzw. femoropopliteal nach 1 Jahr 90 bzw. 80% und nach 5 Jahren 80 bzw. 70%. Die Resultate sind im Stadium III und IV durchschnittlich um 10–20% schlechter als im Stadium II. Die PTA ist daher wegen ihrer geringen Nebenwirkungen und nahezu fehlenden Letalität eine gute Alternative zur chirurgischen Arterienrekonstruktion. Als Kontraindikation gelten periphere Aneurysmen, schwere Gerinnungsstörungen und schlechte Nierenfunktion.

Chirurgische Gefäßrekonstruktion

Die Indikation zur chirurgischen Gefäßrekonstruktion besteht primär im Stadium III und IV bzw. bei chronisch-kritischer Extremitätenischämie sowie selektiv im Stadium IIb bzw. wenn die Kathetertechnik nicht durchführbar ist. Einerseits handelt es sich dabei um Mehretagenverschlüsse, bei denen die Sanierung des proximalen Verschlusses oft ausreicht, um das kritische Stadium zu beheben. Andererseits werden Okklusionen der Aorten-, Becken- und femoropoplitealen Etage sowie sogar von multilokulären Stenosen und Verschlüssen der Unterschenkelarterien im distalkruralen und im Vorfußbereich überbrückt (Sandmann et al. 1990; TransAtlantic Inter-Society Consensus 2000).

Nach Rekonstruktion der Aorten- und Beckenetage mit Y-Prothese ist die Kurz- und Langzeitdurchgängigkeit ausgezeichnet. Bei Diabetikern sind die Resultate nach 4 Jahren geringfügig schlechter (92% vs. 98%), die Sterblichkeit ist jedoch doppelt so hoch (33% vs. 16%; Sandmann et al. 1990). Die Langzeitergebnisse nach femoropoplitealem Bypass mit Antikoagulation liegen bei 65%. Sie sind bei Venentransplantat besser als bei Kunststofftransplantat und abhängig von der Durchgängigkeit der Unterschenkelarterien. Bei »schlechtem Abfluss« infolge einer PAVK im Unterschenkelbereich – wie für Diabetes typisch – sind die Resultate deutlich schlechter (Kretschmer et al. 1988; Sandmann et al. 1990; TransAtlantic Inter-Society Consensus 2000). Beim femorokruralen Bypass liegen die Einjahresergebnisse für die Durchgängigkeit von Venen- bzw. Kunststofftransplantaten bei 70% bzw. 40%.

Systemische Thrombolyse

Mit ultrahoher Dosierung von Streptokinase oder Urokinase können in Spezialzentren etwa 2/3 der frischen Arterienverschlüsse nichtinvasiv beseitigt werden (Martin u. Fiebach 1994). Die systemische Thrombolyse wird häufig mit einer PTA kombiniert und oft durch eine lokale Thrombolyse (Hess 1987) ergänzt.

32.4.4 Vorgehen bei diabetischer Gangrän

Das Vorgehen bei diabetischer Gangrän ist in Übersicht 32.4 zusammengefasst.

> Die Sekundärprävention, die Durchblutungs- und Funktionsverbesserung des Beines sowie die Infektionsbekämpfung sind bei einer Gangrän wesentlich. Bei Ruheschmerz, ischämischer Nekrose oder Ulkus sowie bei Behinderung im Alltagsablauf ist eine Gefäßrekonstruktion indiziert. Wichtig ist die intensive interdisziplinäre Zusammenarbeit.

Übersicht 32.4.
Vorgehen bei diabetischer Gangrän

- Sorgfältige Anamnese und klinische Untersuchung
  - Inspektion: Farbe, Nekrose, Entzündung
  - Schmerz, Geruch
  - Pulspalpation: Verschluss? Lokalisation?
  - Auskultation: Stenosegeräusche?
- Antikoagulation mit niedermoleklarem Heparin s.c.
- Antibiogramm
- Einstellung des Diabetes (ggf. Insulininfusion)
- Sofortige antibiotische Therapie
  - Hohe Dosis i.v.
  - Intraarterielle Infusion oder
  - Transvenöse Applikation in Bier-Sperre
- Eröffnung einer etwaigen Retention, lokale Therapie
- Vorfußröntgen
  - Osteomyelitis
  - Charcot-Fuß
- Objektivierung des Kompensationsgrades (Rekonstruktion nötig?)
  - Oszillographie, distale Arteriendrucke

▼

  - transkutaner O_2-Druck
  - Kapillarmikroskopie, Kapillardichte und -form, Durchlässigkeit auf Fluorescein (bei diabetischer Mikroangiopathie gesteigert)
  - Laser-Dopplerfluss
- Lokalisation von Verschlüssen oder Stenosen (Rekonstruktion möglich?)
  - Farbduplexultraschall
  - MR-Angiographie
  - Angiographie
- Rekonstruktion, wenn möglich
  - Kathetertechnik
  - Chirurgische Rekonstruktion
- Durchblutungsfördernde Infusionen (ggf. zusätzlich zur Rekonstruktion)
  - Prostaglandin E_1 oder Iloprost i.v. bzw. i.a.
  - VEGF-Gentherapie?
- Neurologische Kontrolle
- Distale Resektion (nach Demarkierung)
- Granulation oder Hautplastik
- Pedometrie (Vermeidung lokalen Druckes)

32

32.5 Kernaussagen für die Praxis

Das Risiko einer PAVK ist bei Diabetikern 4- bis 5-mal höher als bei Nichtdiabetikern, wobei Frauen häufiger als Männer betroffen sind. Überdies ist die Lebenserwartung (KHK, CAVK) sowie das lokale Therapieergebnis ungünstiger und die Amputationsrate höher. Die Gefäßläsionen sind meist multifokal und peripher lokalisiert (distal der A. poplitea), finden sich aber bei Vorliegen von Gefäß-Risikofaktoren auch proximal davon. Anamnese und Klinik (Inspektion, Pulse, Stromgeräusche) sind die Basis der Diagnose, die durch apparative Untersuchung präzisiert wird. Grundlage jeder Therapie der PAVK sind die Langzeitprophylaxe durch Optimierung von Lebensstil und Stoffwechseleinstellung die Beseitigung aller konventionellen Risikofaktoren und die pharmakologische Therapie der aktivierten Hämostase. Gehtraining und Physikotherapie sind die Therapie der leichten Claudicatio. Bei Ruheschmerz, Nekrose bzw. chronischer kritischer Extremitätenischämie ist eine Arterienrekonstruktion indiziert, gleichzeitig sind thrombotische Prozesse durch niedermolekulares Heparin zu verhindern. Für die Revaskularisation in Betracht kommen PTA, Lyse und chirurgische Aterienrekonstruktion. Ihr Scheitern erhöht das Amputationsrisiko. Intensive konservative Maßnahmen (Prostanoide, Hämodilution, Senkung des Fibrinogens) sind bedeutsam, wenn eine Gefäßrekonstruktion nicht möglich ist. Bei diabetischer Gangrän ist eine parenterale Antibiotikatherapie mit lokaler Säuberung und Entlastung bei Eiterretention dringlich.

Literatur

Alexander K, Cachovan M (1977) Diabetische Angiopathien. Witzstrock G

Antiplatelet Trialists' Collaboration (1994) Collaborative overview of randomised trials of antiplatelet therapy I: Prevention of death, myocardial infarction, and stroke by prolonged antiplatelet therapy in various categories of patients. BMJ 308:81–106

Baumgartner I, Pieczek A, Manor O et al (1998): Constitutive expression of phVEGF165 after intramuscular gene transfer promotes collateral vessel development in patients with critical limb ischemia. Circulation 97:1114–1123

Birrer M (2001) Makroangiopathie bei Diabetes mellitus. Vasa 30:168–174

Bollinger A, Fagrell B (1990) Clinical Capillaroscopy. Hofgrefe and Huber Publishers, Toronto

Brand F, Abbott R, Kannel W (1989) Diabetes, intermittent claudication, and risk of cardiovascular events. The Framingham Study. Diabetes 38:504–509

Brownlee M, Cerami A, Vlassara H (1988) Advanced glycosylation end products in tissue and the biochemical basis of diabetic complications. N Engl J Med 318:1315–1321

CAPRIE Steering Committee (1996) A randomised, blinded, trial of clopidogrel versus aspirin in patients at risk of ischaemic events (CAPRIE). Lancet 348:1329–1339

Criqui M, Langer R, Fronek A et al (1992): Mortality over a period of 10 years in patients with peripheral arterial disease. N Engl J Med 326:381–386

Ernst E, Matrai A, Kollar L (1987): Placebo-controlled, double-blind study of haemodilution in peripheral arterial disease. Lancet 1:1449–1451

Gschwandtner ME, Minar E, Ahmadi A et al (1999) Impact of different therapeutic alternatives in treatment of severe limb ischemia: experiences on 190 consecutive patients at a department of medical angiology. Vasa 28:271–278

Hess H, Mietaschk A, Bruckl R (1987) Peripheral arterial occlusions: a 6-year experience with local low-dose thrombolytic therapy. Radiology 163: 753–758

Kannel WB, McGee DL (1979) Diabetes and cardiovascular disease. The Framingham study. JAMA 241: 2035–2038

Katzenschlager R, Ahmadi A, Minar E et al (1996) Femoropopliteal artery: initial and 6-months results of color duplex US-guided percutaneous transluminal angioplasty. Radiology 199: 331–334

Kiesewetter H, Jung F, Erdlenbruch W, Wenzel E (1992) Haemodilution in patients with peripheral arterial occlusive disease. Int Angiol 11: 169–175

Kretschmer G, Wenzl E, Schemper M et al (1988): Influence of postoperartive anticoagulant treatment on patient survival and femoropopliteal vein bypass surgery. Lancet 1: 797–799

Lederman RJ, Mendelsohn FO, Anderson RD et al, TRAFFIC Investigators (2002) Therapeutic angiogenesis with recombinant fibroblast growth factor-2 for intermittent claudication (the TRAFFIC study): a randomised trial. Lancet 359: 2053–2058

Mahler F (1990) Katheterintervention in der Angiologie. Thieme, Stuttgart

Marks HH, Krall LP (1971) Onset, course, prognosis and mortality in diabetes mellitus. In: Marble A, White P, Bradley RF, Krall LP (eds) Joslin's diabetes mellitus. Lea and Feabiger, Philadelphia, pp209–254

Martin M, Fiebach O (1994) Fibrinolytische Behandlung peripherer Arterien- und Venenverschlüsse. Huber, Bern

Minar E, Ahmadi A, Koppensteiner R et al (1995): Comparison of effects of high-dose and low-dose aspirin on restenosis after femoropopliteal percutaneous transluminal angioplasty. Circulation 91: 2167–2173

Mulligan SA, Matsuda T, Lanzer P et al (1991). Peripheral arterial occlusive disease: prospective comparison of MR angiography and color duplex US with conventional angiography. Radiology 178: 695–700

Neuerburg-Heusler D, Hennerici M (1999) Gefässdiagnostik mit Ultraschall. Thieme, Stuttgart

Ouriel K (2001) Peripheral arterial disease. Lancet 358: 1257–1264

Sandmann W, Kniemeyer HW, Jalschak R, Grabitz K (1990) Operative Behandlung der peripheren arteriellen Verschlusserkrankung bei Diabetes mellitus; in-situ-Saphena-Bypass versus Umkehrbypassverfahren – eine retrospektive Studie. Vasa 19: 47–53

Second European Consensus (1991) Second European Consensus Document on chronic critical leg ischemia. Circulation 84: 1–26

Staessen JA, Wang JG, Thijs L (2001) Cardiovascular protection and blood pressure reduction: a meta-analysis. Lancet 358: 1305–1315

Stratton I, Adler A, Neil H et al (2000): Association of glycaemia with macrovascular and microvascular complications of type 2 diabetes (UKPDS 35): prospective observational study. BMJ 321: 405–412

TransAtlantic Inter-Society Consensus (2000) Management of peripheral arterial disease (PAD). TransAtlantic Inter-Society Consensus (TASC) on peripheral arterial occlusive disease. Eur J Vasc Endovasc Surg 19 (Suppl A): 1–296

Widmer LK, Stähelin HB (1981) Venen-, Arterienkrankheiten, koronare Herzkrankheit bei Berufstätigen. In: Widmer LK, Nissen C, da Silva A (Hrsg) Prospektiv-epidemiologische Untersuchung: Basler Studie I-III. Huber, Bern, pp1959–1978

Zerebrale Durchblutungsstörungen

H. C. Diener

33.1 Klinik und Einteilung

Der Diabetes mellitus ist mit einem erhöhten Risiko für zerebrovaskuläre Erkrankungen und einem 2- bis 5fach erhöhten Schlaganfallrisiko verbunden. Parallel dazu ist die Prognose des Schlaganfalls bei Diabetikern deutlich ungünstiger als bei Nichtdiabetikern. Die Ursachen sind komplex und entsprechen dem Risikocluster von Hypertonie, Dyslipoproteinämie und einem prokoagulatorischen Zustand insbesondere beim Typ-2-Diabetes. Entscheidende Bedeutung kommt dabei sowohl dem HbA1c-Wert (Kothari et al. 2002) als auch der Dauer der Erkrankung zu. Darüber hinaus dürften bei Diabetes mellitus metabolische Veränderungen für das Risiko einer Infarktausdehnung verantwortlich sein.

Schlaganfälle können sowohl ischämisch als auch hämorrhagisch bedingt sein. Ischämische Insulte sind am häufigsten. Sie entstehen entweder auf der Basis einer Arteriosklerose, auf die sich ein Thrombus aufsetzt, oder als Folge einer Embolie, die ihren Ursprung meist aus dem Herzen, der Aorta oder der A. carotis nimmt. Hämorrhagische Schlaganfälle basieren meist auf einer intrazerebralen Hämorrhagie oder einer Subarachnoidalblutung.

Mehrere klinische Bilder zerebraler Durchblutungsstörungen werden unterschieden:

33

Asymptomatische Personen. Hier handelt es sich um Stenosen oder Verschlüsse der hirnversorgenden Arterien die zufällig durch Ultraschall (Doppler- bzw. Duplexsonographie) oder bei einer Angiographie festgestellt werden. Die Patienten haben keine neurologischen Ausfälle, obwohl sich bei 20% klinisch stumme Ischämieareale in der Computertomographie finden.

Fokale Ischämien. In diesem Fall finden sich umschriebene Durchblutungsstörungen mit transienten ischämischen Attacken (TIA). Dabei kommt es zu flüchtigen neurologischen Ausfällen, die meist nur wenige Minuten anhalten und spätestens nach 24 h vollständig abgeklungen sind. Häufig finden sich flüchtige Sehstörungen (Amaurosis fugax), Hemihypästhesie, Lähmungen und Sprach- oder Sprechstörungen. Beim kompletten Schlaganfall treten die neurologischen Ausfälle »schlagartig« auf, bleiben in dieser Form bestehen und bilden sich in der Folgezeit partiell zurück. Bezüglich der Prognose unterscheidet man einen leichten Schlaganfall mit geringer Behinderung (»minor stroke«) von einem schweren Schlaganfall mit Pflegebedürftigkeit (»major stroke«).

Vaskuläre Demenz. Ein progredienter Verlust höherer Hirnfunktionen wie Kurzzeitgedächtnis, Konzentrationsfähigkeit und Orientierungsvermögen ist in 60% der Fälle durch degenerative Erkrankungen wie eine Demenz vom Alzheimer-Typ und in 30% durch chronische zerebrale Durchblutungsstörungen im Sinne einer Mikroangiopathie bedingt. Das überholte Konzept der Multiinfarktdemenz (MID) ging davon aus, dass wiederholte Schlaganfälle zu einer so ausgedehnten Gewebeschädigung im Gehirn führen, dass eine Demenz resultiert. Aufgepfropft auf die Mikroangiopathie kommt es zu leichten Schlaganfällen (»lakunäre Infarkte«) mit guter Rückbildungstendenz.

Hypertensive Enzephalopathie. Hierbei handelt es sich um akut auftretende neurologische Folgeerscheinungen einer exzessiven Blutdruckerhöhung z. B. nach Absetzen von Antihypertensiva. Im Vordergrund stehen eine rasche Bewusstseinstrübung und epileptische Anfälle.

33.2 Epidemiologie

Schlaganfälle sind die dritthäufigste Todesursache nach Herzerkrankungen und malignen Tumoren. 80% aller Schlaganfälle beruhen auf Durchblutungsstörungen (ischämischer Insult), etwa 10–15% auf intrazerebralen Blutungen und etwa 5% auf Subarachnoidalblutungen.

Nach Daten der Framingham-Studie ist das Schlaganfallrisiko bei diabetischen Männern 2,8fach und bei diabetischen Frauen 1,9fach erhöht (Wolf et al. 1991). In der MRFIT-Studie (Multiple Risk Factor Intervention Trial) wurde für diabetische Männer exakt die gleiche 2,8fache Risikoerhöhung gegenüber Nichtdiabetikern gefunden (Muller et al. 2002). Ähnliche Zahlen gibt es von großen Beobachtungsstudien wie der Honolulu-Heart-Study (Abott et al. 1987) und einer schwedischen Populationsstudie (Stegmayr u. Asplund 1995).

33.3 Ätiologie und Pathogenese

Die Ursachen cerebraler Durchblutungsstörungen sind vielfältig (Tabelle 33.1).

Bei Patienten mit Typ-2-Diabetes sind Hypertonie, Hyperglykämie und eine hohe Serumtriglyzeridkonzentration sowie ein niedriges HDL-Cholesterin mit einem erhöhten Schlaganfallrisiko verbunden (Lehto et al. 1996). In der größten prospektiven Interventionsstudie zum Typ-2-Diabetes wurden 3776 Menschen mit einem neu diagnostizierten Typ-2-Diabetes im Alter von bis zu 55 Jahren untersucht und in einer Beobachtungsstudie analysiert. Keiner dieser Patienten hatte beim Eintritt in die Studie eine bekannte kardiovaskuläre Erkrankung. 99 (2,6%) dieser Patienten erlitten jedoch einen Schlaganfall im Verlauf der Nachbeobachtung von knapp 8 Jahren. Der Bluthochdruck war ein wesentlicher Faktor für das Schlaganfallrisiko (Davis et al. 1999).

Bei der Entstehung der Arteriosklerose spielen Entzündungsprozesse eine große Rolle (Progress Collaborative Group 2001). Die damit verbundenen Endothelschäden führen lokal zu einer Erniedrigung der Stickstoffmonoxyd-Konzentration (NO)und einer erhöhten Permeabilität für Lipide, T-Lymphozyten und Monozyten. Diese werden in die Gefäßwand eingelagert und führen dort zur Schaumzellbildung. Gleichzeitig verstärken vermehrt auftretende oxidierte LDL die Zytokinproduktion, die verminderte Verfügbarkeit von NO schränkt die Gefäßrelaxation ein und verstärkt lokal die Adhäsivität von Thrombozyten (▶ s. Kap. 23 und 31). Das Ergebnis ist die Zunahme des Risikos einer arteriellen Thrombose mit konsekutivem ischämischem Infarkt.

Tabelle 33.1. Ursachen zerebraler Durchblutungsstörungen

Ursache	Häufigkeit
Kardiale Emboliequelle	27%
Makroangiopathie	21%
Mikroangiopathie (lakunärer Infarkt)	20%
Ungeklärte Ätiologie	23%
Mehrere Mechanismen gleichzeitig	5,5%
Seltene Ursachen (z. B. Gerinnungsstörung, Vaskulitis)	3,5%

Makroangiopathie. Auf dem Boden arteriosklerotischer Gefäßwandveränderungen kommt es bevorzugt bei hämodynamisch relevanten Stenosen hirnversorgender Arterien zur Anlagerung von Blutplättchen und zur Bildung eines Plättchenthrombus. Dieser kann sich ablösen und zum Verschluss einer der intrazerebralen Arterien führen oder eine lokale Thrombose eines hirnversorgenden Gefäßes verursachen. Die Behandlung mit Thrombozytenaggregationshemmern dient der Prophylaxe dieses Prozesses und soll die Anlagerung von Thrombozyten an die geschädigte Gefäßwand verhindern. Alternativ wird versucht, arterioarterielle Embolien oder den vollständigen Gefäßverschluss durch die Operation hochgradiger Stenosen zu verhindern.

Mikroangiopathie. Auf dem Boden einer Hyalinose kleiner penetrierender Arterien und Arteriolen im Marklager können lakunäre Infarkte auftreten. Die Läsionen sind hier nur einige Millimeter groß und führen möglicherweise zu einer reinen Hemiparese, einer Hemihypästhesie oder einer Hemiataxie. Lakunen können auch im Hirnstamm und im Kleinhirn auftreten. Hauptrisikofaktoren sind die arterielle Hypertonie und der Diabetes mellitus.

Kardiale Embolie. Basis ist die Bildung eines Gerinnungsthrombus im Vorhof des Herzens bei Herzrhythmusstörungen (absolute Arrhythmie), an den Herzklappen bei einer Herzklappeninsuffizienz oder -stenose, bei einer Endokarditis oder nach Herzinfarkt. Zur Vorbeugung eines Schlaganfalles kommen hier Antikoagulantien zum Einsatz.

Seltene Ursachen. Dazu gehören Autoimmunerkrankungen mit Vaskulitis, die Arteriitis temporalis, Dissektionen hirnversorgender Arterien, eine erhöhte Gerinnungsneigung (z. B. bei Polyglobulie, ausgeprägtem Alkoholkonsum und starker körperlicher Anstrengung ohne Flüssigkeitsersatz). Auch die regelmäßige Einnahme ergotaminhaltiger Substanzen (z. B. Migränemittel), der Konsum von Kokain sowie Schlaganfälle im Rahmen von diagnostischen Angiographien und Komplikationen chirurgischer Eingriffe an den Blutgefäßen oder am Herzen kommen als Ursache einer zelebralen Durchblutungsstörung in Betracht.

Hyperglykämie als Schlaganfallursache. Die Beziehung zwischen Hyperglykämie und Schlaganfallrisiko ist mehrfach belegt. So korrelierte in einer Subanalyse der MRFIT-Studie die Nüchternblutglukosekonzentration direkt mit dem Schlaganfallrisiko und erwies sich als unabhängiger Risikofaktor (Muller et al. 2002). Entsprechend zeigte sich in der Langzeitbeobachtung der Wisconsin-Epidemiology-Study of Diabetes (WESDR) bei über 30-jährigen Menschen eine direkte Beziehung zwischen der Erhöhung des HbA1c-Wertes und dem Schlaganfallrisiko (Klein u. Moss 1995).

Die Prognose des Schlaganfalls korreliert zur Höhe der Blutglukose. So wurde gezeigt, dass eine Hyperglykämie >130 mg/dl bei ischämischem Schlaganfall als Zeichen einer schlechten Langzeitprognose quo ad vitam gewertet werden kann (Williams et al. 2002). Ähnliches gilt für die Prognose einer intrazerebralen Hämorrhagie nach Thrombolyse bei Patienten mit akutem ischämischem Schlaganfall. Ursache dafür könnte die vermehrte intrazerebrale Lactatbildung im Bereich der unterperfundierten, den Infarkt umgebenden Zone sein, die mittels NMR-Spektroskopie nachgewiesen werden kann.

33

33.4 Prävention

Die Basis der Primärprävention ist die Vermeidung oder Behandlung von Risikofaktoren. Dazu gehört die Behandlung der Hypertonie, wodurch das Schlaganfallrisiko um bis zu 40% gesenkt werden kann. Der präventive Nutzen ist dabei umso größer, je mehr der Blutdruck gesenkt wird.

Der präventive Erfolg einer antihypertensiven Therapie ist bei Diabetikern größer als bei Nichtdiabetikern (Heart Outcomes Prevention Evaluation Study Investigators 2000). Durch eine Senkung des systolischen Blutdruckes um 10 mmHg und/oder des diastolischen Blutdruckes um 5 mmHg kann die Inzidenz von Schlaganfällen um 44% vermindert werden (UK Prospektive Diabetes Study Group 1998). Dies gilt auch für ältere Menschen mit Diabetes mellitus und mit Hypertonie (Neaton et al. 1993).

Das Schlaganfallrisiko kann zudem mittelbar durch die Behandlung anderer Risikofaktoren wie Diabetes mellitus, Hypercholesterinämie, Rauchen und Übergewicht gesenkt werden, wenn auch nicht im selben Ausmaß wie durch ein Absenken des erhöhten Blutdrucks. Regelmäßiges Ausdauertraining mindestens 3-mal pro Woche über 30 min senkt das Schlaganfallrisiko um 20%. Auch kleine Mengen von Alkohol erwiesen sich präventiv als wirksam.

> Große Primärpräventionsstudien zeigten keinen prophylaktischen Nutzen einer täglichen Einnahme von Acetylsalicyclsäure auf das Schlaganfallrisiko (Hart et al. 2000). Hingegen senkt die Gabe von Simvastatin oder Pravastatin bei Patienten, die einen Myokardinfarkt erlitten haben, deren Schlaganfallrisiko um 20–30% (Blauw et al. 1997).

Das bei absoluter Arrhythmie bestehende Schlaganfallrisiko von 5% pro Jahr kann durch Antikoagulation um 60–80% verringert werden. Bei Menschen im Alter von über 75 Jahren bedarf diese Form der Prävention jedoch einer sorgfältigen Abwägung von Nutzen (Verhinderung eines ischämischen Insultes) und Risiko (zerebrale Blutung; Tabelle 33.2).

Carotisoperation. Die Operation einer asymptomatischen Stenose der A. carotis interna von über 60% verringert das Schlaganfallrisiko nur minimal. Ein präventiver Nutzen besteht nur, wenn die Komplikationsrate der Operation unter 3% liegt (Executive Committee for the Asymptomatic Carotid Atherosclerosis Study 1995). Die Operation asymptomomatischer Carotisstenosen ist wirtschaftlich kaum zu vertreten; über 300 Patienten müssten operiert werden, um einen Schlaganfall pro Jahr zu verhindern.

33.5 Therapie des ischämischen Insults

Beim akuten Schlaganfall entwickeln sich die klinischen Ausfälle »schlagartig« innerhalb weniger Minuten, wobei 15–25% der Patienten innerhalb der ersten Woche versterben. Die Ursachen dafür sind meist Sekundärkomplikationen wie Hirnödem, Aspirationspneumonie, Lungenembolie und Sepsis. Prognostisch ungünstige Faktoren sind eine initiale Bewusstseinsstörung, ein Alter über 70 Jahre, eine komplette Hemiplegie mit Blickwendung, vorausgegan-

Tabelle 33.2. Primärprävention des ischämischen Insultes

Klinik	Präventionsmodus
Primärprävention (asymptomatisch)	Behandlung der Risikofaktoren kein Aspirin
Idiopathisches Vorhofflimmern ohne vaskuläre Risikofaktoren	
Alter <65 Jahre	Keine
Alter >65 Jahre	ASS 300 mg
Absolute Arrhythmie, vaskuläre Risikofaktoren (Hypertonie, Diabetes mellitus, Herzinsuffizienz, Rauchen)	Antikoagulation mit INR 2–3, bei Alter >75 Jahre INR 2
Absolute Arrhythmie, Kontraindikationen für Antikoagulation	ASS 300 mg
Absolute Arrhythmie, Alter >75 Jahre sowie Kontraindikation gegen eine Antikoagulation (z.B. vaskuläre Encephalopathie)	ASS 300 mg

ASS Acetylsalicylsäure,
INR International Normalized Ratio

gene Schlaganfälle und eine symptomatische koronare Herzerkrankung. Die Betreuung akuter Schlaganfälle erfolgt zweckmäßigerweise in einer »Stroke Unit«.

> **Schwerpunkt des therapeutischen Bemühens mit höchster Dringlichkeitsstufe ist in der Frühphase des ischämischen Infarktes die Stabilisierung physiologischer Parameter.**

Kurz nach einem Schlaganfall steigt häufig der Blutdruck an, fällt aber nach einigen Stunden ohne weitere Therapie spontan wieder ab. Daher sollte zunächst keine Blutdrucksenkung erfolgen. Eine antihypertensive Therapie ist nur notwendig, wenn über mehrere Stunden systolische Blutdruckwerte von über 220 mmHg und diastolische Blutdruckwerte von über 120 mmHg bestehen. Bei einem systolischen Blutdruck unter 120 mmHg ist dieser durch Volumengabe und ggf. Dopamin oder Sympathomimetika anzuheben.

Die folgenden therapeutischen Maßnahmen sind mit überwiegender Wahrscheinlichkeit wirksam (Hacke et al. 2000):
- Aufrechterhaltung eines systolischen Blutdrucks zwischen 120 und 220 mmHg,
- aggressive Senkung erhöhter Temperaturen durch Kühlung, Paracetamol und ggf. Antibiotika bei nachgewiesener Infektion,
- Überwachung der Sauerstoffsättigung (Pulsoxymetrie), bei Hypoxie Gabe von Sauerstoff, ggf. Intubation und Beatmung,
- Monitoring der Herzfunktion und Behandlung von Herzrhythmusstörungen,
- Thromboseprophylaxe mit niedrig dosiertem Heparin oder niedermolekularem Heparin, Kompressionsstrümpfe, passive Durchbewegung paretischer Extremitäten,
- optimale Lagerung, häufiges Umlagern zur Dekubitusprophylaxe, frühzeitiges Einsetzen von Krankengymnastik, Logopädie und Ergotherapie.

Diese Vorgangsweise bedarf bei Patienten mit Diabetes mellitus einigen Ergänzungen und Modifikationen, da eine **Hyperglykämie** die Prognose des akuten Schlaganfalls verschlechtert (Kagansky et al. 2001). Dementsprechend ist bei einer Blutglukose >200 mg/dl eine Insulintherapie (2–4 E/h) mittels Perfusor (50 E Insulin/50 ml physiologischer Kochsalzlösung) und adäquaten Dosiskorrekturen anhand 1- bis 2-stündlicher Blutglukosekontrollen zweckmäßig. Blutglukosewerte <100 mg/dl sind wegen der Gefahr einer additiven Hirnschädigung strikt zu vermeiden.

Hypoglykämien (▶ s. Kap. 21) sind bei leichter Ausprägung und bei wachen, schluckfähigen Patienten mit Fruchtsaft (100 ml = 10 g Kohlenhydrate) oder Traubenzucker zu behandeln. Bei Bewusstseinsminderung oder Koma ist 20%ige Glukose (100 ml) über eine große Armvene i. v. mit Wiederholung bis zum Erreichen von Plasmaglukosewerten zwischen 120 und 200 mg/dl bzw. bis zum Erwachen unter engmaschiger Blutglukosekontrolle zu verabreichen. Ggf. kann, wenn kein i. v.-Zugang zur Verfügung steht, bei Bewusstlosigkeit Glukagon 1 mg i. m. (Fertigspritze) verabreicht werden. Auf die Möglichkeit von Erbrechen und Aspiration ist zu achten ▶ (s. Kap. 21).

In einem Zeitfenster von 3 h nach Beginn der klinischen Symptomatik kann nach Ausschluss einer Blutung, eines raumfordernden Mediainfarktes und einer Ischämie, die mehr als ein Drittel des Mediaterritoriums betrifft, eine **systemische Thrombolyse** mit rekombinantem Gewebeplasminogenaktivator (rt-PA) versucht werden. Die Behandlung ist Ärzten mit Erfahrung in der neurologischen Intensivmedizin vorbehalten.

Im Zeitfenster zwischen 3 und 6 h kann bei Verschluss der A. cerebri media eine lokale Lyse durch einen Neuroradiologen erfolgen (Del Zoppo et al. 1996; Furlan et al. 1999). Diese kommt jedoch nur bei 5–7% der Patienten mit akutem Schlaganfall in Betracht. Die übrigen Patienten werden mit ASS 100–300 mg/Tag behandelt (International Stroke Trial Collaborative Group 1997) (Tabelle 33.3).

Beim ischämischen Insult in der hinteren Schädelgrube besteht ödembedingt die Gefahr eines Verschlusshydrocephalus, der das Anlegen einer **externen Ventrikeldrainage** durch den Neurochirurgen oder eine operative Entlastung der hinteren Schädelgrube erforderlich macht. Bei großen raumfordernden Mediainfarkten erfolgt eine antiödematöse Therapie, eine Intubation und leichte Hyperventilation sowie die Hochlagerung des Oberkörpers. Bei jüngeren Patienten kann eine großzügige Schädeltrepanation durchgeführt werden.

Tabelle 33.3. Thrombozytenaggregationshemmer und Antikoagulantien bei akutem ischämischem Insult

Substanz	Indikation
rt-PA systemisch	ischämischer Insult, Zeitfenster 0–3 h
rt-PA lokal	ischämischer Insult, Verschluss der A. cerebri media (Zeitfenster 3–6 h), Verschluss der A. basilaris (Zeitfenster bis zu 12 h)
Heparin oder niedermolekulares Heparin s.c.	Prophylaxe tiefer Beinvenethrombosen und Lungenembolien
Heparin in PTT-wirksamer Dosis	nachgewiesene kardiale Emboliequelle mit hohem Risiko (z. B. Vorhofthrombus), evtl. bei Dissektion der A. carotis interna oder A. vertebralis
Acetylsalicylsäure 100–300 mg	nach Ausschluss einer Blutung

Die folgenden Behandlungsformen wurden häufig versucht, sind aber als unwirksam anzusehen:

- Verabreichung von Kortison oder Kortisonäquivalenten bei Hirnödem,
- Gabe von Vasodilatatoren und Vasokonstriktoren,
- systemische Gabe von Streptokinase,
- Hämodilution mit Dextran oder Hydroxyäthylstärke,
- systemische Gabe von Heparin in PTT-wirksamer Dosis.

Vaskuläre Demenz. Dieses Krankheitsbild wird noch immer fälschlich unter dem unglücklichen Begriff der chronischen zerebrovaskulären Insuffizienz subsummiert, wobei unter diesem Oberbegriff auch viele degenerative und vaskuläre Erkrankungen des höheren Lebensalters sowie Patienten mit Schwindel eingeordnet werden. Viele dieser Patienten leiden jedoch unter der Alzheimer-Erkrankung.

> **Eine Therapie der subkorticalen arteriosklerotischen Encephalopathie ist bisher nicht möglich. Die modernen Cholinesterasehemmer (Donepezil, Galantamin) und Memantine bessern lediglich kognitive Symptome.**

Hirnblutung und Subarachnoidalblutung. Blutungen in das Hirngewebe treten bei älteren Menschen meist im Rahmen eines längerzeitig erhöhten Blutdrucks durch das Einreißen der Gefäßwand eines kleinen Gefäßes oder das Platzen einer aneurysmatischen Ausbuchtung eines Gefäßes auf. Die meisten Blutungen liegen in der Tiefe der Hirnhemisphären. Bei jüngeren Menschen kann es aber auch zu Blutungen aus angeborenen Gefäßmissbildungen, z. B. Angiomen kommen. Seltenere Ursachen für Hirnblutungen sind Störungen der Blutgerinnung infolge Thrombozytopenie, Hämophilie sowie plasmatischer Gerinnungsstörungen bei Leberinsuffizienz oder bei einer zu starken Antikoagulation.

> **Die wichtigsten Symptome der Subarachnoidalblutung sind plötzlich einsetzende heftigste, unerträgliche Kopf- und Nackenschmerzen auf der Basis eines rupturierten Aneurysma.**

Die Betreuung des Patienten sollte bei Verdacht auf eine Hirnblutung oder eine Blutung in die Hirnhaut zunächst in einer neurologischen oder neurochirurgischen Abteilung mit Intensivstation erfolgen. Dort ist anhand der Computertomographie zu entscheiden, ob der Patient operiert oder konservativ behandelt wird. Auch für diese Patientengruppe verschlechtert ein Diabetes mellitus die Prognose und erhöht die Mortalität.

33.5.1 Sekundärprophylaxe nach TIA oder leichtem Schlaganfall

Das Risiko, nach einer TIA einen Schlaganfall zu erleiden, beträgt 5–8% pro Jahr. Das Risiko für einen schweren Schlaganfall nach einem leichten Insult beträgt 5–15% pro Jahr. Das Risiko, nach einem schweren Schlaganfall einen weiteren, dann meist tödlichen Schlaganfall zu erleiden, wird mit 10% pro Jahr angegeben. Diese Situation unterstreicht die Wichtigkeit der Sekundärprävention nach flüchtigen Durchblutungsstörungen des Gehirns und nach einem ersten Schlaganfall. Das Rezidivrisiko steigt mit der Zahl der vaskulären Begleiterkrankungen und Risikofaktoren. Patienten mit Diabetes mellitus sind besonders gefährdet.

Tabelle 33.4. Sekundärprävention des Schlaganfalls

Substanz	Indikation
Acetylsalicylsäure (50–100 mg/Tag)	Standardtherapie nach TIA oder ischämischem Insult
Acetylsalicylsäure (300 mg/Tag)	Vorhofflimmern und Kontraindikation für eine Antikoagulation
Clopidogrel 75 mg/Tag	Kontraindikation oder Unverträglichkeit von ASS, besser verträglich als Ticlopidin
Acetylsalicylsäure (25 mg) plus Dipyridamol (200 mg) 2-mal/Tag	Zustand nach TIA oder ischämischem Insult, besser wirksam als ASS allein Patienten mit kardialer Emboliequelle (Ziel INR 3,0)

Behandlung von Risikofaktoren. Wie bei der Primärprävention ist auch bei der Sekundärprophylaxe die Behandlung der Risikofaktoren Hypertonie, Rauchen, Diabetes mellitus, Dyslipidämie, Übergewicht und zu starker Alkoholkonsum nach einer flüchtigen oder bleibenden Durchblutungsstörung des Gehirns von entscheidender Bedeutung. Die Kombination von Perindopril und Indapamid senkt das Schlaganfallrisiko unabhängig vom Ausgangsblutdruck (Progress Collaborative Group 2001). Der Nutzen einer konsequenten Diabeteseinstellung für die Sekundärprävention des Schlaganfalls ist bisher prospektiv nicht untersucht worden.

Medikamentöse Prophylaxe. Im Vordergrund stehen die Thrombozytenfunktionshemmer, wie Acetylsalicylsäure (2×25 mg) und Dipyridamol (2×200 mg), wobei die Kombination der beiden wirksamer ist als ASS alleine (Tabelle 33.4; Diener et al. 1996). Für die Monotherapie liegt die Dosierung von Acetylsalicylsäure bei 50–100 mg. Patienten mit Kontraindikationen für ASS oder Unverträglichkeit werden mit Clopidogrel (1×75 mg/Tag; CAPRIE Steering Committe 1996) oder Ticlopidin behandelt. Bei letzterem besteht bei 0,5% der Patienten innerhalb der ersten 3 Monate der Einnahme die Gefahr einer Neutropenie. Das Schlaganfallrisiko nach einer TIA oder einem leichten Schlaganfall wird durch Plättchenfunktionshemmer um 18–38% reduziert.

> **Ist die Ursache einer TIA oder eines Schlaganfalls eine kardiale Embolie, so ist eine prophylaktische Antikoagulation mit Marcumar (Ziel INR 3) erforderlich (EAFT Group 1993). Bei Patienten ohne kardiale Emboliequelle ist eine orale Antikogulation nicht wirksamer als Acetylsalicylsäure.**

33.6 Kernaussagen für die Praxis

Das Schlaganfallrisiko bei Männern und Frauen mit Diabetes mellitus ist 2,8fach bzw. 1,9fach höher als in der nichtdiabetischen Bevölkerung. Die durch Hyperglykämie verschlechterte Prognose des akuten Schlaganfalls verlangt bei einer Blutglukose >200 mg/dl die Einleitung einer Insulintherapie. Dabei ist ein Absenken der Blutglukose unter 100 mg/dl wegen der Gefahr einer additiven Gehirnschädigung durch Hypoglykämie strikt zu vermeiden. Bei akutem ischämischem Insult ist der Einsatz von Thrombozytenfunktionshemmern indiziert. Für die Primär- und Sekundärprävention sind die Reduktion und Behandlung von Risikofaktoren (Hypertonie, Rauchen, Dyslipidämie, Übergewicht und zu hoher Alkoholkonsum) und eine optimale Einstellung des Diabetes mellitus unbedingt erforderlich.

Literatur

Abott RD, Donahue RP, MacMahon SW et al (1987) Diabetes and the risk of stroke. The Honolulu Heart Program. JAMA 257: 949–952

Blauw GJ, Lagaay AM, Smelt AHM, Westendorp RGJ (1997) Stroke, statins and cholesterol. A metaanalysis of randomized, placebo-controlled, double-blind trials with HMG-CoA reductase inhibitors. Stroke28: 946–950

CAPRIE Steering Committee (1996) A randomised, blinded, trial of clopidogrel versus aspirin in patients at risk of ischaemic events (CAPRIE). Lancet 348: 1329–1339

Davis TME, Millns H, Stratton IM et al (1999) Risk factors for stroke in type 2 diabetes mellitus. United Kingdom Prospective Diabetes Study (UKPDS 29). Arch Intern Med 159: 1097–1103

Del Zoppo GJ, Higashida RT, Furlan AJ et al (1996) The prolyse in acute cerebral thromboembolism trial (PROACT): Results of 6 mg dose tier. Stroke 27: 164

Diener HC, Cuhna L, Forbes C et al (1996) European Stroke Prevention Study 2. Dipyridamole and acetylsalicylic acid in the secondary prevention of stroke. J Neurol Sci 143: 1–13

EAFT Group (1993) Secondary prevention in non-rheumatic atrial fibrillation after transient ischaemic attack or minor stroke. Lancet 342: 1255–1262

Executive Committee for the Asymptomatic Carotid Atherosclerosis Study. (1995) Endarterectomy for asymptomatic carotid artery stenosis. JAMA 273: 1421–1428

Furlan A, Higashida R, Wechsler L et al (1999) Intra-arterial prourokinase for acute ischemic stroke – The PROACT II Study: A randomized controlled trial. JAMA 282: 2003–2011

Hacke W, Kaste M, Olsen TS et al for the EUSI Executive Committee (2000) Acute treatment of ischemic stroke. Cerebrovasc Dis 10 (Suppl 3): 22–33

Hart RG, Halperin JL, McBride R et al (2000) Aspirin for the primary prevention of stroke and other major vascular events. Meta-analysis and hypotheses. Arch Neurol 57: 326–332

Heart Outcomes Prevention Evaluation (HOPE) Study Investigators (2000) Effects of ramipril on cardiovascular and microvasular outcomes in people with diabetes mellitus: results of the HOPE study and MICRO-HOPE substudy. Lancet 355: 253–259

International Stroke Trial Collaborative Group (1997) The International Stroke Trial (IST): a randomised trial of aspirin, subcutaneous heparin, both, or neither among 19.435 patients with acute ischaemic stroke. Lancet 349: 1564–1565

Kagansky N, Levy S, Knobler H (2001) The role of hyperglycemia in acute stroke. Arch Neurol 58:1209–1212

Klein R, Moss R (1995) A comparison of the study population in the diabetes control and complication trial and a Wisconsin epidemiologic study of diabetic retinopathy. Arch Int Med 155: 745–754

Kothari V, Stevens RJ, Adler AI et al (2002) UKPDS 60. Risk of stroke in type 2 diabetes estimated by the UK prospective diabetes study risk engine. Stroke 33:1776–1781

Lehto S, Ronnemaa T, Pyorala K, Laakso M (1996) Predictors of stroke in middle-aged patients with non-insulin dependent diabetes. Stroke 27 (1): 63–68

Muller S, Martin S, Koenig W et al (2002) Impaired glucose tolerance is associated with increased serum concentrations of interleukin 6 and co-regulated acute-phase proteins but not TNF-alpha or its receptors. Diabetologia 45: 805–812

Neaton JD, Wentworth DN, Cutler J et al (1993) Risk factors for death from different types of stroke. Multiple risk factors for death from different types of stroke. Multiple Risk Factor Intervention Trial Research Group. Ann Epidemiol 3: 493–499

Perry HM, Davis BR, Price TR et al (2000) Effect of treating isolated systolic hypertension on the risk of developing various types and subtypes of stroke. The Systolic Hypertension in the Elderly Program (SHEP). JAMA 284: 465–471

Progress Collaborative Group (2001) Randomised trial of a perindopril-based blood-pressure lowering regimen among 6105 individuals with previous stroke or transient ischaemic attack. Lancet 358: 1033–1041

Stegmayr B, Asplund K (1995) Diabetes as a risk factor for stroke. A population perspective. Diabetologia 38: 1061–1068

UK Prospective Diabetes Study Group (1998) Tight blood pressure control and risk of macrovascular and microvascular complications in type 2 diabetes (UKPDS 38). BMJ 317: 703–713

Williams LS, Rotich J, Qi R et al (2002) Effects of admission hyperglycemia on mortality and costs in acute ischemic stroke. Neurology 59: 67–71

Wolf PA, D'Agostino RB, Belanger AJ et al (1991) Prohability of stroke: a risk profile from the Framingham Study Stroke 22: 312–318

Medizinisches Diabetesmanagement

Aktuelle Strategien des Diabetesmanagement

W. A. Scherbaum, F. A. Gries, W. Waldhäusl

34.1 Einführung

Medizinisches Diabetesmanagement ist ein komplexer Prozess, der sich nicht allein auf die Behandlung der Hyperglykämie beschränkt. Vielmehr sind alle Aspekte der Primärprävention (Vermeidung des Typ-2-Diabetes; s. Kap. 1 und 38), der Sekundärprävention (Vermeidung und Therapie metabolischer Entgleisungen) und der Tertiärprävention (Behandlung diabetesassoziierter Folgeerkrankungen) zu berücksichtigen (King et al. 1995).

Um diese Ziele zu erreichen und Diagnostik, Therapie und Langzeitbetreuung der verschiedenen Diabetesformen sicherzustellen, ist ein strukturiertes Vorgehen nötig. Basis dafür ist die finanzielle Absicherung der Patienten durch ein adäquates Gesundheitssystem mit Versicherungspflicht bzw. Pflichtversicherung zur Bereitstellung der notwendigen personellen und materiellen Ressourcen. Entscheidende Komponenten sind neben kompetenten Ärzten gut ausgebildete Diabetesbehandlungsteams und die Verfügbarkeit von Diabeteszentren zur Sicherstellung der Tertiärprävention z. B. bei Visusverlust, bei diabetischem Fußsyndrom mit drohender Amputation sowie bei Diabetes in der Schwangerschaft.

Für die Versorgung der Patienten ist die Definition der Leistungsträger und ihrer Aufgabenbereiche zweckmäßig (◘ Tabelle 34.1). Die Basisversorgung erfolgt dabei für den Typ-2-Diabetes in der Regel durch den Hausarzt, beim Typ-1-Diabetes hingegen am besten durch einen spezialisierten Arzt (in Deutschland: Diabetologe DDG; in Österreich: Spezialarzt Endokrinologie und Stoffwechsel).

Für die Festlegung der Therapieziele und die Durchführung einer entsprechenden Behandlung sowie für die Qualität der Verlaufskontrollen ist die entsprechende Schulung der Patienten unabdingbar (▶ s. Kap. 35). In jedem Fall ist der Patient in die von Tag zu Tag erforderlichen medizinischen Entscheidungsprozesse voll einzubinden (»Shared decision making«; Baumberger 2000). In diesem Zusammenhang kommt der Compliance des Patienten besondere Bedeutung zu, da er selbst seine Eigenbetreuung zwischen zwei Arztbesuchen übernehmen muss. Die dazu nötige Befähigung und Motivation zur Mitarbeit (»empowerment«) setzt die Akzeptanz der lebenslangen chronischen Erkrankung durch den Patienten sowie eine adäquate Diabetesschulung voraus (▶ s. Kap. 36).

34.2 Abgestuftes Versorgungskonzept

Die Behandlung von Patienten mit Diabetes erfordert ein individuelles Vorgehen, das im Verlauf der »Patientenkarriere« Interventionen auf unterschiedlicher Ebene (◘ Abb. 34.1) durch ein multidisziplinäres Team (Arzt, Patient, Diätassistentin, Diabetesschulungsschwester, Spezialärzte etc.) gewährleistet (Zinman 1997).

Bei Erstkontakt sind zunächst der Schweregrad der Erkrankung, die Art des Diabetes (Typ 1, Typ 2 und sonstige) und das primäre Therapieziel zu ermitteln. Bereits zu Beginn des Diabetes ist darauf zu achten, die Befähigung des Patienten zur Selbstbehandlung zu entwickeln und zu fördern, um langfristig diabetische Folgeerkrankungen zu vermeiden. Wichtig ist zudem die Festle-

◘ Tabelle 34.1. Wichtige Leistungsträger und Aufgabenbereiche eines kompetenten Diabetesmanagement. (Mod. nach King et al. 1995)

Leistungsträger	Aufgabengebiet
Hausarzt	Basisdiagnostik und -therapie, Betreuung bei Diabetes Typ 2
Diabetesteam (Diabetologe, Diätassistent, Diabetesschulungsschwester, Augenarzt)	Diagnostik, Therapie, Patientenschulung und Behandlung unkomplizierter Folgekrankheiten bei Diabetes Typ 1 und Typ 2
Diabeteseinheit (Poliklinik)	Diagnostik, Therapie, Patientenschulung sowie Behandlung komplexer Folgekrankheiten bei Diabetes Typ 1 und Typ 2
Diabeteszentrum	Diagnose, Therapie, Patientenschulung; stationäre Behandlung aller komplexen diabetischen Folgekrankheiten; unmittelbarer Zugriff auf Dialyse, Laserbehandlung, Gefäß- und Fußchirurgie erforderlich

gung der Konsultationsfrequenz beim behandelnden Arzt und deren Überwachung durch ein »recall system« (Mahnverfahren). Die Basis dafür ist ein professionelles Informationsmanagement, das auf das Risikoprofil des Patienten bzgl. Blutglukoseselbstkontrolle, Lebensstil, Komplikationsstatus und Therapieform ausgerichtet ist. Eine entsprechende Datenbasis ist zur Verfügung zu stellen.

Im der ambulanten Betreuung hat sich ein duales Versorgungskonzept (Scherbaum u. Schulze 2002) bewährt, wobei der Hausarzt bzw. der niedergelassene Arzt die Primärversorgung (Grundversorgung und Überwachung) des diabetischen Patienten übernimmt, während bestimmte Leistungen von einer ambulanten oder stationären Schwerpunkteinrichtung wahrgenommen werden. Die Schnittstellen und Indikationen für die Übernahme der Betreuung eines Diabetikers durch eine solche Schwerpunkteinrichtung sind abhängig von Region und Land unterschiedlich definiert. Sie schließen aufwändige Formen der Insulintherapie (▶ s. Kap. 16), das Nichterreichen der vereinbarten metabolischen Therapieziele, das häufige Auftreten von Hypoglykämien, psychosoziale Diabetesprobleme, schwere Insulinresistenz, präkomatöse Stoffwechselentgleisungen und komplexe diabetische Folgeerkrankungen ein. Dazu gehören das diabetische Fußsyndrom, fortgeschrittene Formen der diabetischen Neuropathie oder der Makroangiopathie. Die Schnittstellen für die stationäre Einweisung von Diabetikern sind in Deutschland im Disease-Management-Programm (DMP) Typ-2- bzw. Typ-1-Diabetes geregelt (s. Abschn. 34.5).

Wichtige Merkmale des medizinischen Diabetesmanagements sind
- die aktive Teilnahme des Patienten an der Behandlung mit der Vereinbarung eines Behandlungsziels, für dessen Erreichen der Patient nach entsprechender Ausbildung die Verantwortung mitübernimmt,
- die Übernahme der Patientenausbildung und -information durch das Behandlungsteam (Arzt, Diabetesschulungsschwester, Diätassistentin),
- die Verfügbarkeit administrativer Strukturen für ein Patienteneinberufungs- und Überwachungssystem sowie
- ein den klinischen Erfordernissen entsprechendes Informationsmanagement.

34.3 Leitlinien für die diabetologische Versorgung

Zur Sicherstellung der Qualität der diabetologischen Versorgung, speziell der Maßnahmen für Diagnostik, Therapie und Langzeitbetreuung wurden von verschiedenen Diabetesgesellschaften evidenzbasierte Leitlinien erarbeitet. Ihre Inhalte sind durch wissenschaftliche Daten aus klinischen Studien begründet und bilden die Basis der Betreuung bei Diabetes mellitus Typ 1 und 2 (z. B. European Diabetes Policy Group 1999).

Wichtige Grundlage dafür ist der Nachweis u. a. in der Steno-2-Studie, dass ein intensiviertes multifaktorielles therapeutisches Vorgehen bei Typ-2–Diabetes geeignet ist, das Risiko sowohl für mikro- als auch makrovaskuläre Schäden bei Diabetes zu reduzieren (Gaede et al.

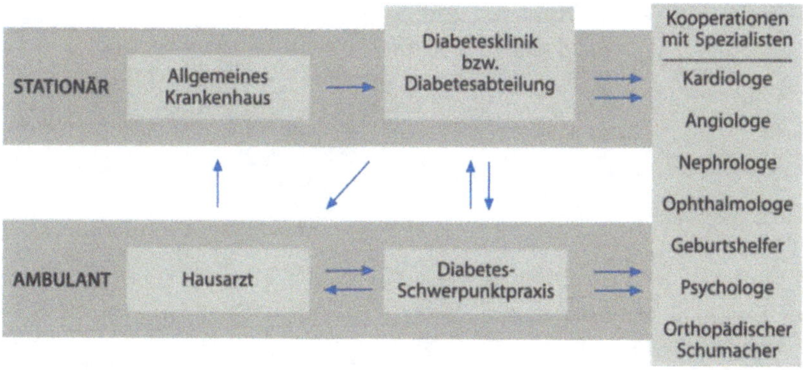

Abb. 34.1. Betreuungsebenen der ambulanten und stationären Behandlung bei Diabetes mellitus

1993), und dass dieses Ziel bei üblicher Vorgangsweise nur von einer Minderheit der Patienten erreicht wird (Blutdruck bei 26,7%, LDL-Cholesterol <100 mg/dl bei 35,5%, HbA1c <6,5% bei 26,7%; MacFarlane et al. 2002).

Von der Deutschen Diabetesgesellschaft (DDG) liegen bisher zwölf publizierte evidenzbasierte Leitlinien und zehn Praxisleitlinien (Tabelle 34.2) vor. Diese sollten jedoch nicht als »Kochrezept« verstanden werden. Sie sind vielmehr Handlungsanleitungen für Regelfälle und dienen dazu ärztliche Entscheidungen und medizinische Abläufe zu unterstützen.

> **Die wichtigste Voraussetzung für Entscheidungen in der medizinischen Versorgung individueller Patienten ist ein umfassendes medizinisches Wissen einschließlich pathophysiologischer Hintergründe und der gewissenhafte vernünftige Gebrauch der gegenwärtig besten wissenschaftlich begründeten Evidenz unter Einbeziehung der eigenen Erfahrung (Sackett et al. 2000).**

34.4 Qualitätssicherung

Für die Gewährleistung der Versorgungsqualität in der Diabetologie sind gut definierte Qualifikationsmerkmale der Strukturqualität, der Prozessqualität und der Ergebnisqualität unabdingbar.

Strukturqualität. Wichtige Elemente der Strukturqualität sind in Deutschland neben der Qualifikation des Hausarztes die folgenden Komponenten:

- das Diabetesteam mit
  - Diabetologe DDG,
  - Diabetesberater/in DDG,
  - Diabetesassistent/in DDG,
  - Ernährungsberater/in DDG,
  - Podologe, Podologin
- ein Psychologe und/oder Sozialarbeiter,
- der Gesundheitspass Diabetes,
- Schulungs- und Behandlungseinrichtungen DDG für Typ-1-Diabetes,
- Schulungs- und Behandlungseinrichtungen DDG für Typ-2-Diabetes,
- Diabeteszentren DDG sowie

Tabelle 34.2. Evidenzbasierte Diabetesleitlinien und Praxisleitlinien der DDG (Stand Oktober 2003; Koordination W. A. Scherbaum, Düsseldorf)

Evidenzbasierte Diabetesleitlinien	Sprecher	Publikation	Praxisleitlinie	Publikation
1. Definition, Klassifikation und Diagnostik	W. Kerner	05/2001	+	5/2002
2. Epidemiologie	H.U. Janka	06/2000	+	5/2002
3. Hypertonie und Diabetes mellitus	E. Standl	06/2000	+	5/2002
4. Sensomotorische diabetische Neuropathien	M. Haslbeck	06/2000	+	5/2002
5. Diabetische Nephropathie	C. Hasslacher	06/2000	+	5/2002
6. Autonome diabetische Neuropathie	M. Haslbeck	10/2002	+	5/2002
7. Diabetische Retinopathie und Makulopathie	H.P. Hammes	06/2000	+	5/2002
8. Diabetes und Herz	E. Standl	5/2003	+	5/2002
9. Diabetes mellitus Typ 1	M. Dreyer	5/2003	+	5/2002
10. Diabetes mellitus Typ 2	H.U. Häring	5/2003	+	5/2002
11. Diabetes und Adipositas	H. Hauner	5/2003	–	–
12. Psychosoziales und Diabetes mellitus	B. Kulzer	5/2003	–	–

- Fußzentren DDG.

Für die vier letztgenannten Institutionen ist eine Akkreditierung erforderlich.

Prozessqualität. Die Strukturierung der Behandlungsprozesse ist eine wesentliche Voraussetzung für den optimalen Ablauf der Betreuung und gute therapeutische Ergebnisse. Folgende Elemente sind dafür ausschlaggebend:

- die Aus- und Weiterbildung der Ärzte und der weiteren Mitglieder des Diabetesteams,
- die Festlegung von Kontrolluntersuchungen (s. Gesundheitspass Diabetes),
- die Qualitätszirkel,
- die Festlegung von Schnittstellen für die Überweisung an andere Einrichtungen/Spezialisten,
- Patientenpfade in der Klinik (»clinical pathways«) sowie
- die begleitende Dokumentation der Versorgungsdaten (z. B. Gesundheitspass Diabetes, Diabetikertagebuch, Chipkarte)

Gesundheitspass Diabetes. Jeder Diabetespass soll das Eintragen der Therapieziele sowie der Untersuchungen, die bei Patienten in Hinblick auf Folgekrankheiten regelmäßig durchgeführt werden sollten, ermöglichen. Um die Kommunikation zwischen Patient und Behandlungsteam zu erleichtern, enthält der Diabetespass auch Daten, die mit denen in der vom Arzt geführten Patientenakte identisch sind. Zudem trägt der Patient die Befunde der Gewichts- und Stoffwechselselbstkontrolle ein (▶ s. Kap. 19). Wichtige Eintragungen im Gesundheitspass Diabetes sind:

bei jedem Arztkontakt	– Gewicht – Blutdruck – Blutglukose
1/4- (bis 1/2) jährlich	– Blutglukose – HbA1c, Mikroalbuminurie – Fußinspektion
jährlich	– augenärztliche Untersuchung – Nierenfunktionsuntersuchung (Blutdruck, Urinstatus, Kreatinin oder Kreatininclearance) – Untersuchung des peripheren Nervensystems (quantifizierter Stimmgabeltest, Thermästhesie und Mikrofilamenttest) – Gefäßstatus einschließlich Doppleruntersuchung – Ruhe-EKG, ggf. Belastungs-EKG, Echokardiographie etc. – Lipidstatus[a] (Cholesterin, Triglyceride, HDL-, LDL-Cholesterin)

[a] abhängig vom individuellen Therapieziel. Wichtig ist auch das Erfassen des Rauchverhaltens (Überwachung des kardiovaskulären Risikoprofils).

Ergebnisqualität. Die Ergebnisse der Behandlung müssen für jeden Patienten dokumentiert werden. Sie können, wie z. B. im Strukturvertrag der Kassenärztlichen Vereinigung Nordrhein festgelegt, u. a. für die Gesamtzahl der in einer Praxis behandelten Diabetiker mit den Ergebnissen anderer Praxen verglichen werden (»benchmarking«). Erfolgsparameter sind die Höhe des HbA1c-Wertes, die Rate an Amputationen der unteren Extremitäten, die Häufigkeit von schweren Hypoglykämien und Komata sowie von Krankenhauseinweisungen wegen Diabetes.

34.5 Disease-Management-Programm (DMP) Diabetes mellitus Typ 2

Allgemeines

Das in Deutschland im Jahr 2003 eingeführte »Disease-Management-Programm (DMP) Diabetes Typ 2« versucht, den Prozessablauf von Diagnose, Therapie und Langzeitbetreuung, nicht aber die Prävention der Erkrankung, bei Menschen mit Diabetes zu steuern um möglichst kostengünstig gute Behandlungsergebnisse zu erzielen. Im Gegensatz zum individuellen »Case-Management« ist das DMP ein populationsbezogener Ansatz. Sein Ziel ist es, ganze Patientenkollektive strukturiert und evidenzbasiert über alle Krankheitsstadien hinweg (Lauterbach 2001) zu behandeln und wechselseitig von Arzt und Patient Verantwortung einzufordern (Lanier et al. 2003).

Die Einführung des DMP Diabetes Typ 2 folgt einem Gutachten des Sachverständigenrates für die konzertierte Aktion im Gesundheitswesen mit spezifischen Aussagen zur Unter-, Fehl- und Überversorgung u. a. bei Typ-2-Diabetes mit dem Ziel, Qualitätsdefizite an den Schnittstellen der hausärztlichen, fachärztlichen und klinischen Versorgung abzubauen (Schwartz et al. 2001). Kriterien für die Auswahl des Typ-2-Diabetes für ein derartiges Programm waren neben der hohen Zahl von betroffenen Menschen die Verfügbarkeit von evidenzbasierten Leitlinien, die Möglichkeit zur Verbesserung der Qualität der Versorgung, der sektorübergreifende Behandlungsbedarf und dessen Beeinflussbarkeit durch Eigeninitiative der Betroffenen sowie die hohen Kosten der Behandlung.

Grundsätzlich kann ein DMP sowohl von Krankenkassen als auch von Managed-Care-Organisationen oder der pharmazeutischen Industrie getragen werden (Blumenthal 2001). In Deutschland sind jedoch ausschließlich die Krankenkassen dazu aufgerufen, diese Programme zu erstellen. Für das DMP Diabetes Typ 2 hat das Bundesministerium für Gesundheit und soziale Sicherung (BMGS) Empfehlungen zu den Anforderungen an das strukturierte Programm vorgelegt, die von den Kassen entsprechend umzusetzen sind. Die Einschreibung in das Programm erfolgt nach strikten Regeln (Übersicht 34.1). Spezielle und praktische Hinweise zum Disease-Management-Programm Diabetes Typ 2 finden sich im Handbuch für Hausärzte (Dt. Hausärzteverband e. V. 2003).

Übersicht 34.1.
Ausgewählte Elemente des Disease-Management-Programms Diabetes Typ 2
- Gesicherte Diagnose nach WHO-Kriterien
- Freiwillige Teilnahme des Patienten
- Einschreibung in das Programm per Vertrag zwischen DMP-Arzt und Patient
- Behandlung nach im Programm spezifizierten, evidenzbasierten Leitlinien
- Schulung der Patienten
- Schulungsverpflichtung für Ärzte und Diabetesassistentinnen
- Weitergabe von Basisdaten an die Krankenkassen
- Versichertenbezogene Dokumentation
- Wissenschaftliche Evaluation

Die Krankenkassen sind dazu verpflichtet, das von ihnen durchgeführte DMP in regelmäßigen Abständen durch externe wissenschaftliche Institutionen evaluieren zu lassen und die Ergebnisse zu publizieren.

Interdisziplinäre Behandlung

Die Basisbetreuung im DMP Diabetes Typ 2 erfolgt durch den einschreibenden Arzt (DMP-Arzt), der in der Regel auch der Hausarzt ist. Der DMP-Arzt kooperiert nach einem bestimmten Regime mit Spezialisten und konsultiert u. a. einmal pro Jahr einen Augenarzt. Ein Ophthalmologe und Nephrologe sind bei Retinopathie und Mikroalbuminurie hinzuzuziehen. Wenn die HbA1c-Zielwerte nicht binnen 6 Monaten erreicht werden, muss ein Diabetologe eingeschaltet werden; ein Gynäkologe/Geburtshelfer ist bei Gravidität, ein diabetologisches Fußzentrum bei diabetischem Fußsyndrom einzubeziehen (Tabelle 34.3).

Für stationäre Einweisungen aufgrund des Diabetes werden sog. DMP-Kliniken vorgesehen, die spezielle Strukturqualitäten aufweisen müssen (Übersicht 34.2).

Die im DMP Diabetes Typ 2 vorgesehenen Gründe für eine stationäre Einweisung sind:
- Notfallindikationen (in jedes Krankenhaus),
- bedrohliche Stoffwechselentgleisungen,
- schwere spezielle Stoffwechselentgleisungen (z. B. häufige nächtliche Hypoglykämien, Hypo glykämiewahrnehmungsstörungen u. a.) sowie
- ein infizierter diabetischer Fuß neuropathischer bzw. angiopathischer Genese und akute neuroosteopathische Fußkomplikationen.

Übersicht 34.2.
Anlage 3 zum Vertrag der Kassenärztlichen Vereinigung Nordrhein mit den gesetzlichen Krankenversicherungen über ein strukturiertes Behandlungsprogramm (DMP) zur Verbesserung der Versorgung von Typ-2-Diabetikern
Strukturqualität der Krankenhäuser (Auszug). Aufgrund der Diagnose Diabetes mellitus sollen Patienten vorrangig in Krankenhäuser überwiesen werden, die folgende Vorgaben erfüllen:
- Personelle Voraussetzungen:

Ärztliches Personal
  - Mindestens zwei Diabetologen in dauerhafter Beschäftigung
  - Möglichkeit der konsiliarischen Einbeziehung eines Kardiologen, eines Nephrologen, eines Augenarztes, eines Neurologen, eines Radiologen, eines

interventionellen Angiologen sowie bei Sonderspezialisierung auf Füße eines Gefäßchirurgen

Nichtärztliches Personal
- Mindestens ein(e) Diabetesberater(in) und ein(e) Diabetesassistent(in) in dauerhafter Beschäftigung
- Möglichkeit der konsiliarischen Einbeziehung eines Diätassistenten, eines Psychologen, eines Ergotherapeuten, eines Orthopädieschuhmachers sowie eines medizinischen Fußpflegers (möglichst mit Zusatzqualifikation zum Podologen)

- Räumliche und strukturelle Voraussetzungen
  - zusammenhängende Räumlichkeiten zur Behandlung von Patienten mit Diabetes mellitus Typ 2
  - Buffet mit Waage
  - Kochgelegenheit
- Geräteausstattung
  - Qualitätsgesicherte Blutglukosemessung
  - Qualitätsgesicherte HbA1c-Messung
  - Qualitätsgesicherte Blutdruckmessung
  - Verbandswagen zur Grundversorgung diabetischer Füße
  - Stimmgabel, Kalt-Warm-Test zur Messung von Neuropathien
  - Ultraschall sowie 24-h-Blutdruckmessung

Weiterführende Merkmale der Struktur-, Prozess- und Ergebnisqualität wurden auch für diabetologische Fußzentren definiert (Übersicht 34.3).

Übersicht 34.3.
Fußbehandlungseinrichtung DDG. Qualitätsstandards für eine integrierte Fußversorgung von Menschen mit Diabetes mellitus

Die Arbeitsgemeinschaft Fuß in der DDG e.V. hat Voraussetzungen für ambulante und stationäre Fußbehandlungseinrichtungen bezüglich Struktur-, Prozess- und Ergebnisqualität sowie Qualitätsmanagement und Qualitätssicherung definiert. Die nachweisliche Erfüllung dieser Voraussetzungen bedingt die Anerkennung als »Fußbehandlungseinrichtung DDG« im Sinne einer »geeigneten Fußbehandlungseinrichtung »durch den Vorstand der Deutschen Diabetesgesellschaft. Bereit zu halten und zu dokumentieren sind:

- Strukturqualität
  Ausstattung
  - Behandlungsstuhl oder -liege
  - Spezielle Beleuchtung
  - Verbandswagen, Steriles Instrumentarium
  - Neurologisches Diagnostikinstrumentarium
  - Angiologisches Diagnostikinstrumentarium incl. Dopplersonographie zur Verschlussdruckmessung
  - Fotodokumentation

  Personal
  - Verantwortlicher ärztlicher Leiter, Facharzt
  - Krankenschwester/-pfleger mit Kompetenz in lokaler Wundversorgung (stationäre Einrichtung)
  - Diabetesberaterin/Diabetesassistentin (stationäre Einrichtung)

  Interdisziplinäre Versorgung, Kooperation per schriftlicher Vereinbarung mit:
  - ggf. Diabetologe (DDG)
  - ggf. Arzt für Chirurgie/Orthopädie bzw. Gefäßchirurgie
  - Interventionelle Angiologie und/oder Radiologie
  - Mikrobiologie
  - Orthopädieschuhmacher und/oder Orthopädietechniker
  - Podologe
- Prozessqualität
  Die Diagnose- und Therapiemaßnahmen müssen dokumentiert und nachvollziehbar sein und sich inhaltlich am »International Consensus on the Diabetic Foot« in der jeweils aktuellen Fassung sowie an regionalen/nationalen Leitlinien orientieren. Es muss ein Zugang zur weiterführenden Diagnostik und Therapie vorhanden sein. Prozessstandards für die Kooperation sollen vorliegen. Hierzu gehört auch

▼

die Regelung einer 24-stündigen Notfallversorgung.
- Ergebnisqualität
  Bei Erstantrag müssen nach 6 Monaten die Behandlungsergebnisse von 30 neu behandelten Patienten dokumentiert und vorgelegt werden. In der Folge sind die Behandlungsergebnisse von 10 Patienten pro Jahr zu dokumentieren und vorzulegen. Zu dokumentieren ist die Häufigkeit von
  - Neuropathie,
  - arterieller Verschlusskrankheit,
  - Neuroosteoarthropathie.
  - Minor-Amputationen
  - Major-Amputationen
  - der Behandlungsverlauf (geheilt/gebessert/unverändert/verschlechtert/verstorben)
- Qualitätssicherung
  Der verantwortliche Leiter oder ein Vertreter muss aktiver Teilnehmer der Jahrestagung der AG Fuß sein und dort ggf. die Behandlungsergebnisse seiner Einrichtung präsentieren. Die Behandlungsergebnisse der Einrichtungen werden im Sinne eines Benchmarking auf der Jahrestagung vorgestellt.

Tabelle 34.3. Anlage 3a zum Vertrag der Kassenärztlichen Vereinigung Nordrhein mit den gesetzlichen Krankenversicherungen über ein strukturiertes Behandlungsprogramm (DMP) zur Verbesserung der Versorgung von Typ-2-Diabetikern

Strukturqualität weiterer Leistungserbringer der zweiten Versorgungsstufe	Voraussetzungen
Spezialisierte Einrichtung für die Behandlung des diabetischen Fußsyndroms	**Personal**
	Die Einrichtung ist von einem diabetologisch qualifizierten Arzt bzw. einem Arzt mit vergleichbarer Qualifikation zu leiten. Über die Feststellung einer vergleichbaren Qualifikation entscheidet im Einzelfall die Diabeteskommission
	Podologe (ggf. in vertraglicher Kooperation) Orthopädie-Schuhmacher/Schuhtechniker (ggf. in vertraglicher Kooperation)
	Geschultes medizinisches Assistenzpersonal
	Ausstattung zur Behandlung des diabetischen Fußsyndroms
	Apparativ zur Basisdiagnostik der peripheren Neuropathie (Stimmgabel und/oder Monofilament, Reflexhammer, Kalt/Warm- und Spitz/Stumpf-Diskriminierung, Verbandswagen mit sterilem Instrumentarium) und von angiologischen Veränderungen (z. B. bidirektionaler Doppler/ggf. in vertraglicher Kooperation)
	Behandlungsstuhl mit ausreichender Lichtquelle
Ophthalmologischen Kontrolle	Facharzt für Augenheilkunde
Hypertoniebehandlung	Diabetesschwerpunktpraxis im Sinne dieses Vertrages; Facharzt für Innere Medizin; Allgemeinarzt, praktischer Arzt und Arzt ohne Facharztbezeichnung mit der Zusatzbezeichnung Hypertensiologe
Nephrologische Behandlung	Facharzt für Innere Medizin mit Zusatzbezeichnung Nephrologie oder Facharzt für Innere Medizin, der in einer Praxis mit nephrologischem Schwerpunkt tätig ist.

Die AG Fuß hat eine Arbeitsgruppe installiert, die die jeweiligen Standards und das Anerkennungsverfahren aktualisiert und für deren Durchführung zuständig ist. Die Akkreditierung als »Fußbehandlungseinrichtung DDG« erfolgt auf Empfehlung der AG Fuß durch den Vorstand der DDG.

Ausblicke zum DMP Diabetes

Der Erfolg des DMP Diabetes Typ 2 kann zur Zeit weder klinisch noch ökonomisch abgeschätzt werden (Bodenheimer 1999). Bei seiner Anwendung ist darauf zu achten, den bürokratischen Aufwand, der erhebliche Kosten verursacht und wichtige Zeitressourcen des Arztes und seines Diabetesteams verbraucht, klein zu halten. Des Weiteren muss abgewartet werden, inwieweit es sinnvoll ist, Patienten mit ähnlich komplexen Erkrankungen wie Typ-2-Diabetes ebenfalls – oder alternativ in ein anderes DMP wie z. B. ein DMP koronare Herzkrankheit – einzuschreiben.

Des weiteren wird die Koppelung des DMP mit dem Risikostrukturausgleich (RSA) sehr kritisch gesehen. Man befürchtet, dass damit falsche Anreize gesetzt werden. Nach Schätzungen kann eine Krankenkasse für einen Versicherten im DMP ca. 2000 Euro mehr Einnahmen aus dem RSA oder entsprechend geringere Zahlungen in den RSA erwarten (Szymkowiak et al. 2003). Wie sich diese Anreize auf die Versorgung auswirken, muss abgewartet werden.

34.6 Kernaussagen für die Praxis

Bei der chronischen Erkrankung Diabetes mellitus ist ein durchgehendes, abgestuftes medizinisches Betreuungskonzept unabdingbar. Dieses besteht aus verschiedenen Betreuungsebenen (ambulant, stationär, Rehabilitation) und Fachdisziplinen.

Selbstbestimmung und Selbsthilfe sind wesentliche Elemente der Therapie und Langzeitkontrolle bei Diabetes. Dem muss durch eine entsprechende Ausbildung der Betroffenen Rechnung getragen werden. Zur Qualitätssicherung des Behandlungsprozesses dienen eine definierte Struktur- und Prozessqualität, sowie der Gesundheitspass Diabetes, der jedem Patienten zur Verfügung stehen sollte.

Das DMP-Diabetes ist in Deutschland ein gesetzlich geregeltes Betreuungskonzept mit ökonomischem Hintergrund. Seine Basis ist eine vertragliche Vereinbarung zwischen Arzt und Patient über ihre Ansprüche für eine evidenzbasierte Behandlung von Standardfällen. Der Erfolg des DMP Diabetes, das strukturiert und sektorenübergreifend die Behandlung der Patienten sicherstellen soll, ist jedoch auch auf dem Boden internationaler Erfahrungen bislang noch nicht abschätzbar.

Literatur

Baumberger J (2000) Managed Care in Europa. Z Allg Med 76: 587–591

Blumenthal D (2001) Controlling health care expenditures. N Engl J Med 344: 766–769

Bodenheimer T (1999) Disease management – promises and pitfalls. N Engl J Med 340: 1202–1205

Gaede P, Vedel P, Larsen N et al (2003) Multifactorial intervention and cardiovascular disease in patients with type 2 diabetes. N Engl J Med 348: 383–393

Deutscher Hausärzteverband e.V., AOK-Bundesverband (Hrsg) (2003) Hausarzt Handbuch. Das Handbuch zum Disease-Management-Programm (DMP) Diabetes

Spranl M (Hrsg. Dt. Übersetzung) Internationaler Consensus über den diabetischen Fuß (1999) Kirchheim-Verlag, Mainz

King H, Gruber W, Lander T (1995) Implementation of national diabetes programmes. World Health Organisation, Division of Non-communicable Diseases, Geneva

Lanier DC, Roland M, Burstin H, Knottnerus JA (2003) Doctor performance and public accountability. N Engl J Med 362: 1404–1408

Lauterbach KW (2001) Gutachten im Auftrag VdAK/AEV: Disease Management in Deutschland. 20–23

McFarlane SI, Jacober SJ, Winer N et al (2002) Control of cardiovascular risk factors in patients with diabetes and hypertension at urban academic medical centers. Diab Care 35: 718–723

Sackett DL, Strauss SE, Richardson WC et al (2000) How to practice and teach EBM. Evidence-Based Medicine. Churchill Livingstone, New York

Scherbaum WA, Schulze J (2002) Evidenzbasierte Medizin beim Diabetes mellitus – Experten-Leitlinien als Basis für Praxis-Leitlinien sowie Bürger- und Patienteninformationen. Z ärztl Fortbild Qual sich (ZaeFQ) 96: 154–158

Schwartz FW, Wille E, Fischer CG et al (2001) Sachverständigenrat für die Konzertierte Aktion im Gesundheitswesen.

Bedarfsgerechtigkeit und Wirtschaftlichkeit (Kurzfassung des Gutachten) www.svr-gesundheit.de/gutacht/sogu00/kurzf00.pdf, S58

Szymkowiak, Walkenhorst K, Straub C (2003) Disease Management Programme aus Sicht einer Krankenkasse. Z ärztl Fortbild Qual sich (ZaeFQ) 97: 201–206

Zinman B (1997) Guidelines for the management of type 2 diabetes. National Diabetes Education for Health care professionals. Professional Postgraduate Services, Seconcers NJ, pp 19–22

Diabetikerausbildung (Schulung) und Betreuung

Monika Toeller

35.1 Einleitung

Die Ausbildung der Patienten zur Selbstbetreuung ist ein wesentlicher Beitrag zur erfolgreichen Diabetesbehandlung. Die Diabetikerschulung bildet nicht nur die Voraussetzung für das Erreichen einer guten metabolischen Einstellung, sondern trägt auch entscheidend zu einer verbesserten Lebensqualität des Patienten bei (Kronsbein et al. 1988; United Kingdom Prospektive Diabetes Study Group 1999). Die aktive Einbeziehung des Diabetikers (Typ1, Typ2 und Sonderformen) in seine Behandlung ist notwendig und ermöglicht, die anfängliche Hoffnungslosigkeit zu überwinden, die zumeist bei der Diagnose »Diabetes mellitus« auftritt. Sie hilft zum selbstverantwortlichen und selbstbewussten Umgang mit der Erkrankung. Dass der Diabetikerschulung im Rahmen der Therapie eine bedeutende – wenn nicht die wichtigste – Stellung zukommt, wurde in Europa in den 70er Jahren von Assal wieder ins Bewusstsein gerückt, nachdem Joslin bereits in den 20er Jahren darauf hingewiesen hatte.

In der Folge wurde im Rahmen der EASD (European Association for the Study of Diabetes) die DESG (Diabetes Education Study Group) gegründet (Assal u. Gfeller 1980). Gleichzeitig waren entsprechende Aktivitäten in der Amerikanischen Diabetes Gesellschaft (ADA) aufgenommen worden und viele Länder folgten diesem Beispiel. Parallel dazu schlossen sich die Diabetikerverbände enger zusammen und erlangten mehr Aufmerksamkeit in der Öffentlichkeit.

35

Die Investition in eine auf den einzelnen Patienten zugeschnittene Diabetikerausbildung mit dem Ziel der teilweisen Selbstbetreuung, die zeit- und personalaufwändig ist, lohnt sich langfristig auch kostenmäßig. Der entsprechend geschulte Diabetiker hat eine größere Chance, durch eine dauerhaft gute Stoffwechseleinstellung und durch präventive Maßnahmen Folgeschäden des Diabetes, häufige Krankheitstage, Hospitalisierung und Frühinvalidität zu vermeiden.

35.2 Ziele der Ausbildung

Die Diabetikerschulung dient der Ausbildung des Patienten und soll ihn in die Lage versetzen, sich im Alltag ohne ärztliche Hilfe selbst zu betreuen (Empowerment; Deutsche Diabetesgesellschaft 1997a,b; Europäische Diabetes Policy Group 1998, 1999; Toeller 1986). Diabetiker sollen selbst überprüfen können, wie sich ihre Nahrung auf die Blutglukosewerte auswirkt und wie die Insulintherapie oder die Behandlung mit oralen Antidiabetika richtig durchgeführt wird. Diabetiker sollten in der Lage sein, sich durch Blutglukose- und/oder Harnglukoseselbstmessung jederzeit über ihre Stoffwechsellage selbst zu informieren. Durch eine entsprechende Schulung ist dem Patienten die Sicherheit für die dafür notwendigen Handlungen zu vermitteln. Auch muss der chronisch Kranke mit Diabetes erkennen können, welche Probleme er durch Selbstbehandlung lösen können und wann ärztliche Intervention und Hilfe erforderlich sind. Dem selbstverantwortlichen Handeln des Patienten kommt somit eine entscheidende Bedeutung für die Vermeidung den akuten und chronischen Komplikationen des Diabetes zu.

Joslin hat bereits frühzeitig formuliert, dass eine Diabetikerschulung notwendig ist, um

- länger und glücklicher zu leben (Lebensqualität ist mindestens ebenso wichtig wie alt zu werden),
- dem Diabetiker die Selbst- bzw. Mitbehandlung zu ermöglichen, damit Komplikationen vermieden und die Zahl der Krankheitstage reduziert werden,
- im täglichen Leben bestehen und Alltagsprobleme besser bewältigen zu können,
- ein produktives und befriedigendes Leben führen zu können,
- für sich selbst, die Familie und das Gesundheitssystem, in dem man lebt, Kosten zu sparen.

35.3 Ausbildungsphasen

Mehrere Phasen der Ausbildung werden unterschieden (Toeller 1990). Dazu gehören

- die Erstschulung über die Grundlagen des Diabetes, um ein besseres Leben mit der Erkrankung zu ermöglichen,
- die vertiefte Ausbildung und
- die kontinuierliche Weiterbildung, um erlerntes Wissen und erlernte Fertigkeiten aufzufrischen und neues Wissen hinzuzuerwerben.

35.3.1 Erstschulung

Das Ziel der Grundschulung ist es, den Diabetiker über die Diagnose aufzuklären und ihm die unmittelbare Behandlungsstrategie zu erläutern. Dabei sind folgende Punkte zu beachten:

- die Einschätzung des bestehenden Wissensstandes über Diabetes und der unmittelbaren Einstellung zur neu aufgetretenen Erkrankung,
- die Aufklärung über die Diagnose und die zugrunde liegende Pathophysiologie in verständlicher Form,
- die Aufklärung über die Wichtigkeit der Mitarbeit des Patienten bei der Behandlung des Diabetes,
- die Erstellung eines Plans für die sofortige Behandlung, die Grundschulung und die folgende vertiefte Ausbildung.

Die ersten Schulungsinhalte insulinbehandelter Patienten sind ein kurzer Überblick über den Diabetes, die Blutglukoseselbstkontrolle, die Handhabung von Insulin und Insulininjektion, Empfehlungen für eine geeignete Ernährung und das Erkennen bzw. Vermeiden und Behandeln von akuten Komplikationen, insbesondere der Hypoglykämie. Bei den meisten neu entdeckten Typ-2-Diabetikern werden ebenfalls in den ersten Schulungen nach der Diagnosestellung die entscheidenden Schritte für das spätere Handeln des Patienten festgelegt.

Die Schulung darf auf keinen Fall unterbleiben. Gelegentlich wird der Typ-2-Diabetes immer noch verniedlicht und als »nur ein wenig zuckerkrank« dargestellt, sodass die Erkrankung vom Patienten in der Folge nicht ernst genommen wird und notwendige Verhaltensänderungen unterbleiben (Abb. 35.1).

Mit Rücksicht auf das oft begrenzte Lernvermögen älterer Menschen ist eine schrittweise Schulung von Vorteil. Dabei muss der Typ-2-Diabetiker zunächst einen kurzen Überblick über seine Erkrankung und die Behandlungsmöglichkeiten erhalten. Wichtig ist außerdem die Beratung über notwendige erste ernährungstherapeutische Schritte, die langfristig eine Gewichtsreduktion ermöglichen. Vielleicht ergibt sich auch zu diesem Zeitpunkt schon die Möglichkeit, auf den Nutzen von körperlicher Aktivität hinzuweisen. Auch sollte rasch – je nach Problemlage – die Methodik der Harnglukose- oder Blutglukoseselbstkontrolle trainiert werden. Bei ausgeprägter Hypertonie ist die Selbstmessung des Blutdrucks zu unterrichten. Da orale Antidiabetika in der Regel nicht zu den ersten Therapiemaßnahmen gehören, ist der Hinweis auf evtl. mögliche Hypoglykämien zu diesem Zeitpunkt noch ent-

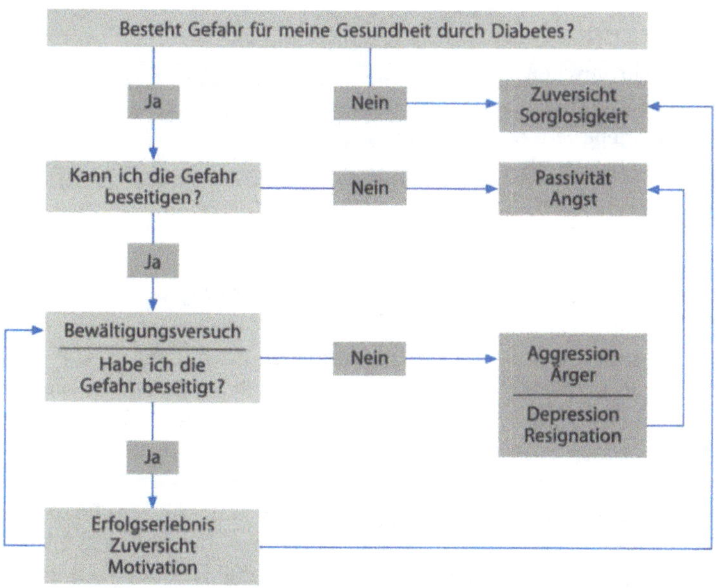

Abb. 35.1. Grundkonzept in der Schulung chronisch kranker Patienten. (Nach Toeller 1990)

behrlich. Sie sind jedoch ein obligater Schulungsinhalt, falls zu einem späteren Zeitpunkt z. B. eine Behandlung mit Sulfonylharnstoffen eingeleitet wird. Von Anfang an sollte der Diabetiker auf den Sinn einer sorgfältigen Haut- und Fußpflege aufmerksam gemacht werden. Bei Rauchern ist frühzeitig eine Strategie zum Nikotinverzicht zu besprechen (Europäische Diabetes Policy Group 1998, 1999; Mensing et al. 2002).

Die Erfahrungen aus der Therapie chronisch Kranker lehren, dass der Erfolg eines langfristigen Therapiekonzeptes wesentlich durch die Qualität der Erstschulung des Patienten und seiner Einstellung zur Erkrankung geprägt wird.

> Die Erstschulung des Typ-1-Diabetikers sollte in aller Regel in einem anerkannten Diabeteszentrum erfolgen. Wenn die Diagnose Diabetes Typ 1 gestellt wurde oder die Verdachtsdiagnose besteht, sollten alle Kinder, Jugendlichen und Erwachsenen die Möglichkeit erhalten, in einer zertifizierten Behandlungseinrichtung an einer strukturierten Diabetikerschulung durch ein strukturiert ausgebildetes Diabetesteam teilzunehmen.
> Auch neuentdeckte Typ-2-Diabetiker bedürfen bei der Erstschulung einer strukturierten Ausbildung durch kompetente, diabetologisch geschulte Ärzte und entsprechend ausgebildetes medizinisches Assistenzpersonal.

35.3.2 Zur Bedeutung der Krankheitsakzeptanz

Die meisten Patienten, die von einer chronischen Krankheit betroffen sind, durchlaufen typische Stadien der Anpassung an die entstandene Situation (Arden et al. 1997; Clark 1998; Grey et al. 2000). Auch wenn der unwiederbringliche Verlust an Gesundheit je nach Alter und Persönlichkeitsstruktur anders erlebt wird, laufen bei den Betroffenen ganz ähnliche Prozesse zur Verarbeitung dieses Traumas ab (▶ s. Kap. 36; Übersicht 35.1).

Diese Verarbeitungsphasen können u. U. erneut durchlaufen werden, wenn im Rahmen des Diabetes erste Folgeschäden auftreten, die dem Patienten Angst machen. Bevor jedoch mit einer vertieften Ausbildung begonnen wird, muss dem Diabetiker genügend Zeit gegeben werden, die ersten Stadien der Verarbeitung zu durchlaufen. Dabei sollten die Patienten soviel Stütze wie möglich von außen (Arzt, Diabetesteam, Familie, Freunde) erhalten (Toeller 1986).

Im Stadium der Ablehnung oder Aggression soll der Diabetiker nicht mit einer intensiven Schulung neuer Sachverhalte überfordert werden. In dieser Phase verhindert der innere Widerstand, sich mit der Realität auseinander zu setzen. Produktives Lernen findet zu diesem Zeitpunkt nicht statt. Manchmal vergehen Wochen oder Monate, bis mit einer vertieften Ausbildung begonnen werden kann. Sie darf später allerdings keineswegs unterbleiben.

Übersicht 35.1.
Phasen der Anpassung an die chronische Erkrankung Diabetes mellitus

- Ablehnung der Realität, diese wird im ersten Schock verleugnet bzw. verdrängt,
- Aggressivität und Wut (die Frage »warum gerade ich?« stellt sich, bei Jugendlichen kommt es manchmal zur totalen Ablehnung der Diabetesbehandlung im Rahmen einer Trotzreaktion),
- der Versuch zu verhandeln (einzelne Aspekte der Erkrankung werden nun als unabänderlich anerkannt und teilweise akzeptiert, jedoch tauchen viele »aber« auf),
- Depression (nachdem alle Konsequenzen, Belastungen und Schwierigkeiten, die die Erkrankung mit sich bringt, erkannt werden, reagieren die Betroffenen deprimiert; es stellt sich immer öfter die Frage, »wie werde ich damit fertig?«),
- Akzeptanz der Erkrankung (es werden Wege gesucht und z. T. gefunden, die es erlauben, ein »fast normales« Leben zu führen).

35.3.3 Vertiefte Ausbildung

Das Ziel der vertieften Ausbildung ist die Optimierung der laufenden Behandlung und die Prävention von Komplikationen des Diabetes. Insulinbehandelte Diabetiker sollten die Blutglukoseselbstkontrolle sicher beherrschen und nach Empfehlung des Arztes durchführen. Regeln für die Selbstanpassung der Insulindosis im Alltag und bei besonderen Situationen (z. B. Fieber,

Erbrechen, Durchfall, auf Reisen, bei Sport) sind ein wichtiger Teil der Diabetikerausbildung und notwendig für die Sicherung der Lebensqualität (Abb. 35.2).

> Ganz wesentlich ist die Motivation des Patienten, die erlernten Maßnahmen anzuwenden und die Verantwortung dafür zu tragen. Wichtig ist auch die Motivation zum regelmäßigen Kontakt mit dem Diabeteszentrum bzw. Diabetesteam und die Bereitschaft, sich bei allen offenen Fragen dort Rat zu holen.

In den Diabeteszentren wird die vertiefte Ausbildung in der Regel in strukturierten Schulungskursen vermittelt. Fast immer ist jedoch zusätzliche individuelle Beratung erforderlich, um persönliche Notwendigkeiten in der Therapie oder Therapieplanung zu schulen (Deutsche Diabetesgesellschaft 2002). Viele Inhalte können häufig nur schrittweise im Verlauf der Behandlung und Betreuung vermittelt werden.

Strukturierte Schulungskurse umfassen meist 15–30 Unterrichtsstunden für Gruppen von ca. 10 Teilnehmern. In der Regel werden Typ-1- und Typ-2-Diabetiker in getrennten Gruppen ausgebildet. Günstig ist es, wenn z. B. Kinder und Eltern, Jugendliche mit ihren Freunden und ältere Diabetiker mit Angehörigen in eigenen Gruppen geschult werden können.

Spezialschulungen sind nötig, wenn eine Schwangerschaft geplant wird, bei speziellen Formen der Insulintherapie, wie der Verwendung von Insulinpumpen, oder bei besonderer Problematik in Form von zusätzlichen Komplikationen oder Folgeschäden des Diabetes.

Bei Diabetes ist besonders bedeutsam, durch ständige Ermutigung einen gesundheitsbewussten Lebensstil zu fördern. Hierzu ist wichtig, dass der Kontakt zum behandelnden Arzt nicht abreißt, damit Lücken oder Fehler in der Selbstbehandlung rasch erkannt und besprochen werden können (Deutsche Diabetesgesellschaft 2000; Heitkamp u. Toeller 1998). Eine vertiefte Ausbildung kann ambulant oder auch während eines stationären Aufenthaltes erfolgen.

35.3.4 Ernährungsberatung und -schulung

Der meist adipöse Typ-2-Diabetiker benötigt sowohl Anleitung für die Auswahl energiearmer Lebensmittel als auch für die Möglichkeit der fettarmen Zubereitung. Empfehlenswert sind Mahlzeiten, die wenig gesättigtes Fett und reichlich Ballaststoffe enthalten (s. Kap. 13). Bei der Zubereitung sollten kaloriensparende Verfahren wie Kochen, Dämpfen, Dünsten, Grillen, Braten in beschichteten Pfannen, Garen in Aluminiumfolie, im Bratbeutel und im Tontopf genutzt werden. Kalorien- bzw. Nährwerttabellen helfen dem Patienten, mehr Information über die Inhaltsstoffe und den Energiegehalt seiner Lieblingsspeisen zu erhalten und bewusster auszuwählen (s. Anhang E).

Der individuellen Diätberatung muss eine sorgfältige Ernährungsanamnese vorausgehen (Tabelle 35.1). Der Arzt oder die Diätassistentin erfragt, was, wann und wie viel bisher gegessen und getrunken wurde. Häufig ist es sinnvoll, über einige Tage ein Tagebuch über das Essverhalten führen zu lassen, um gezielt die zur Gewichtsreduktion notwendigen Verhaltensänderungen besprechen zu können (Tiepolt et al. 2002; Toeller 1997). Dabei zeigt sich rasch, ob besondere Vorlieben für fettreiche Lebensmittel, süße Speisen oder reichlichen Alkoholgenuss bestehen, die bisher einer Gewichtsabnahme im Wege standen. Nicht selten sind Empfehlungen für energieärmere Alternativen, die der Patient akzeptieren kann,

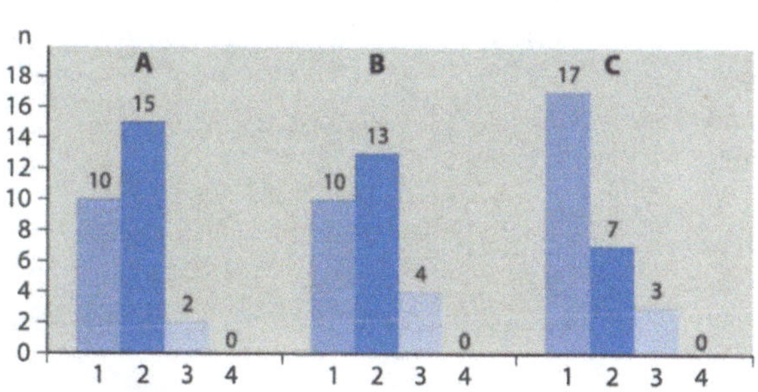

Abb. 35.2. Fragen zur Lebensqualität (Items aus strukturierten Interviews) bei Typ-1-Diabetikern (n=27) nach einem Jahr intensivierter Insulintherapie. **A** Wie ist Ihr Selbstbewusstsein? **B** Wie ist Ihre persönliche Zufriedenheit? **C** Haben Sie die Zeit nach Beginn der intensivierten Insulintherapie (besser) genießen können?
1 besser, 2 gleich, 3 schlechter, 4 sehr viel schlechter als vorher

Tabelle 35.1. Ernährungsschulung des Typ-2-Diabetikers im Gruppenunterricht und in der Einzelberatung

Gruppenunterricht	Einzelberatung
Nahrungsmittelkunde und Auswahl (geeignete bzw. weniger geeignete Lebensmittel und Getränke)	Strukturierte Ernährungsanamnese (Aufdeckung von Mängeln in der Ernährungsweise)
Energietabelle, bei Insulinbehandlung Kohlenhydrattabelle	Gezielte Ernährungsberatung (Besprechung günstiger Alternativen)
Schätzen von Lebensmitteln und Getränken nach Energie-, Kohlenhydrat-, Ballaststoff- und Fettgehalt	Schriftliche individuelle Ernährungsempfehlung
Zusammenstellen von Mahlzeiten am Auswahlbuffet	Gezieltes Aushändigen von Informationsmaterial
Tipps für fett- und energiearme Zubereitungsmethoden	Motivation zur praktischen Durchführung einer empfehlenswerten Kost
Erfolgskontrolle: (Gewicht, BMI, Taillenumfang, HbA1c, Gesamt-, HDL- und LDL-Cholesterin, Triglyceride, Blutdruck, Albuminausscheidung im Urin, Dokumentation im Gesundheitspass Diabetes, Art und Zahl der Selbstkontrollen, Hypoglykämien)	

bereits der erste Schritt zur erfolgreichen Gewichtsreduktion.

> Das Aufstellen einer individuellen Ernährungsempfehlung kann die Compliance des Diabetikers erhöhen. Ein für ihn individuell angefertigtes Dokument zur Ernährung bei Diabetes erweckt mindestens genauso viel Aufmerksamkeit wie die Verordnung einer medikamentösen Therapie.

35

Viele Schulungsinhalte müssen, wenn sie zur erfolgreichen Verhaltensänderung führen sollen, individuell auf den einzelnen Patienten zugeschnitten werden. Dabei ist jedoch wesentlich, Familienmitglieder, die im gleichen Haushalt leben bzw. Freunde oder Bekannte des Patienten mit in die Schulung einzubeziehen, damit diese das richtige Verständnis z. B. für die notwendige Gewichtsabnahme des Patienten entwickeln und ihn in seinen Bemühungen stützen (Toeller 1990). Die Schulung über energiearme Lebensmittel und Speisen (s. Anhang E), Schätzübungen sowie das Zusammenstellen von Mahlzeiten am Buffet können in einer Gruppe Gleichbetroffener besonders motivierend sein. Auch Selbsthilfegruppen unter Anleitung durch Fachkräfte sind im besonderen Maße geeignet, die langfristigen Maßnahmen zur Gewichtsabnahme zu unterstützen.

Die Diätschulung bei Adipositas ist ein fortlaufender Prozess, bei dem Wiederholung und Bestärkung wesentliche Bestandteile sind (Übersicht 35.2).

Übersicht 35.2.
Wesentliche Merkmale der Diabetikerschulung

- Die Ausbildung ist ein fortlaufender Prozess
- Wiederholung und Bestärkung sind notwendig
- Es sollte alles weggelassen werden, was für den Patienten zu diesem Zeitpunkt nicht notwendig ist
- Neue Gesichtspunkte sollten erst eingebracht werden, wenn die Notwendigkeit dazu gegeben ist
- Fehler und Misserfolge müssen akzeptiert werden
- Der Schlüssel zur Motivation liegt darin, immer wieder eine Gelegenheit zu finden, zu loben, zu ermutigen und zu bestärken

Bewährt hat sich das Vereinbarungsmodell (Kontraktmodell), bei dem ca. 4-wöchentlich z. B. 3 konkrete Vereinbarungen zur Ernährungsänderung verabredet werden, die dem Patienten realisierbar erscheinen (Toeller 1997). Die Kontrakte werden im Gesundheitspass Diabetes (Deutsche Diabetesgesellschaft 2000) und in der Arztkarteikarte (s. Anhang H und K) dokumentiert. Bei dem nächsten Besuch wird mit dem Patienten besprochen, ob und wieweit (evtl. auch warum nicht) die Vereinbarung zu Hause umgesetzt werden konnte. Dabei wird auch der kleinste Erfolg anerkannt und zum Weitermachen ermutigt. Eventuelle Misserfolge sollten nicht getadelt werden, sondern zu neuen Vereinbarungen Anlass geben, die dem Patienten besser realisierbar erscheinen.

Ärzte, deren Kenntnisse in der Ernährungsberatung nicht ausreichen, sollten Angebote der Fachgesellschaften wahrnehmen, durch strukturierte Weiterbildung die nötigen Voraussetzungen für die qualitätsgesicherte Betreuung des Diabetikers sicherzustellen. Strukturierte Weiterbildung ist ein fester Bestandteil der Fortbildungsaktivitäten der Ärztekammern und Diabetesgesellschaften, die z. B. neben den Diabetologen DDG auch Diabetesberater DDG und Diabetesassistenten DDG ausbilden. Einrichtungen, in denen die Struktur und Prozessqualität der Diabetikerbetreuung gewährleistet sind, werden von den Fachgesellschaften zertifiziert. Die DDG anerkennt z. B. Behandlungs- und Schulungseinrichtungen für Typ-1- und Typ-2-Diabetiker sowie klinische Diabeteszentren, die sich der Behandlung und Betreuung von Risikopatienten widmen. Diese Einrichtungen sind zur Qualitätssicherung in der Diabetikerbehandlung notwendig (Deutsche Diabetesgesellschaft 1997a,b; 1998; 1999; 2002).

35.3.5 Kontinuierliches Lernen und Weiterbetreuung

Sowohl für das Schulungsteam (Ärzte, Diabetesberater etc.) als auch für Diabetiker ist ein kontinuierliches Lernen notwendig um neue Erkenntnisse aus der Diabetesforschung in die Diabetikerbetreuung einbeziehen zu können. Die ständige Entwicklung verbesserter Hilfsmittel eröffnet neue Möglichkeiten für den Patienten.

> **Die kontinuierliche Betreuung durch ein Diabetesteam sollte dem Diabetiker stets die Beantwortung aktueller Fragen ermöglichen und ihm Gelegenheit geben, seine Bedürfnisse, Wünsche und Beschwerden auszusprechen.**

Besonders Übergewichtige sind häufig durch die Überzeugung einer externen Gesundheitskontrolle (»locus of health control«) gekennzeichnet, d. h. sie benötigen Stimuli durch starke äußere Kräfte (z. B. den Therapeuten), wenn sie selbst gesundheitsbezogene Maßnahmen ausführen sollen. Diese Situation erfordert eine fortlaufende Beratung und Motivation, damit dauerhafte Therapieerfolge erzielt werden (Bogardus et al. 1984; McAuley et al. 2002; Toeller 1997).

Das Essverhalten des Diabetikers unterliegt vielen Einwirkungen. Neben der Diätberatung durch den Arzt spielen Ratschläge von Familienmitgliedern, Freunden, Bekannten, Apothekern usw. und das Angebot an Lebensmitteln in Supermärkten, Reformhäusern und in der Werbung eine große Rolle. Zumindest z. T. sind diese widersprüchlich und für den Patienten verwirrend bzw. konfliktauslösend. Deshalb ist die klare Ernährungsempfehlung des Arztes, deren Notwendigkeit möglichst auch den im Haushalt lebenden Personen erklärt wird, eine wesentliche Voraussetzung für die erforderliche aktive und sinnvolle Mitarbeit des Patienten.

Viele Diabetiker erhalten nicht genügend praktische Schulung, um sinnvoll handeln zu können. So ist auch nach langjähriger Diabetesdauer dem Patienten oft noch nicht klar, dass z. B. Zuckeraustauschstoffe Energie (Kalorien) enthalten und von den Fachgesellschaften nicht empfohlen werden, wohingegen Süßstoffe energiebzw. kohlenhydratfrei sind und bei Bedarf genutzt werden können. Auch wird häufig irrtümlich angenommen, dass diätetische Lebensmittel (mit der Aufschrift »für Diabetiker geeignet«) zusätzlich zu der eigentlichen Kost verzehrt werden können und dass der reichliche Verzehr von diätetischen Lebensmitteln das wesentliche Merkmal der Diabetesdiät sei, obgleich solche Diabetikerlebensmittel von den Fachgesellschaften nicht empfohlen werden. Auch heute noch wird Diabetikern oft lediglich die Empfehlung gegeben, Zucker zu meiden, anstatt auf die notwendige Reduktion der Energiezufuhr und des Anteils gesättigter Fette einzugehen. Das Thema Alkohol wird häufig erst gar nicht angesprochen.

35.4 Formen der Diabetikerausbildung

Es gibt verschiedene Formen der Diabetikerschulung. Wesentlich ist, dass sie alle für den einzelnen Patienten notwendigen Ausbildungsinhalte vermittelt und dass Strukturen gewählt werden, die sowohl dem Patienten als auch dem behandelnden Arzt bzw. dem Schulungsteam entgegenkommen. Sowohl Einzel- als auch Gruppenschulungen kommen dabei in Frage. Häufig ist die Kombination beider besonders erfolgreich (Toeller 1986; 1990). In der Schulung spielen Materialien wie Schautafeln, Broschüren, Spiele, Bücher, Videos, interaktive Computerprogramme etc. eine Rolle (◘ Abb. 35.3). Praktische Übungen mit Blutzuckermessgeräten, Spritzhilfen, Insulinpumpen und Lebensmittelabbildungen oder Moulagen helfen, die reale Situation nachzuspielen. Breiten Raum in der Schulung benötigt die Diskussion bzw. das Beantworten individueller Fragen.

Die Einzelschulung, die auf die besonderen Gegebenheiten des einzelnen Patienten eingehen kann, ist besonders effizient, aber auch personal- und zeitintensiv. Deshalb wird – wann immer möglich – eine strukturierte Schulung von Gruppen mit ähnlichen Schulungsbedürfnissen durchgeführt. Für bestimmte Inhalte ist eine Einzelschulung des Diabetikers jedoch unumgänglich. Die Verarbeitung persönlicher Probleme neu Erkrankter, die Unterrichtung noch nicht geschulter schwangerer Diabetikerinnen, die Schulung von Kindern in verschiedenen Altersphasen und von Diabetikern mit besonderer Problematik durch Folgeschäden des Diabetes wie auch die Diskussion von Potenzproblemen oder beruflichen Schwierigkeiten infolge der Erkrankung erfordern in der Regel Einzelgespräche bzw. Einzelunterricht.

Die Gruppenschulung ist bezogen auf den Einzelnen weniger zeitaufwändig und nützt darüber hinaus gruppendynamische Effekte. Diabetiker mit kürzerer Erkrankungsdauer, die noch wenig Erfahrung im Umgang mit dem Diabetes haben, erfahren durch Patienten, die sich schon auskennen und mit dem Diabetes zu leben gelernt haben, Ermutigung und Hilfestellung. Gruppenschulung erfordert aber von den Unterrichtenden viel Erfahrung und Einfühlungsvermögen.

> Didaktische und psychologische Grundkenntnisse sind notwendig, damit die Gruppenschulung für den einzelnen Patienten genügend Gewinn bringt. Die Probleme des Einzelnen dürfen auch in der Gruppe nicht übersehen werden. Stillere und Schüchterne müssen ermutigt werden mitzureden, Dauerredner müssen u. U. ein wenig gebremst werden. Praktische Übungen zur Selbstkontrolle, zur körperlichen Aktivität oder zur Auswahl und

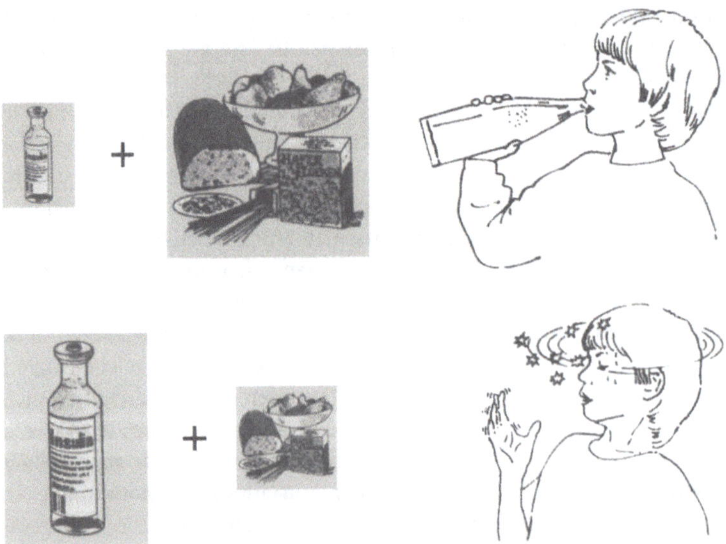

◘ **Abb. 35.3.** Anschauungsmaterial zur Schulung von Kindern. (Aus Hürter P, Jastram U, Regling B et al. 1990)

Einschätzung von Lebensmitteln sind besonders geeignet, alle Patienten einer Gruppe aktiv einzubeziehen.

Der Diabetiker darf besonders zu Beginn der Erkrankung und in kritischen Phasen im Verlauf des Diabetes nicht allein gelassen werden. Manchmal hilft dem Patienten schon die Sicherheit, eine Telefonnummer zu haben, unter der er sein Diabetesteam erreichen und um Rat fragen kann. Diabetikerschulung ist ein fortlaufender Prozess. Die Schulungsbedürfnisse des Patienten ändern sich. Schon Erlerntes muss aufgefrischt werden, neue Gegebenheiten im Erkrankungsverlauf müssen einbezogen werden.

Das sich wandelnde Schulungsbedürfnis zeigt sich besonders im Wachstumsalter von Kindern, wo eine ständig dem Alter angepasste Aufklärung über den Diabetes und über das, was man als Diabetiker selbst tun kann, notwendig ist (Grey et al. 2000). Aber auch ältere Menschen, die zum Teil durch Pflegedienste betreut werden, bedürfen der auf sie zugeschnittenen Schulung und Aufklärung. Bei zunehmender Lebenserwartung älterer Diabetiker ist für diese oder ihre Betreuungsperson eine qualitätsgesicherte Schulung sicherzustellen, die besonders darauf abzielt, Komplikationen des Diabetes zu vermeiden. Einer präventiven Haut- und Fußpflege kommt in diesem Zusammenhang besondere Bedeutung zu (Heitkamp u. Toeller 1996; Zeyfang et al. 2001).

Wenn mehrere Personen aus einem Diabetesteam in der Schulung tätig sind, ist die genaue Absprache über die Schulungsziele und -inhalte für den einzelnen Patienten wichtig, damit eine gemeinsame Linie verfolgt wird (Assal u. Gfeller 1980; Deutsche Diabetesgesellschaft 1997). Dabei ist es vorteilhaft, wenn ein Mitglied des Schulungsteams auch außerhalb des Schulungskurses für den Patienten als Ansprechpartner erreichbar ist. In den Schulungskursen sollte das Programm in den wesentlichen Inhalten und Methoden strukturiert vorgegeben sein. Es muss jedoch genügend Flexibilität bleiben, um ggf. auf die Besonderheiten der jeweiligen Gruppe und die Bedürfnisse Einzelner einzugehen. Bevor mit der Schulung begonnen werden kann, sind zudem Hintergrundinformationen zu erheben, die über die übliche Diabetesanamnese hinausgehen (Übersicht 35.3).

Übersicht 35.3.
Inhalte der Diabetikerschulung

Fragen, die vor der Schulung zu klären sind
- Welcher Diabetestyp liegt vor?
- Welche Beschwerden, Komplikationen, Risikofaktoren gilt es zu therapieren?
- Welches Therapieziel ist für diesen Patienten (kurzfristig, langfristig) anzustreben?

Prioritäten der Schulungsinhalte
- Geeignete Ernährung
- Aktivität und körperliche Bewegung
- Blutglukoseselbstkontrolle,
- Haut- und Fußpflege
- Raucherentwöhnung
- Blutdruck-(Selbst)-Kontrolle
- Umgang mit Insulin bzw. blutglukosesenkenden Tabletten
- Vermeidung bzw. Behandlung von Hypoglykämien
- Insulinselbstanpassung
- Verhalten in besonderen Situationen (z. B. Reisen, Sport, Krankheit)
- Häufigkeit ärztlicher Kontrollen (Gewicht, HbA1c, Blutfette, Fußinspektion, Blutdruck, Spritzstellen, Augen, Nieren, Nerven, Blutgefäße)
- Spezialprobleme, die besprochen werden müssen (z. B. Beruf, Familie, Soziales, Führerschein, Potenz)
- Selbsthilfegruppen

Tätigkeitsmerkmale, häusliche Bedingungen, Ausbildung und finanzielle Möglichkeiten des Patienten sollten ebenso bekannt sein wie die Dauer des Diabetes, die besonderen Probleme in der Stoffwechseleinstellung und das Lebensumfeld. Es muss in jedem Fall berücksichtigt werden, was der Patient imstande und willens ist zu lernen, zu verändern und letztendlich auch längerfristig einzuhalten oder durchzuführen. Günstig ist es, in der Schulung Gruppen mit ähnlicher Lernfähigkeit zu bilden.

Der genaue Status und die erhobenen Befunde, Stoffwechseldaten sowie evtl. Zeichen von Folgeschäden des Diabetes bestimmen die Art der Intervention und die Schulungsinhalte. Das Schulungsziel für den Patienten muss zu Anfang der Behandlung festgelegt und im Verlauf ergänzt oder angepasst werden (Assal u. Gfeller 1980). Die

Schulung sollte daraufhin geplant und strukturiert werden sowie einem vorbereiteten Curriculum folgen, um die Lernziele zu erreichen.

> Der Lernprozess beginnt für den Patienten mit der Übermittlung der Diagnose. Von diesem Zeitpunkt an soll er verstehen lernen, was Diabetes bedeutet und wie diese chronische Erkrankung das Leben verändern wird bzw. was er selbst tun kann, damit es ihm möglichst gut geht.

35.5 Das Schulungsteam

Die Schulung vieler Diabetiker in der ärztlichen Praxis erfolgt allein durch den behandelnden Arzt. Dieser hat, wenn er genügend Kenntnisse über den Diabetes und die Schulung von Diabetikern erworben hat, besonders günstige Voraussetzungen für deren Beratung. Er kennt die Diagnose, die Anamnese und das häusliche Umfeld des Patienten und hat so die Möglichkeit, die Schulung schrittweise in sein Behandlungs- und Betreuungsprogramm einzubauen. Allerdings darf nicht verschwiegen werden, dass immer noch viele niedergelassene Ärzte zu wenig für die Diabetikerschulung vorbereitet sind und daher dieser Aufgabe nicht gerecht werden können, obgleich durch die Fachgesellschaften in den vergangenen Jahren eine große Anzahl von Diabetologen und diabetologisch geschulten Hausärzten ausgebildet wurde. Krankheitsepisoden wie die folgende Kasuistik sollten der Vergangenheit angehören.

Kasuistik

Eine 55-jährige Patientin wurde von ihrem Hausarzt mit der Diagnose »Diabetes mellitus Typ 2 mit Hypertriglyceridämie und Hypertonie« wegen unzureichenden Therapieerfolges mit der Bitte um Mitbehandlung zugewiesen.

Bisherige Therapie: 3,5 mg Glibenclamid und 12,5 mg Captopril. Neben dem vor 2 Jahren diagnostizierten Diabetes und einer Cholelithiasis, die z. Z. keine Beschwerden verursachte, wurden keine wesentlichen anderen Erkrankungen angegeben.

Befunde: Körpergewicht 104 kg, Körpergröße 174 cm, HbA1c 9,2%, Blutglukose nüchtern 214 mg/dl, 2 h nach dem Frühstück 298 mg/dl; Nüchtern-Triglyzeridwerte 170 mg/dl, Serumcholesterin 200 mg/dl; Nüchterninsulin im Serum 29 mE/l, Blutdruck 180/100 mmHg.

Die Patientin arbeitete als Telefonistin und gab als Hobby Singen in einem Chor an. Sie berichtete, ihr Arzt habe sie wiederholt darauf hingewiesen, es sei für sie günstig Gewicht abzunehmen. Er sei in den 2 Jahren der Behandlung jedoch ungehalten gewesen, dass sie noch 3 kg zugenommen habe. Zuletzt habe sie sich deshalb nur noch ungern in der Praxis vorgestellt, zumal sie keine Beschwerden hatte. In ihrer Familie seien alle ein wenig »stärker«. Auch ihre Tochter wiege 93 kg bei einer Größe von 175 cm. In der Familie werde gern und gut gegessen. Ihr Mann habe auch etwas Übergewicht.

Unsere Vorgehensweise

- Ausführliche Anamnese:

Die Patientin berichtet neben ihrer sitzenden Tätigkeit als Telefonistin auch in ihrer Freizeit körperlich untätig zu sein. Sie bezeichnete sich selbst als träge, antriebslos, rasch erschöpfbar, zerschlagen und energielos. Sie sei häufig müde und leide unter Kopf- und Gliederschmerzen und habe immer wieder kalte Füße.

Sie gab an, dass sie weder in ihrem Beruf noch im Familienleben durch den Diabetes beeinträchtigt sei. An den erhöhten Blutglukosewerten könne sie ja wohl selbst nichts ändern, sie könne nur tun, was ihr der Arzt sage. An einer Diabetikerschulung habe sie bisher nicht teilgenommen. Dass man die Blutglukose, die Harnglukose und den Blutdruck auch selbst messen könne, habe ihr bisher niemand gesagt. Sie wiege sich aber täglich und esse auch öfter Vollkornbrot. Fleisch, Wurst und Käse esse sie reichlich, dadurch könne der Blutzucker ja nicht ansteigen. Gemüse und Salat seien nicht so sehr nach ihrem Geschmack. Bei einem Stückchen Kuchen könne sie allerdings nicht widerstehen. Sie kaufe aber regelmäßig Diätprodukte für Diabetiker.

▼

- Zentrale Probleme:
  - unzureichend therapierte Hypertonie
  - unbefriedigende Diabeteseinstellung bei Übergewicht
  - mangelnde Ernährungsschulung
  - fehlende Schulung in der Selbstkontrolle
  - mangelnde Krankheitseinsicht bei nur geringer interner Kontrollüberzeugung (mangelnder Eigenantrieb zu gesundheitsbewusstem Handeln)
  - träger Lebensstil
- Therapeutische Strategie:
  - Schulung zusammen mit den übrigen Familienmitgliedern über eine energieärmere, für die Patientin akzeptable Kost
  - Schulung in der Selbstkontrolle von Harnglukose und Blutdruck
  - Motivation zu vermehrter körperlicher Aktivität
  - Kontrolle von Blutdruck, HbA1c, Blutfetten und Körpergewicht beim Arzt und Dokumentation aller Werte im Gesundheitspass Diabetes
  - Einsatz eines individuellen, problemorientierten, strukturierten, stufenweisen Schulungsmodells. In diesem Modell werden Vereinbarungen (Kontrakte) über gesundheitsbezogenes Handeln zwischen Patient und Arzt getroffen. Diese werden im Patientenpass und der Arztkarteikarte dokumentiert. Bei den ca. 4-wöchentlichen Arztbesuchen werden die Erfolge bzw. Teil- oder Misserfolge der vereinbarten Verhaltensänderungen besprochen. Ggf. werden neue (nie mehr als 3) Kontrakte geschlossen oder aber die schon verabredeten Vereinbarungen erneut eingesetzt. Durch spezielle Broschüren, die den Inhalt der Kontrakte erläutern, wird die Anleitung zur Verhaltensänderung wiederholt und verstärkt.

Zusammen mit der Patientin wurde überlegt, was sie innerhalb der nächsten 4 Wochen im Hinblick auf ihr Therapieziel (langfristig: normnahe Blutglukose und HbA1c-Werte, Blutdruckwerte <130/80 mmHg unter Gewichtsreduktion) selbst durchführen könnte und wollte.

Die ersten 3 Kontrakte beinhalteten:

1. die tägliche Harnglukoseselbstkontrolle 1 $^1/_2$ h nach dem Frühstück (das Testen wurde mit der Patientin geübt),
2. die Einschränkung der Mengen von fettem Käse und fetter Wurst als Brotbelag unter Verwendung von fettärmeren Produkten (≤30% Fettgehalt i. Tr.),
3. die tägliche Blutdruckkontrolle morgens (die Patientin erhielt zunächst leihweise ein Blutdruckmessgerät und wurde zusammen mit ihrem Mann, der ebenfalls einen Hochdruck hatte, in der Technik der Blutdruckselbstmessung trainiert).

Spätere Vereinbarungen betrafen z. B. die Reduktion des täglichen Fleischverzehrs auf ca. 100 g, die Verwendung von Süßstoff anstelle von Fruchtzucker und Sorbit, täglicher Verzehr von Gemüse, das sich doch als schmackhaft für die Patientin herausstellte und die Nutzung des anstehenden Urlaubes zum Wandern und Schwimmen. Die Patientin wurde auf eine ausreichende Trinkmenge (natriumarmes Mineralwasser) hingewiesen und erhielt Anregungen für die Zubereitung fettärmerer schmackhafter Mahlzeiten. Bei den Arztbesuchen wurde sie gelegentlich von ihrer Tochter begleitet, die ebenfalls an den verabredeten Maßnahmen Interesse zeigte und eine Schulung zu einem gesünderen Lebensstil erhielt.

Auf diese Weise gelang es der Patientin innerhalb von 12 Monaten, in vielen kleinen Schritten ein Körpergewicht von 72,5 kg (-28 kg) zu erreichen und das HbA1c auf 6,4% abzusenken (Blutglukose nüchtern 78 mg/dl, 2 h postprandial 93 mg/dl). Die Triglyzeridwerte lagen nüchtern bei 99 mg/dl, das Seruminsulin betrug 9 mE/l, der Blutdruck 140/90 mmHg.

Gleichzeitig mit der Patientin hatten der übergewichtige Ehemann 9 kg und die Tochter 7 kg an Gewicht verloren.

Die Patientin hatte in der Zwischenzeit ihr Hobby im Singkreis weiter ausgebaut und traf sich nun 2-mal wöchentlich zum Üben. Eine Schwäche zeigte sie noch weiterhin für ein Stück Kuchen am Nachmittag. Wir haben ihr empfohlen, bei solchen gelegentlichen »Extras« vor und nach dem Essen die Blutglukose zu testen, um dann selbst zu entscheiden, welchen Kuchen sie sich leisten kann und will. Eine entsprechende Schulung bzgl. Blutglukoseselbstkontrolle wurde durchgeführt.

Kommentar zur Kasuistik

Obgleich durch die Fachgesellschaften zertifizierte Diabeteszentren sowie diabetologische Schwerpunktpraxen und diabetologisch geschulte Hausärzte geschaffen bzw. fortgebildet werden, bleibt angesichts der großen Zahl von Diabetikern noch viel zu tun, um die notwendige Qualität der Behandlung und Schulung flächendeckend zu sichern. Nur zögernd beginnen Krankenversicherungen zu begreifen, wie essentiell die strukturierte Diabetikerschulung und die qualitätsgesicherte Diabetikerbetreuung, insbesondere von Hochrisikopatienten, für deren Prognose ist, und dass diese aufwändige Maßnahme entsprechend vergütet werden muss, damit Ärzte und ihre Mitarbeiter ihre Zeit und das notwendige Können einsetzen können.

Die Deutsche Diabetes-Gesellschaft hat Empfehlungen für die Schulung von Diabetikern und die notwendige strukturierte Ausbildung von Ärzten und medizinischem Assistenzpersonal herausgegeben. Ähnliche Empfehlungen der Österreichischen Diabetes-Gesellschaft und von anderen Fachgesellschaften in Europa zur Behandlung von Typ-1- und Typ-2-Diabetikern liegen vor. Inzwischen wurden evidenzbasierte Leitlinien für die Behandlung und Betreuung von Diabetikern erarbeitet, die nicht nur Handlungsleitlinien beinhalten, sondern auch Anleitung zur Qualitätskontrolle und -sicherung der Maßnahmen geben (Deutsche Diabetesgesellschaft 2000, 2002b).

In den Diabeteszentren wird die strukturierte Schulung der Diabetiker durch ein Schulungsteam durchgeführt (Deutsche Diabetesgesellschaft 1997a; Europäische Diabetes Policy Group 1999). Dieses besteht als kleinste Einheit aus einem Diabetologen, einer Diabetesberaterin oder Diabetesassistentin und einer Diätassistentin. Die Deutsche Diabetes-Gesellschaft bildet Diätassistenten und Schwestern/Pfleger, die bereits 1 Jahr in einer Diabetesklinik Diabetiker betreut haben, zum Diabetesberater DDG (Deutsche Diabetes-Gesellschaft) aus. Die Ausbildung umfasst ganztägigen Unterricht nach einem feststehenden Curriculum, verknüpft mit praktischer Tätigkeit in einer Diabetesklinik oder diabetesorientierten Praxis, in der das Erlernte umgesetzt wird, sowie Hausaufgaben über die Diabetikerschulung, die für die Abschlussprüfung zu erstellen sind.

In vielen Diabeteszentren sind zudem Krankengymnasten, Psychologen und Podologen in der Diabetikerschulung tätig. In das Schulungsteam können auch geschulte Familienmitglieder des Patienten, z. B. Eltern von Kindern, Angehörige älterer Patienten, Ehepartner und enge Freunde sowie Partner aus Selbsthilfeorganisationen aufgenommen werden. Diese sind oft besonders gut in der Lage, die notwendigen gesundheitsbezogenen Handlungen bzw. Verhaltensänderungen des Diabetikers im häuslichen Umfeld zu unterstützen. Gelegentlich sind Sozialarbeiter, Fürsorgerinnen und andere »Helfer« einzubeziehen, vor allem wenn ältere Diabetiker die erforderlichen Maßnahmen zur Behandlung ihres Diabetes nicht selbst übernehmen können.

35.6 Kernaussagen für die Praxis

Die Schulung des Diabetikers ist ein entscheidender Teil der Behandlung und Betreuung. Es ist ein ärztlicher Kunstfehler, sie zu unterlassen. Um die Qualität der Diabetikerschulung sicherzustellen, ist die strukturierte Aus- und Weiterbildung des Diabetesteams (Arzt, Diabetesberater etc.) notwendig. Im Sinne der Qualitätssicherung sollten möglichst Programme in der Diabetikerbetreuung eingesetzt werden, deren Effizienz in kontrollierten Studien belegt werden konnte.

Diabetikern sollte eine Schulung zukommen, die sich an evidenzbasierten Leitlinien orientiert, damit sie lernen, ihr Leben mit dem Diabetes möglichst komplikationslos zu meistern.

Überflüssige und in ihrem Nutzen nicht belegte Maßnahmen sollten unterbleiben, um dem Diabetiker keine unnötigen Bürden aufzuerlegen.

Literatur

Arden C, Toeller M, Schumacher W et al (1997) Aspekte der Lebensqualität bei Typ-1-Diabetikern der Düsseldorfer EURODIAB Stichprobe. Diabetes und Stoffwechsel 6: 189–198

Assal JP, Gfeller R (1980) Diabetikerschulung. Wichtigkeit und Komplexität dieser therapeutischen Maßnahme. Pharmakotherapie 5: 233–241

Bogardus C, Ravussin E, Robbins D et al (1984) Effects of physical training and diet therapy on carbohydrate metabolism in patients with glucose intolerance and non-insulin-dependent diabetes mellitus. Diabetes 33: 311–318

Clark CM (1998) Reducing the burden of diabetes: the National Diabetes Education Program. Diabetes Care 21 (Suppl 1): C30-C31

Deutsche Diabetesgesellschaft (1997a) Qualitätsrichtlinien und Qualitätskontrolle von Behandlungseinrichtungen für Typ-2-Diabetiker. Richtlinien der Deutschen Diabetesgesellschaft. Diabetes und Stoffwechsel 6: 40–42

Deutsche Diabetesgesellschaft (1997b) Qualitätsrichtlinien und Qualitätskontrolle von Behandlungseinrichtungen für Typ-1-Diabetiker. Richtlinien der Deutschen Diabetesgesellschaft. Diabetes und Stoffwechsel 6: 42–44

Deutsche Diabetesgesellschaft (1998) Fortbildung als Diabetologe DDG. Anerkennung als Diabetologe DDG nach dem Curriculum. Diabetologie-Informationen 2: 74–75

Deutsche Diabetesgesellschaft (1999) Klinisches Diabeteszentrum DDG. Richtlinien der Deutschen Diabetesgesellschaft. Diabetologie-Informationen 2: 134–137

Deutsche Diabetesgesellschaft (2000) Gesundheitspass Diabetes. Deutsche Diabetesgesellschaft, Bürkle-de-la-Camp-Platz 1, 44789 Bochum

Deutsche Diabetesgesellschaft (2002a) Behandlungseinrichtungen nach den Richtlinien der Deutschen Diabetesgesellschaft. Diabetologie-Informationen 1: 10–22

Deutsche Diabetesgesellschaft (2002b) Praxis-Leitlinien der Deutschen Diabetesgesellschaft (DDG). Hrg. W. A. Scherbaum, R. Landgraf. Diabetes und Stoffwechsel 11 (Suppl 2): 1–39

Europäische Diabetes Policy Group (1998) Leitfaden zu Typ-1-Diabetes mellitus. Diabetes und Stoffwechsel 9: 173–204

Europäische Diabetes Policy Group (1999) Leitfaden zu Typ-2-Diabetes mellitus. Diabetes und Stoffwechsel 9: 104–135

Grey M, Boland EA, Davidson M et al (2000) Coping skills trainings for youth with diabetes mellitus has long-lasting effects on metabolic control and quality of life. J.Pediatr 137: 107–113

Heitkamp G, Toeller M (1996) Defizite bei der Betreuung durch ambulante Pflegedienste. Schulungsprofi Diabetes 4: 18–20

Heitkamp G, Toeller M (1998) Gesundheitspass Diabetes DDG. Was wir aus der Einführung lernen konnten. Schulungsprofi Diabetes 1: 24–28

Hürter P, Jastram U, Regling B et al (1990) Diabetes-Schulungsprogramm für Kinder. Deutscher Ärzte-Verlag, Köln

Kronsbein P, Jörgens V, Mühlhauser I et al (1988) Evaluation of a structured treatment and teaching programme on non-insulin-dependent diabetes. Lancet 17: 1407–1411

McAuley KA, Williams SM, Mann JI et al (2002) Intensive lifestyle changes are necessary to improve insulin sensitivity: a randomized controlled trial. Diabetes Care 25: 445–452

Mensing C, Boucher J, Cypress M et al (2002) National standards for diabetes. Self-Management Education. Diabetes Care 25 (Suppl 1): 140–147

Tiepolt S, Liebert P, Pietrzik K, Toeller M für die Arbeitsgruppe Gesundheit und Ernährung bei Diabetes (AGED) (2002) Verzehrshäufigkeiten ballaststoffhaltiger Lebensmittel bei Diabetikern aus zwei Regionen Deutschlands. Implementierung der Ernährungsempfehlungen der Deutschen Diabetesgesellschaft. Aktuel Ernähr Med 27: 157–166

Toeller M (1986) Diabetesschulung: Ziele, Durchführung & Effizienz. Med Klin 81: 181–186

Toeller M (1990) Diabetesschulung. Internist 31: 208–217

Toeller M (1997) Mit Diabetes gut leben. Ein strukturiertes Schulungsprogramm zur fortlaufenden Betreuung von Typ-2-Diabetikern ohne und mit Insulinbehandlung. Schulungsprofi Diabetes 3: 58–61

United Kingdom Prospective Diabetes Study Group (UKPDS) (1999) Quality of life in type 2 diabetic patients is affected by complications but not by intensive policies to improve blood glucose or blood pressure control. Diabetes Care 22: 1125–1136

Zeyfang A, Feucht I, Fetzer G et al (2001) Eine strukturierte geriatrische Diabetikerschulung ist sinnvoll. Diabetes und Stoffwechsel 10: 203–207

Psychologische Aspekte bei Diabetes mellitus

A. Hirsch, Karin Lange

36.1 Leben mit Diabetes

Diabetes mellitus ist eine chronische Erkrankung mit körperlicher und psychischer Dauerbelastung. Die technischen Anforderungen durch Injektionen, Medikamenteneinnahme oder Blutglukoseselbstkontrolle bedrücken oft weniger als die Ängste vor akuten und chronischen Komplikationen und die wiederholte Infragestellung von Lebenszielen und -bedürfnissen (Übersicht 36.1).

Übersicht 36.1.
Psychische Belastungen durch Diabetes mellitus

- Lebenslange Therapie
- Akute Risiken (schwere Hypoglykämie, Ketoazidose)
- Anpassung des Lebens an die Erkrankung mit eingeschränkter Handlungsmöglichkeit und Spontaneität, u. U. Unvereinbarkeit von Diabetestherapie und Lebensstil, ständig bewusster, z. T. eingeschränkter Ernährungsweise
- Aufwändige Therapie, regelmäßige Blutglukoseselbstkontrollen mit Selbstverletzungen
- Kontinuierliche kognitive Kontrolle und regelmäßige Arztbesuche
- Ständiger Entscheidungsdruck, oft Abwägung von Risiken ohne eindeutige Kriterien
- Soziale Belastung durch offene oder verdeckte Diskriminierung
- Diabetesbedingte Unsicherheit bezüglich Ausbildung, Beruf, Partnerschaft und Kinderwunsch
- Angst vor Folgeerkrankungen

36

Menschen mit Diabetes müssen zentrale Bedürfnisse zurücknehmen, Kompromisse mit den Anforderungen der Therapie herstellen und sich mit dieser Situation wiederholt arrangieren. Davon sind oft individuelle Lebensziele und Werte betroffen (Übersicht 36.2). Selbst die flexibelste Therapie schränkt den Alltag ein und erfordert sorgfältige Planung. Die Erkrankung ist somit ständig präsent; oft wird der Körper als beschädigt erlebt. Ärzte und Angehörige sind besorgt, mahnen, bewerten und mischen sich ein; der Diabetes lässt sich kaum verheimlichen. Die Selbsttherapie kann frustrierend sein, weil sie unter Alltagsbedingungen keinesfalls so präzise berechenbar ist, wie in manchen Publikationen vermittelt wird. Die Therapieziele sind daher selten wie angestrebt erreichbar. Manche Wünsche hinsichtlich Beruf und Familie müssen modifiziert werden. Zwar hat die praktische Diabetestherapie in den vergangenen Jahren neue Möglichkeiten geschaffen; sie bringt aber gleichzeitig auch zusätzliche Belastungen durch höhere Therapieanforderungen und verbesserte Information der Betroffenen über ihre Risiken mit sich.

Übersicht 36.2.
Eingeschränkte Bedürfnisse durch die Diabeteserkrankung

- Freiheit, Flexibilität, Spontanität
- Erholung und Entspannung
- Körperliche Unversehrtheit
- Autonomie
- Intimität
- Sozialer Kontakt
- Selbstwirksamkeit
- Selbstverwirklichung

Die Rate psychischer Störungen wie affektiver und Angststörungen ist bei Menschen mit Diabetes erhöht (Anderson et al. 2001; Lloyd et al. 2000). Psychosoziale Probleme können sowohl Folge als auch Ursache davon sein, wie Betroffene ihre Diabetesbehandlung im Alltag gestalten. Trotzdem gelingt es einem großen Teil der Patienten, sich mit den Anforderungen der Therapie zu arrangieren, ohne dass psychische Störungen von Krankheitswert auftreten.

Wer Menschen mit Diabetes behandelt, steht vor der Aufgabe, ihre Belastungen zu erfassen und dabei zu helfen, sie zu verringern. Dies gelingt durch praxisorientierte Schulung und durch die Vermittlung einer Einstellung, bei Diabetes selbst viel beitragen zu können, ohne viel zu opfern. Unterstützend sind Hilfsmittel wie Pens, Messgeräte, Stechhilfen und Medikamente. Schulungen werden in der Regel als Gruppenschulungen durchgeführt, in denen Betroffene gemeinsam auch voneinander lernen können. In Deutschland gibt es eine lange und sehr erfolgreiche Tradition stationärer Gruppenschulungen, die regelmäßig evaluiert werden (Müller et al. 2000). Patienten, die eine ambulante Schulung vorziehen, z. B. weil sie fürchten, am Arbeitsplatz diskriminiert zu werden, finden solche Möglichkeiten vor allem in diabetologischen Schwerpunktpraxen.

Therapiemotivation

Die Motivation zur Selbsttherapie ist die innere Triebkraft des Betroffenen, das für den Diabetes zu tun, was er/sie selbst erreichen möchte und sich zutraut. Eine Therapie wird um so eher umgesetzt, je besser die zentralen Zusammenhänge erkannt und die Therapieziele (z. B. HbA1c, Blutglukose, Blutdruck) für erreichbar gehalten werden, ohne dadurch die individuelle Lebensqualität all zu sehr einschränken zu müssen (Glasgow et al. 1999). Ärzte und weitere Mitarbeiter des Diabetesteams übernehmen bei der langfristigen Therapiebegleitung die Aufgabe, die individuelle Motivation anzuregen und zu unterstützen.

Krankheitsbewältigung

Studien zum emotionalen Umgang mit Dauerbelastungen (»Coping-Forschung«) zeigen, dass Menschen mit erfolgreicher Bewältigung ihrer Krankheit zwischen einem rational und einem emotional ausgerichteten Bewältigungsstil wechseln (Florin 1985). Die Vorstellung, dass sich Betroffene im Laufe der Zeit automatisch an den Diabetes gewöhnen und weniger unter ihm leiden, lässt sich empirisch nicht bestätigen.

Tatsächlich nehmen die Belastungen durch den Diabetes im Laufe der Zeit für viele Menschen zu, was eine Gewöhnung an die Erkrankung erschwert. Jahrzehntelange Therapie kann auch zu Phasen von Erschöpfung (»burn out«) führen, wobei negative (Ärger, Ängste, Traurigkeit) und positive Gefühle (Akzeptanz, Selbstvertrauen, Selbstwirksamkeit) gegenüber der Erkrankung abwechselnd dominieren können. Problemorientierte Bewältigungsformen (Informationsbeschaffung, neue Lösungsmöglichkeiten erproben, Selbsthilfegruppe) wechseln ab mit emotionsorientierten Strategien (Ablenkung, Rückzug, Gefühle zum Ausdruck bringen, sich etwas Gutes tun). Beide Grundformen der Bewältigung sind langfristig wichtig.

Jeder Betroffene sollte für das Leben mit Diabetes von Anfang an lernen, wie er/sie selbst für seine Therapie aktiv werden und gleichzeitig Möglichkeiten der Entspannung und des emotionalen Ausgleichs suchen kann.

Kooperation zwischen Arzt und Patient

Für das Arzt-Patient-Gespräch ist wichtig, dass der Diabetesexperte für die mit Krankheitsbelastung und -bewältigung einhergehenden psychischen Vorgänge sensibel ist. Er sollte wissen, wie Patienten zu begleiten sind, damit sie sich selbst motivieren und positiv beeinflussen können. Wesentliche Triebkräfte für die Therapie und evtl. Veränderungen sind die persönlichen Ziele und Bedürfnisse des Betroffenen. Berater können wichtige Informationen anbieten und neue Wege zeigen. Sie regen an, etwas auszuprobieren, ermutigen zu Entscheidungen und unterstützen die Betroffenen auf ihrem Weg. Diese offene Gesprächshaltung wird in den letzten Jahren unter dem Begriff »Empowerment« (Anderson u. Funnell 2000) diskutiert und dem älteren Compliance-Ansatz gegenübergestellt, in dem die Befolgung ärztlicher Anweisungen im Zentrum steht (Übersicht 36.3).

Übersicht 36.3.
Offene Fragestellung im Arzt-Patient-Gespräch (Anderson et al. 1996)

- Was im Leben mit dem Diabetes ist für Sie am schwierigsten oder unbefriedigendsten?
- Welche Gefühle entstehen dadurch bei Ihnen?
- Wie müsste sich die Situation ändern, damit Sie sich besser fühlen?
- Sind Sie bereit, selbst etwas dafür zu tun, dass sich die Situation ändert?
- Welche Schritte könnten Sie machen, um Ihren Zielen näher zu kommen?
- Wie kann ich Ihnen dabei helfen? Welche Informationen und Hilfsmittel benötigen Sie von mir? (Informationsphase)
- Gibt es etwas, das Sie gleich nach unserem Gespräch beginnen werden, um die Situation für sich zu verbessern?

Die Hauptaufgabe der Experten ist, Menschen mit chronischen Erkrankungen handlungsrelevante Informationen anzubieten und ihnen beim Erwerb der Fertigkeiten zu helfen, die sie für die Selbsttherapie benötigen. In der modernen Diabetesschulung hat sich die strukturierte Schulung in Kleingruppen durchgesetzt. Ihre Erfolge sind insbesondere für flexible Formen der Insulintherapie nachhaltig dokumentiert (Müller et al. 2000). Dabei kommt es darauf an, viele diabetesbezogene Entscheidungen zu treffen und mit anderen Anforderungen des Lebens zu verbinden. Im Rahmen solcher Schulungen werden individuelle Bedürfnisse der Teilnehmer geklärt und in der Therapie berücksichtigt.

Strukturierte Schulungen, die anfangs nur Menschen mit Typ-1-Diabetes angeboten wurden, zeigen heute bei Menschen mit Typ-2-Diabetes (vor allem bei jüngeren) vergleichbare Erfolge für die Selbsttherapie. Auch sie erreichen bei größerer Flexibilität eine höhere Lebensqualität und eine bessere Stoffwechsellage. Die Erfolge flexibler, selbstgesteuerter Therapien sind deswegen größer, weil sie den Betroffenen erlauben, ihren Lebensstil beizubehalten, der gewohnt und vertraut ist und der nur unter großer Mühe verändert werden kann.

36.2 Lebens- und Krankheitsphasen

Die psychische Situation bei Diabetes wird zum einen vom Alter der Betroffenen und den damit verbundenen Entwicklungsaufgaben, zum anderen von akuten Belastungen in verschiedenen Krankheitsphasen geprägt. Dies gilt insbesondere für die Manifestation des Diabetes und das Auftreten von akuten Komplikationen oder beeinträchtigenden Folgeerkrankungen.

Diabetes im Kindesalter

Kinder und ihre Familien werden stets gemeinsam mit den Belastungen durch die Erkrankung konfrontiert. Eltern wünschen vor allem eine normale psychosoziale Entwicklung ihres Kindes. Dieses Bestreben kann durch die lebenslange Aufgabe der Diabetestherapie behindert und auch die Lebensqualität der Familie damit negativ verändert werden. Andererseits können auch allgemeine psychosoziale Probleme zu einer unbefriedigenden Stoffwechseleinstellung führen.

Da Kinder im Grundschulalter die Tragweite ihrer Erkrankung und die Prinzipien der Therapie noch nicht hinreichend verstehen, selbst wenn sie bereits einzelne Behandlungsschritte geschickt bewältigen, kommt der Mithilfe der Eltern eine entscheidende Bedeutung zu. Dies gilt vor allem für ihr Wissen, ihre emotionale Bewältigung der Erkrankung und ihre Fähigkeit, den normalen Alltag eines Kindes mit der notwendigen Behandlung zu verbinden (Hürter u. Lange 2001).

Entwicklungsrisiken ergeben sich für Kinder vor allem, wenn die Belastbarkeit der Eltern eingeschränkt ist, z. B. bei unvollständigen oder zerrütteten Familien, Eltern mit psychischen Erkrankungen, Abhängigkeitserkrankungen oder niedrigem sozioökonomischen Status. Mangelnde Krankheitsakzeptanz durch die Eltern, geringe familiäre Integration und ungünstiger Erziehungsstil (übermäßig permissiv, perfektionistisch, überängstlich oder indifferent) sind ebenfalls mit einer schlechten somatischen und psychosozialen Prognose assoziiert (Glasgow et al. 1999).

Kleinkinder. Besondere Belastungen erfahren Eltern von Kleinkindern mit Diabetes, da sich diese zeitweise der Therapie widersetzen. Da sie Hypoglykämieanzeichen noch nicht verstehen, ist ständig eine diabeteserfahrene Aufsicht erforderlich. Mahlzeiten können manchmal zu aufreibenden Konflikten führen. Zusätzlich verschärft wird die Sorge der Eltern durch Hinweise darauf, dass schwere Hypoglykämien bei Kleinkindern zu bleibenden Einschränkungen der intellektuellen Leistungsfähigkeit führen können (Ryan 1999). Derartige Ängste, aber auch Überforderung, Hilflosigkeit und Schuldgefühle der Eltern können die emotionale Situation der ganzen Familie prägen und die Persönlichkeitsentwicklung des Kindes bereits frühzeitig negativ beeinflussen.

In der pädiatrischen Diabetologie hat sich eine individuelle Schulung der Eltern und, wenn möglich, auch der Kinder als sinnvoll erwiesen. Dabei sollen nicht nur medizinische Aspekte vermittelt, sondern auch Fragen der Alltagsgestaltung und Erziehung angesprochen werden (Übersicht 36.4 und 36.5; Hürter u. Lange 2001).

Übersicht 36.4.
Psychologische Themen in der Diabetesschulung von Eltern

- Erleben und Bewältigung der Diabetesmanifestation, Schuldgefühle, hilfreiche Einstellungen zur chronischen Erkrankung, kindgemäße Erklärungen
- Kindgerechte intensivierte Insulintherapie, Selbständigkeit und Grenzen des Kindes
- kompetente Insulintherapie auch in außergewöhnlichen Situationen z. B. im Urlaub, bei körperlicher Belastung, Stress und Krankheit
- Altersgemäße individuelle Therapieziele, emotionales Erleben der Stoffwechselkontrollen, Schutz vor Überforderung
- Hypoglykämien: Erleben durch Kinder, Ängste der Eltern, Sicherheit und Gelassenheit durch Therapiekompetenz aufbauen
- Folgeerkrankungen: Verantwortung und Ängste, Zuversicht entwickeln, Verständnisgrenzen von Kindern
- Essen und Trinken: gesunde Ernährung fördern, Balance zwischen notwendiger Kontrolle und Selbstbestimmung des Kindes, Umgang mit Süßigkeiten, Konflikten und Machtkämpfen vorbeugen

Übersicht 36.5.
Allgemeine Entwicklungsaufgaben des Kindes und seiner Familie

- Soziale Integration des Kindes in Kindergarten und Schule; Sicherheit und Selbständigkeit, Freizeitaktivitäten
- Stabile Identität des Kindes durch emotionale Sicherheit und Erfahrung von Selbstwirksamkeit auch jenseits des Diabetes
- Schutz vor Überforderung eines Elternteils, Unterstützung durch weitere Familienmitglieder und Freunde, Erhaltung der Lebensqualität aller Familienmitglieder, berufliche Perspektive der Mutter
- Altersgemäße Selbständigkeit des Kindes in der Therapie und schrittweise Vorbereitung auf die Übernahme der Verantwortung

Wegen der relativen Seltenheit des Diabetes im Kindesalter findet nicht nur die medizinische, sondern auch die psychosoziale Beratung der Eltern bei Manifestation der Erkrankung in der Regel individuell statt. Für nahezu alle Eltern ist mit der Manifestation der chronischen Erkrankung ihres Kindes eine hohe psychische Belastung, z. T. mit depressiver Symptomatik, verbunden. In den ersten Gesprächen geht es daher darum, die Gefühle der Familie aufzunehmen bevor medizinische Inhalte vermittelt werden. Da in dieser Phase der Neuorganisation eine langfristige Weichenstellung für den Umgang mit der Erkrankung stattfindet, sollten in jedem Fall beide Elternteile in die Schulung einbezogen werden. Wenn dies nicht möglich ist, sollte versucht werden, neben dem betreuenden Elternteil weitere Bezugspersonen einzubinden. Bei Hinweisen auf psychosoziale Risiken der Familien können individuelle therapeutische oder soziale Hilfen angeboten werden, um einer Chronifizierung der Problematik und negativen Folgen für die Diabetestherapie vorzubeugen.

Die Langzeitbehandlung von Kindern mit Diabetes sollte weitgehend ambulant stattfinden und sich an der Lebenssituation der Familie orientieren. Zur Sicherstellung der bedarfsgerechten Schulung und psychosozialen Beratung durch das pädiatrische Diabetesteam dienen neben den Ambulanzterminen auch ambulante Folgeschulungen für Eltern in geschlossenen Kleingruppen. Darin diskutieren Eltern diabetesbezogene Erziehungsfragen, tauschen Erfahrungen aus und üben praxisorientiert an konkreten Beispielen, Probleme zu lösen. In Einzelfällen sind individuelle psychologische Elternberatungen indiziert, z. B. bei schwierigen entwicklungsbedingten Übergängen oder nach akuten Krisen wie einer schweren Hypoglykämie.

> Psychologische Hilfen für Schulkinder werden im Rahmen von spielerisch gestalteten Schulungskonzepten angeboten, die sich am kognitiven Entwicklungsstand, an typischen Ängsten und Sorgen sowie an den Entwicklungsaufgaben orientieren (Hürter et al. 1998).

In Gruppenschulungen profitieren Kinder vom Vorbild Gleichaltriger, durch deren Anerkennung und das Training sozialer Kompetenz. Entgegen landläufigen Erwartungen spielen diabetesspezifische psychische Probleme, z. B. eine Spritzenphobie, bei Kindern so gut wie keine Rolle. Natürliche Ängste zu Beginn überwinden Kinder im Rahmen spielerischer Übungen und am Vorbild anderer meist überraschend schnell.

Jugendliche. Mit dem Eintritt in die Pubertät ist ein eindrucksvoller Wandel sowohl in körperlicher als auch seelischer Hinsicht verbunden. Hormonell bedingte Schwankungen des Blutglukosespiegels erschweren die Therapie; die Qualität der Stoffwechseleinstellung wird schlechter. Gleichzeitig streben Jugendliche nach Autonomie und wollen auch die Verantwortung für ihre Behandlung von den Eltern übernehmen. Schließlich müssen sie die Erkrankung und deren mögliche Folgen mit dem eigenen Lebensentwurf verbinden. Bei einem Teil der Jugendlichen kommt es in dieser Phase zu Selbstwertproblemen, psychischen Krisen, Belastungsreaktionen und affektiven Störungen bis hin zu Major-Depressionen (Kovacs et al. 1997). Besonders Mädchen mit Diabetes sind einem erhöhten Risiko ausgesetzt, Essstörungen zu entwickeln. In Verbindung mit Insulinunterdosierung und Depression ergibt sich dadurch oft eine schlechte Stoffwechseleinstellung. Ohne psychotherapeutische Intervention besteht die Gefahr, dass sich beide Probleme gegenseitig verstärken. Oft entstammen die betroffenen Jugendlichen belasteten familiären Risikokonstellationen. Hinzu kommen Verhaltensprobleme durch Überforderung, wenn Jugendlichen die Verantwortung für ihre Therapie überlassen wird, bevor sie die dafür notwendige soziale Reife und kognitive Kompetenz entwickelt haben.

36

Jugendliche, die seelisch relativ unbelastet eine gute Qualität der Stoffwechseleinstellung erreichen, verfügen in der Regel über günstige familiäre und individuelle Bedingungen: wenig Familienkonflikte, gute familiäre Kommunikation und vertrauensvollen Zusammenhalt, entwicklungsgemäße Verteilung der Therapieverantwortung in der Familie, hohe soziale Kompetenz, ein hohes Maß an Selbstwirksamkeitserwartung und damit Selbstvertrauen.

Psychologische Ansätze zur Unterstützung von Jugendlichen bestehen zum einen präventiv in der Beratung der Eltern in der Kindheit. Psychosoziale Interventionen für Jugendliche mit Diabetes finden vor allem im Rahmen von Schulungsangeboten während der ambulanten Langzeitbetreuung statt.

> **In der Schulung Jugendlicher sollen nicht nur praktische Fertigkeiten der intensivierten Insulintherapie unter Alltagsbedingungen und Problemlösungen in Kleingruppen geübt, sondern auch die soziale Kompetenz, die Erfahrung von Selbstwirksamkeit und ein stabiles Selbstbewusstsein gefördert werden.**

Zur Behandlung psychischer Störungen bei Jugendlichen sind solche Schulungen nicht geeignet, oft sogar kontraindiziert. Jugenddiabetologen sind daher gefordert, Probleme nicht leichtfertig als jugendspezifische Überreaktion zu deuten, sondern frühzeitig psychotherapeutische Möglichkeiten anzubieten, die sich spezifisch an Jugendliche z. B. mit affektiven oder Essstörungen richten.

Diabetes im Erwachsenenalter

Junge Erwachsene. Tritt der Typ-1-Diabetes erst im Erwachsenenalter auf, sind die seelischen Reaktionen auf die Erkrankung in der Regel weniger heftig als bei Kindern oder Jugendlichen und ihren Eltern, da wichtige Lebensaufgaben schon bewältigt sind. Es kann jedoch in Einzelfällen durch diabetesbedingte Einschränkungen zu beruflichen oder existenziellen Krisen kommen. Liegt bereits eine psychische Erkrankung vor, z. B. eine affektive oder eine Angststörung, kann die Manifestation eines Typ-1-Diabetes zu einer massiven Krise führen. Ebenso kann durch die Diagnose erster Folgeerkrankungen bei jungen Erwachsenen, die bereits von Kindheit an mit Diabetes leben, zu schwerwiegenden psychischen Reaktionen bis hin zu Suizidalität kommen (s. Abschn. 36.3).

Dagegen kann der Typ-2-Diabetes für jüngere Menschen, die sich um den Erhalt des Arbeitsplatzes sorgen oder die eine neue Rolle nach der Familienphase mit ihren Kindern suchen, ein Symbol des herannahenden Alters sein, dem man sich noch nicht stellen will. Spürbare Symptome werden geleugnet und Arztbesuche hinausgezögert. Das Bild des Diabetes als »typische Alterskrankheit« verstärkt dieses Verhalten.

Mittleres Erwachsenenalter. Erwachsene, die an Typ-2-Diabetes leiden, leben mehrheitlich in einer Familie, haben oft erwachsene Kinder und sind beruflich etabliert; ein großer Teil ist bereits im Rentenalter. Die Manifestation eines Typ-2-Diabetes verläuft oft nahezu unbemerkt; die Diagnose wird häufig erst sehr viel später bei einer Routinekontrolle gestellt.

Die ersten Therapieempfehlungen bei Typ-2-Diabetes sind die Ernährungsumstellung und vermehrte körperliche Aktivität. Essverhalten und tägliche Bewegung sind andererseits gewohnte, oft liebgewordene Alltagshandlungen, die nicht mehr der bewussten Kontrolle unterliegen. Sie sind Teil des sozialen Lebens und schwer veränderbar.

Positive Effekte von Gewichtsreduktion und vermehrter körperlicher Aktivität auf den Verlauf des Typ-2-Diabetes wurden mehrfach nachgewiesen. Die Erfolge von Programmen zur Gewichtsreduktion bei Typ-2-Diabetes sind jedoch begrenzt, insbesondere dann, wenn nicht nur kurzfristige, sondern auch langfristige Effekte betrachtet werden. Andere erfolgversprechende Ansätze bei Typ-2-Diabetes lassen sich aus den Prinzipien des Empowerment und des Selbstmanagement ableiten (Glasgow et al. 1999). Dabei stehen die subjektiven Einschätzungen der Betroffenen hinsichtlich ihres persönlichen Risikos, der eigenen Möglichkeiten, der Barrieren im Alltag und der Erfolgsausichten im Vordergrund der Gespräche. Individualisierte Patienteninformationen sollten sich an den persönlichen Bedürfnissen sowie den Therapie- und allgemeinen Lebenszielen der Betroffenen orientieren.

Höheres Lebensalter. Für ältere multimorbide Menschen stehen die zu Beginn kaum bemerkbaren Anzeichen des Diabetes oft gegenüber anderen bedrohlich erlebten und schmerzhaften Erkrankungen im Hintergrund. Sie sehen deshalb keinen akuten Handlungsbedarf und erklären sich den Diabetes als ein durch das Alter bedingtes natürliches Lebensereignis (Funnel u. Merritt 1996).

Bei Menschen dieser Altersgruppe bedeuten grundlegende Veränderungen von Gewohnheiten in jedem Fall Mühe, oft Einschränkungen und Verzicht. Dies kann subjektiv mit einem Verlust an Lebensqualität verbunden werden. Die Mahlzeiten, die oft zur Strukturierung des Tagesablaufs beitragen, werden nach Menge und Zusammensetzung in Frage gestellt. Die Vermeidung von Folgeerkrankungen in der Zukunft erscheint als positive Konsequenz der Therapie nicht greifbar. Viele Patienten bewerten die Therapieempfehlungen zwar als richtig und bedeutsam, stufen die Therapie jedoch als sehr belastend ein.

Älteren Patienten, die nicht durch psychische Erkrankungen eingeschränkt sind, ist die Möglichkeit zu lernen nahezu lebenslang gegeben. Kognitive Einschränkungen, die das Lernen erschweren, lassen sich durch altersangemessene Schulungskonzepte kompensieren. Dies gilt auch für Schulungen zur Insulinbehandlung älterer Patienten. Dabei unterscheiden sich die Erfolge hinsichtlich Stoffwechseleinstellung und selbständiger Insulinbehandlung nicht bedeutsam von denen jüngerer Teilnehmer. Erfolgreiche Konzepte konzentrieren sich im Wesentlichen auf persönliche Ziele und konkrete Interessen der Patienten, verzichten aber auf abstrakte, theoretische Inhalte ohne direkte Handlungsrelevanz. Sie lassen den Patienten zudem ausreichend Zeit, sich aktiv mit den neuen Inhalten auseinander zu setzen. Leistungs- und Zeitdruck sind zu vermeiden (Hirsch et al. 1992).

Psychopathologisch müssen alterstypische Veränderungen des Lernens von pathologischem Hirnaltern und irreversiblen Demenzformen getrennt werden. Bei Menschen mit Typ-2-Diabetes ist die Rate der Demenzerkrankungen gegenüber vergleichbaren Kontrollgruppen 2- bis 3fach erhöht. Das gilt vor allem für die vaskuläre Demenz. Demenzielle Erkrankungen setzen einer eigenständigen Diabetestherapie klare Grenzen. Diabetesberatung und Schulung müssen sich in diesem Stadium an pflegende Angehörige oder Betreuer in Institutionen richten.

36.3 Spezielle psychische Probleme bei Diabetes mellitus

Konstellationen die zum Auftreten oder zum Fortschreiten einer psychischen Erkrankung bei Diabetes beitragen sind:

- Reaktionen auf Belastungen durch die Erkrankung mit Verstärkung vorher bestehender Ängste oder anderer Persönlichkeitszüge
- die Erkenntnis allgemeiner Lebensprobleme und Aktualisierung bereits bewältigter Probleme

- die Verstärkung vorbestehender psychischer Störungen (z. B. Essstörung, Depression, Psychose oder Abhängigkeitserkrankung) durch die Diabeteserkrankung.

Spezifische psychische Probleme infolge des Diabetes sind:

- krankheitsbezogene Ängste vor Hypoglykämien, Folgeerkrankungen, der Insulintherapie oder vor Spritzen,
- depressive Reaktionen auf die Erkrankung und auf wiederholte Misserfolge in der Therapie,
- Burn-out-Reaktion und
- Bewältigungsprobleme bei Erkrankungsfolgen, z. B. bei sexuellen Problemen, neuropathischen Schmerzen, Sehbehinderungen oder Bewegungseinschränkungen.

Diese psychischen Reaktionen haben in der Regel keinen Krankheitswert im psychiatrischen Sinne; sie können aber sehr belasten und die Selbsttherapie beeinträchtigen. Spezielle psychologische bzw. psychotherapeutische Hilfen sind teilweise möglich.

Wegen der besonderen psychischen Probleme, die mit dem Diabetes einhergehen können, wird zunehmend gefordert, klinische Psychologen in spezialisierten Diabeteszentren an der Diabetesbehandlung zu beteiligen (Ausschuss Schulung und Weiterbildung der DDG 2001)

Ängste. Diabetesbezogene Ängste sind prinzipiell angemessene Gefühlsreaktionen auf die mit der Erkrankung verbundenen Gefahren. Eine spezielle Beratung und Therapie sollte erwogen werden, wenn sie den Patienten stark belasten und ihn in seinem Alltag oder in der Diabetestherapie behindern. Zudem sollte stets geklärt werden, ob zusätzlich eine endogene Depression vorliegt.

Spezifische Ängste können durch verhaltenstherapeutische Methoden verringert werden. Die Angst vor Hypoglykämien kann oft in strukturierten Diabetesschulungen abgebaut werden, wenn die Betroffenen dort bei anderen und sich selbst Erfahrungen mit Hypoglykämien sammeln können. Phobische Ängste mit extremer Hypoglykämievermeidung bedürfen meist einer Psychotherapie. Die Hypoglykämiewahrnehmungsstörung ist mit unterschiedlichen Gefühlen verknüpft, die die Therapie beeinträchtigen können. Hierzu liegen verschiedene Ansätze verhaltensorientierter Gruppenarbeit vor, in denen die Wahrnehmung trainiert und dadurch die Anzahl von Hypoglykämien verringert werden kann (Cox et al. 2001).

Ängste vor Folgeerkrankungen sind verbreitet und sollten im Gespräch aufgenommen werden. In Extremfällen führen sie zu sehr aggressiven Insulintherapien mit häufigen Selbstkontrollen mit z. T. zwanghaften Komponenten; auch hier ist meist eine Psychotherapie notwendig.

> **Ängste vor dem Insulin oder der Insulintherapie bei Typ-2-Diabetes sollten generell nicht durch Aufschieben der Therapieumstellung verstärkt werden. Eine Probetherapie über eine vereinbarte Zeit baut die Angst meist ab. Spritzenangst ist bei Einsatz moderner Injektionshilfen mit Verhaltenstherapie gut zu verringern.**

Depressionen. Depressionen sind die häufigste psychische Erkrankung im hohen Lebensalter. Schätzungen gehen davon aus, dass bis zu 20% der älteren Menschen mit Diabetes daran leiden (Lustman et al. 1997; Peyrot u. Rubin 1999) und dass bei 10% klinische Depressionen vorliegen. Die Rate depressiver Störungen wäre demnach bei Menschen mit Typ-2-Diabetes mehr als doppelt so hoch wie in der Allgemeinbevölkerung (Anderson et al. 2001). Prospektive Studien weisen zudem darauf hin, dass eine Depression das Erkrankungsrisiko für einen Typ-2-Diabetes verdoppelt. Depression kann neben allgemeinen psychischen Problemen auch zu geringem Interesse an der Selbstbehandlung des Diabetes führen.

> **Trotz ihrer Bedeutung für die Behandlungsqualität des Diabetes werden depressive Störungen nur in einem Drittel der Fälle erkannt und behandelt (Lustman et al. 1997). Da die Symptomatik einer Depression nicht immer augenfällig ist, sollten alle Patienten direkt auf ihre derzeitige psychische Befindlichkeit angesprochen werden.**

Bei Verdacht auf depressive Reaktionen oder Burn-Out-Phänomene muss zunächst geklärt werden, ob nur eine depressive Reaktion auf die Erkrankung in Form einer Anpassungsstörung oder ob eine endogene Depression vorliegt, die besonderer Behandlung bedarf. Die depressive Reaktion ist ebenso wie die Burn-out-Reaktion (»Egal was ich tue, ich erreiche mein Therapieziel doch nicht«) eine Diabetesfolge. Betroffene reagieren zeitweilig niedergeschlagen auf die Erkrankung und ihre Therapie. Hier kann eine strukturierte Schulung, die die individuellen Ressourcen und Handlungsmöglichkeiten stärkt, antidepressiv wirken. Die Therapieanforderungen sollten evtl. angepasst werden, sodass die Patienten die Diabetesrisiken realistischer sehen und zu hohe Ansprüche reduzieren können. Diese Menschen fühlen sich manchmal sicherer, wenn sie vom Arzt klare Anweisungen bekommen, die sie befolgen können.

Eine effektive nichtpharmakologische Behandlung ist durch eine kognitive Verhaltenstherapie möglich. Hierdurch sind deutliche Verbesserungen der Stimmung und des Diabetesmanagements zu erreichen (Lustman et al. 1998). Je nach Schweregrad der Symptomatik kann ein Antidepressivum eingesetzt werden, das in seinem Wirkungsprofil auf die individuelle Kombination der Symptome ausgerichtet ist. Dabei sind unerwünschte Wirkungen, z. B. vermehrter Appetit, oder Einflüsse auf vorhandene Folgeerkrankungen zu bedenken. Je nach individueller Belastung kann eine Krankschreibung bzw. eine stationäre Einweisung nötig sein; ebenso ist es sinnvoll, Angehörige über das Wesen der Erkrankung zu informieren und in das Therapiekonzept einzubeziehen.

Verarbeitung diabetischer Folgeerkrankungen. Oft kommt es bei Auftreten von gravierenden Folgeerkrankungen mit körperlichen Beeinträchtigungen zu einem Verlust von Selbstwertgefühl und infolge privater und beruflicher Konsequenzen (real oder befürchtet) zum Auftreten depressiver Symptome. Die akute Schädigung und der damit verbundene, irreversible Verlust der körperlichen Integrität stellen eine massive psychische Traumatisierung dar.

Bei manchen Folgeerkrankungen des Diabetes ergeben sich spezielle Bewältigungsprobleme. Dies gilt z.B. für sexuelle Störungen, die etwa 50% der Männer mit Diabetes in der 6. Lebensdekade betreffen (Feldmann et al. 1994). Sie können sowohl somatisch als auch psychisch bedingt sein. Die Wirksamkeit verschiedener spezifischer Therapien ist für diese Störungen belegt (Hirsch u. Lange 2002); spezielle Studien über die Wirksamkeit einer Psychotherapie bei Betroffenen liegen jedoch kaum vor. Ebenso finden sich nur wenige systematische Studien zur Bewältigung anderer Folgeerkrankungen des Diabetes.

Probleme mit dem Essen. Übergewicht ist ein wesentlicher auslösender Faktor des Typ-2-Diabetes. Leider ist eine deutliche langfristige Gewichtsreduktion nur für etwa 10–15% aller Übergewichtigen erreichbar (Garner u. Wooley 1991). Einige Studien zeigen (Knowler et al. 2002; Tuomilehto et al. 2001), dass durch längerfristige Programme, die eine Gewichtsreduktion und eine Erhöhung der körperlichen Aktivität anstreben, das Manifestationsrisiko eines Diabetes bei Menschen mit gestörter Glukosetoleranz deutlich verringert werden kann. Patienten sollten daher Angebote zur Gewichtreduktion erhalten, die in ein therapeutisches Gesamtprogramm eingebettet sind.

Essstörungen, vor allem unkontrollierbare Essattacken (»binge eating«), werden beim Typ-2-Diabetes gehäuft beobachtet. Diese Problematik wird oft durch das erfolglose Bemühen um eine Gewichtsreduktion verschärft (Herpertz et al. 1998). Es ist nicht geklärt, ob die ständige Kontrolle des Essverhaltens bei Kindern mit Diabetes die Rate von subklinischen Essstörungen in der Jugend und im frühen Erwachsenenalter erhöht (Delamater et al. 2001).

Bulimie und Anorexie sind bei Diabetes meist mit einer schlechten Stoffwechseleinstellung und erhöhtem Retinopathierisiko assoziiert. Diabetesspezifisch ist der Versuch, durch Insulinunterdosierung mit darauf folgender Hyperglykämie und Glukosurie Energie über den Harn abzuführen (»insulin purging«). Betroffen sind in den meisten Fällen junge Mädchen und Frauen, die durch Gewichtsschwankungen oder Untergewicht und akute Stoffwechselkomplikationen auffallen. Die Therapie einer Essstörung bei Diabetes muss die Interaktion beider Krankheitsbilder berücksichtigen. Die Therapieziele umfassen eine adäquate Insulinsubstitution, eine Modifikation des Essverhaltens und die Förderung der Identitätsbildung. Bei Patienten mit einer Bulimia nervosa ist oft eine ambulante Psychotherapie möglich. Bei vital bedrohten Patientinnen mit Anorexia nervosa und Diabetes sollte initial eine stationäre Therapie in einer psychosomatischen Klinik empfohlen werden.

36.4 Kernaussagen für die Praxis

Diabetes mellitus ist eine chronische Erkrankung und damit auch eine psychische Dauerbelastung für viele Patienten. Die sowohl rational wie auch emotional ausgerichteten Bewältigungsstile des Einzelnen reichen oft nicht für die psychische Verarbeitung der Belastung aus. Das Ergebnis ist eine erhöhte Zahl von affektiven Störungen bei Menschen mit Diabetes. Wichtige Elemente einer erfolgreichen Krankheitsbewältigung sind problemorientierte (Informationsbeschaffung, Ausprobieren neuer Strategien, Selbsthilfegruppen) und emotionsorientierte Strategien (Ablenkung, Rückzug, Gefühle zum Ausdruck bringen, sich etwas Gutes tun). Unterstützend ist in diesem Prozess das offene Arzt-Patient-Gespräch mit dem Ziel, den Patienten zu informierten Entscheidungen zu befähigen (»Empowerment«) und damit seine Kompetenz und Motivation zur Durchführung der Therapie zu stärken.

Der Prozess der Krankheitsbewältigung ist abhängig vom Alter der Patienten und den individuellen Belastungen durch die Krankheit (Therapieprobleme und/oder Folgeerkrankungen). Angststörungen und vor allem Depressionen treten bei Menschen mit Diabetes deutlich häufiger auf und bedürfen einer Psychotherapie und/oder der Behandlung mit Psychopharmaka. Auch bei subklinischen psychischen Störungen sollte der Rat eines Psychotherapeuten eingeholt werden. Bei fachgerechter Behandlung des Diabetes und der evtl. begleitenden psychischen Störungen erreichen viele Betroffene mit Diabetes eine gute Stoffwechsellage und eine gute Lebensqualität ohne dauerhafte seelische Beeinträchtigungen.

36

Literatur

Anderson RM, Funnell M, Arnold MS (1996) Using the empowerment approach to help patients change behavior. In: Anderson BA, Rubin RR (eds) Practical psychology for diabetes clinicians. How to deal with key behavioral issues faced by patients and health care teams. Alexandria: American Diabetes Association

Anderson RM, Funnell M (2000) The art of empowerment. Stories and strategies for diabetes educators. Alexandria: American Diabetes Association

Anderson RM, Freedland KE, Clouse RE, Lustman PJ (2001) The prevalence of comorbid depression in adults with diabetes. Diabetes Care 24: 1069–1078

Cox DJ, Gonder-Frederick LA, Polonsky W et al (2001) Blood Glucose Awareness Training (BGAT II). Diab Care 24: 637–642

Delamater AM, Jacobson AM, Anderson B et al (2001) Psychosocial therapies in diabetes. Diab Care 24: 1286–1292

Feldmann HA, Goldstein I, Hatzichristou DG et al (1994) Impotence and its medical and psychosocial correlates: results of the Massachusetts Male Aging Study. Journal of Urology 151: 54–61

Florin I (1985) Bewältigungsverhalten und Krankheit. In: Basler HD, Florin I (Hrsg.) Klinische Psychologie und körperliche Krankheit. Kohlhammer, Stuttgart, S126–145

Funnell M, Merritt JH (1996) Diabetes mellitus in the older adult. In: Haire-Joshu D (ed) Management of diabetes mellitus. Perspectives of care across the life span. 2nd ed, Mosby, St. Louis, 755–833

Garner DM, Wooley SC (1991) Confronting the failure of behavioral and dietary treatments for obesity. Clinical Psychology Review 11: 729–780

Glasgow RE, Fisher EB, Anderson BJ et al (1999) Behavioral Science in Diabetes. Diab Care 22: 832–843

Herpertz S, Wagener R, Albus C et al (1998) Diabetes mellitus and eating disorders: A multicenter study on the comorbidity of the two diseases. J Psychosomatic Research 44: 503–515

Hirsch A, Jäckle R, Studtfeld R (1992) Lernen im Alter: Konzept und Entwicklung einer stationären Schulung für ältere insulinspritzende Typ-2-Diabetiker und Diabetikerinnen. Verhaltenstherapie und psychosoziale Praxis 24: 185–193

Hirsch A, Lange K (2002) Folgeerkrankungen: mit Ängsten und Einschränkungen leben. In: Lange K, Hirsch H (Hrsg) Psychodiabetologie. Kirchheim, Mainz, S 234–253

Hürter P, Lange K (2001) Kinder und Jugendliche mit Diabetes. Medizinischer und psychologischer Ratgeber für Eltern. Springer, Berlin

Hürter P, Jastram HU, Regling B et al (1998) Diabetes-Schulungsprogramm für Kinder (2. erweiterte Aufl). Kirchheim, Mainz

Knowler WC, Barrett-Connor E, Fowler SE et al (2002) Reduction in the incidence of type 2 diabetes with lifestyle intervention or metformin. N Engl J Med 346: 393–403

Kovacs M, Goldston D, Obrosky DS, Bonar LK (1997) Psychiatric disorders in youths with IDDM: Rates and risk factors. Diab Care 20: 36–44

Lloyd CE, Dyer PH, Barnett AH (2000) Prevalence of symptoms of depression and anxiety in a diabetes clinic population. Diabetic Medicine 17: 198–202

Lustman PJ, Griffith LS, Clouse RE (1997) Depression in adults with diabetes. Seminars in Clinical Neuropsychiatry 2: 15–23

Lustman PJ, Griffith LS, Freedland KE et al (1998) Cognitive behavior therapy for depression in type 2 diabetes:

a randomized controlled trial. Annals of Internal Medicine 129:613–621

Müller UA, Köhler S, Femerling M et al (2000) Hba1c und schwere Hypoglykämien nach intensivierter Behandlung und Schulung von Patienten mit Typ-1-Diabetes als klinische Routine: Ergebnisse eines deutschlandweiten Qualitätszirkels (ASD) 1992–1999. Diabetes und Stoffwechsel 9:67–81

Peyrot M, Rubin RR (1999) Persistence of depressive symptoms in diabetic adults. Diab Care 22:448–452

Ryan CM (1999) Memory and metabolic control in children. Diab Care 22:1239–1241

Tuomilehto J, Lindstrøm J, Eriksson JG et al for the Finnish Diabetes Prevention Study Group (2001) Prevention of type 2 diabetes by changes in lifestyle among subjects with impaired glucose tolerance. N Engl J Med 344:1343–1350

Sozialmedizinische Aspekte bei Diabetes mellitus in Deutschland, Österreich und der Schweiz

H. Finck, M. Francesconi, H. Kappeler

Die soziale Stellung des Menschen in der Gesellschaft ist in hohem Maß abhängig von der Leistungsfähigkeit und Leistungsbereitschaft des Einzelnen im Erwerbsleben, um daraus Arbeitslohn, Einkommen und soziales Prestige zu erhalten. Wird die individuelle Leistungsfähigkeit durch Krankheit, insbesondere durch chronische Leiden eingeengt, ergibt sich damit eine Beeinträchtigung des Sozialstatus. Die chronische Erkrankung an Diabetes mellitus wird so zu einer lebenslangen Herausforderung, denn sie verlangt die

- selbständige Stoffwechselführung in Eigenverantwortung mit täglicher Therapieanpassung auf der Grundlage regelmäßig durchzuführender Blutglukoseselbstmessungen und die Übernahme der Verantwortung für die eigene Behandlung,
- Bewältigung und Prävention von Komplikationen. Dazu gehören Akutkomplikationen wie die Hypoglykämie und etwaige diabetische Folgeerkrankungen wie die Retinopathie, Neuropathie und Nephropathie,
- Auseinandersetzung mit psychosozialen Einschränkungen infolge passagerer oder längerfristiger Leistungseinbußen sowie ggf. mit Diskriminierungen im Erwerbsleben (Cox 2001).

Die Sozialmedizin befasst sich mit den sich daraus ergebenden Wechselwirkungen und Rückkoppelungen zwischen der Krankheit – hier dem Diabetes mellitus – und dem sozialen Umfeld des Betroffenen (Gostomzyk 2000; Petermann 1995).

Zur ärztlichen Betreuung von Diabetikern gehört auch deren Beratung und Unterstützung bei der Bewältigung vielfältiger sozialer, sozialmedizinischer und juristischer erkrankungsbedingter Probleme. Diese betreffen Familie, Beruf und Gesellschaft, aber auch die individuelle Berufswahl und -ausübung sowie die Bewältigung von Diskriminierungen verschiedenster Art. Wichtige Fragen sind aber auch der Erwerb des Führerscheins, die Fahrtauglichkeit und Kraftfahrereignung sowie die Leistungen von gesetzlichen Sozialversicherungsträgern und privaten Versicherungsträgern verschiedenster Art (Malcherczyk 1999).

37.1 Diabetes mellitus und Beruf

Bei der Wahl eines geeigneten Berufes sollte ein Diabetiker neben seinen intellektuellen und praktischen Fähigkeiten, Interessen, Neigungen, Begabungen und der Schulausbildung in erster Linie seine individuelle Leistungsfähigkeit berücksichtigen. Hier sind neben der Berufsberatung vor allem der Hausarzt, der Diabetologe und der Arbeitsamtsarzt gefordert, den Patienten zu beraten.

> **Die moderne Diabetestherapie und die bei entsprechender Patientenausbildung und -schulung mögliche normnahe Einstellung der Blutglukose können auch den insulinabhängigen Diabetiker dazu befähigen, im Berufsleben den Anforderungen der Leistungsgesellschaft nach mehr Flexibilität gerecht zu werden.**

Dieser Fortschritt erlaubt heute vielen Diabetikern den Zugang zu Berufen, die vor Jahren noch auf der »Negativliste« zu finden waren. Tatsächlich vollbringen insulinpflichtige Diabetiker immer wieder hervorragende Leistungen in Berufen, die auf den ersten Blick und aufgrund subjektiver Wahrnehmung als ungeeignet angesehen wurden. Die Einteilung von Berufen in die Kategorien »nicht geeignet« (negativ) oder »geeignet« (positiv) hat sich somit nicht bewährt und sollte nur mit großer Zurückhaltung vorgenommen werden.

Die »Empfehlungen zur Beratung bei Berufswahl und Berufsausübung von Diabetikern« von Mai 1999 des Ausschusses Soziales der Deutschen Diabetesgesellschaft (1999b) gehen auf diese Überlegungen ein und sind nachfolgend in Auszügen wiedergegeben (Übersicht 37.1). Sie enthalten grundsätzliche Empfehlungen sowie einschränkende Bedingungen hinsichtlich der Wahl und Ausübung von Berufen.

Übersicht 37.1.
Empfehlungen zur Beratung bei Berufswahl und Berufsausübung von Diabetikern der Deutschen Diabetesgesellschaft (mod. nach 1999b)

I. **Grundlagen**
Diabetiker ohne andere schwerwiegende Erkrankungen oder ausgeprägte Diabetesfolgeerkrankungen können nahezu alle Berufe und Tätigkeiten ausüben, zu denen

sie nach Neigung, Begabung, praktischen Fähigkeiten und Ausbildung geeignet sind.
Bei den meisten nachfolgend erwähnten Einschränkungen für bestimmte Berufe und Tätigkeitsfelder besteht kein absolutes Ungeeignetsein für Diabetiker.
Die Beratung über Wahl und Ausübung eines Berufes muss für jeden Diabetiker individuell und in enger Kooperation mit einem diabetologisch erfahrenen Arzt und bei Bedarf auch mit dem Betriebsarzt erfolgen.

II. **Berufliche Einschränkungen**
Bedingungen, welche die Wahl und Ausübung eines Berufes oder einer Tätigkeit bei Diabetikern beeinflussen können, lassen sich gliedern in:

a) Selbst- und Fremdgefährdung durch plötzlich auftretende Hypoglykämien. Diese können mit Bewusstseinsstörungen einhergehen und bei manchen beruflichen Tätigkeiten andere Menschen oder den Diabetiker gefährden. Schwere Hypoglykämien können eine Gefahr bedeuten bei:
- Beruflicher Personenbeförderung oder beim Transport gefährlicher Güter (z. B. Piloten, Lokomotivführer, Omnibusfahrer, Lastkraftwagenfahrer)
- Waffengebrauch (z. B. Schutzpolizei)
- Überwachungsfunktionen mit alleiniger Verantwortung für das Leben anderer; dies gilt für Verkehrskontrollen und -lenkung des Straßen-, Schienen-, Wasser- und Luftverkehrs und für einen Teil der Leitstände im Industriebereich
- Arbeiten mit Absturzgefahr oder an anderen gefährlichen Arbeitsplätzen (Dachdecker, Gerüstbauer, Bauarbeiter an Hochbauten); ähnlich zu bewerten sind Tätigkeiten an gefährlichen Maschinen, an Hochöfen und beim Stahlabstich
- Arbeiten im Überdruck.

b) Beeinträchtigungen der Planbarkeit des Tagesablaufes und der Selbstkontrolle des Stoffwechsels. Berufe und Tätigkeiten, bei deren Ausübung der Tagesablauf nicht ausreichend vorausplanbar ist, können eine adäquate Behandlung erschweren (z. B. sehr unregelmäßige Essenszeiten, stark wechselnde körperliche Belastungen oder Erschwerung der Blutglukoseselbstkontrolle. Das Risiko für Hypoglykämien ist bei Berufen größer, deren Arbeitsbedingungen eine jederzeitige Nahrungsaufnahme verhindern (z. B. Hitzearbeiten durch die vorgeschriebene Schutzkleidung.) Auch sind Arbeiten mit Wechselschicht für Diabetiker oft weniger geeignet.

c) Auftreten anderer Krankheiten und eine evtl. absehbare oder nicht ausschließbare Gefahr von plötzlichen Gesundheitsstörungen, die fremder Hilfe bedürfen. Diabetische Folgeerkrankungen an Augen, Nieren, Nerven sowie makrovaskuläre Komplikationen an Herz, Gehirn und den Beinen können zu Funktionseinschränkungen führen, die zu berücksichtigen sind.

d) Berufe, die das Auftreten von akuten oder chronischen Folgen des Diabetes begünstigen. Dazu gehört die Exposition in starker Hitze (**cave:** Exsikkose), in großem Überdruck (**cave:** Verschlechterung einer Retinopathie), mit bestimmten chemischen Substanzen (**cave:** Neuropathie) oder Infektionserregern (**cave:** erhöhte Infektanfälligkeit).

III. **Beratung**
Berufswahl. Die Berufswahl des Diabetikers sollte sich vor allem an seiner Neigung, Begabung und seinen Fähigkeiten orientieren. Der Berater sollte über Kenntnisse sowohl in der arbeitsmedizinischen Berufskunde als auch in der Diabetesbetreuung verfügen. Anzustreben ist ggf. die gemeinsame Beratung durch einen Arbeitsmediziner und einen Diabetologen.
Zur beruflichen Beratung stehen auch Arbeitsämter, Berufsgenossenschaften, medizinischer Dienst der Rentenversicherungen sowie Werks- oder Betriebsärzte zur Verfügung. In die Überlegungen bei der Berufsberatung sind auch
▼

die Vorteile und Nachteile einzubeziehen, die sich aus der evtl. Inanspruchnahme des Schwerbehindertengesetzes (s. Abschnitt 37.3) ergeben.
Berufsausübung. Erkrankt ein Beschäftigter an Diabetes und hat eine für seine Erkrankung ungeeignete Tätigkeit, so sollte als erstes überlegt werden, ob nicht die Erfahrung der bisher ausgeübten Tätigkeit anderenorts im Betrieb weiter genützt werden kann. Ist dies nicht möglich, muss die Beratung auf einen Berufswechsel mit entsprechender Umschulung abzielen. An dieser Stelle sollte der zuständige Betriebsarzt in die Beratung einbezogen werden.
Bei Tätigkeiten, die erfahrungsgemäß die Behandlung des Diabetes erschweren, muss überlegt werden, ob zur Vermeidung eines sozialen Abstieges Einschränkungen in der Stoffwechselqualität hingenommen werden dürfen...«

Bei der Beratung über die Berufswahl und -ausübung muss immer das Ziel sein, dem Diabetiker eine abgeschlossene berufliche Ausbildung zu ermöglichen. Bei der Arbeitsplatzsuche muss entschieden darauf hingewiesen werden, dass gut geschulte Diabetiker keine längeren Arbeitsausfallszeiten aufweisen als Stoffwechselgesunde (Petrides 1990). Dies bedeutet einen erheblichen Wandel für die Möglichkeiten des Diabetikers im Arbeits- und Berufsleben, die sich für mit Insulin behandelte Diabetiker wesentlich erweitert haben. Wichtige Elemente dieser Entwicklung sind:

- die Möglichkeit der Stoffwechselselbstkontrolle zur eigenen Therapiesteuerung und zur Anpassung an die Arbeitsbedingungen sowie die
- zunehmende Bereitschaft des Patienten zur Übernahme von Eigenverantwortung in der Therapieführung.

Basis dafür sind die modernen Strategien der Insulintherapie einschließlich der verschiedenen Formen der intensivierten Insulintherapie (▶ s. Kap. 16). Erleichterungen ergeben sich dadurch u. a. insbesondere für berufliche Tätigkeiten mit Schicht-, Nacht- und Akkordarbeit (Petrides 1990; Petzoldt 2001), die heute dem entsprechend geschulten und zur therapeutischen Mitarbeit motivierten Diabetiker durchaus zugänglich sind. Der insulinpflichtige Diabetiker muss damit nicht notwendigerweise auf die Vorteile einer Tätigkeit mit Schicht-, Nacht oder Akkordarbeit – wie höherer Lohn, höheres Einkommen und die Möglichkeit einer individuellen Freizeitgestaltung sowie die Wahrscheinlichkeit günstigerer Verkehrsverhältnisse – verzichten. Gegen die Annahme von Schicht-, Nacht- und Akkordarbeit sprechen jedoch stets ein schlecht einstellbarer, labiler Diabetes, die fehlende Kooperation bei der Therapieführung sowie ernste Begleiterkrankungen.

Aus arbeitsmedizinischer Sicht sind im Sinne des Arbeits- und Gesundheitsschutzes bei der Beschäftigung von Diabetikern folgende **gesetzliche Grundlagen, Richtlinien, Verordnungen und Eignungsvorschriften** zu berücksichtigen (Hauptverband der gewerblichen Berufsgenossenschaften 2000):

- die Berufsgenossenschaftlichen Grundsätze für arbeitsmedizinische Vorsorgeuntersuchungen,
- das Arbeitssicherheitsgesetz,
- die Unfallverhütungsvorschriften (UVV) der Berufsgenossenschaften,
- die Gefahrstoffverordnung,
- die Eignungsvorschriften für bestimmte Berufe und
- die Fahrerlaubnisverordnung.

Falls notwendig, ist die fachkompetente Beratung eines Arbeitsmediziners bzw. Betriebsarztes bezüglich der Risikoabwägung für insulinbehandelte Diabetiker mit Hypoglykämieneigung zu suchen. Das gilt vor allem für Berufe mit Selbst- oder Fremdgefährdung durch Absturzgefahr, Gebrauch von Schusswaffen oder mit Fahr-, Steuer- und Überwachungstätigkeiten. Zur Minimierung der Risiken ist eine enge Kooperation zwischen den Partnern Patient, Diabetologe und Betriebsarzt zweckmäßig. Dabei ist es die Aufgabe des Betriebsarztes, den Arbeitgeber über die Risiken der Diabeteserkrankung eines Arbeitnehmers bezüglich

- Eigengefährdung,
- Fremdgefährdung und
- Betriebsgefährdung (wirtschaftliche Einbußen z. B. aus Arbeitsunfähigkeitszeiten)

zu beraten.

> **Werden das Krankheitsbild und die damit verbundenen Risiken für den Unternehmer plausibel erklärt, dann ist in der Regel der Diabetes nicht mehr der ausschlaggebende Hinderungsgrund für die Einstellung oder Weiterbeschäftigung eines erkrankten Mitarbeiters (Rinnert, persönliche Mitteilung).**

Zur Risikominimierung kann durch den Betriebsarzt ggf. die Anordnung von Kompensationsmöglichkeiten bei Hypoglykämiegefahr oder -neigung erfolgen. Möglich sind:

- technische Maßnahmen wie Sicherheitsschaltungen, Gerüstsysteme oder Absturzsicherungen,
- Blutglukosekontrollen am Arbeitsplatz,
- regelmäßige metabolische Beratung und Überwachung des Patienten durch den Arzt oder Diabetologen im arbeitsmedizinischen Zentrum,
- Instruktion und Aufklärung von Vorarbeitern und Bereichsmeistern.

Die Qualität der Zusammenarbeit von Patient, Hausarzt, Diabetologen und Betriebsarzt kann durch einfache Fragen beurteilt werden:

- Kennt der Diabetiker seinen Betriebsarzt?
- Kennt der Betriebsarzt den Hausarzt oder den Diabetologen?
- Kennt der Diabetologe den Betriebsarzt?

Die Eignung eines insulinbehandelten Diabetikers für einen Beruf, dessen Ausübung realistisch mit einer Selbst- und/oder Fremdgefährdung verbunden ist, sollte anhand einer Checkliste mit folgenden Punkten überprüft werden (Antwort: ja/nein) (Rinnert, persönliche Mitteilung):

- gute Zusammenarbeit von Patient, Hausarzt/Diabetologen und Betriebsarzt,
- gute Stoffwechseleinstellung (Blutglukose, HbA1c),
- gute Compliance bezüglich der Blutglukoseselbstmessung und Dokumentation
- gute Qualität von Blutglukosemessung und Insulininjektion vor Ort,
- Zuverlässigkeit der Mitarbeit des Patienten,
- Absolvieren einer therapiegerechten Schulung,
- Bestätigung der beteiligten Ärzte, dass weder eine Neigung zu schwerer Hypoglykämie noch arbeitsrelevante Folgeerkrankungen vorliegen,
- Information des Unternehmers und der direkten Mitarbeiter des Diabetikers über die Erkrankung sowie über mögliche Notfallmaßnahmen durch den Patienten und den Betriebsarzt,
- Überprüfung des Arbeitsplatzes mit Ausschluss von besonderen Gefahren für Dritte bei leichten Hypoglykämien,
- Möglichkeit der Tätigkeitseinschränkung oder ggf. auch -unterbrechung bei Therapieproblemen,
- Einhalten regelmäßiger arbeitsmedizinischer und diabetologischer Kontrollen,
- möglichst sorgfältige **allgemeine** Information des Unternehmers durch den Betriebsarzt.

37.1.1. Rechtslage in Österreich und der Schweiz

Österreich. Die Beschäftigung an Diabetes erkrankter Personen unterliegt in Österreich den gleichen gesetzlichen Grundlagen, Richtlinien und Verordnungen wie für jeden anderen Arbeitnehmer. Geltende Rechtsquellen sind:

- das Bundesgesetz über Sicherheit und Gesundheitsschutz bei der Arbeit (**Arbeitnehmerschutzgesetz,** ASchG),
- das **Arbeitszeitgesetz** (AZG) in Verbindung mit diversen Gewerbeordnungen,
- der Kollektivvertrag als wichtigste Rechtsquelle in den Individualarbeitsverhältnissen in Verbindung mit Betriebsvereinbarungen sowie
- der Einzelarbeitsvertrag.

Das ASchG ist bewusst allgemein gehalten. Mögliche Konsequenzen für die Berufstätigkeit von Diabetikern sind ableitbar aus:

§4 (2) ´Bei der Ermittlung und Beurteilung der Gefahren sind auch besonders gefährdete oder schutzbedürftige Arbeitnehmer zu berücksichtigen. Insbesondere ist zu ermitteln und zu beurteilen, inwieweit sich an bestimmten Arbeitsplätzen oder bei bestimmten Arbeitsvorgängen spezifische Gefahren für Arbeitnehmer ergeben können, für die ein besonderer Personenschutz besteht´.

§6 (1) ´Arbeitgeber haben bei der Übertragung von Aufgaben an Arbeitnehmer deren Eignung in Bezug auf Sicherheit und Gesundheit zu berücksichtigen. Dabei ist insbesondere auf Konstitution und Körperkräfte, Alter und Qualifikation Rücksicht zu nehmen.´

§6 (3) `Arbeitnehmer, von denen dem Arbeitgeber bekannt ist, dass sie an körperlichen Schwächen oder an Gebrechen in einem Maße leiden, dass sie dadurch bei bestimmten Arbeiten einer besonderen Gefahr ausgesetzt wären oder andere Arbeitnehmer gefährden könnten, dürfen mit Arbeiten dieser Art nicht beschäftigt werden. Dies gilt insbesondere für Anfallsleiden, Krämpfe, zeitweilige Bewusstseinstrübungen, Beeinträchtigung des Seh- oder Hörvermögens und schwere Depressionszustände.´

§6 (5) `Bei Beschäftigung von behinderten Arbeitnehmern ist auf deren körperlichen und geistigen Zustand jede mögliche Rücksicht zu nehmen. Das Arbeitsinspektorat hat ihre Beschäftigung mit Arbeiten, die für sie aufgrund ihres körperlichen und geistigen Zustandes eine Gefahr bewirken können, durch Bescheid zu untersagen oder von bestimmten Bedingungen abhängig zu machen.´

Festzuhalten ist, dass die österreichische Gesetzeslage keine »Meldepflicht« für Diabetiker vorsieht. Ohne Zweifel ist jedoch, auch wenn diese ausschließlich im Ermessen des Betroffenen liegt, eine Bekanntgabe des Diabetes wünschenswert, da sie die Voraussetzung für alle Maßnahmen zur Risikominimierung ist.

37

Bei einer Erwerbsminderung von mindestens 50% (Antrag und Untersuchung bei den Bundessozialämtern) besteht nach dem Behinderteneinstellungsgesetz die Möglichkeit, einen geschützten Arbeitsplatz zu bekommen.

Schweiz. Gemäß Schweizer Arbeitsgesetz sind Diabetiker Nichtdiabetikern absolut gleichgestellt, werden weder bevorzugt noch benachteiligt. Die Empfehlungen zum Ergreifen eines Berufes bzw. Einschränkungen sind identisch mit denen in Deutschland.

37.2 Diabetes mellitus und Führerschein

Der Erwerb der Fahrerlaubnis zum Führen von Kraftfahrzeugen im öffentlichen Straßenverkehr ist ein Grundrecht auch für Diabetiker. Mobilität und Flexibilität werden sowohl privat als auch im Beruf erwartet und ermöglichen oft erst den Erhalt des Arbeitsplatzes (Ausschuss Soziales der Deutschen Diabetesgesellschaft 1999a; Steel 1991).

Die gesetzlichen und normativen Regelungen, die den modernen Straßenverkehr mit seiner hohen potentiellen Gefährdung von Gesundheit, Leben und Gut so sicher wie möglich machen sollen, liegen im Straßenverkehrsgesetz (StVG), in der Straßenverkehrsordnung (StVO) und in der Fahrerlaubnisverordnung (FeV) vor. Fragen der Kraftfahrereignung und der krankheitsbedingten Eignungseinschränkung werden in der Fahrerlaubnisverordnung sowie in den »Begutachtungsleitlinien zur Kraftfahrereignung« des Gemeinsamen Beirats für Verkehrsmedizin und Verkehrspsychologie beim Bundesministerium für Verkehr und beim Bundesministerium für Gesundheit und Soziales behandelt.

Zur Vereinheitlichung der europäischen Normen im Straßenverkehr wurde 1991 die **EG-Richtlinie über den Führerschein** durch den Ministerrat der Europäischen Gemeinschaft verabschiedet. Ihre wesentlichen Bestimmungen sind:

- die gegenseitige unbefristete Anerkennung der Führerscheine,
- die Vereinheitlichung der Fahrerlaubnisklassen A bis E:
  A Krafträder,
  B Kraftfahrzeuge bis 3,5 t zulässige Gesamtmasse,
  C Kraftfahrzeuge über 3,5 t zulässige Gesamtmasse,
  D Kraftomnibusse,
  E Anhänger der Kraftfahrzeuge der Klassen B, C, D über 750 kg,
- detaillierte Mindestanforderungen an die
  - theoretische und praktische Fahrerlaubnisprüfung,
  - Tauglichkeit der Fahrerlaubnisbewerber und -inhaber,
- die Einführung eines einheitlichen Führerscheins im Scheckkartenformat.

Die Regelungen wurden bzw. werden in den Ländern der Europäischen Union in nationales Recht übergeführt.

In der **Fahrerlaubnisverordnung** von 1999 sind bezüglich der Eignung zum Führen von Kraftfahrzeugen folgende Neuerungen von Bedeutung:

- die Befristung der Fahrerlaubnis für die Fahrerlaubnisklassen C und D.
- die ärztliche und augenärztliche Untersuchung vor der ersten Erteilung der Fahrerlaubnis und vor ihrer Verlängerung für die Fahrerlaubnisklassen C und D.
- Sonderbestimmungen für die Untersuchung von Busfahrern ab dem 50. Lebensjahr und von Inhabern der neu definierten Fahrerlaubnis zur Fahrgastbeförderung (Taxifahrer) ab dem 60. Lebensjahr.

Für Kraftfahrer der Klassen A und B (Motorräder und PKW) mit Diabetes mellitus kann eine ärztliche und augenärztliche Untersuchung zur Klärung von Eignungszweifeln oder auch von Auflagen von der Fahrerlaubnisbehörde (Führerscheinstelle) angeordnet werden, wenn das Vorliegen eines Diabetes der Behörde bekannt wird. Dies gilt bei einem Unfall infolge Hypoglykämie und bei einer Meldung durch Dritte oder durch den Diabetiker selbst.

> **Zur Klärung von Eignungszweifeln kann die Behörde die Beibringung eines Gutachtens von einem Facharzt mit verkehrsmedizinischer Qualifikation oder einem Arzt des Gesundheitsamtes oder der öffentlichen Verwaltung oder mit der Gebietsbezeichnung »Arbeitsmedizin« oder mit der Zusatzbezeichnung »Betriebsmedizin« anordnen. Die Gutachtenkosten trägt dabei immer der Betroffene.**

Berufskraftfahrer mit Fahrerlaubnissen der Klassen C, D und C1, D1, CE, C1E, DE, D1E sowie für Fahrzeuge zur Fahrgastbeförderung haben in gesundheitlicher Hinsicht höhere Anforderungen zu erfüllen. Die Fahrerlaubnis für diese Klassen wird befristet erteilt; es sind in regelmäßigen Zeitabständen ärztliche und augenärztliche Untersuchungen durchzuführen. Zusätzlich werden für die Fahrerlaubnisklassen für Busse (D) und zur Fahrgastbeförderung leistungspsychologische Anforderungen bezüglich Belastbarkeit, Orientierungsleistung, Konzentrationsleistung, Aufmerksamkeitsleistung und Reaktionsfähigkeit definiert.

Die angesprochenen Anforderungen decken die notwendige Sicherung der Verkehrsteilnehmer gegen die Folgen einer fortgeschrittenen diabetischen Retinopathie mit Visuseinschränkung ab.

37.2.1 Straßenverkehrsteilnehmer mit Diabetes mellitus

Bei Diabetes mellitus können sowohl therapiebedingte Nebenwirkungen als auch diabetische Folgeerkrankungen zu einer Beeinträchtigung der Fahrtauglichkeit bis hin zur Fahruntauglichkeit führen. In diesem Zusammenhang besonders zu beachten sind:

- schwere akute Stoffwechselentgleisungen (Ketoazidose, Hypoglykämie),
- labile Stoffwechsellage (»Brittle-Diabetes«),
- Hypoglykämien mit Wahrnehmungsstörungen,
- diabetische Augenerkrankungen (Retinopathie, Makulopathie, Sekundärglaukom),
- diabetische Neuropathie,
- diabetische Nephropathie mit Niereninsuffizienz,
- kardiale und zerebrale Angiopathie,
- Hypertonie.

Das Ausmaß der krankheits- oder therapiebedingten Komplikationen bestimmt deren verkehrsmedizinische Bedeutung. Dabei gilt, dass Diabetiker, die keine Krankheitszeichen aufweisen oder erwarten lassen, zum Führen von Kraftfahrzeugen geeignet sind. Dies trifft für den größten Teil aller Diabetiker zu (Lewrenz u. Friedel 1984). Die Voraussetzungen zum sicheren Führen von Kraftfahrzeugen können jedoch durch unzureichende Behandlung, durch Nebenwirkungen der Behandlung oder durch behindernde Komplikationen der Erkrankung (Sehbehinderung, verminderte Reaktionsfähigkeit infolge Neuropathie etc.) verloren gehen. Dementsprechend bedürfen Diabetiker stets der individuellen Beurteilung ihrer Kraftfahreignung.

In den **»Begutachtungsleitlinien zur Kraftfahrereignung«** (Übersicht 37.2; Bundesanstalt für Straßenwesen 2000) werden Beurteilungsgrundsätze zu allen Erkrankungen, Behinderungen und Mängeln, die verkehrsmedizinische und verkehrspsychologische Bedeutung haben, aufgezeigt. Sie dienen dem Gutachter als Entscheidungshilfe für den Einzelfall. Die rechtlichen Folgerungen entscheiden jeweils die Verwaltungsbehörden oder die Gerichte.

Übersicht 37.2.
Begutachtungsleitlinien zur Kraftfahrereignung (Ausschuss »Soziales« der Deutschen Diabetesgesellschaft 1999a)

- Wer als Diabetiker zu schweren Stoffwechselentgleisungen mit Hypoglykämien mit Kontrollverlust, Verhaltensstörungen oder Bewusstseinsbeeinträchtigungen oder Hyperglykämien mit ausgeprägten Symptomen wie z. B. Schwäche, Übelkeit, Erbrechen oder Bewusstseinsbeeinträchtigungen neigt, ist nicht in der Lage, den gestellten Anforderungen zum Führen von Kraftfahrzeugen gerecht zu werden.
- Wer nach einer Stoffwechseldekompensation erstmals oder wer überhaupt neu eingestellt wird, ist so lange nicht in der Lage, den gestellten Anforderungen zum Führen von Kraftfahrzeugen gerecht zu werden, bis die Einstellphase durch Erreichen einer ausgeglichenen Stoffwechsellage (inkl. der Normalisierung des Sehvermögens) abgeschlossen ist.
- Bei ausgeglichener Stoffwechsellage sind im Umgang mit der Erkrankung informierte Diabetiker, die mit Diät, oralen Antidiabetika oder mit Insulin behandelt werden, in der Lage, Kraftfahrzeuge der Gruppe 1 (Klassen A, A1, B, BE, M, L, T) sicher zu führen.
- Wer als Diabetiker mit Insulin behandelt wird, ist in der Regel **nicht** in der Lage, den gestellten Anforderungen zum Führen von Kraftfahrzeugen der Gruppe 2 (Klassen C, C1, CE, C1E, D, D1, DE, D1E, Fahrerlaubnis zur Fahrgastbeförderung) gerecht zu werden. Ausnahmen setzen außergewöhnliche Umstände voraus, die in einem ausführlichen Gutachten im Einzelnen zu beschreiben sind. Regelmäßige Nachbegutachtungen im Abstand von weniger als 2 Jahren sind erforderlich.
- Diabetiker, die mit insulinotropen oralen Antidiabetika (Sulfonylharnstoffe, Glinide) behandelt werden, sind in der Lage, den gestellten Anforderungen zum Führen von Kraftfahrzeugen der Gruppe 2 (Klassen C, C1, CE, C1E, D, D1, DE, D1E, Fahrerlaubnis zur Fahrgastbeförderung) gerecht zu werden, wenn vor der Genehmigung eine gute Stoffwechselführung ohne Hypoglykämien über etwa 3 Monate dokumentiert ist. Nachbegutachtungen innerhalb von 3 Jahren sind erforderlich.

Gutachten. In der Regel ist der Fahrerlaubnisinhaber oder Fahrerlaubnisbewerber der Auftraggeber der Begutachtung und damit auch Vertragspartner und Kostenschuldner des Gutachters bzw. der begutachtenden Stelle. Dabei steht dem Betroffenen die Auswahl des Gutachters bzw. der begutachtenden Stelle im Rahmen der Vorgaben der Verwaltungsbehörde zu und er – nicht die Behörde – besitzt Anspruch auf die Aushändigung des Gutachtens. Dieses darf der Gutachter nur mit ausdrücklicher Zustimmung des Auftraggebers unmittelbar der Behörde oder Dritten zuleiten. Andernfalls liegt ein Bruch der ärztlichen Schweigepflicht gemäß §203 StGB vor (Bundesanstalt für Straßenwesen 2000).

In den »Begutachtungsleitlinien zur Kraftfahrereignung« wird besonders auf die Gefährdung der Diabetiker im Straßenverkehr durch Hypoglykämien eingegangen, die insbesondere bei insulinbehandelten Diabetikern vorkommen können. Es wird darin ausgeführt, dass die **Hypoglykämie** in der Regel rechtzeitig erkannt und behandelt werden kann. Voraussetzung dafür ist, dass der Betroffene die entsprechenden Warnzeichen wie Schweißausbruch, Zittern, Herzklopfen, Blässe, Heißhunger, Sehstörungen, Konzentrationsstörung und/oder andere Symptome kennt. Für Diabetiker, deren hypoglykämiebedingte Bewusstseinsveränderungen oder Verhaltensstörungen so plötzlich oder ohne typische Warnzeichen auftreten, dass der Betroffene keine Gegenmaßnahmen ergreifen kann, besteht hingegen solange keine Eignung zum Führen von Kraftfahrzeugen, bis durch »geeignete Maßnahmen« (z. B. Therapieänderung, Wahrnehmungstraining (Cox et al. 2001) oder ausreichende Blutglukoseselbstkontrollen vor und während jeder Fahrt) derartige Hypoglykämien zuverlässig verhindert werden.

Im Hinblick auf die nicht gänzlich vermeidbare Hypoglykämiegefährdung werden insulinbehandelte Diabetiker nach der Fahrerlaubnisverordnung und den »Begutachtungsleitlinien zur Kraftfahrereignung« vom Führen von Kraftfahrzeugen der Gruppe 2 (LKW und Omnibusse) mit Ausnahme der Unterklassen C1 und C1E sowie vom Führen von Fahrzeugen, die der Fahrgastbeförderung dienen, in der Regel ausgeschlossen (Übersicht 37.2). Nur in sehr außergewöhnlichen Fällen wird einem insulinbehandelten Diabetiker aufgrund eines ausführlichen Gutachtens sowie vorbehaltlich einer regelmäßigen Kontrolle und einer regelmäßigen Nachbegutachtung die Fahrerlaubnis zum Führen von Kraftfahrzeugen der Klassen C, CE, D, D1, DE, D1E und die Fahrerlaubnis zur Fahrgastbeförderung erteilt.

Untersuchungen zur Unfallhäufigkeit von Diabetikern infolge von Hypoglykämien haben in den letzten Jahren gezeigt, dass bei diesen entgegen den Erwartungen keine höhere Frequenz von Verkehrsunfällen besteht als bei Nichtdiabetikern (Finck 1999; Petzoldt 1999; Songer et al. 1988). Dies deutet darauf hin, dass insulinbehandelte Diabetiker das durch ihre Therapie bedingte erhöhte Risiko durch besonders umsichtiges Verhalten im Straßenverkehr wieder ausgleichen.

Für Ärzte, die Diabetiker behandeln, schulen und beraten, ist es zum Schutz vor straf- und zivilrechtlichen Konsequenzen bedeutsam, den Patienten mit Diabetes mellitus während der allgemeinen Schulung über die mögliche Beeinträchtigung der Fahrtauglichkeit, der Fahrtüchtigkeit und der Kraftfahrereignung nachweislich aufzuklären. Dies kann durch die Übergabe schriftlicher Unterlagen (»Ratschläge für insulinbehandelte Kraftfahrer«) an insulinbehandelte Diabetiker erfolgen (Malcherczyk 1999; Petzoldt 2001). Diese Übergabe ist in der Patientenakte zu dokumentieren oder schriftlich zu bestätigen (Übersicht 37.3).

Übersicht 37.3.
Ratschläge für insulinbehandelte Kraftfahrer (Ausschuss Soziales der Deutschen Diabetesgesellschaft 1999a)

Insulinbehandelte Diabetiker, die als Kraftfahrer am Straßenverkehr teilnehmen, müssen zur eigenen und zur Sicherheit anderer Verkehrsteilnehmer die folgenden Notwendigkeiten kennen und beachten:

- Griffbereite Bereithaltung ausreichender Mengen von schnellwirksamen Kohlenhydraten (z. B. Traubenzucker, Würfelzucker) im Fahrzeug
- Blutglukoseteststreifen im Fahrzeug mitführen
- Bei Hypoglykämie oder Verdacht auf Hypoglykämie Fahrt nicht antreten
- Bei Zeichen von oder Verdacht auf Hypoglykämie Fahrt sofort unterbrechen, Blutglukose messen, schnell wirksame Kohlenhydrate nehmen und abwarten, bis die Hypoglykämie sicher überwunden ist
- Gewohnte Tagesverteilung der Mahlzeiten, der Medikamenteneinahme und der Insulininjektionen
- Vor Antritt einer Fahrt nie mehr Insulin spritzen oder weniger essen als üblich
- Vor jedem Antritt einer längeren Fahrt aus Sicherheitsgründen und auch aus juristischen Gründen eine Blutglukoseselbstkontrolle durchführen und das Ergebnis protokollieren; nie losfahren ohne Blutglukoseselbstkontrolle
- Bei längeren Fahrten jeweils nach etwa 2 Stunden eine Pause einlegen und eine bestimmte Menge Kohlenhydrate essen
- Lange Nachtfahrten möglichst vermeiden
- Die Fahrtgeschwindigkeit aus eigenem Entschluss begrenzen
- Keinerlei Alkohol vor und während einer Fahrt (auch kein Diätbier)
- Diabetikerausweis, Insulin und Insulinspritzen und ggf. Glukagon mitführen
- Regelmäßige ärztliche Kontrollen einschließlich der vorgeschriebenen augenärztlichen Untersuchungen samt Prüfung der Sehleistung einholen

> Für insulinbehandelte Diabetiker ist wichtig, die »Ratschläge für insulinbehandelte Kraftfahrer« zu kennen und zu beachten. Anderenfalls besteht bei einem verschuldeten Straßenverkehrsunfall die Gefahr, strafrechtlich zur Verantwortung gezogen zu werden.

Dies gilt besonders für den Fall, dass der Patient z. Z. des Unfalls unter Störungen litt, die er hätte kennen und vermeiden können. Eine »Minderung der Einsichts- und Willensfähigkeit« gemäß §§20 und 21 StGB (Strafgesetzbuch) kann nur dann evtl. in Frage kommen, wenn der Diabetiker vor Antritt einer Fahrt bzw. vor dem Eintritt des Schadensfalles alles zur Vorsorge getan hat, um Hypoglykämien zu vermeiden, rechtzeitig zu erkennen oder zu behandeln.

Gleiches gilt für die schwere hyperglykämische Stoffwechselentgleisung, die bis zum diabetischen Präkoma oder Koma führen kann. Sie geht mit vermehrter Erschöpfbarkeit, psychischer Verlangsamung sowie im späten Stadium mit schwerem Krankheitsgefühl und ausgeprägten Symptomen einher und macht den Betroffenen fahruntauglich, was von diesem rechtzeitig erkannt werden muss.

Behinderungen der Verkehrstauglichkeit bestehen oft bei schweren Formen der diabetischen Retinopathie (Sehschwäche), bei Neuropathie (verminderte Reaktionsfähigkeit) und bei Niereninsuffizienz.

37.2.2 Meldung an die Verkehrsbehörde/ Fahrerlaubnisbehörde

Der Diabetes mellitus ist keine meldepflichtige Erkrankung. Eine Meldung an die Fahrerlaubnisbehörde kann allerdings dann erfolgen, wenn ein Diabetiker einen Unfall verursacht hat und sich bei der Unfallaufnahme durch die Polizei Hinweise für eine Hypoglykämie oder eine notärztliche Behandlung ergeben bzw. wenn bei der Klärung der Schuldfrage der Diabetes mellitus erwähnt oder auf eine tatsächliche oder vermeintliche Hypoglykämie als Unfallursache hingewiesen wird. Derartige Wahrnehmungen oder Angaben führen automatisch zu einer Meldung an die Fahrerlaubnisbehörde, die daraufhin Eignungszweifel zum Führen von Kraftfahrzeugen bei dem Betroffenen feststellen und eine ärztliche Begutachtung anordnen wird.

> Dies muss auch jenen Diabetikern bewusst sein, die eine Hypoglykämie als Schutzbehauptung wegen einer Ordnungswidrigkeit oder nach einem verschuldeten Unfall benutzen, um für sich selbst eine Minderung der Einsichts- und Schuldfähigkeit geltend zu machen. Im Einzelfall kann dies den Entzug der Fahrerlaubnis zur Folge haben.

Rechtlich problematisch ist die Meldung an die Fahrerlaubnisbehörde durch den behandelnden bzw. betreuenden Arzt im Falle eines unkooperativen, uneinsichtigen Patienten, der jegliche ärztliche Empfehlungen missachtet. In diesem Fall ist eine **Güter- und Pflichtenabwägung** zum Schutze eines höherwertigen Rechtsgutes vorzunehmen, da der behandelnde Arzt grundsätzlich zum Schutz des persönlichen Lebens- und Geheimnisbereiches seines Patienten gemäß §203 StGB zur Verschwiegenheit verpflichtet ist. Die Offenbarung eines Patientengeheimnisses kann demzufolge nur dann erfolgen, wenn im Sinne einer befugten Offenbarung der Patient den Arzt von der Schweigepflicht entbunden hat oder wenn ein ausreichender Rechtfertigungsgrund für eine Offenbarung vorliegt. Rechtfertigungsgründe für eine Offenbarung sind u. a. die Meldung meldepflichtiger Erkrankungen (§3 Bundesseuchengesetz oder Geschlechtskrankengesetz), von Straftaten im Interesse der Verbrechensverhinderung (§§138/139 StGB) oder der Schutz eines höherwertigen Rechtsgutes (Leben, Leib, Freiheit, Ehre, Eigentum; §34 StGB). Bei Güterabwägung muss allerdings immer der **Grundsatz der Verhältnismäßigkeit** berücksichtigt werden und konkret erkennbar sein, dass durch die Beibehaltung des Schweigens ein größerer Schaden entsteht als durch einen Geheimnisbruch (Offenbarung). Die Offenbarung des Geheimnisses ist nur dann gerechtfertigt, wenn sie das letzte Mittel der Gefahrenabwehr darstellt und evtl. vorhandene andere Möglichkeiten (z. B. Diabetikerschulung) bereits ausgeschöpft wurden.

> Die Wertigkeit des Rechtsgutes der Unverletzlichkeit des persönlichen Geheimnisses wird in der Rechtsprechung so hoch eingeschätzt, dass die Offenbarung des Patientengeheimnisses durch

Meldung an die Fahrerlaubnisbehörde nur als Ultima ratio angesehen werden darf.

Rechtlich umstritten ist die Praxis der Regelanfragen von Fahrerlaubnisbehörden nach dem Vorliegen von Erkrankungen (die sog. Gesundheitsfragen), z. B. auch nach dem Vorliegen eines Diabetes im Zusammenhang mit dem Antrag auf Erteilung einer Fahrerlaubnis der Klassen A und B (Krafträder und Kraftfahrzeuge bis 3500 kg).

Hingegen müssen sich Bewerber um die Erteilung oder Verlängerung einer Fahrerlaubnis der Klassen C, C1, CE, C1E, D, D1, DE, D1E sowie der Fahrerlaubnis zur Fahrgastbeförderung ärztlich untersuchen lassen, um Erkrankungen zu erkennen, die die Eignung oder die bedingte Eignung zur Führung eines Kraftfahrzeuges ausschließen. Eine dementsprechende Bescheinigung ist der Fahrerlaubnisbehörde vorzulegen.

37.2.3 Rechtsgrundlagen in Österreich und in der Schweiz

In Österreich und in der Schweiz sind bei Fragen zur Fahrerlaubnis von Diabetikern im Vergleich zu den bisher dargestellten für Deutschland geltenden Vorschriften einige Besonderheiten zu berücksichtigen.

Österreich. In Österreich entspricht der deutschen »Fahrerlaubnis« die »Lenkerberechtigung«. Die Verfahren zu ihrer Erteilung sind seit 1997 im **Führerscheingesetz** (FSG) und in der Durchführungsverordnung zum Führerscheingesetz (FSG-DV), der Führerscheingesetz-Gesundheitsverordnung (FSG-GV) und der Fahrprüfungsverordnung (FSG-PV) geregelt. Eine Lenkberechtigung darf laut FSG nur Personen erteilt werden, die »verkehrszuverlässig« und »gesundheitlich geeignet« sind, ein Kraftfahrzeug zu lenken. Als »verkehrszuverlässig« gilt laut FSG, wer »nicht beim Lenken von Kraftfahrzeugen die Verkehrssicherheit gefährden wird, insbesondere durch Trunkenheit, Suchtgift oder einen durch Medikamente beeinträchtigten Zustand«.

Die wesentlichen Bestimmungen zur »gesundheitlichen Eignung« von Führerscheinbewerbern sind in der FSG-GV enthalten. Vor der Erteilung einer Lenkberechtigung hat der Antragsteller der Behörde ein ärztliches Gutachten (nicht älter als 1 Jahr), erstellt von einem Amtsarzt oder einem in der Ärzteliste eingetragenen sachverständigen Arzt für Allgemeinmedizin, vorzulegen. Zur Abklärung von Fragen zur gesundheitlichen Eignung von Führerscheinbewerbern sind laut Führerscheingesetz folgende Maßnahmen vorgesehen:

- ärztliche Untersuchung und Kontrolluntersuchung; sie ist die Grundlage für eine allfällige fachärztliche Stellungnahme,
- fachärztliche Stellungnahme (von einem Facharzt des entsprechenden Sonderfaches einzuholen) sowie
- amtsärztliche Gutachten und Nachuntersuchungen.

Für Diabetiker ist unter §11 FSG-GV folgendes vermerkt: »Zuckerkranken darf eine Lenkberechtigung nur nach einer befürwortenden fachärztlichen Stellungnahme erteilt oder belassen werden. Zuckerkranken, die mit Insulin behandelt werden müssen, darf eine Lenkberechtigung der Gruppe 2 nur in außergewöhnlichen, durch die Stellungnahme eines zuständigen Facharztes begründeten Fällen und unter Beibringung ärztlicher Kontrolluntersuchungen und amtsärztlicher Nachuntersuchungen erteilt oder belassen werden«.

Kategorien der Eignung sind »geeignet, »bedingt geeignet«, »beschränkt geeignet« oder »nicht geeignet«.

Nach FSG-GV können auch Krankheitsbilder, die als Folgeerkrankungen des Diabetes auftreten, eine Befristung der Lenkberechtigung anzeigen. Dazu gehören:

- Mängel des Sehvermögens,
- Herz- und Gefäßkrankheiten,
- Krankheiten des Nervensystems,
- Nierenerkrankungen,
- Zustand nach Organtransplantation,
- Arzneimittel: Personen, die aus medizinischen Gründen Sucht- oder Arzneimittel erhalten, die geeignet sind, die Fahrtauglichkeit zu beeinträchtigen, darf nur nach einer befürwortenden fachärztlichen Stellungnahme eine Lenkberechtigung erteilt oder belassen bzw. verlängert werden.

Die sog. Gesundheitsfragen von Führerscheinbehörden haben in Österreich – anders als in Deutschland – ihre (scheinbare) Rechtsgrundlage in der Anlage zur Verordnung des zuständigen Bundesministeriums über die gesundheitliche Eignung zum Lenken von Kraftfahrzeugen (FSG-GV). In diesem Fragebogen wird explizit nach dem Vorhandensein eines Diabetes mellitus bei dem Führerscheinwerber gefragt. Da bei der ärztlichen Untersuchung, der amtsärztlichen Untersuchung und den Gutachten jeweils auf §8 des FSG als Rechtsgrundlage hingewiesen wird, bei dem Formular bezüglich der »Gesundheitsfragen« ein solcher Verweis allerdings fehlt, kann die Meinung vertreten werden, dass eine Rechtsgrundlage für diese Frage in Österreich nicht wirklich gegeben ist.

Schweiz. In der Schweiz hat der Bewerber um den Führerausweis für Privatfahrzeuge oder eine höhere Fahrzeugkategorie (Lastwagen, Bus, Taxi) auf einem dafür vorgesehenen Formular unter anderem auch die Frage zu beantworten, ob Erkrankungen der Stoffwechselorgane bestehen. Inhaber höherer Führerausweiskategorien unterliegen periodischen Kontrolluntersuchungen. Diabetiker haben nach Bekanntwerden der Erkrankung bei der Verkehrsbehörde in 2-jährlichen Abständen ein ärztliches Zeugnis über die Fahrtauglichkeit vorzulegen. Eine Meldepflicht des Diabetes besteht nicht, jedoch variiert die Beurteilung der Fahrtauglichkeit von Kanton zu Kanton.

Anders als in den meisten EU-Ländern existiert in der Schweiz ein spezielles ärztliches Melderecht von Fahrzeuglenkern, bei denen die Fahreignung zweifelhaft erscheint. Gemäss Art. 14, Abs. 4 SVG gilt Folgendes: »Jeder Arzt kann Personen, die wegen körperlicher oder geistiger Krankheiten oder Gebrechen oder wegen Süchten zur sicheren Führung von Motorfahrzeugen nicht fähig sind, der Aufsichtsbehörde für Ärzte und der für Erteilung und Entzug des Führerausweises zuständigen Behörde melden«. Es besteht somit eine explizite Ausnahme von der ärztlichen Schweigepflicht. Es handelt sich dabei um ein Melderecht und nicht um eine Meldepflicht.

37

Personen mit Diabetes mellitus sind in der Regel nur für die Fahrzeuge der Gruppe 3 (Führerausweiskategorien A, A1, B, B1, F, G, M) fahrgeeignet. Es muss eine stabile Blutglukoseeinstellung ohne Vorkommen von schweren Hypoglykämien (Blutglukoseerniedrigung mit Auswirkung auf die Fahrfähigkeit, insbesondere mit Bewusstseinsbeeinträchtigung) und ohne wesentliche Hyperglykämien (mit Allgemeinsymptomen einhergehende Blutglukoseerhöhung mit Auswirkung auf die Fahreignung) bestehen.

Bei Insulinbehandlung erfolgt in der Regel keine Zulassung zu höheren Führerausweiskategorien. Falls außergewöhnlich günstige Umstände bestehen, kann die Fahreignung in Ausnahmefällen auch für die Gruppe 2 befürwortet werden. Die medizinischen Voraussetzungen sind in einem ausführlichen Gutachten durch einen entsprechend berechtigten Arzt darzulegen. Für die Gruppe 1 erfolgt grundsätzlich keine Zulassung.

> Fahrzeuglenker mit Diabetes mellitus, die unter einer Therapie mit Insulin stehen oder blutzuckersenkende und damit potentiell eine Hypoglykämie auslösende Tabletten (Sulfonylharnstoffe, Glinide) einnehmen, müssen in der Lage sein, eine Hypoglykämie während des Fahrens zuverlässig zu vermeiden. Die Leitlinien der schweizerischen Verkehrsmediziner stehen damit im Gegensatz zu den Begutachtungsleitlinien zur Kraftfahreignung in Deutschland, wo diabetische Lenker dann zuzulassen sind, wenn sie ihre Hypoglykämien erkennen können.

Der schweizerische Merksatz heißt, dass die Fahrzeuglenker Hypoglykämien vermeiden müssen, da ein Fahrzeuglenker, der eine Unterzuckerung wahrnimmt, sich bereits in einem deutlich fahrunfähigen Zustand befindet (Seeger 1999).

37.3 Behinderung/Schwerbehinderung und Minderung der Erwerbsfähigkeit bei Diabetes mellitus

Der Diabetes mellitus kann als chronische Erkrankung die Integrität des Menschen und seinen Sozialstatus beeinträchtigen. Entscheidend für den langfristigen Therapieerfolg ist die frühzeitige Ausbildung und Motivation der Patienten zur Übernahme von Verantwortung für die laufende Therapie (»Empowerment«). Eine Behinderung im Sinne der Sozialgesetze ist die Auswirkung einer nicht nur vorübergehenden Funktionsbeeinträchtigung. Als solche gelten bei Diabetes mellitus die Notwendigkeit der Einhaltung einer therapiegerechten Diät, die regelmäßige Verabreichung von Medikamenten einschließlich Insulin, die Notwendigkeit zur Durchführung von Stoffwechselselbstkontrollen, die Auswirkungen von Stoffwechselentgleisungen wie Hypo- und Hyperglykämien mit evtl. Leistungseinschränkungen und psychische Auswirkungen im Hinblick auf die Akzeptanz einer lebenslang andauernden Erkrankung. Die Funktionsbeeinträchtigungen von diabetesbedingten Komplikationen, das diabetische Spätsyndrom mit teils schwerer Schädigung an Augen, Nieren und Nervensystem sowie an den Gefäßen sind gesondert zu betrachten.

Die Funktionsbeeinträchtigungen, deren Ausmaß als **Grad der Behinderung** gemessen wird, werden in Deutschland, Österreich und in der Schweiz aufgrund unterschiedlicher Gesetze berücksichtigt und im Sinne eines Nachteilsausgleiches bewertet.

> Grundsätzlich gilt mit Ausnahme von Österreich, dass Diabetiker nicht a priori als Behinderte mit den sich daraus ergebenden Nachteilen im Berufsleben angesehen werden. Dazu gehören die Erschwernis bei der Arbeitsplatzsuche, Diskriminierungen verschiedener Art und Vorurteile der Gesellschaft bezüglich verminderter Leistungsfähigkeit, verminderter Lebensqualität und Lebenserwartung (Finck 1995).

In Deutschland erfolgt die Feststellung der Funktionseinschränkung auf der Grundlage des Gesetzes zur Rehabilitation und Teilhabe behinderter Menschen (SGB IX) als Grad der Behinderung (GdB) nur auf Antrag des Betroffenen und

Tabelle 37.1. Beurteilung des Grades der Behinderung (GdB) bei Diabetes mellitus in Deutschland

Therapieform	GdB (%)
Diät allein oder Diät mit Kohlenhydratresorptionsverzögerern	10
Diät und Sulfonylharnstoffe	20
Diät und orale Antidiabetika sowie ergänzende Insulininjektionen	30
Diät und alleinige Insulinbehandlung	
– gut einstellbar	40
– schwer einstellbar (häufig bei Kindern) mit gelegentlich ausgeprägten Hypoglykämien	50

Häufige schwere Hypoglykämien und Organkomplikationen sind gesondert zu bewerten.

auf Basis der »Anhaltspunkte für die ärztliche Gutachtertätigkeit im sozialen Entschädigungsrecht und nach dem Schwerbehindertengesetz« (Tabelle 37.1.; Bundesministerium für Arbeit und Sozialordnung 1996).

Schwerbehinderte im Sinne von §2 SGB IX sind Personen mit einem Grad der Behinderung von 50. Sie erhalten folgende Nachteilsausgleiche:

- besonderer Kündigungsschutz (Kündigung nur mit Zustimmung des Integrationsamtes),
- Zusatzurlaub von 5 Arbeitstagen,
- Steuerfreibetrag nach §33 Einkommensteuergesetz (Pauschalbetrag je nach GdB, z. B. 560 € bei GdB 50),
- vorgezogenes Altersruhegeld,
- Freistellung von Mehrarbeit.

Jedem Diabetiker, der einen Antrag auf Feststellung einer Behinderung zu stellen beabsichtigt, müssen aber auch die Nachteile des Schwerbehindertenstatus bekannt sein. Dies sind u. a. eine Erschwernis bei der Arbeitsplatzsuche und bei der Einstellung sowie die unvermeidliche Selbstdiskriminierung. Eine Abwägung der Vor- und der Nachteile des Behindertenstatus vor der Antragstellung ist daher dringend anzuraten (Finck 1995).

37.3.1 Rechtslage in Österreich und der Schweiz

Österreich. Ein österreichisches Kuriosum ist die Tatsache, dass Diabetikern a priori eine Behinderung zugesprochen wird (Waldhäusl u. Francesconi 1996). Die Feststellung und Einstufung der **Minderung der Erwerbsfähigkeit** (MdE) erfolgt auf der Grundlage des Kriegsopferversorgungsgesetzes (Richtsatzverordnung 1957) anhand verbindlicher Richtsätze durch beamtete Ärzte des Bundessozialamtes sowie inländischer Universitätskliniken oder einschlägiger Fachabteilungen. Die Anerkennung einer MdE hat im österreichischen Sozialrecht Auswirkungen für Betroffene in arbeitsrechtlicher sowie auch in steuerrechtlicher Hinsicht.

Arbeitsrechtlich nehmen Diabetiker mit einer MdE von ≥50% eine besondere Stellung ein, da sie zum Kreis begünstigter Behinderter gerechnet werden, wenn sie

- eine Insulinbehandlung durchführen,
- eine Diabetesdauer von über 30 Jahren aufweisen,

- große Insulindosen pro Tag benötigen.

Die Kündigung eines begünstigten Behinderten darf von einem Dienstgeber erst dann ausgesprochen werden, wenn der **Behindertenausschuss** nach Anhörung des Betriebsrates oder der Personalvertretung zugestimmt hat.

Paradoxerweise wird auch die Anzahl der täglich getätigten Insulinapplikationen in dieses Kalkül der Behinderung einbezogen, mit dem Ergebnis, dass Therapieformen, die die Berufs- bzw. Arbeitsfähigkeit von Patienten verbessern (Basis-Bolus-Insulintherapie etc.) fälschlicherweise in die Kategorie Minderung der Erwerbsfähigkeit >50–90% eingestuft werden. Dies führt dazu, dass infolge sachgerechter Insulintherapie weniger »behinderte« Patienten zu unrecht als Behinderte mit allen Konsequenzen abgestempelt werden.

Aufgrund des Behinderteneinstellungsgesetzes sind alle Dienstgeber, die im Bundesgebiet 25 oder mehr Dienstnehmer beschäftigen, verpflichtet, auf je 25 Dienstnehmer mindestens einen begünstigten Behinderten (4%) einzustellen. Die Kündigung eines begünstigten Behinderten darf erst dann ausgesprochen werden, wenn der Behindertenausschuss nach Anhörung des Betriebsrates oder der Personalvertretung zugestimmt hat.

Steuerrechtlich kann nach dem Einkommensteuergesetz (EstG, BGBl. Nr. 400/1998) bei Diabetes mellitus berücksichtigt werden

- die Mehraufwendung für Diätverpflegung (tatsächliche Kosten oder ein Pauschalbetrag),
- ein Freibetrag für die Behinderung (ein Pauschalbetrag, abgestuft nach dem Grad der Behinderung) und
- eine erhöhte Familienbeihilfe für Kinder und Jugendliche bis zum vollendeten 18. Lebensjahr (Familienlastenausgleichsgesetz, FLAG, BGBl. Nr. 531/1993), wenn eine erhebliche Behinderung (MdE >50%) vorliegt. Fälschlicherweise wird hier das Kind als behindert stigmatisiert und nicht der Pflegeaufwand der Eltern berücksichtigt.

Schweiz. Der Diabetes mellitus bedeutet in der Schweiz keine Minderung der Erwerbsfähigkeit, lediglich die Spätkomplikationen mit den entsprechenden Organschäden ergeben die Berechtigung für eine Invalidenrente. Diese werden aber gemäß Invalidengesetz nicht unter dem Kapitel Diabetes abgehandelt, sondern entsprechend den verschiedenen Organsystemen wie z. B. eine Visusverminderung und koronare Herzkrankheit etc.

In seltenen Ausnahmefällen kann der Diabetes als solches infolge schlechter Akzeptanz und mangelnder Compliance durch schlechte Stoffwechseleinstellung zur Arbeitsunfähigkeit führen.

Schweizer Bürger mit Diabetes mellitus erhalten in den meisten Kantonen Steuervergünstigungen in Form von Steuerfreibeträgen (Pauschalbeträge von 100 bis 5600 sFr). In einigen Kantonen können Krankheitskosten dann steuerlich geltend gemacht werden, wenn sie 5% des Nettoeinkommens übersteigen.

37.4 Kernaussagen in der Praxis

Die ärztliche Betreuung von Diabetikern beinhaltet die Bewältigung vielfältiger sozialer und sozialmedizinischer diabetesbezogener Probleme. Diese betreffen u. a. die Berufswahl und -ausübung, Fragen zum Erwerb und Erhalt des Führerscheins sowie zum Behinderten-/Schwerbehindertenstatus.

Bei der Berufswahl und -ausübung von Diabetikern sollte heute die individuelle Beurteilung der beruflichen Möglichkeiten des Betroffenen im Vordergrund stehen. Diese müssen mit dem Ziel geprüft werden, dem Patienten eine den persönlichen Neigungen, Interessen und Fähigkeiten entsprechende berufliche Tätigkeit zu eröffnen.

Wichtige Punkte bei der Beurteilung der Situation sind u. a. die Art der Tätigkeit und die damit verbundene Unfallgefährdung, die Art der Behandlung, die Häufigkeit und Schwere von Hypoglykämien, das Vorliegen von Folgeerkrankungen (vorrangig Polyneuropathie und Retinopathie) und der Umgang mit der Erkrankung (Bewertung von Selbstkontrollen). Beratungsprozess verlangt die Einbeziehung von Hausarzt, Diabetologen und Betriebsarzt.

Wesentlich für die Lebensqualität des Diabetikers ist der Erhalt der Mobilität und der Fahrerlaubnis. Hier ist zur Erhaltung der Fahrtauglichkeit die Vermeidung von Hypoglykämien und Folgeerkrankungen (Visusminderung bei diabetischer Retinopathie) von wesentlicher Bedeutung. Entscheidend sind Blutglukoseselbstmessungen vor und während jeder Fahrt. Aus juristischen Gründen ist es ratsam, dem insulinbehandelten Kraftfahrer Ratschläge für das Verhalten bei der Teilnahme am Straßenverkehr nachweislich zu übergeben und dies in der Patientenakte zu dokumentieren.

Ggf. erwartet der Patient bei diabetesassoziierten Folgekrankheiten aber auch Rat und Hilfe bei der Erlangung eines Behinderten-/Schwerbehindertenstatus. Dabei sind die Nach- und Vorteile sorgfältig gegeneinander abzuwägen. Bei der Attestierung von Funktionsbeeinträchtigungen müssen insbesondere die Güte der Stoffwechseleinstellung (Brittle-Diabetes, Hypoglykämien) und der Schweregrad von Folgeerkrankungen des Diabetes berücksichtigt werden.

In Deutschland, Österreich und der Schweiz gelten z.T. unterschiedliche Bestimmungen bezüglich der Rechtslage bei der sozialmedizinischen Einstufung, der Fahrerlaubnis und der Minderung der Erwerbsfähigkeit.

Literatur

Ausschuss Soziales der Deutschen Diabetesgesellschaft (1999a) Die Fahrerlaubnis beim Diabetes mellitus. Diabetes und Stoffwechsel 8:35–38

Ausschuss Soziales der Deutschen Diabetesgesellschaft (1999b) Empfehlungen zur Beratung bei Berufswahl und Berufsausübung von Diabetikern. Diabetes und Stoffwechsel 8: XXI–XXV

Hauptverband der gewerblichen Berufsgenossenschaften (2000) Berufsgenossenschaftliche Grundsätze für arbeitsmedizinische Vorsorgeuntersuchungen: Arbeitsmedizinische Vorsorge. 2. Aufl, Gentner, Stuttgart

Bundesanstalt für Straßenwesen (2000) Begutachtungsleitlinien zur Kraftfahrereignung. Wirtschaftsverlag NW, Bremerhaven, S28–30

Bundesministerium für Arbeit und Sozialordnung (1996) Anhaltspunkte für die ärztliche Gutachtertätigkeit im sozialen Entschädigungsrecht und nach dem Schwerbehindertengesetz. Köllen Druck und Verlag, Bonn, S118–119

Cox D, Clarke W, Gonder-Frederick L, Kovatchev B (2001) Driving mishaps and hypoglycaemia: risk and prevention. Int J Clin Pract (Suppl) 123:38–42

Finck H (1995) Soziale und berufliche Diskriminierung des Typ-1-Diabetikers. In: Petermann F (Hrsg) Diabetes mellitus. Sozial- und verhaltensmedizinische Ansätze. Hogrefe, Göttingen

Finck H (1999) Diabetiker verursachen weniger Unfälle. Diabetes Journal 11:15

Gostomzyk J(2000) Angewandte Sozialmedizin. Handbuch für Weiterbildung und Praxis. Ecomed, Landsberg/Lech, Band I/1:1–25

Lewrenz H, Friedel B (1984) Ärztliche Begutachtung der Kraftfahreignung. In: Wagner HJ (Hrsg) Verkehrsmedizin. Springer, Berlin, S133–137

Malcherczyk L, Finck H (1999) Diabetes & Soziales, 2. Aufl, Kirchheim, Mainz

Petermann F (1995) Diabetes mellitus. Sozial- und verhaltensmedizinische Ansätze. Hogrefe, Göttingen

Petrides P (1990) Der Diabetiker im Erwerbsleben. In: Konietzko J, Dupuis H (Hrsg) Handbuch der Arbeitsmedizin. Ecomed, Landsberg/Lech, Band IV/10.7.1:1–29

Petzoldt R (1999) Unfallhäufigkeit nicht höher. Diabetes Journal 11:24–25

Petzoldt R (2001) Sozialmedizinische Aspekte. In: Mehnert H, Standl E, Usadel KH (Hrsg) Diabetologie in Klinik und Praxis. 4. Aufl, Thieme, Stuttgart, S. 601–615

Rinnert K, Checkliste Arbeitsmedizin, persönliche Mitteilung

Seeger R (1999) Die Hypoglykämie am Steuer als Unfallursache – Häufigkeit, Ursachen und Präventionsmöglichkeiten. Berichte der Bundesanstalt für Straßenwesen (BAST), Bergisch Gladbach M111:191–193

Songer TJ, La Porte RE, Dormann JS et al (1988) Motor vehicle accidents and IDDM. Diabet Care 11:701–707

Steel JM (1991) Driving and diabetes mellitus. In: Pickup J, Gareth W (eds) Textbook of Diabetes II. Blackwell, Oxford

Waldhäusl W, Francesconi M (1996) Der Diabetiker: Betreuung ohne rechtliche Diskriminierung. Wien Klin Wochenschr 108:692–696

Therapiefehler

W. Waldhäusl, W. A. Scherbaum

Therapiefehler sind eine Realität, aber oft vermeidbar. Ihre Ursachen sind meist Wissenslücken und Irrtümer, aber auch Mängel in der Arzt-Patient-Beziehung sowie in der Betreuungssystematik und im Gesundheitssystem. Letzteres gilt vor allem für die Prävention des metabolischen Syndroms und des Typ-2-Diabetes. In der täglichen Praxis sind wir jedoch mit Behandlungsfehlern durch das medizinische Personal (Ärzte, Diabetesberater, Apotheker) und durch die Patienten, die sich im Intervall zwischen zwei Arztbesuchen selbst betreuen müssen, konfrontiert. Da fehlerloses Handeln dort, wo Menschen tätig sind, nicht zu erwarten ist, muss dem Vermeiden von Fehlern eine hohe Priorität eingeräumt werden. Entscheidend ist, dass Fehler erkannt, im Behandlungsteam diskutiert und anschließend vermieden bzw. korrigiert werden.

Die Möglichkeit, Fehler in der Behandlung von Diabetikern zu machen, besteht in allen Behandlungsfeldern. Dazu gehören vor allem die Primärprävention des Typ-2-Diabetes, aber auch die nichtmedikamentöse Ernährungstherapie, die medikamentöse Therapie und die Betreuung von diabetischen Folge- und Begleiterkrankungen.

Ein Weg, die Häufigkeit von Behandlungsfehlern zu reduzieren, ist die Entwicklung einfacher praxisbezogener Standards (»Praxisleitlinien«) mit dem Ziel, therapeutische Minimalerfordernisse deutlich zu machen, ohne dadurch eine notwendige Individualisierung der Therapie zu verhindern (Clark et al. 1994). Dabei muss immer auch auf die abhängig von der Therapie vom Patienten zu übernehmende Eigenverantwortung hingewiesen werden.

38.1 Primärprävention

38

Diabetes mellitus Typ 1. Die Primärprävention des Typ-1-Diabetes ist bis heute ein ungelöstes Problem, obwohl die Identifikation von Personen mit einem hohen Erkrankungsrisiko weitgehend möglich ist (▶ s. Kap. 3). Im Rahmen von Interventionsstudien hat sich gezeigt, dass es bisher keine Möglichkeit gibt, den Typ-1-Diabetes zu verhindern. Dies trifft auch für alle bisher getesteten Immunsuppressiva zu. Das Langzeitrisiko der für die Intervention verwendeten Medikamente ist größer als jenes einer lebenslangen Insulintherapie, die Typ-1-Diabetikern über Jahrzehnte ein Leben mit guter Lebensqualität ermöglicht. Ein solches Risiko besteht besonders für Immunsuppressiva aller Art (Kolb u. Gale. 2001). Die probatorische Anwendung solcher Substanzen außerhalb von kontrollierten Studien ist als Fehler zu betrachten, da Einzelfallbeobachtungen keinerlei Rückschlüsse auf die Wirksamkeit einer Primärintervention beim Typ1-Diabetes zu lassen.

Diabetes mellitus Typ 2. Bewegungsarmut und hyperkalorische Ernährung mit reichlich gesättigtem Fett sind die dominierenden Faktoren, die für eine deutliche Zunahme der Prävalenz des Typ-2-Diabetes in den letzen Jahrzehnten in vielen Ländern verantwortlich sind. Das bedeutet, dass bereits durch einfache diätetische und Lebensstilinterventionen die Inzidenz der Erkrankung zurückgedrängt werden kann (Tuomilehto et al. 2001).

Ein klassischer Fehler bei der Therapie des metabolischen Syndroms und der Frühstadien des Typ-2-Diabetes ist daher das Versäumnis einer schrittweisen Normalisierung des Körpergewichtes bzw. der schrittweisen Vereinbarung eines Zielgewichtes mit dem meist übergewichtigen Patienten. Da Gewichtsreduktion und ausreichende körperliche Bewegung eine Eigenleistung des Patienten sind, liegt offensichtlich eine individuelle Unterlassung oder eine Fehl- bzw. Nichtinformation des Patienten durch den Arzt und das Diabetesschulungsteam zugrunde. Dies ist umso bedauerlicher, als Modellschätzungen für die holländische Bevölkerung darauf hinweisen, dass durch die Beseitigung von Adipositas, Übergewicht und Bewegungsarmut 75% der Erkrankungen an Typ-2-Diabetes bei Frauen und 64% bei Männern vermieden werden könnten (Baan et al. 1999).

Bei Adipositas ist ein häufiger Fehler, idealisierte, nicht realistische Gewichtsziele vorzugegeben, ohne dem Patienten gleichzeitig die dazu erforderlichen Strategien und konkrete Anleitungen zur Gewichtsreduktion an die Hand zu geben. Möglicherweise ist ein Fehlverhalten des Patienten durch ein Bonussystem, das richtiges Verhalten belohnt, zu verhindern. Ein wichtiger Schritt in diese Richtung könnte die teilweise Rückvergütung von Versicherungsprämien für normalgewichtige Personen im Alter 40–60 Jahren sein, die eine definierte körperliche Leistung (z. B. Ergometrie) erbringen können.

38.2 Nichtmedikamentöse Therapie

Der wichtigste Therapiefehler ist, dass der Arzt versäumt, die Anliegen, Ängste und Wünsche des Patienten anzuhören, bevor er aufgrund seiner Labordaten ein Therapiekonzept entwickelt. Der zweitwichtigste Fehler ist, dass sich der Arzt auf die Stoffwechselsituation konzentriert und vergisst, eine reguläre Ganzkörperuntersuchung durchzuführen, wie sie von jedem internistisch tätigen Arzt beim ersten Besuch erstellt wird. Der dritthäufigste Fehler ist, dass diese Untersuchung nicht mindestens jährlich wiederholt wird.

Ernährungstherapie. In der Ernährung des Diabetikers sind sowohl eine richtige, gewichtsangepasste Energiezufuhr (metabolisches Syndrom, Diabetes mellitus Typ 2) als auch eine mit der Pharmakotherapie abgestimmte Kohlenhydratzufuhr zu berücksichtigen (▶ s. Kap. 13). Wesentliche Fehler bei der Gestaltung der Ernährungstherapie sind:

- eine zu theoretische Ernährungsberatung ohne konkrete individuelle Ernährungsempfehlungen,
  Folge: wenig Verständnis beim Patienten und keine Bereitschaft zur Mitarbeit,
- ein zu hoher Fettanteil (mehr als 30% des täglichen Kalorienbedarfes),
  Folge: Begünstigung von Insulinresistenz und Gewichtszunahme,
- ein zu hoher Anteil an gesättigtem/tierischem Fett (>10% des täglichen Kalorienbedarfes),
  Folge: Begünstigung der Insulinresistenz und Erhöhung des LDL-Cholesterins
- ein zu kleiner Anteil an komplexen Kohlenhydraten (<50% des täglichen Kalorienbedarfes) bei der Einnahme von α-Glukosidaseinhibitoren,
  Folge: fehlende Glättung der postprandialen Hyperglykämie sowie beträchtliche Medikamentenkosten,
- Vergessen der Kohlenhydratzufuhr nach Insulininjektion,
  Folge: Gefahr der Hypoglykämie,
- Bemessung der Kohlenhydrat- statt der Kalorienzufuhr bei Typ-2-Diabetes,
  Folge: Gefahr der Gewichtszunahme durch Ausweichen des Patienten auf fett- und eiweißhaltige Nahrungsmittel,
- zu geringer Verzehr von Ballaststoffen,
  Folge: steilerer postprandialer Blutglukoseanstieg.

Bewegungstherapie. Körperliche Aktivität erhöht das Herzminutenvolumen und die Durchblutung der Muskulatur, aber auch des Unterhautzellgewebes. Das Ergebnis ist eine verstärkte Hypoglykämiegefahr bei insulinbehandelten Diabetikern durch die Gleichzeitigkeit von erhöhtem Glukoseverbrauch und verstärkter Einschwemmung von Insulin aus den subkutan gelegenen Insulindepots (▶ s. Kap. 15 und 21). Mögliche Fehler sind die Unterlassung:

- der Blutglukosemessung vor und nach stärkerer körperlicher Belastung (Garten-, Hausarbeit oder Sport),
- des Verzehrs zusätzlicher Kohlenhydrate während langanhaltender körperlicher Tätigkeit bei konventioneller Insulintherapie,
- einer leistungsgerechten Reduktion der Insulindosis bei insulinbehandelten Patienten vor einer länger dauernden sportlichen Belastung (▶ s. Kap. 15) bzw. einer Reduktion der Dosis von Intermediär- oder Langzeitinsulin zur Nacht nach länger dauernder körperlicher Anstrengung am Tage,
- einer Dosisreduktion von Insulinsekretagoga (Sulfonylharnstoffe, Glinide) vor einer lang andauernden körperlichen Anstrengung bei Typ-2-Diabetes.

> **Zu beachten ist zudem, dass bei Blutglukosewerten über 250 mg/dl stärkere körperliche Belastungen (Sport etc.) infolge Insulinmangel und Verschiebung des Insulin-Glukagon-Quotienten zugunsten von Glukagon eine Verschlechterung der Stoffwechselsituation auslösen können. Überhöhte Blutglukosewerte sind daher vor körperlicher Belastung zu korrigieren.**

38.3 Medikamentöse Therapie

Allgemeine Therapiefehler. Therapiefehler können sowohl dem Arzt (◻ Tabelle 38.1) als auch dem Patienten unterlaufen. So treten wesentliche Probleme bei der Behandlung von Diabetikern immer dann auf, wenn das Therapieziel nicht festgelegt, die Strategie nicht definiert, die Therapieform nicht auf den Lebensstil des Patienten abgestimmt und mit ihm einvernehmlich festgelegt wird.

Während der Typ-1-Diabetes durchaus als Hochrisikoerkrankung mit der Gefahr von Ketoazidose und Koma sowie von Folgekrankheiten gesehen wird, gilt dies weitaus weniger für den Typ-2-Diabetes. Er wird oft als »milder Altersdiabetes« bagatellisiert, obwohl die mit der Erkrankung verbundene mikro- und makrovaskuläre Morbidität die häufigste Ursache für Erblindung, Amputation und Nierenversagen im Erwachsenenalter ist. Eine Verniedlichung des Typ-2-Diabetes ist somit keinesfalls angebracht, zumal das vorzeitige Auftreten einer Makroangiopathie die Lebenserwartung um bis zu 10 Jahre verkürzen kann. Weiterhin sind beim Typ-2-Diabetes sog. Spätfolgen, d. h. diabetesspezifische Folgeerkrankungen aufgrund der späten Diagnosestellung oft schon primär nachweisbar.

Tabelle 38.1. Mögliche ärztliche Therapiefehler bei Diabetes mellitus

Diabetes mellitus Typ 1	
Insulintherapie	Therapieziel nicht festgelegt, Strategie nicht definiert, Nichtbeachtung des Spritz-Ess-Abstandes (Altinsulin 30–45 min, ultrakurzwirkendes Insulin 15–0 min), Insulintherapie zu früh/zu spät begonnen; Patientenausbildung/-schulung nicht therapieadäquat
Selbstkontrolle	keine Informationen über die Bedeutung von Blutglukoseselbstmessung und -selbstkontrolle, keine angemessene Harntestung für Glukose
Diabetes mellitus Typ 2	
orale Antidiabetika	zu früher Therapiebeginn vor Ausschöpfen der Möglichkeiten von Lebensstiländerung und Normalisierung des Körpergewichts; Gabe von Insulinsekretagoga bei Übergewicht; Überdosierung von Insulinsekretagoga → Hypoglykämie Überdosierung und Missachtung der Kontraindikationen von Biguaniden → Laktatazidose
Begleitmedikation	Fehlende Behandlung von – Hyperlipidämie – Hypertonie – Harnwegsinfekten

Ein ernster Behandlungsfehler ist es, einen überhöhten Blutdruck (Berlowitz et al. 1998) oder eine Dyslipidämie (▶ s. Kap. 30) nicht rechtzeitig und ausreichend zu behandeln, da nur durch eine adäquate Therapie eine verlässliche Progressionshemmung der diabetischen Nephropathie und der bei Diabetes beschleunigten Makroangiopathie erreicht werden kann. Als Fehler ist auch die fehlende Korrektur einer Hyperglykämie bei kritisch-kranken Intensivpatienten mit Insulin (van der Berghe et al. 2001), das Unterlassen einer adäquaten Blutdrucksenkung bei Hypertomie (Borghi et al. 2003) und die unzureichende Behandlung bei Diabetikern mit Myokardinfarkt (Alter et al. 2003) anzusehen.

Diabetes mellitus Typ 1. Ein häufiger Therapiefehler bei Typ-1-Diabetes ist ärztlicherseits das zu lange Festhalten an einer konventionellen Insulintherapie mit nur zwei Insulininjektionen je Tag. Diese Therapieform ist nur in den ersten Monaten der Erkrankung so lange zweckmäßig, wie ein niedriger Insulinbedarf besteht (<20 E/Tag). Anschließend sollte eine intensivierte Form der Insulintherapie möglichst nach dem Basis-Bolus-Prinzip (▶ s. Kap. 16) etabliert werden.

Oft werden auch die individuelle Festlegung eines Therapiezieles, die ausreichende Erläuterung der dafür erforderlichen Behandlungsstrategie und die kontinuierliche Motivation des Patienten zur Mitarbeit besonders bei der entsprechenden Stoffwechselselbstkontrolle versäumt.

Ein häufiger, Hyperglykämien begünstigender Fehler ist das Weglassen von Insulin bei Erbrechen und Durchfall. In solchen Fällen ist bei fehlender Nahrungsaufnahme die Tagesinsulinmenge allenfalls zu halbieren; Blutglukose sowie ggf. Harnazeton mehrmals täglich zu kontrollieren (▶ s. Kap. 19). Hypoglykämien können hingegen durch die Nichtbeachtung körperlicher Tätigkeit bei der täglichen Planung der Insulintherapie ausgelöst werden.

Eine weitere Gefährdung besteht in der Unterschätzung eines technischen Versagens von Insulinpumpen. Dadurch kann kurzfristig eine schwere Ketoazidose ausgelöst werden, weil im Gegensatz zu einer Insulintherapie mit Injektionen bei einer Insulinpumpentherapie kein subkutanes Insulindepot besteht und somit sehr schnell ein Insulinmangel auftritt.

Mögliche Behandlungsfehler durch Typ-1-Diabetiker selbst sind:

- eine 1:1-Umstellung des Therapieplans bei Wechsel von Normalinsulin/NPH-Insulin zu schnellwirksamen oder langwirksamen Insulinanaloga und umgekehrt. Hier muss jeweils die Insulindosis angepasst werden und ein separater Algorithmus ausgearbeitet werden,
- die Ablehnung der Eigenverantwortung für seine »individuelle« Therapie,
- die Führung unstrukturierter Tagesprotokolle über Blutglukoseselbstkontrolle, Insulindosierung und Nahrungsaufnahme,
- eine inkorrekte Insulinapplikation (intrakutan oder intramuskulär statt subkutan) oder die Nichteinhaltung des insulinspezifischen Spritz-Ess-Abstandes,
- Grobe Schätzfehler des Kohlenhydratgehaltes der Nahrung,
  Folge: instabiler Stoffwechsel und erhöhte Gefahr von Spätkomplikationen,
- eine zu niedrige Blutglukoseeinstellung,
  Folge: erhöhte Hypoglykämiegefahr,
- eine unzureichende Versorgung mit Insulin und Blutglukoseteststreifen auf Reisen aller Art,
- Verwendung von U40-Spritzen für U100-Insuline, was ohne Korrektur zu schweren Hypoglykämien führen kann.

Diabetes mellitus Typ 2. Ein häufiger Behandlungsfehler bei Diabetes mellitus Typ 2 ist die vorzeitige Verabreichung von Insulinsekretagoga anstelle von Biguaniden. Dadurch wird eine Polyphagie wegen intermittierender leichter Hypoglykämien begünstigt und die Einhaltung einer Reduktionskost erschwert.

Falsch ist es, den sog. »milden Alterszucker« zu verniedlichen und den Patienten in nicht verständlicher Weise auf die möglichen Folgen einer chronischen Hyperglykämie für Augen, Nerven (diabetischer Fuß) und Nieren (chronisches Nierenversagen) hinzuweisen.

Als Fehler bei Typ-2-Diabetes muss auch gelten, wenn eine Insulintherapie zu früh begonnen wird. Dadurch ist mit einer Gewichtszunahme infolge Insulinmast zu rechnen, wodurch die Insulinresistenz verstärkt wird – insbesondere, wenn übergewichtigen Patienten Insulin vor der Normalisierung des Körpergewichtes verabreicht wird.

Unsinnig ist es auch die Insulinmedikation selbst dann noch hinauszuschieben, wenn der Patient bereits in die Phase des absoluten Insulinmangels eingetreten ist. Dies ist bei Typ-2-Diabetikern immer dann der Fall, wenn es nach jahrelangem vergeblichem Bemühen plötzlich spontan zu einer Gewichtsreduktion in den Normalbereich kommt. In diesem Fall ist der Patient immer auf Insulin umzustellen.

In jedem Fall ist es fehlerhaft, bei der Behandlung des Typ-2-Diabetes die notwendigen Kontrolluntersuchungen (▣ Tabelle 38.2) zu unterlassen und die vorgegebenen therapeutischen Ziele nicht zu erreichen.

Falsch ist es auch, das Therapieziel für den einzelnen Patienten nicht individuell festzulegen. Das gilt für die therapeutischen Zielwerte der Plasmaglukose besonders dann, wenn durch therapiebedingte Hypoglykämien bei älteren oder gefäßgeschädigten Menschen die Gefahr, Myokardinfarkte oder Insulte auszulösen, erhöht wird (Home 2002).

38.4 Diabetische Folge- und Begleiterkrankungen

Für die Lebensqualität und Lebenserwartung des Patienten ist sowohl die Primärprävention der dia-

▣ Tabelle 38.2. Notwendige Kontrollen von Stoffwechselparametern und Blutdruck bei Patienten mit Typ-2-Diabetes. (European Diabetes Policy Group 1999)

HbA1c	2- bis 6-mal/Jahr
Blutglukose (therapieabhängig)	1- bis 4-mal/Tag
Harnglukose (therapieabhängig)	1- bis 2-mal/ Woche
Lipide (LDL, HDL, Chol, TG)	2- bis 6-mal/Jahr
Blutdruck (<140/85 mmHg)	bei jeder Konsultation

betischen Folgeerkrankungen als auch deren Sekundärprävention entscheidend. Sind diese nicht befriedigend zu erreichen, liegt i. Allg. ein Fehler bezüglich der Wissensvermittlung durch das Diabetesteam oder der Wissensumsetzung durch den Patienten infolge mangelnder Compliance vor. Hat sich eine Form des Diabetesspätsyndroms entwickelt, so kann ihr weiterer Verlauf in der Anfangsphase oft noch durch eine optimale Behandlung verzögert oder sogar rückgängig gemacht werden (DCCT 1993). Zusätzlich zur besseren Stoffwechselkontrolle kann eine Progressionshemmung diabetischer Spätkomplikationen durch weitere Maßnahmen wie Blutdruckkontrolle, optimale Einstellung der Lipide und durch Nikotinverzicht erreicht werden.

Entscheidende Fehler bei der Betreuung des diabetischen Spätsyndroms sind auch die Vernachlässigung einer adäquaten Tertiärprävention und Progressionshemmung von diabetischer Neuropathie, Nephropathie und Retinopathie (▫ Tabelle 38.3). Von besonderer Bedeutung sind dabei die Überwachung der Füße und ihr Schutz vor Verletzungen aller Art, die Blutdrucknormalisierung auf niedrig normale Werte soweit verträglich und die Optimierung der Stoffwechselsituation in individualisierter, dem Zustand des Patienten entsprechender Form. Zur Sicherstellung einer solchen komplexen Betreuung haben sich »Recall-Systeme« bewährt, die Risikopatienten in definierten Abständen zur ambulanten Kontrolle einberufen. Dies gilt besonders für metabolisch instabile Diabetiker, aber auch für Patienten mit diabetischem Fuß, Niereninsuffizienz und progredienten Fundusveränderungen. Das Fehlen von Kontrollterminen oder von entsprechenden »Recall-Systemen« ist als ein Systemfehler bei der Behandlung von Patienten mit diabetischem Spätsyndrom anzusehen.

▫ Tabelle 38.3. Wichtige Fehler bei der Betreuung und Tertiärprävention des diabetischen Spätsyndroms

Syndrom	Defekt	Fehlermöglichkeiten
Diabetische Neuropathie (▸ s. Kap. 26)	Diabetischer Fuß	»Mal perforant«/Hyperkeratose – Keine Entlastungsschuhe – Unzureichendes Debridement Mangelhafte Prävention: – Schlechte metabolische Kontrolle – Alkohol- und Nikotinabusus – Keine tägliche Inspektion von Fußsohle und Innenschuh – Zu heißes Badewasser (>36°C)
	Verminderte hormonelle Gegenregulation	Zu niedrige Blutglukosezielwerte (≤120 mg/dl)
	Diabetisches Herz	Übersehen stummer Mykokardinfarkte
Diabetische Nephropathie (▸ s. Kap. 25)	Kimmelstiel-Wilson-Syndrom (Niereninsuffizienz)	Mangelhafte Blutdruckkontrolle (RR >120/70 mmHg) Insuffiziente Behandlung von Harnwegsinfektionen Kein Nikotinverzicht Belastung mit Röntgenkontrastmitteln ohne ausreichende Flüssigkeitszufuhr Verwendung nierengängiger Sulfonylharnstoffpräparate (erhöhte Hypoglykämiegefahr)
Diabetische Retinopathie (▸ s. Kap. 24)	Augenfundus	Inkonsequente Überwachung Zu rasche Blutglukosenormalisierung bei schlechter Stoffwechselführung (cave: Fundusverschlechterung)
Makroangiopathie (▸ s. Kap. 32)	pAVK, KHK	Keine Thrombozytenaggregationshemmung Keine Hypertoniebehandlung Übergewicht Nikotinabusus

38.5 Kernaussagen für die Praxis

Fehler bei der Diabetesbehandlung können sowohl dem Arzt als auch dem Patienten unterlaufen. Von großer klinischer Bedeutung sind die fehlerhafte Handhabung der Primärprävention bei Typ-2-Diabetes sowie jede Fehlinformation des Patienten im Rahmen der Diabetesschulung. Ebenso bedeutsam ist die Verweigerung der Mitarbeit durch den Patienten bei der Umsetzung eines vereinbarten Therapiezieles.

Beträchtliche individuelle Konsequenzen ergeben sich aus Detailfehlern wie der Missachtung der Pharmakokinetik von Insulinpräparaten und der daraus resultierenden Nichtbeachtung der Spritz-Ess-Abstände. Ähnliches gilt für fehlerhafte Insulininjektionen (intrakutan oder intramuskulär statt subkutan) oder die Nichtbeachtung des Einflusses von körperlicher Aktivität auf den täglichen Insulinbedarf.

Eine wesentliche Ursache für die Fehleranfälligkeit der Diabetestherapie ist auch die Vielfalt der für eine gute Stoffwechselkontrolle erforderlichen Einzelmaßnahmen (z. B. Ernährung, körperliche Tätigkeit, Insulinersatz, Blutglukoseselbstkontrolle, ggf. auch Blutdruckkontrolle, Lipidsenkung und Fußinspektion). Die dafür erforderliche Motivation des Patienten zur Mitarbeit kann nur durch eine gute Arzt-Patient-Beziehung sichergestellt werden.

Literatur

Alter DA, Khaykin Y, Austin PC et al (2003) Processes and outcomes of care for diabetic acute myocardial infarction patients in Ontario. Diabetes Care 26: 1427–1434

Baan CA, Nusselder WJ, Barendregt JJ et al (1999) The burden of mortality of diabetes in The Netherlands. Epidemiology 10: 184–187

Berlowitz DR, Ash SA, Hickey EC et al (1998) Inadequate management of blood pressure in a hypertensive population. N Engl J Med 339: 1957–1963

Borghi C, Bacchelli S, Degli Esposti D et al on behalf of the SMILE Study Investigators (2003) Effects of the early ACE inhibition in diabetic non-thrombolyzed patients with anterior acute myocardial infarction. Diabetes Care 26: 1862–1868

Clark CM, Kinney ED (1994) The potential role of diabetes guidelines in the reduction of medical injury and malpractice claims involving diabetes. Diab Care 17: 155–159

European Diabetes Policy Group (1999) A desktop guide to type 2 diabetes mellitus. Diabetic Medicine 16: 716–730

Home P, Chacra A, Chan J et al on behalf of the Worldwide Initiative for Diabetes Education (WorldWIDE) (2002) Considerations on blood glucose management in type 2 diabetes mellitus. Diabetes Metab Res Rev 18: 273–285

Kolb H, Gale EAM (2002) Does partial preservation of residual beta-cell function justify immune intervention in recent onset Type 1 diabetes. Diabetologia 44: 1349–1353

The Diabetes Control and Complications Trial Research Group (1993) The effect of intensive treatment of diabetes on the development and progression of long-term complications in insulin-dependent diabetes mellitus. N Engl J Med 329: 977–986

Tuomilehto J, Lindström J, Eriksson JG et al.(2001) Prevention of type 2 diabetes mellitus by changes in lifestyle among subjects with impaired glucose tolerance. N Engl J Med 344: 1343–1350

Van der Berghe G, Wouters P, Weekers F et al.(2001) Intensive insulin therapy in the critically ill patient. N Engl J Med 345: 1359–1367

Anhang

St.-Vincent-Deklaration

(St. Vincent/Italien, 10.–12.10.1989)

Diabetes mellitus stellt in ganz Europa ein großes, an Bedeutung zunehmendes Gesundheitsproblem dar. Es betrifft alle Altersgruppen und Länder. Die Krankheit führt zu anhaltenden Beeinträchtigungen der Gesundheit und/oder zu frühzeitigem Tod. Mindestens 10 Mio. Europäer sind von Diabetes bedroht.

Es liegt in der Macht der Regierungen und Gesundheitsbehörden, die Bedingungen zu schaffen, durch die diese schweren Belastungen durch Krankheit und Tod vermindert werden können. Alle Länder sollten das Diabetesproblem in aller Form zur Kenntnis nehmen und Mittel zu seiner Lösung bereitstellen. Programme für die Prävention, Diagnose und Therapie des Diabetes mellitus und besonders der damit verbundenen Komplikationen – Erblindung, Nierenversagen, Gangrän und Amputation, koronare Herzerkrankung und Schlaganfall – sollten auf lokaler, nationaler und regionaleuropäischer Ebene formuliert werden. Investitionen zum jetzigen Zeitpunkt werden im Hinblick auf die Verminderung menschlichen Elends und durch erhebliche Einsparung von menschlichen und materiellen Ressourcen in Zukunft hohe Dividenden bringen.

Die im folgenden aufgeführten allgemeinen Ziele und die Ziele des Fünfjahresplans lassen sich durch sorgfältig aufeinander abgestimmte Maßnahmen von medizinischen Einrichtungen in aktiver Partnerschaft mit Diabetikern, ihren Familien, Freunden und Arbeitskollegen sowie ihren Organisationen erreichen: Im Management des eigenen Diabetes und in der dafür geeigneten Schulung; bei der Planung, Bereitstellung und Qualitätsüberprüfung der Gesundheitsfürsorge; in nationalen, regionalen und internationalen Organisationen für die Verbreitung von Informationen über Gesundheitserhaltung; bei der Förderung und Anwendung von wissenschaftlicher Forschung.

Generelle Ziele für Diabetiker (Kinder und Erwachsene)

Anhaltende Verbesserung des Befindens und ein Leben, das sich in Lebensqualität und Lebenserwartung der Norm nähert.

Prävention und Therapie des Diabetes und der damit verbundenen Komplikationen durch intensive Forschungsarbeit.

Fünfjahresziele

Entwicklung, Ausführung und Auswertung umfassender Programme zur Diagnose und Kontrolle des Diabetes mellitus und seiner Komplikationen mit der Selbsthilfe und der Unterstützung durch die Gemeinschaft als Hauptkomponenten.

Wecken von Bewusstsein in der Bevölkerung und bei den Trägern des öffentlichen Gesundheitswesens über bestehende Möglichkeiten und zukünftige Notwendigkeiten zur Prävention der Komplikationen des Diabetes und des Diabetes selbst.

Organisation und Schulungen im Diabetesmanagement und zur Diabetesbehandlung für Diabetiker jeden Alters, für ihre Familien, Freunde und Kollegen sowie für ihre medizinischen Betreuer.

Sicherstellung, dass die Betreuung von Kindern mit Diabetes von Einzelnen oder Gruppen durchgeführt wird, die gleichermaßen im Management des Diabetes und in der Betreuung von Kindern Erfolg haben, und Sicherstellung der notwendigen gesellschaftlichen, wirtschaftlichen und emotionalen Unterstützung von Familien mit einem an Diabetes erkrankten Kind.

Unterstützung bereits bestehender Zentren, die sich bei der Diabetesbehandlung, -schulung und -forschung bewährt haben. Schaffung neuer Zentren, soweit Bedarf und Möglichkeit dazu bestehen.

Förderung der Selbständigkeit, Gleichstellung und Unabhängigkeit aller Diabetiker – der Kinder, Jugendlichen, Diabetiker im Erwerbsleben und der Älteren.

Beseitigung von Hindernissen zur bestmöglichen Integration des Diabetikers in die Gesellschaft.

Durchführung wirksamer Maßnahmen zur Vermeidung schwerwiegender Folgeschäden

- Reduzierung der Zahl neuer diabetesbedingter Erblindungen um ein Drittel oder mehr,
- Reduzierung der Zahl neuer diabetesbedingter Fälle von terminalem Nierenversagen um mindestens ein Drittel,
- Reduzierung der Zahl der Amputationen aufgrund diabetischer Gangrän um die Hälfte,
- Verminderung der Morbidität und Mortalität der diabetesbedingten koronaren Herzkrankheit durch energische Programme zur Reduzierung der Risikofaktoren,

- Bemühung um ein Schwangerschaftsergebnis bei Diabetikerinnen, das dem stoffwechselgesunder Frauen entspricht.

Einrichtung von Überwachungs- und Kontrollsystemen unter Verwendung moderner Informationstechnologie zur Qualitätssicherung der Diabetesbetreuung sowie für labortechnische Verfahren zur Diagnostik, Behandlung und Selbstkontrolle des Diabetes.

Förderung der europäischen und internationalen Zusammenarbeit bei Forschungs- und Entwicklungsprogrammen im Bereich Diabetes durch nationale, regionale und WHO-Vertretungen und aktive Partnerschaft mit den Selbsthilfeorganisationen der Diabetiker.

Sofortiges Handeln im Sinne des WHO-Programms »Gesundheit für alle« zur Herstellung einer engen Verbindung zwischen WHO und IDF (Region Europa), zur Initiierung und Beschleunigung der Verwirklichung der Inhalte dieser Empfehlungen.

Rechte und Aufgaben des Diabetikers, Wegweiser zur besseren Diabetesbehandlung

Wegweiser zur besseren Diabetesbehandlung: Ihre Rechte und Aufgaben

Im Allgemeinen können Sie als Diabetiker ein normales, gesundes und langes Leben führen. Doch Sie müssen dafür schon selbst etwas tun: Erweitern Sie Ihr Wissen und lernen Sie dadurch, sich möglichst eigenverantwortlich um Ihren Diabetes zu kümmern.

Auch Ihr Arzt und alle weiteren Mitglieder Ihres Diabetesteams (das sind z. B. die Schulungsschwester, die Diabetesberaterin, die Diätassistentin) haben dabei bestimmte Aufgaben:

- Sie vermitteln Ihnen das notwendige Fachwissen.
- Sie unterstützen Sie in allen praktischen Fragen des Diabetes, auch, wenn Sie seelische Probleme mit Ihrer Krankheit haben.
- Sie zeigen Ihnen, wie Sie die notwendigen technischen Hilfsmittel, wie z. B. Teststreifen oder ein Blutzuckermessgerät, richtig benutzen.

Diese umfassende Unterstützung ermöglicht es Ihnen, Ihren Diabetes mit Erfolg selbst »in die Hand zu nehmen« und damit Ihr Leben nach eigenen Vorstellungen zu gestalten.

Sie sollten Ihre Rechte und Aufgaben kennen, d. h. Sie sollten wissen:

- Was Sie von Ihrem Diabetesteam erwarten können, um Ihre Ziele zu erreichen.
- Was Sie selbst dazu beitragen können.

Ihre Rechte. Ihr Diabetesteam bietet Ihnen:

- eine allgemeine Grundschulung, die Sie und Ihre Familie über den täglichen Umgang mit dem Diabetes informiert,
- Ihren persönlichen Behandlungsplan und die Ziele für Ihre Stoffwechseleinstellung,
- eine regelmäßige Betreuung, auch nach der Grundschulung, die Ihnen bei allen kurz- und langfristigen Stoffwechselproblemen weiterhilft,
- regelmäßige Stoffwechselkontrollen und körperliche Untersuchungen,
- Hinweise auf soziale und wirtschaftliche Unterstützung.

Weiter unten werden alle Tätigkeiten Ihres Diabetesteams noch einmal ausführlich beschrieben.

Ihre Aufgaben. Und das sollten Sie selbst tun:

- Lernen Sie, alles, was Sie durch die Schulung über den Diabetes wissen, möglichst erfolgreich im Alltag umzusetzen.
- Versuchen Sie, Ihren Diabetes dadurch dauerhaft besser in den Griff zu bekommen.

Im Abschnitt »Ihre Aufgaben« sind noch einmal alle Punkte zusammengefasst, die Ihnen dabei helfen, dieses Ziel zu erreichen.

Die Diabetikerschulung

In der Diabetikerschulung erwerben Sie sich die notwendigen Kenntnisse zu so wichtigen Fragen wie z. B.:

- Warum sollen Blutzucker (Harnzucker) und Körpergewicht kontrolliert werden?
- Wie lässt sich eine gute Stoffwechseleinstellung durch eine richtige Ernährung, körperliche Bewegung, blutzuckersenkende Tabletten oder Insulin erreichen?
- Wie überprüfen Sie Ihre Stoffwechseleinstellung (mit Blut- oder Harnzuckerteststreifen) und wie korrigieren Sie anhand der Ergebnisse Ihre Diabeteseinstellung?
- Wie lassen sich zu niedrige und zu hohe Blutzuckerspiegel sowie Stoffwechselentgleisungen mit Ketonkörperbildung erkennen, behandeln und verhindern?
- Was tun Sie, wenn Sie krank sind?
- Wie können diabetische Folgeschäden an Augen, Nerven, Nieren, Füßen und die Arterienverkalkung (Arteriosklerose) nach Möglichkeit verhindert bzw. behandelt werden.
- Was sollten Sie in besonderen Lebenssituationen berücksichtigen, z.B bei körperlicher Bewegung, Reisen oder Einladungen (Essen, alkoholische Getränke)?
- Was tun, wenn Probleme am Arbeitsplatz, beim Abschluss von Versicherungen oder beim Autofahren auftreten?

Ihr persönlicher Behandlungsplan und die Ziele Ihrer Stoffwechseleinstellung

Grundsätzliche Information über alles, was Ihr Diabetesteam für Sie tut:

- es berät Sie ganz individuell zu den Themen Nahrungsauswahl, Nahrungsmengen und Mahlzeitenverteilung,
- es motiviert Sie zu körperlicher Bewegung,
- es informiert Sie über die Dosierung und die Tagesverteilung von zuckersenkenden Tabletten, aber auch über Insulininjektionen und die richtige Spritztechnik,
- es gibt Ihnen Richtlinien zur Dosisanpassung Ihrer Medikamente aufgrund der Ergebnisse Ihrer Selbstkontrolle,
- es nennt Ihnen Ihre Zielwerte für Blutzucker, Blutfette, Blutdruck und Körpergewicht und sagt Ihnen, wahrscheinlich öfter als Ihnen lieb ist, dass Sie mit dem Rauchen aufhören sollen.

Regelmäßige Gesundheitskontrollen. Die hier aufgeführten Untersuchungen hängen im wesentlichen von Ihren individuellen Therapiezielen und Ihrem körperlichen Zustand ab. Für jeden Arztbesuch gilt aber:

- Besprechen Sie mit dem Arzt anhand Ihrer Selbstkontrollergebnisse auch Ihre derzeitige Diabetesbehandlung.
- Legen Sie die Behandlungsziele gemeinsam fest und besprechen Sie evtl. notwendige Korrekturen Ihrer Behandlung.
- Sprechen Sie offen mit Ihrem Arzt über alle Fragen und Probleme, die Ihre Gesundheit betreffen.

Nehmen Sie außerdem regelmäßig an weiterführenden Diabetesschulungen teil.

Regelmäßig durchzuführende Untersuchungen. Die erforderliche Häufigkeit der folgenden Untersuchungen stimmen Sie mit Ihrem Arzt ab.

- HbA1- bzw. HbA1c- sowie evtl. Fructosaminbestimmung zur Überprüfung der Stoffwechseleinstellung,
- bei jedem Arztbesuch Körpergewicht überprüfen,
- Blutdruck messen und die Blutfettwerte bestimmen,
- Füße untersuchen (bei älteren Diabetikern unerlässlich bei jedem Arztbesuch),
- Augenhintergrund überprüfen und Sehschärfe messen,
- Funktion der Nieren überprüfen (Blut und Urintests),
- Risikofaktoren von Herz-Kreislauf-Erkrankungen ermitteln, dazu gehören nicht nur Blutdruck und Blutfette, sondern auch Ihre Rauchgewohnheiten und ein EKG (Belastungs-EKG),
- überprüfen, ob Sie Ihre Selbstkontrollen und die Insulininjektion richtig durchführen,
- Ihre Essgewohnheiten besprechen.

Besondere Situationen. Es gibt Situationen, in denen Sie auf jeden Fall die Hilfe eines erfahrenen Arztes oder eines Diabeteszentrums beanspruchen sollten:

- wenn Sie eine Schwangerschaft planen oder schwanger sind. Ihrem Kind zuliebe, ist jetzt eine enge Zusammenarbeit zwischen Ihrem Arzt und Ihrem Gynäkologen unumgänglich.
- wenn Sie an Folgeschäden des Diabetes leiden, z. B. an Augen, Nieren oder Füßen oder am Herz-Kreislaufsystem.

Was ist sonst noch wichtig?

Auch diabetische Kinder und Jugendliche werden heute sehr erfolgreich behandelt. Wenn Sie Hilfe suchen, wenden Sie sich an den »Bund diabetischer Kinder und Jugendlicher«, (Anschrift s. u.).

Die Stoffwechselziele von älteren Diabetikern sind oft weniger streng. Sprechen Sie doch einfach mal mit Ihrem Arzt darüber.

Die ersten Monate, nachdem der Diabetes festgestellt wird, sind meist die schwierigsten. Aber haben Sie Geduld mit sich – durch die Schulung wissen Sie jeden Tag mehr und fühlen sich dadurch immer sicherer im alltäglichen Umgang mit dem Diabetes.

Ihre Aufgaben

- Lernen Sie, Ihren Diabetes dauerhaft im Griff zu haben. Je mehr Sie über den Diabetes wissen, umso leichter fallen Ihnen nämlich die alltäglichen Aufgaben wie Selbstkontrolle und Insulininjektionen.
- Versuchen Sie alles, was Sie in der Schulung über Selbstkontrolle, also Blut- und Harnzuckermessen, und über Insulininjektionen lernen, zu Hause durchzuführen. Dies hilft Ihnen, Ihre Behandlung an die Ergebnisse der Stoffwechselselbstkontrolle erfolgreich anzupassen.

Untersuchen Sie Ihre Füße regelmäßig (ältere Diabetiker sollten das täglich tun).
- Leben Sie vernünftig! Das heißt: wählen Sie die richtigen Nahrungsmittel für sich aus, kontrollieren Sie Ihr Körpergewicht, bewegen Sie sich regelmäßig und – verzichten Sie ganz auf das Rauchen.
- Informieren Sie sich, in welchen Lebenssituationen Sie dringend Kontakt mit Ihrem behandelnden Arzt aufnehmen müssen (z. B. in Notfällen).
- Scheuen Sie sich nicht, bei jedem Arztbesuch alle Gesundheitsfragen anzusprechen, die für Sie wichtig sind. Fragen Sie ruhig auch zweimal, wenn Sie etwas nicht verstanden haben. Am besten ist es, Sie überlegen sich schon vorher, was Sie alles fragen wollen (z. B. auf einem Notizzettel).
- Versuchen Sie, das Beste aus Ihrem Diabetes zu machen. Das heißt: lernen Sie, mit Ihrem Diabetes zu leben und Ihre persönlichen Grenzen und Freiheiten richtig einzustufen.
- Sprechen Sie nicht nur mit Ihrem Diabetesteam, sondern auch mit anderen Menschen mit Diabetes und mit Vertretern der örtlichen oder nationalen Diabetikerverbände. Und lesen Sie Broschüren und Bücher über Diabetes.
- Sprechen Sie auch mit Ihren Angehörigen und Bekannten über Ihren Diabetes.

Wenn Sie noch mehr wissen wollen über die Möglichkeiten zur Behandlung Ihres Diabetes, wenden Sie sich an Ihren örtlichen Diabetesverband oder an die nationalen Diabetikerverbände wie:

- Deutscher Diabetiker-Bund (DDB) e.V., Bundesgeschäftsstelle, Goethestraße 27, 34119 Kassel
- Bund diabetischer Kinder und Jugendlicher (BdKJ), Hahnbrunner Str. 46, 67659 Kaiserslautern
- Deutsche Diabetes-Union (DDU), Geschäftstelle, Kölner Platz 1, 80804 München
- Österreichische Diabetikervereinigung (ÖDV), Bundesgeschäftsstelle, Moosstraße 18, A-5020 Salzburg
- Schweizerische Diabetesgesellschaft
Rütistrasse 3a
CH-5450 Baden

Diabetesdiagnostik

Definition

Der Begriff Diabetes bezeichnet eine Gruppe von Stoffwechselerkrankungen, die alle durch Hyperglykämie als Folge von quantitativen und qualitativen Störungen der Insulinsekretion und/oder der Insulinempfindlichkeit gekennzeichnet sind. Die chronische Hyperglykämie des Diabetes ist assoziiert mit Langzeitschäden, Funktionsstörungen und Funktionseinschränkungen verschiedener Organsysteme wie der Augen, Nieren, Nerven, des Herzens und des Blutgefäßsystems.

Der Typ-1-Diabetes ist durch einen absoluten Insulinmangel, der Typ-2-Diabetes durch eine verminderte Insulinempfindlichkeit und einen anfangs nur relativen Insulinmangel gekennzeichnet.

WHO-Kriterien für die Diagnose »Diabetes«

- Nachweis typischer Symptome: Übergewicht, Durst, Polyurie, unerklärliche Presbyopie, ansonsten unerklärlicher Gewichtsverlust, Abgeschlagenheit, Entzündungen der Haut oder an den Haut-/Schleimhautgrenzen (Balanitis, Vulvitis); Azetongeruch, Kussmaul-Atmung, Dehydratation.
- Risikofaktoren: Übergewicht, Bewegungsarmut, Rauchen, Dyslipidämie
- Nüchternplasmaglukose >126 mg/dl (≥ 7,0 mmol/l) oder
- Nicht-Nüchternplasmaglukose ≥ 200 mg/dl (≥11,1 mmol/l)
- IFG (»impaired fasting glucose«) ≥110–125 mg/dl (≥6,1–7,0 mmol/l)

Die Diagnose eines Diabetes mellitus wird, unabhängig von Alter und Geschlecht, durch Messung mehrfach erhöhter Plasmaglukosewerte an mindestens zwei verschiedenen Tagen gemessen.

Bei klinischem Verdacht und widersprüchlichen Messergebnissen ist ein oraler Glukosetoleranztest (75 g) erforderlich.

Die diagnostische Bestimmung der Blutglukose sollte nicht während einer akuten Erkrankung (Infektion) oder während der Einnahme verfälschender Medikamente (z. B. Glukokortikoide) erfolgen.

Die Bestimmung des HbA1c ist für die Diagnose eines Diabetes nicht geeignet.

Funktionsteste (oGTT, 75 g)

Diagnose	Plasmaglukose (2-h-Wert) venös	kapillär
Diabetes	≥200 (≥11,1)	≥220 mg/dl (≥12,2 mmol/l)
IGT (Pathologische Glukosetoleranz)	≥140 bis ≤200 (≥7,8 bis ≤11,1)	≥160 bis <220 mg/dl (≥8,9 bis <12,2 mmol/l)

Bei Gestationsdiabetes (24.–28. SSW) gelten folgende obere Grenzwerte:

OGTT (75 g)	Nüchtern	95 mg/dl
	1-h-Wert	180 mg/dl
	2-h-Wert	155 mg/dl
WHO	Nüchtern	126 mg/dl

Spezielle Diagnostik

Diabetes mellitus Typ 1. Parameter zur Diabetesprädiktion sind (▶ s. Kap. 3):
- Zytoplasmatische Antikörper (ICA),
- AK gegen Glutamatdecarboxylase (GADA),
- AK gegen Tyrosinphosphatasen (IA-2, IA-2β),
- Insulinautoantikörper.

Cave: Sind drei oder mehr Antikörperbefunde positiv, besteht bei Verwandten ersten Grades von Typ-1-Diabetikern eine Erkrankungswahrscheinlichkeit von ≥80%.

- Intravenöse Glukosetoleranz: Bei Verlust der frühen Phase der Insulinsekretion (Seruminsulinwert nach 1 und 3 min unter der 1er Perzentile von Gesunden) ist die Manifestation eines Diabetes in weniger als einem Jahr zu erwarten.
- HLA-Klasse II Antigenanalytik (HLA-DR,-DP,-DQ)

Monogene-genetische Defekte. Eine genetische Analyse ist möglich für MODY I–IV (Maturity Onset Diabetes of the Young), sowie MIDD (Maternally inherited diabetes and deafness), eine mitochondriale Diabetesform (▶ s. Kap. 5).

Ergänzende Diagnostik

- HbA1c
- Im Serum: Kreatinin, BUN, Elektrolyte, Triglyzeride und Cholesterin (Gesamt, HDL, LDL)
- Im Urin: Mikroalbumin, Eiweiß, Ketonkörper und Glukose
- Bezüglich der kardialen Situation: Belastungs-EKG

Therapeutische Zielvorgaben für erwachsene Diabetiker

Allgemeine Ziele

- Symptomfreiheit bei guter Lebensqualität
- Kompetenzsteigerung der Patienten im Umgang mit ihrer Erkrankung durch therapiegerechte Information und Ausbildung (»empowerment«)
- Verbesserung der Stoffwechselsituation
- Vermeidung akuter Komplikationen (Ketoazidose, Hypoglykämie) und diabetesassoziierter Folgeerkrankungen (Erblindung, Niereninsuffizienz, Neuropathie, diabetischer Fuß)
- Vermeidung makroangiopathischer Komplikationen wie Herzinfakt und Schlaganfall
- Minimierung therapiebedingter Belastungen

Metabolische Zielwerte für erwachsene Diabetiker

Blutglukose mg/dl (mmol/l)	
nüchtern/vor dem Essen	90–120 (5,0–6,7)
1-2 h nach dem Essen	130–160 (7,2–8,9)
vor dem Schlafengehen	110–140 (6,1–7,8)

HbA1c	<6,5%

Lipide mg/dl (mmol/l)	
Gesamtcholesterin	<170 (<4,4)
LDL-Cholesterin	<100 (<2,5)
HDL-Cholesterin	> 40 (>1,0)
Triglyzeride (nüchtern)	<150 (<1,7)

Weitere Zielwerte

- Blutdruck (mmHg), ≤ 130 systolisch, ≤ 80 diastolisch
- Body-Mass-Index (kg/m^2), < 25

Ernährungsempfehlungen für Diabetiker

Allgemeines

Auswahl wichtiger Ernährungsempfehlungen für Diabetiker

- Körpergewicht, BMI (Körpermaßindex kg/m^2) 18,5–25 anstreben.
- Reichlich kohlenhydrathaltige Lebensmittel (45–60% der täglichen Energie) zuführen, die auch Ballaststoffe enthalten.
- Lebensmittel mit niedrigem glykämischen Index bevorzugen (Glukose = 100%).
- Kleine Mengen Zucker sind – wenn erwünscht – tolerabel, sollten jedoch weniger als 10% der täglichen Gesamtenergie ausmachen.
- Wenig gesättigte und gehärtete Fette zuführen (d. h. wenig Sahne/Schlagobers, Cremefüllungen, Buttercreme, Schokolade, fette Fertigprodukte, fette Wurst und fetten Käse).
- Pflanzliche Öle bevorzugen.
- Lebensmittel, die Omega-3-Fettsäuren enthalten einplanen (Atlantik-, Eismeerfische).
- Tierisches Eiweiß nicht zu reichlich verzehren (Gesamteiweiß weniger als 20% der täglichen Energie).
- Vitaminreich essen (z. B. Obst).
- Alkoholische Getränke – wenn erwünscht – maximal 1–2 Gläser Wein oder entsprechende Alternativen pro Tag.

Blutzuckerwirksamkeit (Glykämischer Index, GI)

Der Kohlenhydrataustausch basiert in erster Linie auf Kohlenhydratmengen. Zusätzlich sind Kenntnisse über die Blutzuckerwirksamkeit der einzelnen Nahrungsmittel nützlich.

Der glykämische Index (GI) ist ein Maß für die sofortige Wirkung der kohlenhydrathaltigen Lebensmittel auf die Blutglukose. Als Bezugsgröße wird der schnelle Anstieg der Blutglukose durch Traubenzucker/Glukose zugrunde gelegt (glykämischer Index 100%). Lebensmittelportionen mit gleichem Kohlenhydratgehalt werden in ihrem Blutglukoseanstieg mit dem GI von Glukose verglichen. Diabetiker sollten häufiger Lebensmittel mit einem niedrigen GI verzehren.

Nahrungsmittel mit niedrigem GI (unter 55%) sind z. B. Brot mit ganzen Körnern, Hülsenfrüchte, Nudeln aus Hartweizen/Pasta, Äpfel und weitere einheimische Früchte, frisches Gemüse, Milch.

Nahrungsmittel mit mittlerem GI (55–70%) sind z. B. Graubrot, Bananen, Rosinen, Haushaltszucker.

Nahrungsmittel mit hohem GI (70–100%) sind z. B. Weißbrot, Kartoffelbrei, Cornflakes, zuckerhaltige Limonaden und Colagetränke. Lebensmittel aus dieser Gruppe sollten seltener verwendet werden.

Praktische Ratschläge

- Mehrmals täglich Gemüse und Salat essen, besonders in roher Form.
- Mehrmals täglich Frischobst essen.
- Häufiger Hülsenfrüchte einplanen.
- Getreideprodukte, bevorzugt mit ganzen Körnern verzehren.
- Täglich fettarme Milchprodukte zuführen.
- Fisch mehrmals pro Woche einplanen.
- Fettarme Fleisch- und Wurstwaren bevorzugen.
- Sparsamer Umgang mit Konfekt, Schokolade und industriell gefertigtem Gebäck
- Für die Nahrungszubereitung Öle bevorzugen

Testen Sie Ihren Blutzucker! Blutzuckertests helfen Ihnen bei der richtigen Auswahl und Menge der Lebensmittel, die unterschiedliche Wirkung auf den Blutzucker haben.

Tägliche Zufuhr

Energie. Die Energiezufuhr (kcal, Joule) soll angemessen sein, um das wünschenswerte Gewicht zu erreichen bzw. zu erhalten (BMI 18,5–25 kg/m2).

Fett. Die Gesamtfettmenge soll 25–35% der täglichen Energiezufuhr betragen, davon

- gesättigte Fettsäuren plus Transfettsäuren <10%,
- einfach ungesättigte Fettsäuren 10–20%,
- mehrfach ungesättigte Fettsäuren <10%.

Protein (Eiweiß). Der Proteinanteil soll 10–20% der täglichen Energiezufuhr ausmachen.

Kohlenhydrate. Kohlenhydrate sollen 45–60% der täglichen Energiezufuhr abdecken.

VII

Kohlenhydrathaltige Lebensmittel, die gleichzeitig Ballaststoffe enthalten und einen niedrigen glykämischen Index haben, sind zu bevorzugen.

Haushaltszucker soll nicht mehr als 10% der täglichen Energiezufuhr (30–50 g/Tag) ausmachen.

Alkohol/alkoholhaltige Getränke. Erlaubt sind maximal 1–2 kleine Gläser Wein/Bier pro Tag, für Frauen nicht mehr als 15 g und für Männer nicht mehr als 30 g Alkohol/Tag, bei Insulinbehandlung und Therapie mit β-zytotropen Substanzen nur im Rahmen von kohlenhydrathaltigen Mahlzeiten, da sonst Hypoglykämiegefahr besteht. Bei Übergewicht, Fettstoffwechselstörungen (Hypertriglyzeridämie) und hohem Blutdruck sowie in der Schwangerschaft und bei Neuropathie ist Alkohol zu meiden.

Auszug aus der Kohlenhydrataustauschtabelle für Diabetiker mit Schätzhilfen in Küchenmaßen

In dieser Tabelle sind im wesentlichen Grundnahrungsmittel, die Kohlenhydrate enthalten zusammengestellt. Die Daten stammen aus Nährwerttabellen und Firmenangaben. Bei Fertiggerichten und zubereiteten Produkten ist die Zutatenliste bzw. die Nährstoffkennzeichnung auf der Packung zu Rate zu ziehen.

Nahrungsmittel, die keine Kohlenhydrate enthalten, sind in dieser Tabelle nicht aufgeführt, so z. B. Fleisch, Fleischwaren und Wurst, Fisch, Eier, Käse, Koch- und Streichfette. Sie enthalten vor allem Eiweiß und Fett. Bei der Energieberechnung der Kost muss auch der Kaloriengehalt dieser Lebensmittel berücksichtigt werden.

Die Liste enthält Schätzhilfen in Küchenmaßen und Zirkagrammmengen für Lebensmittel, die 10–12 g Kohlenhydrate in der Portion enthalten. Eine Kohlenhydratportion (KH-Portion) entspricht 10–12 g an verwertbaren Kohlenhydraten ohne Ballaststoffanteil.

Die angegebenen Lebensmittelportionen, die jeweils 10–12 g verwertbare Kohlenhydrate (ohne Ballaststoffansteil) enthalten, können gegeneinander ausgetauscht werden.

Brot

Diese Portionen enthalten im Durchschnitt 10–12 g KH mit je zirka 60 Kalorien

(25 g)	Baguette, 1 fingerdicke Scheibe	(25 g)	Roggentoastbrot, 1 Scheibe
(20 g)	Knäckebrot, 2 mittlere Scheiben	(25 g)	Weißbrot/-brötchen (Semmeln) 1/2 Scheibe (1/2 Stück)
(30 g)	Leinsamenbrot, 1/2 Scheibe	(25 g)	Weizentoast, 1 Scheibe
(30 g)	Roggenbrot/ -brötchen (Semmeln) 1/2 mittelgroße Scheibe (1/2 Stück)	(20 g)	Zwieback, 2 Stücke
(30 g)	Roggenvollkornbrot, 1 dünne kleine Scheibe		

Mehl

Diese Portionen (jeweils 1 gehäufter Esslöffel) enthalten im Durchschnitt 10–12 g KH mit je 60 Kalorien.

(15 g)	Grünkernmehl	(20 g)	Roggenmehl/ Roggenvollkornmehl
(15 g)	Hafermehl oder Haferflocken	(15 g)	Weizenmehl Typ 405
(15 g)	Maismehl	(15 g)	Reismehl oder Reis

Stärke

Diese Portionen (jeweils 1 gehäufter Esslöffel) enthalten im Durchschnitt 10–12 g KH mit je 50 Kalorien.

(15 g)	Karstoffelstärke	(15 g)	Sago/Tapioka
(15 g)	Maisstärke	(15 g)	Weizenstärke

Teigwaren

Diese Portionen enthalten im Durchschnitt 10–12 KH mit je 70 Kalorien.

(15 g) Nudeln, Glasnudeln (roh)

Kartoffeln (Erdäpfel)

Diese Portionen enthalten im Durchschnitt 10–12 g KH mit je ca. 50–110 Kalorien.

(80 g)	Kartoffeln, 1 mittelgroße	(40 g)	Kroketten, 1 mittelgroße
(15 g)	Kartoffelknödelpulver, 1 gehäufter Eßlöffel	(35 g)	Pommes frites, 1/2 kleine Portion (1/2 Tasse)

Milchprodukte

Diese Portionen enthalten im Durchschnitt 10–12 g KH mit je ca. 90–170 Kalorien.

(250 g)	1/4 l Milch, Sauermilcherzeugnisse Joghurt bis 1,5% Fett (120 kcal), 2 Tassen oder 1 mittelgroßes Glas	(20 g)	Magermilchpulver, 2 Eßlöffel
		(30 g)	Vollmilchpulver, 3 Eßlöffel

Frischobst, Fruchtfleisch

Diese Portionen enthalten im Durchschnitt 10–12 g KH mit je ca. 60 Kalorien.

(90 g)	Ananas, 1 große Scheibe oder 2 kleine Scheiben	(170 g)	Holunderbeeren (Holler), 6 Esslöffel
(110 g)	Apfel mit Schale, 1 kleiner	(100 g)	Honigmelone, (1/16 Stück einer üblichen Größe
(170 g)	Apfelsine (Orange) mit Schale, 1 mittelgroße	(200 g)	Johannisbeeren (Ribisel) rot, 10 Esslöffel
(130 g)	Aprikosen (Marillen) mit Kern, 2 mittelgroße	(180 g)	Johannisbeeren (Ribisel) schwarz, 9 Esslöffel
(80 g)	Banane mit Schale, 1/2 mittelgroße	(120 g)	Kirschen sauer mit Kern, 12 Stück
(110 g)	Birne mit Schale, 1/2 mittelgroße	(120 g)	Kiwi, 1 mittelgroße oder 2 kleine
(170 g)	Blau(Heidel-)beeren, 8 Esslöffel	(160 g)	Mandarinen mit Schale, 3 kleine oder 2 mittelgroße
(170 g)	Brombeeren, 9 Esslöffel	(90 g)	Mirabellen mit Kern, 5 Stück
(200 g)	Erdbeeren, 15 mittelgroße	(110 g)	Nektarinen mit Kern, 1 kleine
(100 g)	Feigen, 2 kleine oder 1 mittelgroße	(200 g)	Pampelmuse mit Schale (Grapefruit), 1 kleine
(200 g)	Himbeeren, 12 Esslöffel	(140 g)	Pfirsich mit Kern, 1 kleiner
		(170 g)	Preiselbeeren, 8 Esslöffel
(80 g)	Weintrauben, 10 mittelgroße	(150 g)	Stachelbeeren, 20 Stück
		(230 g)	Wassermelone mit Schale, 1 handgroßes Stück, ca. 1/8 einer mittelgroßen kugelförmigen Melone

Trockenobst

(20 g)	Apfel, 4 mittelgroße Ringe	(25 g)	Pflaumen mit Kern, 4 kleine
(25 g)	Datteln mit Kern, 3 Stück	(20 g)	Rosinen, 1 gehäufter Eßlöffel

Obstsaft (ohne Zuckerzusatz)

(1 g entspricht ca. 1 ml)

(120 g)	Apfelsaft, 1/8 l, 1 kleines Glas	(120 g)	Orangensaft, 1/8 l, 1 kleines Glas

Nüsse/Samen

Bei einem Verzehr bis 50 g ist der Kohlenhydratgehalt sehr gering, jedoch ist der Kaloriengehalt zu beachten (durchschnittlich ca. 300 kcal).

Süßigkeiten

Diese Portionen enthalten im Durchschnitt 10–12 g KH, der Kaloriengehalt ist unterschiedlich. Alle Angaben sind Durchschnittswerte für die jeweilige Produktgruppe.

(12 g)	Butterkekse, 2 Stück	55 kcal
(15 g)	Honig/Konfitüre, 1 1/2 Teelöffel	45 kcal
(20 g)	Schokolade, 1 Riegel	100 kcal
(25 g)	Mamorkuchen, 1 kleine Scheibe	100 kcal
(50 g, 85 ml)	Vanilleeiscreme, 2 mittlere Kugeln	110 kcal

Bitte beachten!

Der Kohlenhydratgehalt in Lebensmitteln unterliegt von Natur aus großen Schwankungen. Es ist wichtig zu wissen, dass die Kohlenhydratwerte in üblichen Tabellen keine realen Angaben, sondern nur Durchschnittswerte sind.

Für Diabetiker, die Insulin spritzen, ist es besonders notwendig, den Kohlenhydratgehalt von Lebensmitteln und Speisen einschätzen zu können, da hiernach die Insulindosis eingeplant werden muss.

Um ein gutes Schätzvermögen zu trainieren, ist zu Beginn das Abwiegen der Kohlenhydratportionen zu empfehlen. Im täglichen Leben erleichtern Küchenmaße das Einschätzen. Deshalb finden Sie für jedes Lebensmittel das gebräuchliche Küchenmaß (Esslöffel, Glas, Tasse etc.), die einer Kohlenhydratportion von 10–12 g entsprechen.

Quelle: Toeller M, DDFI. Düsseldorf, 2004

Medikamentöse Maßnahmen

(► s. Kap. 16 und 18)

Medikamentöse Maßnahmen

Therapieempfehlungen müssen auf optimaler Information beruhen. Medikamente der ersten Wahl sind immer solche, deren Wirksamkeit anhand klinischer Endpunkte (z. B. Progressionshemmung diabetischer Folgekrankheiten, Senkung der Letalität) nachgewiesen worden ist. Derartige Untersuchungen liegen in der Behandlung des Typ-1-Diabetes für Insulin (DCCT) und in der des Typ-2-Diabetes für Metformin, Glibenclamid und Insulin vor.

Für alle anderen bei der Therapie des Typ-2-Diabetes eingesetzten Medikamente (α-Glukosidaseinhibitoren, Glinide, Glitazone und andere Sulfonylharnstoffe) gibt es hingegen lediglich Angaben über eine günstige Auswirkung auf Surrogatparameter (HbA1c, Blutglukose).

Wichtig ist bei Typ-2-Diabetes das Einhalten einer Stufentherapie (siehe ◻ Abb. F.1), wobei bei dieser Diabetesform für übergewichtige Patienten Metformin die Therapie der ersten Wahl ist. Insulinsekretagoga und Insulin sollten hingegen bei Typ-2-Diabetikern erst nach Ausschöpfen aller nichtmedikamentösen Maßnahmen (Ernährungstherapie, körperliche Bewegung) und nach Erreichen des Normalgewichts eingesetzt werden, da andernfalls eine Gewichtszunahme ausgelöst und die Insulinresistenz begünstigt wird.

Entscheidend ist in jedem Fall eine strukturierte therapeutische Vorgehensweise, die auf individuelle Besonderheiten des Patienten eingeht.

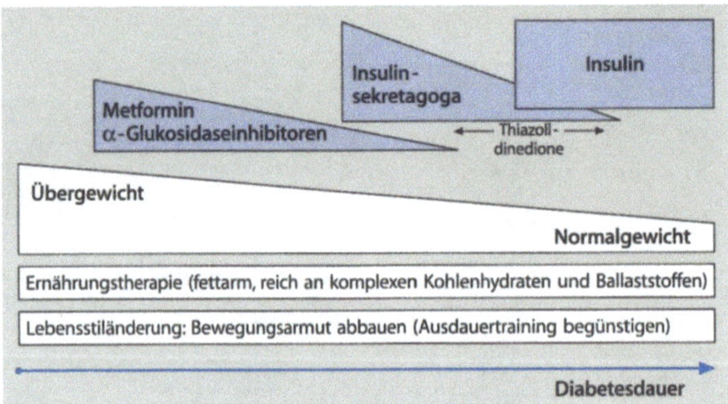

◻ **Abb. F.1** Rationale Behandlung des Typ 2 Diabetes (▶ Kap. 18)

Insulintabellen

Deutschland

Charakterisierung (unverzögerter Anteil in %)			W min/h	Aventis	B. Braun Melsungen & ratiopharm	Berlin-Chemie	Lilly	Novo-Nordisk	CP Pharmaceuticals Ltd (über Auslandsapotheke erhältlich)[12]
Neutrale Insuline[2]	A	Sehr kurz wirkend[3]	10/4	Apidra **d**[11]			Humalog (U100) **a**[4,5,6,7,8]	NovoRapid (U100) **b**[4,5,7,8]	
	A	Protamin- (50)	15/15				Humalog Mix 50 U100) **b**[4,5,7]		
	A	Misch- (30)	20/17					NovoMix (U100) **b**[4,5,7]	
	A	Analoga[3] (25)	20/18				Humalog Mix 25 (U100) **a**[4,5,7]		
	A	Basal-Analog	90/20					Levemir **e**[11]	
	Human Insulin[1]	Normalinsuline[3] Kurz wirkend	20/8	Insuman Rapid[6,7] Insuman Infusat (U100)[9,10]	B. Braun ratiopharm Rapid[5]	Berlinsulin H Normal (U100)[5]	Huminsulin Normal[5,8]	Actrapid[5,7] Velosulin[10]	
	Human Insulin[1]	NPH- (50)	30/16	Insuman Comb 50[5,7]				Actraphane 50 (U100)[5,7]	
	Human Insulin[1]	Misch-Insuline[3] (40)	35/17					Actraphane 40 (U100)[5,7]	
	Human Insulin[1]	(30)	35/19		B. Braun ratiopharm Comb 30/70[5]	Berlinsulin H 30/70 (U100)[5]	Huminsulin Profil III[5,7]	Actraphane 30[5,7] *Mixtard 30/70 Human (U40)*[14]	
	Human Insulin[1]	(25)	35/20	Insuman Comb 25[5,7]					
	Human Insulin[1]	(20)	45/21			Berlinsulin H 20/80 (U100)[5]	Huminsulin Profil II (U100)[5]	Actraphane 20 (U100)[5,7]	
	Human Insulin[1]	(15)	45/22	Insuman Comb 15[5,7]					
	Human Insulin[1]	(10)	45/23					Actraphane 10 (U100)[5,7]	
	Human Insulin[1]	NPH-Insuline[3]	45/24	Insuman Basal[5,7]	B. Braun ratiopharm Basal[5]	Berlinsulin H Basal (U100)[5]	Huminsulin Basal[5,7,8]	Protophane[5,7] *Insulatard Human (U40)*[14]	
	Human Insulin[1]	Z: langsam wirkend	120/24					Monotard HM (U40)	
	Human Insulin[1]	Z: sehr langsam und lang wirkend	180/28					Monotard HM (U40)	
	Tierische Insuline[1] S	Normalinsuline[3]	20/8			Insulin SNC (U40)		*Velosulin MC*[14]	Hypurin Porcine Neutral (U100)[5,8]
	Tierische Insuline[1] S	NPH-Misch-I.[3] (30)	35/19					*Mixtard 30/70 MC (U40)*[14]	Hypurin Porcine 30/70 Mix (U100)[5,8]
	Tierische Insuline[1] S	NPH-Insuline[3]	45/24					*Insulatard MC (U40)*[14]	Hypurin Porcine Isophane (U100)[5,8]
	Tierische Insuline[1] S	Z: langsam aber kürzer wirkend	90/16					Novo Semilente MC (U40)	
	Tierische Insuline[1] R	Normalinsuline[3]	20/8						Hypurin Bovine Neutral (U100)[5,8]
	Tierische Insuline[1] R	NPH-Insuline[3]	45/24						Hypurin Bovine Isophane (U100)[5,8]
	Tierische Insuline[1] R	Z: langsam und lang wirkend	120/30						Hypurin Bovine Lente (U100)[8]
	Tierische Insuline[1] R	Z: Sehr langsam und lang wirkend	240/36						Hypurin Bovine PZI (U100)[8]
Saure[2]	Tierische Insuline[1] S	Normalinsuline	20/8	*Insulin S (U40)*[14]		Insulin S (U40)			
Saure[2]	Tierische Insuline[1] S	Surfen-Misch-I. (33)	45/14	*Komb-Insulin S (U40)*[14]					
Saure[2]	Tierische Insuline[1] S	Surfen-Insuline	60/16	*Depot-Insulin S (U40)*[14]		B-Insulin S (U40) B-Insulin SC (U40)			
Saure[2]	Tierische Insuline[1] R	Normalinsuline	20/8	*Insulin (U40)*[14]					
Saure[2]	Tierische Insuline[1] R	Surfen-Misch-I. (33)	45/14	*Komb-Insulin (U40)*[14]					
Saure[2]	Tierische Insuline[1] R	Surfen-Insuline	60/16	*Depot-Insulin (U40)*[14]					
Saure[2]	A	Basal-Analog	60/24	Lantus (U100) **c**[5,7,8]					

Bemerkungen

Jeglicher Insulinwechsel beinhaltet neben Chancen auch Risiken!

W: Anhalt für Wirkbeginn in min/Wirkdauer in h

A: Analoginsulin
S: Schweineinsulin
R: Rinderinsulin
Z: Zink verzögertes Insulin
PZI: Protaminzinkinsulin
NPH: Neutrales Protamin Hagedorn

a: Lispro-Insulinanalog
b: Aspart-Insulinanalog
c: Glargine-Insulinanalog
d: Glulisine-Insulinanalog
e: Detemir-Insulinanalog

(U40): nur als U-40-Insulin
(U100): nur als U-100-Insulin

1. **Umstellung von tierischem Insulin auf humanes nur bei med. Indikation** (BGA v. 26.7.88)
2. Saure u. neutrale Insuline dürfen nicht gemischt werden
3. Nicht mit zinkverzögertem Insulin mischbar
4. Mit NPH-haltigem Insulin nur direkt vor der Injektion mischbar
5. U100 in 3 ml-Kartuschen für Pen
6. U100 in 1,5 ml-Kartuschen für Pen
7. U100 in Fertigspritzen
8. U100 in Flaschen
9. Auch als U100 in Pumpen-Kartuschen
10. U100-Pumpeninsulin in Flaschen
11. Zulassung 2004 erwartet
12. Zulassung in Deutschland angestrebt
13. Wird z. Zt. abverkauft, gilt nur für markierte Konfektion
14. *Aus dem Handel*

Tabelle G.1 Insulintabelle (Stand Dezember 2003; nach Kriegstein, 2003)

Österreich

Tabelle G.2. Insulintabelle Österreich

Charakterisierung (jeweils 100 E/ml)	Wirkungsbeginn (Wirkdauer)	Novo-Nordisk	Lilly	Aventis
Kurzwirksame Insuline				
Analogon	10 min (3–5 h)	Novorapid HM – Novolet – Penfill ZA (3 ml) – Durchstichflasche	Humalog Durchstichflasche	–
Human	30 min (7–8 h)	Actrapid – Novolet – Penfill ZA (3 ml) – Durchstichflasche	Huminsulin Lilly Normal Durchstichflasche ZA (3 ml)	Insuman Rapid Fertigpen ZA (3 ml)
Basalinsuline – NPH-Insuline	90 min (24 h)	Insulatard – Flexpen 3 ml – Innolet 3 ml – Novolet 3 ml – Penfill 3 ml ZA – Durchstichflasche	Lilly Basal Durchstichflasche ZA (3 ml) Humaject Fertigpen	Insuman Basal Fertigpen ZA (3 ml)
– Zink-Insuline	150 min (24 h)	Monotard – Durchstichflasche		–
	240 min (28–32 h)	Ultratard – Durchstichflasche	Huminsulin Lilly Ultralong Durchstichflasche	–
– Basal-Analogon	60 min (24 h)	–	–	Lantus Optiset Fertigpen ZA (3 ml)
Fixmischungen				
Analogon	10 min (24 h)	Novo Mix 30 – Flexpen – Penfill ZA (3 ml)	Humalog Mix 25 ZA (3 ml)	–
	15 min (15 h)		Humalog Mix 50 ZA (3 ml)	–
Human	je nach Mischverhältnis 30 min (24 h)	Mixtard 50 Mixtard 40 Mixtard 30 Mixtard 20 Mixtard 10 – Novolet – Flexpen – Penfill ZA (3 ml)	Huminsulin Lilly Profil II ZA (3 ml) Huminsulin Lilly Profil III Durchstichflasche ZA (3 ml) Humaject Fertigpen	Insuman Comb 15 Insuman Comb 25 Insuman Comb 50 Fertigpen ZA (3 ml)

ZA Zylinderampulle

Ambulanzprotokoll

NAME (MAK)

KLINIK

Diabetesambulanzblatt

Zuw. Hausarzt:

Datum

Beruf:

Zuw. Dg.

FA

FK

Operationen:

Partus:

Diabetes seit:	Orale AD (seit):	Präp.:
Erstmanifest:		
Ersteinstellung:	Insulin seit:	
Hypo:	Coma:	

Diagnose

- ☐ DM-Typ I ☐ PGT
- ☐ DM-Typ II ☐ GDM
- ☐ MODY ☐ Pankr. DM
- ☐ Andere:

Aktueller Zuweisungsgrund:

SCHULUNGSSTATUS	ZIEL
☐ Allgemein	☐
☐ Diät/Kcal	☐
☐ Konventionell	☐
☐ Intensiviert	☐
☐ FIT	☐

Gewicht: RR:

Größe: Puls:

KG	Ödeme	Polyurie	Infekt	Parästh	Alk
Nausea	Hypertonie	Nykturie	Leistung	Potenz	Ven
Appetit	Dyspnoe	Polydipsie	Fieber	Schwäche	Nikotin
Stuhl	Claudicatio	Dysurie	Schlaf	Akne	Allergie

STATUS:

Allfälliges:

AB 7773 – 2 – 9812 – 45624395 – 13

Abb. H.1 a-c Beispiel eines Diabetes-Ambulanzprotokolls (Univ. Klinik für Innere Medizin III, Klin. Abt. für Endokrinologie und Stoffwechsel. Allgemeines Krankenhaus der Stadt Wien)

DIABETESKOMPLIKATIONEN-VERLAUFSKONTROLLE

Datum								
AUGEN subjektiv								
FUNDI re/li								

Datum			Datum			Datum		
MAKROANGIOP. subjektiv Fontaine (0–IV)			KHK subjektiv NYHA (0-IV)			NEPHROPATHIE HWI Alb (Mikro/Makro) NP/NE		

Datum			Datum			Datum		
NEUROPATHIE subjektiv sensor. motor. autonom			HAUT Mikroangiop. Necrobiosis Mykose			....		

Sonstiges: EKG:	OGTT VW 60' 90' 120'	HLA Typ ICA IAK	T_4 ETI TSH

Medikation (Diabetes):

Zusatzmedikationen/Kontrakte:

Diät
(BE/kcal)

SCHULUNG (Datum):
Typ II-Kurs:
FIT-Kurs:

Zusatzdiagnose

Endokrinopathien:

Stationäre Aufnahme/AKH (Datum):

Bemerkungen:

Abb. H.1 a-c Beispiel eines Diabetes-Ambulanzprotokolls (Univ. Klinik für Innere Medizin III, Klin. Abt. für Endokrinologie und Stoffwechsel. Allgemeines Krankenhaus der Stadt Wien)

Allgemeines Krankenhaus der Stadt Wien
UNIVERSITÄTSKLINIK FÜR INNERE MEDIZIN III

Lfd. Nr.	Diabetes-Komplikationen kontrollieren!

NAME:

Datum					
Uhrzeit					
KG RR					
BG-selbst BG-Labor					
h pp.					
HbA_{1c} (%)					
HARN	1 2 3	1 2 3	1 2 3	1 2 3	1 2 3
Menge Glukose (%) Glukose (g) Aceton Alb					
Alb (μg/ml)					
(μg/min)					
Kr-Cl. (ml/min)					
Chol Hs HDL K^+ LDL Na^+	O O O O O O	O O O O O O	O O O O O O	O O O O O O	O O O O O O
TG Cl^- BUN Ca^{++} Kr PO_4	O O O O O O	O O O O O O	O O O O O O	O O O O O O	O O O O O O
Andere Lab.-Bef.					
Sonstige Befunde					
Aktuelles Befinden Hypo N/Wo (0–3)					
Zusatz-Therapie					
Bemerkungen					
Diät (BE/kcal)					
Diabetes Therapie					
Basal: Depot Alt Depot Prand: 1 BE 100 kcal Korr.: 1 BE + 1 IE –					
Kontrolle					
Arzt/EDV					

Abb. H.1 a-c Beispiel eines Diabetes-Ambulanzprotokolls (Univ. Klinik für Innere Medizin III, Klin. Abt. für Endokrinologie und Stoffwechsel. Allgemeines Krankenhaus der Stadt Wien)

Protokoll für funktionelle Insulintherapie

Allgemeines Krankenhaus der Stadt Wien (Universitätskliniken)
Klinik für Innere Medizin III
Klinische Abteilung für Endokrinologie & Stoffwechsel
Leiter: o. Prof. Dr. Werner Waldhäusl
Ambulanz für Funktionelle Insulintherapie – Tel. 40400/43 14
Ebene 6 J, 14–17 Uhr, Schwangere Diabetikerinnen: Do. 14–15 Uhr

Wochen-Nr.

PATIENT:
Name: .... **Geb.:** ....
Adresse: .... Tel.: ....
Funktionelle Insulinsubstitution seit: .... Diabetes seit: ....

BLUTZUCKERZIELBEREICH
Nüchtern/Vor dem Essen: **100 mg/dl** ....
Spät abends: **120 mg/dl** ....
Spritz - Essabstand: .... min.

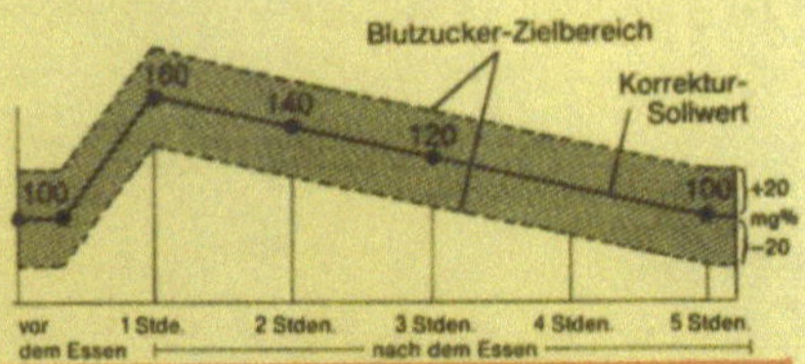

INSULIN
I – BASAL (= Fastenbedarf): Früh .... / .... E.
Abends .... E.
U – PRANDIAL (= zur Mahlzeit): 1 BE = ... E.
100 Kal Eiweiß/Fett = ... E.
Korrektur: 1 E Normalinsulin senkt meinen Blutzucker um ca. – ... mg/dl. 1 BE hebt meinen Blutzucker um ca. + ... mg/dl.

THERAPIEBEISPIEL – Diät (BE): .... Größe: .... cm
– Insulin (E): .... Gewicht: .... kg

DATUM:

TAGESZEIT		1	2	3	4	5	6	7	8	9	10	11	12	13	14	15	16	17	18	19	20	21	22	23	24	SUMME
MO	DEPOT-I.																									
	NORMAL-I.																									
	BZ *																									MBG
	BE																									
	KAL.																									
BEMERKUNG:																										
DI	DEPOT-I.																									
	NORMAL-I.																									
	BZ *																									MBG
	BE																									
	KAL.																									
BEMERKUNG:																										
MI	DEPOT-I.																									
	NORMAL-I.																									
	BZ *																									MBG
	BE																									
	KAL.																									
BEMERKUNG:																										
TAGESZEIT		1	2	3	4	5	6	7	8	9	10	11	12	13	14	15	16	17	18	19	20	21	22	23	24	SUMME
DO	DEPOT-I.																									
	NORMAL-I.																									
	BZ *																									MBG
	BE																									
	KAL.																									
BEMERKUNG:																										
FR	DEPOT-I.																									
	NORMAL-I.																									
	BZ *																									MBG
	BE																									
	KAL.																									
BEMERKUNG:																										
SA	DEPOT-I.																									
	NORMAL-I.																									
	BZ *																									MBG
	BE																									
	KAL.																									
BEMERKUNG:																										
SO	DEPOT-I.																									
	NORMAL-I.																									
	BZ *																									MBG
	BE																									
	KAL.																									
TAGESZEIT		1	2	3	4	5	6	7	8	9	10	11	12	13	14	15	16	17	18	19	20	21	22	23	24	SUMME

* Blutzuckerkontrolle: Vor dem Schlafengehen, nüchtern 1h nach der Mahlzeit und bei Bedarf. MBG der Woche

Abb. I.1 Protokoll der Ambulanz für Funktionelle Insulintherapie, Univ. Klinik für Innere Medizin III, Allgemeines Krankenhaus der Stadt Wien

Wichtiges auf einen Blick

Bluthochdruck (Hypertonie)

Gefahr der Arteriosklerose bei Blutdruckwerten über 135/85 mmHg

Gefährdete Organe:
Gefäße → Durchblutungsstörungen,
Herz → Herzinfarkt,
Gehirn → Schlaganfall,
Nieren → Nierenversagen.

Diabetiker haben ein erhöhtes Risiko für Arteriosklerose, aber auch einen besonderen Nutzen von normnahen Blutdruckwerten.

Was können Sie selbst tun?

- Normgewicht erreichen bzw. erhalten,
- gesunde Ernährung: Kochsalzreduktion, wenig tierisches Fett, wenig Alkohol,
- nicht Rauchen (1 Zug erhöht den Blutdruck für ca. 30min um 20 mmHg),
- mehr körperliche Bewegung,
- Vermeiden von Stress,
- bei medikamentöser Therapie regelmäßige und etwa zeitgleiche Einnahme der notwendigen Blutdruckmedikamente.

Körperliche Aktivität

Empfehlenswert sind ca. 30 min. täglich, zusätzlich zum normalen Tagesablauf.

Günstig sind: Wandern, Radfahren, Schwimmen, Joggen, schnelles Gehen, Ausdauersportarten etc.

Ungünstig sind: Kraftsport, Gewichtheben, Krafttraining.

Praktische Durchführung der Blutdruckselbstmessung

- Zunächst etwa 5 min ruhig und entspannt sitzen.
- Schließen Sie die Blutdruckmanschette um den entkleideten Oberarm. Der untere Rand der Manschette liegt 2–3 cm oberhalb der Ellenbeuge. Die Manschette ist gerade so fest geschlossen, dass Sie noch einen Finger darunter schieben können. Richtige Manschettengröße beachten – besonders wichtig bei Übergewichtigen und Kindern.
- Der Unteram, an dem der Blutdruck gemessen wird, sollte entspannt und gestreckt auf dem Tisch liegen. Die Manschette muss sich in Herzhöhe befinden (wichtig bei Messung am Handgelenk). Soll der Blutdruck im Stehen gemessen werden, immer den Arm auflegen!
- Stethoskop über der Ellenbeuge (A. cubitalis) aufsetzen. Das Messintervall reicht vom Auftreten (systolischer Blutdruck) bis Verschwinden (diastolischer Blutdruck) des Pulstons.
- Den Blutdruck täglich morgens und abends messen, im Blutdruckpass eintragen und beim nächsten Arztbesuch zeigen und besprechen.

Körpergewicht und BMI (Body-Mass-Index)

Der wünschenswerte Bereich des BMI (kg/m²) liegt bei 18,5–25. Die Berechung erfolgt einfach über ein Nomogramm (Abb. J.1). Wer einen BMI über 27 hat, sollte unbedingt mit seinem Arzt besprechen, wie er am besten sein Gewicht reduzieren kann.

Unterzuckerung (Hypoglykämien)

Eine Unterzuckerung liegt vor, wenn der Blutzucker bei 50 mg/dl oder niedriger liegt. Klinische Anzeichen für eine Unterzuckerung (Schweißausbruch, Zittern, Heißhunger, Sehstörungen, Herzklopfen, Herzklopfen, Konzentrationsschwäche, ungewohnte Kopfschmerzen; cave: oft zeigen sich nur einzelne Symptome) können manchmal auch schon bei etwas höheren Blutzuckerwerten spürbar sein.

Eine Unterzuckerung kann auftreten nach

- Injektion von zuviel Insulin,
- Einnahme einer zu großen Dosis an Sulfonylharnstoff,
- gleichzeitiger Therapie mit Insulin oder Sulfonylharnstoffen und
  - zu wenig Nahrungskohlenhydraten,
  - vermehrter körperlicher Bewegung,
  - zuviel Alkohol.

Einer Unterzuckerung kann auf folgende Weise vorgebeugt werden:

- bei Diabetikern mit Insulinbehandlung müssen Zeitpunkt und Menge der Insulininjektion mit dem Zeitpunkt und der Menge der zum Verzehr vorgesehnen Nahrungskohlenhydrate abgestimmt sein,
- bei Diabetikern mit Sulfonylharnstoffbehandlung soll der Kohlenhydratgehalt der Mahlzei-

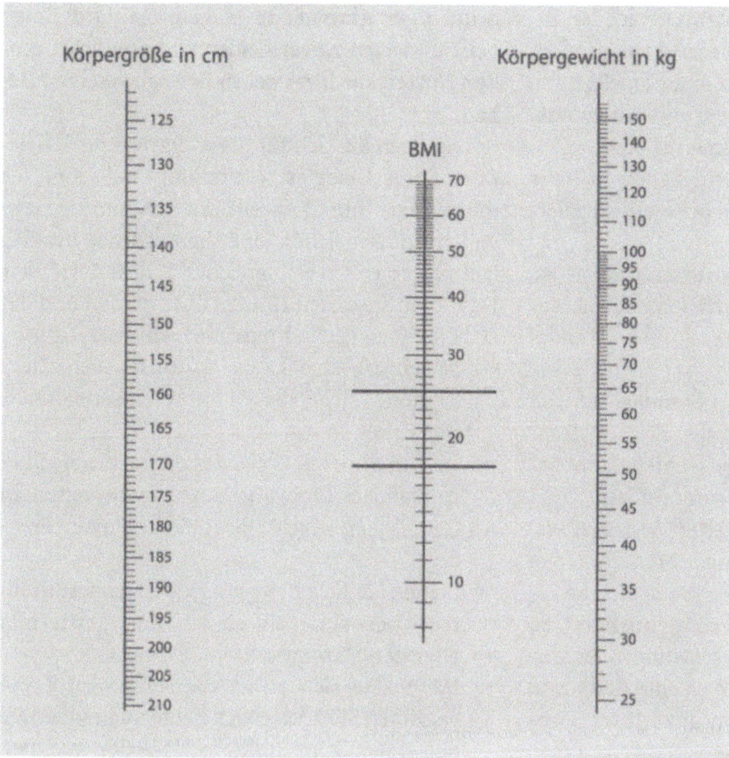

Abb. J.1 Nomogramm zur Abschätzung des Body-Mass-Index (BMI). Markieren Sie Ihre Körpergröße (cm) und Ihr Körpergewicht (kg) und verbinden Sie mit einem Lineal die für Sie zutreffenden Zahlen. Sie können dann auf der Skala BMI Ihren Body-Mass-Index ablesen.

ten bei üblichem Tagesablauf konstant gehalten werden,
- bei vermehrter körperlicher Aktivität kann entweder die Insulindosis vermindert oder die Menge der Nahrungskohlenhydrate erhöht werden,
- Alkohol sollte nur in kleinen Mengen (1–2 kleine Gläser) im Rahmen einer kohlenhydrathaltigen Mahlzeit getrunken werden.

Die Behandlung einer Unterzuckerung erfolgt durch die Einnahme schnell resorbierbarer oder rasch verdaulicher Kohlenhydrate. Das sind z. B. Traubenzucker/Glukose (2–4 Plättchen) oder normal gesüßte Limonade bzw. besser Fruchtsäfte (1–2 Gläser à 100 ml). Um eine eventuelle Unterzuckerung rasch behandeln zu können, sollten Patienten mit Insulintherapie immer – auch unterwegs – Traubenzucker greifbar haben.

Körperliche Aktivität bei Diabetes mellitus

Körperliche Betätigung ist gerade für Sie als Diabetiker von besonderem Nutzen, da Sie dadurch

- Ihr eigenes Insulin besser nützen und den Blutzucker leichter regulieren können,
- Ihre Durchblutung fördern und Ihren Kreislauf trainieren,
- Übergewicht vermeiden oder abbauen können,
- Ihre Blutfette günstig beeinflussen,
- für besseren Schlaf sorgen,
- einen wichtigen Ausgleich zum täglichen Alltagsstress ermöglichen.
- innere Zufriedenheit und Ausgeglichenheit begünstigen.

Körperliche Aktivität hilft Ihnen, den gefürchteten Folgekomplikationen des Diabetes, besonders den Gefäßerkrankungen, ohne Medikamente ganz natürlich vorzubeugen. Folgende Fragen werden Sie sich jetzt vielleicht stellen: »Soll ich jetzt in meinem Alter etwa noch herumspringen wie mit 20?« oder »Kann ich bei meinem Gesundheitszustand eine solche Belastung überhaupt wagen?«

Niemand will Sie zum Leistungsport motivieren, das wäre bestimmt zuviel. Aber eine entsprechende regelmäßige körperliche Betätigung ohne zu große Spitzenbelastung wird gerade bei Ihrem derzeitigen Gesundheitszustand von großem Nutzen sein. An Möglichkeiten gibt es viele:

- Verbinden Sie Ihren Einkauf mit einem ausführlichen **Spaziergang** durch die Stadt.
- Kennen Sie die Sehenswürdigkeiten in Ihrer Umgebung? Eine **Radtour** oder ein Spaziergang lohnt sich.
- Es gibt eine Reihe von Naturschutzgebieten, die zu jeder Jahreszeit ihren Reiz haben. Laden Sie ein paar Bekannte zu einer **Wanderung** ein.
- Vielleicht nutzen Sie einen Sonntag, um mit Ihren Enkelkindern einen der **Zoos** in Ihrer Umgebung zu besuchen. Sie werden damit bestimmt auf große Begeisterung stoßen.
- Auch bei ungünstigem Wetter lässt sich viel unternehmen. Weltbekannte **Museen** laden Sie ein.
- Wie wäre es mit etwas **Frühgymnastik?** So fängt der Tag gleich etwas schwungvoller an.
- Speziell für Diabetiker gibt es eine **Bein- und Fußgymnastik,** die Sie im Takt Ihrer Lieblingsplatte betreiben können.
- Nehmen Sie die **Treppe** und nicht den Aufzug.
- Verzichten Sie bei kürzeren Wegen auf das Auto und **gehen Sie zu Fuß.**
- In den meisten **Sportvereinen** gibt es Gruppen, die gerade für Freizeitsportler Ihres Alters zusammengestellt wurden.
- Auch Sie selbst könnten eine **Schwimmgruppe** organisieren, wenn Sie sich regelmäßig mit ein paar Bekannten am Warmbadetag im Schwimmbad treffen.
- Was halten Sie davon, Ihre alten **Tanzkünste** in einem Tanzkreis oder Tanzkurs wieder aufleben zu lassen? Viele Tanzschulen bieten solche Kurse auch für Ihre Altersgruppe an.
- Vielleicht haben Sie auch Lust, Ihre Freizeit in der Natur zu verbringen und eine kleine **Gartenparzelle** zu bearbeiten. Die Bewegung an frischer Luft beschert Ihnen gleichzeitig frisches Obst und Gemüse, das Ihren Diätplan vielfältiger werden lässt.
- Auch ein **Hund** kann ein Anstoß für viele Sparziergänge sein. Er wird Ihnen helfen, ein tägliches Kreislauftraining aufrechtzuerhalten.

Sie sehen, nicht der Hochleistungssport ist gefordert, sondern die Freude und der Spaß an regelmäßiger Aktivität in Maßen. Sie wird Ihnen helfen, Risiken zu vermeiden und möglichst großen Nutzen aus Ihrer neuen Beweglichkeit zu ziehen.

Nehmen Sie sich für diese (Bewegungs-) Therapie Ihres Diabetes regelmäßig etwas Zeit. Sie müssen nur Ihre Chancen erkennen, um sie sinnvoll zu nutzen. Schon eine Viertelstunde pro Tag kann einen ersten erfolgreichen Schritt darstellen. Damit Sie die ersten Hürden überwinden und das Dabeibleiben leichter fällt, noch ein paar Tipps:

- Setzen Sie sich keine unrealistischen Ziele, sondern solche, die Sie gut erreichen können. Der Erfolg spornt an.
- Suchen Sie nach Gleichgesinnten, die Sie über so manches Motivationstief hinüberretten. In Gesellschaft macht Sport einfach mehr Freude.
- Planen Sie Ihre Bewegungsübungen fest in Ihren Wochenplan ein, so wie einen Arzttermin oder den Stammtisch.
- Haben Sie sich etwas vorgenommen? Dann beginnen Sie doch gleich heute und nutzen Sie den ersten Schwung, bevor er in den nächsten Tagen im Alltagstrott verloren geht.

Insulinbehandelte Kraftfahrer

Regeln für Diabetiker, die als Kraftfahrer am Straßenverkehr teilnehmen

Das Hauptrisiko für Diabetiker stellt die **Unterzuckerung (Hypoglykämie)** während der Fahrt dar. Um sich selbst und andere Verkehrsteilnehmer vor Schaden zu schützen, sollten deshalb folgende Regeln beachtet werden:

- vor Fahrtantritt eine Unterzuckerung ausschließen (Zeichen der Unterzuckerung beachten, Blutzuckerselbstkontrolle vornehmen),
- gewohnte Tagesverteilung von Mahlzeiten und Insulin einhalten; nach der Insulininjektion unbedingt zuerst die Mahlzeit einnehmen, bevor die Fahrt angetreten wird,
- bei langen Reisen die Autofahrt ca. alle 2 h unterbrechen; in den »Pausen« den Blutzucker testen und bei niedrigen Werten eine Zwischenmahlzeit einnehmen,
- keinerlei Alkohol vor oder während der Fahrt,

- für den Notfall **immer ausreichend schnell wirksame Kohlenhydrate** (Traubenzucker, Fruchtsaft, Würfelzucker, Trockenobst etc.) im Auto haben; für Ausnahmesituationen (Stau, Panne, Unfall) Kohlenhydrate in Form von abgepacktem Brot, Knäckebrot, Keksen oder Obst mitnehmen,
- bei dem geringsten Verdacht auf Unterzuckerung **sofort** (auch auf der Autobahn) anhalten, Blutzucker überprüfen und ggf. schnell wirksame Kohlenhydrate zu sich nehmen,
- nach einer Unterzuckerung die Fahrt erst fortsetzen, wenn sichergestellt ist, dass der Blutzucker normalisiert und damit die volle Reaktionsfähigkeit wieder gegeben ist (Blutzuckerselbstkontrolle),
- Nachtfahrten wegen des ungewohnten Rhythmus möglichst vermeiden.

Ein weiteres Risiko für Diabetiker stellt die **Einschränkung der Fahrtüchtigkeit durch Folgeerkrankungen des Diabetes** (z. B. Augenhintergrundschäden infolge Retinopathie) dar. Die Sehleistung sollte nach dem Auftreten des Diabetes zunächst jährlich, bei Auftreten von Augenveränderungen bzw. ab dem 5. Erkrankungsjahr halbjährlich vom Arzt überprüft werden.

Zur rechtlichen Situation aus dem Gutachten »Krankheit und Kraftverkehr« (1985)

Führerscheinerwerb: Führt ein Diabetiker den Nachweis einer gewissenhaften und geordneten Behandlung (regelmäßige Kontrollen, richtige und frühzeitige Behandlung von Hypoglykämien), dann sind Zweifel an seiner Eignung zum Führen von Kraftfahrzeugen (außer Klasse 2, s. u.) nicht berechtigt. Der »medizinisch-psychologische Test« ist inzwischen abgeschafft.

Wird bei der Anmeldung zur Prüfung nach chronischen Krankheiten gefragt, geben Sie den Diabetes wahrheitsgemäß an. Ein Verschweigen kann zu Problemen mit der Versicherung im Falle eines Unfalls führen. Ist der Diabetes erst nach dem Führerscheinerwerb aufgetreten, ist keine Meldung erforderlich.

Wer als Diabetiker zu schweren Stoffwechselentgleisungen mit Hypoglykämien (Unterzuckerungen) und Hyperglykämien (zu hohen Blutzuckerwerten) neigt, ist zum Führen von Kraftfahrzeugen aller Klassen ungeeignet. In der Praxis kann der Führerschein entzogen werden, wenn Diabetiker wegen Unterzuckerung im Straßenverkehr auffallen. Daher Hypoglykämien erkennen und sofort richtig behandeln.

Während einer Neueinstellung des Diabetes (nach dem Auftreten des Diabetes bzw. nach einer Stoffwechselentgleisung z. B. während des Klinikaufenthaltes) sollte der Diabetiker das Führen von Kraftfahrzeugen aller Klassen solange vermeiden, bis die Einstellung mit Erreichen einer ausgeglichenen Stoffwechsellage abgeschlossen ist.

- Wer als Diabetiker mit Insulin behandelt wird, ist zum Führen von Kraftfahrzeugen der Klasse 2 (LKW) und zum Führen von Fahrzeugen, die der Fahrgastbeförderung gemäß §15d StVZO dienen, ungeeignet. Diabetiker, die mit oralen Antidiabetika (Tabletten gegen erhöhte Blutzuckerwerte) behandelt werden, sind zum Führen von Kraftfahrzeugen der Klasse 2 und zum Führen von Fahrzeugen, die der Fahrgastbeförderung dienen, nur dann geeignet, wenn eine gute Stoffwechseleinstellung ohne Unterzuckerungen über längere Zeit (3 Monate) gewährleistet ist.

Quelle: Patientenmerkblätter des Deutschen Diabetes-Forschungsinstituts, Düsseldorf [M. Toeller et al]

Ärztliche Bescheinigung / *Medical Certificate*

Es wird bescheinigt, dass / *this is to certify that*

Herr, Frau / *Mr., Mrs.* ____________ Geburtsdatum / *date of birth* ____________

Wohnort / *place of residence* ____________

Diabetiker/in ist und behandelt wird mit / *has diabetes and is treated with*

Insulin / *insulin* ☐ Tabletten / *tablets* ☐

Zur Sicherstellung einer ordnungsgemäßen Therapie müssen auf Reisen folgende Gegenstände mitgenommen werden:
In order to ensure correct therapy, the following items need to be carried along when travelling:

- ☐ Insulinampullen / *insulin cartridges*
- ☐ Insulinspritzen, Pen mit Nadeln / *insulin syringes, Pen injector with needles*
- ☐ Insulinpumpe mit Zubehör / *insulin pump with accessories*
- ☐ Kühlbox für Insulin / *cooling box for insulin*
- ☐ Teststreifen für Harnzucker und Aceton / *test strips for urine glucose and ketons*
- ☐ Teststreifen für Blutzucker und Stechhilfen / *blood glucose test strips and lancets*
- ☐ Blutzuckermessgerät / *blood glucose meter*
- ☐ Glukagonspritze / *glucagon syringe (injector)*
- ☐ Traubenzucker / *glucose tablets*
- ☐ Tabletten / *tablets*

____

Arzt / *doctor* (Unterschrift und Stempel/
signature and stamp)

Diabetikerausweis
Gesundheitspass Diabetes DDG

Bemerkungen/Kontrakte:

Zusätzliche Therapie:

Schwere Hypoglykämie ....

Selbstkontrollhäufigkeit ....

Glomerulumfiltrat ....

Körperliche Untersuchung ....

4

Diabetikerausweis

ausgestellt durch

....

....

....

....

Name: ....

Adresse: ....

Hausarzt: ....

Der Inhaber dieses Ausweises ist zuckerkrank. Zuckerkranke (Diabetiker) können in einen Verwirrungszustand geraten, der einer Trunkenheit ähnelt, oder sie können bewusstlos werden.

Wird der Inhaber dieses Ausweises in einem solchen Zustand aufgefunden, so ist ihm bitte Traubenzucker zu geben. Kann er nicht mehr schlucken, so ist die Traubenzuckertablette dem Diabetiker zwischen Zähne und Wange zu schieben und ein Arzt zu rufen.

Der Traubenzucker befindet sich in ....

Dieser Ausweis sollte vom Diabetiker überall mitgeführt werden!

1

Befunde Sollgewicht: ....kg

Datum	Gewicht kg	Harnzucker (g/24h) / Azeton	Mikro-, Makro-albuminurie	Blut-glukose (mg/dl)	HbA1c (%)	RR (mm Hg)	Chol/TG (mg/dl)

2

Ärztliche Verordnungen Name: ....

KE*)	Diät: Früh Mittag Abend / Vorm. Nachm. Spät	Medikamente	Kontrolle
	- - - - - -		
	- - - - - -		
	- - - - - -		
	- - - - - -		
	- - - - - -		
	- - - - - -		
	- - - - - -		
	- - - - - -		
	- - - - - -		
	- - - - - -		
	- - - - - -		
	- - - - - -		
	- - - - - -		
	- - - - - -		
	- - - - - -		
	- - - - - -		
	- - - - - -		

*) 1 KE (BE) = 10-12 g Kohlenhydrate

3

Abb. K.1 Ausweis für Diabetiker der Stoffwechselambulanz Diabetes, Univ. Klinik für Innere Medizin III, Klin. Abt. für Endokrinologie und Stoffwechsel. Allgemeines Krankenhaus der Stadt Wien

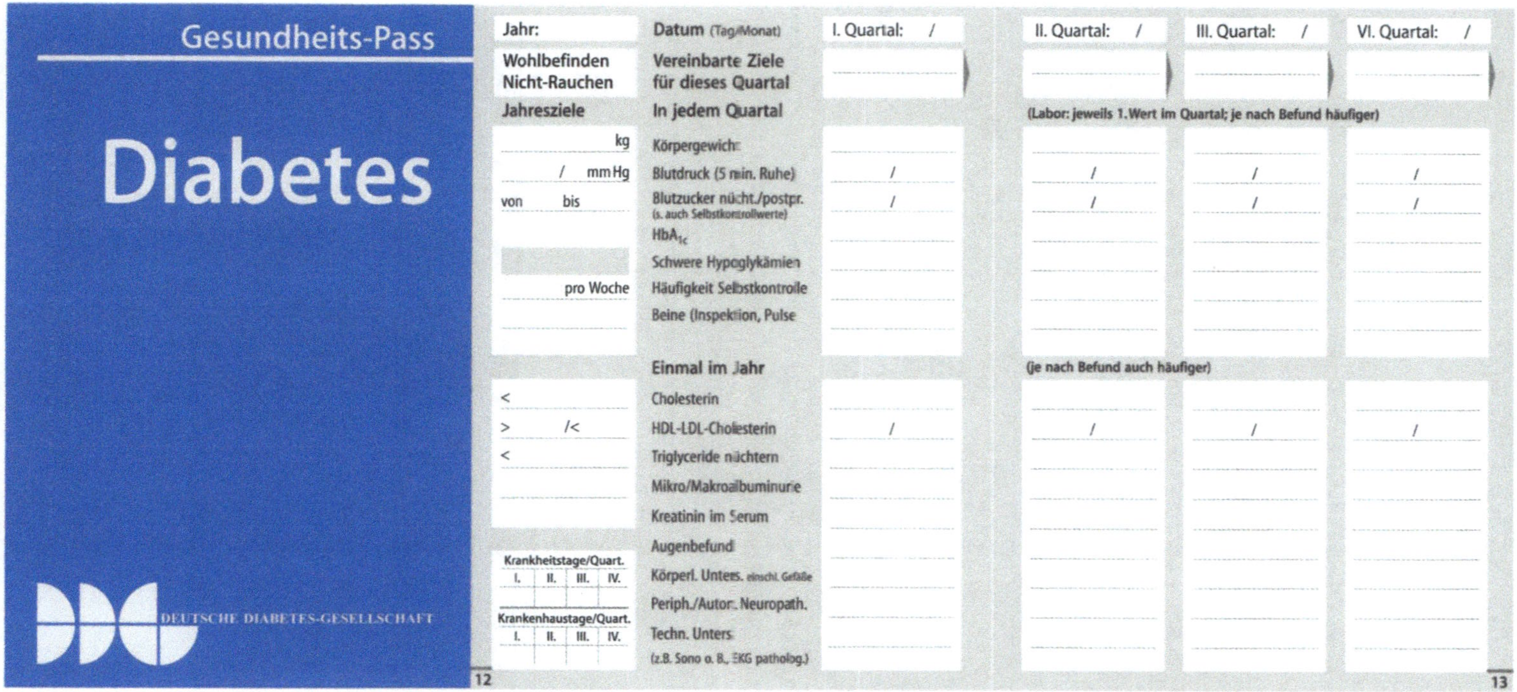

Gesundheits-Pass

Diabetes

DEUTSCHE DIABETES-GESELLSCHAFT

Jahr:	Datum (Tag/Monat)	I. Quartal: /	II. Quartal: /	III. Quartal: /	VI. Quartal: /
Wohlbefinden Nicht-Rauchen	Vereinbarte Ziele für dieses Quartal				
Jahresziele	In jedem Quartal		(Labor: jeweils 1. Wert im Quartal; je nach Befund häufiger)		
kg	Körpergewicht				
/ mmHg	Blutdruck (5 min. Ruhe)	/	/	/	/
von bis	Blutzucker nücht./postpr. (s. auch Selbstkontrollwerte)	/	/	/	/
	HbA_{1c}				
	Schwere Hypoglykämien				
pro Woche	Häufigkeit Selbstkontrolle				
	Beine (Inspektion, Pulse				
	Einmal im Jahr		(je nach Befund auch häufiger)		
<	Cholesterin				
> /<	HDL-LDL-Cholesterin	/	/	/	/
<	Triglyceride nüchtern				
	Mikro/Makroalbuminurie				
	Kreatinin im Serum				
Krankheitstage/Quart. I. II. III. IV.	Augenbefund				
	Körperl. Unters. einschl. Gefäße				
Krankenhaustage/Quart. I. II. III. IV.	Periph./Autor. Neuropath.				
	Techn. Unters. (z.B. Sono o. B., EKG patholog.)				

12 13

Abb. K.2 Ausweis für Diabetiker der Stoffwechselambulanz Diabetes, Univ. Klinik für Innere Medizin III, Allgemeines Krankenhaus der Stadt Wien

Wichtige Adressen

Diabeteszentren

Deutschland

Klinische Diabeteszentren DDG an der Universität

Universitätsklinik Leipzig
Medizinische Klinik und Poliklinik III
Ph. Rosenthal-Straße 27
04103 Leipzig

Klinikum Chemnitz GmbH
Medizinische Klinik
Flemmingstraße 2
09009 Chemnitz

Deutsches Diabetes-Forschungsinstitut
Deutsche Diabetesklinik
Auf'm Hennekamp 65
40225 Düsseldorf

Städtische Kliniken Dortmund
Medizinische Klinik Nord
Münsterstraße 240
44145 Dortmund

Elisabeth-Krankenhaus Essen
Klinik für Innere Medizin
Moltkestraße 61
45138 Essen

Universitätsklinik Homburg
Kirrberger Straße 1
66421 Homburg/Saar

Krankenhaus München-Schwabing
3. Medizinische Abteilung
Kölner Platz 1
80804 München

Anerkannte Behandlungseinrichtungen für Typ-1- und Typ-2-Diabetikerzertifikat zertifiziert nach den Richtlinien der Deutschen Diabetes-Gesellschaft (DDG)

Anerkennung
- für Typ 1-Diabetes: 169 Einrichtungen
- für Typ 2-Diabetes: 301 Einrichtungen
- für Typ 1-Diabetes/Pädiatrie: 51 Einrichtungen

e-mail-Adresse:
Deutsche-Diabetes-Ges.DDG@t-online.de

VII

Österreich

Klinische Diabeteszentren

Wien

Allgemeines Krankenhaus Wien – Universitätskliniken
Univ. Klinik für Innere Medizin III
Klin. Abt. für Endokrinologie und Stoffwechsel
Währinger Gürtel 18–20
1090 Wien
Tel.: 01/40400-6095
Diabetesambulanz:
Montag, Donnerstag, Freitag

Krankenhaus der Stadt Wien Lainz
3. Medizinische Abteilung mit Stoffwechselerkrankungen und Nephrologie
Wolkersbergstrasse 1
1130 Wien
Tel.: 01/80110-2352
Allgemeine Diabetesambulanz:
Montag–Freitag

Krankenanstalt der Stadt Wien Rudolfstiftung
1. Medizinische Abteilung
Juchgasse 25
1030 Wien
Tel: 01/71165-2112
Diabetesambulanz:
Montag–Freitag von 8–11 h

Hanusch-Krankenhaus der Wiener Gebietskrankenkasse
1. Medizinische Abteilung und Nephrodepartment
Heinrich Collinstrasse 30
1140 Wien
Tel.: 01/91021-2137
Diabetesambulanz:
Montag–Freitag von 8Ñ12 h

Donauspital – Sozialmedizinisches Zentrum Ost der Stadt Wien
1. Medizinische Abteilung
Langobardenstrasse 122
1220 Wien
Tel.: 01/28802
Diabetesambulanz:
Mo, Di, Mi, Fr 9–13 h, Do 14–18 h

Wilhelminenspital der Stadt Wien
5. Medizinische Abteilung mit Rheumatologie, Stoffwechselerkrankungen und Rehabilitation
Montleartstrasse 37
1171 Wien
Tel.: 01/49150-2520
Diabetesambulanz:
Montag-Freitag von 8Ñ13 h

Oberösterreich

Aö Krankenhaus der Stadt Linz
2. Medizinische Abteilung
Krankenhausstrasse 9
4020 Linz
Tel.: 0732/7806Ñ6135

Niederösterreich

Aö Krankenhaus der Landeshauptstadt St. Pölten
1. Medizinische Abteilung
Führerstrasse 4
Tel.: 02742/300-2971
3100 St. Pölten

Aö Krankenhaus Mistelbach
2. Medizinische Abteilung
Liechtensteinstrasse 67
2130 Mistelbach
Tel.: 02572/3341

Waldviertelklinikum Standort Horn
Spitalgasse 10
3580 Horn
Tel.: 02982/2661

Sonderkrankenanstalt Alland der PVA der Arbeiter (keine Ambulanz)
2534 Alland
Tel.: 02258/2630

Salzburg

St. Johanns Spital/Landeskrankenanstalt Salzburg
Landesklinik für Innere Medizin I
Müllner Hauptstrasse 48
5020 Salzburg
Tel.: 0662/4482

Burgenland

Aö Krankenhaus der Barmherzigen Brüder
Esterhazygasse 26
7000 Eisenstadt
Tel.: 02682/601

Vorarlberg

Landeskrankenhaus Feldkirch
Oberseilerstrasse 31
6992 Hirschegg

Steiermark

Medizinische Universitätsklinik
Auenburggerplatz 15
8036 Graz
Tel.: 0316/3850

Sonderkrankenanstalt Rehabilitationszentrum Aflenz
Mariazellerstrasse 206
8623 Aflenz
Tel.: 03861/500

Tirol

Univ. Klinik für Innere Medizin
Anichstrasse 35
6020 Innsbruck
Tel.: 0512/504-3260
Diabetesambulanz:
Montag-Freitag von 7.30-9.30 h

Kärnten

Aö Krankenhaus Villach
Medizinische Abteilung mit Dialysestation
Nikolaigasse 43
Tel.: 04242/208

Aö Krankenhaus Wolfsberg
9400 Wolfsberg
Tel.: 04352/5330

Schweiz

Klinische Diabeteszentren

Universitätsspital Zürich
Dep. Innere Medizin
Abteilung Endokrinologie/Diabetologie
Rämistrasse 100
8091 Zürich
Tel. +41 1 255 34 30
Fax +41 1 255 33 30
giatgen.spinas@usz.ch
www.usz.ch

Inselspital Bern
Abteilung Endokrinologie und Diabetologie
Postfach
CH-3010 Bern
Tel. +41 31 632 40 70
Fax +41 31 632 84 14
peter.diem@insel.ch
www.insel.ch

Kantonsspital Basel
Abteilung Endokrinologie/Diabetologie
und Klinische Ernährung
Petersgraben 4
CH-4031 Basel
Tel. +41 61 265 50 78
Fax +41 61 265 51 00
ukeller@uhbs.ch
www.endo-diabasel.ch

Hopital Cantonal Universitaire
Unité de Diabétologie clinique
Case Postale
CH-1211 Genève 14
Tel. +41 22 372 93 02
Fax +41 22 372 93 26
jaques.philippe@hcuge.ch
www.hcuge.ch

Hopital Cantonal de Lausanne
Division d'endocrinologie,
diabetologie et metabolisme
Case Postale
CH-1011 Lausanne
Tel. +41 21 314 06 00
Fax +41 21 314 06 30
rolf-christian.gaillard@chuv.hospvd.ch
www.hospvd.ch/chuv

Selbsthilfegruppen

Deutschland

**Bund diabetischer Kinder
und Jugendlicher e.V. (BdKJ)**
Hahnbrunner Straße 46
67659 Kaiserslautern
Tel.: 0631/76488
Fax: 0631/97222
e-mail: diabetes@aol.com
www.bund-diabetischer-kinder.de

Deutscher Diabetiker Bund e. v. (DDB)
Goethestraße 27
34119 Kassel
Tel.: 0561/703 477 0
Fax: 0561/703 477 1
e-mail: info@diabetikerbund.de
www.diabetikerbund.de

Österreich

Österreichische Diabetikervereinigung
Landessektion und Servicestelle im
Martha-Frühwirt-Zentrum
Obere Augartenstrasse 26–28
1020 Wien
Tel.: 01/33 23 277
e-mail: oedv.wien@diabetes.or.at

Aktive Diabetiker Austria
Mittersteig 4/21
1050 Wien
(Postanschrift: Postfach 10, 1194 Wien)
Tel.: 01/71 30 408

Initiative Diabetes Austria
Teschnergasse 21
1180 Wien
Tel.: 01/47 05 386
e-mail: office@diabetes-austria.com
www.diabetes-austria.com

Schweiz

Schweizerische Diabetesgesellschaft
Rütistrasse 3a
5400 Baden
Tel. +41 56 200 17 90
Fax +41 56 200 17 95
sekretariat@diabetesgesellschaft.ch
www.diabetesgesellschaft.ch

Sachverzeichnis

Sachverzeichnis

A

B

C

D

E

F

G

H

I

J

K

L

M

O

P

Q

R

S

T

U

V

W

X

Z

Erratum

W. Waldhäusl · F. A. Gries · W. Scherbaum (Hrsg.)
Diabetes in der Praxis
3., vollständig überarbeitete
und aktualisierte Auflage

Seite 189:
Die Abbildung 16.1 a-d wurde versehentlich farblich falsch gedruckt. Nachfolgend finden Sie die Abb. 16.1 a-d in der korrekten Farbgebung.

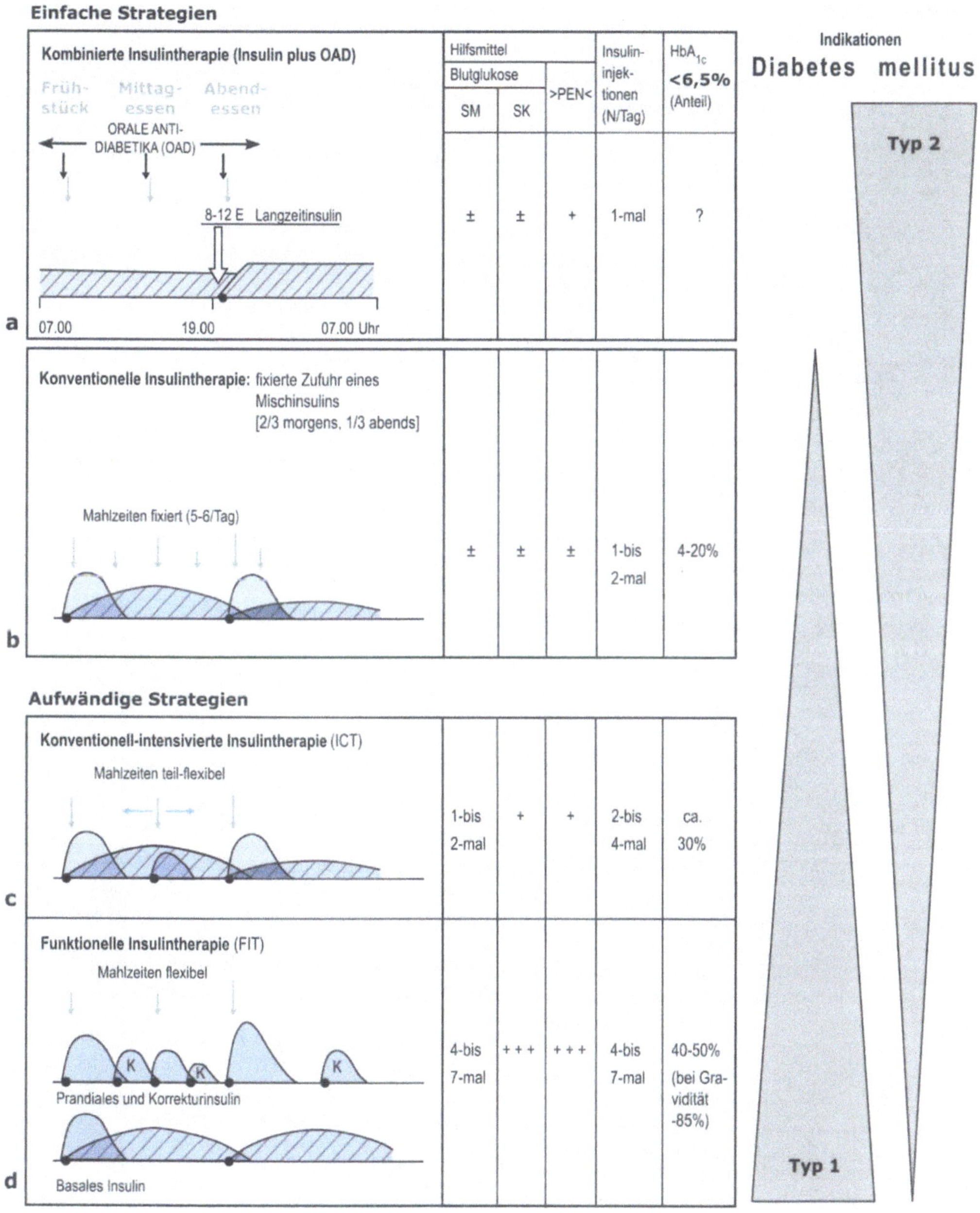

Abb.16.1a-d. Strategien der Insulintherapie (IT). Schema der Insulinverfügbarkeit im Serum bei verschiedenen Therapieformen (*schraffiert* Langzeitinsulin, *unschraffiert* Normalinsulin). Beachte das Ausmaß der erforderlichen Patientenmitarbeit (*SM* Blutglukoseselbstmessung, *SK* Blutglukoseselbstkontrolle durch Korrektur *K*), die Größe und Häufigkeit der Insulininjektionen (•), der (Nahrungszufuhr (↓), die Zweckmäßigkeit von Insulinpens und den erreichbaren metabolischen Erfolg (HbA_{1c})

FSC
www.fsc.org
MIX
Papier | Fördert gute Waldnutzung
FSC® C083411

Zeitfracht Medien GmbH
Ferdinand-Jühlke-Straße 7
99095 Erfurt, Deutschland
produktsicherheit@kolibri360.de